全国中医药行业高等教育"十三五"规划教材

全国高等中医药院校规划教材（第十版）

中西医结合内科学

（新世纪第三版）

（供中西医临床医学专业用）

主　编

陈志强（河北中医学院）　　　　　　杨关林（辽宁中医药大学）

副主编（以姓氏笔画为序）

王　飞（成都中医药大学）　　　　　刘　维（天津中医药大学）

孙玉凤（河北医科大学）　　　　　　张　腾（上海中医药大学）

林　谦（北京中医药大学）　　　　　吴　伟（广州中医药大学）

编　委（以姓氏笔画为序）

马红珍（浙江中医药大学）　　　　　王小琴（湖北中医药大学）

王秀阁（长春中医药大学）　　　　　毛　兵（四川大学华西医院）

邓奕辉（湖南中医药大学）　　　　　田军彪（河北中医学院）

史　伟（广西中医药大学）　　　　　兰智慧（江西中医药大学）

朱虹江（云南中医学院）　　　　　　刘　龙（第二军医大学）

刘光伟（河南中医药大学）　　　　　闫咏梅（陕西中医药大学）

李文伟（复旦大学附属中山医院）　　李竹英（黑龙江中医药大学）

杨文明（安徽中医药大学）　　　　　杨明炜（华中科技大学同济医学院）

杨思进（西南医科大学）　　　　　　张宁苏（辽宁中医药大学）

张红珍（山西中医学院）　　　　　　胡光宏（福建中医药大学）

侯雅军（首都医科大学）　　　　　　秦　兰（新疆医科大学）

袁　勇（海南医学院）　　　　　　　徐寒松（贵阳中医学院）

韩　旭（南京中医药大学）　　　　　褚松龄（北京大学第一医院）

蔚　青（山东中医药大学）　　　　　魏连波（南方医科大学）

中国中医药出版社

·北 京·

图书在版编目（CIP）数据

中西医结合内科学/陈志强，杨关林主编．—3 版．北京：中国中医药出版社，2016．8
（2018.11重印）

全国中医药行业高等教育"十三五"规划教材

ISBN 978-7-5132-3477-1

Ⅰ．①中…　Ⅱ．①陈…②杨…　Ⅲ．①中西医结合–内科学–中医药院校–教材　Ⅳ．①R5

中国版本图书馆 CIP 数据核字（2016）第 139165 号

请到"医开讲 & 医教在线"（网址：www. e-lesson. cn）
注册登录后，刮开封底"序列号"激活本教材数字化内容。

中国中医药出版社出版
北京市朝阳区北三环东路 28 号易亨大厦 16 层
邮政编码　100013
传真　010 64405750
山东临沂新华印刷物流集团有限责任公司印刷
各地新华书店经销

开本 850×1168　1/16　印张 52　字数 1318 千字
2016 年 8 月第 3 版　2018 年 11 月第 4 次印刷
书　号　ISBN 978-7-5132-3477-1

定价　148.00 元
网址　www. cptcm. com

如有印装质量问题请与本社出版部调换（010 64405510）

社长热线　**010 64405720**
购书热线　**010 64065415　010 64065413**
微信服务号　**zgzyycbs**

书店网址　**csln. net/qksd/**
官方微博　**http：// e. weibo. com/cptcm**

淘宝天猫网址　**http：// zgzyycbs. tmall. com**

全国中医药行业高等教育"十三五"规划教材

全国高等中医药院校规划教材（第十版）

专家指导委员会

名誉主任委员

王国强（国家卫生计生委副主任　国家中医药管理局局长）

主 任 委 员

王志勇（国家中医药管理局副局长）

副主任委员

王永炎（中国中医科学院名誉院长　中国工程院院士）

张伯礼（教育部高等学校中医学类专业教学指导委员会主任委员
　　　　天津中医药大学校长）

卢国慧（国家中医药管理局人事教育司司长）

委　　　　员（以姓氏笔画为序）

王省良（广州中医药大学校长）

王振宇（国家中医药管理局中医师资格认证中心主任）

方剑乔（浙江中医药大学校长）

孔祥骊（河北中医学院院长）

石学敏（天津中医药大学教授　中国工程院院士）

卢国慧（全国中医药高等教育学会理事长）

匡海学（教育部高等学校中药学类专业教学指导委员会主任委员
　　　　黑龙江中医药大学教授）

吕文亮（湖北中医药大学校长）

刘　力（陕西中医药大学校长）

刘振民（全国中医药高等教育学会顾问　北京中医药大学教授）

安冬青（新疆医科大学副校长）

许二平（河南中医药大学校长）

孙忠人（黑龙江中医药大学校长）

严世芸（上海中医药大学教授）

李灿东（福建中医药大学校长）

李青山（山西中医药大学校长）

李金田（甘肃中医药大学校长）

杨　柱（贵阳中医学院院长）

杨关林（辽宁中医药大学校长）

余曙光（成都中医药大学校长）

宋柏林（长春中医药大学校长）

张欣霞（国家中医药管理局人事教育司师承继教处处长）

陈可冀（中国中医科学院研究员　中国科学院院士　国医大师）

陈明人（江西中医药大学校长）

武继彪（山东中医药大学校长）

范吉平（中国中医药出版社社长）

周仲瑛（南京中医药大学教授　国医大师）

周景玉（国家中医药管理局人事教育司综合协调处处长）

胡　刚（南京中医药大学校长）

谭元生（湖南中医药大学校长）

徐安龙（北京中医药大学校长）

徐建光（上海中医药大学校长）

唐　农（广西中医药大学校长）

彭代银（安徽中医药大学校长）

路志正（中国中医科学院研究员　国医大师）

熊　磊（云南中医学院院长）

秘 书 长

王　键（安徽中医药大学教授）

卢国慧（国家中医药管理局人事教育司司长）

范吉平（中国中医药出版社社长）

办公室主任

周景玉（国家中医药管理局人事教育司综合协调处处长）

林超岱（中国中医药出版社副社长）

李秀明（中国中医药出版社副社长）

李占永（中国中医药出版社副总编辑）

全国中医药行业高等教育"十三五"规划教材

编审专家组

组　长

王国强（国家卫生计生委副主任　国家中医药管理局局长）

副组长

张伯礼（中国工程院院士　天津中医药大学教授）

王志勇（国家中医药管理局副局长）

组　员

卢国慧（国家中医药管理局人事教育司司长）

严世芸（上海中医药大学教授）

吴勉华（南京中医药大学教授）

王之虹（长春中医药大学教授）

匡海学（黑龙江中医药大学教授）

王　键（安徽中医药大学教授）

刘红宁（江西中医药大学教授）

翟双庆（北京中医药大学教授）

胡鸿毅（上海中医药大学教授）

余曙光（成都中医药大学教授）

周桂桐（天津中医药大学教授）

石　岩（辽宁中医药大学教授）

黄必胜（湖北中医药大学教授）

前 言

为落实《国家中长期教育改革和发展规划纲要（2010-2020 年）》《关于医教协同深化临床医学人才培养改革的意见》，适应新形势下我国中医药行业高等教育教学改革和中医药人才培养的需要，国家中医药管理局教材建设工作委员会办公室（以下简称"教材办"）、中国中医药出版社在国家中医药管理局领导下，在全国中医药行业高等教育规划教材专家指导委员会指导下，总结全国中医药行业历版教材特别是新世纪以来全国高等中医药院校规划教材建设的经验，制定了"'十三五'中医药教材改革工作方案"和"'十三五'中医药行业本科规划教材建设工作总体方案"，全面组织和规划了全国中医药行业高等教育"十三五"规划教材。鉴于由全国中医药行业主管部门主持编写的全国高等中医药院校规划教材目前已出版九版，为体现其系统性和传承性，本套教材在中国中医药教育史上称为第十版。

本套教材规划过程中，教材办认真听取了教育部中医学、中药学等专业教学指导委员会相关专家的意见，结合中医药教育教学一线教师的反馈意见，加强顶层设计和组织管理，在新世纪以来三版优秀教材的基础上，进一步明确了"正本清源，突出中医药特色，弘扬中医药优势，优化知识结构，做好基础课程和专业核心课程衔接"的建设目标，旨在适应新时期中医药教育事业发展和教学手段变革的需要，彰显现代中医药教育理念，在继承中创新，在发展中提高，打造符合中医药教育教学规律的经典教材。

本套教材建设过程中，教材办还聘请中医学、中药学、针灸推拿学三个专业德高望重的专家组成编审专家组，请他们参与主编确定，列席编写会议和定稿会议，对编写过程中遇到的问题提出指导性意见，参加教材间内容统筹、审读稿件等。

本套教材具有以下特点：

1. 加强顶层设计，强化中医经典地位

针对中医药人才成长的规律，正本清源，突出中医思维方式，体现中医药学科的人文特色和"读经典，做临床"的实践特点，突出中医理论在中医药教育教学和实践工作中的核心地位，与执业中医（药）师资格考试、中医住院医师规范化培训等工作对接，更具有针对性和实践性。

2. 精选编写队伍，汇集权威专家智慧

主编遴选严格按照程序进行，经过院校推荐、国家中医药管理局教材建设专家指导委员会专家评审、编审专家组认可后确定，确保公开、公平、公正。编委优先吸纳教学名师、学科带头人和一线优秀教师，集中了全国范围内各高等中医药院校的权威专家，确保了编写队伍的水平，体现了中医药行业规划教材的整体优势。

3. 突出精品意识，完善学科知识体系

结合教学实践环节的反馈意见，精心组织编写队伍进行编写大纲和样稿的讨论，要求每门教材立足专业需求，在保持内容稳定性、先进性、适用性的基础上，根据其在整个中医知识体系中的地位、学生知识结构和课程开设时间，突出本学科的教学重点，努力处理好继承与创新、理论与实践、基础与临床的关系。

4. 尝试形式创新，注重实践技能培养

为提升对学生实践技能的培养，配合高等中医药院校数字化教学的发展，更好地服务于中医药教学改革，本套教材在传承历版教材基本知识、基本理论、基本技能主体框架的基础上，将数字化作为重点建设目标，在中医药行业教育云平台的总体构架下，借助网络信息技术，为广大师生提供了丰富的教学资源和广阔的互动空间。

本套教材的建设，得到国家中医药管理局领导的指导与大力支持，凝聚了全国中医药行业高等教育工作者的集体智慧，体现了全国中医药行业齐心协力、求真务实的工作作风，代表了全国中医药行业为"十三五"期间中医药事业发展和人才培养所做的共同努力，谨向有关单位和个人致以衷心的感谢！希望本套教材的出版，能够对全国中医药行业高等教育教学的发展和中医药人才的培养产生积极的推动作用。

需要说明的是，尽管所有组织者与编写者竭尽心智，精益求精，本套教材仍有一定的提升空间，敬请各高等中医药院校广大师生提出宝贵意见和建议，以便今后修订和提高。

国家中医药管理局教材建设工作委员会办公室

中国中医药出版社

2016 年 6 月

编写说明

　　本教材是全国中医药行业高等教育"十三五"规划教材，供全国高等医药院校五年制中西医临床医学专业教学使用，也是研究生入学考试、医学生备考中西医结合执业医师资格考试，以及中西医结合临床医生更新知识、提高临床工作能力的重要参考书。为适应教学改革的需要，本书同时提供网络增值服务，便于学生课后复习和自学。

　　中西医结合内科学是临床学科的主干课程，是其他临床各科的基础。本教材根据培养目标和教学大纲的要求，在编写过程中承袭了前两版教材编写的宗旨和理念，坚持以基本理论、基本知识和基本技能为重心的"三基"原则，同时注重教材内容的思想性、科学性、先进性、启迪性和实用性，尽可能做到突出重点、照顾全面。另外，为了充分体现本教材的科学性、权威性，在编写过程中重点参考了全国高等医药院校中、西医内科学教材和中西医结合研究的最新成果。

　　为保证教材的连续性，本书的总体形式和分篇构架与上版教材基本相同，全书仍分为绪论、疾病诊疗篇和病证诊疗篇三个部分。绪论主要介绍了中西医结合的源流、进展、前景，中、西医学的差异和中西医结合内科学的学习方法等内容；疾病诊疗篇以疾病为纲，分别叙述了呼吸、循环、消化、泌尿、血液、内分泌、代谢和营养、神经系统及风湿性疾病的常见病、多发病，内容包括疾病概述、病因病理、临床表现、实验室及其他检查、诊断与鉴别诊断、治疗、预后、预防与调护八个方面，突出介绍了中西医结合诊治特点及优势，着重培养学生辨病与辨证相结合的临床思维能力；病证诊疗篇，选择了中医治疗有一定特色，但又难以归属于某一西医疾病的 23 个病证，按概述、病因病机、辨病思路和辨证论治予以论述，着重培养学生辨证论治和临床逻辑思维能力。

　　医学科学理论和临床研究在不断发展，教材内容必须适时更新。本教材在前两版教材的基础上进行了系统的修订，对各章节的内容，特别是对常见疾病的诊疗内容等，根据国际、国内最新循证医学资料做了相应的更新和增减，如原第一章第三节中的"慢性肺源性心脏病"单列为一节；"急性肺损伤与急性呼吸窘迫综合征"改为"急性呼吸窘迫综合征"，并单列为一节；"附气胸"移至"慢性肺源性心脏病"之后；"隐匿性肾炎"改为"无症状性血尿或（和）蛋白尿"；"急性肾衰竭"改为"急性肾损伤"；"皮质醇增多症"改为"库欣综合征"；"特发性血小板减少性紫癜"改为"免疫性血小板减少性紫癜"；增加优势病种如消化系统疾病增加"功能性胃肠病""脂肪性肝病"；将"痛风"由代谢疾病移至风湿性疾病等。

　　本教材绪论由陈志强编写；呼吸系统疾病、咳嗽由李竹英、王飞、朱虹江、兰智慧、毛兵编写；循环系统疾病、心悸、胸痹、汗证由林谦、张腾、杨思进、韩旭、吴伟编写；消化系统疾病、呕吐、腹痛、泄泻、便秘、黄疸由孙玉凤、邓奕辉、袁勇、刘龙、刘光伟、胡光宏编写；泌尿系统疾病、水肿、淋证、癃闭、腰痛由陈志强、魏连波、马红珍、王小琴编写；血液系统疾病、血证由秦兰、侯雅军、蔚青、张红珍编写；内分泌系统疾病、代谢疾病和营养疾病、内伤发热、虚劳由王秀阁、杨明炜、徐寒松、褚松龄编写；风湿性疾病、痿证、痹证由刘维、史伟编写；神经系统疾病、眩晕、头痛、不寐、郁证、厥证由杨关林、张宁苏、杨文明、田军彪、李文伟、闫咏梅编写；附录由陈志强、孙玉凤编写。全书最后由陈志强、杨关林统稿审修。

本教材数字化工作是在国家中医药管理局中医药教育教学改革项目的支持下，由中国中医药出版社资助展开的。该项目（编号：GJYJS16053）由王飞负责，编委会全体人员参与。

本书能够成为具有一定权威性的中西医结合本科教材，既有本届编委们的辛勤付出，也凝聚了前两版主编和编委们大量的心血，在此谨向他们致以崇高的敬意！

由于中西医结合内科学涵盖中医、西医学内容，且分科较细，进展较快，不足之处在所难免，敬请广大读者提出宝贵意见，以便修订时加以提高。

《中西医结合内科学》编委会

2016 年 7 月

目　录

绪　论

中西医结合医学与中医学和西医学共同组成了我国特有的医学体系，中西医结合内科学是中西医结合医学的重要组成部分，是中西医结合临床各科的基础。中西医结合内科学是运用中西医学的理论与方法，以及中西医学相互渗透交融产生的新理论与新方法，论述人体各系统内科疾病的病因、发病机制、临床表现、诊断、辨证、治疗与预防等问题的一门临床学科。

一、中西医结合源流

中西医结合医学是在我国既有中医又有西医的特定条件下，两种医学在医疗实践中相互交融、相互渗透而逐渐产生的一门具有我国原创优势的新兴医学学科。中西医结合思想的产生和中西医结合医学的形成可追溯至中西医汇通思想的产生和中西医汇通学派的形成年代，这个时期可谓中西医结合的萌芽阶段。

16世纪中叶（1520~1573）西方医学传入中国，与中国传统中医药开始相互接触、相互影响。17世纪中叶面对中西医并存的局面，中国一些思想家和中医学家开始思考并对中西医进行比较，于是产生了"中西医汇通"思想。其先驱人物首推明代方以智（1611~1671），他是中国医学史上产生"中西医汇通"思想的第一人。他在《物理小识·人类身》中收集了当时有关生理、病理的中西医学知识，既有中医脏腑气血理论，又有西医解剖学的描述，体现了中西医汇通思想。19世纪随着西方社会变革和第二次科学技术革命的完成，西医学得到了突破性发展，进入实验医学和细胞水平。1840年鸦片战争后，西方的哲学思想、自然科学、医学等大量涌入中国，对我国传统医学产生了很大震动，促使很多知名中医学家自发学习西医知识，对两者进行比较分析，主张中西医应该互相取长补短，从而形成了中西医汇通学派。著名的代表人物有唐宗海、朱沛文、张锡纯、恽铁樵，称之为近代中西医汇通四大家。唐宗海（1862~1918）是"中西医汇通派"创始人之一，著有《中西医汇通医书五种》，是中国试图汇通中西医学的一部早期著作，其中《中西汇通医经精义》为其代表著作，书中除引中医理论外，兼采西医生理解剖图说加以发挥，"能参西而崇中，不得新而忘旧"，内容虽有附会之论，但在沟通中西医学方面，做了大胆尝试；他认为中西医各有长短，主张"不存疆域异见之见，但求折中归于一道"，"参酌乎中外，以求尽美尽善之医学"。朱沛文（19世纪中叶），著有《华洋脉象约纂》（又名《中西脏腑图像约纂》），是一部充分反映中西医汇通思想的著作。朱氏强调"华洋诸说不尽相同"，"各有是非，不能偏之。有宜从华者，有宜从洋者"，应"合采华洋之说而折中之"，并主张汇通中西以临床验证为标准求同存异，"应通其可通，而并存其互异"。朱氏学术思想比唐宗海更为深刻，标志着对中西医汇通的认识更加深入。张锡纯（1860~1933）毕生致力于临床及中西医汇通，著有《医学衷中参西录》，总结记录了他一生的临证经验和心得，并结合中西医理论阐发医理，力求在中西医理论、生理、病理、临床等方面全面汇通中西医的学术思想，例如他说："《内经》谓血之与气，并走于上，则为大厥……原与西人脑出血之议论相符合，此不可谓不同也。"他也是中国医学史上第一位在临床处方上探索中西药并用的医家，其典型代表为"石膏阿司匹林汤"，认为"阿司匹林，其性凉而发散，善退外感之热，初得外感风热，服之出凉汗即愈"。还创用阿司匹林与中药玄参、沙参等配伍治疗肺结核发热，开创了从内科临床入手开展中西药并用防治疾病之先河。恽铁樵（1878~1935）对中西医进行了系统、全面的研究，认为"中医有演进之价值，必须吸取西医之长与之合化产生新中医，是今后中医必循之轨道。"同时又强调，"西方科学不是唯一之途径，东方医学自有立脚点"，"万不可舍本逐末，以科学化为时髦，而专求形似，忘其本来"。他认为"今日中西医皆立于同等地位"，实为在中西医汇通中主张中西医同等地位的第一论述者。另外恽氏还是倡导中医药学标准化、规范化研究的第一人。因此恽氏成为中国近代医学史上杰出的中医理论家和坚定的中西医汇通派代表人物。但在当时的历史条件下，汇通派在对待中西医学上未能真正做到取长补短，更不可能把中西医统一起来，而且在民族虚无主义、全盘西化等思想的影响下，出现过"废止中医"思潮，于是中西医汇通也就早早夭折了。

新中国成立后，从中西医结合概念的产生到学科的形成得到了空前发展。20世纪50年代毛泽东同志首先肯定和提出了"中国医药学是一个伟大的宝库，应当努力发掘，加以提高"，号召西医学习中医，明确提出"把中医中药的知识和西医西药的知识结合起来，创立中国统一的新医学新药学"。从此中西医结合这一概念逐步在我国医学界出现并得到普遍认可和运用。而且在毛泽东主席的号召下，我国政府制定了中西医结合方针，组织西医脱产学习中医，开展中西医结合研究，使早期的中西医汇通研究发生重大转变，走上了中西医结合的时代。中西医结合大致经历了三个发展阶段：第一阶段是培养西学中人才和开展临床验证阶段（20世纪50年代中期至60年代中期）；第二阶段是临床系统观察和开展实验研究阶段（20世纪60年代中期至70年代）；第三阶段是临床与基础理论研究不断深化与创新发展阶段（20世纪80年代以后）。1980年国家明确了"中医、西医和中西医结合三支力量都要大力发展、长期并存"，随后组建了中国中西医结合学会，中西医结合研究进入一个新的发展阶段。1997年《中共中央国务院关于卫生改革与发展的决定》提出"中西医并重"、"促进中西医结合"和"实现中医药现代化"。2003年《中华人民共和国中医药条例》明确指出："实行中西医并重的方针，鼓励中西医相互学习，相互补充，共同提高，推动中医、西医两种医学体系的有机结合。"为中西医结合事业的发展提供了法律保障。2007年党的十七大和2008年党的十七届三中全会以及2008年、2009年两年的政府工作报告都强调要坚持中西医并重，2009年国家又出台了《国务院关于扶持和促进中医药事业发展的若干意见》，在基本原则中又明确指出"坚持中西医并重"，"坚持中医与西医相互取长补短，发挥各自优势，促进中西医结合"。2016年国务院印发了《中医药发展战略规划纲要（2016—2030年）》，指出"坚持中医与西医相互取长补短，发挥各自优势，促进中西医结合，在开放中发展中医药"，"运用现代科学技术，推进中西医资源整合，优势互补、协同创新"，明确了今后十五年我国中医药发展的方向和工作重点，中医和西医结合发展得到了党和政府的空前的关注和支持。

二、中西医结合进展

六十多年来在国家方针和政策的指导与扶持下，中西医结合得到了全面的发展。无论是基础研究还是临床实践都取得了丰硕成果，尤其是许多疾病的临床疗效得到了显著的提高。广大的中西医结合工作者运用中西医的方法和手段进行疾病的诊治，创立了以"病证结合"为核心的行之有效的具有原创性的临床诊疗模式，解决了单纯靠中医或西医均无法解决的众多难题。

1. 基础研究方面 基础研究可概括为基础理论研究和临床基础研究，其内容涉及到藏象经络气血等本质的研究、证候本质的研究、四诊与证候客观化标准化的研究、病证结合理论的研究以及中药的现代化研究等。通过中医藏象本质的研究，对肾、肝等脏的本质有了初步的阐明，为揭示藏象学说的现代化内涵积累了丰富的数据和经验。在经络研究方面，提出了循经感传和经络实质的神经生物学假说，在经络-脏腑相关联系途径的研究方面，获得了比目前国外关于体壁与内脏关系研究更新颖、更有意义的发现。通过大量的动物模型研究和临床流行病学调查对中医证候进行了研究，在脾虚证、肾虚证、血瘀证等方面有了深入的探讨，并与基因组学、蛋白组学等结合进行了探索研究，为生命科学的发展提供了借鉴。特别是血瘀证的研究，建立了多种血瘀证实验模型及实验方法，进一步揭示了血瘀证的现代科学内涵，不仅创立了血瘀证现代诊断标准，并对以宏观辨证和微观辨证相结合的证候研究模式予以了示范。陈可冀、李连达两位院士领衔完成的血瘀证与活血化瘀研究，荣获 2003 年度国家科学技术进步一等奖，使中医界实现了国家科技进步一等奖零的突破。陈可冀院士团队针对冠心病稳定期再发心血管事件这一重大问题，在血瘀基础上又提出冠心病"瘀毒"病因学说，对冠心病"瘀毒"病因病机进行了系统的创新研究，2015 年荣获国家科技进步二等奖。在中西医结合诊治疾病的过程中，创立了辨证与辨病相结合的"病证结合诊疗"模式。随着对疾病认识及中医证候研究的不断深入，以"病证结合理论"为核心的临床基础研究不断发展和完善，建立了针对不同系统和多种临床常见病的病证结合基础理论。另外，为了解释单用中医或西医理论不能解释或难以说明的新现象、新认识，又先后提出了一些具有明显中西医结合特征的新概念、新理论，如"生理性肾虚""病理性肾虚""显性证""潜隐证""脾虚综合征""急性血瘀证""陈旧性血瘀证""高原血瘀证""血瘀证临界状态""急虚证"等病理学概念，以及"菌毒并治"等治疗学概念和"宏观辨证与微观辨证相结合"的涵盖诊断和治疗的相关概念和理论等。这些成果均促进了中医辨证内涵的扩大和方法学的现代化，推动了中西医结合临床诊断学与治疗学的发展。在运用现代科学方法研究传统中药方面所取得的成就更为突出，最具代表的就是抗疟药青蒿素的发现，该药的研制成果拯救了全球尤其是发展中国家数百万人的生命，中国中医科学院研究员屠呦呦因此获得了 2011 年拉斯克临床医学奖，2015 年 10 月又获得诺贝尔生理学或医学奖，成为中国获得科学类诺贝尔奖的第一人。此奖的获得，实现了我国获科学类诺贝尔奖零的突破，也实现了中国人多年的梦想。在中国科学史上具有里程碑的意义及其深远的历史意义，其影响积极而重大，也给予了我们中西医结合工作者极大的鼓舞和信心。中药复方理论研究也进一步深化，特别是开展了对生脉散、当归补血汤、桂枝汤、血府逐瘀汤、六味地黄汤等代表性经典方剂的现代系统研究，以揭示其配伍原理，证明中药复方多成分通过多种途径作用于人体多个靶点发挥综合调节的优越性，中医变饮片配伍为有效组分配伍的研究正在突破。

2. 内科临床方面 中西医结合的优势就在于具有良好的临床疗效，它不仅可以迅速有效地控制病情、缓解临床症状，还可以提高患者的生活质量。六十多年来特别是近 30 多年间，中西医结合在临床上普遍建立和形成了辨病与辨证相结合、宏观辨证与微观辨证相结合、临床与实验室相结合的疾病诊断观，以及辨证论治与辨病论治相结合、中药传统药性与中药现代药理相结合、中西药结合的疾病治疗观，创立了以"病证结合理论"为核心的疾病诊疗模式，获得了大量的研究成果，取得了可喜的临床疗效，且涉及的病种不断扩大。在内科临床上，中西医结合几乎涉及每个系统的疾病，针对呼吸、循环、消化、神经、泌尿、内分泌、血液等不同系统疾病建立了较为完善的中西医结合临床学科。心血管疾病的研究是中西医结合研究中最活跃、最有成效的领域之一。以冠心病为例，不仅在揭示中医现代科学内涵、治疗规律及基础理论研究方面取得了重要研究成果，而且在活血化瘀、芳香开窍、益气活血等治法以及络病理论等指导下研发出一大批新药，被广泛应用于临床且取得显著临床疗效。如应用活血化瘀中药不仅可以治疗冠心病，同时也可以预防 PTCA 的再狭窄，显著地提高了冠心病介入疗法的远期效果。在诊治神经系统疾病方面也取得了很多重要进展，如用活血化瘀法治疗出血性脑血管疾病，既能促进血肿吸收，又能减少神经功能缺损；再如张伯礼、王永炎两位院士带领团队开展的"益肾化浊法治疗老年期血管性痴呆（VD）的研究"，结果证实该法不仅能改善轻中度 VD 智能障碍核心症状，还能明显消除周边症状，提高生活质量，该项研究 2002 年获得国家科技进步二等奖。消化系统常见疾病的中西医结合诊治研究也得到了较快的发展，如应用中药逆转慢性肝炎肝纤维化和早期肝硬化取得突破性进展，一些富有成效的药物也被研发并投入临床应用。对于风湿免疫疾病的治疗，中西医结合的优势更加凸显，如大量的临床研究（包括 RCT 的研究）证实，中西药联合应用治疗类风湿关节炎（RA），其疗效明显优于单纯的西药或中药治疗，且证实中药的应用不仅有利于控制病情，而且在改善患者症状、降低不良事件发生率等方面均具有较强优势，同时又可减少西药的毒副作用；再如临床研究显示中西医结合治疗系统性红斑狼疮（SLE）等多种免疫性疾病具有较明显的优势。在某些血液病的治疗上，中西医结合疗法已居世界领先水平，如陈竺、王振义两位院士领衔创立的三氧化二砷（俗称砒霜）与西药结合治疗白血病的"上海方案"，成为目前全世界治疗急性早幼粒细胞白血病的标准疗法，两位院士因此项原创性成果被美国癌症研究会授予圣捷尔吉癌症研究创新成就奖，这是迄今为止世界在癌症研究方面的最高嘉奖，也是美国以外的科学家首度获奖。在肿瘤临床研究中也证实了中医药的积极作用，特别是在改善临床症状，对放化疗的增效减毒，改善骨髓抑制，提高免疫力和生存质量，防止复发或转移，延长寿命等方面取得了较好的效果。中医药与现代肿瘤治疗相结合的中国肿瘤模式受到国内外学术界的广泛关注，被誉为"中国治疗肿瘤的模式"。在糖尿病的临床诊疗方面，根据糖尿病发病过程及特征，总结出了该病的基本证候规律，提出了"三型辨证"方法，规范了辨证和治疗，并在益气养阴、活血化瘀等治法的指导下，研制出许多治疗糖尿病的有效复方制剂。对于肾脏疾病的诊治，中西医结合的方法更被普遍认可和应用，且取得了许多可喜的成果。如黎磊石院士借鉴雷公藤的免疫抑制效应，首创应用雷公藤治疗肾炎；陈香美院士和她的团队，通过 RCT 研究证实了中药复方治疗气阴两虚证 IgA 肾病，具备与血管紧张素转化酶抑制剂同样的疗效和安全性。另外有临床研究结果表明，中西药联合应用治疗糖尿病肾病，可有效地改善机体糖代谢和脂代谢，从而逆转或延缓病情发展。2003 年传染性非典型肺炎（严重急性呼吸综合征，SARS）流行，因其传染性强，殃及面广，死亡率高，又无特效治疗方法，引起全世界关注，在此期间我国采用了中西医结合方法治疗，结果显示此种方法治疗 SARS 疗效优于单纯的西医治疗，因此获得世界卫生组织的认可。2011 年《内科学年鉴》（Ann Intern Med）发表了国际上首次以严格的 RCT 证实中药汤剂在缓解甲型 H1N1 流感引起的发热症状方面与达菲同样有效的临床研究结果。

三、中西医结合前景

六十多年的实践证明了中西医结合的有效性和合理性，显示了中西医结合在继承和发扬中医药学方面的重要作用。中国中医科学院成立 60 周年之际，习近平总书记在贺信中指出："以屠呦呦研究员为代表的一代代中医人才，辛勤耕耘，屡建功勋，为发展中医药事业、造福人类健康做出了重要贡献"，"当前，中医药振兴发展迎来了天时、地利、人和的大好时机，希望广大中医药工作者增强民族自信，勇攀医学高峰，深入发掘中医药宝库中的精华，充分发挥中医药的优势，推进中医药现代化，推动中医药走向世界"。国家的重视和中医药人获得诺贝尔奖，必将对中医、中西医结合事业产生极大的促进作用。中西医结合医学必将遵循着科学发展的客观规律，适应着维护患者利益的社会需求，朝着创立具有中国特点的新医药学的目标不断迈进。

1. 中西医结合的必然性　无论是中医学还是西医学，其研究对象是人体及人的疾病现象与规律，具有同一性。同时真理具有一元性，即对客观规律的真理性认识只有一个，人类的生命现象和疾病过程作为自然界中的一种客观事实和现象，根据辩证唯物主义的观点，它们的发生和发展必然有着特定的物质基础和其本身的基本变化规律，目前中医学和西医学的差异是由于两者对同一规律从不同方面认识，但都不全面。随着科学技术的进步，人类对自身认识的加深，中医学和西医学必将融为一体，中西医结合将进入其更高形式——中西医统一。

2. 中西医结合的现实需要性　随着人们的生活水平普遍提高，老龄化社会的到来，人类对于生活质量和健康水平的需求日趋提高；随着社会的进步，人类生活节奏的加快，心理与环境因素致病与日俱增，疾病谱发生了根本性的改变；随着抗生素的滥用，耐药菌株的增加，药源性疾病不断增多等。如此种种因素，单一的治疗方式显得势单力薄，中西医结合取长补短，优势互补，具有广阔前景。六十多年的临床实践充分证明中西医结合有确切疗效和优势，显示了强大的生命力。

随着科学的发展和中西医结合研究的不断深入，在党和政府的大力支持及广大医学工作者的努力下，我们有理由相信中西医结合事业前途无比光明，中西医结合医学的明天会更加美好。

四、中西医学比较

中医学、西医学是两种不同的医学体系，同属于医学门类，由于文化、社会、民族背景等不同，两种体系存在一定的差异。了解其间的差异有助于更好地掌握中西医结合医学。

1. 自然观的差异　哲学是各类科学的指导，医学的发展也离不开哲学的指导。中医学吸取了周易、道家、儒家等哲学思想，以元气论、阴阳学说、五行学说阐述人的生理、病理现象和规律，具有朴素唯物论和原始辩证法思想。西医学以还原论为指导思想，把人理解为组合体，用"组合-分解"原理对人体进行研究，对问题作还原性解释，是机械唯物论，由于中西医思维方式的差异才导致了两者学术上的差异。

2. 方法论的差异　中医学以推理演义和取类比象为主，靠宏观辨证、归纳分析、推理得出结论，它促进了中医学整体观的发展，但过于抽象化、概念化，影响了更深层揭示生命现象和疾病的本质。西医学以现代科学的分析实验方法探索人体生命和疾病现象，对人体认识从系统、器官、组织达到细胞、分子水平，常将复杂的生物现象分解为单纯的物理、化学过程，割裂了其间的联系。

3. 医学模式的差异　整体观是中医学最基本的特点，它认为人体是一个有机的整体，构成机体的各组成部分之间在结构上不可分割，功能上相互协调，病理上相互影响；强调天人相应，认为人是自然界的产物，与环境协调统一；强调心神合一。生物医学模式在西医学中占重要地位，它集中注重于躯体和疾病，而忽视社会因素和心理因素。随着认识的加深，医学模式正由单纯"生物模式"向"生物-心理-社会"模式转变，在把人作生物学个体看待时，还考虑心理、社会因素在疾病发生、发展与防治中的作用，有了很大进步，但仍受"生物医学模式"的束缚，忽视自然环境、患者意识等因素。

4. 诊疗方法的差异　辨证论治是中医学的特点和精粹，通过对四诊获得的资料进行综合分析，去伪存真，从整体高度上把握疾病的本质，把疾病看作是多因素共同作用的结果，采用不同治则治法调动机体的调节功能，促使机体趋向于有序的平衡，从而达到治病的目的，具有较大的灵活性与不确定性。西医强调辨病施治，它不仅寻求疾病的实质性病因，而且深入到机体不同层次上找出病因所致机体实质性改变，治疗针对性强，通过去除病因或阻断疾病发生发展的某些环节治疗疾病，但也有一定的局限性。

五、中西医结合内科学学习方法

中西医结合内科学涉及人体各个系统的疾病，内容十分丰富，但限于篇幅，本教材对临床上常见病以及中西医结合确有优势的疾病，作了比较详细的阐述，对少见病仅作简单的介绍。学好中西医结合内科学不仅可以提高对内科系统疾病的防治水平，也为学习其他临床各科奠定基础，意义十分重大。中西医结合内科学不仅有西医学知识，还包括了中医学内容，知识面广，因此掌握一定的学习方法可以事半功倍。

1. 重视中西医基础理论的学习　中西医结合内科学是中西医结合临床学科的基础和主干学科，包括了中西医病因病理、诊断与治疗等基础课程内容，在学习过程中要经常复习和联系前期课程。而且随着现代科学技术的进步，许多新技术、新仪器为疾病的诊断、治疗提供了很有力的支持，但决不能因此忽视基础理论、基本知识、基本技能的学习，尤其是扎实的中医基本功和现代医学理论知识是从事中西医结合临床的基础。

2. 坚持理论联系实践　医学是一门实践性很强的学科，必须坚持理论联系实践。通过临床实践，一方面可以巩固和加深理解所学知识，另一方面可以提高临床思维能力和诊疗水平，因为书本上对疾病的描述和治疗措施都是经典的，而临床上疾病因人而异，临床过程千变万化，只有经过实践、认识、再实践、再认识的过程，不断总结经验教训，才能进一步提高自己的临床诊疗水平。故有"熟读王叔和，不如临证多"之说。

3. 确立正确的诊断思维方式　正确的诊断是正确治疗的前提。然而临床上的症状错综复杂，要获得正确诊断并不容易，首先要求尽可能地掌握病情，包括详细的病史、系统的体格检查和必要的理化检查，然后将这些资料综合分析，仔细研究各临床表现之间的联系，找出其主要矛盾。分析其所有可能性诊断，然后进行论证，逐一排除。如果考虑的诊断能完全解释所有临床表现和检查结果，那么诊断基本成立，如果不能够解释病人全部资料，那么就应对第一诊断采取怀疑态度或考虑合并疾病的可能。而且通过临床分析得出的诊断只能是一个初步的诊断，有待于病情发展和临床疗效的验证，需要随时修正。在临床思维过程中，不仅要纵向思维，还要善于横向思维、发散思维，方可把握病情，作出正确判断。

中西医结合内科学主要是以现代医学的内科疾病为纲，运用中西医理论对其概念、病因及发病机制、诊断及治疗等内容进行系统阐述的一门课程。通过学习，除了必须掌握本门课程的基本理论、基本知识和基本技能外，最终希望逐步建立中西医结合诊疗内科疾病的思维模式。

即以现代医学内科疾病为切入点，根据其病因及发病机制、病理改变以及临床表现和各种理化、功能、影像学检查结果，运用中医理论对其进行分析，不仅仅限于中医的辨证论治，更要进一步明确该病的中医基本病因病机，制订出相应的治疗该病的基本治法方药，建立一个完整的辨病辨证结合论治的理法方药体系。同时根据疾病的不同发展阶段和出现的各种并发症，制订出相应的中医或西医或中西医结合的治疗方案，即要有一个清醒的认识，何时使用中医干预，何时使用西医干预，何时使用中西医结合的方法干预，取长补短、充分发挥中西医的各自优势，在临床上实现真正意义上的中西医结合。若想建立这样一个诊疗思维模式，仅仅有理论学习是不够的，需要不断地反复地临床实践。

上篇 疾病诊疗篇

第一章 呼吸系统疾病

第一节 总 论

呼吸系统包括鼻、咽、喉、气管、支气管和肺脏等器官，胸膜、胸膜腔、纵隔和呼吸肌等均为保证呼吸运动的必要组成。呼吸系统通常以喉环状软骨划分成为上与下两部分，上呼吸道包括鼻、咽和喉等，下呼吸道从气管起，分为主支气管，叶、段支气管，肺泡等。从气管到终末细支气管是气体的传导部分，从呼吸性细支气管到肺泡为气体的交换部分。肺脏巨大的肺泡表面使血液得以和外环境之间进行气体交换，起到了"呼吸泵"的作用。呼吸系统的主要功能是吸入氧气和呼出二氧化碳。

肺具有广泛的呼吸面积，成人的总呼吸面积约有 $100m^2$（3亿~7.5亿肺泡），呼吸道与外界相通，成人在静息状态下，每天约有 10000L 的气体进出呼吸道，在呼吸过程中，外界环境中的有机或无机粉尘，包括各种微生物、蛋白变应原、有害气体等，皆可进入呼吸道及肺引起各种疾病，因而呼吸系统的防御功能至关重要。呼吸系统的防御功能包括鼻部的加温过滤功能，气管-支气管黏膜上皮的运输防御机能，咳嗽反射以及各种溶菌酶和细胞的吞噬功能等。当各种原因如微生物感染、物理化学因素刺激等导致防御功能降低时，均可导致呼吸系统的损伤。

肺有两组血管供应，肺循环的动静脉为气体交换的功能血管，体循环的支气管动静脉为气道和脏层胸膜的营养血管。肺与全身的血液及淋巴循环相通，因此皮肤软组织疖痈的菌栓、深静脉血栓形成的血栓、癌肿的癌栓，都可以通过血液循环到达肺，从而引起继发性肺脓肿、肺栓塞和转移性肺癌。循环系统的疾病如左心功能不全也可引起肺循环张力的增高，从而产生肺水肿。其他如血浆蛋白减少、血浆胶体渗透压降低，可导致肺间质水肿，以及胸膜腔液体漏出而产生胸腔积液。同时，肺部病变也可向全身播散，如肺癌、肺结核可播散至骨、脑、肝等器官。

呼吸系统疾病是我国的常见病和多发病，2012年全国部分城市及农村前十位主要疾病死亡原因统计结果显示，呼吸系统疾病（不包括肺癌）在城市的死亡病因中居第四位（12.32%），在农村居第四位（15.75%）。由于生存环境的恶化、吸烟等不良生活习惯的滋长、社会人群结构的老龄化等因素，近年来呼吸系统疾病的流行病学和临床经历着一个重要的转变时期，非结核性肺病已经居于主导地位。呼吸系统疾病不仅患病率高，而且许多疾病呈慢性病程或易酿成慢性阻塞性肺疾病、限制性肺病、职业性肺病等，常导致慢性肺功能损害而致残。肺间质性疾病、肺血管性疾病、肺恶性肿瘤等非感染性疾病的发病率近几年亦呈明显的增高趋势。肺结核发病率虽有所控制，但近年又有回升趋势。2003 年在我国及世界范围内暴发的严重急性呼吸综合征（severe acute respiratory syndrome，SARS）疫情，其传染性强，病死率高，对公共健康造成很大威胁。

【呼吸系统疾病的主要致病因素】

1. 感染　是呼吸系统疾病最常见的病因，其中以细菌感染最为常见，其他有病毒、支原体、衣原体、真菌及原虫等。

2. 变态反应　Ⅰ~Ⅳ型变态反应均可引起肺部疾病。Ⅰ型变态反应即速发性变态反应，常可引起支气管哮喘。Ⅱ型变态反应即细胞毒反应，见于肺出血-肾炎综合征。Ⅳ型变态反应即迟发性变态反应，其典型代表是结核菌素试验，也见于其他病原体感染、肿瘤免疫和器官移植的排异反应。

3. 理化因素　呼吸系统疾病的增加，与大气污染、吸烟、粉尘等吸入密切相关。流行病学调查证实，当空气中粉尘或二氧化硫超过 $1000\mu g/m^3$ 时，慢性支气管炎急性发作明显增多。其他粉尘如二氧化硅、煤尘、棉尘等可刺激呼吸系统引起各种肺尘埃沉着症，工业废气中致癌物质污染大气是肺癌发病率增加的重要原因。吸烟是小环境的主要污染源，吸烟者慢性支气管炎的发病率较非吸烟者高 2~4 倍以上，肺癌发病率高 4~10 倍以上。

4. 全身疾病的肺部表现　不少全身性疾病，如系统性红斑狼疮、类风湿关节炎等免疫性疾病可累及肺部。多种疾病，如休克、严重创伤、严重感染等，可导致成人呼吸窘迫综合征。

5. 其他　某些原因和发病机制不明的肺部疾病，如肺部肉芽肿、弥漫性间质性肺纤维化、肺泡蛋白质沉积症、肺泡微石症等。

【呼吸系统疾病的常见症状】

1. 咳嗽　急性发作的干咳常为上呼吸道炎症。伴有发热、声嘶者，常为急性咽、喉、气管和支气管炎；缓起的刺激性咳嗽可能为支气管阻塞、狭窄；高音调的咳嗽伴呼吸困难，常为肿瘤阻塞气管或主支气管所致；发作性干咳，可能是咳嗽变异型哮喘；夜间阵发性咳嗽多见于左心衰竭。

2. 咳痰　分析痰的性状、数量、气味、颜色及其伴随症状，对诊断有一定帮助。慢性支气管炎患者，咳白色泡沫或黏液痰，急性感染时为脓性痰；肺脓肿和支气管扩张者，常咳大量黄色脓痰；咳铁锈色痰为肺炎链球菌肺炎的特征；肺水肿时咳粉红色稀薄泡沫痰；肺阿米巴病时痰呈咖啡色；咳红棕色胶冻状痰提示克雷白杆菌感染；脓痰有恶臭，见于大肠杆菌感染者。

3. 咯血　痰中带血是肺结核、肺癌的常见症状。咯鲜血，多见于支气管扩张，也可见于肺结核、急性支气管炎、肺炎和肺血栓栓塞症；二尖瓣狭窄可引起各种不同程度的咯血。

4. 呼吸困难　急起的呼吸困难伴有胸痛，常见于气胸、胸腔积液、肺炎或肺栓塞；左心衰竭时常出现夜间阵发性端坐性呼吸困难；慢性进行性呼吸困难常见于慢性阻塞性肺疾病、弥漫性间质性肺纤维化等疾病；支气管哮喘为反复发作的呼气性呼吸困难，伴哮鸣音；喉头水肿、喉及气管的炎症水肿、肿瘤或异物等引起的上气道狭窄，出现吸气性呼吸困难，严重时伴有三凹征。

5. 胸痛　肺和脏层胸膜对痛觉不敏感，炎症等病变累及壁层胸膜时方引起胸痛。胸痛伴高热和呼吸困难，多为肺炎或胸膜炎；肺癌侵及壁层胸膜或肋骨，出现固定部位的持续性隐痛，进行性加剧，乃至刀割样痛；突发性胸痛伴咯血和（或）呼吸困难，应考虑肺血栓栓塞症；剧咳或屏气后出现突发剧痛，有可能为自发性气胸；胸痛还可由非呼吸系统疾病引起，如心脏、纵隔、食管、膈、胸腔和腹腔疾病均可引起胸痛。

呼吸系统的实验室检查包括血液检查、抗原皮肤试验、痰培养和药物敏感试验以及痰的脱落细胞检查等。理化检查包括影像学检查、肺功能测定、支气管镜和胸腔镜检查、放射性核素扫描及肺活体组织检查等。

【中医学认识】

中医学认为肺具有主气，司呼吸，主治节，调节血脉，通调水道，布散津液，维持喉、鼻等气道通畅等功能，而这些功能主要通过肺的宣发和肃降来实现。所以无论外邪或内伤伤及于肺，均可导致肺之宣降失常，从而引起气道受阻、呼吸不利、气血和津液运行失常等病理改变，同时也会影响到其他脏腑的功能。

肺系疾病主要有咳嗽、哮病、喘证、肺痿、肺痈和肺胀等。病因多由外感和内伤所致，病机总为肺失宣发肃降，病理性质不外寒热虚实。其常用治法较多，包括宣肺、肃肺、清肺、通腑、泻肺、润肺、化痰、补肺、温肺、养肺、敛肺、止血。除了辨证立法、选用内服药物的内治法外，还有针灸、推拿、敷贴、埋线等其他治法。肺系疾病的内治法以脏腑辨证为基础，注重辨证论治以调节脏腑功能。肺系疾病临床表现多有咳、痰、喘，故应注重止咳、化痰、平喘等对症治疗。中西医结合方法在肺系疾病治疗上有明显的优势。

第二节　急性上呼吸道感染及急性气管-支气管炎

急性上呼吸道感染

急性上呼吸道感染（acute upper respiratory tract infection）是指鼻腔和咽喉部呼吸道黏膜的急性炎症的总称。70%~80%由病毒引起，少数为细菌所致。急性上呼吸道感染的临床表现不一，从单纯的鼻黏膜炎到广泛的上呼吸道炎症轻重不等。本病全年皆可发生，以冬春季节多发，一般病势较轻，病程较短，预后较好。

本病与中医学的"感冒"相类似，又称"伤风""冒风""冒寒""重伤风"等。

【病因病理】

一、西医病因病理

1. 病因及发病机制　急性上呼吸道感染的主要病原体为鼻病毒、流感病毒（甲、乙、丙）、副流感病毒、呼吸道合胞病毒、冠状病毒、腺病毒及柯萨奇病毒等。细菌感染可单纯发生或继发于病毒感染之后，以溶血性链球菌为多见，其次为流感嗜血杆菌、肺炎链球菌和葡萄球菌等。人体在受凉、淋雨或过度疲劳等因素影响下，呼吸道局部防御功能处于低下状态，导致原有的病毒或细菌迅速繁殖。病毒和细菌等也可通过飞沫传播，或由接触鼻、咽、眼结膜表面的分泌物而经手传播。发病与年龄、体质及环境密切相关，尤其是老幼体弱或有慢性呼吸道疾病者更易罹患。

2. 病理　一般表现为鼻腔及咽喉黏膜的充血、水肿、上皮细胞破坏及浆液性和黏液性的炎性渗出，伴有细菌感染时可有中性粒细胞浸润，并有脓性分泌物。不同病毒可以引起不同程度的细胞增殖及变性，鼻病毒及肠道病毒较黏液病毒引起的改变严重。严重感染时，连接呼吸道的鼻旁窦和中耳道可形成阻塞，发生继发性感染。

二、中医病因病机

急性上呼吸道感染是人体感受六淫之邪、时行毒邪所致，主要是风邪致病。感邪之后是否发病与正气盛衰有关。

1. 卫外功能减弱，外邪乘机袭入　包括生活起居不当，寒温失调，如贪凉露宿、冒雨涉水等以致外邪侵袭而发病；过度劳累，耗伤体力，肌腠不密，易感外邪而发病；气候突变，六淫之邪肆虐，冷热失常，卫外之气未能及时应变而发病；素体虚弱，卫外不固，稍有不慎即可感邪而发病。

2. 病邪犯肺，卫表不和　肺主皮毛，职司卫外，而卫气通于肺，卫气的强弱与肺的功能关系密切。外邪从口鼻、皮毛而入，肺卫首当其冲，感邪之后，很快出现卫表及上焦肺系症状。卫表被郁，邪正相争，而见恶寒、发热、头痛、身痛等；肺气失宣而见鼻塞、流涕、咳嗽等。《素问·太阴阳明论》曰："伤于风者，上先受之。"《素问·咳论》曰："皮毛者肺之合也，皮毛先受邪气，邪气以从其合也。"

3. 病邪少有传变，病情轻重有别　病邪一般只犯肺卫，很少有传变，病程短而易愈。但亦有少数感邪深重，或老幼体弱，或原有某些慢性疾病者，病邪从表入里，迅速传变，可引起某些合并症或继发病。

综上所述，本病病位在肺卫，其病因病机主要是外邪乘虚而入，以致卫表被郁，肺失宣肃，一般病情轻浅。因四时六气各异，或体质强弱、阴阳偏盛之不同，临床表现虚实寒热各异。

【临床表现】

一、普通感冒

为病毒感染引起，潜伏期短，起病较急。临床表现差异很大，以鼻部症状为主。

1. 主要症状　早期有咽部干燥，继而出现鼻塞、喷嚏、低热、咳嗽，鼻流清涕，以后变稠，呈黄脓样。鼻塞4~5天，如病变向下发展侵入喉部、气管、支气管，则可出现声嘶、咳嗽加剧、或有少量黏液痰，1~2周消失。全身症状短暂，可出现全身酸痛、头痛、乏力、食欲下降、腹胀、腹痛、便秘或腹泻等，部分患者可伴发单纯性疱疹。

2. 体征　鼻腔黏膜充血、水肿，有分泌物，偶有眼结膜充血，可有体温升高。

二、急性病毒性咽炎和喉炎

病原体多为鼻病毒、腺病毒、流感病毒、副流感病毒以及肠病毒、呼吸道合胞病毒等。

1. 主要症状　急性病毒性咽炎咽部发痒或有灼热感，咽痛不明显，咳嗽少见。急性喉炎多表现为声音嘶哑，说话困难，咳嗽时疼痛，常有发热、咽痛或咳嗽。

2. 体征　咽喉部水肿、充血，局部淋巴结轻度肿大，有触痛，有时可闻及喉部喘息声。

三、急性咽－扁桃体炎

病原体多为溶血性链球菌，其次为流感嗜血杆菌、肺炎链球菌、葡萄球菌等。

1. 主要症状　起病急，咽痛明显，发热，畏寒，体温可达39℃以上。

2. 体征　咽部充血明显，扁桃体肿大、充血，表面有黄色点状渗出物，颌下淋巴结肿大、压痛。

四、急性疱疹性咽峡炎

多由柯萨奇病毒A引起，多见于儿童，成人偶见，夏季较易流行，起病急，病程约1周。

1. 主要症状　明显咽痛、发热。

2. 体征　咽部、软腭、悬雍垂和扁桃体上有灰白色小丘疹，以后形成疱疹和浅表溃疡，周围黏膜有红晕。

五、急性咽结膜炎

主要由腺病毒、柯萨奇病毒、埃可病毒等引起，起病急，病程一般4~6日。夏季多发，儿童多见，由游泳传播。

1. 主要症状　发热、咽痛、流泪、畏光。

2. 体征　咽部及结膜充血，可有颈淋巴结肿大，或有角膜炎。

急性上呼吸道感染少数可并发急性鼻窦炎、中耳炎、急性气管－支气管炎、肺炎，也可引起急性心肌炎、风湿热、急性肾小球肾炎。

【实验室及其他检查】

1. 血常规检查　白细胞计数一般正常或偏低，分类淋巴细胞比例相对增高。伴有细菌感染时，白细胞计数及中性粒细胞增高，或有核左移现象。

2. 病毒分离　收集病人的咽漱液、鼻洗液、咽拭子等标本接种于鸡胚羊膜腔内，可分离出病毒，有助于确诊。

3. 免疫荧光技术检测　取病人鼻洗液中的鼻黏膜上皮细胞涂片，或用咽漱液接种于细胞培养管内，用免疫荧光技术检测，阳性者有助于早期诊断。

4. 血清学检查　取病人急性期与恢复期血清进行补体结合试验、中和试验和血凝抑制试验。双份血清抗体效价递增4倍或4倍以上者有助于早期诊断。

【诊断与鉴别诊断】

一、诊断

主要根据病史、临床症状及体征，结合周围血象，并排除其他疾病如过敏性鼻炎，急性传染性疾病如麻疹、脑炎、流行性脑脊髓膜炎、脊髓灰质炎、伤寒等，可作出临床诊断。病毒分离、免疫荧光技术及细菌培养对明确病因诊断有帮助。

二、鉴别诊断

1. 过敏性鼻炎 主要表现为喷嚏频作，鼻涕多，呈清水样，鼻腔水肿、苍白，分泌物中有较多嗜酸性粒细胞。发作常与外界刺激有关，常伴有其他过敏性疾病，如荨麻疹等。

2. 急性传染病前驱期 麻疹、脊髓灰质炎、流行性脑脊髓膜炎、流行性乙型脑炎、伤寒、斑疹伤寒、白喉等，在患病初期可伴有上呼吸道症状，但有明确的流行病学史，并有其特定的症状特点可资鉴别。

3. 流行性感冒 流感的潜伏期很短，一般 1~3 天，常有明显的流行性。起病急骤，以全身中毒症状为主，出现畏寒、高热、头痛、头晕、全身酸痛、乏力等。呼吸道症状轻微或不明显，可有咽痛、流涕、流泪、咳嗽等。少数患者有食欲减退，伴有腹痛、腹胀及腹泻等消化道症状。病毒分离和血清学诊断可供鉴别。

【治疗】

一、治疗思路

中医倡导防重于治，首先注意预防，应加强体育锻炼，提高机体的抗病能力。中医药治疗的原则为解表达邪，风寒为主者，疏风散寒，辛温解表；风热为主者，疏风散热，辛凉解表。对症状较重者可给予西药对症处理。

二、西医治疗

1. 抗病毒治疗 目前尚无有效的特异性抗病毒药物，可试用下列药物：①金刚烷胺：口服 0.1g，每日 2 次，对甲型流感病毒有效。②吗啉胍（ABOB）：口服 0.1~0.2g，每日 3 次，可能对甲、乙型流感病毒、副流感病毒、鼻病毒、呼吸道合胞病毒及腺病毒有效。③利巴韦林：有比较广谱的抗病毒作用，每日 400~1000mg，分 3 次口服，或加入液体中静脉滴注。④干扰素：能抑制多种 DNA 病毒和 RNA 病毒，肌肉注射或滴鼻均可。

2. 对症治疗 发热、头痛、肢体酸痛者，可给予解热镇痛药，如复方阿司匹林片 0.5~1g，口服，每日 3 次；鼻塞流涕者，可用抗过敏药，如扑尔敏 4mg，口服，每日 3 次，或用 1% 的麻黄碱滴鼻；咳嗽者，可给予镇咳药，如克咳敏 5~10mg，口服，每日 3 次，或氯化铵棕色合剂 10mL，口服，每日 3 次；声嘶、咽痛者，可作雾化吸入治疗，或口含华素片。

3. 抗感染治疗 如有继发细菌感染者，可选择抗菌药物治疗。经验用药常选：①头孢氨苄 0.25~0.5g，口服，每日 4 次。②罗红霉素 150mg，口服，每日 2 次。③阿莫西林 0.5g，口服，每日 3~4 次。

三、中医治疗

（一）辨证论治

1. 风寒束表证

症状：恶寒重，发热轻，无汗，头痛，肢体酸痛，鼻塞声重，喷嚏，时流清涕，喉痒，咳嗽，口不渴或喜热饮，舌苔薄白而润，脉浮或浮紧。

治法：辛温解表。

方药：荆防败毒散加减。若风寒重者，加麻黄、桂枝以增强辛温散寒之力；若风寒夹湿，兼见身热不扬，头重胀如裹，肢节酸重疼痛，舌苔白腻，脉濡者，加羌活、独活祛风除湿，或用羌活胜湿汤加减治疗。

2. 风热犯表证

症状：身热较著，微恶风寒，汗出不畅，头胀痛，目胀，鼻塞，流浊涕，口干而渴，咳嗽，痰黄黏稠，咽燥，或咽喉肿痛，舌苔薄白微黄，边尖红，脉浮数。

治法：辛凉解表。

方药：银翘散或葱豉桔梗汤加减。若痰湿壅盛，咳嗽痰多者，加杏仁、浙贝母、瓜蒌皮。

3. 暑湿伤表证

症状：身热，微恶风，汗少，肢体酸重或疼痛，头昏重胀痛，咳嗽痰黏，鼻流浊涕，心烦口渴，渴不多饮，口中黏腻，胸脘痞闷，泛恶，小便短赤，舌苔薄黄而腻，脉濡数。

治法：清暑祛湿解表。

方药：新加香薷饮加减。暑热偏盛者，可加黄连、山栀子或黄芩、青蒿清暑泄热；若湿困卫表，可加藿香、佩兰等芳香化湿，清宣卫表；若里湿偏重，加苍术、白蔻仁、法半夏、陈皮等化湿和中；若里热盛而小便短赤者，加六一散、赤茯苓清热利湿。

（二）常用中药制剂

1. 感冒软胶囊　功效：散寒解表，宣肺止咳。适用于感冒风寒证，症见恶寒重，发热轻，无汗，头痛，肢体酸楚，鼻塞声重，时流清涕，喉痒咳嗽。用法：口服，每次 2~4 粒，每日 2 次。

2. 柴胡口服液　功效：解表退热。适用于风热感冒发热。用法：口服，每次 10~20mL，每日 3 次。

3. 感冒止咳颗粒　功效：清热解表，化痰止咳。适用于感冒发热，头痛，鼻塞，伤风咳嗽，咽喉肿痛，四肢倦怠，流行性感冒。用法：开水冲服，每次 1 袋，每日 3 次。

【预后】

一般病势较轻，病程较短，预后较好。部分患者可引起急性心肌炎、肾小球肾炎，或伴发细菌性肺炎。

【预防与调护】

1. 平时加强体育锻炼，适当进行室外活动，以增强体质，提高抗病能力。同时应注意防寒保暖，在气候冷热变化时，及时增减衣服，避免雨淋受凉及过度疲劳。在感冒流行季节，少去公共场所活动，防止交叉感染。

2. 在治疗期间，应注意休息，密切观察。注意煎药及服药要求，治疗本病的中药宜轻煎，不可过煮，趁温热服，服后避风取汗，适当休息。

3. 在饮食方面，宜清淡，若饮食过饱，或多食肥甘厚腻，使中焦气机受阻，有碍肺气宣通，影响感冒的预后。

急性气管-支气管炎

急性气管-支气管炎（acute tracheobronchitis）是由生物、物理、化学刺激或过敏等因素引起的气管-支气管黏膜的急性炎症。临床主要表现为咳嗽和咳痰，常见于气候急骤变化或上呼吸道防御功能下降时，也可由急性上呼吸道感染迁延不愈所致。

本病属中医学"咳嗽""暴咳"等范畴。

【病因病理】

一、西医病因病理

（一）病因

1. 病原微生物 病毒是引起本病最常见的微生物，常见病毒为腺病毒、流感病毒（甲、乙）、冠状病毒、鼻病毒、单纯疱疹病毒、呼吸道合胞病毒和副流感病毒。常见细菌为流感嗜血杆菌、肺炎链球菌等。近年来衣原体和支原体感染明显增加。在病毒感染的基础上继发细菌感染也较多见。

2. 理化因素 冷空气、粉尘、刺激性气体或烟雾（如二氧化硫、二氧化氮、氨气、氯气等）等的吸入，可以引起气管-支气管黏膜的急性损伤和炎症反应。

3. 过敏反应 最近认为急性支气管炎与气道的高反应性有关。常见的吸入致敏原包括花粉、有机粉尘、真菌孢子、动物皮毛及排泄物，或对细菌蛋白质的过敏。钩虫、蛔虫的幼虫在肺内的移行均可引起气管-支气管急性炎症反应。

（二）病理

主要病理改变为气管、支气管黏膜充血水肿，淋巴细胞和中性粒细胞浸润；同时可伴纤毛上皮细胞损伤、脱落，黏液腺体肥大增生。合并细菌感染时，分泌物呈脓性。炎症消退后，气管-支气管的结构和功能一般能恢复正常。

二、中医病因病机

中医认为急性气管-支气管炎的发生和发展，主要是外感所致，而脏腑功能失调，肺的卫外功能减弱是引发本病的重要辅因。天气冷暖失常、气候突变，人体未能适应，卫外功能失调，六淫外邪或从口鼻而入，或从皮毛而侵，侵犯肺系，引发本病。《河间六书·咳嗽论》谓"寒、暑、燥、湿、风、火六气，皆令人咳嗽"，即是此意。由于四时六气的不同，因而人体所感受的外邪亦有区别。风为六淫之首，其他外邪多随风邪侵袭人体，所以急性气管-支气管炎的发病常以风为先导，夹有寒、热、燥、湿等邪。张景岳曾倡"六气皆令人咳，风寒为主"之说，认为以风邪夹寒者居多。

本病病变部位主要在肺，因肺主气，司呼吸，上连喉咙，开窍于鼻，外合皮毛，为五脏之华盖；又因肺为娇脏，不耐邪侵。肺卫受邪，使肺气壅遏不宣，清肃失司，气机不利，肺气上逆引起咳嗽。肺卫之邪若不能及时疏散外达，则可发生演变转化，如风寒久郁而化热，风热灼津而化燥，肺热蒸液而成痰。同时，如迁延失治，伤及正气，或年老体弱，正气不足，卫外不固，更易受邪以致疾病反复发作。

【临床表现】

一、主要症状

起病较急，通常全身症状较轻，可有发热。初为干咳或有少量黏液痰，随后痰量增多，咳嗽加剧，偶伴血痰。咳嗽、咳痰可延续 2~3 周，如迁延不愈，可演变成慢性支气管炎。伴支气管痉挛时，可出现程度不等的胸闷气促。

二、体征

查体可无明显阳性表现。也可以在两肺听到散在干、湿啰音，部位不固定，咳嗽后可减少或消失。

【实验室及其他检查】

1. 血常规检查　白细胞计数和分类多无明显改变。细菌感染时白细胞升高并伴有中性粒细胞比例增加，血沉加快。

2. 痰培养　痰涂片或培养可发现致病菌。

3. X 线检查　大多数正常或肺纹理增粗。

【诊断与鉴别诊断】

一、诊断

根据病史、咳嗽和咳痰等呼吸道症状，两肺散在干、湿啰音等体征，结合血象和 X 线胸片，可作出临床诊断。病毒和细菌检查有助于病因诊断。

二、鉴别诊断

1. 流行性感冒　流感有流行病学史，急骤起病，高热和全身肌肉酸痛等全身中毒症状明显，病毒分离和血清学检查有助于鉴别。

2. 急性上呼吸道感染　鼻咽部症状明显，咳嗽轻微，一般无痰。肺部无异常体征。胸部 X 线正常。

3. 其他呼吸系统疾患　如肺结核、肺脓肿、支原体肺炎、麻疹、百日咳和肺癌等，以上疾病初发时常伴有急性气管-支气管炎症状，但均表现各自的特点，可资鉴别。

【治疗】

一、治疗思路

急性气管-支气管炎西医治疗以对症处理为主，咳嗽较剧者可考虑使用止咳药物。由病毒引起者一般不必应用抗生素。如有继发细菌感染，表现为高热，痰黄稠或呈脓性，或原有慢性呼吸系统疾病，或既往有风湿性心脏病、心肌病、肾炎等病史者，可选用适当的抗菌药物治疗，也可根据细菌种类及药敏试验结果选用有效抗菌药物。中医治疗以宣肺化痰止咳为主，兼以疏散外邪。

NOTE

二、西医治疗

1. 一般治疗　适当休息，注意保暖，多饮水，避免诱发因素和吸入变应原。

2. 对症治疗　发热、头痛时可应用解热镇痛药如复方阿司匹林等；咳嗽有痰且不易咳出时选用祛痰剂，如氯化铵合剂、盐酸氨溴索、溴己新；咳嗽剧烈且无痰时选用右美沙芬、喷托维林、可待因等；支气管痉挛时选用平喘药，如茶碱类和 β_2 受体激动剂等。

3. 抗菌药物　一般不主张应用抗生素治疗本病，但有细菌感染证据时应及时使用。根据病原体和药敏试验选择抗菌药。一般开始治疗时缺乏病原菌结果，可选用大环内酯类、青霉素类、头孢菌素类、氟喹诺酮类等。用药途径依病情而定，轻者口服即可，重症者可肌注或静脉给药。

三、中医治疗

（一）辨证论治

1. 风寒袭肺证

症状：咳嗽初起，声重气急，咽痒，痰稀色白，多伴有头痛鼻塞，流清涕，骨节酸痛，恶寒，或有发热，无汗等表证，舌苔薄白，脉浮或浮紧。

治法：疏风散寒，宣肺止咳。

方药：三拗汤合止嗽散加减。若胸闷，泛恶，痰多，苔白腻，夹痰湿证者，加半夏、厚朴、茯苓以燥湿化痰；若表寒未解，里有郁热证者，加生石膏、桑皮、黄芩以解表清里。

2. 风热犯肺证

症状：咳嗽新起，咳声粗亢，或咳声嘎哑，咳痰黏白或黄，咳时汗出，常伴鼻流黄涕，头痛口渴，喉燥咽痛，或有发热，微恶风寒等表证，舌苔薄白或黄，脉浮数或浮滑。

治法：疏风清热，宣肺止咳。

方药：桑菊饮加减。肺卫证重者，加荆芥、防风以解表；肺热证重者，加黄芩、生石膏、知母、山栀以清热；鼻衄者，加白茅根、藕节以清热凉血；热伤肺津者，加南沙参、天花粉以清热生津。

3. 燥热伤肺证

症状：咳嗽新起，咳声嘶哑，干咳无痰或痰少黏稠难出，或黏连成丝，或咳引胸痛，多伴有鼻燥咽干，恶风发热，头痛等表证，舌尖红，苔薄黄而干，脉浮数或小数。

治法：疏风润燥，清肺止咳。

方药：桑杏汤加减。燥热证重者，加瓜蒌、麦冬、苇茎等清肺润燥；咳甚咽痒肺卫证重者，加前胡、蝉衣、桔梗、甘草以宣肺利咽；夹咳血或鼻衄血证者，加白茅根、藕节以凉血止血。

4. 凉燥伤肺证

症状：干咳，痰少或无痰，咽干鼻燥，兼有头痛，恶寒，发热，无汗，苔薄白而干，脉浮紧。

治法：轻宣凉燥，润肺止咳。

方药：杏苏散加减。恶寒甚，无汗，肺卫证重者，加荆芥、防风以散寒解表；干咳明显者，加百部、紫菀以润肺止咳。

（二）常用中药制剂

1. 止嗽丸　功效：疏风散寒，宣肺止咳。适用于风寒袭肺证。用法：口服，成人每次 20 粒，每日 3 次。

2. 急支糖浆　功效：清热化痰，宣肺止咳。适用于急性支气管炎等。用法：口服，每次 20~30mL，每日 3~4 次。

3. 通宣理肺丸　功效：解表散寒，宣肺止嗽。用于风寒咳嗽。用法：每次 1~2 丸，每日 2 次。

【预后】

多数患者预后良好，少数体质弱者可迁延不愈演变成慢性支气管炎等，应引起足够重视。

【预防与调护】

1. 加强身体锻炼，增强抗病能力，避免劳累。

2. 注意气候变化，防寒保暖，避免感冒。若平素易于感冒者，可配合预防感冒的方法，如面部迎香穴按摩，晚间足三里艾灸。

3. 改善生活卫生环境，防止空气污染。

4. 清除鼻、咽、喉等部位的病灶。

第三节　慢性支气管炎、慢性阻塞性肺疾病

慢性支气管炎

慢性支气管炎（chronic bronchitis）是指气管、支气管黏膜及其周围组织的慢性非特异性炎症。临床上以咳嗽、咳痰或伴有喘息等反复发作为特征，常并发阻塞性肺气肿，甚至肺源性心脏病。

慢性支气管炎是临床常见病和多发病。据 1992 年国内普查统计资料，慢性支气管炎患病率为 3.2%，其发病特点为：北方较南方高；农村较城市高，山区较平原高，随着年龄增长而发病率增高。早期症状轻微，多在冬季发作，晚期症状加重，常年存在，不分季节。有慢性气流阻塞的慢性支气管炎可归属慢性阻塞性肺疾病（chronic obstructive pulmonary disease, COPD）。

本病可归属于中医学"咳嗽""喘证"等病证范畴。

【病因病理】

一、西医病因病理

（一）病因及发病机制

慢性支气管炎的病因较为复杂，往往是多种因素长期相互作用的结果。

1. 吸烟 吸烟是最重要的环境发病因素，据调查，吸烟者慢性支气管炎的发病率较不吸烟者高 2~8 倍。烟草中的焦油、尼古丁和氢氰酸等化学物质具有多种损伤效应，如损伤气道上皮细胞和纤毛运动，使气道净化能力下降；促使支气管黏液腺和杯状细胞增生肥大，黏液分泌增多；刺激副交感神经而使支气管平滑肌收缩，气道阻力增加；使氧自由基产生增多，诱导中性粒细胞释放蛋白酶，破坏肺弹力纤维，诱发肺气肿形成等。

2. 感染因素 感染是慢性支气管炎发生发展的重要因素，主要为病毒和细菌感染。病毒感染以流感病毒、鼻病毒、腺病毒和呼吸道合胞病毒为常见。病毒感染后，导致呼吸道柱状上皮细胞损伤，免疫功能低下，为细菌继发感染创造条件。细菌感染常继发于病毒感染，常见的病原体有奈瑟球菌、肺炎链球菌及流感嗜血杆菌等。

3. 职业粉尘和化学物质 接触职业粉尘及化学物质，如烟雾、变应原、工业废气及室内空气污染等，浓度过高或时间过长，均可能促进慢性支气管炎的发病。

4. 空气污染 大气污染中有害气体如二氧化硫、二氧化氮、氯气、臭氧等可损伤气道黏膜上皮，使纤毛清除功能下降，黏液分泌增加，为细菌感染增加条件。

5. 其他因素 如自主神经功能紊乱，呼吸道副交感神经反应增高，交感神经功能低下，支气管分泌亢进；全身或呼吸道局部的防御及免疫功能减弱，可为慢性支气管炎发病提供内在的条件，如老年人常因肾上腺皮质功能减退，细胞免疫功能下降，溶菌酶活性降低，容易造成呼吸道的反复感染；维生素 C、维生素 A 的缺乏，使支气管黏膜上皮修复受影响，溶菌活力受影响；遗传也可能是慢性支气管炎易患的因素。

（二）病理

慢性支气管炎早期主要累及管径小于 2mm 的小气道，表现为不同程度的上皮细胞变性、坏死、增生，鳞状上皮化生，杯状细胞增生，黏膜及黏膜下层炎症细胞浸润，管壁黏膜水肿，分泌物增多，管壁有不同程度的炎性改变。

病变继续发展，气管、支气管腺体由正常浆液腺泡占多数逐渐发展成黏液腺泡占多数，甚至全为黏液腺泡，浆液腺泡及混合腺泡所占比例甚少。支气管黏膜上皮表面的纤毛被炎症反复刺激而受到破坏，纤毛变短，其修复功能下降，失去了正常的清除功能，从而使痰液不易排出。支气管壁被炎症细胞反复浸润，导致充血、水肿，纤维组织增生，支气管平滑肌增厚，弹力纤维遭破坏，管腔狭窄，支气管软骨萎缩变性，部分被结缔组织所取代。

电镜检查可见 Ⅰ 型细胞肿胀、变厚，其中线粒体肿胀，内质网扩张呈空泡状。Ⅱ 型细胞增生，肺泡纤维组织弥漫性增生，毛细血管基底膜增厚，内皮细胞损伤，血栓形成和管腔纤维化闭塞。

二、中医病因病机

中医学认为，慢性支气管炎的发生和发展，多因外邪侵袭、内脏亏损，导致肺失宣降。

1. 外邪侵袭 六淫之邪侵袭肌表，或从口鼻而入，或从皮毛而侵，或因吸入烟尘、异味气体，内合于肺，肺失肃降，肺气不宣，痰浊滋生，阻塞胸肺，故可引起咳喘、咳痰。由于外邪性质的不同，临床又有寒、热的差异。

2. 肺脏虚弱 久咳伤肺，肺气不足，复因外邪侵袭，清肃失职而发病。肺气不足，气失所主，清肃无权，气不化津，积液成痰，痰湿阻肺，致使咳喘缠绵不愈。

3. 脾虚生痰 "脾为生痰之源，肺为贮痰之器。"久病不愈，耗伤脾气，脾阳不足，脾失健运，水谷无以化生精微，聚湿生痰。痰浊上渍于肺，壅塞气道，肺失宣降，而致咳嗽痰多。

4. 肾气虚衰 肾主纳气，助肺以行其呼吸。肾气虚弱，吸入之气不能经肺下纳于肾，气失归藏，则肺气上逆而表现为咳嗽喘促，动则愈甚。久病不愈，必伤于阴，肾阴亏耗，津液不能上润肺金，或虚火上扰，灼伤肺阴，肺失滋润，而致咳喘。

总之，本病常因暴咳迁延未愈，邪恋伤肺，使肺脏虚弱，气阴耗伤，肺气不得宣降，故长期咳嗽、咳痰不愈，日久累及脾肾。病情多为虚实夹杂，正虚多以气虚为主或兼阴虚，邪实多为痰饮停聚，或偏寒，或偏热，日久夹瘀。其病位在肺，涉及脾、肾。

【临床表现】

常有长期吸烟或经常吸入刺激性气体及反复上呼吸道感染病史。本病进展缓慢，症状逐渐加重，以咳嗽、咯痰或伴有喘息长期反复发作为特点，每年发病持续 3 月以上，并连续 2 年或 2 年以上，并排除具有咳嗽、咯痰喘息症状的其他疾病。

一、症状

1. 咳嗽 早期咳声有力，白天多于夜间，随病情发展，咳声变重浊，痰量增多。继发肺气肿时，常伴气喘，咳嗽夜间多于白天，尤以临睡或清晨起床时更甚。

2. 咳痰 多数为白色黏液痰，清晨及夜间较多，在病情加重或合并感染时痰量增多变稠或变黄。老年人咳嗽反射低下，痰不易咳出。

3. 喘息 见于喘息型患者，由支气管痉挛引起，感染及劳累后明显，合并肺气肿后喘息加重。

二、体征

慢性支气管炎早期常无明显体征。急性发作时在肺底部可闻及湿性和（或）干性啰音，喘息性支气管炎在咳嗽或深吸气后可听到哮鸣音，发作时可闻及广泛的湿啰音和哮鸣音。长期反复发作，可见肺气肿的体征。

三、主要并发症

1. 阻塞性肺气肿 为慢性支气管炎最常见的并发症。因终末细支气管狭窄阻塞，肺泡壁破裂，相互融合所致。症见气急，活动后加重，伴有肺气肿的体征，如桶状胸，肺部叩诊呈过清音，X 线检查示肺野透亮度增加。

2. 支气管扩张症 慢性支气管炎反复发作，支气管黏膜充血、水肿，形成溃疡，管壁纤维增生，管腔变形、扩张或狭窄，扩张部分呈柱状改变，形成支气管扩张，症见咳嗽、痰多或咯血。

3. 支气管肺炎 慢性支气管炎蔓延至周围肺组织中导致感染，患者有寒战、发热、咳嗽增剧，痰量增加且呈脓性。白细胞总数及中性粒细胞增多。X 线检查两下肺野有沿支气管分布的斑点状或小片状阴影。

【实验室及其他检查】

1. 血常规检查 细菌感染时可出现白细胞总数和（或）中性粒细胞增高。

NOTE

2. 痰液检查　涂片可发现革兰阳性球菌或革兰阴性杆菌，痰培养可发现致病菌。

3. X 线检查　早期可无异常，随着病情发展，可见肺纹理增多、变粗、扭曲，呈网状或条索状阴影，向肺野周围延伸，以两肺中下野明显。

4. 肺功能检查　本病早期病变多在小气道，大气道通气功能尚在正常范围内，常规肺功能检查可无异常发现，但闭合气量检测可见增大，最大呼气流速-容量曲线图形异常，最大呼气中段流速（MMEF）降低。以后发展至气道狭窄或有阻塞时，出现阻塞性通气功能障碍，表现为第 1 秒用力呼气容积（FEV$_1$）下降，合并肺气肿时，肺残气量明显增高，肺总量（TLC）也增大。

【诊断与鉴别诊断】

一、诊断

1. 诊断要点　临床上以咳嗽、咳痰为主要症状或伴有喘息，每年发病持续 3 个月，并连续 2 年或以上。除外具有咳嗽、咳痰、喘息症状的其他疾病，如支气管哮喘、支气管扩张、肺结核、尘肺、肺脓肿、心功能不全等。

2. 分型

（1）单纯型　主要表现为咳嗽、咳痰。

（2）喘息型　除咳嗽、咳痰外，尚具有喘息症状，并经常或多次出现哮鸣音。

3. 分期

（1）急性加重期　指在 1 周内出现脓性或黏液脓性痰，痰量明显增加，或伴有发热等炎症表现。或在 1 周内"咳""痰"或"喘"等症状中任何一项明显加剧。

（2）慢性迁延期　指有不同程度的"咳""痰""喘"症状，迁延 1 个月以上。

（3）临床缓解期　指症状明显缓解或基本消失保持 2 个月以上。

二、鉴别诊断

1. 支气管扩张　本病以慢性咳嗽、咳痰为主症，常表现为大量脓性痰或反复咯血，胸部 X 线检查见支气管管壁增厚，呈串珠状改变，或多发性蜂窝状影像，支气管碘油造影可以确诊。

2. 支气管哮喘　喘息型慢性支气管炎需与支气管哮喘鉴别。喘息型慢性支气管炎一般多见于中老年，咳嗽、咳痰症状较为突出，多因咳嗽反复发作、迁延不愈而伴有喘息。支气管哮喘患者常有个人或家族过敏性病史，多数自幼得病，早期以哮喘症状为主，突发突止，应用解痉药症状可明显缓解，间歇期一般可无症状。支气管哮喘反复发作多年后并发慢性支气管炎，二者不易鉴别，应全面详细分析病史，以明确诊断。

3. 肺结核　活动性肺结核常伴有低热、乏力、盗汗、咯血等典型症状，老年性肺结核上述症状多不显著，易与慢性支气管炎相混淆，应特别引起注意。及时进行胸部 X 线检查、结核菌素试验和痰结核菌检查可帮助诊断。

4. 支气管肺癌　多数患者可有长期吸烟史，近期发生顽固性刺激性咳嗽或咳嗽性质改变，常痰中带血。胸部 X 线和 CT 检查可发现实质性影像，痰脱落细胞及纤维支气管镜活检，可以明确诊断。

5. 尘肺　尘肺患者多合并慢性支气管炎，症状难与慢性支气管炎鉴别，应根据粉尘接触史与 X 线胸片予以鉴别。早期矽肺与煤矽肺的胸片也有肺纹理增多与网织阴影，鉴别要点是对小点状阴影的仔细分析，矽结节密度深而边缘较清楚，有时需用放大摄片或随访复查加以鉴别。

肺间质纤维化以干咳为主症，气短并呈进行性加重。听诊双肺下后侧可闻爆裂音（Velcro 啰音）。血气分析显示，动脉血氧分压降低，而二氧化碳分压可不升高。胸部 X 线及 CT 示双肺呈磨玻璃状、网格状或蜂窝状改变。

【治疗】

一、治疗思路

慢性支气管炎的治疗，目前多采用中西医综合治疗。急性发作期主要选择有效抗菌药物治疗，在控制感染的同时，应配合应用祛痰、镇咳药物改善症状；缓解期可应用免疫制剂，提高机体抗病能力，减少发作。中医本着急则治其标、缓则治其本的原则，在急性加重期应着重于祛痰宣肺，缓解期重在补益肺脾肾，慢性迁延期多属正虚邪恋，治宜止咳化痰，标本兼顾。

二、西医治疗

（一）急性加重期

1. 控制感染　抗生素使用原则为及时、有效，感染控制后即予停用，以免产生耐药和二重感染。控制感染多依据患者所在地常见病原菌经验性地选择抗生素，同时积极行病原菌培养及药敏试验。常用抗生素可选用 β-内酰胺类、大环内酯类、喹诺酮类等。如阿莫西林 0.5g，口服，每日 3~4 次；罗红霉素 0.3g，口服，每日 2 次；左氧氟沙星 0.2g，口服，每日 2 次。感染严重者可用同类药品静脉滴注，每日 2 次，疗程 5~7 天。

2. 祛痰、镇咳　除刺激性干咳外，一般不宜单用镇咳药物，因痰不易咳出，反而加重病情。使用祛痰止咳剂，促进痰液引流，有利于感染的控制。常用的药物有：盐酸氨溴索 30mg，口服，每日 2 次；盐酸溴己新 16mg，口服，每日 2~3 次；氯化铵棕色合剂 10mL，口服，每日 2~3 次。若痰黏稠仍不易咳出时，可配以 0.9%氯化钠注射液加 α-糜蛋白酶雾化吸入，以稀释气道分泌物。若剧烈干咳也可选用克咳敏 5~10mg，口服，每日 3 次。

3. 解痉平喘　适用于喘息型患者急性发作，或合并肺气肿者。常用药物有：氨茶碱 0.1~0.2g，口服，每日 3 次，或用茶碱缓释剂；特布他林 2.5mg，口服，每日 3 次。也可应用吸入型支气管扩张剂，如硫酸特布他林气雾剂或溴化异丙托品。

（二）缓解期

主要是加强体质的锻炼，提高自身抗病能力，同时戒烟，避免有害气体和其他有害颗粒的吸入，也可使用免疫调节剂，如卡介苗，每次 1 支，预防感冒，肌肉注射，每周 2~3 次。

三、中医治疗

（一）辨证论治

1. 实证（多见于急性加重期）

（1）风寒犯肺证

症状：咳喘气急，胸部胀闷，痰白量多，伴有恶寒或发热，无汗，口不渴，舌苔薄白而

NOTE

滑，脉浮紧。

治法：宣肺散寒，化痰止咳。

方药：三拗汤加减。若寒痰阻肺，痰多，胸闷者，加半夏、橘红、紫苏子等化痰顺气；若表解而喘不平，可用桂枝加厚朴杏子汤以顺气解表。

（2）风热犯肺证

症状：咳嗽频剧，气粗或咳声嘶哑，痰黄黏稠难出，胸痛烦闷，伴有鼻流黄涕，身热汗出，口渴，便秘，尿黄，舌苔薄白或黄，脉浮或滑数。

治法：清热解表，止咳平喘。

方药：麻杏石甘汤加减。若肺热重者，加黄芩、知母、鱼腥草以清肺热；若风热较盛者，加金银花、连翘、桑叶、菊花以解表清热；若痰热壅盛者，加瓜蒌、贝母、海浮石以清化痰热。

（3）痰浊阻肺证

症状：咳嗽，咳声重浊，痰多色白而黏，胸满窒闷，纳呆，口黏不渴，甚或呕恶，舌苔厚腻色白，脉滑。

治法：燥湿化痰，降气止咳。

方药：二陈汤合三子养亲汤加减。痰浊壅盛，气机阻滞者，加苍术、厚朴以化痰行气；脾虚湿盛，纳少神疲者，加党参、白术以健脾燥湿。

（4）痰热郁肺证

症状：咳嗽，喘息气促，胸中烦闷胀痛，痰多色黄黏稠，咯吐不爽，或痰中带血，渴喜冷饮，面红咽干，尿赤便秘，苔黄腻，脉滑数。

治法：清热化痰，宣肺止咳。

方药：清金化痰汤加减。肺热甚者，加石膏以清肺热；痰热胶结者，加海蛤壳或黛蛤散以清热化痰散结；肺气上逆，腑气不通者，加葶苈子、大黄、芒硝泻肺平喘。

（5）寒饮伏肺证

症状：咳嗽，喘逆不得卧，咳吐清稀白沫痰，量多，遇冷空气刺激加重，甚至面浮肢肿，常兼恶寒肢冷，微热，小便不利，舌苔白滑或白腻，脉弦紧。

治法：温肺化饮，散寒止咳。

方药：小青龙汤加减。若饮多寒少，外无表证，喘咳饮盛者，可加葶苈子、白术、茯苓以健脾逐饮；痰壅气阻者，配白芥子、莱菔子豁痰降气。

2. 虚证（多见于缓解期及慢性迁延期）

（1）肺气虚证

症状：咳嗽气短，痰涎清稀，反复易感，倦怠懒言，声低气怯，面色㿠白，自汗畏风，舌淡苔白，脉细弱。

治法：补肺益气，化痰止咳。

方药：玉屏风散加减。若咳痰稀薄量多者，加白芥子、半夏、款冬花以温肺化痰。

（2）肺脾气虚证

症状：咳嗽气短，倦怠乏力，咳痰量多易出，面色㿠白，食后腹胀，便溏或食后即便，舌体胖边有齿痕，舌苔薄白或薄白腻，脉细弱。

治法：补肺健脾，止咳化痰。

方药：补肺汤加减。若咳痰稀薄，畏寒肢冷，为肺虚有寒，可加干姜、细辛温中散寒；若中焦阳虚，气不化水，湿聚成饮而见咳嗽反复发作，痰涎清稀者，治宜温阳化饮，配合苓桂术甘汤。

（3）肺肾气阴两虚证

症状：咳喘气促，动则尤甚，痰黏量少难咯，伴口咽发干，潮热盗汗，面赤心烦，手足心热，腰酸耳鸣，舌红，苔薄黄，脉细数。

治法：滋阴补肾，润肺止咳。

方药：沙参麦冬汤合六味地黄丸加减。若阴虚较甚见手足心热、潮热盗汗者，可加五味子、地骨皮、银柴胡以纳气平喘，清退虚热。

（二）常用中药制剂

1. 蛇胆川贝液　功效：祛风止咳，除痰散结。用于风热咳嗽。用法：口服，一次 10mL，每日 2 次；小儿酌减。

2. 急支糖浆　功效：清热化痰，宣肺止咳。用于外感风热所致的咳嗽。用法：口服，一次 20~30mL，每日 3~4 次；小儿酌减。

【预后】

本病呈渐进过程，常并发阻塞性肺气肿，甚至肺源性心脏病。

【预防与调护】

加强身体耐寒锻炼，增强抗病能力，预防感冒和流感；戒除吸烟嗜好，减少室内空气中的灰尘和有害气体；忌食辛辣炙煿、肥腻之品，并减少食盐摄入量；腹式呼吸锻炼，有利于改善通气功能和增强体质；做好患者精神护理，使患者性情开朗，心情舒畅，愉快乐观。

慢性阻塞性肺疾病

慢性阻塞性肺疾病（chronic obstructive pulmonary disease，COPD）是一种具有气流受限特征的疾病，气流受限不完全可逆，呈进行性发展，与肺部对有害气体或有害颗粒的异常炎症反应有关。COPD 主要累及肺部，也可导致肺外多器官损害，其急性加重和并发症影响疾病的进程，随着病情恶化可导致劳动力丧失、生活质量下降，最终发展为呼吸衰竭和肺源性心脏病。

COPD 是呼吸系统常见病和多发病，病死率逐年增高。全球约有 2.7 亿 COPD 患者，发达国家患病率约为 5%~10%。亚太呼吸学会的调查显示，11 个亚洲国家 COPD 的患病率为 6.2%。我国 40 岁以上人群中，COPD 患病率约 8.2%，其中男性 12.4%，女性 5.1%，男性高于女性；农村 8.8%高于城市的 7.8%。至 2007 年，COPD 死亡率位于心血管疾病、脑血管疾病和急性呼吸道感染性疾病之后，与艾滋病并列为全球第四大死亡原因。COPD 是我国城市居民的第四大死亡原因，而在农村则为第一位死亡原因。

本病可归属于中医学"肺胀""喘证""咳嗽"等范畴。

【病因病理】

一、西医病因病理

本病的确切病因尚不清楚，目前认为与肺部对有害气体或有害颗粒的异常炎症反应有关。

（一）病因和发病机制

1. 吸烟　是引起 COPD 最常见的危险因素，烟草中含焦油、尼古丁和氢氰酸等化学物质，可损伤气道上皮细胞和纤毛运动，促使支气管黏液腺和杯状细胞增生肥大，黏液分泌增多，使气道净化能力下降，还可使氧自由基产生增多，诱导中性粒细胞释放蛋白酶，破坏肺弹力纤维，诱发肺气肿形成。临床上本病多为慢性支气管炎的并发症，吸烟者烟龄越长，吸烟量越大，COPD 患病率亦越高。

2. 理化因素　大气中的有害气体如二氧化硫、氯气等可损伤气道黏膜上皮，使纤毛清除功能下降，黏液分泌增加，为细菌感染增加条件；粉尘及化学物质，如烟雾、变应原、工业废气及室内空气污染等，浓度过高或时间过长时，均可能产生与吸烟类似的 COPD。吸入有害气体、有害物质可以导致蛋白酶产生增多或活性增强，而抗蛋白酶产生减少或灭活加快。蛋白酶对组织有损伤、破坏作用；抗蛋白酶对弹性蛋白酶等多种蛋白酶具有抑制功能，其中 α_1-抗胰蛋白酶（α_1-AT）是活性最强的一种。蛋白酶增多或抗蛋白酶不足均可导致组织结构破坏，产生肺气肿。

3. 感染因素　与慢性支气管炎类似，感染亦是 COPD 发生与进展的重要因素之一。

4. 氧化应激及炎症机制　许多研究表明 COPD 患者的氧化应激增加；中性粒细胞、巨噬细胞、T 淋巴细胞等炎症细胞也参与了 COPD 发病过程。气道、肺实质及肺血管的慢性炎症是 COPD 的特征性改变，中性粒细胞的活化和聚集是 COPD 炎症过程的一个重要环节，通过释放中性粒细胞弹性蛋白酶、中性粒细胞组织蛋白酶 G、中性粒细胞蛋白酶 3 和基质金属蛋白酶引起慢性黏液高分泌状态并破坏肺实质。

5. 其他　自主神经功能失调、营养不良、气温变化、低体重指数等都有可能参与 COPD 的发生、发展。

（二）病理

COPD 的病理改变主要表现为慢性支气管炎及肺气肿的病理变化。支气管黏膜上皮细胞变性、坏死、增生，黏膜及黏膜下层炎症细胞浸润。急性发作期可见到大量中性粒细胞，严重者为化脓性炎症，黏膜充血、水肿、变性坏死和溃疡形成，基底部肉芽组织和机化纤维组织增生导致管腔狭窄；纤毛倒伏、变短、不齐、粘连，部分脱落。缓解期黏膜上皮修复、增生、鳞状上皮化生和肉芽肿形成。杯状细胞数目增多肥大，分泌亢进，腔内分泌物潴留。基底膜变厚坏死。支气管腺体增生肥大，腺体肥厚，与支气管壁厚度比值常大于 0.55~0.79（正常小于 0.4）。炎症导致气管壁的损伤-修复过程反复发生，进而引起气管结构重构、胶原含量增加及瘢痕形成，这些病理改变是 COPD 气流受限的主要病理基础之一。

肺气肿的病理改变可见肺脏容积过度膨大，可达正常的 2 倍，弹性减退。外观灰白或苍白，表面可见多个大小不一的大泡。镜检见肺泡壁变薄，肺泡腔扩大、破裂或形成大泡，血液供应减少，弹力纤维网破坏。细支气管壁有炎症细胞浸润，管壁黏液腺及杯状细胞增生、肥大，纤毛上皮破损，纤毛减少。有的管腔纤细狭窄或扭曲扩张，管腔内有痰液存留。细支气管的血管内膜可增厚或管腔闭塞。按累及肺小叶的部位，可将阻塞性肺气肿分为小叶中央型、全小叶型及兼有两种病变的混合型三类，其中以小叶中央型为多见。小叶中央型是由于终末细支气管或一级呼吸性细支气管炎症导致管腔狭窄，其远端的二级呼吸性细支气管呈囊状扩张，其特点是囊状扩张的呼吸性细支气管位于二级小叶的中央区。全小叶型是呼吸性细支气管狭窄，引起所属终末肺组织即肺泡管、肺泡囊及肺泡的扩张，其特点是气肿囊腔较小，遍布于肺小叶内。混合型肺气肿是指以上两型同时存在，多在小叶中央型基础上，并发小叶周边区肺组织膨胀。

二、中医病因病机

本病多由慢性咳喘病证逐渐加重演变而成，发病缓慢。久病正虚或老年体弱者，更易感受外邪，致使病情加重，故本病的病因涉及内因、外因两个方面。

1. 脏腑功能失调 主要与肺、脾、肾关系尤为密切。由于咳嗽、咳痰经久不愈，气喘反复发作，致使肺脏虚损，肺虚则气失所主，以致气短、喘促加重。子盗母气，脾脏受累，运化失职，以致痰饮内生，病久及肾而使肾虚，肾不纳气。《类证治裁》云："肺为气之主，肾为气之根，肺主出气，肾主纳气，阴阳相交，呼吸乃和。"肾虚则根本不固，摄纳无权，吸入之气不能摄纳于肾，则气逆于肺，呼多吸少，气不得续，气短不足以息，动则喘促尤甚。

2. 六淫邪气侵袭 肺居上焦，与皮毛相合，开窍于鼻，且肺为娇脏，易受邪侵。脏腑功能失调，卫外不固，外感六淫之邪更易侵袭肺卫，导致宣降失和，肺气不利，引动伏痰，则易发生咳嗽、喘促等症。

综上所述，本病病位在肺，累及脾肾。平时以本虚为主，复感外邪则虚中夹实。病程日久，肺、脾、肾虚损更趋严重，终致喘脱。

【临床表现】

COPD 起病缓慢，病程较长，患者多有慢性支气管炎等病史，每因外邪侵袭而诱发。

一、症状

1. 慢性咳嗽、咳痰 随病程发展可终身不愈。常晨间咳嗽明显，夜间有阵咳或排痰。一般为白色黏液或浆液性泡沫样痰，偶可带血丝，清晨排痰较多。急性发作期痰量增多，可有脓性痰。

2. 气短、喘息或呼吸困难 早期在劳力时出现，以后逐渐加重，是 COPD 的标志性症状。部分患者特别是重度患者或急性加重时可出现喘息胸闷。

3. 其他 晚期患者可有体重下降，食欲减退等。

二、体征

早期体征不明显，随疾病进展，胸廓前后径增大，肋间隙增宽，剑突下胸骨下角增宽，呈桶状胸；呼吸动度减弱，触诊双侧语颤减弱或消失；叩诊肺部呈过清音，心浊音界缩小，肺下界和肝浊音界下降；听诊两肺呼吸音减弱，呼气延长，部分患者可闻及湿性啰音和（或）干性啰音，心率增快，心音遥远，肺动脉瓣第二心音亢进，如剑突下出现收缩期心脏搏动及其心音较心尖部明显增强时,提示并发早期肺心病。

三、主要并发症

1. 自发性气胸 多为肺大泡破裂而成。如有突然加重的呼吸困难,并伴有明显的发绀,患侧肺部叩诊为鼓音,听诊呼吸音减弱或消失,应考虑并发自发性气胸,通过 X 线检查可以确诊。肺气肿时肺野透亮度增高,气胸体征不够典型,诊断困难,应注意鉴别。

2. 慢性呼吸衰竭 常在 COPD 急性加重时发生,其症状明显加重,发生低氧血症和(或)高碳酸血症,可具有缺氧和二氧化碳潴留的临床表现。

3. 慢性肺源性心脏病 COPD 引起肺血管床减少及缺氧致肺动脉痉挛、血管重构,导致肺动脉高压、右心室肥厚扩大,最终发生右心功能不全。

【实验室及其他检查】

1. 肺功能检查 肺功能检查是判断气流受限的主要客观指标,对 COPD 诊断、严重程度评价、疾病进展、预后及治疗反应等有重要意义。

(1)第 1 秒用力呼气容积占用力肺活量百分比(FEV_1/FVC)是评价气流受限的一项敏感指标。第 1 秒用力呼气容积占预计值百分比(FEV_1% 预计值)是评估 COPD 严重程度的良好指标,其变异性小,易于操作。吸入支气管舒张药后 $FEV_1/FVC<70$% 及 $FEV_1<80$% 预计值者,可确定为不完全可逆性气流受限。但同时必须注意,采用这样的固定比值来定义气流受限,对于老年人可能会导致过度诊断,而对于年龄 <45 岁的人群,尤其是轻度 COPD 患者,则可能导致漏诊。

(2)肺总量(TLC)、功能残气量(FRC)和残气量(RV)增高,肺活量(VC)减低,表明肺过度充气,有参考价值。由于 TLC 增加不及 RV 增高程度明显,故 RV/TLC 增高。

(3)一氧化碳弥散量(DL_{CO})及 DL_{CO} 与肺泡通气量(VA)比值(DL_{CO}/VA)下降,该项指标对诊断有参考价值。

2. 影像学检查 COPD 早期胸片可无变化,以后可出现肺纹理增粗、紊乱等非特异性改变,也可出现肺气肿改变。X 线胸片改变对 COPD 诊断特异性不高,主要作为确定肺部并发症及与其他肺疾病鉴别之用。高分辨率 CT,对有疑问病例的鉴别诊断有一定意义。

3. 血气分析 血气分析对判断酸碱平衡失调及呼吸衰竭的类型有重要价值。

4. 其他 COPD 合并细菌感染时,外周血白细胞及中性粒细胞增高,核左移。痰培养可能查出病原菌,常见病原菌为肺炎链球菌、流感嗜血杆菌、卡他莫拉菌、肺炎克雷白杆菌等。

【诊断与鉴别诊断】

一、诊断

1. 诊断要点 主要根据吸烟等高危因素史、临床症状、体征及肺功能检查等综合分析而确定。不完全可逆性气流受限是 COPD 诊断的必备条件。不完全可逆性气流受限依据吸入支气管舒张药后 $FEV_1/FVC<70$% 及 $FEV_1<80$% 预计值可确定。少数无咳嗽、咳痰症状患者,只要肺功能检查时 $FEV_1/FVC<70$%,而 $FEV_1 \geqslant 80$% 预计值,除外其他疾病后,亦可诊断为 COPD。在临床上早期诊断、早期干预可以改善患者预后。因此必须加强对 COPD 的诊断意识。凡有呼吸

困难、慢性咳嗽和（或）咳痰症状，以及危险因素暴露史的患者应怀疑 COPD。

2. 严重程度分级 根据 FEV_1/FVC、$FEV_1\%$ 预计值和症状可对 COPD 的严重程度做出分级，见表 1-1。

表 1-1 慢性阻塞性肺疾病的严重程度分级

分级	分级标准	分级	分级标准
Ⅰ级：轻度	$FEV_1/FVC<70\%$ $FEV_1 \geqslant 80\%$ 预计值 有或无慢性咳嗽、咳痰症状	Ⅲ级：重度	$FEV_1/FVC<70\%$ $30\% \leqslant FEV_1<50\%$ 预计值 有或无慢性咳嗽、咳痰症状
Ⅱ级：中度	$FEV_1/FVC<70\%$ $50\% \leqslant FEV_1<80\%$ 预计值 有或无慢性咳嗽、咳痰症状	Ⅳ级：极重度	$FEV_1/FVC<70\%$ $FEV_1<30\%$ 预计值 或 $FEV_1<50\%$ 预计值，伴慢性呼吸衰竭

3. 病程分期 急性加重期指在疾病过程中，短期内咳嗽、咳痰、气短和（或）喘息加重，痰量增多，呈脓性或黏液脓性，可伴发热等症状。稳定期则指患者咳嗽、咳痰、气短等症状稳定或症状较轻。

4. 严重程度的评估 为了降低未来不良健康事件的发生风险，应重视 COPD 给患者造成的长期和短期影响。必须对 COPD 患者的严重程度进行评估。临床上建议结合患者肺功能、症状评分及急性加重风险综合评估。评估的目标在于确定疾病的严重程度，包括气流受限程度、对患者健康状况的影响、未来不良事件的风险（如急性加重，住院或死亡），从而指导治疗。

二、鉴别诊断

1. 支气管扩张 以反复发作咳嗽、咳痰为特点，常表现为咳大量脓性痰或反复咯血。查体常有肺部固定性湿性啰音。部分胸部 X 片显示肺纹理粗乱或呈卷发状或多发蜂窝状影像，高分辨率 CT 可见支气管扩张改变。

2. 支气管哮喘 多在儿童或青少年期起病，常有家族或个人过敏史，以发作性喘息为特征，突发突止，发作时两肺布满哮鸣音，应用解痉药症状可明显缓解，也可自行缓解。哮喘的气流受限多为可逆性，其支气管舒张试验阳性。慢性支气管炎合并支气管哮喘时，表现为气流受限不完全可逆，应全面详细分析病史，以明确诊断。

3. 肺结核 活动性肺结核可有午后低热、乏力、盗汗等结核中毒症状，痰检可发现抗酸杆菌，胸部 X 线片检查可发现病灶。

4. 支气管肺癌 多数患者有长期吸烟病史，近期出现顽固的刺激性咳嗽、咳痰，可有痰中带血，或原有慢性咳嗽性质发生改变，胸部 X 线片及 CT 可发现占位病变。痰细胞学检查、纤维支气管镜检查以至肺活检，有利于明确诊断。

5. 弥漫性泛细支气管炎 主要见于亚裔患者，多数患者为男性和非吸烟者，几乎所有患者合并慢性鼻窦炎，胸片和 CT 可见弥漫性小叶中央结节影，伴充气过度征。

6. 闭塞性细支气管炎 起病年龄较轻。非吸烟者，可有风湿性关节炎病史或急性烟雾暴露。发生于肺或骨髓移植后，胸部 CT 呼气相可见低密度影。

7. 其他原因所致呼吸气腔扩大 临床上呼吸气腔均匀规则扩大而不伴有肺泡壁的破坏时，也常习惯称为肺气肿，如代偿性肺气肿、老年性肺气肿、Down 综合征中的先天性肺气肿等，临床也可以出现劳力性呼吸困难和肺气肿体征，但肺功能测定没有气流受限的改变，即 $FEV_1/$

FVC≥70%，与 COPD 不同。

【治疗】

一、治疗思路

COPD 的西医治疗，急性发作期可选择有效抗菌药物控制感染，同时配合祛痰等药物以改善症状。中医治疗急性发作期以化痰宣肺清热为主，稳定期则重在补益肺脾肾。中西医结合治疗有利于急性发作期病情的稳定，同时对于稳定期可用综合肺康复的方法来改善患者的临床症状，提高生存质量。

二、西医治疗

（一）急性加重期

1. 支气管舒张药 包括短期按需应用以暂时缓解症状和长期规则应用以减轻症状。

（1）β_2 受体激动剂 主要有沙丁胺醇（salbutamol）气雾剂，每次 100~200μg（1~2 喷），定量吸入，疗效持续 4~5 小时，每 24 小时不超过 8~12 喷。特布他林（terbutaline）气雾剂亦有同样作用，可缓解症状。尚有沙美特罗（salmeterol）、福莫特罗（formoterol）等长效 β_2 受体激动剂，每日仅需吸入 2 次。

（2）抗胆碱能药 是治疗 COPD 常用的药物。主要品种为异丙托溴铵（ipratropinm）气雾剂，定量吸入，起效较沙丁胺醇慢，持续 6~8 小时，每次 40~80μg，每天 3~4 次。长效抗胆碱药有噻托溴铵（tiotropium bromide），选择性作用于 M_1、M_3 受体，每次吸入 18μg，每天 1 次。

（3）茶碱类 茶碱缓释或控释片，0.2g，口服，每 12 小时 1 次；氨茶碱（aminophylline），0.1g，口服，每日 3 次。

有严重喘息症状者可给予较大剂量雾化吸入治疗，如应用沙丁胺醇 500μg，或异丙托溴铵 500μg，或沙丁胺醇 1000μg 加异丙托溴铵 250~500μg，通过小型雾化器给患者吸入治疗以缓解症状。

2. 持续低流量吸氧 发生低氧血症者可鼻导管吸氧，或通过文丘里（Venturi）面罩吸氧。鼻导管给氧时，吸入的氧浓度与给氧流量有关，估算公式为吸入氧浓度（%）= 21+4×氧流量（L/min）。一般吸入氧浓度为 28%~30%，应避免吸入氧浓度过高引起二氧化碳潴留。

3. 控制感染 抗生素选择，应依据患者所在地常见病原菌类型及药物敏感情况。如给予 β 内酰胺类/β 内酰胺酶抑制剂、第二代头孢菌素、大环内酯类或喹诺酮类。门诊可用阿莫西林/克拉维酸 1~2 片，每 12 小时 1 次；头孢唑肟 0.25g，口服，每日 3 次；头孢呋辛 0.5g，口服，每日 2 次；左氧氟沙星 0.2g，口服，每日 2 次；莫西沙星或加替沙星 0.4g，口服，每日 1 次。较重者可应用第三代头孢菌素，如头孢曲松钠 2g 加于 0.9%氯化钠注射液中静脉滴注，每天 1 次。住院患者当根据疾病严重程度和细菌培养及药敏试验结果，选择抗生素，一般静脉滴注给药。

4. 糖皮质激素 对需住院治疗的急性加重期患者可考虑口服泼尼松龙 30~40mg/d，也可静脉给予甲泼尼龙 40~80mg，每日 1 次，连续 5~7 天。

5. 祛痰剂 溴己新 8~16mg，口服，每日 3 次，或盐酸氨溴索 30mg，口服，每日 3 次，酌情选用。

如患者有呼吸衰竭、肺源性心脏病、心力衰竭，具体治疗方法可参阅有关章节治疗内容。

（二）稳定期治疗

1. 支气管舒张药　药物同急性加重期。

2. 祛痰药　对痰不易咳出者可应用。常用药物有盐酸氨溴索（ambroxol）30mg，口服，每日 3 次；N-乙酰半胱氨酸（N-acetylcysteine）0.2g，口服，每日 3 次；或羧甲司坦（carbocisteine）0.5g，口服，每日 3 次；稀化黏素 0.3g，口服，每日 3 次。

3. 糖皮质激素　有研究显示长期吸入糖皮质激素与长效 β_2 受体激动剂联合制剂，可增加运动耐量，减少急性加重发作频率，提高生活质量，改善肺功能。目前常用剂型有沙美特罗加氟替卡松、福莫特罗加布地奈德。适于重度和极重度患者（Ⅲ级和Ⅳ级）及反复加重的患者。

4. 长期家庭氧疗（LTOT）　对 COPD 并发慢性呼吸衰竭者可提高生活质量和生存率。LTOT 指征：①$PaO_2 \leqslant 55mmHg$ 或 $SaO_2 \leqslant 88\%$，有或没有高碳酸血症。②PaO_2 55~60mmHg，或 $SaO_2 < 89\%$，并有肺动脉高压、心力衰竭水肿或红细胞增多症（血细胞比容>0.55）。一般用鼻导管吸氧，氧流量为 1.0~2.0L/min，吸氧时间 10~15h/d。目的是使患者在静息状态下，达到 $PaO_2 \geqslant 60mmHg$ 和（或）使 SaO_2 升至 90%。

三、中医治疗

（一）辨证论治

1. 外寒内饮证

症状：咳逆喘息不得卧，痰多稀薄，恶寒发热，背冷无汗，渴不多饮，或渴喜热饮，面色青晦，舌苔白滑，脉弦紧。

治法：温肺散寒，解表化饮。

方药：小青龙汤加减。若饮郁化热，烦躁而喘者，加生石膏、黄芩以清郁热；若水肿，咳喘不得卧者，加葶苈子、汉防己以泻肺利水。

2. 痰热郁肺证

症状：咳逆喘息气粗，烦躁胸满，痰黄或白，黏稠难咯，或身热微恶寒，有汗不多，溲黄便干，口渴，舌红，苔黄或黄腻，脉数或滑数。

治法：清肺化痰，降逆平喘。

方药：越婢加半夏汤或桑白皮汤加减。痰热较盛者，加鱼腥草、海蛤壳以清热化痰；痰鸣喘息不能卧者，加射干、葶苈子以泻肺平喘；痰热伤津，口干舌燥者，加花粉、知母、芦根以生津润燥；若腑气不通，大便秘结者，加大黄、芒硝以通腑泄热。

3. 痰浊壅肺证

症状：咳喘痰多，色白黏腻，短气喘息，稍劳即著，脘痞腹胀，倦怠乏力，舌质偏淡，苔薄腻或浊腻，脉滑。

治法：健脾化痰，降气平喘。

方药：三子养亲汤合二陈汤加减。痰多胸满不能平卧者，加葶苈子、桑白皮以泻肺祛痰；若痰浊郁而化热，痰黏不爽者，加黄芩、瓜蒌以清化痰热；若痰浊夹瘀，唇甲紫暗，舌质暗有瘀斑者，加桃仁、丹参、赤芍以活血化瘀。

NOTE

4. 肺脾气虚证

症状：咳喘日久，气短，痰多稀白，胸闷腹胀，倦怠懒言，面色㿠白，食少便溏，舌淡苔白，脉细弱。

治法：补肺健脾，益气平喘。

方药：补肺汤合四君子汤加减。若痰湿偏盛，咳痰量多，加白芥子、莱菔子、苏子以降气化痰；若气虚及阳，畏寒肢冷，尿少肢肿，加附子、干姜、泽泻以温阳利水。

5. 肺肾两虚证

症状：呼吸浅短难续，动则喘促更甚，声低气怯，咳嗽，痰白如沫，咯吐不利，胸闷，心悸，形寒汗出，舌质淡或紫暗，脉沉细无力或结代。

治法：补肺纳肾，降气平喘。

方药：平喘固本汤合补肺汤加减。如肺虚有寒，怕冷，痰清稀如沫者，加肉桂、干姜、钟乳石以温肺化饮；如兼阴伤，见低热，舌红少苔者，加麦冬、玉竹以养阴清热；气虚血瘀，如口唇发绀，面色黧黑者，加当归、丹参、苏木以活血通脉；如见喘脱危象，急用参附汤送服蛤蚧粉或黑锡丹补气纳肾，回阳固脱。

（二）常用中药制剂

1. 补肺丸　功效：补肺益气，止咳平喘。适用于肺气不足。用法：口服，每次1丸，每日2次。

2. 补肺活血胶囊　功效：益气活血，补肺固肾。适用于肺肾两虚证。用法：口服，每次4粒，每日3次。

四、综合肺康复治疗

主要包括六个方面：健康教育，呼吸肌功能的锻炼，上下肢功能的锻炼，心理与行为辅导，营养支持治疗，氧疗，传统的功法锻炼。另外中药，针灸，按摩，穴位敷贴，食疗等也可作为综合肺康复的手段。一般6~12周的肺康复可给患者带来良好的收益。

【预后】

本病随病情发展，可出现多种并发症，如呼吸衰竭或慢性肺源性心脏病、心力衰竭等，预后较差。

【预防与调护】

1. 预防　COPD的预防主要是避免发病的高危因素、急性加重的诱发因素，增强机体免疫力，早期发现与早期干预重于治疗。教育或劝导病人戒烟。注意气候变化，避免风寒外袭，预防感冒、流感及慢性支气管炎的发生。改善环境卫生，做好防尘、防毒、防大气污染的工作。可用冷水洗脸，以加强耐寒能力。坚持腹式及缩唇呼吸锻炼等。

2. 调护　注意饮食卫生，少食咸甜、肥腻、辛辣食品，慎起居、适劳逸、节恼怒。加强个人劳动保护，消除及避免烟雾、粉尘和刺激气体对呼吸道的影响。可有目的地进行上下肢功能的锻炼，如哑铃操、步行、慢跑、骑自行车及太极拳等传统功法锻炼，以提高运动耐量，改善生活质量。

第四节 支气管哮喘

支气管哮喘（bronchial asthma）简称哮喘，是种多因素的异质性疾病，常以慢性气道炎症为特征；既往有喘息、气短、胸闷和咳嗽等呼吸道症状并随时间和强度改变，并伴有可逆性气流受限。

哮喘是一种常见的、慢性呼吸系统疾病，在不同的国家中占的比例从 1%～18% 不等。哮喘以可变的症状如喘息、气短、胸部紧迫感和（或）咳嗽为特征，伴有可逆的气流受限，症状和气流受限均随时间和强度改变，这些改变通常由锻炼、过敏原和刺激因素、天气改变或者病毒性呼吸道感染所诱发。

本病与中医学中的"哮病"相似。

【病因病理】

一、西医病因病理

（一）病因及发病机制

1. 病因 目前认为哮喘多数是在遗传的基础上受到体内、外某些因素激发而产生。

（1）遗传因素 哮喘的发病因素较复杂，现在还不十分清楚，大多认为与多基因（IgE 调节基因和特异性反应相关的基因）遗传有关，其中以患者对环境中某些激发因素具有高反应性为重要特征。

（2）激发因素 ①吸入物：吸入物包括特异性和非特异性两类。前者如花粉、尘螨、动物毛屑、真菌等；后者包括硫酸、氨气、氯气、工业粉尘、油烟、甲醛、甲酸、煤气、二氧化硫等。②感染：细菌、病毒、支原体、寄生虫、原虫等感染。③食物：鱼、虾、蟹、牛奶、蛋类等。④药物：阿司匹林（阿司匹林诱发哮喘，如患者有鼻息肉或慢性鼻窦炎，又对阿司匹林耐受低下，称为阿司匹林三联征）、普萘洛尔（心得安，可阻断 β_2 受体而引起哮喘）等。⑤其他：剧烈运动、气候骤然变化、妊娠、月经、精神因素、接触工业染料、农药等也可诱发哮喘。

2. 发病机制 哮喘的发病机制与变态反应、气道炎症、气道高反应性及神经等因素相互作用有关。

（1）变态反应 当激发因素刺激具有特异性体质的机体后，可导致 I 型变态反应，使细胞合成并释放多种炎性介质（如组胺、5-羟色胺、慢反应物质、缓激肽等），导致支气管平滑肌收缩、黏液分泌增加、血管通透性增高和炎症细胞浸润。炎症细胞在介质的作用下又可分泌多种炎性介质，使气道炎症加重，导致哮喘发作。

（2）气道炎症 气道炎症说是近年来哮喘发病机制研究的重大进展，气道慢性炎症被认为是哮喘的本质。气道炎症是由多种细胞，特别是肥大细胞、嗜酸性粒细胞和 T 淋巴细胞参与，并有 50 多种炎症介质和 25 种以上的细胞因子互相作用的一种慢性非特异性炎症，它们相互作用构成交叉的网络，使气道反应性增高，黏液分泌物及血管渗出增多，气道收缩。此外，各种细胞因子及环境刺激因素作用于气道上皮细胞及血管内皮细胞产生的内皮素，是引起气道收缩和重构的重要介质，是迄今所知最强的支气管平滑肌收缩剂。总之，哮喘的炎症反应是由多种炎症细胞、炎症介质和细胞因子参与的相互作用的结果，关系极为复杂，有待深入研究。

NOTE

（3）气道高反应性（airway hyperresponsiveness，AHR）　哮喘发生发展的另一个重要因素是哮喘患者具有气道高反应性。气道高反应性是指气道对正常不引起或仅引起轻度应答反应的刺激物出现过度的气道收缩反应。气道炎症是导致气道高反应性的重要机制之一。

（4）神经机制　哮喘发病的另一个重要原因是神经因素，主要表现在胆碱能神经功能亢进。支气管受胆碱能神经、肾上腺素能神经、非肾上腺素能非胆碱能神经（NANC）等复杂的自主神经支配。NANC 能释放舒张支气管平滑肌的神经介质如血管活性肠肽（VIP）、一氧化氮（NO）及收缩支气管平滑肌的介质如 P 物质、神经激肽，两者平衡失调，则可引起支气管平滑肌收缩。

（二）病理

哮喘疾病早期，很少有器质性改变。随着疾病的发展肉眼可见肺膨胀及肺气肿，肺柔软疏松有弹性，支气管和细支气管内有黏稠痰液及黏液栓。支气管壁增厚（各种细胞外基质成分在气道壁沉积增多是慢性哮喘气道壁增厚的原因之一），黏膜充血肿胀形成皱襞，黏液栓塞，致局部肺不张。显微镜下见气道上皮下有嗜酸性粒细胞、中性粒细胞、淋巴细胞、肥大细胞、肺泡巨噬细胞浸润。支气管内分泌物潴留，气道黏膜下组织水肿，微血管扩张，通透性增加，纤毛上皮剥离，基底膜露出，杯状细胞增生等。支气管哮喘长期反复发作，致支气管平滑肌细胞增生肥厚，气道上皮细胞下纤维化，基底膜增厚，导致气道重构和周围肺组织对气道的支持作用消失。

二、中医病因病机

哮病由于外邪、饮食、情志、劳倦等诱因，引动内伏之宿痰，致痰阻气道，肺气上逆，气道挛急而发病。伏痰的产生，主要由于肺不能布散津液，脾不能运化精微，肾不能蒸化水液，以致津液凝聚成痰，伏藏于肺，成为发病的"夙根"。

1. 发作期　哮病发作的基本病理变化为"诱因"引动"内伏之痰"，痰随气升，气因痰阻，相互搏结，壅塞气道，肺气宣降失常，气道挛急狭窄，通畅不利，而致痰鸣如吼，咳痰喘促。

哮病的病位主要在肺系，发作时的病理关键为痰阻气闭，以邪实为主。由于诱因不同，体质差异，故有寒哮（冷哮）、热哮之分。

（1）冷哮　寒痰伏肺，或素体阳虚，痰从寒化，遇风寒外感，或吸入烟尘、花粉、动物毛屑、异味等，或贪食生冷，寒饮内停，或进食海膻发物，致痰升气阻，肺失宣降，肺管狭窄。

（2）热哮　素体热盛，痰从热化，或伏痰遇风热外感，或嗜食酸咸甘肥，积痰蒸热，热痰蕴肺，壅阻气道，肺失宣降，肺管狭窄，发为哮喘。

（3）喘脱　严重者发作持续不解，致肺气欲绝，心肾阳衰，可发生喘脱危候。

2. 缓解期　若长期反复发作，寒痰伤及脾肾之阳，痰热耗灼肺肾之阴，则可由实转虚，平时表现肺、脾、肾等脏气虚弱之候。在平时自觉短气，疲乏，并有轻度喘哮，难以全部消失。

（1）肺虚　哮喘日久，肺虚不能主气，气不化津，则痰浊内蕴，肃降无权，并因卫外不固，而更易受外邪的侵袭。

（2）脾虚　哮喘日久，脾失健运，不能化水谷为精微，上输养肺，反而聚湿生痰，上贮于肺。

（3）肾虚　哮喘日久，肾虚气损，不能摄纳肺气，气浮于上，动则气急。肾精亏虚，摄纳无权，则阳虚水泛为痰，或阴虚虚火灼津成痰，上干于肺，加重肺气之宣降失常。

由于肺、脾、肾三脏之间的相互影响，临证表现为肺脾气虚或肺肾两虚之象。

【临床表现】

一、主要症状

本病呈发作性。典型的支气管哮喘，发作前有先兆症状（打喷嚏、流涕、鼻痒、咳嗽、胸闷等），发作时病人突感胸闷窒息，咳嗽，迅即出现伴有哮鸣音的呼气性呼吸困难，严重者被迫采取坐位或呈端坐呼吸，甚则出现发绀，烦躁汗出。临床症状可持续数分钟或数小时自行或用支气管扩张药治疗后缓解，具有在夜间及凌晨发作或加重的特点。哮喘严重发作，持续 24 小时以上，经治疗不缓解者，称为"哮喘持续状态"，患者呼吸困难加重，发绀，大汗淋漓，面色苍白，四肢厥冷，因严重缺氧、二氧化碳潴留而致呼吸衰竭。缓解期无任何症状或异常体征。某些患者在缓解数小时后可再次发作。

二、体征

哮喘发作时胸部呈过度充气状态，双肺广泛哮鸣音，呼气音延长。轻度哮喘或哮喘发作严重时，肺部可无哮鸣音。哮喘发作严重时出现心率增快、奇脉、胸腹部反常运动和发绀。合并呼吸道感染时，肺部可听到湿啰音。非发作期体检可无阳性体征。

三、并发症

发作时可并发气胸、纵隔气肿、肺不张；长期反复发作和感染可并发慢性支气管炎、肺气肿、支气管扩张、间质性肺炎、肺纤维化和肺源性心脏病。

【实验室及其他检查】

1. 血液检查 发作时可有嗜酸性粒细胞增高。如合并呼吸道感染时，可有白细胞总数及中性粒细胞增高。

2. 呼吸功能检查

（1）通气功能检测 哮喘发作时呼气流速的全部指标均明显下降，用力肺活量减少，残气量、功能残气量和肺总量增加，残气量与肺总量比值增大。

（2）支气管激发试验（bronchial provocation test，BPT） 吸入激发剂后其通气功能下降，气道阻力增加。激发试验只用于 1 秒钟用力呼气量（FEV_1）占预计值的 70% 以上的患者。如 FEV_1 下降≥20%（指在设定的激发剂量范围内），可诊断为激发试验阳性。

（3）支气管舒张试验（bronchial dilation test，BDT） FEV_1 比用药前增加≥12%，且绝对值≥200mL，呼气峰流速（PEF）较治疗前增加 60L/min 或增加≥20%，可诊断为支气管舒张试验阳性。

（4）PEF 及其变异率的测定 PEF 可反映气道功能的变化。哮喘发作时 PEF 下降。因哮喘常于夜间或凌晨发作或加重，使通气功能下降，故其通气功能具有时间节律变化的特点。若 24 小时内 PEF 或昼夜 PEF 变异率≥20%，符合气道气流受限可逆性改变的特点。

3. 痰液检查 可见较多嗜酸性粒细胞。

4. 动脉血气分析 哮喘发作严重时可有不同程度的动脉血氧分压（PaO_2）降低，气道严重阻塞，还可伴二氧化碳潴留，出现呼吸性酸中毒。如缺氧明显，可合并代谢性酸中毒。

5. 胸部 X 线检查 早期发作时可见两肺透亮度增加，缓解期多无明显异常。

6. 特异性变应原的检测

（1）特异性 IgE 的测定 变应性哮喘患者血清特异性 IgE 明显增高。

（2）皮肤过敏原测试 根据病史和生活环境选择可疑的过敏原进行测试，可通过皮肤点刺的方法进行。皮试阳性患者对该过敏原过敏。吸入过敏原测试因具有一定的危险性，已较少应用。

NOTE

【诊断与鉴别诊断】

一、诊断

（一）诊断要点

典型发作者诊断不困难，根据病史及以下临床症状、体征和肺功能检测可诊断。

1. 反复发作喘息、呼吸困难、胸闷或咳嗽，多与接触变应原、冷空气、物理性或化学性刺激、病毒性上呼吸道感染、运动等有关。

2. 发作时在双肺可闻及散在或弥漫性以呼气相为主的哮鸣音，呼气相延长。

3. 上述症状可经治疗缓解或自行缓解。

4. 症状不典型者（如无明显喘息或体征）应至少具备以下一项试验阳性：①支气管激发试验或运动试验阳性。②支气管舒张试验阳性。③昼夜 PEF 变异率≥20%。

5. 除外其他疾病所引起的喘息、胸闷和咳嗽。

（二）分期及病情严重程度分级

可将支气管哮喘分为急性发作期、慢性持续期和缓解期。

1. 急性发作期　指气促、胸闷、咳嗽等症状突然发生或加重，患者常有呼吸困难，以呼气流量降低为特征，常因接触变应原等刺激物或治疗不当所致。哮喘急性发作时病情轻重不一，病情加重可在数小时或数天内出现，偶尔可在数分钟内危及生命，故应对病情做出正确的评估，有利于及时有效的紧急治疗。哮喘急性发作时严重程度的评估，见表1-2。

表1-2　哮喘急性发作病情严重度分级

临床特点	轻度	中度	重度	危重
气短	步行、上楼时	稍事活动	休息时	
体位	可平卧	喜坐位	端坐呼吸	
讲话方式	连续成句	常有中断	单字	不能讲话
精神状态	可有焦虑/尚安静	时有焦虑或烦躁	常有焦虑、烦躁	嗜睡、意识模糊
出汗	无	有	大汗淋漓	
呼吸频率	轻度增加	增加	常>30 次/分	
辅助呼吸肌活动及三凹征	常无	可有	常有	胸腹矛盾运动
哮鸣音	散在，呼吸末期	响亮、弥漫	响亮、弥漫	减弱乃至无
脉率（次/分）	<100	100~120	>120	脉率变慢或不规则
奇脉（深吸气时收缩压下降，mmHg）	无，<10	可有，10~25	常有，>25	无
使用 β_2 受体激动剂后 PEF 预计值或个人最佳值%	>80%	60%~80%	<60%或<100L/min 或作用时间<2 小时	
PaO_2（吸空气，mmHg）	正常	≥60	<60	
$PaCO_2$（mmHg）	<45	≤45	>45	
SaO_2（吸空气,%）	>95	91~95	≤90	
pH				降低

2. 慢性持续期（亦称非急性发作期）　许多哮喘患者即使没有急性发作，但在相当长的时间内总是不同频度和（或）不同程度地出现症状（喘息、咳嗽、胸闷等），因此需要依据就诊前临床表现、肺功能以及为控制其症状所需用药对其病情进行总的估价，见表1-3。

3. 缓解期　指经过治疗或未经过治疗症状、体征消失，肺功能恢复到急性发作前水平，并维持 3 个月以上。

表 1-3　非急性发作期哮喘病情评价

病情	临床特点	控制症状所需药物
间歇发作	间歇出现症状，<每周 1 次短期发作（数小时至数天），夜间哮喘症状≤每月 2 次，发作期间无症状，肺功能正常，PEF 或 FEV_1≥80% 预计值，PEF 变异率<20%	按需间歇使用快速缓解药：如吸入短效 β_2 受体激动剂治疗，用药强度取决于症状的严重程度，可考虑每日定量吸入糖皮质激素（≤500μg/d）
轻度	症状≥每周 1 次，但<每天 1 次，发作可能影响活动和睡眠，夜间哮喘症状>每月 2 次，PEF 或 FEV_1≥80% 预计值，PEF 变异率 20%~30%	用一种长期预防药物：在用抗炎药物时可以加用一种长效支气管舒张剂（尤其用于控制夜间症状）
中度	每日有症状，发作影响活动和睡眠，夜间哮喘症状>每周 1 次，PEF 或 FEV_1>60%，<80% 预计值，PEF 变异率>30%	每日应用长期预防药物：如吸入糖皮质激素，每日吸入短效 β_2 受体激动剂和（或）长效支气管舒张剂（尤其用于控制夜间症状）
严重	症状频繁发作，夜间哮喘频繁发作，严重影响睡眠，体力活动受限，PEF 或 FEV_1<60% 预计值，PEF 变异率>30%	每日用多种长期预防药物，大剂量吸入糖皮质激素、长效支气管舒张剂和（或）长期口服糖皮质激素

二、鉴别诊断

1. 心源性哮喘　是由于左心衰竭引起的喘息样呼吸困难，发作时症状与哮喘相似，但患者多有高血压、冠状动脉粥样硬化性心脏病、风湿性心脏病和二尖瓣狭窄等病史和体征。常咳粉红色泡沫痰，左心扩大，心率增快，心尖部可闻及奔马律，双肺可闻及广泛哮鸣音及湿啰音。

2. 慢性阻塞性肺疾病（COPD）　患者有慢性咳嗽、喘息史，有加重期。有肺气肿体征，两肺可闻及湿啰音。

3. 变态反应性肺浸润　见于热带嗜酸性细胞增多症、多源性变态反应性肺泡炎等疾病。患者可出现哮喘症状，但症状较轻，常有发热，且多有寄生虫、原虫、花粉、化学药品、职业粉尘等接触史。

4. 支气管肺癌　肺癌压迫或伴发感染导致支气管阻塞时，可出现类似哮喘样发作，出现呼吸困难，肺部可闻及哮鸣音，但患者发病常无诱因，咳嗽可伴有血痰。胸部 X 线、胸部 CT、痰查脱落细胞、纤维支气管镜或核磁共振等检查，有助于鉴别诊断。

5. 其他　还应注意与变态反应性支气管肺曲菌病、支气管内膜结核、弥漫性泛细支气管炎、声带功能障碍等疾病的鉴别。

【治疗】

一、治疗思路

目前尚无特效治疗办法，但长期规范化治疗可使哮喘症状得到控制，减少复发甚至不发作。治疗原则：脱离变应原，舒张支气管，治疗气道炎症，以缓解哮喘发作及控制或预防哮喘发作。

中医治疗当宗朱丹溪"未发以扶正气为主，既发以攻邪气为急"之说，以"发时治标，

NOTE

平时治本"为基本原则。缓解期中医治疗具有优势,通过补益肺脾肾,可提高机体免疫力,预防和减少复发。

部分中药可减少炎性介质对气道的浸润,拮抗炎性细胞释放炎性介质,改善气道黏液高分泌。中西医结合治疗能有效减少哮喘发作频率,改善临床症状,提高患者生活质量。

二、西医治疗

(一) 脱离变应原

立即脱离变应原是防治哮喘最有效的方法。

(二) 药物治疗

1. 支气管舒张剂

(1) β_2 受体激动剂 作为激素的补充治疗,是缓解轻中度急性哮喘症状的首选药物,也可用于运动性哮喘的预防。

沙丁胺醇 (salbutamol)、特布他林 (terbutaline)、非诺特罗 (fenoterol) 等,属短效 β_2 受体激动剂,作用时间为 4~6 小时。丙卡特罗 (procaterol)、沙美特罗 (salmeterol) 和福莫特罗 (formoterol) 等属长效 β_2 受体激动剂,作用时间为 10~12 小时。长效 β_2 受体激动剂尚具有一定的抗气道炎症、增强黏液-纤毛运输功能的作用,适用于夜间哮喘。长期应用 β_2 受体激动剂可导致患者 β_2 受体功能下调,气道反应性增高,会增加哮喘发作次数,因此不宜长期应用。

(2) 茶碱类 是我国第一线夜间发作首选药。本品与 β_2 受体激动剂联合应用时易诱发心律失常,应慎用,并适当减少剂量。与糖皮质激素合用具有协同作用。

(3) 抗胆碱药物 异丙托溴铵可阻断气道平滑肌上 M 胆碱受体,抑制胆碱能神经对气道平滑肌的控制,使气道平滑肌松弛,气道扩张。其与 β_2 受体激动剂联合吸入具有协同作用,尤其适用于夜间哮喘。选择性 M_1、M_3 受体拮抗剂如泰乌托品 (噻托溴铵 tiotropium bromide) 作用更强,持续时间更长,不良反应更少。

2. 抗炎药 此类药物主要治疗哮喘的气道炎症,故称为抗炎药。

(1) 糖皮质激素 是最有效的抗变态反应炎症的药物。给药途径包括吸入、口服和静脉应用等。

吸入剂:吸入治疗是目前推荐长期抗炎治疗哮喘的最常用方法,包括倍氯米松 (beclomethasone, BDP)、氟替卡松 (fluticasone) 和布地奈德 (budesonide) 等,轻症哮喘吸入量为 200~500μg/d,中度持续者 500~1000μg/d,重度持续者一般每日超过 1000μg (不宜超过每日 2000μg,氟替卡松剂量宜减半)。吸入药物全身副作用少,少数可引起口腔念珠菌感染、呼吸道不适和声音嘶哑,吸药后应用清水漱口。长期使用较大剂量 (每日超过 1000μg) 者,应注意预防全身不良反应,如骨质疏松、肾上腺皮质功能抑制等。为减少吸入大剂量糖皮质激素的副作用,可与长效 β_2 受体激动剂、控释茶碱或白三烯受体拮抗剂等联合用药。

口服剂:泼尼松、泼尼松龙。用于吸入糖皮质激素无效或需要短期加强的患者,可大剂量短疗程 (每日 30~60mg)。

静脉用药:重度至严重哮喘发作时应及早应用琥珀酸氢化可的松 (每日 100~400mg),注射后 4~6 小时起作用,亦可用地塞米松 (每日 10~30mg)。甲泼尼龙 (每日 80~160mg) 起效时间更短 (2~4 小时)。症状缓解后逐渐减量,然后改口服和吸入雾化剂维持。

(2) 色甘酸钠 为非激素类吸入性抗炎药,作用机制还不完全了解,已知的作用是以剂量依赖形式抑制人类部分 IgE 介导的肥大细胞释放介质，对肺泡巨噬细胞、嗜酸性粒细胞、中性粒细胞和单核细胞等炎症细胞具有细胞选择性和介质选择性抑制作用。色甘酸钠雾化吸入 3.5~7mg 或干粉吸入 20mg，每日 3~4 次，经 4~6 周治疗后无效者可停用。

（3）其他药物 白三烯拮抗剂扎鲁司特（zafirlukast）20mg，每日 2 次，或孟鲁司特（montelukast）10mg，每日 1 次。白三烯抑制剂是目前治疗哮喘应用较为广泛的药物。酮替酚（ketotifen）和新一代组胺 H_1 受体拮抗体阿司咪唑、曲尼司特、氯雷他定对轻症哮喘和季节性哮喘有一定的效果，也可以与 β_2 受体激动剂联合用药。

（三）急性发作期的治疗

1. 轻度哮喘 吸入短效 β_2 受体激动剂，如特布他林、沙丁胺醇。可选用手控定量雾化（MDI）或干粉剂吸入（每日 200~500μg），显效快（5~10 分钟），因维持时间不长（4~6 小时），可间断吸入。效果不佳时，可选用 β_2 受体激动剂控释片（每日 10mg）或茶碱控释片（每日 200mg），或雾化吸入异丙托溴铵。

2. 中度哮喘 吸入 BDP 每日 500~1000μg，规则吸入 β_2 受体激动剂（沙丁胺醇或特布他林）或口服长效 β_2 受体激动剂。氨茶碱是目前治疗哮喘的有效药物，可用 0.25g~0.5g 加入 5%~10% 葡萄糖注射液稀释后缓慢静脉滴注，若仍不能缓解，可加用异丙托溴铵铵雾化吸入，加服白三烯拮抗剂，或口服糖皮质激素（泼尼松，每日 <60mg）。

3. 重度至危重度哮喘

（1）氧疗 一般吸入氧浓度为 25%~40%，并应注意湿化，可用鼻导管或面罩吸氧，使其保持 $PaO_2>60mmHg$，$SaO_2 \geqslant 90\%$，监测血氧，注意预防氧中毒。

（2）糖皮质激素 常用琥珀酸氢化可的松（每日 100~400mg 静脉滴注）、地塞米松（每日 10~30mg）或甲泼尼龙（每日 80~160mg，静脉注射）。病情好转（3~5 日）后可改为口服泼尼松（每日 30~40mg），吸入糖皮质激素二丙酸倍氯米松（BPP，每日 300mg），也可用超声雾化吸入布地奈得。

（3）支气管扩张剂的应用 雾化吸入沙丁胺醇（0.5% 沙丁胺醇 1mL 用适量的 0.9% 氯化钠注射液稀释）；皮下或肌肉注射沙丁胺醇每次 500μg（每次 8μg/kg 体重），可重复注射；静脉注射沙丁胺醇每次 250μg（每次 4μg/kg 体重）；氨茶碱静脉推注或静脉滴注（5mg/kg 体重）；250~500μg 溴化异丙托品加入 2mL 0.9% 氯化钠注射液雾化吸入，每日 4~6 次。

（4）维持水电解质平衡 纠正酸碱失衡，纠正呼吸衰竭。

（5）抗生素的应用 并发感染者，选择有效抗生素，积极控制感染是治疗危重症哮喘的有效措施。

（6）其他 及时处理严重气胸。并发气胸时，机械通气应在胸腔引流气体条件下进行。

（7）机械通气 如病情恶化缺氧不能纠正时，应进行无创或有创机械通气。

（四）哮喘非急性发作期的治疗

制订哮喘的长期治疗方案，其目的是防止哮喘再次急性发作。根据哮喘非急性发作期的病情评价，并按病情不同程度选择适当的治疗方案。

1. 间歇至轻度 按个体差异吸入 β_2 受体激动剂或口服 β_2 受体激动剂以控制症状。口服小剂量茶碱，也可定量吸入小剂量糖皮质激素（每日 ≤500μg）。

2. 中度 按患者情况吸入 β_2 受体激动剂，疗效不佳时改用口服 β_2 受体激动剂控释片，口服小剂量控释茶碱，口服白三烯拮抗剂，如孟鲁司特、扎鲁司特和 5-脂氧酶抑制剂（zilenton）

等。亦可加用抗胆碱药，定量吸入糖皮质激素（每日500~1000μg）。

3. 重度　应规律吸入β₂受体激动剂或口服β₂受体激动剂及茶碱控释片，或β₂受体激动剂联用抗胆碱药或加用白三烯拮抗剂口服，吸入糖皮质激素量每日超过1000μg。若仍有症状，需规律口服泼尼松或甲泼尼龙，长期服用者，尽可能将剂量维持于每日不超过10mg。

以上方案为基本原则，但必须个体化，联合运用，以最小量、最简单的联合，副作用最少，达到最佳控制症状为原则。

（五）免疫疗法

包括特异性和非特异性两种，前者又称脱敏疗法。脱敏疗法即采用特异性变应原（如花粉、螨、猫毛等）作定期反复皮下注射，剂量由低至高，以产生免疫耐受性，使患者脱敏。脱敏治疗可产生局部反应（皮肤红肿、瘙痒、皮疹等）、全身反应（包括荨麻疹、喉头水肿、支气管痉挛以至过敏性休克），因此，脱敏疗法应在具有抢救措施的医院进行。非特异性免疫疗法，如注射转移因子、卡介苗、疫苗等生物制品，以抑制变应原反应的过程，有一定的疗效。

三、中医治疗

（一）辨证论治

1. 发作期

（1）寒哮证

症状：呼吸急促，喉中哮鸣有声，胸膈满闷如塞；咳不甚，咯吐不爽，痰稀薄色白，面色晦滞带青，口不渴或渴喜热饮，天冷或受寒易发，形寒畏冷；初起多兼恶寒、发热、头痛等表证。舌苔白滑，脉弦紧或浮紧。

治法：温肺散寒，化痰平喘。

方药：射干麻黄汤加减。痰涌喘逆不得卧，加葶苈子泻肺涤痰；表寒内饮，可用小青龙汤，加苏子、白前、杏仁、橘皮等化痰利气；哮久阳虚，发作频繁，发时喉中痰鸣如鼾，气短不足以息，咳痰清稀，面色苍白，汗出肢冷，舌淡苔白，脉沉细者，当温阳补虚，降气化痰，用苏子降气汤，加黄芪、山茱萸、紫石英、诃子、沉香之类；阳虚甚者，加用附子、补骨脂等温补肾阳。

（2）热哮证

症状：气粗息涌，咳呛阵作，喉中哮鸣，胸高胁胀，烦闷不安；汗出口渴喜饮，面赤口苦，咳痰色黄或色白，黏浊稠厚，咯吐不利，不恶寒。舌质红，苔黄腻，脉滑数或弦滑。

治法：清热宣肺，化痰定喘。

方药：定喘汤加减。肺热内盛，寒邪外束，加石膏配麻黄清热解肌；表寒重，加桂枝、生姜解表；若痰鸣息涌，加葶苈子、地龙泻肺平喘；舌苔黄燥，加大黄、芒硝通腑以利肺；痰黄稠而黏伤津者，酌配海蛤粉、射干、知母、鱼腥草等加强清热化痰之力。

2. 缓解期

（1）肺虚证

症状：喘促气短，语声低微，面色㿠白，自汗畏风；咳痰清稀色白，多因气候变化而诱发，发前喷嚏频作，鼻塞流清涕。舌淡苔白，脉细弱或虚大。

治法：补肺固卫。

方药：玉屏风散加味。明显恶风畏冷者，加白芍、桂枝、生姜、红枣调和营卫；若气阴两虚，咳呛，痰少黏稠，口咽干，舌质红者，可用生脉散加北沙参、玉竹、川贝母、石斛以滋阴清热化痰；阳虚甚者，加附子以助黄芪温阳益气；若肺脾同病，食少便溏，可用补中益气汤补益肺脾，升提中气。

（2）脾虚证

症状：倦怠无力，食少便溏，面色萎黄无华；痰多而黏，咯吐不爽，胸脘满闷，恶心纳呆；或食油腻易腹泻，每因饮食不当而诱发。舌质淡，苔白滑或腻，脉细弱。

治法：健脾化痰。

方药：六君子汤加味。如脾阳不振，形寒肢冷者，可加附子、干姜以振奋脾阳；若痰多气促者，合三子养亲汤化痰降气定喘。

（3）肾虚证

症状：平素息促气短，呼多吸少，动则为甚；形瘦神疲心悸，腰酸腿软，脑转耳鸣，劳累后哮喘易发；或面色苍白，畏寒肢冷，自汗，或颧红，烦热，汗出黏手。舌淡苔白质胖，或舌红少苔，脉沉细或细数。

治法：补肾纳气。

方药：金匮肾气丸或七味都气丸加减。阳虚甚者，加补骨脂、淫羊藿、鹿角片以温肾阳；若肾虚不纳气者，可用蛤蚧散、胡桃肉、五味子以补肾纳气，并可常服紫河车以补肾元，养精血；若久病正虚，发病时邪少虚多，肺肾两亏，痰浊壅盛，出现张口抬肩、鼻扇气促、面青汗出、肢冷、脉浮大无根等喘脱危候者，治疗当体现"急"字为先，可参照喘证辨证论治。

（二）常用中药制剂

1. 蛤蚧定喘丸　功效：滋阴清肺，止咳平喘。适用于肺肾两虚、阴虚肺热所致的虚劳咳喘，气短胸闷，自汗盗汗。用法：口服，水蜜丸每次5~6g，小蜜丸每次9g，大蜜丸每次1丸，每日2次。

2. 固本咳喘片　功效：益气固表，健脾补肾。用于慢性支气管炎，肺气肿，支气管哮喘，支气管扩张等。口服，每次3片，每日3次。

3. 补肾防喘片　功效：温阳补肾，补肺益气。适用于预防和治疗支气管哮喘的季节性发作。用法：每年自哮喘习惯性发作前1~3个月开始口服，每次4~6片，每日3次，3个月为一疗程。

4. 百合固金丸　功效：养阴润肺，化痰止咳。适用于肺肾阴虚喘咳者。用法：口服，每次1丸，每日2次。

5. 河车大造丸　功效：滋阴清热，补肾益肺。适用于哮喘肾阴阳两虚者。用法：口服，每次9g，每日2次。

【预后】

支气管哮喘是一种顽固的、久治难愈的疾病，它的转归和预后因人而异，但与正确的防治方案紧密相关。儿童哮喘通过积极而规范的治疗，临床控制率可达95%。轻症哮喘容易恢复，若缓解期注意调护，坚持用中药扶正固本，增强抵抗力，可以减少、减轻发作。病情重，反复发作，气道反应性增高，或伴有其他过敏性疾病者则不易控制。长期反复发作而并发COPD、肺源性心脏病者，预后不良。

【预防与调护】

1. 注意气候变化，适当进行散步、打太极拳等体育活动。

NOTE

2. 了解哮喘的激发因素，避免接触一切过敏原，减少发作机会。

3. 防止过度疲劳和情志刺激，避免剧烈运动。

4. 熟悉哮喘发作先兆表现，学会哮喘发作时简单的紧急自我处理办法，了解常用平喘药物的作用、用量、用法及副作用。根据病情，缓解期正确使用支气管舒张剂、抗炎药。与医生共同制订出防止复发、保持长期稳定的方案。

5. 坚持服用扶正固本的中药，以提高机体免疫力，减少复发。

第五节　支气管扩张症

支气管扩张症（bronchiectasis）是指继发于急、慢性呼吸道感染和支气管阻塞后，反复发生支气管炎症，导致支气管壁破坏，引起支气管异常和持久性扩张的疾病。临床表现主要为：慢性咳嗽、咳大量脓痰和（或）反复咯血，多见于儿童和青年。近年来随着急、慢性呼吸道感染的有效治疗，其发病率有减少趋势。

支气管扩张症与中医"肺络张"相类似，根据其临床特点，可归属于中医"咳嗽""咯血"等病证范畴。

【病因病理】

一、西医病因病理

（一）病因

本病分先天性和继发性两类。先天性者指由支气管先天发育不全所致，继发性者的主要发病因素是因支气管-肺组织的感染和支气管阻塞，两者相互影响，促进支气管扩张症的发生和发展。

1. 感染　支气管扩张症的主要病因为支气管-肺组织的感染和支气管阻塞。支气管-肺组织的感染使支气管黏膜充血、水肿，分泌物增多，阻塞管腔，使管腔狭窄，痰液引流不畅又加重感染，二者相互影响，使支气管扩张久治难愈。另外，支气管内外的肿瘤、异物、支气管内黏液痰栓、支气管周围肿大淋巴结压迫、支气管内膜结核等引起管腔狭窄和阻塞，也可导致支气管扩张。支气管内膜结核由于多发生在上叶，引流较好，痰量少或无痰，故称为"干性"支气管扩张症。

2. 全身性疾病　目前已发现类风湿关节炎、系统性红斑狼疮、溃疡性结肠炎、人免疫缺陷病毒（HIV）感染、支气管哮喘和泛细支气管炎等疾病可同时伴有支气管扩张症。丙种球蛋白缺乏和低蛋白血症患者因免疫功能低下，易伴发支气管炎症，从而导致支气管扩张症。

3. 支气管外部的牵拉　因各种疾病引起支气管周围纤维（如肺结核）增生，广泛胸膜增厚、粘连以及肺不张等造成牵拉，也是导致支气管扩张症的重要原因。

4. 变态反应　变态反应性支气管肺曲菌病，由于曲菌感染损害支气管壁，也可导致段支气管近端的扩张。

5. 先天因素　支气管扩张症也可为先天性发育不全和遗传因素引起，但较少见。

（二）病理

支气管扩张症常常是位于段或亚段支气管管壁的破坏和炎性改变，受累管壁的结构（包括软骨、肌肉和弹性组织破坏）被纤维组织替代。扩张的支气管内可积聚稠厚脓性分泌物，其外周气道也往往被分泌物阻塞或被纤维组织闭塞所替代。

扩张的支气管包括三种不同类型。①柱状扩张：支气管呈均一管形扩张且突然在一处变细，远处的小气道往往被分泌物阻塞。②囊状扩张：扩张的支气管腔呈囊状改变，支气管末端的盲端也呈无法辨认的囊状结构。③不规则扩张：病变支气管腔呈不规则改变或呈串珠样改变。典型的病理改变是：支气管弹性组织、肌层和软骨等的破坏所造成的管腔变形扩大，扩张的管腔内充满分泌物。黏膜表面呈急、慢性炎症和慢性溃疡改变，柱状纤毛上皮常被鳞状上皮所替代，杯状细胞和黏液腺增生。支气管周围结缔组织常受损或丢失，并有微小脓肿。常伴毛细血管扩张，或支气管动脉与肺动脉的终末支的扩张相吻合，形成血管瘤，导致病人反复咯血。支气管扩张反复感染，炎症蔓延到邻近的肺实质，引起不同程度的肺炎、小脓肿或小叶肺不张。常伴有慢性支气管炎的病理改变。

二、中医病因病机

本病主因素体正气不足，复感外邪所致，或因脾肺气虚，津液不得转运敷布，致使痰湿内蕴，阻遏气道而发病。

1. 外邪侵袭 外邪入侵，以风寒、风热之邪为主。寒邪郁肺，化热生火，或风热之邪，均可灼伤肺络，蒸液为痰，痰阻气道，致肺气上逆，而出现咳嗽、咯大量脓痰和（或）咯血。

2. 正气不足 先天禀赋不足或肺脾两虚。脾虚失运，水湿聚而为痰，上干于肺；肺虚卫外不固，易感外邪，肺虚宣发失司，气不布津，又因驱邪无力，致外邪反复入侵，迁延日久而致本病。

3. 痰瘀互结 肺脾亏虚，生成痰湿，加之久病入络，致血脉瘀阻，痰瘀互结，导致本病迁延不愈。在晚期易见变证迭起，出现气喘、虚劳等证。

本病病位在肺，而痰湿、火热、瘀血是主要病理因素。外邪的侵入与机体正气的虚损相关。由于本病常与幼年麻疹、百日咳或体虚之时感受外邪有关，因正气虚损，致痰湿留伏于肺，若再次感受外邪，或肝火犯肺，引动内伏之痰湿，致肺气上逆而出现咳嗽、咯吐脓痰；热伤血络，则见痰中带血或大咯血；久病入络或离经之血不散而形成瘀血，又可成为新的致病因素。本病从邪热犯肺到形成肺络损伤，是一个慢性渐进过程，因此，该病的病理性质为本虚标实、虚实夹杂，主要以肺脾两虚为本，外邪侵袭为标。本病初起时病位在肺，继之可渐及肝脾，久之可累及心肾，导致病情反复发作，迁延难愈，使正气日渐耗损，因此晚期易见喘促、虚劳等变证。

【临床表现】

一、主要症状

1. 慢性咳嗽、咳大量脓痰 咳嗽是支气管扩张症最常见的症状（>90%），且多伴有咳痰（75%~100%），痰液可为黏液性、黏液脓性或脓性。合并感染时咳嗽和咳痰量明显增多，可呈黄绿色脓痰，重症患者痰量可达每日数百毫升。引起感染的常见病原体为铜绿假单胞菌、金黄色葡萄球菌、流感嗜血杆菌、肺炎链球菌和卡他莫拉菌等。

2. 呼吸困难 72%~83%患者伴有呼吸困难，这与支管扩张的严重程度相关，且与FEV_1下降及高分辨率 CT 显示的支气管扩张程度及痰量相关。

3. 咯血　50%~70%的患者有反复咯血，咯血量差异大，可仅有痰中带血或有大量咯血，有时咯血量与病情严重程度、病变范围不一致。有部分患者以反复咯血为唯一症状，临床上称为"干性支气管扩张"，病变多位于引流良好的上叶支气管，约三分之一的患者可出现非胸膜性胸痛。

4. 反复肺部感染　由于扩张的支气管清除分泌物的功能丧失，引流差，易于在同一肺段反复发生肺炎并迁延不愈。患者可出现发热、食欲减退、贫血、乏力、消瘦、焦虑等，严重者可出现气促与发绀。

二、体征

早期或干性支气管扩张症患者可无异常体征，病变重或继发感染时下胸部、背部可听到固定而持久的局限性粗湿啰音，有时可闻及哮鸣音。随着并发症如支气管肺炎、肺纤维化、胸膜增厚、肺气肿等的发生，可有相应体征。病变严重尤其是有慢性缺氧、肺源性心脏病和右心衰竭的患者可出现杵状指。并发肺气肿、肺心病等有相应的体征。

【实验室及其他检查】

1. 胸部 X 线片　早期可见病变区肺纹理增多、增粗现象。支气管柱状扩张 X 线的典型表现为纵切面显示为"双轨征"，横切面显示"环形阴影"；囊状支气管扩张 X 线片典型的改变为卷发阴影，表现为粗乱的肺纹理中有多个不规则的蜂窝状透亮阴影，感染时阴影内有液平面。

2. 支气管碘油造影　是经导管或支气管镜在气道表面滴注不透光的碘脂质造影剂，直接显示扩张的支气管，但由于此项检查为创伤性检查，现已逐渐被胸部高分辨率 CT 取代，极少应用于临床。

3. 胸部 CT　高分辨率 CT（HRCT）提高了 CT 诊断支气管扩张症的敏感性，胸部 CT 对支气管扩张症的诊断具有相当特异性。CT 能显示支气管壁呈柱状增厚，并延伸至肺的周围；囊状扩张成串或成簇的囊状样改变，囊腔内可有液体；混合型扩张呈念珠状改变。近年来高分辨率 CT 较常规 CT 更具有清晰的空间和密度分辨力，能够显示肺内细微结构，由于无创，易被患者接受，现已成为支气管扩张症的主要诊断方法。

4. 痰液检查　痰涂片革兰染色检查和培养分离细菌，并做药物敏感试验，对抗菌药物的选择及提高疗效具有指导意义。如疑为结核性支气管扩张症应多次做痰结核菌检查。

5. 纤维支气管镜　当支气管扩张呈局灶性且位于段支气管以上时，纤维支气管镜可发现弹坑样改变，对支气管扩张、阻塞的诊断均有一定的意义。

【诊断与鉴别诊断】

一、诊断

对有反复、持久性咳嗽，咯大量脓痰，反复咯血，肺部同一部位反复感染等病史，胸部闻及固定而持久的局限性湿啰音及杵状指（趾）等体征，以及儿童时期有诱发支气管扩张的呼吸道感染或全身性疾病病史者，一般临床可做出初步诊断。可进一步通过胸部 X 线、支气管造影和胸部 CT（尤其是 HRCT）明确诊断。

二、鉴别诊断

主要需与慢性支气管炎、肺脓肿、肺结核、先天性肺囊肿、支气管肺癌和弥漫性泛细支气管炎等鉴别，仔细分析病史和临床表现，以及参考胸片、HRCT、纤维支气管镜和支气管造影的特征常可做出明确的鉴别诊断。

1. 慢性支气管炎　多发生在中年以上的患者，在气候多变的冬春季节咳嗽、咳痰明显，多为白色黏液痰，感染急性发作时可出现脓性痰，但无反复咯血史。听诊双肺可闻及散在干湿啰音。

2. 肺脓肿　起病急，高热，咳嗽，咳大量脓臭痰；X 线检查可见局部浓密炎症阴影，内有空腔液平。急性肺脓肿经有效抗生素治疗后，炎症可完全吸收消退。若为慢性肺脓肿则以往多有急性肺脓肿的病史。

3. 肺结核　常有低热、盗汗、乏力、消瘦等结核毒性症状，干湿啰音多位于上肺局部，X 线胸片和痰结核菌检查有助于诊断。

4. 先天性肺囊肿　X 线检查可见多个边界纤细的圆形或椭圆形阴影，壁较薄，周围组织无炎症浸润。胸部 CT 检查和支气管造影可助诊断。

5. 弥漫性泛细支气管炎　慢性咳嗽，咳痰，活动时呼吸困难，常伴有慢性鼻窦炎，胸片和胸部 CT 显示弥漫分布的小结节影，大环内酯类抗生素治疗有效。

另外，支气管扩张症引起的咯血需与吐血鉴别。咯血是血由肺来，经气道随咳嗽而出，血色多为鲜红，常混有痰液，咯血之前多有咳嗽、胸闷、喉痒等症状，大量咯血后，可见痰中带血数天，大便一般不呈黑色。吐血是血自胃而来，经呕吐而出，血色紫暗，常夹有食物残渣，吐血之前多有胃脘不适或胃痛、恶心等症状，吐血之后无痰中带血，但大便多呈黑色。

【治疗】

一、治疗思路

支气管扩张症是支气管的慢性疾病，其病理改变为不可逆性。西医治疗主要是治疗基础疾病、控制感染、充分引流排痰。对反复呼吸道感染或大咯血危及生命，经药物治疗不能控制，且病变范围比较局限的患者，可做肺段或肺叶切除术。

支气管扩张症急性发作时，最常见的症状为咳嗽，痰量增多，多为脓痰，常伴有咯血、发热、口干、胸痛等症状，其发病多与感染有关，因此西医的主要措施是控制感染、痰液引流、止血等对症治疗。中医认为上述症状主要属于"热"和"痰"的证候范畴，结合西医的发病机制和病理改变，其基本病机为痰热互结、热伤肺络。因此，治疗上予以清热解毒、排痰止咳、凉血止血。

支气管扩张症病情相对稳定时，由于病情迁延日久，支气管壁破坏，易造成患者长期咳痰，病情反复发作和肺功能受损等状况。上述改变，多属于中医"虚"和"痰"的证候范畴，其基本病机为肺脾气虚、痰湿阻肺。因此，治疗上予以健脾益气、化痰止咳。

二、西医治疗

积极治疗基础疾病，对活动性肺结核伴支气管扩张症应积极抗结核治疗，低免疫球蛋白血

NOTE

症可用免疫球蛋白替代治疗。

1. 控制感染 控制感染尤为重要，是支气管扩张症急性期的主要治疗措施。可依据痰革兰染色和痰培养指导抗生素应用，但在开始时常需给予经验治疗（如给予氨苄西林、阿莫西林或头孢克洛）。存在铜绿假单胞菌感染时，可选择口服喹诺酮类，静脉给予氨基糖苷类或第三代头孢菌素。对于慢性咳脓痰的患者，除使用短程抗生素外，还可考虑使用疗程更长的抗生素，如口服阿莫西林或吸入氨基糖苷类，或间断并规则使用单一抗生素以及轮换使用抗生素。

2. 排痰引流，保持支气管通畅

（1）体位引流 体位引流能使痰液排出，是支气管扩张痰液引流的重要手段。根据支气管扩张的不同部位，采取不同的体位引流。原则上应使患侧肺处于高位，引流支气管开口向下，有利于痰液流入大支气管和气管排出。每日 2~4 次，每次 15~30 分钟。体位引流时，间歇做深呼吸后用力咳嗽，同时让旁人协助用手轻拍患部，可提高引流效果。

（2）纤维支气管镜吸痰引流 体位引流痰液排出效果不佳时，可经纤维支气管镜吸痰引流，用 0.9%氯化钠注射液冲洗稀释痰液，并可局部注入抗生素，效果更佳。

（3）支气管舒张剂的应用 部分病人因支气管反应性增高及炎症刺激，可出现支气管痉挛，不利于痰液的排出。可口服氨茶碱（0.1g，每日 3 次），必要时可用支气管舒张剂（β_2 受体激动剂或异丙托溴铵）雾化吸入。

（4）祛痰药物应用 祛痰药物的应用目的是使痰液稀释，便于排出。常选用：溴己新16mg，每日 3 次；氯化铵 0.3g，每日 3 次；盐酸氨溴索 30mg，每日 3 次；鲜竹沥 10mL，每日 3 次。

3. 咯血的处理 少量咯血或仅有痰中带血，采取对症治疗为主，包括止咳、止血、休息等。可用安络血 10mg，每日 3 次；云南白药 0.5g，每日 3 次。对年老体衰，肺功能不全者，要慎用强效止咳药，以免因抑制咳嗽反射及呼吸中枢，使支气管内的血块不能排出而引起窒息。中等量或大量咯血应采取以下措施：卧床休息，取侧卧位，胸部放置冰袋，并配血备用；让患者轻轻咳嗽，将气管内残留的积血咯出；并用垂体后叶素 10U 加入 20~30mL0.9%氯化钠注射液或葡萄糖注射液中，缓慢静脉推注（15~20 分钟），或用氨甲环酸（1~2g）加入 5%葡萄糖注射液 500mL 中静脉滴注。注意：垂体后叶素有收缩小动脉（包括心脏冠状动脉），减少肺血流量，减轻咯血的作用，但又具有收缩平滑肌作用，忌用于高血压、冠状动脉粥样硬化性心脏病的患者及孕妇。注射过快，可引起心悸、恶心、便秘、面色苍白等不良反应。

4. 手术治疗 如果支气管扩张为局限性，且经充分的内科治疗仍顽固反复发作者，可考虑外科手术切除病变肺组织。如果大出血来自于增生的支气管动脉，经休息和抗生素等保守治疗不能缓解反复大咯血时，病变局限者可考虑外科手术，否则采用支气管动脉栓塞术治疗。双侧广泛支气管扩张，或并发肺气肿，或年老体弱者，手术切除后可能导致呼吸功能严重损害，则不宜手术。

三、中医治疗

（一）辨证论治

1. 痰热蕴肺证

症状：反复咳嗽，咯吐脓痰，痰中带血或大量咯血，重者有发热，咯脓臭痰，胸痛胸闷，口干口苦，舌暗红，苔黄腻，脉滑数。

治法：清热化痰，宣肺止咳。

方药：清金化痰汤合《千金》苇茎汤加减。若痰黄如脓腥臭，加紫花地丁、金荞麦根、鱼腥草清热解毒；胸满便秘者，加葶苈子、鲜竹沥、大黄泻肺逐痰；伴咯血者，加桑白皮、黄芩、知母、山栀、大蓟、茜草等，以清肺化痰，凉血止血。

2. 肝火犯肺证

症状：咳嗽阵作，反复痰中带血或少量咯血，或大咯血不止，胸胁胀痛，烦躁不安，口干口苦，大便干结，舌质红，苔薄黄少津，脉弦数。

治法：清肝泻火，凉血止血。

方药：黛蛤散合泻白散加减。若痰热甚者，加瓜蒌、鱼腥草、竹沥、金银花、杏仁、白前、前胡止咳化痰，清热解毒；气滞甚者，见胸痛胸闷，加郁金、丝瓜络、枳壳、旋覆花和络止痛，利肺降逆；火郁伤津，夹阴虚证者，酌加麦冬、天花粉、沙参养阴生津；若血热甚，咯血量较多者，可用犀角地黄汤加三七粉（冲服），以清热泻火，凉血止血。

3. 气阴两伤证

症状：咳嗽日久，形体消瘦，痰少或干咳，咳声短促无力，痰中带血，血色鲜红，口干咽燥，五心烦热，舌红少津，脉细数。

治法：滋阴养肺，化痰止血。

方药：百合固金汤加味。阴虚，加麦冬、玄参、生地黄、熟地黄滋阴清热，养阴生津，当归、白芍柔润养血；阴虚盗汗，可加浮小麦、乌梅收敛止汗；热伤血络而咯血甚，加丹皮、栀子、阿胶、白及、藕节、白茅根、茜草清热凉血止血。若大量咯血，大汗淋漓者，急用独参汤，以防气随血脱。

4. 肺脾气虚证

症状：病人恢复期，见面色无华，少气懒言，纳差，神疲乏力，胸闷气短，咳嗽，痰量较少，或痰中带血，舌暗淡，苔白，脉沉细。

治法：补肺健脾，润肺止咳。

方药：补肺汤加减。若脾气虚甚而见食纳不振，加党参、茯苓、白术、甘草补气健脾，培土生金，木香理气醒脾；心脾血虚而失眠，加酸枣仁、远志、龙眼肉补心益脾，安神定志。

（二）常用中药制剂

1. 鲜竹沥 功效：清热化痰。适用于肺热咳嗽痰多、气喘胸闷。用法：口服，每次15~30mL，每日2次或遵医嘱。

2. 痰咳净散 功效：通窍顺气，止咳化痰。适用于咳嗽痰多、气促、气喘等症。用法：含服，每次0.2g，每日3~6次。

3. 痰热清注射液 功效：清热、化痰、解毒。适用于发热、咳嗽、咳痰不爽、咽喉肿痛、口渴等症。用法：静脉滴注，每次20mL，加入5%葡萄糖注射液或0.9%氯化钠注射液250mL中，每日1次。

4. 润肺膏 功效：润肺益气，止咳化痰。适用于肺虚气弱，症见胸闷不畅、久咳痰嗽、气喘自汗等。用法：口服或开水冲服，每次15g，每日2次。

【预后】

预后取决于支气管扩张的范围和有无并发症。支气管扩张范围局限者，积极治疗可很少影

NOTE

响生命质量和寿命。支气管扩张范围广泛，反复呼吸道感染，可导致肺气肿、肺心病，甚至可因大咯血而危及生命。

【预防与调护】

儿童时期注意防治急性呼吸道感染、百日咳、麻疹、支气管肺炎等疾病，及时治疗慢性鼻炎、鼻窦炎、咽喉炎和慢性扁桃体炎。生活上注意防寒保暖，适当体育锻炼（如散步、打太极拳等），以增强体质，提高机体免疫力及抗病能力。

第六节　呼吸衰竭

呼吸衰竭（respiratory failure）是因各种原因引起的肺通气和（或）换气功能严重障碍，以致在静息状态下不能维持足够的气体交换，导致低氧血症伴或不伴高碳酸血症，从而引起的一系列生理功能和代谢紊乱的临床综合征。临床表现为呼吸困难、发绀等。确诊需做动脉血气分析，在海平面正常大气压、静息状态、呼吸空气、无异常血液分流的情况下，动脉血氧分压（PaO_2）<60mmHg，伴或不伴二氧化碳分压（$PaCO_2$）>50mmHg，并排除心内解剖分流和原发于心排血量降低等致低氧因素，即称为呼吸衰竭，简称呼衰。

根据本病临床有呼吸困难、发绀等表现，可归属于中医"喘证""喘脱""厥证"等范畴。

一、病因

引起呼衰的原因很多，临床常见有以下几方面：

1. 气道阻塞性疾病　气管、支气管的炎症、异物、痉挛、肿瘤、纤维化瘢痕，如重症哮喘、慢性阻塞性肺疾病等导致气道阻塞和肺通气障碍，或通气/血流比例失调，造成缺氧和二氧化碳潴留，引起呼吸衰竭。

2. 肺组织病变　肺气肿、肺炎、弥漫性肺纤维化、重度肺结核、矽肺、急性呼吸窘迫综合征（ARDS）、肺水肿等疾病均可累及肺泡和（或）肺间质，使参与呼吸的肺泡和有效弥散面积减少，肺顺应性降低，通气/血流比例失调，导致缺氧和二氧化碳潴留，引起呼吸衰竭。

3. 肺血管疾病　肺血管炎、肺栓塞等引起通气/血流比例失调，或部分静脉血未经过氧合直接流入肺静脉，发生低氧血症，导致呼吸衰竭。

4. 心脏疾病　各种缺血性心脏疾病、心肌病、严重心瓣膜疾病、心包疾病、严重心律失常等均可导致通气和换气功能障碍，从而导致缺氧和（或）二氧化碳潴留。

5. 胸廓及胸膜疾病　强直性脊柱炎、严重的脊柱结核、类风湿性脊柱炎等致胸廓畸形，广泛的胸膜肥厚与粘连、胸廓外伤、手术创伤、气胸和胸腔积液等疾病，都可影响胸廓的活动和肺扩张，使通气减少和吸入气体分布不均，导致肺通气和换气功能障碍，引起呼吸衰竭。

6. 神经肌肉病变　脑炎、脑血管疾病、脑外伤、电击、镇静剂中毒等疾病可以直接或间接抑制呼吸中枢；脊髓灰质炎、重症肌无力、多发性神经炎、有机磷中毒、破伤风以及严重的钾代谢紊乱，均可累及呼吸肌功能，造成呼吸肌疲劳、无力、麻痹，导致呼吸动力下降而引起肺通气不足。

二、发病机制和病理

1. 低氧血症和高碳酸血症发生机制

（1）通气不足 在静息呼吸空气时，总肺泡通气量约为 4L/min，才能维持正常的肺泡 PaO_2 和 $PaCO_2$。肺泡通气量减少，会导致 PaO_2 下降，$PaCO_2$ 增加，肺泡-毛细血管分压差减少，引起缺氧和二氧化碳潴留，导致呼吸衰竭。

（2）弥散障碍 肺内气体交换是通过弥散过程实现的。氧弥散能力仅为二氧化碳的 1/20，故弥散面积减少（如肺实变、肺气肿和肺不张）、弥散膜增厚（如肺水肿、肺间质纤维化）和气体弥散能力（系数）下降、气体分压差减低、气体和血液接触的时间以及心排血量失调或血红蛋白含量减少等因素，可影响气体的弥散度和弥散量，导致弥散障碍产生低氧血症。

（3）通气/血流比例失调 有效气体交换除需足够肺泡通气外，还有赖于肺泡通气和血流比例的协调。正常肺泡通气量为 4L/min，肺毛细血管总血流量（Q）为 5L，两者之比为 0.8。如果此比率增大，吸入气体不能与血液进行有效的交换，即为无效腔样通气；比率减少，使静脉血不能充分氧合，则形成肺动-静脉样分流。通气/血流比例失调通常仅产生缺氧，而无二氧化碳潴留。其原因主要是：①动脉与混合静脉血的氧分压差为 59mmHg，比二氧化碳分压差 5.9mmHg 大 10 倍；②氧解离曲线呈 S 形，正常肺泡毛细血管血氧饱和度已处于曲线的平台，无法携带更多的氧以代偿低 PaO_2 区的血氧含量下降，而二氧化碳解离曲线在生理范围内呈直线，有利于通气良好区对通气不足区的代偿，排出足够的二氧化碳，不致出现二氧化碳潴留。而严重的通气/血流比例失调亦可导致二氧化碳潴留。

（4）肺动-静脉样分流 肺部病变如肺泡萎陷、肺不张、肺水肿和肺炎实变等均可引起肺动-静脉样分流增加，使静脉血没有接触肺泡进行气体交换的机会，直接流入肺静脉。当存在肺内分流时，提高吸氧浓度并不能提高分流静脉血的血氧分压，分流量越大，吸氧后提高动脉血氧分压效果越差；若分流量超过 30%，吸氧并不能明显提高 PaO_2。常见疾病如肺动静脉瘘。

（5）氧耗量 氧耗量增加是加重缺氧的原因之一。发热、呼吸困难、寒战和抽搐均增加氧耗量。寒战耗氧量可达 500mL/min；严重哮喘，随着呼吸做功的增加，用于呼吸的氧耗量可达到正常人的十几倍。氧耗量增加，肺泡氧分压下降。故氧耗量增加的患者，若同时伴有通气功能障碍，会出现严重的低氧血症。

上述原因引起肺的通气不足、弥散功能障碍、通气/血流比例失调、肺动-静脉样分流等病理变化，导致缺氧和二氧化碳潴留，引起肺、心、脑、肝、肾等多脏器缺氧，导致酸碱平衡失调和代谢紊乱。慢性呼吸衰竭常在数日或更长时间内缓慢发生（如 COPD），机体相应产生一系列代偿反应，早期表现为 I 型呼吸衰竭，病情进一步发展，导致 II 型呼吸衰竭。

2. 缺氧、二氧化碳潴留对机体的影响

（1）缺氧对中枢神经系统的影响 人脑的重量虽只占体重的 2%~2.5%，但脑组织耗氧占全身耗氧量的 1/5~1/4，因而对缺氧最敏感，其中脑皮质更明显，完全停止供氧 4~5 分钟可引起不可逆的脑损害。缺氧对中枢神经的影响与其发生的速度和程度有关。轻度缺氧可引起注意力不集中，定向障碍，智力减退。急性缺氧可引起烦躁不安、昏迷、全身抽搐，可于短时间内死亡。缺氧还可引起脑毛细血管通透性增加导致脑水肿，脑细胞失去产生和传导神经冲动的功能，最终导致脑细胞死亡。

（2）缺氧对呼吸系统的影响 急性缺氧可抑制呼吸中枢或致呼吸骤停。低氧血症对呼吸的影响远较二氧化碳潴留的影响为小。一般当 $PaO_2<60mmHg$ 时，才会刺激颈动脉窦和主动脉体化学感受器，反射性兴奋呼吸中枢，增加通气。若缺氧程度缓慢加重，$PaO_2<30mmHg$ 时，则表现出对呼吸中枢的抑制作用。二氧化碳是强有力的呼吸中枢兴奋剂，吸入二氧化碳浓度增加，可使 $PaCO_2$ 增加，$PaCO_2$ 每增加 1mmHg，则通气增加 2L/min。而当 $PaCO_2>80mmHg$ 时，则对呼吸中枢产生抑制和麻醉效应。此时呼吸运动要依靠 PaO_2 降低对外周化学感受器刺激作用得以维持，因此，对这类患者应避免吸入高浓度氧。

（3）缺氧对循环系统的影响　早期缺氧时心率增快，血压上升，心输出量增大。严重缺氧和二氧化碳潴留时心输出量减少，心率减慢，血压下降，心律失常，心脏骤停。缺氧还可使肺小动脉痉挛，引起肺动脉高压，以至右心负荷过重，引起右心室扩张、肥大，最后导致右心衰竭。

（4）缺氧对消化系统的影响　缺氧可直接损害肝细胞，导致转氨酶升高；缺氧可致患者消化功能障碍，表现为消化不良、食欲不振，严重者出现胃黏膜糜烂、溃疡、坏死和出血。

（5）缺氧对肾脏的影响　缺氧可使肾血流量减少，肾小球滤过率下降，尿量和钠排出量减少，严重时可导致肾衰竭。

（6）缺氧对酸碱平衡和电解质的影响　严重缺氧可抑制细胞能量代谢的中间过程，如三羧酸循环、氧化磷酸化作用以及有关酶的活动，产生乳酸和无机磷，引起代谢性酸中毒。由于能量不足，体内离子运转和钠泵功能障碍，细胞内的 K^+ 转移到血液，细胞外的 Na^+ 和 H^+ 转移到细胞内，造成细胞内酸中毒和高钾血症。代谢性酸中毒所产生的固定酸与缓冲系统中 HCO_3^- 起作用，产生 H_2CO_3，使组织二氧化碳分压增加。故急性呼吸衰竭，二氧化碳的潴留可使 pH 值迅速下降，出现呼吸性酸中毒，如同时伴有严重代谢性酸中毒（实际碳酸氢盐 AB<22mmol/L），可引起血压下降、心律失常甚至心脏停搏。慢性呼吸衰竭因二氧化碳的潴留发展缓慢，肾脏减少 HCO_3^- 排出，使 pH 不致明显下降。当体内二氧化碳长期增高时，HCO_3^- 也持续维持高水平，导致呼吸性酸中毒合并代谢性碱中毒。当二氧化碳潴留进一步加重，HCO_3^- 无法代偿时，出现失代偿性呼吸性酸中毒合并代谢性碱中毒。因血液中主要阴离子 HCO_3^- 和 Cl^- 之和相对恒定，当 HCO_3^- 增加时，Cl^- 则相应减少，产生低氯血症。

三、分型

1. 呼吸衰竭按病程可分为急性呼吸衰竭和慢性呼吸衰竭。

2. 按病理生理又可将呼吸衰竭分为泵衰竭即通气性呼吸衰竭（神经肌肉病变引起者）和肺衰竭即换气性呼吸衰竭（呼吸器官如肺、气道、胸膜等病变引起者）。

3. 按照动脉血气分析又可分为 I 型呼吸衰竭（即缺氧性呼吸衰竭）和 II 型呼吸衰竭（即高碳酸性呼吸衰竭）。

（1）I 型呼吸衰竭　表现为缺氧而无二氧化碳潴留（$PaO_2<60mmHg$，$PaCO_2$ 降低或正常）。主要见于肺换气功能障碍（通气/血流比例失调、弥散功能损害和肺动-静脉分流）性疾病，如严重肺部感染性疾病、ARDS、间质性肺疾病、急性肺栓塞等。

（2）II 型呼吸衰竭　表现为缺氧伴二氧化碳潴留（$PaO_2<60mmHg$，$PaCO_2>50mmHg$）。系肺泡通气不足所致。单纯通气不足，低氧血症和高碳酸血症的程度是平行的，若伴有换气功能障碍，则低氧血症更为严重，如 COPD。

急性呼吸衰竭

急性呼吸衰竭是指原呼吸功能正常，由于各种肺组织病变、呼吸道阻塞性疾病、肺血管病变、胸廓及胸膜病变、神经中枢及神经肌肉等疾病的迅速发展，或突发原因如溺水、电击、创伤、颈椎外伤、吸入毒气及严重感染、休克、有机磷中毒等，导致呼吸抑制，在短时间内引起严重气体交换障碍，造成缺氧或合并二氧化碳潴留，临床表现为呼吸困难、发绀等。由于病情迅速发展，机体来不及很好地代偿，若抢救不及时，会危及患者的生命。

【病因】

急性呼吸衰竭的主要病因有：呼吸系统疾病，如严重呼吸系统感染、急性呼吸道阻塞性病变、重度或危重哮喘，各种原因引起的急性肺水肿、肺血管疾病、胸廓外伤或手术损伤、自发性气胸和急剧增加的胸腔积液，导致肺通气或（和）换气障碍；急性颅内感染、颅脑外伤、脑血管病变（脑出血、脑梗死）等直接或间接抑制呼吸中枢；脊髓灰质炎、重症肌无力、有机磷中毒及颈椎外伤等损伤神经-肌肉传导系统，引起通气不足。

【临床表现】

急性呼吸衰竭的临床表现主要是低氧血症所致的呼吸困难和多器官功能障碍。

1. 呼吸困难（dyspnea）　为呼吸衰竭最早出现的症状，可表现为频率、节律和幅度的改变。较早表现为呼吸频率增快，病情加重时出现呼吸困难，辅助呼吸肌活动加强，出现三凹征。呼吸节律的改变出现在中枢性疾病或中枢神经抑制性药物所致的呼吸衰竭，表现为潮式呼吸（Cheyne-Stokes respiration）、比奥呼吸（Biot's respiration）等。

2. 发绀　是缺氧的典型表现。当动脉血氧饱和度低于90%时，可在血流量较大的口唇、指甲出现发绀。另应注意，因发绀的程度与还原型血红蛋白含量相关，所以红细胞增多者发绀更明显，贫血者则发绀不明显或不出现，故发绀与缺氧并不等同。严重休克等原因引起末梢循环障碍的患者，即使动脉血氧分压尚正常，也可出现发绀，称作外周性发绀；而真正由于动脉血氧饱和度降低引起的发绀，称作中央性发绀。发绀还受皮肤色素及心功能的影响。

3. 精神神经症　精神神经症不仅与缺氧和二氧化碳潴留有关，而且与人体适应性与代偿性有关。急性呼吸衰竭的精神神经症症状明显，急性缺氧时可出现精神错乱、躁狂、昏迷、抽搐等症状。如合并急性二氧化碳潴留，可出现嗜睡、淡漠、扑翼样震颤，以至呼吸骤停。

4. 循环系统表现　多数患者有心动过速。严重低氧血症、酸中毒可引起心肌损害，亦可引起周围循环衰竭、血压下降、心律失常、心搏停止。

5. 消化和泌尿系统表现　严重呼吸衰竭可导致肝功能损伤，部分病例可出现丙氨酸氨基转移酶升高；同时，严重呼衰还可影响肾功能，出现血浆尿素氮升高，甚至个别病例可出现尿蛋白、红细胞和管型。严重呼衰还可损伤胃肠道黏膜屏障功能，导致胃肠道黏膜充血、水肿、糜烂、渗血或应激性溃疡，甚至引起上消化道出血。

NOTE

【实验室及其他检查】

1. 动脉血气分析（ABG）

（1）氧分压（PaO_2）　正常人的血氧饱和度正常值为>95%，氧分压（PaO_2）>60mmHg。

Ⅰ型呼吸衰竭：其血气特点为 PaO_2<60mmHg，$PaCO_2$≤40mmHg。

Ⅱ型呼吸衰竭：其血气特点为 PaO_2<60mmHg，$PaCO_2$>50mmHg。如 PaO_2 为45~50mmHg 可出现发绀；PaO_2<30mmHg 时，脑、心、肝、肾等脏器的细胞将受损害，此时若不能纠正，会因机体组织受到严重损害而危及生命。

（2）二氧化碳分压（$PaCO_2$）　当 $PaCO_2$ 升高、pH 正常时，称为代偿性呼吸性酸中毒；若 $PaCO_2$ 升高，pH<7.35，则称为失代偿性呼吸性酸中毒。

（3）pH 值和 H^+ 浓度的测定　用血中 H^+ 浓度表示酸碱度，正常动脉血 H^+ 浓度为（40±5）mmol/L。pH 值低于或 H^+ 浓度高于正常范围为酸血症，pH 值高于或 H^+ 浓度低于正常值范围为碱血症。

（4）标准碳酸氢盐（standard bicarbonate，SB）和实际碳酸氢盐（actual bicarbonate，AB）　SB 是在标准条件下测得的 HCO_3^- 含量（正常值为22~26mmol/L，平均24mmol/L）。AB 是在实际条件下所测得的 HCO_3^- 含量（正常人 SB=AB）。SB 增高可能是代谢性碱中毒或代偿的呼吸性碱中毒，AB 与 SB 之差值反映呼吸对酸碱影响的程度，如 AB>SB 表示二氧化碳潴留，为呼吸性酸中毒，AB<SB 表示二氧化碳排出量增多，可能为代偿的代谢性酸中毒或代偿的呼吸性碱中毒，也可为代谢性酸中毒和呼吸性碱中毒并存。而 AB>SB 则可能为代偿的代谢性碱中毒或代偿的呼吸性酸中毒，也可为代谢性碱中毒合并呼吸性碱中毒。

（5）剩余碱和碱缺乏　剩余碱（BE）和碱缺乏（base deficit，BD）。BE 表示代谢性碱中毒，BD 表示代谢性酸中毒。原发性代谢性碱中毒或继发性酸中毒时，BE>3mmol/L；原发性酸中毒或继发性碱中毒时，BE<3mmol/L。

2. 其他辅助检查　根据原发疾病，可做相应的辅助检查，如胸部 X 光片，脑或肺 CT，痰培养，肝、肾功能检查及血电解质测定等。

【诊断】

呼吸衰竭除原发疾病和低氧血症及二氧化碳潴留导致的临床表现外，其诊断主要依靠血气分析，而结合肺功能、胸部影像学和纤维支气管镜等检查对于明确呼吸衰竭的原因至为重要。

1. 动脉血气分析　对于判断呼吸衰竭、病情的严重程度，指导氧疗、机械通气、纠正酸碱失衡及电解质紊乱等治疗具有重要意义。呼吸衰竭的诊断标准为在海平面、标准大气压、静息状态、呼吸空气条件下，PaO_2<60mmHg，伴或不伴有 $PaCO_2$>50mmHg。仅有 PaO_2<60mmHg 为Ⅰ型呼吸衰竭；若伴有 $PaCO_2$>50mmHg 者，则为Ⅱ型呼吸衰竭。pH 可反映机体的代偿状况，有助于急性或慢性呼吸衰竭的鉴别。当 $PaCO_2$ 升高、pH 正常时，称为代偿性呼吸性酸中毒，若 $PaCO_2$ 升高、pH<7.35，则称为失代偿性呼吸性酸中毒。同时，临床上还要结合患者年龄、海拔高度、氧疗等多种因素具体分析。

2. 肺功能检测　通过肺功能的检测，能判断通气功能障碍的性质（阻塞性、限制性或混合性）及是否合并有换气功能障碍，并对其严重程度进行判断。而呼吸肌功能测试能够提示呼吸肌无力的原因和严重程度。但对于某些重症患者，肺功能检测受到一定限制。

通常的肺功能检测包括肺活量（VC）、用力肺活量（FVC）、第 1 秒用力呼气量（FEV_1）和呼气峰流速（PEF）等。

3. 胸部影像学检查 包括普通 X 线胸片、胸部 CT 和放射性核素肺通气/灌注扫描、肺血管造影等，有助于呼吸衰竭原因的分析。

4. 纤维支气管镜检查 对于明确大气道情况和取得病理学证据具有重要意义。

【治疗】

一、保持呼吸道通畅

对任何类型的呼吸衰竭，保持呼吸道通畅是最基本、最重要的治疗措施。气道不畅使呼吸阻力增加，呼吸功消耗增多，会加重呼吸肌疲劳；气道阻塞致分泌物排出困难将加重感染，同时也可能发生肺不张，使气体交换面积减少。气道如发生急性完全性阻塞，患者会因窒息而在短时间内死亡。保持气道通畅的方法主要有：

1. 昏迷患者应使其处于仰卧位，头后仰，托起下颌并将口打开。

2. 清除气道内分泌物及异物。

3. 必要时建立人工气道（一般包括简便人工气道、气管插管及气管切开）。气管插管和气管切开是重建呼吸通道最可靠的方法。在病情危重不具备插管条件时可应用简便人工气道临时替代，主要有口咽通气道、鼻咽通气道和喉罩。

二、氧疗

纠正缺氧是保护重要器官和抢救成功的关键，通过增加吸入氧浓度来纠正患者缺氧状态的治疗方法即为氧疗。对于急性呼吸衰竭患者，应给予氧疗。

1. 吸氧浓度 确定吸氧浓度的原则是保证 PaO_2 迅速提高到 60mmHg 或脉搏容积血氧饱和度（SpO_2）达 90% 以上的前提下，尽量减低吸氧浓度，避免长时间高浓度给氧而导致急性氧中毒。Ⅰ型呼吸衰竭的主要问题为氧合功能障碍而通气功能基本正常，较高浓度（>35%）给氧可以迅速缓解低氧血症而不会引起二氧化碳潴留；对于伴有高碳酸血症的急性呼吸衰竭，往往需要低浓度给氧，以免吸入氧浓度过高致血氧浓度迅速提高而抑制呼吸，加重二氧化碳潴留。

2. 吸氧装置

（1）鼻导管或鼻塞 优点为简单、方便，不影响患者咳痰、进食。缺点为氧浓度不恒定，易受患者呼吸的影响；因高流量时对局部黏膜有刺激，故氧流量不能大于 7L/min。吸入氧浓度与氧流量的关系：吸入氧浓度（%）= 21+4×氧流量（L/min）。

（2）面罩 主要包括简单面罩、带储气囊无重复呼吸面罩和文丘里（Venturi）面罩，其优点为吸氧浓度相对稳定，可按需调节，对鼻黏膜刺激小，缺点为在一定程度上影响患者咳痰、进食。

三、机械通气

当机体出现严重的通气和（或）换气功能障碍时，以人工辅助通气装置（呼吸机）来改善通气和（或）换气功能，即为机械通气。呼吸衰竭时应用机械通气能维持必要的肺泡通气

NOTE

量，降低 $PaCO_2$，改善肺的气体交换效能，使呼吸肌得以休息，有利于恢复呼吸肌功能。

急性呼吸衰竭患者昏迷逐渐加深，呼吸不规则或出现暂停，呼吸道分泌物增多，咳嗽和吞咽反射明显减弱或消失时，应行气管插管使用机械通气。机械通气过程中，应根据血气分析和临床资料来调整呼吸参数。机械通气的主要并发症为通气过度，造成呼吸性碱中毒；通气不足，加重原有的呼吸性酸中毒和低氧血症，出现血压下降、心输出量下降、脉搏增快等循环功能障碍；气道压力过高或潮气量过大可致气压伤，如气胸、纵隔气肿或间质性肺气肿；人工气道长期存在，可并发呼吸机相关肺炎（ventilator associated pneumonia，VAP）。

近年来，无创正压通气（non-invasive positive pressure ventilation，NIPPV）用于急性呼吸衰竭的治疗已取得了良好效果。经鼻/面罩行无创正压通气，无需建立有创人工气道，简便易行，与机械通气相关的严重并发症的发生率低。但患者应具备以下基本条件：①清醒能够合作；②血流动力学稳定；③不需要气管插管保护（即患者无误吸、严重消化道出血、气道分泌物过多且排痰不利等情况）；④无影响使用鼻/面罩的面部创伤；⑤能够耐受鼻/面罩。

四、呼吸兴奋剂

呼吸兴奋剂可兴奋呼吸中枢，临床应用应根据患者具体情况而定。患者低通气以呼吸中枢抑制为主者，呼吸兴奋剂疗效较好；若低通气是因呼吸肌疲劳或中枢反应低下引起者，则呼吸兴奋剂不能真正提高通气量；肺炎、肺水肿和肺广泛间质纤维化等引起的换气功能障碍者，应用呼吸兴奋剂则有弊无益。呼吸兴奋剂的使用原则：必须保持气道通畅，否则会促发呼吸肌疲劳，并进而加重二氧化碳潴留；脑缺氧、水肿未纠正而出现频繁抽搐者慎用；患者的呼吸肌功能基本正常；不可突然停药。常用的药物有尼可刹米和洛贝林，用量过大可引起不良反应。近年来这两种药物在西方国家几乎已被淘汰，取而代之的有多沙普仑（doxapram），该药对于镇静催眠药过量引起的呼吸抑制和COPD并发急性呼吸衰竭有显著的呼吸兴奋效果。

五、病因治疗

引起急性呼吸衰竭的病因较多，在积极纠正呼吸衰竭同时，针对不同病因采取适当的治疗措施十分必要，对治疗急性呼吸衰竭极为重要。

六、支持治疗，防止多器官衰竭

急性呼吸衰竭较慢性呼吸衰竭更易合并代谢性酸中毒，而酸碱平衡失调和电解质紊乱可以进一步加重呼吸衰竭及其他系统器官的功能障碍，并影响呼吸衰竭的治疗效果，因此应及时加以纠正。呼吸衰竭患者由于摄入不足或代谢失衡，往往存在营养不良，需保证充足的营养及热量供给。因呼吸衰竭往往会累及其他重要脏器，因此危重患者应及时转入ICU，加强对重要脏器功能的监测与支持，预防和治疗肺动脉高压、肺源性心脏病、肺性脑病、肾功能不全、消化道功能障碍和弥散性血管内凝血（DIC）等。特别要注意防治多器官功能障碍综合征（MODS）。

慢性呼吸衰竭

慢性呼吸衰竭是指某些慢性疾病，包括呼吸和神经肌肉系统疾病等，导致呼吸功能损害逐渐加重，经过较长时间才发展为呼吸衰竭。慢性呼吸衰竭虽有缺氧或伴二氧化碳潴留，但可通过机体代偿适应，生理功能障碍和代谢紊乱较轻。最常见的病因是慢性阻塞性肺疾病。

【病因病理】

一、西医病因病理

1. 病因　慢性呼吸衰竭的病因很多，凡是呼吸系统的任何一个组成部分（如口、鼻、咽喉、肺外气道、肺、中枢神经、运动神经、胸廓、胸膜、呼吸肌等）发生异常，以及构成呼吸的任何一个环节出现障碍，引起肺的通气和换气功能失调，均可导致呼吸衰竭。支气管、肺疾病，如 COPD、肺间质纤维化、重症肺结核、尘肺、肺结节病；胸廓和神经肌肉病变，如胸部手术、外伤、胸廓畸形、广泛胸膜增厚、严重的脊柱侧后凸、关节强直性脊柱炎；以及神经肌肉疾病，如重症肌无力、呼吸肌营养不良、脊髓侧索硬化症等。

2. 病理　详见前文。

二、中医病因病机

中医认为，本病多因久病肺虚、劳欲太过、屡感外邪，以致肺脾肾亏虚，痰浊、瘀血、水饮阻肺。

1. 久病劳欲　内伤久咳、支饮、久喘、久哮、肺痨等肺系慢性疾患，迁延失治，痰浊潴留，或劳累及房事过度，日久导致肺虚乃至脾、肾、心俱虚，成为发病的基础。

2. 感受外邪　肺虚则卫外不固，六淫外邪易反复乘虚而入，诱使本病常发作加重。

此病的病位在肺，与心、脾、肾关系密切。《三因极一病证方论·喘脉证治》云："夫五脏皆有上气喘咳，但肺为五脏之华盖，百脉取气于肺，喘既动气，故以肺为主。"本病病性多属本虚标实。本虚为肺、脾、肾亏虚，久则及心；标实为痰浊、瘀血、水饮内阻。

各种肺系疾病迁延不愈，致肺气虚损，病久可累及于脾、肾、心。肺之气阴不足，子盗母气，可致肺脾两虚；肺气虚累及于肾，肾虚则不纳气，气不归原，气逆于肺则喘促；肺失通调、脾失运化、肾失开阖，三者俱虚，则三焦决渎失司，水湿泛溢肌肤，致尿少、水肿，水气凌心射肺则心悸喘促。肺虚不能主治节，心脉瘀阻，心悸、喘促加重，面唇发绀，并可见颈部青筋显露。肺失宣肃、脾失转输、肾失温化，水湿内停，聚而为痰，痰蒙神窍，可致嗜睡、烦躁甚至昏迷；痰郁化热，引动肝风，可见抽搐；或因动血而致出血。晚期可因肺气欲绝，心肾阳衰而见亡阴亡阳之垂危证候。因此，肺、脾、肾、心虚损为产生本病的主要内因，感受外邪是引起本病的主要外因，痰浊壅肺、血瘀水阻是产生变证的主要根源。

【临床表现】

除导致慢性呼吸衰竭原发疾病的症状、体征外，主要临床表现是缺氧和二氧化碳潴留所致的呼吸困难和多脏器功能紊乱。

1. 呼吸困难　大多数患者最早出现的临床表现为慢性呼吸困难，由呼吸器官引起的周围性呼吸衰竭（如慢阻肺），表现为呼吸费力，严重时呼吸浅快，辅助呼吸肌活动加强，呈点头和抬肩呼吸。并发二氧化碳潴留，可出现浅慢呼吸和潮式呼吸，如发生二氧化碳麻醉时，无明显呼吸困难。中枢性呼吸衰竭的患者可无气促主诉，如中枢神经抑制、药物中毒则表现为呼吸匀缓，昏睡，严重者呈潮式呼吸、间歇性或抽泣样呼吸。

2. 神经精神症 慢性呼衰的缺氧多表现为智力或定向功能障碍。伴二氧化碳潴留时常表现为先兴奋（如失眠、烦躁、躁动、夜间失眠而白天嗜睡等）后抑制。兴奋症状出现时，切忌用镇静剂或安眠药，以免加重二氧化碳潴留，导致肺性脑病。肺性脑病表现为神志淡漠、肌肉震颤或扑翼样震颤、间歇抽搐、昏睡甚至昏迷。

3. 血液循环系统 长期缺氧、二氧化碳潴留引起肺动脉高压，发生右心衰，表现为全身体循环淤血体征，如全身浮肿、肝脏肿大、颈静脉怒张等。严重缺氧可致心律失常，血压升高，心率加快；严重缺氧致酸中毒时可引起心肌损害、周围循环衰竭、血压下降、心律失常、心脏停搏。二氧化碳潴留还可引起脑血管扩张，产生搏动性头痛。

【诊断】

呼吸衰竭由于病因、病史、症状、体征和实验室检查结果都有所不同，因此，除原发疾病和低氧血症导致的临床表现外，主要依靠血气分析进行诊断，尤其是 PaO_2 和 $PaCO_2$ 的测定。

慢性呼吸衰竭的血气分析诊断标准参见急性呼吸衰竭，但临床上Ⅱ型呼吸衰竭患者还可见氧疗后 $PaO_2 > 60mmHg$，而 $PaCO_2$ 仍高于正常水平。

【治疗】

一、治疗思路

慢性呼吸衰竭是由多种肺内或肺外疾病所致，除了对其基础疾病的治疗外，更重要的治疗原则是在保持呼吸道通畅的条件下，改善氧合功能的同时，积极纠正缺氧和二氧化碳潴留以及代谢功能紊乱，防止因缺氧而引起的多器官功能衰竭。

慢性呼吸衰竭多由呼吸系统的慢性疾病所造成，其病程迁延日久，病情反复发作，病理改变多为不可逆，肺功能进行性下降，进而病情逐渐加重，部分患者出现血流动力学的紊乱，并发肺心病。因此，临床上患者常出现气短、乏力、易感冒，部分患者出现水肿、纳差等症状。同时，由于基础疾病多为气道炎症性疾病，气道炎症和黏液高分泌为其主要病理改变，咳嗽咳痰常持续存在。中医认为上述症状多属于"气虚""血瘀"和"痰浊"的证候范畴，结合西医的发病机制和病理改变，其基本病机为肺肾气虚、痰瘀互结。因此，可给予补肺益肾、化痰祛瘀治疗。同时，由于慢性呼吸衰竭易出现全身多系统的损害，常需要综合治疗，中医冬病夏治、中医膏方、中医康复等传统特色治疗，均为有益的补充治疗。

二、西医治疗

1. 保持呼吸道通畅 呼吸衰竭患者可因多种原因引起呼吸道阻塞而死亡，必须在氧疗和改善通气之前，采取措施，使呼吸道保持通畅。要注意清除口腔、咽部分泌物和胃内反流物，预防呕吐物吸入支气管，造成支气管阻塞。可用多孔导管将口腔、鼻腔、咽喉部的分泌物和胃内反流物吸出。对痰多、黏稠不易咯出者，可用0.9%氯化钠注射液加 α-糜蛋白酶、庆大霉素做超声雾化吸入。让患者多翻身，拍背，并鼓励患者咳痰。对有气道痉挛的患者，雾化吸入支气管扩张剂（如0.1%～0.2%沙丁胺醇，或氨茶碱），以协助痰液排出。

如病情危重，以上处理无效者，应做气管插管或气管切开建立人工气道。

2. 氧疗　对呼吸衰竭患者增加吸入氧浓度，提高肺泡内氧分压，提高动脉血氧分压和血氧饱和度，是增加可利用氧的方法。鉴于氧疗过度有时可能抑制通气，导致 $PaCO_2$ 进一步升高，应根据呼衰的不同类型给氧。

COPD 是导致慢性呼吸衰竭的常见疾病，患者常伴有二氧化碳潴留而表现为 II 型呼吸衰竭，氧疗时要注意应给予持续低浓度（<35%）吸氧，因为 II 型呼衰患者缺氧伴二氧化碳潴留是由于通气不足所致，其呼吸中枢化学感受器对二氧化碳反应性差，如吸入高浓度氧，PaO_2 迅速升高，使外周化学感受器失去了低氧血症的刺激，患者呼吸浅慢，肺泡通气量下降，$PaCO_2$ 升高，严重者呈二氧化碳麻醉状态。同时在严重缺氧时，根据血红蛋白氧离解曲线的特性，PaO_2 与 SaO_2 的关系处于氧离解曲线的陡直段，PaO_2 稍有升高，SaO_2 便有较多的增加，因此，低流量给氧便可解除严重缺氧。由于缺氧未完全纠正，故仍能刺激化学感受器，维持对通气的刺激作用。常采用的方法是调节吸入氧浓度，使 PaO_2 在 60mmHg 以上或 SaO_2 在 90% 以上。

3. 抗感染治疗　感染是慢性呼吸衰竭急性加重最常见的诱因，一些非感染因素诱发的呼吸衰竭也易继发感染，因此，控制感染极为重要。而机械通气和免疫功能低下的患者可反复发生感染，且不易控制。抗感染可根据痰培养和药物敏感试验结果来选择有效的药物。

4. 机械通气　机械通气已成为呼吸衰竭的主要治疗手段，应根据病情选用无创或有创机械通气，增加通气量，降低 $PaCO_2$，改善肺的气体交换效能，使呼吸肌得到休息，有利于恢复呼吸肌的功能。二氧化碳潴留主要是肺泡通气不足引起的，只有增加肺泡通气量才能有效地排出二氧化碳。在 COPD 急性加重早期给予无创机械通气可防止呼吸功能不全加重，减少后期气管插管率，改善预后。

5. 呼吸兴奋剂的应用　慢性呼吸衰竭患者必要时可选用呼吸兴奋剂，如阿米三嗪是口服的呼吸兴奋剂，它主要刺激颈动脉窦和主动脉体化学感受器，兴奋呼吸中枢，增加通气量，还能改善通气/血流比例，提高动脉血氧分压。每次 50~100mg，口服，每日 2 次。大剂量口服可出现恶心、呕吐等消化道症状；静脉推注可发生心动过缓，有严重肺动脉高压者慎用。

6. 纠正酸碱平衡失调和电解质紊乱　慢性呼吸衰竭常有二氧化碳潴留，导致呼吸性酸中毒，其发生为慢性过程，机体常以增加碱储备来代偿。当以机械通气等方法迅速纠正呼吸性酸中毒时，增加的碱储备使 pH 值升高，进而造成严重损害，故纠正呼吸性酸中毒应注意纠正潜在的代谢性碱中毒。

（1）呼吸性酸中毒　发生频率高，由于肺泡通气功能不足，二氧化碳潴留所致，故治疗主要是改善肺泡通气量，促使二氧化碳排出，一般不用补碱来纠正。因为碳酸氢钠分解产生二氧化碳，反而加重呼吸性酸中毒。

（2）呼吸性酸中毒合并代谢性酸中毒　由于低氧血症，血流量不足，心排血量减少和周围循环障碍，可使体内固定酸（如乳酸）增加，肾功能损害，影响酸性代谢产物排泄，故可发生呼吸性酸中毒合并代谢性酸中毒。应适当给予补碱治疗，如补充 5% 碳酸氢钠毫升数为 ［正常 HCO_3^-（mmol/L）－测得 HCO_3^-（mmol/L）］×0.5×体重（kg），或先一次给予 5% 碳酸氢钠 100~150mL 静脉滴注，使 pH 值升至 7.25 左右即可，不宜急于将 pH 值调至正常范围，否则有可能加重二氧化碳潴留。

（3）呼吸性酸中毒合并代谢性碱中毒　由于利尿剂的应用和患者进食少、慢性呼吸性酸中毒机械通气不当，使二氧化碳排出过多或碱性药物补充过量，可产生代谢性碱中毒，应适当

NOTE

补氯补钾。如 pH>7.45 而 $PaCO_2$ 不高（≤60mmHg）时，可用醋氮酰胺，促进肾脏排出 HCO_3^-，常用量为 0.25g，口服 1~2 次即可。也可用精氨酸静脉滴注纠正代谢性碱中毒。

7. 支持治疗　慢性呼衰患者可因营养不良引起机体免疫力下降，感染不易控制，呼吸肌疲劳，而发生呼吸泵衰竭，甚至死亡。故应及时经口服、鼻饲管等途径给予补充高蛋白、高脂肪、低碳水化合物以及适量的多种维生素和微量元素的饮食，严重者可静脉给予营养治疗。

三、中医治疗

1. 痰浊阻肺证

症状：呼吸急促，喉中痰鸣，痰涎黏稠，不易咯出，胸中窒闷，面色暗红或青紫，唇舌紫暗，苔白或白腻，脉滑数。

治法：化痰降气，活血化瘀。

方药：二陈汤合三子养亲汤加减。痰浊化热，咳痰黄稠，加苦参、贝母、鱼腥草清化痰热。

2. 肺肾气虚证

症状：呼吸短浅难续，甚则张口抬肩，不能平卧，胸满气短，心悸，咳嗽，痰白如沫，咯吐不利，形寒汗出，舌淡或黯紫，苔白润，脉沉细无力或结代。

治法：补益肺肾，纳气平喘。

方药：补肺汤合参蛤散加减。若阳气虚衰见形寒怕冷加肉桂、细辛温阳散寒；气虚血瘀，面唇发绀，可加当归、丹参、赤芍活血化瘀；兼伤阴低热，舌红少苔，加玉竹、麦冬、知母、生地黄养阴清热。

3. 脾肾阳虚证

症状：咳喘，心悸怔忡，不能平卧，动则尤甚，腹部胀满，浮肿，肢冷尿少，面青唇绀，舌胖紫黯，苔白滑，脉沉细或结代。

治法：温肾健脾，化湿利水。

方药：真武汤合五苓散加减。血瘀可加红花、赤芍、泽兰、北五加皮行瘀利水；若阳虚不化，水肿势剧，心悸喘满，则加沉香、椒目、葶苈子行气逐水。

4. 痰蒙神窍证

症状：呼吸急促，或伴痰鸣，神志恍惚，谵语，烦躁不安，嗜睡，甚则抽搐、昏迷，颜面发绀，舌暗紫，苔白腻，脉滑数。

治法：涤痰开窍，息风止痉。

方药：涤痰汤送服安宫牛黄丸或至宝丹。若痰热内盛，身热，神昏谵语，可加菖蒲、郁金、葶苈子、竹沥、桑白皮、天竺黄以清热化痰开窍；肝风内动，抽搐者，加钩藤、全蝎、羚羊角粉凉肝息风；血瘀明显，唇甲发绀，加桃仁、红花、丹参活血通脉；热伤血络，皮肤黏膜出血、咯血、呕血、便血者，加水牛角、生地黄、丹皮、生大黄、紫草等清热凉血止血。

5. 阳微欲脱证

症状：喘逆剧甚，张口抬肩，鼻翼扇动，面色苍白，冷汗淋漓，四肢厥冷，烦躁不安，面色紫暗，舌紫暗，脉沉细无力或脉微欲绝。

治法：益气温阳，固脱救逆。

方药：独参汤灌服，同时用参麦注射液或参附注射液静脉滴注。

【预后】

呼吸衰竭是内科的危重病，常导致患者死亡。死亡率的高低与能否早期诊断、积极合理治疗密切相关。慢性呼吸衰竭早期氧疗有可能延长患者的生命和提高生活质量。

【预防与调护】

注意保暖，房间经常通风，保持室内合适的温度、湿度。防止受凉感冒，积极锻炼（如散步、气功、太极拳等）。戒烟、戒酒，加强营养，忌辛辣甜黏肥腻之品，以免内生痰湿。缓解期采用中医"冬病夏治""扶正固本"的方法，服用中药增加机体免疫力。有条件者可实施家庭氧疗。

第七节　急性呼吸窘迫综合征

急性呼吸窘迫综合征（acute respiratory distress syndrome，ARDS）是指由心源性以外的各种肺内外致病因素导致的急性、进行性呼吸衰竭。急性肺损伤（acute lung injury，ALI）和 ARDS 具有性质相同但程度不同的病理生理改变，ARDS 是严重的 ALI。ALI 和 ARDS 主要病理特征为由于肺微血管通透性增高而导致的肺泡渗出液中富含蛋白质的肺水肿及透明膜形成，并可伴有肺间质纤维化。由中性粒细胞为介导的肺脏局部炎症反应是形成肺毛细血管通透性增高性肺水肿的病理基础。病理生理改变以肺顺应性降低、肺容积减少、肺内分流增加及通气/血流比值失调为主。临床表现为呼吸频数和呼吸窘迫、顽固性低氧血症。

ALI 和 ARDS 为同一疾病过程的两个阶段。ALI 概念的提出主要有三个意义：①强调了 ARDS 的发病是一个动态过程。致病因子通过直接损伤，或通过机体炎症反应过程中细胞和相应介质间接损伤肺毛细血管内皮和肺泡上皮，形成 ALI，逐渐发展为典型的 ARDS。②可在 ALI 阶段进行早期治疗，提高临床疗效。③按不同发展阶段对患者进行分类（严重性分级），有利于判断临床疗效。

在第二次世界大战的伤员中，人们首先认识了急性呼吸窘迫综合征，当时称为"创伤性湿肺"。1972 年开始将此综合征称为成人呼吸窘迫综合征（ARDS），以便与新生儿呼吸窘迫综合征相区别。1992 年在西班牙巴塞罗那欧美学者达成共识，以急性（acute）代替成人（adult），称为急性呼吸窘迫综合征（ARDS），1994 年最终达成统一公认的 ARDS 诊断标准。1999 年 9 月 18 日我国在昆明呼吸衰竭学术研讨会上讨论修改了诊断标准。2011 年欧美呼吸与危重症领域专家在柏林提出了新的 ARDS 诊断标准即柏林标准，根据氧合指标将 ARDS 的严重程度进行了分级。美国目前有 ARDS 病人 15 万之多，我国近几年 ARDS 病例数日渐增多。ARDS 为临床上常见的危重疾病之一，近年来对 ARDS 虽然进行了大量的研究，在其发病机理、病理生理和呼吸支持方面有了显著进展，但仍未完全阐明，死亡率仍高达 50%~70%。

本病以进行性加重的呼吸困难、发绀为主要临床表现，可归属于中医"喘证""喘脱"范畴。

NOTE

【病因病理】

一、西医病因病理

（一）病因

ARDS 的发病机制错综复杂，目前尚未完全阐明，包括肺内因素（直接因素）和肺外因素（间接因素）（见表1-4）。

1. 肺内因素　是指对肺的直接损伤，包括：

（1）化学性因素　如吸入毒气（氨、氯气、二氧化硫）、烟尘、胃内容物（pH<2.5 时，可使肺泡 I 型上皮细胞坏死、脱落，并破坏肺泡毛细血管）及氧中毒（吸入高浓度的氧时，氧自由基的生成速度快，超过了组织抗氧化系统的清除能力，也可引起 ALI）等。

（2）物理性因素　如肺挫伤（肺挫伤后即刻的病理变化为肺不张和肺出血，是引起 ALI 的一个重要原因。挫伤36 小时内引起肺功能失常的主要因素为肺间质和肺泡水肿及弥散功能障碍，特别是分流的增加，最终导致低氧血症）、放射性损伤等。

（3）生物性因素　如重症肺炎（细菌内毒素直接损伤肺泡毛细血管，受伤的肺组织或血液成分能释放多种炎性介质，使肺血管通透性增强，并致肺血管痉挛和支气管收缩）。

2. 肺外因素　包括严重休克、感染中毒症、严重非胸部创伤、大面积烧伤、大量输血、急性胰腺炎、器官移植、子痫、空气或羊水栓塞、糖尿病酮症酸中毒、尿毒症、肝功能衰竭、药品或麻醉品（如海洛因、美沙酮、巴比妥类、镇痛剂、噻嗪类利尿剂、水杨酸盐、秋水仙碱、阿糖胞苷、乙氯戊烯炔醇、硫酸镁等）中毒等。

表1-4　急性肺损伤/急性呼吸窘迫综合征的高危因素

肺内因素	肺外因素
吸入性肺损伤（胃内容物、高浓度氧、烟雾、氨、可卡因、腐蚀性气体）	神经系统疾病（蛛网膜下腔出血、缺氧、创伤、癫痫）
溺水	革兰阳性或阴性细菌引起的感染中毒症
肺炎（细菌、病毒、真菌）	非胸廓创伤（尤其是头部创伤）、灼伤
粟粒性肺结核	休克（心源性、脓毒性、过敏性、出血性）
高原性肺水肿	急性胰腺炎、糖尿病酮症酸中毒、尿毒症
肺挫伤	白细胞凝集反应、弥散性血管内凝血
放射性肺损伤	体外循环
	大量输血
	药物中毒（海洛因、镇痛药、抗肿瘤药、噻嗪类利尿剂）
	肺栓塞（血栓、空气栓塞、脂肪栓塞）
	肿瘤扩散
	妊娠并发症

（二）发病机制

ARDS 为许多原发疾病引起，发病机制错综复杂。虽然肺损伤的机制迄今尚未完全阐明，但已确认它是系统性炎症反应综合征的一部分。除有些致病因素对肺泡膜的直接损伤外，更重要的是多种炎症细胞（中性粒细胞、巨噬细胞、血小板）及其释放的炎性介质介导的肺炎症反应，最终引起肺泡膜损伤、通透性增加和微血栓形成，并可造成肺泡上皮损伤，表面活性物质（PS）减少和消失，加重肺水肿和肺不张，从而引起肺的氧合功能障碍，导致顽固性低氧血症。

许多介质和细胞因子都不同程度地参与了 ALI/ARDS 的发病过程，包括白细胞介素-1（IL-

1）、白细胞介素-8（IL-8）、肿瘤坏死因子-α（TNF-α）、血小板活化因子（PAF）、补体、超氧化物、黏附分子等。中性粒细胞在肺内迁移、聚集、激活，通过损伤肺毛细血管内皮细胞（PCEC），以及通过释放、激活补体、凝血和纤溶系统等，诱发其他炎性介质的释放，并通过"呼吸爆发"即瀑布效应（sequestration）释放氧自由基［OR，是重要的炎症介质之一，它可使释放蛋白水解酶（PMN）向炎症区游走、聚集，激活并释放溶酶体酶，损伤血管内皮，引起血管通透性增加，可导致严重的肺组织损伤］、花生四烯酸代谢产物（AAM）、蛋白酶、炎性介质（如 LTC$_4$ 和 LTD$_4$ 均具有收缩支气管平滑肌和毛细血管的作用，增加血管通透性，可直接引起肺水肿），出现恶性循环，这可能是 ARDS 难以治愈的重要原因之一。肺泡巨噬细胞、嗜酸性粒细胞、肺毛细血管内皮细胞的参与是 ALI 与 ARDS 发病的重要细胞学机制。此外，基质金属蛋白酶的表达和活性明显增加，加速了肺损伤与损伤后肺重建。

许多引起 ALI 发生的因素可延迟中性粒细胞的凋亡，使中性粒细胞的作用持久发挥，引起过度的失控和炎症反应。因此促进中性粒细胞的凋亡有可能是治疗 ALI 和 ARDS 的手段之一。

随着近年系统性炎症反应综合征（systemic inflammatory response syndrome，SIRS）和代偿性抗炎症反应综合征（compensatory anti-inflammatory response syndrome，CARS）理论的提出，对炎症的病理生理过程认识更加深刻。SIRS 即指机体失控的自我持续放大和自我破坏的炎症反应；CARS 是指与 SIRS 同时启动的一系列内源性抗炎介质和抗炎性内分泌激素引起的抗炎反应。若 SIRS 和 CARS 病变发展过程中发生平衡失调，则可导致多器官功能障碍综合征（MODS）。

肺内炎性介质和抗炎介质的平衡失调，亦是 ALI 与 ARDS 发生、发展的重要环节。ALI 和 ARDS 发生时，除有炎性介质的增加，尚有 IL-4、IL-10、IL-13 等多种抗炎介质释放不足。

研究发现，体内一些神经肽/激素［如血管活性肠肽（VIP）、胆囊收缩素（CCK）、生长激素］在 ALI、ARDS 中具有一定抗炎作用。加强对体内保护性机制的研究，使体内炎性介质与抗炎介质达到平衡十分重要。

ALI 在上述多种发病机制基础上，可进一步发生弥散、通气功能障碍和通气/血流比例失调，导致 ARDS。由于肺毛细血管内皮细胞和肺泡上皮细胞（PC）损伤，肺泡膜通透性增加，引起肺间质和肺泡水肿；肺表面活性物质减少或消失，导致小气道陷闭，透明膜形成，肺泡萎陷不张，肺顺应性降低，从而引起肺的氧合功能障碍，导致顽固性低氧血症。由于病变不均匀，以重力依赖区（dependent regions，仰卧时靠近背部的肺区）最重，肺水肿和肺不张占据了该区，通气功能极差，而在非重力依赖区（non-dependent regions，仰卧时靠近胸前壁的肺区）的肺泡通气功能基本正常。由于肺泡萎陷功能残气量减少，有效参与气体交换的肺泡数量减少，故称 ARDS 肺为"婴儿肺"（baby lung）。上述病理改变引起弥散障碍和肺内分流，造成严重的低氧血症和呼吸窘迫。

呼吸窘迫的发生机制主要有：①低氧血症刺激颈动脉窦和主动脉体化学感受器，反射性刺激呼吸中枢，产生过度通气；②肺充血、水肿刺激毛细血管旁 J 感受器，引起反射性呼吸加深、加快，导致呼吸窘迫。早期由于呼吸的代偿，$PaCO_2$ 表现为正常或降低。严重者，由于肺通气量减少以及呼吸窘迫加重呼吸肌疲劳，可导致高碳酸血症。

（三）病理

ARDS 的发病机制错综复杂，目前尚不完全清楚，但病理生理和临床过程基本上并不依赖于特定病因，共同的 ARDS 病理基础为肺泡-毛细血管膜的急性损伤，主要病理改变为肺广泛

NOTE

性充血水肿和肺泡内透明膜形成。其病理过程可分为三个阶段，即渗出期、增生期和纤维化期，三个阶段常重叠存在。ARDS 肺组织的大体表现为肺呈暗红色或暗紫色的肝样变，可见水肿、出血，重量明显增加，切面有液体渗出，故有"湿肺"之称。显微镜下可见肺毛细血管充血、出血、微血栓形成，肺间质和肺泡内有富含蛋白质的水肿液及炎症细胞浸润。约经 72 小时后，由凝集的血浆蛋白、细胞碎片、纤维素及残余的肺表面活性物质混合形成透明膜，伴灶性或大片肺泡萎陷，可见 Ⅰ 型肺泡上皮受损坏死。经 1~3 周，逐渐过渡到增生期和纤维化期，可见 Ⅱ 型肺泡上皮、成纤维细胞增生和胶原沉积。部分肺泡的透明膜经吸收消散而修复，亦可有部分形成纤维化。ARDS 患者容易合并肺部继发感染，可形成肺小脓肿等炎症改变。

二、中医病因病机

ARDS 多因感受外邪、创伤瘀毒，或内伤久病体虚，而致邪毒或瘀毒内伤肺肾，使气血郁闭，脏气衰惫而成。

1. 感受外邪　六淫或疫毒直中于肺，肺气郁闭，痰浊内生，逆而为喘。肺主气而朝百脉，心主血，肺气闭塞，易致心血不畅，加重肺气闭塞。

2. 创伤瘀毒　外伤失血气脱，使肺气衰败，肺失肃降而喘逆；胸部创伤，肺络受伤，肺体受损，气血失和，血瘀内结，肺络不畅，血脉瘀阻，浊气内逆，清气亏少，脏真受伤而生痰湿，逆而为喘。

3. 内伤久病　宿疾恶化或医治失当，肺气虚损，或他脏虚损传肺，久病迁延，肺肾俱虚，以致气阴衰败，肾不纳气，元阳欲绝，气虚欲脱而致喘息不能卧。

ARDS 病位在于肺肾，热毒、瘀血闭郁肺气，或久病肺肾之气虚疲，而致上气喘促，为本病基本病机特点。病理性质总属本虚标实，虚实夹杂，虚为肺肾亏虚，实表现为热毒瘀血。肺气被邪毒所遏，失其宣肃，内生痰浊，肺气上逆而为喘促息数，呼吸窘迫。或创伤所致热毒瘀肺，或疫毒炽盛，灼伤肺络，痰瘀互结，阻碍气机，致肺气上逆而喘。内伤久病，病情恶化，日渐危笃，肺气欲绝，气阴两伤，易致正气脱竭而死。

【临床表现】

一、症状

ARDS 多发生于脓毒血症、严重创伤、休克、误吸、急性胰腺炎等原发病发展过程中，易误认为原发病情加重而被忽视。

1. 起病急剧而隐袭，多在原发病后 5 天内发生，常为原发病症状所掩盖，极易误诊。发病早期易与肺部感染或右心衰竭相混淆。

2. 呼吸频数（>28 次/分）、窘迫，吸气时可见三凹征。老年体弱或女性患者，呼吸频率超过 20 次/分，应引起重视。

3. 缺氧症状：随着病情的发展，唇和指（趾）甲发绀逐渐加重，常规氧疗不能改善，亦不能用原发心肺疾病（如肺气肿、肺炎、气胸、肺不张、心力衰竭等）解释。

二、体征

呼吸急促而困难、发绀。除有原发疾病的体征外，发病早期可无异常体征，或仅可闻及双肺少量细湿啰音，后期可闻及水泡音，可有管状呼吸音。

【实验室及其他检查】

1. 动脉血气分析　典型改变为 PaO_2 降低，常低于 60mmHg。即使吸入气中氧浓度分数（FiO_2）>0.5，PaO_2 仍低于 50mmHg 时，可作为判断 ARDS 的一项重要指标。其中 PaO_2/FiO_2（氧合指数，即氧分压与吸入氧浓度的比值）最为常用，氧合指数降低是 ARDS 诊断的必要条件（正常值为 400~500，急性肺损伤时<300，ARDS 时<200）。ARDS 早期因过度通气，$PaCO_2$ 常低于 30mmHg 或更低。晚期因组织严重缺氧，代谢性酸中毒加重，$PaCO_2$ 升高，说明病情加重，预后不良。

2. 床旁肺功能监测　ARDS 的早期诊断非常困难，尚无统一的诊断标准。ARDS 时肺顺应性降低，无效腔通气量比例（VO/VT）增加，但无呼气流速受限。顺应性的改变对严重性评价和判断有一定的意义。

3. 血流动力学监测　ARDS 与左心衰竭鉴别有困难时，可通过置入 Swan-Ganz 导管测定肺动脉楔压（PAWP），这是反映左房压较可靠的指标。PAWP 一般<12mmHg，若>18mmHg，则支持左心衰竭的诊断。

4. 胸部 X 线检查　早期多无异常，有时可出现轻度间质改变，呈边缘模糊的肺纹理增多，病情发展，可逐渐出现斑片状阴影，甚至相互融合呈大片浸润阴影，其中可见支气管充气征。其演变快速多变符合肺水肿的特点。后期出现肺间质纤维化，心影边缘不清或消失。

【诊断与鉴别诊断】

一、诊断

目前诊断主要依靠病史、临床表现、体征、胸部 X 线检查及动脉血气分析等综合判断。早期诊断，早期治疗，降低死亡率，是 ARDS 当今研究的重要课题。1992 年美国胸科医师学会和危重病学会举行系列协商会议，于 1994 年颁布了公认的 ARDS 诊断标准。在此基础上，我国 2000 年（昆明）呼吸衰竭学术研讨会通过 ALI/ARDS 诊断标准如下：

1. 有 ALI/ARDS 发病的高危因素　①直接肺损伤因素：严重肺感染、胃内容物吸入、肺挫伤、吸入有毒气体、淹溺、氧中毒等；②间接肺损伤因素：感染中毒症（sepsis）、严重的非胸部创伤、重症胰腺炎、大量输血、体外循环、弥漫性血管内凝血（DIC）等。

2. 急性起病、呼吸频数和（或）呼吸窘迫。

3. 低氧血症　ALI 时 $PaO_2/FiO_2 \leqslant 300mmHg$；ARDS 时 $PaO_2/FiO_2 \leqslant 200mmHg$。

4. 胸部 X 线检查显示两肺浸润阴影。

5. 肺动脉楔压（PAWP）$\leqslant 18mmHg$ 或临床上能除外心源性肺水肿。

凡符合以上五项条件者，可以诊断 ALI 或 ARDS。

二、鉴别诊断

ARDS 以呼吸困难和肺水肿为突出的临床表现，应注意与以下疾病鉴别。

1. 心源性肺水肿　常见于高血压性心脏病、冠状动脉硬化性心脏病、心肌炎、心肌病、瓣膜性心脏病等各种心脏疾病引起的急性左心功能不全。心源性肺水肿时水肿液中蛋白质含量

NOTE

不高，患者卧位时呼吸困难加重，咯粉红色泡沫样痰，肺部湿啰音多在肺底部，采用强心剂、利尿剂疗效好。

2. 非心源性肺水肿　可见于多种情况，如输液过量、血浆胶体渗透压降低、肝硬化、肾病综合征以及胸腔抽液、抽气过多、过快引起的肺复张后肺水肿。

3. 急性肺栓塞　起病突然，可有剧烈胸痛、发热、呼吸困难、发绀、咯血、烦躁不安等症状，有心动过速、肺部湿啰音、胸膜摩擦音或胸腔积液等体征。

另外，还应与自发性气胸、急性心肌梗死、大片肺不张、肺间质纤维化、上气道阻塞等疾病鉴别。

【治疗】

一、治疗思路

ARDS 患者主要表现为急性进行性呼吸窘迫，呼吸频数，明显缺氧，是一种急性呼吸系统危重症，其治疗必须遵循呼吸病学与危重病医学紧密结合的原则，并在严密监护下进行。治疗目标包括：改善肺氧合功能，纠正缺氧，保护器官功能，防治并发症和治疗基础疾病，防止缺氧造成的多器官功能衰竭。治疗措施包括：积极治疗原发疾病，氧疗，常规给氧方法不能纠正缺氧时，应尽早给予机械通气，控制感染，以及调节机体液体平衡等。因此，ARDS 应以西医治疗为主，机械通气乃是重要的治疗手段。

中药常采用保留灌肠的方法，撤除呼吸机，给予清热解毒、活血化瘀等法治疗。在恢复期给予滋阴温阳、补肾纳气等中药治疗，对促进患者早日康复可起到积极的作用。

二、西医治疗

1. 氧疗　ARDS 一旦诊断，应立即给予氧疗，采取有效措施，尽快提高 PaO_2，一般给予高浓度吸氧，使 $PaO_2 \geq 60mmHg$，或使 $SaO_2 \geq 90\%$。轻者可面罩给氧，多数患者需用机械通气给氧。为维持适当氧合，ARDS 患者需较高浓度氧疗，而浓度过高或时间过长又可能导致氧中毒。一般吸入氧气浓度低于 60% 不会对肺组织造成损伤，故在维持适当氧合的基础上，应尽量将氧浓度降至 60% 以下。若 SaO_2 低于 90%，尤其是 85% 的情况下，容易导致重要脏器的缺氧性损伤，必须提高氧浓度，待氧合改善后，再将氧浓度降至安全水平以下。机械通气，尤其是合理应用呼气末正压通气（PEEP）时，氧中毒的机会显著减少。

2. 机械通气　目前 ARDS 机械通气的指征虽无统一标准，但大多数学者认为一旦确诊应尽早进行机械通气。应用机械通气的主要适应证是低氧血症，ALI 阶段的早期患者可试用无创正压通气，无效或病情加重时尽快气管插管或切开行有创机械通气。机械通气的目的是提供充分的通气和氧合，以支持各器官功能。ARDS 的机械通气以减轻或不加重肺损伤为原则，故强调"最佳" PEEP、低平台、适当潮气量和呼吸频率，称为"保护性肺通气"。主要措施如下：

（1）呼气末正压通气（PEEP）　为保障适当的组织供氧量，应采用呼气末正压通气为主的综合治疗。呼气末正压通气是治疗 ARDS 的主要手段，其改善氧合的作用包括以下几点：①适当的 PEEP 可使呼气末肺容量增加，扩张陷闭肺泡和小气道；②减轻肺泡和肺间质水肿，改善肺泡弥散功能和通气/血流比例，减少肺内分流，改善氧合功能和肺顺应性；③减少肺血流总量。

（2）小潮气量 ARDS时，为防止肺泡过度充气，机械通气时采用小潮气量，即6~8mL/kg，将吸气压控制在30~35cm H_2O 以下。为保证小潮气量，可允许一定程度的二氧化碳潴留和呼吸性酸中毒（pH 7.25~7.30）。合并代谢性酸中毒时，需适当补碱。

注意：在呼吸支持治疗中，保持呼吸道畅通，合理的湿化，及时的吸引和引流，防止气压伤，预防交叉感染和氧中毒等并发症的发生等亦非常重要。

3. 原发疾病的治疗 原发疾病是引起ALI/ARDS的最重要原因，应及时治疗。如休克的纠正，骨折的固定，严重感染的抗生素治疗，制止炎症反应对肺的进一步损伤。

4. 改善血流动力学 对ARDS患者为了防止心输出量的降低，必要时需补充全血和电解质平衡液，使充盈压保持在15~17mmHg。如心脏指数（CI）下降，心脏收缩力降低时，可使用氯化钙、多巴胺、强心剂等以增强其收缩力。合理使用PEEP能产生最大的肺顺应性，对氧输送量和血流量的影响最小。

5. 药物治疗

（1）肾上腺糖皮质激素 主要具有以下功效：①可抑制花生四烯酸（AA）代谢，产生 PLA_2 抑制因子，从而抑制细胞膜上的磷脂代谢，减少AA的合成及 TXA_2 的产生；②抑制PMN、血小板聚集及微血栓形成；③具有广泛的抗炎、减轻毛细血管通透性等作用；④减少溶酶体酶释放，阻止巨噬细胞产生和释放 TNF-α、IL-1 等炎症介质；⑤增加肺表面活性物质的合成，减轻微肺不张等。ARDS病人应严格控制适应证，凡脓毒血症或严重感染引起的ARDS患者，激素应忌用或慎用。凡不能排除感染的ARDS患者使用皮质激素时，应于48小时停用，更不能作为常规使用。但对可引起感染性休克的原发病或急性出血性胰腺炎引起的休克，早期应用糖皮质激素（地塞米松20~40mg/d），对于控制ARDS病情有一定的帮助。

（2）血管扩张剂 山莨菪碱（654-2）不仅能阻断胆碱能受体，解除小血管痉挛，还能减轻溶酶体对肺组织的损伤，抑制血小板聚集，减轻肺微血栓的形成，可尽早应用，但量不宜大，不宜久用，一般用10~20mg，每6小时静滴1次，病情改善后酌情减量或停用。

6. 液体管理、纠正酸碱失衡和水电解质紊乱 对ARDS患者为减轻肺水肿，应合理限制液体入量，以可容许的低循环容量来维持有效循环，使肺保持相对"干"的状态。在血压稳定的前提下，液体出入量宜轻度负平衡。ARDS因有效血容量不足休克时，应补充血容量。若因创伤出血过多，必须输血，注意输血切忌过量，滴速不宜过快，最好输入新鲜血。严重缺氧或伴二氧化碳潴留者，可发生混合性酸中毒，应及时补充碱性药物（如5%碳酸氢钠）。

7. 支持治疗 ARDS患者常处于高代谢状态，能量消耗增加，应补充足够的营养。ARDS急性期患者，应及时补充热量和蛋白、脂肪等营养物质。静脉营养可引起感染和血栓形成等并发症，应提倡全胃肠营养，不仅可避免静脉营养的不足，而且能保护胃肠黏膜，防止肠道菌群移位。ARDS患者应在ICU中严密监视，动态监测呼吸、循环、水电解质、酸碱平衡等，有利于及时调整治疗方案。

三、中医治疗

1. 热毒袭肺证

症状：喘促气急，或张口抬肩，不能平卧，高热烦渴，面唇发绀，舌质绛，苔薄白或薄黄，脉洪数。

治法：清热解毒，宣肺降逆。

方药：清瘟败毒饮合麻杏石甘汤加减。热入营血，舌绛，可合犀角地黄汤清营凉血；血瘀发绀者，则加丹参、川芎活血化瘀；热结腑实而见便秘者，可加大黄，或用大承气汤保留灌肠，通腑泄热。

2. 痰热壅肺证

症状：喘促气涌，咳嗽痰多，黏稠色黄，或痰中带血，伴胸中烦热，咽干口渴，尿赤便秘，舌红，苔黄腻，脉滑数。

治法：清热化痰，肃肺平喘。

方药：清金化痰汤加减。痰热胶结而见痰多黏稠，加海蛤粉、胆南星清热化痰；腑气不通而见便秘者，加大黄、厚朴、枳实、芒硝通腑泻肺。

3. 气阴两伤证

症状：喘促气短，动则尤甚，痰少或稀薄，声低懒言，自汗畏风，身倦乏力，心烦，口干面红，舌质淡红，苔薄白或少苔，脉沉细数或弱。

治法：益气养阴。

方药：生脉散合补肺汤加减。若肺阴虚甚者，酌加百合、沙参、玉竹滋阴润肺；阳虚有寒者，可加干姜、吴茱萸温阳散寒。

4. 心肾阳虚证

症状：喘气急促，张口抬肩，呼多吸少，动则喘甚，神疲气短，汗出肢冷，面青唇紫，舌质淡，脉沉细无力。

治法：温通心肾。

方药：参附汤加味。或参附注射液静脉滴注。肾气虚动则喘甚者，加沉香纳气平喘；阳虚明显见汗出肢冷者，加肉桂、干姜温通心肾；血瘀较重见面青唇紫者，加赤芍、丹参、川芎活血化瘀。

【预后】

ARDS 属危重病，病情凶险，死亡率高达 50%~70%，其预后与基础疾病严重程度和治疗是否及时得当有关，死亡病例的 1/3 与原发病有关，多见于疾病早期（3 天）。不可逆性低氧血症或顽固性呼吸性酸中毒导致的死亡仅占 6%~11%，其余大多数因并发症致死，以脓毒血症和多器官功能衰竭最多见。若基础疾病能及时有效地控制，ARDS 能迅速得到缓解，多能恢复。若经治疗后肺血管阻力增加，亦提示预后不佳。能康复者部分完全恢复，部分留下肺纤维化，但多不影响生活质量。

【预防与调护】

预防的关键在于对本病认识的提高以及对本病的早期警惕，对可疑者宜早期做动脉血气分析，以免误诊。一旦发现呼吸频数，PaO_2 持续降低，吸氧不能改善等肺损伤时，应早期给予呼吸支持和其他预防及干扰措施。对重危病人应及早送入 ICU 严密监护，加强呼吸道的护理，严控院内感染，防止 ARDS 进一步发展和重要器官的损伤。避免超负荷输液和长时间高浓度吸氧，并加强营养支持。

第八节　肺　炎

肺炎（pneumonia）是由病原微生物（如细菌、病毒、真菌、支原体、衣原体、立克次体、寄生虫等）或其他因素（如放射线、化学损伤、免疫损伤、过敏及药物等）引起的终末气道、肺泡腔及肺间质的炎症。其中细菌性肺炎是最常见的肺炎，也是最常见的感染性疾病之一。临床表现为寒战、高热、咳嗽、咯痰、胸痛、呼吸困难等。

在抗菌药物应用以前，细菌性肺炎对儿童及老年人的健康威胁极大，抗菌药物的出现及发展曾一度使肺炎病死率明显下降。但近年来，尽管应用强力的抗菌药物和有效的疫苗，肺炎总的病死率不再降低，甚至有所上升。发病率和病死率高的原因与社会人口老龄化、吸烟、伴有基础疾病和免疫功能低下有关，如慢性阻塞性肺病、心力衰竭、肿瘤、糖尿病、尿毒症、神经疾病、药瘾、嗜酒、艾滋病、久病体衰、大型手术、应用免疫抑制剂和器官移植等。此外，亦与病原体变迁、医院获得性肺炎发病率增加、病原学诊断困难、不合理使用抗菌药物导致细菌耐药性增加等有关。

本病可归属于中医的"咳嗽""喘证""喘嗽"等病证范畴。其中特发性间质性肺炎可归属于中医的"肺痿""肺胀""肺痹"等范畴。

【病因病理】

肺炎可按病因、解剖或患病环境加以分类。按病因分类分为细菌性肺炎、非典型病原体所致肺炎、病毒性肺炎、肺真菌病、其他病原体所致肺炎、理化因素所致的肺炎。按解剖学分类分为大叶性（肺泡性）肺炎、小叶性（支气管性）肺炎、间质性肺炎。由于细菌学检查阳性率低，培养结果滞后，病因分类在临床上应用较为困难。目前又可按肺炎的获得环境分成两类，即社区获得性肺炎、医院获得性肺炎。

一、西医病因病理

（一）病因及发病机制

正常情况下气管隆突以下的呼吸道是无菌的。肺炎的发生取决于病原体和宿主这两个因素。如果病原体数量多、毒力强和（或）宿主呼吸道局部和全身免疫防御能力减低时可发生肺炎。病原体最常见的入侵方式是空气吸入，还可通过血行播散、邻近感染部位蔓延、上呼吸道定植菌误吸等途径引起肺炎。由于引起肺炎的致病因素不同，其病因及发病机制也各有特点，现分述如下：

1. 细菌性肺炎　如肺炎链球菌、金黄色葡萄球菌、甲型溶血性链球菌、肺炎克雷白杆菌、流感嗜血杆菌、铜绿假单胞菌肺炎等。

（1）肺炎链球菌肺炎　约占社区获得性肺炎（community acquired pneumonia，CAP）的半数。根据肺炎链球菌荚膜多糖的抗原特性，现分为 86 个血清型，成人致病菌多属 1~9 型及 12型，其中 3 型毒力最强。肺炎球菌能在干燥痰中存活数月，但阳光直射 1 小时，或加热至 52℃10 分钟即可被杀死，对石炭酸等消毒剂亦很敏感。寄居在口腔及鼻咽部的肺炎链球菌，在人体免疫功能正常时，为一种正常菌群，当受寒、疲劳、醉酒或病毒感染后，由于呼吸道防御功能受损，大量肺炎链球菌被吸入下呼吸道，并在肺泡内繁殖而导致肺炎。少数可发生菌血症或感染中毒性休克。

（2）葡萄球菌肺炎 葡萄球菌有凝固酶阳性和阴性两种，前者如金黄色葡萄球菌（简称金葡菌），后者如表皮葡萄球菌。主要通过呼吸道感染引起肺炎，也可经血行播散感染。毒素与酶是其主要致病物质，具有溶血、坏死、杀伤白细胞及致血管痉挛的作用。金葡菌是化脓性感染的主要原因。

2. 非典型病原体所致肺炎 如军团菌、支原体和衣原体等。

（1）肺炎支原体肺炎 肺炎支原体大小介于细菌与病毒之间，可以在无细胞培养基上生长。由口、鼻分泌物在空气中传播引起呼吸道感染。感染以儿童及青年人居多，传染性不强，平均潜伏期2~3周，痊愈后带菌时间长，流行表现为间歇性发病，流行可持续数月至一两年。病原体通常潜伏在纤毛上皮之间，不侵入肺实质。近年发现，其致病性还可能与患者对病原体或其代谢产物过敏有关。

（2）肺炎衣原体肺炎 肺炎衣原体的宿主是人，可通过呼吸道分泌物传播，也可通过污染物导致肺部感染。多发生于年老体弱、营养不良、免疫功能低下者，常在聚集场所的人群中流行。

3. 病毒性肺炎 病毒性感染在呼吸道感染性疾病中比例较高，约占90%，包括腺病毒、呼吸道合胞病毒、流感病毒、副流感病毒、鼻病毒、冠状病毒、麻疹病毒、巨细胞病毒、单纯疱疹病毒等。这些病毒主要通过飞沫与直接接触传播，且传播迅速，传播面广，可两种以上病毒同时感染，常继发细菌感染，可累及肺间质及肺泡，也可经血行播散感染。传染性非典型肺炎是由SARS冠状病毒（SARS-CoV）引起的，是一种全新的冠状病毒，通过短距离飞沫气溶胶或接触污染的物品传播。发病机制未明，人群普遍易感，呈家庭和医院聚集性发病，多见于青壮年，儿童感染率较低。高致病性人禽流感病毒性肺炎是因感染禽流感病毒H5N1亚型毒株引起，因患者病情重，病死率高，故称为高致病性禽流感病毒。人感染H5N1迄今的证据符合禽-人传播，可能存在环境-人传播，还有少数未得到证据支持的人-人传播。虽然人类广泛暴露于感染的家禽，但H5N1的发病率相对较低，表明阻碍获得禽流感病毒的物种屏障是牢固的。家族成员聚集发病可能系共同暴露所致。

4. 肺真菌病 近年来由于广谱抗生素、糖皮质激素、细胞毒药物及免疫抑制剂的广泛使用，器官移植的开展，以及免疫缺陷病如艾滋病增多，肺真菌病有增多的趋势。常见的肺真菌病包括肺念珠菌病、肺曲霉菌病、肺隐球菌病、肺孢子菌病、肺毛霉菌病等。

5. 其他病原体所致肺炎 如立克次体（如Q热立克次体）、弓形虫（如鼠弓形虫）、寄生虫（如肺包虫、肺吸虫、肺血吸虫）等。

6. 理化因素所致肺炎 如放射线损伤引起的放射性肺炎，胃酸吸入引起的吸入性肺炎，对吸入或内源性脂类物质产生炎症反应的类脂性肺炎等。

（二）病理

病原体到达下呼吸道，在其中生长繁殖，引起周围肺泡毛细血管充血、水肿，肺泡内纤维蛋白渗出及细胞浸润。除了金黄色葡萄球菌、铜绿假单胞菌和肺炎克雷伯杆菌等可引起肺组织坏死性病变易形成空洞外，肺炎治愈后多不遗留瘢痕，肺的结构与功能均可恢复。

其病理变化分述如下：

1. 大叶性（肺泡性） 肺炎病原体先在肺泡引起炎症，经肺泡间孔（Cohn孔）向其他肺泡扩散，致使部分或整个肺段、肺叶发生炎症改变。典型者表现为肺实质炎症，通常并不累及支气管。致病菌多为肺炎链球菌。病理改变有充血期、红肝变期、灰肝变期及消散期。

2. 小叶性（支气管性）　肺炎病原体经支气管入侵，引起细支气管、终末细支气管及肺泡的炎症，常继发于其他疾病，如支气管炎、支气管扩张、上呼吸道病毒感染以及长期卧床的危重患者。其病原体有肺炎链球菌、葡萄球菌、病毒、肺炎支原体以及军团菌等。支气管腔内有分泌物，故常可闻及湿性啰音，无实变的体征。

3. 间质性肺炎　以肺间质为主的炎症，可由细菌、支原体、衣原体、病毒或肺孢子菌等引起。累及支气管壁以及支气管周围，有肺泡壁增生及间质水肿，因病变仅在肺间质，故呼吸道症状较轻，异常体征较少。

此外，按患病环境加以分类的社区获得性肺炎（community acquired pneumonia，CAP）是指在医院外罹患的感染性肺实质炎症，包括具有明确潜伏期的病原体感染而在入院后平均潜伏期内发病的肺炎。其临床诊断依据是：①新近出现的咳嗽、咳痰或原有呼吸道疾病症状加重，并出现脓性痰，伴或不伴胸痛。②发热。③肺实变体征和（或）闻及湿性啰音。④WBC>10×10^9/L 或<4×10^9/L，伴或不伴中性粒细胞核左移。⑤胸部 X 线检查显示片状、斑片状浸润性阴影或间质性改变，伴或不伴胸腔积液。以上1~4项中任何 1 项加第 5 项，除外非感染性疾病可做出诊断。医院获得性肺炎（hospital acquired pneumonia，HAP）亦称医院内肺炎（nosocomial pneumonia），是指患者入院时不存在，也不处于潜伏期，而于入院 48 小时后在医院（包括老年护理院、康复院等）内发生的肺炎。HAP 还包括呼吸机相关性肺炎（veritilator associated pneumonia，VAP）和卫生保健相关性肺炎（healthcare associated pneumonia，HCAP）。其临床诊断依据是 X 线检查出现新的或进展的肺部浸润影加上下列三个临床征候中的两个或以上：①发热超过 38℃。②血白细胞增多或减少。③脓性气道分泌物。但 HAP 的临床表现、实验室和影像学检查特异性低，应注意与肺不张、心力衰竭和肺水肿、基础疾病肺侵犯、药物性肺损伤、肺栓塞和急性呼吸窘迫综合征等相鉴别。

传染性非典型肺炎是由 SARS 冠状病毒（SARS-CoV）引起的一种具有明显传染性、可累及多个器官系统的特殊肺炎，世界卫生组织（WHO）将其命名为严重急性呼吸综合征（severe acute respiratory syndrome，SARS）。病理改变主要为弥漫性肺泡损伤和炎症细胞浸润，早期的特征是肺水肿、纤维素渗出、透明膜形成、脱屑性肺炎及灶性肺出血等病变；机化期可见到肺泡内含细胞性的纤维黏液样渗出物及肺泡间隔的成纤维细胞增生，仅部分病例出现明显的纤维增生，导致肺纤维化甚至硬化。

高致病性人禽流感病毒性肺炎病理改变有严重肺损伤，伴弥漫性肺泡损害，包括肺泡腔充满纤维蛋白性渗出物和红细胞、透明膜形成、血管充血、肺间质淋巴细胞浸润和反应性成纤维细胞增生。

二、中医病因病机

1. 细菌性肺炎　多由于劳倦过度，或寒温失调，起居不慎，卫外功能减弱，暴感外邪，病邪犯肺而发。

（1）风热犯肺　肺居上焦，为五脏华盖，上连咽喉，开窍于鼻，外合皮毛，而主卫表。风热之邪侵袭人体，从口鼻而入，首犯肺卫。邪犯肺卫，邪正相争，则发热、恶寒；肺失宣肃，则咳嗽、咯痰。

（2）**痰热壅肺**　病势不解，卫分邪气入里而达气分，或寒郁化热，或邪热郁肺，或素体热盛，热邪炽盛，灼津炼液成痰，痰热壅肺，肺气不清。

（3）**热闭心包**　失治误治，或正不胜邪，热毒炽盛，热扰心神，则烦躁不安；热闭心包，则神昏谵语，或昏愦不知。

（4）**阴竭阳脱**　如不及时救治，进一步发展则病势凶险，邪热闭阻于内，阳气不达，或邪热太盛，正气不支，或邪正剧争，正气溃败，骤然外脱，则阴津失其内守，阳气不固，终则阴阳不能维系，形成阴竭阳脱之危象。

2. 病毒性肺炎　约占小儿肺炎患病人数半数以上，多由正气虚弱，卫外不固，复感风热疫毒之邪，导致痰热壅阻、肺气闭塞而发病。

3. 支原体肺炎　具有流行性，基本病机是风温袭肺，热灼肺金，肺气郁闭，痰热壅盛。

4. 特发性间质性肺炎　肺虚为本，痰饮水瘀与气互结为标，是以标实为主的本虚标实证，肺燥阴伤和肺气虚冷是病机的主要方面，血瘀内阻贯穿本病始终。

总之，肺炎病属外感病，病位在肺，与心、肝、肾关系密切。病分虚、实两类，以实者居多。风热疫毒之邪自口鼻而入，首先犯肺；或肺本有伏热，复感外邪而发。肺卫被伤，邪正相搏，化热入里，里热炽盛，炼液成痰，痰热内阻，肺失清肃，发为喘咳、胸痛等症。若治疗得当，邪退正复，可见阴虚内扰之低热、手足心热或口干舌燥之证候。若风温热邪，久羁不解，易深入下焦，下竭肝肾，导致真阴欲竭，气阴两伤，甚至热闭心包，损阴耗阳，导致阴竭阳脱。

【临床表现】

一、细菌性肺炎

（一）肺炎链球菌肺炎

1. 主要症状　典型症状为发热、胸痛、咯铁锈色痰。发病前常有受凉、淋雨、疲劳、醉酒、病毒感染等诱因；起病多急骤，高热，寒战，数小时内体温升至39℃~40℃，或呈稽留热，全身肌肉酸痛；胸痛，并可放射至肩部或腹部；咳嗽，咳痰，但痰少，可带血或呈铁锈色；食欲差，偶有恶心、腹痛或腹泻，可被误诊为急腹症。目前典型症状并不多见。

2. 体征　患者呈急性热性病容，口角或鼻周可出现单纯性疱疹，严重者可见气急、发绀。早期肺部无明显异常体征，仅有呼吸幅度减小、叩诊轻度浊音、听诊呼吸音减低。肺实变时叩诊呈浊音、听诊语颤增强和支气管呼吸音等典型体征。消散期可闻及湿啰音。病变累及胸膜时可有胸膜摩擦音。伴有胸腔积液时，叩诊呈实音，听诊呼吸音明显减弱，语颤亦减弱。重症患者可伴肠胀气，上腹部压痛。有败血症者，皮肤和黏膜可有出血点，巩膜黄染，累及脑膜时可出现颈抵抗。心率增快，有时心律不齐。

3. 并发症　主要有感染性休克、胸膜炎、脓胸、心包炎、脑膜炎和关节炎。但目前均较少见。

（二）葡萄球菌肺炎

1. 主要症状　常发生于糖尿病、血液病、艾滋病、肝病、营养不良等免疫功能受损的病人。院外感染起病较急，寒战，高热（体温多高达39℃~40℃），胸痛，咳嗽，咯脓痰，痰带血丝或呈脓血状，常有进行性呼吸困难，发绀。病情较肺炎链球菌肺炎更严重，常伴有明显的全身毒血症症状，危重者早期即可出现循环衰竭。院内感染起病稍缓慢，亦有高热、脓痰，老年人症状多不典型。经血行播散引起的金葡菌肺炎呼吸系统症状多不明显，而以原发感染灶的表现及毒血症状为主，常无呼吸系统症状。

2. 体征 早期可无体征，病情发展可出现两肺散在湿啰音。病变较大或融合时可有肺实变体征。并发气胸或脓胸时可有相应体征。血源性葡萄球菌肺炎还可能伴发其他肺外病灶相应体征。

3. 并发症 常可形成单个或多发性肺脓肿，穿破胸膜则导致气胸或脓胸。重者还伴发化脓性心包炎、脑膜炎等，也可经血行感染至神经系统、骨髓、关节、皮肤及肝、肾等处。

二、肺炎支原体肺炎

1. 主要症状 潜伏期 2~3 周，通常起病较缓慢。症状主要为乏力、咽痛、头痛、咳嗽、发热、食欲不振、腹泻、肌痛、耳痛等。咳嗽多为阵发性刺激性呛咳，咳少量黏液。发热可持续 2~3 周，体温恢复正常后可能仍有咳嗽。偶伴有胸骨后疼痛。肺外表现更为常见，如皮炎（斑丘疹和多形红斑）等。

2. 体征 体格检查可见咽部充血，儿童偶可并发鼓膜炎或中耳炎，颈淋巴结肿大。胸部体格检查与肺部病变程度常不相称，可无明显体征。

三、肺炎衣原体肺炎

1. 主要症状 起病多隐袭，早期表现为上呼吸道感染症状。临床上与支原体肺炎颇为相似。通常症状较轻，发热，寒战，肌痛，干咳，非胸膜炎性胸痛，头痛，不适和乏力，少有咯血。发生咽喉炎者表现为咽喉痛，声音嘶哑，有些患者可表现为双阶段病程：开始表现为咽炎，经对症处理好转，1~3 周后又发生肺炎或支气管炎，咳嗽加重。少数患者可无症状。肺炎衣原体感染时也可伴有肺外表现，如中耳炎、关节炎、甲状腺炎、脑炎、吉兰-巴雷综合征等。

2. 体征 体格检查肺部偶闻湿啰音，随肺炎病变加重湿啰音可变得明显。

四、病毒性肺炎

好发于病毒性疾病流行季节，临床症状通常较轻，与支原体肺炎的症状相似，但起病较急，发热、头痛、全身酸痛、倦怠等较突出，常在急性流感症状尚未消退时，即出现咳嗽、少痰或白色黏液痰、咽痛等呼吸道症状。小儿或老年人易发生重症病毒性肺炎，表现为呼吸困难、发绀、嗜睡、精神萎靡，甚至发生休克、心力衰竭和呼吸衰竭等合并症，也可发生急性呼吸窘迫综合征。本病常无显著的胸部体征，病情严重者有呼吸浅速、心率增快、发绀、肺部干湿性啰音。传染性非典型肺炎潜伏期 2~10 天，起病急骤，多以发热为首发症状，体温高于 38℃，可有寒战、咳嗽、少痰，偶有血丝痰，心悸，呼吸困难或呼吸窘迫。可伴有肌肉关节酸痛、头痛、乏力和腹泻。患者多无上呼吸道卡他症状。肺部体征不明显，部分患者可闻及少许湿啰音，或有肺实变体征。

高致病性人禽流感病毒性肺炎潜伏期 1~7 天，主要症状为发热，体温大多持续在 39℃ 以上，可伴有流涕、鼻塞、咳嗽、咽痛、头痛、肌肉酸痛和全身不适。部分患者可有恶心、腹痛、腹泻、稀水样便等消化道症状。重症患者可高热不退，病情发展迅速，几乎所有患者都有明显的肺炎表现，可出现急性肺损伤、ARDS、肺出血、胸腔积液、全血细胞减少、多脏器衰竭、休克及瑞氏（Reye）综合征等多种并发症。可继发细菌感染，发生脓毒症。

五、肺念珠菌病

1. 主要症状　白色念珠菌主要存在于正常人的口腔、上呼吸道、阴道、肠黏膜上，一般不致病。当人体抵抗力下降、营养不良、长期应用抗生素或免疫抑制剂时，则在慢性肺系疾病基础上继发感染而发病。临床上有支气管炎、肺炎两种类型。支气管炎型有类似慢性支气管炎症状，全身状况良好，一般无发热，阵发性刺激性咳嗽，咳多量似白色泡沫稀痰，口腔、咽部及支气管黏膜上被覆散在点状白膜。随病情进展，痰渐黏稠，伴喘憋、气短，夜间尤甚。肺炎型类似急性细菌性肺炎，临床表现较重，可有高热、畏寒、咳嗽、憋气、咯血、乏力、胸痛。典型者咳白色粥样痰，也可呈乳酪块状，痰液有酵母臭味或口腔及痰中有甜酒样芳香味为其特征性表现。

2. 体征　支气管炎型除偶闻肺部啰音外，可无特殊体征。肺炎型可闻及湿啰音。

3. 并发症　肺炎型可并发多发性脓肿，少数病例可有渗出性胸膜炎。

【实验室及其他检查】

一、周围血象检查

大多数细菌性肺炎，血中白细胞总数可增高，以中性粒细胞增加为主，通常有核左移或细胞内出现毒性颗粒。年老体弱、酗酒、重症感染、免疫低下者的白细胞计数反而正常，但中性粒细胞百分比仍高。军团菌、葡萄球菌肺炎可有贫血表现。肺炎支原体感染时，周围血白细胞总数正常或稍高，细胞分类正常。血沉常增快，常伴轻度贫血、网织红细胞增多。

病毒性肺炎白细胞计数可正常、稍高或偏低，淋巴细胞增多，血沉通常正常。合并细菌性感染时白细胞计数、中性粒细胞增多。传染性非典型肺炎外周血白细胞计数一般不升高，或降低，常有淋巴细胞减少，可有血小板降低。部分患者血清转氨酶、乳酸脱氢酶等升高。霉菌性肺炎可有中性粒细胞偏高。

二、病原体检查

1. 痰涂片　在抗菌药物使用前方有临床意义。痰直接涂片做革兰染色及荚膜染色镜检，如发现典型的致病菌，基本可做出初步病原学诊断。通过革兰染色还可鉴别阳性球菌和阴性杆菌。病毒性感染时，痰涂片以单核细胞为主，分泌细胞中可见有包涵体。军团菌肺炎痰检可见多核白细胞，普通染色及培养找不到嗜肺军团杆菌。霉菌感染时痰涂片见有霉菌孢子和菌丝。

2. 细菌培养　可做痰、呼吸道分泌物及血培养，以鉴别和分离出致病菌株。有时需用特殊培养才能获得菌株，如厌氧菌、真菌、支原体、立克次体以及军团菌等。病毒性肺炎痰培养常无致病菌生长，需做病毒分离。传染性非典型肺炎病原诊断早期可用鼻咽部冲洗/吸引物、血、尿、便等标本行病毒分离和聚合酶链反应（PCR）。平行检测进展期和恢复期双份血清SARS病毒特异性IgM、IgG抗体，抗体阳转或出现4倍或以上升高，有助于诊断和鉴别诊断。常用免疫荧光抗体法（IFA）和酶联免疫吸附法（ELISA）检测。

三、X线检查

1. 肺炎球菌肺炎　早期仅见肺纹理增粗或受累的肺段、肺叶稍模糊，随病情进展可见大片炎症浸润阴影或实变影，沿大叶、肺段或亚肺段分布，实变阴影中可见支气管充气征。肋膈角可有少量胸腔积液。消散期肺部炎性浸润逐渐吸收，可见散在的大小不一的片状阴影，继而变成索条状阴影，最后完全消散。如片块区域吸收较快，呈"假空洞"征。近年，由于抗生素的广泛应用，典型大叶实变少见，以肺段性病变多见。少数可见胸膜炎、气胸、脓胸等改变。老年患者因炎症消散较慢，容易吸收不完全而出现机化性肺炎。

2. 葡萄球菌肺炎　X线表现具有特征性，其一为肺段或肺叶实变，其内有空洞，或小叶状浸润中出现单个或多发的液气囊腔。另一特征为X线阴影的易变性，表现为某处炎性阴影消失而在另一部位出现新的病灶，或单一病灶融合成大片阴影。痊愈后肺部阴影几乎完全消散，少数遗留索条状或肺纹理增粗、增多等。

3. 克雷白杆菌肺炎　X线表现多种多样，肺大叶实变好发于右肺上叶、双肺下叶，有多发性蜂窝状肺脓肿形成、叶间裂弧形下坠等。

4. 支原体肺炎　肺部多种形态的浸润影，呈节段性分布，多见于肺下野，近肺门较深，逐渐向外带伸展。经3~4周病变基本可自行消失。

5. 肺炎衣原体肺炎　X线表现以单侧下叶肺泡渗出为主，双侧病变可表现为间质性肺炎与肺泡渗出同时存在。相对症状、体征而言，X线表现异常明显。

6. 病毒性肺炎　X线检查可见肺纹理增多，小片状或广泛浸润，病情严重者可见双肺下叶弥漫性密度均匀的小结节状浸润影，边缘模糊，大叶实变及胸腔积液少见。传染性非典型肺炎胸部X线检查早期可无异常，一般1周内逐渐出现肺纹理粗乱的间质性改变、斑片状或片状渗出影，典型的改变为磨玻璃影及肺实变影，可在2~3天内波及一侧肺野或两肺，约半数波及双肺。病灶多在中下叶并呈外周分布。少数出现气胸和纵隔气肿。CT还可见小叶内间隔和小叶间隔增厚（碎石路样改变）、细支气管扩张和少量胸腔积液。病变后期部分患者肺部有纤维化改变。

【诊断与鉴别诊断】

一、诊断

肺炎的诊断程序包括确定肺炎诊断、评估严重程度和确定病原体三方面。本病根据病史、症状和体征，结合X线检查和痰液、血液检查，不难做出明确诊断。病原菌检测是确诊各型肺炎的主要依据。如果肺炎的诊断成立，评价病情的严重程度对于决定在门诊或入院治疗甚或ICU治疗至关重要。肺炎严重性决定于三个主要因素：局部炎症程度、肺部炎症的播散和全身炎症反应程度。如果肺炎患者需要通气支持（急性呼吸衰竭、气体交换严重障碍伴高碳酸血症或持续低氧血症）、循环支持（血流动力学障碍、外周低灌注）和加强监护和治疗（肺炎引起的脓毒症或基础疾病所致的其他器官功能障碍）可认为属重症肺炎。

二、鉴别诊断

首先必须把肺炎与上呼吸道感染和下呼吸道感染区别开来。呼吸道感染虽然有咳嗽、咳痰和发热等症状，但各有其特点，上、下呼吸道感染无肺实质浸润，胸部X线检查可鉴别。其次，应把肺炎与其他类似肺炎的疾病区别开来。

1. 肺结核　肺结核多有全身中毒症状，如午后低热、盗汗、疲乏无力、体重减轻、失眠、

NOTE

心悸，女性患者可有月经失调或闭经等。X线胸片见病变多在肺尖或锁骨上下，密度不匀，消散缓慢，且可形成空洞或肺内播散。痰中可找到结核分枝杆菌。一般抗菌治疗无效。

2. 肺癌 多无急性感染中毒症状，有时痰中带血丝。血白细胞计数不高，若痰中发现癌细胞可以确诊。肺癌可伴发阻塞性肺炎，经抗菌药物治疗后炎症消退，肿瘤阴影渐趋明显，或可见肺门淋巴结肿大，有时出现肺不张。若经过抗菌药物治疗后肺部炎症不消散，或暂时消散后于同一部位再出现肺炎，应密切随访。对有吸烟史及年龄较大的患者，必要时进一步做CT、MRI、纤维支气管镜和痰脱落细胞等检查，以免贻误诊断。

3. 急性肺脓肿 早期临床表现与肺炎链球菌肺炎相似，但随病程进展，咳出大量脓臭痰为肺脓肿的特征。X线显示脓腔及气液平，易与肺炎鉴别。

4. 肺血栓栓塞症 多有静脉血栓的危险因素，如血栓性静脉炎、心肺疾病、创伤、手术和肿瘤等病史，可发生咯血、晕厥，呼吸困难较明显，颈静脉充盈。X线胸片示区域性肺血管纹理减少，有时可见尖端指向肺门的楔形阴影，动脉血气分析常见低氧血症及低碳酸血症。D-二聚体、CT肺动脉造影（CTPA）、放射性核素肺通气/灌注扫描和MRI等检查可帮助鉴别。

5. 非感染性肺部浸润 还需排除非感染性肺部疾病，如肺间质纤维化、肺水肿、肺不张、肺嗜酸性粒细胞增多症和肺血管炎等。

另外，下叶肺炎可能出现腹部症状，应注意与急性胆囊炎、膈下脓肿、阑尾炎等相鉴别。

【治疗】

一、治疗思路

抗感染治疗是肺炎治疗的最主要环节。细菌性肺炎的治疗包括经验性治疗和针对病原体治疗。肺炎的抗生素治疗应尽早进行，一旦怀疑为肺炎即马上给予首剂抗生素。病情稳定后可从静脉途径转为口服治疗。抗生素疗程至少5天，大多数患者需要7~10天或更长疗程，如体温正常48~72小时，肺炎临床稳定可停用抗生素，其标准为：①T≤37.8℃；②心率≤100次/分；③呼吸频率≤24次/分；④血压：收缩压≥90mmHg；⑤呼吸室内空气条件下动脉血氧饱和度≥90%或 PaO_2≥60mmHg；⑥能够口服进食；⑦精神状态正常。重症肺炎的治疗首先应选择广谱的强有力抗生素，并应足量、联合应用。

中医治疗基本上是按风温辨证。风邪与温邪俱为阳邪，"两阳相劫，必伤阴液"，故治疗时当以"宣肺透邪，顾护阴液"为治疗原则。初起邪在肺卫，治以辛凉解表、疏风泄热；邪热入里，痰壅于肺，治以清热化痰、宣肺解毒；热陷心包，合以清心开窍；正气暴脱，当益气固脱；后期邪热伤阴，治以滋阴养液。在提高治愈率、降低病死率方面，可收到较好的疗效。特发性间质性肺炎现代医学在治疗方面缺乏有效的治疗手段，肾上腺糖皮质激素及免疫抑制剂由于存在着较多的副作用而影响了其在临床上的应用。早期病情较轻时以肺阴亏虚的表现为多，晚期病情较重时则多见气阳不足的表现，以滋阴清热、健脾温肺为治疗大法。此外要重视活血化瘀药的应用，并多伍利水之品。

二、西医治疗

（一）一般治疗

注意休息，保持室内空气流通，注意隔离消毒，预防交叉感染。要保证病人有足够蛋白质、热量和维生素的摄入。鼓励饮水，轻症患者不需常规静脉输液。重症患者要积极治疗，监测神志、体温、呼吸、心率、血压及尿量等，防止可能发生的休克。

（二）病因治疗

尽早应用抗生素是治疗感染性肺炎的首选治疗手段。一经诊断、留取痰标本后，即应开始经验性抗感染治疗，不必等待细菌培养结果。疗程通常为5~7天，或在退热后3天停药，或由静脉用药改为口服，维持数日。

1. 细菌性肺炎

（1）肺炎球菌肺炎 首选青霉素G。成年轻症患者，可用240万U/d，分3次肌肉注射。病情稍重可用240万~480万U/d，静滴，每6~8小时1次，疗程7~10天。重症及并发脑膜炎者，剂量可增至1000万~3000万U/d，分4次静脉滴注。对青霉素过敏者，或耐青霉素或多重耐药菌株感染者，可用氟喹诺酮类、头孢噻肟或头孢曲松等药物，多重耐药菌株感染者还可用万古霉素、替考拉宁、利奈唑胺等。经抗菌药物治疗后，高热常在24小时内消退，或数日内逐渐下降。若体温降而复升或3天后仍不降者，应考虑肺炎链球菌的肺外感染，如脓胸、心包炎或关节炎等。

持续发热的其他原因尚有耐青霉素的肺炎链球菌（PRSP）或混合细菌感染、药物热或并存其他疾病。肿瘤或异物阻塞支气管时，经治疗后肺炎虽可消散，但阻塞因素未除，肺炎可再次出现。10%~20%肺炎链球菌肺炎伴发胸腔积液，应酌情取胸水检查及培养以确定其性质。若治疗不当，约5%并发脓胸，应积极排脓引流。

（2）葡萄球菌肺炎 近年来，金黄色葡萄球菌对青霉素G的耐药率已高达90%左右，因此可选用耐青霉素酶的半合成青霉素或头孢菌素，如苯唑西林钠、氯唑西林、头孢呋辛钠等，联合氨基糖苷类如阿米卡星等，亦有较好疗效。阿莫西林、氨苄西林与酶抑制剂组成的复方制剂对产酶金黄色葡萄球菌有效，亦可选用。对于耐甲氧西林金黄色葡萄球菌（MRSA），则应选用万古霉素、替考拉宁和利奈唑胺等，如万古霉素1.5~2.0g/d静滴，但应注意有药物热、皮疹、静脉炎、肾功能损害等不良反应。临床选择抗菌药物时可参考细菌培养的药物敏感试验。

2. 肺炎支原体肺炎 大环内酯类抗菌药物为首选，如红霉素、罗红霉素和阿奇霉素。氟喹诺酮类如左氧氟沙星和莫西沙星等，及四环素类也用于肺炎支原体肺炎的治疗。疗程一般2~3周。因肺炎支原体无细胞壁，青霉素或头孢菌素类等抗菌药物无效。本病具有自限性，多数患者不经治疗可自愈。病程早期可通过适当的抗生素治疗减轻症状、缩短病程。

3. 肺炎衣原体肺炎 治疗与支原体肺炎相似。首选红霉素，亦可选用多西环素或克拉霉素，疗程均为14~21天。阿奇霉素0.5g/d，连用5天。氟喹诺酮类也可选用。

4. 病毒性肺炎 以对症为主，原则上不宜应用抗菌药物预防继发性细菌感染，一旦明确已合并细菌感染，应及时选用敏感的抗菌药物。目前已证实较有效的病毒抑制药物有：①利巴韦林：具有广谱抗病毒活性，包括呼吸道合胞病毒、腺病毒、副流感病毒和流感病毒。0.8~1.0g/d，分3~4次服用；静脉滴注或肌注10~15mg/（kg·d），分2次应用；亦可用雾化吸入，每次10~30mg，加蒸馏水30mL，每日2次，连续5~7天。②阿昔洛韦：具有广谱、强效和起效快的特点。临床用于疱疹病毒、水痘病毒感染。尤其对免疫缺陷或应用免疫抑制剂者应尽早应用。每次5mg/kg，静脉滴注，一日3次，连续给药7天。③更昔洛韦：可抑制DNA合成，主要用于巨细胞病毒感染。7.5~15mg/（kg·d），连用10~15天。④奥司他韦：为神经

NOTE

氨酸酶抑制剂，对甲、乙型流感病毒均有很好作用，耐药发生率低。每次 75mg，每天 2 次，连用 5 天。⑤阿糖腺苷：具有广泛的抗病毒作用，多用于治疗免疫缺陷患者的疱疹病毒与水痘病毒感染。5~15mg/（kg·d），静脉滴注，10~14 天为一疗程。⑥金刚烷胺：有阻止某些病毒进入人体细胞及退热作用，临床用于流感病毒等感染。成人量每次 100mg，晨晚各 1 次，连用 3~5 天。

　　传染性非典型肺炎一般性治疗和抗病毒治疗同病毒性肺炎。重症患者可酌情使用糖皮质激素，具体剂量及疗程应根据病情而定，并应密切注意糖皮质激素的不良反应和 SARS 的并发症。对出现低氧血症患者，可使用无创机械通气，应持续使用直至病情缓解，如效果不佳或出现 ARDS，应及时进行有创机械通气治疗。注意器官功能的支持治疗，一旦出现休克或多器官功能障碍综合征，应予相应治疗。疑诊或确诊 H5N1 感染的患者都要住院隔离，进行临床观察和抗病毒治疗。除了对症治疗以外，尽早服用奥司他韦，成人 75mg，每天 2 次，连用 5 天，年龄超过 1 岁的儿童按照体重调整每日剂量，分 2 次口服；在治疗严重感染时，可以考虑适当加大剂量，治疗 7~10 天。

　　5. 肺念珠菌病　轻症患者通过消除诱因（如停用广谱抗生素、糖皮质激素、免疫抑制剂及体内留置导管），病情常能逐渐好转，病情严重者则应及时应用抗真菌药物。氟康唑、伊曲康唑和伏立康唑均有效果。氟康唑，每日 200mg，首剂加倍，病情重者可用 400mg/d。两性霉素 B 亦可用于重症病例，0.5~1.0mg/（kg·d），但毒性反应较大。

　　（三）对症治疗

　　1. 咳嗽、咳痰　咳嗽剧烈时，可适当用止咳化痰药物，一般祛痰剂即可达到减轻咳嗽的作用，而不用镇咳剂。咳嗽无痰，特别是因咳嗽引起呕吐或严重影响睡眠者可服用中枢性镇咳剂。

　　2. 发热　尽量物理降温，不用阿司匹林或其他解热药，以免过度出汗、脱水及干扰真实热型，引起临床判断错误。鼓励饮水，每日 1~2L，失水者可输液。

　　3. 其他　剧烈胸痛者，可酌用少量镇痛药，如可待因。中等或重症患者（$PaO_2 < 60mmHg$ 或有发绀）应给氧。若有明显麻痹性肠梗阻或胃扩张，应暂禁食、禁饮和胃肠减压，直至肠蠕动恢复。烦躁不安、谵妄、失眠者酌用镇静剂，禁用抑制呼吸的镇静药。

三、中医治疗

　　（一）辨证论治

　　1. 邪犯肺卫证

　　症状：发病初起，咳嗽，咳痰不爽，痰色白或黏稠色黄，发热重，恶寒轻，无汗或少汗，口微渴，头痛，鼻塞，舌边尖红，苔薄白或微黄，脉浮数。

　　治法：疏风清热，宣肺止咳。

　　方药：三拗汤或桑菊饮加减。头痛剧烈，加野菊花、蔓荆子清利头目；痰热甚而咳痰浓稠者，加黄芩、鱼腥草清肺泄热；咽喉红肿疼痛，加玄参、板蓝根以清热利咽；气分热盛，发热甚，气粗似喘，加金银花、石膏、知母；邪热伤津，口渴咽干，加沙参、天花粉以生津止渴。

　　2. 痰热壅肺证

　　症状：咳嗽，咳痰黄稠或咳铁锈色痰，呼吸气促，高热不退，胸膈痞满，按之疼痛，口渴烦躁，小便黄赤，大便干燥，舌红苔黄，脉洪数或滑数。

治法：清热化痰，宽胸止咳。

方药：麻杏石甘汤合《千金》苇茎汤加减。痰热盛者，可加鱼腥草、瓜蒌、黄芩等清肺化痰；血热盛，咯痰带血者，加白茅根、侧柏叶凉血止血。

3. 热闭心包证

症状：咳嗽气促，痰声辘辘，烦躁，神昏谵语，高热不退，甚则四肢厥冷，舌红绛，苔黄而干，脉细滑数。

治法：清热解毒，化痰开窍。

方药：清营汤加减。若见烦躁、谵语，可加服紫雪丹，以加强清热息风之功；窍闭神昏者，可加服安宫牛黄丸或至宝丹以清心开窍；肝风内扰抽搐者，加钩藤、全蝎、地龙息风止痉。

4. 阴竭阳脱证

症状：高热骤降，大汗肢冷，颜面苍白，呼吸急迫，四肢厥冷，唇甲青紫，神志恍惚，舌淡青紫，脉微欲绝。

治法：益气养阴，回阳固脱。

方药：生脉散合四逆汤加减。阴竭者，生脉散加味，药用西洋参、麦冬、五味子、山茱萸、煅龙骨、煅牡蛎浓煎频服，或用生脉注射液或参麦注射液 40mL，加 200mL 液体中，静脉滴注，每日 1 次。阳脱者，参附汤加味，药用人参、附子、麦冬、五味子、煅龙骨、煅牡蛎，浓煎频服，或用参附注射液 50mL，加入 500mL 液体中，静脉滴注，每日 2~3 次。

5. 正虚邪恋证

症状：干咳少痰，咳嗽声低，气短神疲，身热，手足心热，自汗或盗汗，心胸烦闷，口渴欲饮，或虚烦不眠，舌红，苔薄黄，脉细数。

治法：益气养阴，润肺化痰。

方药：竹叶石膏汤加减。若余热未退，可用西洋参易人参，或加玄参、生地黄、地骨皮以增强养阴清虚热之功；若肺热盛咳嗽咯痰，加杏仁、桑白皮、瓜蒌皮以化痰止咳。

（二）常用中药制剂

1. 连花清瘟胶囊 功效：清瘟解毒，宣肺泄热。主治流行性感冒属热毒袭肺证者。用法：口服，每次 4 粒，每日 3 次。

2. 复方鱼腥草片 功效：抗菌，抗病毒，镇咳解痉。适用于肺炎初起痰热壅盛者。用法：口服，每次 4 片，每日 3 次。

3. 双黄连粉针剂 功效：广谱抗菌、抗病毒及增强免疫功能。适用于各型肺炎早期。用法：按 60mg/kg 剂量，临用前先用适量注射用水稀释，再加入 0.9% 氯化钠注射液或 5% 葡萄糖注射液 500mL 中静滴，每日 1 次。

4. 穿琥宁冻干粉针剂 功效：抗炎、解热。适用于各型肺炎早期发热。用法：临用前，加灭菌注射用水适量溶解。成人静脉滴注一日 160~240mg，用 0.9% 氯化钠注射液稀释后分两次滴注。肌肉注射每次 40~80mg，每日 1~2 次。

【预后】

随着抗生素的广泛应用，诊断及治疗手段的提高，肺炎的死亡率已大大下降，一般预后良好。但年老体弱，有慢性心、肺、肝、肾等基础疾病以及免疫缺陷者预后较差。病变广泛、多

NOTE

叶受累者容易发生严重的并发症，如周围循环衰竭，预后多不良。

【预防与调护】

1. 加强体育锻炼，增强体质。减少危险因素如吸烟、酗酒。年龄大于 65 岁者可注射流感疫苗。对年龄大于 65 岁或不足 65 岁但有心血管、肺疾病、糖尿病、酗酒、肝硬化和免疫抑制者（如 HIV 感染、肾衰竭、器官移植受者等）可注射肺炎疫苗。

2. 流行季节可选用贯众、板蓝根、大青叶水煎服预防之。

第九节 · 肺脓肿

肺脓肿（lung abscess）是肺组织坏死形成的脓腔，它是由多种病原菌引起的肺部化脓性感染性疾病。早期为肺组织的感染性炎症，继而坏死、液化，由肉芽组织包裹形成脓肿。临床以高热、咳嗽、咯大量脓臭痰为特征。典型 X 线片显示一个或多个的含气液平面的空洞，如多个直径小于 2cm 的空洞则称为坏死性肺炎。病程超过 3 个月，迁延不愈者称为慢性肺脓肿。发病率男多于女，自抗生素广泛应用以来，肺脓肿发病率已明显降低。

本病属中医"肺痈"范畴。

【病因病理】

一、西医病因病理

（一）病因

根据感染途径，肺脓肿分为三种类型。

1. 吸入性肺脓肿 自口腔或鼻腔吸入的污染物，阻塞某一肺段支气管，致远端肺组织萎陷，吸入的细菌迅速繁殖引起化脓性炎症、组织坏死，最终形成肺脓肿。正常情况下，吸入物经气道-黏液纤毛系统、咳嗽反射，可迅速被清除，防止误吸。当有意识障碍（如在麻醉、醉酒、药物过量、熟睡、昏迷、癫痫、脑血管意外时）支气管失去其反射性的保护作用，将异物吸入，是引起肺脓肿的常见原因；或有极度疲劳、受寒等诱因，全身免疫力低下（如患艾滋病、慢性肉芽肿性疾病时），气道防御清除功能降低，吸入的病原菌则可致病。还可因患扁桃体炎、鼻窦炎、牙槽脓肿等，脓性分泌物增多而被吸入致病。不带菌的栓子，如金属或植入异物等，则引起支气管阻塞，发生肺不张，随之因继发感染而引起肺脓肿。支气管异物阻塞也是小儿肺脓肿的重要因素，吸入性肺脓肿常为单发性，病变部位与支气管解剖和体位有关。由于右主支气管较陡直，且管径粗大，吸入物易进入右肺，引起肺脓肿。仰卧位时，好发于肺上叶后段或下叶背段；坐位时，好发于下叶后基底段；右侧卧位时，则好发于右上叶前段或后段。致病菌多为厌氧菌。

2. 血源性肺脓肿 血源性肺脓肿是因皮肤外伤、肺外感染、痈疖、骨髓炎等所致的败血症和脓毒血症，致病菌（金黄色葡萄球菌为常见）或脓毒栓子，经血行播散到肺，引起小血管栓塞，肺组织炎症、坏死而形成肺脓肿。常为两肺外周部的多发性病变。

3. 继发性肺脓肿 在肺部其他疾病的基础上，如细菌性肺炎、支气管扩张、支气管囊肿、支气管肺癌、空洞型肺结核继发感染等，由于病原菌毒力强、繁殖快，肺组织广泛化脓、坏死而形成肺脓肿。肺部邻近器官化脓性病变，如膈下脓肿、肾周围脓肿、脊柱旁脓肿和食管穿孔感染等，穿破至肺也可形成肺脓肿。阿米巴肝脓肿好发于右肝顶部，易穿破膈至右肺下叶，形成阿米巴肺脓肿。

（二）病理

早期感染物阻塞细支气管，小血管炎性栓塞，肺组织化脓性炎症、坏死，形成脓肿。病变向周围扩展，可超过叶间裂侵犯邻近的肺段。菌栓使局部肺组织缺血，助长厌氧菌感染，加重组织坏死、液化。液化的脓液，积聚在脓腔内引起张力增高，最后破溃到支气管，脓液一部分排出后，如空气进入脓腔，形成有液平的脓腔，空洞壁表面常见残留坏死组织。开始常在小区域坏死形成小脓肿，以后病变可融合成单个较大脓肿（直径>1~2cm）。急性肺脓肿显微镜下见大量中性粒细胞浸润，伴有不同程度的大单核细胞。当炎症向周围肺组织扩散，可超越叶间隙，延及邻近的肺段而形成数个脓腔。若脓肿靠近胸膜，可发生局限性纤维蛋白性胸膜炎，引起胸膜粘连。位于肺脏边缘的张力性肺脓肿，破溃到胸膜腔，形成脓胸、脓气胸或支气管胸膜瘘。急性肺脓肿经及时有效的抗生素治疗，若气道通畅，脓液经气道排出，脓腔可缩小、关闭，逐渐消失，直至病变完全吸收，或仅剩少量纤维瘢痕。

急性肺脓肿若治疗不及时、不彻底，或支气管引流不畅，导致大量坏死组织残留脓腔内，炎症持续存在，脓腔不能愈合，治疗超过3个月以上，则称为慢性肺脓肿。由于脓腔壁成纤维细胞增生，肉芽组织形成，使脓腔壁增厚，不仅使周围细支气管受累，致支气管变形或扩张，还可使坏死组织中残存的血管失去肺组织的支持，管壁损伤部分可形成血管瘤。管腔壁表面肉芽组织的血管丰富，如血管瘤破裂则可出现反复中、大量咯血。

二、中医病因病机

肺痈的形成，历代医家认为主要是在肺经痰热素盛，或原有肺系其他痼疾，或中毒、溺水、昏迷不醒，导致正气内虚的基础上，风热上受，或风寒袭肺，未得及时表散，郁而化热，内犯于肺，肺脏受邪热熏灼，失于清肃，肺络阻滞，蒸液成痰，痰热壅阻，血滞为瘀，而致痰热与瘀血互结，蕴酿成痈，血败肉腐化脓，肺络损伤，脓疡内溃外泄。

1. 初期　风热（寒）之邪侵袭卫表，内郁于肺，肺卫同病，蓄热内蒸，热伤肺气，肺失清肃。

2. 成痈期　热邪内盛，壅滞肺气，炼液成痰；热化火成毒，伤及血脉，热壅血瘀，蕴酿成痈而形成痰热瘀毒蕴肺。

3. 溃脓期　痰热与瘀血壅阻肺络，热盛肉腐，血败化脓，继则肺损络伤，脓疡内溃外泄。该期是病情顺和逆的转折点：溃后邪毒渐尽，病情趋向好转，进入恢复期。若脓溃后流入胸腔，发为脓胸，是为严重的恶候。若溃后脓毒不尽，邪恋正虚，则病情迁延，3个月不愈转成慢性，或发展为肺痿。

4. 恢复期　脓疡溃后，邪毒渐尽，病情趋向好转，此时因肺体损伤，故可见邪去正虚、阴伤气耗的病理过程，随着正气逐渐恢复，病灶趋向愈合。

归纳言之，肺痈的病变部位在肺，病理性质主要为邪盛的实热证候，其成痈化脓的病理基础在于热壅血瘀，随着病情的发展，邪正的消长，演变过程表现为初期、成痈期、溃脓期、恢复期等不同阶段，脓疡溃后可见阴伤气耗之象。

NOTE

【临床表现】

一、主要症状

肺脓肿多急性起病。吸入性肺脓肿患者多有口、齿、咽、喉或皮肤的感染灶，或有手术、劳累、受凉等病史。患者起病急，畏寒，高热，体温可达39℃~40℃，伴有咳嗽、咯黏液痰或黏液脓性痰。炎症波及到壁层胸膜者可引起胸痛，其胸痛与呼吸运动有关，于深呼吸时胸痛加重。病变范围大者，可出现气促、精神不振、乏力、纳差等全身中毒症状。若感染未能及时控制，于发病10~14天，咳嗽加剧，脓肿破溃于支气管，患者突然咳出大量脓臭痰及坏死组织，每日量可达300~500mL，静置后分层。约有1/3患者有不同程度的咯血，偶有中、大量咯血而致患者突然窒息死亡。一般在咳出大量脓痰后，体温可明显下降，全身中毒症状亦随之减轻，数周内一般情况逐渐恢复正常。痰臭多系合并厌氧杆菌感染所致。单纯厌氧菌感染肺脓肿发病较隐袭，症状不明显，约两周后仅出现乏力、咳嗽、低热，继而咯脓性臭痰，贫血，体重减轻，伴有明显的中毒症状。慢性肺脓肿有慢性咳嗽、咯脓痰，反复发热和咯血等症状，常有贫血、消瘦等慢性病消耗病态，持续数周到数月。血源性肺脓肿多先有肺外原发性疾病感染引起的畏寒、高热等全身性脓毒血症的表现，经数日或数周后才出现咳嗽、咯痰、胸闷不适等呼吸道症状，但通常痰量不多，极少咳血或咳脓臭痰。肺脓肿有20%~30%破溃到胸膜腔，出现脓气胸，可伴有突发性胸痛、气急等表现。

二、体征

肺脓肿的体征与脓肿的部位、大小有关。初起时因病变范围小，肺部可无阳性体征，或于患侧出现湿啰音。如病变范围较大者，脓肿周围有炎症，叩诊呈浊音或实音，听诊呼吸音减弱；病变进一步发展，出现实变体征，可闻及支气管呼吸音。脓腔增大时，可出现空瓮音。病变累及胸膜时，可闻及胸膜摩擦音或出现胸腔积液体征。慢性肺脓肿常有贫血、消瘦、杵状指（趾）等体征。血源性肺脓肿多无阳性体征。

【实验室及其他检查】

1. 血液检查 急性肺脓肿外周血白细胞总数增多，可达（20~30）×10⁹/L，中性粒细胞可达90%以上，核左移明显，常有中毒颗粒。慢性肺脓肿患者的血白细胞可稍升高或正常，红细胞和血红蛋白减少。

2. 细菌学检查 典型肺脓肿患者咳出的痰呈脓性黄绿色，可夹血，留置分层（上层为泡沫，中层为混浊液，下层为脓性物）。痰液的涂片、培养和药物敏感试验，有助于病原体的确定和有效抗生素的选择，应在抗生素的使用之前尽早进行，以免影响痰菌的检出率。咳出的痰液应立即做细菌培养，以免污染菌在室温下大量繁殖，则难以发现致病菌，且接触空气后厌氧菌迅速死亡，影响细菌培养的可靠性。并发脓胸时，胸腔脓液及血的需氧和厌氧菌培养较痰液更可靠。血源性肺脓肿患者的血培养常可发现致病菌，对病原学的诊断和抗生素的选择有意义。有条件可以做纤维支气管镜检查，用防污染毛刷在气管深部取材做涂片染色检查和需氧、厌氧菌培养。

3. X线检查 肺脓肿的X线表现因临床类型、病程、支气管的引流是否通畅以及是否有并发症等而有所不同。吸入性肺脓肿早期多表现为大片浓密模糊浸润阴影，边缘不清，或为团片状浓密阴影，分布在一个或数个肺段，且好发于上叶的后段或尖后段、下叶背段，少数可在基底段。在肺组织坏死，肺脓肿形成，大量脓液经支气管咳出后，空气进入脓腔，脓腔出现圆形透亮区及液平面，其周围有浓密炎症浸润，可于开始见到多个小透亮区的炎症浸润，而后再融合成一较大空洞，脓腔四壁光整或略有不规则。肺脓肿消散期，经抗生素治疗和脓液引流后，脓腔周围炎症吸收，脓腔逐渐缩小至完全消失，最后残留少许纤维条索阴影。慢性肺脓肿脓腔壁增厚，内壁不规则，有时呈多房性，周围炎症消散不完全，有纤维组织增生及邻近胸膜增厚，肺叶收缩，可致纵隔向患侧移位，其健侧肺发生代偿性肺气肿。肺脓肿并发脓胸时，患侧胸部呈大片浓密阴影，若伴发气胸时可见气液平面。血源性肺脓肿，病灶可分布在一肺或两肺，呈小片状局限炎性阴影，或有边缘整齐的球形病灶，其中可见小脓腔和气液平面，炎症吸收后可有局灶性纤维化或形成小气囊后遗阴影。X 线侧位检查可明确脓肿的部位及范围大小。

4. CT 扫描检查 CT 扫描检查能够更准确地分清肺脓肿脓腔的位置，并能发现体积较小的脓腔，有助于指导体位引流及外科手术治疗。

5. 纤维支气管镜检查 纤维支气管镜检查有助于肺脓肿的病因、病原学诊断以及治疗。通过病理组织检查，分泌物的涂片、培养、瘤细胞检查，除对治疗提供依据外，尚对肺脓肿、肺结核、肺癌等疾病的鉴别诊断有价值。如发现异物，应取出异物，以利气道引流通畅；如疑肿瘤阻塞，则可做病理活检诊断。脓多黏稠者还可借助纤维支气管镜用 0.9% 氯化钠注射液尽量冲洗脓腔引流脓液，并在病变部位注入抗生素，提高疗效和缩短病程。

【诊断与鉴别诊断】

一、诊断

对有口、咽、鼻感染灶，或有口腔手术、昏迷呕吐、异物吸入等病史，并有急性发作的畏寒、高热、咳嗽，咳大量脓臭痰等临床症状的患者，其血白细胞总数及中性粒细胞显著增高，胸部 X 线显示大片浓密的炎性阴影中有空腔及气液平面，可做出急性肺脓肿的诊断。对有皮肤感染、痈、疖等化脓性病灶或静脉吸毒者，出现发热不退、咳嗽、咳痰等临床症状，X 线胸片示两肺多发性小脓肿，可诊断为血源性肺脓肿。血和痰的细菌培养，包括厌氧菌培养和药物敏感试验，均有助于病原菌的确定和抗生素的选择。

二、鉴别诊断

1. 细菌性肺炎 早期肺脓肿与细菌性肺炎临床表现与 X 线胸片都很相似。但肺炎球菌肺炎多伴有口唇疱疹、咳铁锈色痰，而无大量脓臭痰，X 线胸片示肺叶或肺段实变，或呈片状淡薄炎性病变，边缘模糊不清，其间无空洞形成，痰和血的细菌培养可作出鉴别。经抗生素治疗后高热不退，咳嗽、咳痰加剧，并咳大量脓痰时，应考虑为肺脓肿。

2. 支气管肺癌 支气管肺癌阻塞支气管，引起远端肺组织化脓性感染，其形成脓肿和支气管阻塞的过程相对较长，故患者病程多较长，痰量较少，毒性症状多不明显。阻塞性感染由于支气管阻塞引流不畅，发热和感染不易控制，因此，对 40 岁以上患者局部肺反复感染，抗生素治疗效果不佳时，要考虑有支气管肺癌所致阻塞性肺炎的可能，可查痰找癌细胞，并进行纤维支气管镜、肺 CT 等检查，以明确诊断。支气管鳞癌病变可发生坏死、液化，形成空洞，但一般无毒性或急性感染症状。X 线胸片空洞壁较厚，癌灶坏死、液化形成癌性空洞，一般无液气平面，常呈偏心性空洞，残留的肿瘤组织使内壁凹凸不平，空洞周围亦少有炎症浸润，由

NOTE

于癌肿常发生转移，可有肺门淋巴结肿大，故不难与肺脓肿鉴别。可行纤维支气管镜、胸部 CT 以及痰液中找癌细胞等检查，有助于支气管肺癌的诊断。

3. 空洞性肺结核继发感染　空洞性肺结核起病缓慢，病程较长，常伴有结核中毒症状，如长期咳嗽、午后低热、乏力、盗汗或反复咯血等。X 线胸片示空洞壁较厚，一般无液平面，周围可见结核浸润病灶，或呈斑点状、条索状、结节状或肺内有其他部位的结核播散灶。痰中可查到结核杆菌。应注意肺结核在合并化脓性感染时也可有急性感染症状和咳大量脓痰，更由于化脓性细菌大量繁殖，痰中难以找到结核菌，故应仔细鉴别，以免误诊。如鉴别有困难，可先控制急性感染，再做胸片检查，胸片可显示纤维空洞及多形性的结核病变，痰结核菌可阳性。

4. 肺囊肿的继发性感染　肺囊肿继发感染时，囊肿呈圆形，囊壁薄而光滑，伴有液平面，其周围肺组织虽有炎症浸润，但相对较轻。患者无明显中毒症状和咳大量脓痰。感染控制后 X 线片呈现光洁整齐的囊肿壁。

【治疗】

一、治疗思路

本病主要采用西医治疗，治疗原则主要是积极控制感染和痰液引流。应根据痰或血的细菌学检查选择有效的抗生素。可以辅以中医药清热解毒、排脓化瘀以祛邪。脓未成者着重清肺消痈，脓已成则应排脓解毒，但清肺要贯穿始终，重视"有脓必排"的原则。治疗时应根据疾病不同阶段的证候特点，分别融合清热解毒、排脓、化瘀、益气、滋阴等方法。对有明显痰液阻塞征象患者防止发生窒息；若发生大咯血，一方面防止窒息，另一方面，观察血压，采取相应的急救措施；如痈脓破溃流入胸腔，其预后较差，必要时可做胸腔穿刺引流。

二、西医治疗

1. 抗菌治疗　在应用抗生素治疗前应做血、痰、胸水的细菌培养，并做药物敏感试验。吸入性肺脓肿多为厌氧杆菌感染，绝大多数对青霉素敏感，病情轻者，青霉素每日 120 万~240 万 U，病情严重者，为提高坏死组织中的药物浓度，每日可用 1000 万 U 静脉滴注，体温一般在治疗 3~10 天内降至正常，然后可改为肌注。对青霉素不敏感的脆弱杆菌，可采用林可霉素每日 1.8~3.0g 静脉滴注，或甲硝唑 0.4g，每日 3 次，口服或静脉滴注，或克林霉素每日 0.6~1.8g 静脉滴注。

血源性肺脓肿多为葡萄球菌或链球菌感染，可选用耐 β-内酰胺酶的青霉素类或头孢菌素。如为耐甲氧西林的葡萄球菌，应选用万古霉素 0.5g 静脉滴注，每日 3~4 次；或替考拉宁，每日 0.4g，静脉滴注，首剂加倍。

若为阿米巴原虫感染，可用甲硝唑每日 1~1.5g，分 2~3 次静脉滴注。若为革兰阴性杆菌，则可选用第二代或第三代头孢菌素如头孢孟多、头孢噻肟钠、头孢唑肟钠及喹诺酮类，可联用氨基糖苷类抗生素。

抗生素疗程为 8~12 周，直到 X 线上空洞和炎症消失，或仅有少量稳定的残留纤维化。

2. 引流排脓　脓液引流是提高疗效的重要治疗措施，体位引流有利于脓液的排出，对身体状况较好的患者可采用体位引流，使脓肿处于最高位置，轻拍患部，每日 2~3 次，每次 10~15 分钟。痰黏稠不易咳出者，可选氯化铵（0.3g，每日 3 次）、沐舒坦（30mg，每日 3 次）或鲜竹沥（10~15mL，每日 3 次）等祛痰药口服。痰液浓稠者还用 0.9%氯化钠注射液加 α-糜蛋白酶或异丙托溴铵，超声雾化吸入以利痰液引流。有明显痰液阻塞征象时，亦可经纤维支气管镜冲洗脓腔，并吸脓引流，同时脓腔内滴入抗生素治疗，可提高病灶局部抗生素的浓度，增强疗效。

3. 外科治疗　少数肺脓肿病人经内科治疗效果不佳时，可考虑手术治疗，手术适应证为：①肺脓肿病程超过 3 个月，经内科治疗，病变无明显吸收，脓腔不缩小，或脓腔直径>5cm 不易闭合者；②反复感染、大咯血经内科治疗无效或危及生命者；③伴有支气管胸膜瘘、脓胸，经抽吸冲洗疗效不佳者；④支气管阻塞限制了气道引流，疑为支气管肺癌需做外科手术者。对病情重、不能耐受手术者可经胸壁插入导管到脓腔进行引流，并应坚持长期积极的内科治疗。术前应评价患者一般情况和肺功能。

三、中医治疗

1. 初期

症状：发热恶寒，咳嗽，胸痛，咳时尤甚，咳白色黏痰或黏液脓性痰，痰量日渐增多，胸闷，呼吸不利，口干鼻燥，舌红，苔薄黄或薄白，脉浮数而滑。

治法：疏风宣肺，清热解毒。

方药：银翘散加减。表证重者，酌加桑叶、淡豆豉以疏表；若热甚，加黄芩、石膏、鱼腥草以清肺泄热；痰多咳甚，加瓜蒌、浙贝母、杏仁、冬瓜仁、枇杷叶以肃肺化痰；头痛，可加白芷、菊花清利头目；胸痛、呼气不利者，加桃仁、郁金、瓜蒌皮宽胸理气，化瘀止痛。

2. 成痈期

症状：身热转甚，时时振寒，继则壮热不退，汗出烦躁，咳嗽气急，胸满作痛，转侧不利，咯吐黄绿浊痰且气味腥臭，口干咽燥，舌红，苔黄腻，脉滑数。

治法：清热解毒，化瘀消痈。

方药：《千金》苇茎汤加减。若高热不退者，可适当选择加入蒲公英、黄芩、山栀子、黄连、败酱草、鱼腥草、石膏、知母、紫花地丁、金银花等药清热解毒，凉血消痈；若胸闷，咳而喘满，痰黄脓浊而量多，不得卧者，可酌加桑白皮、瓜蒌、葶苈子、射干、海蛤壳以清热化痰；若胸痛甚，酌加郁金、乳香、没药、丹参化瘀止痛；便秘者，可加大黄、枳实通腑泄热；若伴咯血，加用丹皮、三七粉凉血止血；热毒瘀结，咯脓浊痰腥臭味甚者，可合犀黄丸以解毒化瘀。

3. 溃脓期

症状：咯吐大量脓血痰，痰液黏稠，或如米粥，味异常腥臭，胸闷疼痛，转侧不利，甚则气喘不能卧，面赤身热，汗出，烦躁不安，口渴喜饮，舌质红，苔黄腻，脉滑数或数实。

治法：化痰排脓，清热解毒。

方药：加味桔梗汤。若脓痰量少难出，可加皂角刺、山甲珠、鲜竹沥以化痰溃痈排脓（但咳血量多者禁用），亦可加连翘、野荞麦根、鱼腥草、败酱草、黄芩清热解毒排脓；若血热甚咳血量多，可加丹皮、山栀子、生地黄、蒲黄、藕节、白茅根、三七、侧柏叶凉血止血；若气喘乏力，无力咯痰者，为气虚不能托脓，加生黄芪益气扶正，托里透脓；若兼腑气不通而见便秘者，加生大黄、枳实通腑泄热；若肺热津伤而见口干舌燥者，则酌配玄参、沙参、天花粉、麦冬以养阴生津。

4. 恢复期

症状：身热渐退，咳嗽减轻，咯吐脓血痰日渐减少，痰腥臭味减轻，痰液渐转清稀，精神渐振，食纳好转，或见胸胁隐痛，难以平卧，乏力气短，自汗，盗汗，心烦，口干咽燥，面色无华，神疲形瘦，舌质红或淡红，苔薄黄，脉细或细数无力。

NOTE

治法：清热养阴，益气补肺。

方药：沙参清肺汤合竹叶石膏汤。若脾虚食少便溏者，则加白术、山药、茯苓健脾，以培土生金；若正虚邪恋，咯腥臭脓痰，反复迁延日久不愈者，宜扶正祛邪，益气养阴，配合解毒排脓，可加野荞麦、败酱草、鱼腥草、连翘；咯吐血痰者，可酌加白蔹、阿胶以敛补疮口；阴虚重者，加玉竹润肺养阴。

【预后】

本病多能痊愈而无后遗症。极少数患者因脓肿破溃后大量脓痰排出，或因大咯血造成气道阻塞，导致窒息而病情险恶。少数患者如治疗不及时，可成慢性肺脓肿，使病情迁延不愈。亦有少数患者可并发支气管扩张或患侧胸膜增厚。

【预防与调护】

加强口腔卫生的宣传教育，并要重视口腔、上呼吸道慢性感染灶的根治，防止分泌物误吸入肺。口腔和胸部手术时，注意清除血块和分泌物，加强对昏迷病人或全麻病人的口腔护理。积极治疗皮肤感染如疖、痈等化脓性疾病，以防止血源性肺脓肿。鼓励患者咳嗽，及时吸出呼吸道异物，保持呼吸道通畅。合并感染时，及时使用有效的抗生素，以截断疾病的发展。忌油腻厚味及辛辣之品，严禁烟酒。

第十节　肺结核

结核病是由结核分枝杆菌引起的慢性感染性疾病，其中引起肺部感染者称为肺结核（pulmonary tuberculosis，TB），是临床最为常见的结核病。结核分枝杆菌（以下简称结核杆菌）还可侵袭浆膜腔、淋巴结、泌尿生殖系统、肠道、肝脏、皮肤、骨骼及关节等多种脏器和组织，引起其他结核病。肺结核多呈慢性过程，以低热、盗汗、消瘦、乏力、食欲不振等全身中毒症状及咳嗽、咳痰、咯血、呼吸困难、胸痛等呼吸系统症状为主要表现。

肺结核是严重威胁人类健康与生命的主要传染病之一，化学治疗可使新发现的结核病治愈率达95%以上。但由于多重耐药结核杆菌感染的增多、人体免疫缺陷病毒（HIV）感染的流行、人口流动增加等客观因素以及缺乏对结核病流行警惕性而放松防控，结核病患病率在全球范围内呈明显上升趋势。在全球所有传染性疾病中，结核病已成为成年人的首要死因。WHO估算2010年全球有850万~920万新增病例，约120万~150万人死于结核病，结核病在传染病死亡中占第二位。全球约20亿人感染过结核杆菌，80%的结核病集中在印度、中国、俄罗斯、南非、秘鲁等22个国家。

当前我国结核病的疫情特点是：①高感染率：全国感染过结核杆菌者至少5.5亿。②高肺结核患病率：2000年活动性肺结核患病率为367/10万，约450万例；痰涂片阳性的肺结核患病率为122/10万，约150万例；2006年全国肺结核发病人数超过110万；2011年3月卫生部公布的年发病人数为130万，占全球发病的14.3%。③高耐药率：全国结核耐药率达28%，原发耐药率为18.6%。④死亡人数多：每年约有13万人死于肺结核。⑤80%患者在农村。⑥中青年患病多，15~59岁的痰涂阳性肺结核患者占全部痰涂阳性的61.6%。

本病相当于中医之"肺痨"，可见于古代文献之"劳瘵""劳嗽""尸疰""虫疰"等病。

【病因病理】

一、西医病因病理

（一）病因

结核病的病原菌为结核分枝杆菌复合群，包括结核分枝杆菌，牛分枝杆菌，非洲分枝杆菌和田鼠分枝杆菌。人肺结核的致病菌 90% 以上为结核分枝杆菌。按照其生长速度可分为快速生长菌和缓慢生长菌。缓慢生长菌为临床主要致病菌。结核杆菌属需氧菌，呈缓慢分枝生长，镜检呈细长略弯的杆菌，无荚膜、芽孢及鞭毛，不能运动。普通染色不能着色，抗酸染色才可着色且不被盐酸酒精脱色，故称抗酸杆菌，这是与其他无抗酸性细菌相鉴别的方法之一。

结核杆菌对外界抵抗力较强，耐干燥、冷、酸、碱环境。在阴湿处能生存 5 个月以上，在干燥的痰标本内可存活 6~8 个月，在 $-8℃ \sim -6℃$ 时能存活 4~5 年；但在阳光直射下 2~7 小时可被杀死，5%~12% 甲酚皂液（来苏）需 2~12 小时方能杀灭，而 75% 酒精接触 2 分钟，或煮沸 1 分钟，即可杀灭。高压蒸汽灭菌（120℃）持续 30 分钟为最佳灭菌方法。

（二）发病机制

本病的重要传染源是开放性肺结核患者，以空气传播为主，肺结核患者咳嗽、喷嚏排出的结核杆菌、干燥痰中的结核杆菌随空气、尘埃播散，健康人吸入可致感染，其他途径感染者少见。人类普遍易感，营养不良、免疫力低下者尤易发病。

首次吸入的结核杆菌被肺泡内吞噬细胞吞噬后可被杀灭。结核杆菌的数量多、毒力强时可存活下来，并在吞噬细胞内外大量生长繁殖，这部分肺组织即出现炎性病变，称为原发病灶。原发病灶中的结核杆菌沿肺内引流淋巴管到达肺门淋巴结，引起淋巴结肿大。原发病灶继续扩大或播散至邻近组织器官，发生结核病。临床上，原发感染最常见的良性过程是，当结核杆菌首次侵入人体开始繁殖时，机体通过细胞介导的免疫反应对结核杆菌产生特异性免疫，使之停止繁殖，原发病灶炎症吸收，播散到全身的结核杆菌被消灭。但仍可有少量结核杆菌未被消灭，长期处于休眠状态，成为继发性结核的潜在来源。

结核病的主要免疫机制是细胞免疫。吞噬细胞处理结核杆菌后将特异性抗原传递给 T 淋巴细胞使之致敏，机体可产生两种形式的免疫反应，即细胞介导的免疫反应（cell mediated immunity，CMI）和迟发型超敏反应（delay type hypersensitivity，DTH），对结核病的发病、演变及转归起着决定性的作用。

1. 细胞介导的免疫反应　CMI 是机体获得性抗结核免疫力最主要的免疫反应。当致敏的 CD_4^+T 细胞再次受到抗原刺激而激活，产生、释放氧化酶和多种细胞因子，如 IL-2、IL-6、INF-γ 等，与 TNF-α 共同作用，加强对病灶中结核杆菌的杀灭作用。当 CD_8^+T 细胞溶解已吞噬结核杆菌和受抗原作用的吞噬细胞时，可导致宿主细胞和组织破坏，可同时伴有结核杆菌的释放和扩散。

2. 迟发型超敏反应　DTH 是机体再次感染结核杆菌后对细菌及其产物（结核蛋白及脂质 D）产生的一种超常免疫反应。结核杆菌注入未受染的豚鼠，10~14 天注射局部形成结节、溃疡，淋巴结肿大，周身血行播散而死亡；少量结核杆菌感染豚鼠后 3~6 周，再注射等量的结核杆菌，2~3 天局部迅速形成溃疡，随后较快愈合，无淋巴结肿大与全身播散，豚鼠存活，这种机体对结核分枝杆菌再感染和初感染所表现出不同反应的现象称为 Koch 现象。前者为初次感

NOTE

染；后者为再次感染，局部剧烈反应说明超敏反应参与，但因获得免疫力，病灶趋于局限。Koch 现象可解释原发性结核和继发性结核的不同发病机制。人体感染结核杆菌后，90%的人终身不发病，仅 5%发病为原发性肺结核，5%的人在免疫力低下时发病称为继发性肺结核。其临床发病有快慢两种，发病慢者症状少而轻，痰涂片阴性，预后良好；发病快者症状重，易出现广泛病变、空洞、播散，痰涂片阳性，传染性强，是防治工作的重点。

（三）病理

结核病基本病理是炎性渗出、增生和干酪样坏死。病变初起表现为组织充血、水肿，局部中性粒细胞浸润，继之由巨噬细胞及淋巴细胞浸润取代。当机体免疫力强而结核菌量少、毒力弱则表现为增生性病变，形成结核结节。如结核菌量多、毒力强而机体抵抗力低下时，则病变恶化变质，组织细胞混浊肿胀，胞质脂肪变性，胞核溶解，形成干酪样坏死组织。

上述三种病理变化多同时存在，也可以某一种变化为主，而且可以相互转化，其病理过程表现为破坏与修复同时进行。因机体免疫状态、病情轻重不同和治疗的差异，最终出现吸收好转、硬结钙化或浸润播散等病理转归。

二、中医病因病机

中医学认为，肺痨的致病因素主要有两个方面，一为外染痨虫，一为内伤体虚，气血不足，阴精耗损，二者相互为因。病位在肺，主要累及脾肾。

1. 痨虫袭肺　痨虫经口鼻侵袭肺脏，也可因它脏痨病经血脉流注于肺。痨虫损蚀肺叶，肺阴耗伤，肺失清肃而发生肺痨。痨虫致病最易伤阴动血，阴虚火旺，迫津外泄，则出现潮热、盗汗；损伤肺中络脉，则发生咯血。

2. 正气虚弱　若先天禀赋不足，后天嗜欲无节，忧思劳倦，或大病久病失于调治，或外感久咳、胎产之后耗伤气血津液，或生活贫困，饮食营养不足，正气先虚，抗病力弱，终致痨虫乘虚伤人，发而为病。

由此可见，内外因素可以互为因果，但感染痨虫是发病关键，正气亏虚是肺痨发生发展的重要基础。正气旺盛，感染后不一定发病；正气亏虚，则感染后易于致病。同时病情的轻重与内在正气的强弱有关。本病病变部位在肺，与脾肾两脏的关系最为密切，若久延而病重者，可以演变发展至肺、脾、肾三脏同病，兼及心肝。

基本病机以痨虫损肺，肺阴亏虚为主，并可导致气阴两虚，甚则阴损及阳。病初肺体受损，肺阴被耗，肺失滋润，表现肺阴亏损之候，继则肺肾同病，兼及心肝，而致阴虚火旺；或因肺脾同病，导致气阴两伤。病久肺、脾、肾三脏皆损，阴损及阳，出现阴阳两虚。

【临床表现】

一、主要症状

1. 全身中毒症状　发热最为常见，多为长期午后潮热，即下午或傍晚体温开始升高，次日清晨降至正常，时间可持续数周。结核病灶播散或形成空洞时可出现高热。常伴有倦怠乏力、盗汗、颧红、食欲不振、体重减轻、失眠等，女性可见月经不调、闭经。

2. 呼吸系统症状

（1）咳嗽、咯痰　是肺结核患者最常见症状。一般咳嗽较轻，干咳或带少量黏液痰。空洞形成时，痰量增多；继发细菌感染时，咯吐脓痰；支气管内膜结核表现为刺激性咳嗽。

（2）咯血　1/3~1/2 的患者有不同程度咯血，通常为少量咯血或痰中带血，少数大咯血。

（3）胸痛　当炎症累及壁层胸膜时，常有相应部位疼痛，随呼吸及咳嗽而加重。累及膈胸膜时，疼痛向颈部和肩部放射。

（4）呼吸困难　多见于干酪性肺炎和并发气胸或大量胸腔积液者，慢性重症肺结核常出现渐进性呼吸困难，甚至缺氧发绀。

二、体征

多少不一，取决于病变性质和范围。病变范围小时，可以没有任何体征。若渗出性病变范围较大或干酪样坏死时，可有肺实变体征，如触诊语颤增强、叩诊呈浊音、听诊闻及支气管呼吸音和细湿啰音。较大的空洞性病变听诊也可以闻及支气管呼吸音。当有较大范围的纤维条索形成时，气管向患侧移位，患侧胸廓塌陷、叩诊浊音、听诊呼吸音减弱并可闻及湿啰音。结核性胸膜炎时有胸腔积液体征：气管向健侧移位、患侧胸廓饱满、触诊语颤减弱、叩诊实音、听诊呼吸音消失。支气管结核可有局限性哮鸣音。

三、特殊表现

1. 结核性风湿症　原发性肺结核患者中，可出现多发性关节炎、结节性红斑等类似风湿热的临床表现。多见于青少年女性，与结核引起的全身过敏反应有关。

2. 无反应肺结核　亦称结核性败血症。可累及多个组织器官特别是单核-巨噬细胞系统。急性暴发性起病，病情凶险，常缺乏呼吸道症状、体征和相应胸部 X 线表现。可见高热、食欲不振、腹痛、腹泻、腹部包块、腹水、黄疸、肝脾肿大、脑膜刺激征、肌力异常、神经系统病理反射等症状及相应体征。易误诊为败血症、白血病、结缔组织疾病等其他系统的疾病。

四、并发症

1. 气胸　干酪性病灶破溃或肺结核继发阻塞性肺气肿常并发气胸。

2. 支气管扩张　支气管结核、肺结核均可继发支气管扩张，主要位于上叶，可伴有轻度或严重的咯血。

3. 脓胸　主要见于肺结核合并气胸、结核性胸膜炎治疗不当或不及时者。

4. 慢性肺源性心脏病　肺结核治疗不当或治疗无效而形成慢性病变，甚至一侧肺毁损，并发肺气肿、肺大泡，可发展为慢性肺源性心脏病。

【实验室及其他检查】

1. 结核菌检查

（1）涂片法　痰涂片镜检到抗酸杆菌有极重要意义。该项检查具有快速、简便、可靠等优点，但敏感性低。通常初诊患者要送清晨痰、夜间痰和即时痰三份。若排菌量在 5000~10000 个/mL 以上，直接涂片法可呈阳性。

（2）结核杆菌培养　常作为结核病诊断的金标准。培养法敏感性高，且更为精确，除能了解结核菌生长繁殖能力外，且可做药物敏感试验与菌型鉴定，为治疗特别是复治提供参考。但所需时间长，一般为 2~6 周，培养至 8 周仍未见生长者可报告阴性。新近 BACTEC-TB960

NOTE

法约 2 周可获结果，并提高 10% 分离率。

2. 结核菌素试验   结核菌素是结核杆菌的特异代谢产物，结核菌素试验是结核病综合诊断中常用手段之一，有助于判断有无结核杆菌感染。阳性反应不代表现在患有结核病。目前推荐使用的结核菌素为纯蛋白衍生物（purified protein derivative，PPD），常用 0.1mL（5IU）在左前臂屈侧中上部 1/3 处做皮内注射，经 48~72 小时测量皮肤硬结直径。如≤4mm 为阴性；5~9mm 为弱阳性；10~19mm 为阳性反应，提示结核杆菌感染；≥20mm 或虽<20mm 但局部出现水疱或淋巴管炎为强阳性反应，常提示活动性结核病。由于我国城市成年居民结核感染率较高，故一般阳性结果意义不大，而对婴幼儿的诊断价值较成人更大，因为年龄越小，自然感染率越低。

3. 影像学检查   影像学检查是诊断肺结核的重要手段，包括 X 线胸透、胸片、CT 等，有助于发现病灶，确定病变部位、范围、形态、密度与周围组织关系，以及判断病变性质、演变情况、治疗效果等。肺结核 X 线表现复杂、多样，其多发生在上叶尖后段或下叶背段，同一病灶中可以有多种影像同时存在，且以某一种病变为主。原发型肺结核典型特征有原发灶、淋巴管炎和肺门或纵隔肿大的淋巴结组成的哑铃状病灶。急性血行播散型肺结核的胸片上呈现分布均匀、大小密度相近的粟粒状阴影。继发型肺结核的常见 X 线表现包括：①浸润性病灶，如云雾状，边缘模糊，密度相对较淡；②干酪性病灶，密度相对较高，且不均匀；③空洞，即形成不同形状的透亮区；④纤维钙化的硬结病灶，如条索状、结节状、斑点状病灶，边缘清晰，密度相对较高。最常用的检查方法是正、侧位胸片。胸部 CT 检查对于发现微小或隐蔽性结核病灶有帮助，而 MRI 在肺结核诊断中价值有限。

4. 其他检查   经纤维支气管镜对支气管或肺内病灶取活组织进行病理学和病原学检查，可提高肺结核的诊断敏感性和特异性，尤其适用于痰涂阴性等诊断困难的患者。血常规检查通常无明显变化，严重者可有继发性贫血。急性血行播散型肺结核白细胞总数减低或出现类白血病反应。血沉增快常见于活动性肺结核，但无特异性。

另外，通过聚合酶链反应（PCR）技术、核酸探针检测特异性 DNA 片段、色谱技术检测结核硬脂酸和分枝菌酸等菌体特异成分，以及采用免疫学方法检测特异性抗原和抗体等检测方法的研究也取得了一些进展，为结核病的快速诊断提供更多、更好的检测手段。

【诊断与鉴别诊断】

一、诊断

1. 诊断要点   肺结核的诊断需结合流行病学资料、临床表现、实验室检查、影像学检查进行综合分析。主要依据为胸部 X 线、CT 检查、痰菌检查。

具有以下几种情况时，应考虑有肺结核的可能，并进一步检查确诊。

（1）反复发作的咳嗽、咯痰，或呼吸道感染经抗感染治疗 3 周以上无效或效果不显著。

（2）咯血或痰中带血。

（3）长期发热，常为午后潮热，伴有盗汗，乏力，颧红，体重减轻，月经不调。

（4）肺部听诊锁骨上下及肩胛间区闻及湿啰音或局限性哮鸣音。

（5）出现结节性红斑、泡性结膜炎、关节炎等表现，但无免疫性疾病依据。

（6）既往有渗出性胸膜炎、肛瘘或淋巴结长期肿大病史。

（7）有与排菌肺结核患者密切接触史。

（8）存在结核病好发危险因素，如糖尿病、肾功能不全、胃大部切除、免疫抑制剂应用、HIV 感染或 AIDS，新出现呼吸道症状和胸部 X 线检查异常。

2. 诊断程序

（1）可疑症状患者的筛选 约有 86% 活动性和 95% 痰涂片阳性肺结核患者出现肺结核症状，如咳嗽持续 2 周以上，咯血，午后低热，乏力，盗汗，月经不调或闭经，出现这些症状要考虑肺结核病的可能，需进行痰抗酸杆菌和胸部 X 线检查。

（2）确诊肺结核 通过 X 线发现肺部有异常阴影者，必须进行其他系统检查，确定病变性质是否为结核性。如一时难以确定，可经 2 周短期观察后复查，肺结核的肺部异常阴影变化不大。痰涂片和结核杆菌培养是确诊的依据。

（3）有无活动性及是否排菌 确诊肺结核以后，应进一步明确有无活动性和是否排菌。有下列情况之一者为进展期：新发现活动性病变；病变较前恶化、增多；新出现空洞或空洞较前增大；痰菌阳性。有下列情况之一者为好转期：病变较前吸收好转；空洞闭合或缩小；痰菌阴转。稳定期：病变无活动性，空洞闭合，每月检查一次痰菌，连续 6 次阴性，空洞存在则须连续阴性 1 年以上。

3. 肺结核分类 2004 年我国实施了结核病新的分类法，分为原发型肺结核、血行播散型肺结核、继发型肺结核（包括浸润性肺结核、空洞性肺结核、结核球、干酪样肺炎、纤维空洞性肺结核）、结核性胸膜炎、其他肺外结核、菌阴肺结核。

（1）原发型肺结核 结核菌初次侵入机体即感染发病称为原发型肺结核，包括原发综合征及胸内淋巴结结核。多见于少年儿童，近来成年人原发型肺结核亦不少见。病灶好发于上叶下部、中叶或下叶上部，容易引起淋巴管炎。肺部原发病灶、引流淋巴管炎和肿大的肺门淋巴结组成典型的原发综合征，X 线胸片表现为哑铃状病灶（图 1-1、图 1-2）。若 X 线胸片只有肺门淋巴结肿大，则为胸内淋巴结结核。肺门淋巴结结核可见肺门处边缘清晰而高密度的团块状阴影，或呈边缘不清的炎性浸润影（图 1-3）。原发型肺结核一般很快吸收消退，或仅遗留淋巴结钙化，可自愈。少数患者由于变态反应强烈或免疫力低下等原因，原发病灶可扩大或坏死形成空洞或干酪性肺炎，或经淋巴、血液引起结核播散。

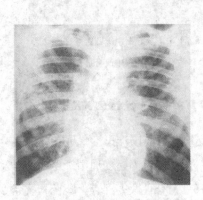

右肺上野第 1 肋间有不规则斑片状阴影，肺门部有不规则索条状阴影，右肺门纵隔部可见半弧状浓密阴影，向肺野突出，为肿大淋巴结。诊断为原发综合征。

图 1-1 右肺原发型肺结核

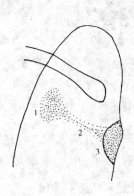

1. 原发性病变；2. 结核性淋巴管炎；3. 肺门淋巴结肿大。

图 1-2 原发型肺结核 X 线模式图

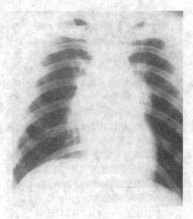

胸片显示左肺门部半弧状阴影向肺野突出，边缘规则整齐，为肺门部淋巴结肿大。

图 1-3 肺门淋巴结结核

NOTE

（2）血行播散型肺结核　多由原发型肺结核随菌血症广泛播散到肺脏所致。包括急性血行播散型肺结核（急性粟粒型肺结核）及亚急性、慢性血行播散型肺结核。急性血行播散型肺结核多见于婴幼儿和青少年，特别是抵抗力低下小儿，起病急，有高热等中毒症状，全身浅表淋巴结肿大，肝脾肿大，常伴发结核性脑膜炎。X线胸片显示肺内大小、密度、分布均匀的粟粒状结节阴影（图1-4、图1-5）。亚急性及慢性血行播散型肺结核起病缓慢，症状较轻，常为间歇性低热、盗汗、乏力、轻度咳嗽等，部分患者无或仅有轻度中毒症状。X线胸片呈现大小不一，病灶新鲜、陈旧不等，分布不均匀的粟粒状结节阴影（图1-6、图1-7）。

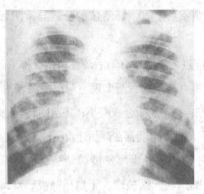
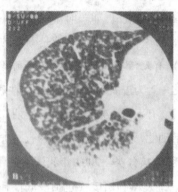

胸片显示双肺满布粟粒样小斑点状阴影，急性期小斑点边缘欠清晰。

图1-4　急性血行播散型肺结核

可见双肺多数粟粒样1~2mm斑点状阴影，互不融合，均匀分布，大小均匀。肺门及支气管未见异常。

图1-5　粟粒型肺结核CT影像

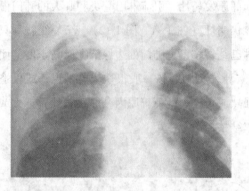
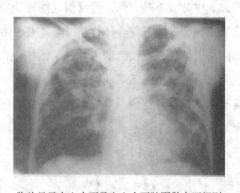

胸片显示双肺上中部散在性小斑点状、粟粒状阴影，2~3mm，边缘清晰，大小欠均匀，密度不均，分布不均。

图1-6　亚急性血行播散型肺结核

胸片显示右上中下及左上中下肺野散在不规则斑点状、斑片状阴影，其中似有透亮区，但不明显。

图1-7　慢性血行播散型肺结核

（3）继发型肺结核　多发生在成年人，病程长，容易反复。早期以渗出性病变为主，随病情进展多发生干酪样坏死、液化、空洞形成和支气管播散；同时又可因病变周围纤维组织增生而使病变局限化和瘢痕形成。病变呈现活动性渗出、干酪样、愈合性改变并存，痰菌检查常为阳性。

继发型肺结核包括以下五种：

1）浸润性肺结核：早期往往无明显症状及体征，常由健康检查而发现。病灶多位于锁骨上下，X线胸片显示为片状、絮状阴影，边缘模糊（图1-8）。

2）空洞性肺结核：空洞形态不一，多为干酪渗出病变溶解而形成虫蚀样空洞。薄壁空洞居多，也可形成张力性空洞或干酪溶解性空洞。空洞性肺结核痰中经常排菌。化疗后长期痰菌检阴性，但空洞不闭合，诊断为"净化空洞"。若痰菌检阴性，但空洞还残存干酪样组织，诊为"开放菌阴综合征"，须定期随访。（图1-9）

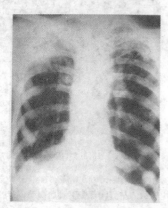

胸片显示右肺上叶大片状阴影，浓淡不均。左肺尖部斑片状、索条状结核病变，伴左下肺野直径约3cm球形病灶。

图1-8 双肺浸润性肺结核伴左下肺结核球

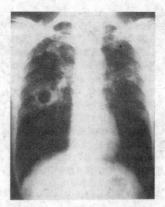

胸片显示右肺中部一厚壁透亮区，范围4cm×5cm，壁厚4~14mm，左肺上叶后段外带亦见一透亮区，双肺尖部可见斑片状浓密不均的干酪样病变。

图1-9 继发性肺结核多发空洞

3）结核球：多由干酪样病变吸收和周边纤维膜包裹形成，也可由干酪空洞引流不畅愈合形成。其直径在2~4cm之间，多小于3cm，80%以上伴有卫星病灶（图1-10）。

4）干酪样肺炎：多发生于免疫力低下，又受到大量结核杆菌感染的患者，或有淋巴结支气管瘘，淋巴结中大量干酪样物质经支气管进入肺内而发生。X线胸片呈肺大叶密度均匀的磨玻璃状阴影，或是小叶斑片播散病灶（图1-11）。

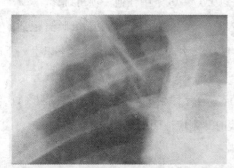

右胸前弓位摄影，于右肺上叶尖段可见一球形病灶，直径2.5cm，边界清晰、规则，其中有多数密度减低区。

图1-10 结核球

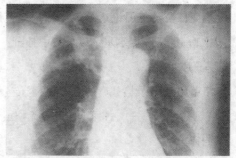

胸片显示右肺上叶尖段锁骨下一不规则块状阴影，密度稍高，边界清晰，其中有小钙化。

图1-11 干酪样肺炎

5）纤维空洞性肺结核：病程长，病情反复进展恶化，结核空洞长期不愈，壁增厚，病灶广泛纤维化而形成。X线胸片显示一侧或两侧单个或多个厚壁空洞，肺门被向上牵拉，肺纹理呈垂柳状阴影，患侧肺组织收缩，纵隔牵向患侧（图1-12）。常见胸膜粘连和代偿性肺气肿，菌检长期阳性且耐药。

（4）结核性胸膜炎 肺部原发病灶后期，结核菌经淋巴管逆行到达胸膜，或胸膜下结核病灶直接蔓延至脏层与壁层胸膜引起。其他如肺门淋巴结结核或脊椎结核可直接累及附近胸膜引起结核性胸膜炎。包括结核性干性胸膜炎、结核性渗出性胸膜炎、结核性脓胸。（图1-13）

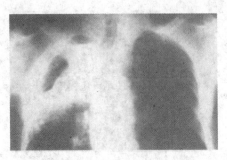

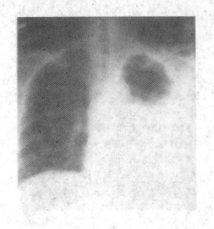

胸片可见右肺上叶呈大片浓密阴影，于外带及肺尖部可见扁形透亮区，内壁不规则且边缘清晰，上方透亮区内尚见液平面，为巨型多发性硬壁空洞，周围广泛干酪样结核病变。

胸片显示，左侧胸部中下肺野呈弥漫性高密度阴影，上缘模糊，外缘稍高，肺尖部亦见带状积液阴影，右肺正常。

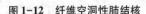

图1-12 纤维空洞性肺结核　　　　　　　图1-13 结核性胸膜炎

（5）其他肺外结核 肺结核病灶中的结核杆菌还可随血液播散至全身其他脏器，如形成结核性脑膜炎、骨结核、泌尿生殖系统结核等。

（6）菌阴肺结核 3次痰涂片及1次培养阴性的肺结核称为菌阴性肺结核。其诊断标准为：①典型肺结核临床症状和胸部X线表现；②抗结核治疗有效；③临床可排除其他非结核性肺部疾患；④PPD（5IU）强阳性，血清抗结核抗体阳性；⑤痰结核菌PCR和探针检测呈阳性；⑥肺外组织病理证实结核病变；⑦支气管肺泡灌洗（BAL）液中检出抗酸分枝杆菌；⑧支气管或肺部组织病理证实结核病变。具备①~⑥中三项或⑦~⑧条中任何一项可确诊。

4. 病变部位及范围记述 肺结核病变范围按左、右侧，每侧按上、中、下肺野记述。上肺野：第2前肋下缘内端水平以上；中肺野：上肺野以下，第4前肋下缘内端水平以上；下肺野：中肺野以下。

5. 痰菌检查记录格式 是确定是否传染和诊断、治疗评估的主要指标。以涂（+）、涂（-）、培（+）、培（-）书写。如患者无痰或未查痰时，则应注明无痰或未查。

6. 治疗史

（1）初治 包括既往未用过抗结核药物治疗、正进行标准化治疗用药未满疗程、不规则用药时间少于一个月的新发病例。

（2）复治 包括既往不规范应用抗结核药物1个月以上的新发病例、规范化治疗满疗程后痰菌复阳病例、初治治疗失败病例及慢性排菌患者。

7. 记录程序 按结核病分类、病变部位、病变范围、痰菌情况、化疗史顺序书写。如：原发型肺结核右中涂（-），初治；继发型肺结核双上涂（+），复治。如有必要，可在类型后加括弧详加说明，如血行播散型肺结核可注明急性或慢性；继发型肺结核可注明浸润性、干酪样肺炎等。其他如并发症、并发病、手术等可在化疗史后按顺序书写。

二、鉴别诊断

1. 肺癌 肺癌常有刺激性咳嗽、痰中带血或咯血、胸痛及进行性消瘦等症状，多见于中老年嗜烟男性，常无明显全身中毒症状。X线胸片示癌肿呈分叶状，病灶边缘常有切迹、毛刺。胸部 CT 扫描、痰结核杆菌、脱落细胞检查及纤维支气管镜检查及活检等有助于鉴别。肺癌与肺结核并存时需注意发现。

2. 肺炎 主要与继发型肺结核鉴别。典型肺炎球菌肺炎起病急骤，高热、寒战、胸痛伴气急，咯铁锈色痰，X 线征象病变常局限于一叶，抗菌治疗有明显疗效。干酪样肺炎则多有结核中毒症状，起病较慢，咯黄色黏液痰，X 线征象病变多位于右上叶，可波及右上叶尖、后段，呈云絮状，密度不均，可出现虫蚀样空洞，抗结核治疗有效，痰中易找到结核杆菌。

3. 肺脓肿 肺脓肿起病较急，高热，大量脓痰，痰菌培养无结核菌，但有多种其他细菌，外周血白细胞总数及嗜中性粒细胞增多，抗生素治疗有效。肺脓肿空洞多见于肺下叶，洞内常有液平面，周围有炎性浸润。而肺结核空洞则多发生在肺上叶，空洞壁较薄，洞内很少有液平面。此外，纤维空洞性肺结核合并细菌感染时易与慢性肺脓肿混淆，但后者痰结核杆菌阴性。

4. 支气管扩张 支气管扩张有慢性咳嗽、咯痰及反复咯血史，但痰结核杆菌阴性，X 线、支气管碘油造影、CT 检查有助确诊。

5. 慢性阻塞性肺疾病 常有慢性咳嗽、咯痰，有时少量咯血，冬季发作，急性加重期可有发热，影像学检查有助于鉴别。

6. 尘肺 二氧化矽、石棉、氧化铁以及某些有机物质的吸入，可使肺 X 线胸片出现浸润阴影，其中矽肺的聚合性团块中甚至出现空洞，与结核病相似，但上述疾病为职业性，有粉尘接触史。

7. 其他发热性疾病 肺结核常有不同类型的发热，临床上需要与其他发热性疾病相鉴别。

（1）伤寒 有高热、血白细胞计数减少及肝脾大等临床表现，易与急性血行播散型肺结核混淆。但伤寒热型常呈稽留热，有相对缓脉、皮肤玫瑰疹，血清伤寒凝集试验阳性，血、粪便伤寒杆菌培养阳性。

（2）败血症 起病急，寒战及弛张热型，白细胞及中性粒细胞增多，常有近期皮肤感染、疮疖挤压史或尿路、胆道等感染史，皮肤常见瘀点，病程中出现迁徙病灶或感染性休克，血或骨髓培养可发现致病菌。

（3）白血病 急性血行播散型肺结核有发热、肝脾大，起病数周后出现特异性 X 线表现，偶见血象呈类白血病反应或单核细胞异常增多，需与白血病鉴别。后者多有明显出血倾向，骨髓涂片及动态 X 线胸片有助确立诊断。

（4）其他 成人支气管淋巴结结核常表现为发热及肺门淋巴结肿大，应与纵隔淋巴瘤、结节病等鉴别。结核病患者结核菌素试验阳性，抗结核治疗有效。而淋巴瘤发展迅速，常有肝脾及浅表淋巴结无痛性肿大，确诊常依赖活检。结节病多不发热，肺门淋巴结肿大多为双侧，结核菌素试验阴性，糖皮质激素治疗有效，活检可明确诊断。

【治疗】

一、治疗思路

肺结核的治疗目的在于控制和消灭致病菌，使疾病最终获得痊愈。西医治疗主要包括化学药物治疗（简称化疗）、对症治疗、手术治疗。合理化疗是治疗结核病的首要方法，休息和营养疗法可起辅助作用。中医认为本病发生主要在于痨虫袭肺和正气亏虚，故以抗痨杀虫、补虚培元为治疗原则。中西医结合治疗，对改善肺结核病人体质虚弱状态，提高机体免疫力，降低

NOTE

复发率，抗化疗耐药，减轻化疗药毒副反应及增加疗效等方面有一定优势。

二、西医治疗

（一）抗结核化学治疗

化学治疗的主要作用是杀灭细菌、防止耐药菌产生，合理的化疗可使病灶全部灭菌而获得痊愈。

1. 基本原则　化疗的原则是早期、联合、适量、规律和全程使用敏感药物，整个治疗方案分强化和巩固两个阶段。

（1）早期　主要指早期治疗患者。对检出和确诊病人应立即化学治疗，以发挥药物的早期杀菌作用，促使病变吸收和减少传染性。

（2）联合　是指根据病情及各种抗结核药特点，采取多种治疗药物，以增强协同作用及防止或减少耐药性的产生，确保疗效。

（3）适量　根据不同病情及不同个体确定给药剂量，使治疗药物剂量既能达到有效的血药浓度，又不致因剂量过大而发生药物毒副作用，以及减轻耐药性。

（4）规律　患者必须严格按照化疗方案规定的用药方法，有规律地坚持用药，不可随意更改方案、停药或间断用药，以免产生耐药性。

（5）全程　指患者必须按照方案所定的疗程坚持治满疗程，以提高治愈率和减少复发率。

2. 常用药物

（1）一线化疗药物

1）异烟肼（INH，H）：是最重要的治疗结核病的药物之一，具有杀菌作用强、价格低廉、副作用少、能口服等优点。成人常用剂量为每日300mg（或每日4~8mg/kg），顿服；儿童每日5~10mg/kg，每日不超过300mg。急性血行播散型肺结核和结核性脑膜炎，剂量可以加倍。加大剂量时有可能并发周围神经炎，可口服维生素B_6预防。使用一般剂量异烟肼时，无必要加用维生素。

2）利福平（RFP，R）：常与异烟肼联合应用。成人每日1次，每日8~10mg/kg，体重在50kg及以下者为450mg，50kg以上者为600mg，空腹顿服。儿童每日10~20mg/kg。本药不良反应轻微，除消化道不适、流感症候群外，偶有短暂性肝功能损害、皮疹及发热。由于利福平及其代谢物为橘红色，服药后大小便、眼泪等为橘红色，停药后很快恢复正常。

3）链霉素（SM，S）：为广谱氨基糖苷类抗生素，对结核菌有杀菌作用。成人每日肌肉注射0.75g，每周5次。间歇疗法为每周2~3次，每次肌肉注射0.75~1g。儿童、老人、妊娠妇女慎用。主要不良反应为第8对脑神经损害，表现为眩晕、耳鸣、耳聋，严重者应及时停药。听力障碍及肾功能严重减损者不宜使用。过敏反应可有皮疹、剥脱性皮炎、药物热等，过敏性休克较少见。

4）吡嗪酰胺（PZA，Z）：有独特的杀菌作用，能杀灭酸性环境中的结核菌。仅需在初治开始2个月内使用。成人每日1.5g，分3次口服。儿童每日量30~40mg/kg。常见高尿酸血症、关节痛、胃肠不适及肝损害等不良反应。

（2）二线化疗药物

1）乙胺丁醇（EMB，E）：与其他抗结核药物联用时可延缓细菌对其他药物产生耐药性。剂量15~25mg/kg，每日1次口服，8周后改为15mg/kg。不良反应甚少，偶有胃肠不适。剂量过大时可引起球后视神经炎、视力减退、视野缩小、中心盲点等，停药后多能恢复。

2）对氨基水杨酸（PAS，P）：常与链霉素、异烟肼或其他抗结核药联用，可延缓对其他药物发生耐药性。成人剂量每日8~12g，分2~3次口服。不良反应有食欲减退、恶心、呕吐、腹泻等。饭后服用可减轻胃肠道反应。亦可每日12g加于5%~10%葡萄糖注射液500mL中避光静脉滴注，1个月后仍改为口服。

其他，如利福布丁（RBT）、卡那霉素（Km）、阿米卡星（AMK，K）、卷曲霉素（CPM，Cm）、环丝氨酸（Cs）、乙硫异烟肼（Eto）、氧氟沙星（Ofx）等喹诺酮类药物、抗结核药物复合剂等，都具有抗结核活性。

3. 统一标准化疗方案

（1）初治活动性肺结核（含涂阳和涂阴）治疗方案

1）每日用药方案：强化期：异烟肼、利福平、吡嗪酰胺和乙胺丁醇，顿服，2个月。巩固期：异烟肼、利福平，顿服，4个月。简写为2HRZE/4HR。

2）间歇用药方案：强化期：异烟肼、利福平、吡嗪酰胺和乙胺丁醇，隔日1次或每周3次，2个月。巩固期：异烟肼、利福平，隔日1次或每周3次，4个月。简写为$2H_3R_3Z_3E_3/4H_3R_3$。

（2）复治涂阳肺结核治疗方案

复治涂阳肺结核患者强烈推荐进行药物敏感试验，敏感患者按下列方案治疗，耐药者纳入耐药方案治疗。

1）每日用药方案：强化期：异烟肼、利福平、吡嗪酰胺、链霉素和乙胺丁醇，每日1次，2个月。巩固期：异烟肼、利福平和乙胺丁醇，每日1次，6~10个月。巩固期治疗4个月时，痰菌未阴转，可继续延长治疗期至6~10个月。简写为2HRZSE/6~10HRE。

2）间歇用药方案：强化期：异烟肼、利福平、吡嗪酰胺、链霉素和乙胺丁醇，隔日1次或每周3次，2个月。巩固期：异烟肼、利福平和乙胺丁醇，隔日1次或每周3次，6~10个月。简写为$2H_3R_3Z_3S_3E_3/6~10H_3R_3E_3$。

上述间歇方案为《全国结核病防治规划》所采用，但必须采用全程督导化疗管理，以保证患者不间断地规律用药。

4. 耐药肺结核 耐药结核病，特别是耐多药结核病（multidrug resistant tuberculosis，MDR-TB）的治愈率低，死亡率高。MDR-TB是指至少耐异烟肼和利福平，广泛耐多药结核病（extensive drug resistant or extreme drug resistant tuberculosis，XDR-TB）指除耐异烟肼和利福平外，还耐二线抗结核药物。我国为耐多药结核病高发国家之一，初始耐药率为18.6%，获得性耐药率为46.5%，初始耐多药率和获得性耐多药率分别为7.6%和17.1%。

制订MDR-TB治疗方案应注意，详细了解患者用药史，尽量依据药敏试验结果指导治疗，治疗方案至少含4种可能的敏感药物。药物至少每周使用6天。吡嗪酰胺、乙胺丁醇、氟喹诺酮应每天用药，二线药物根据患者耐受性也可每天一次用药或分次服用；药物剂量依体重而定；氨基糖苷类和卷曲霉素注射剂类药物至少使用6个月；治疗期在痰涂片和培养阴转后至少治疗18个月，有广泛病变的应延长至24个月；吡嗪酰胺可考虑全程使用。

WHO推荐一线和二线药物可以混合用于MDR-TB，以二线药物为主。治疗药物的选择：第1组药为一线抗结核药，依据药敏试验和用药史选择使用。第2组药为注射剂，如菌株敏感链霉素为首选，次选为卡那霉素和阿米卡星，两者效果相似并存在百分之百的交叉耐药；如对

NOTE

链霉素和卡那霉素耐药，应选择卷曲霉素。卷曲霉素和紫霉素效果相似并有高的交叉耐药。第3组为氟喹诺酮类药，菌株敏感按效果从高到低选择是莫西沙星＝加替沙星＞左氧氟沙星＞氧氟沙星＝环丙沙星。第4组为口服抑菌二线抗结核药，首选为乙硫异烟胺/丙硫异烟胺，该药疗效确定且价廉，应用从小剂量250mg开始，3～5天后加大至足量；PAS也应考虑为首选。第5组药物疗效不确定，只有当1～4组药物无法制定合理方案时，方可考虑。

MDR-TB治疗方案通常含两个阶段，即强化期（注射剂使用）和继续期（注射剂停用）。治疗方案采用标准代码，例如6Z-Km（Cm）-Ofx-Eto-Cs/12Z-Ofx-Eto-Cs，初始强化期含5种药，治疗6个月，注射剂停用后，口服药持续至少12个月，总疗期18个月。注射剂为卡那霉素（Km），也可选择卷曲霉素（Cm）。

（二）对症治疗

1. 毒血症状　在有效抗结核治疗1～2周内多可消失，通常不必特殊处理。有高热等严重结核毒血症状，或结核性胸膜炎伴大量胸腔积液者，在有效抗结核药物治疗同时，可加用糖皮质激素一般用泼尼松，每日20mg，顿服，1～2周，以后每周递减5mg，用药时间为4～8周。

2. 咯血　痰中带血或小量咯血，常用维生素K、氨甲苯酸、卡络柳钠（安络血）等对症治疗。中等或大量咯血时应严格卧床休息，胸部放置冰袋，并配血备用；垂体后叶素5～10U加于40mL 25%葡萄糖注射液中，缓慢静脉注入（15～20分钟），然后将垂体后叶素加入5%葡萄糖液按0.1U（kg·h）速度静脉滴注。高血压、冠状动脉粥样硬化性心脏病、心力衰竭患者和孕妇禁用。对支气管动脉破坏造成的大咯血可采用支气管动脉栓塞法。

3. 休息与饮食　中毒症状重者需卧床休息，进食营养丰富及含多种维生素的食物。

（三）手术治疗

外科手术已较少应用。手术指征为：合理化疗9～12个月，痰菌仍阳性的干酪病灶、厚壁空洞；大于3cm的结核球与肺癌难以鉴别时；单侧的毁损肺、支气管结核管腔狭窄伴远端肺不张或肺化脓症；结核性脓胸反复大咯血保守治疗无效者；支气管胸膜瘘等。全身情况差，或有明显心、肺、肝、肾功能不全者属手术治疗禁忌证。

三、中医治疗

（一）辨证论治

1. 肺阴亏损证

症状：干咳，或痰中有血丝，或胸部隐痛，手足心热，皮肤干灼，口咽干燥，盗汗，舌边尖红，无苔或少苔，脉细或细数。

治法：滋阴润肺。

方药：月华丸加减。阴虚较甚者，加百合、玉竹等滋补肺阴；痰中带血者，加白及、仙鹤草以收敛止血；乏力，纳谷不香，加太子参、鸡内金、生麦芽以健脾和胃。

2. 阴虚火旺证

症状：咳嗽气急，痰少黏稠或少量黄痰，时时咳血，血色鲜红，低热或午后潮热，五心烦热，骨蒸颧红，盗汗量多，心烦失眠，或见男子梦遗失精，女子月经不调，形体日渐消瘦，舌红绛而干，无苔或剥苔，脉细数。

治法：滋阴降火。

方药：百合固金汤合秦艽鳖甲散加减。咳痰黄稠，酌加桑白皮、知母、海蛤粉、鱼腥草清热化痰；咯血多者，加黑山栀、紫珠草、大黄炭、地榆炭等止血；热势明显者，加胡黄连、黄芩、黄柏等泻火坚阴。

3. 气阴耗伤证

症状：咳嗽无力，气短声低，咳痰清稀色白量多，偶或带血，或咯血，血色淡红，午后潮热，伴有畏风怕冷，自汗盗汗，纳少神疲，便溏，面色㿠白，舌质淡，边有齿印，苔薄，脉细弱而数。

治法：益气养阴。

方药：保真汤加减。咯痰稀薄，加紫菀、款冬花、苏子温润止咳；咯血量多者，加花蕊石、蒲黄、仙鹤草、三七以止血；纳少腹胀，大便溏薄者，加白扁豆、薏苡仁、莲子肉、山药益气健脾。

4. 阴阳两虚证

症状：咳喘气短，动则尤甚，咯痰色白，或夹血丝，血色黯淡，自汗盗汗，声嘶或失音，面浮肢肿，心慌，唇紫肢冷，形寒或见五更泄泻，口舌生糜，大肉尽脱，男子滑精、阳痿，女子经少、经闭，舌质淡隐紫少津，脉微细而数，或虚大无力。

治法：滋阴补阳。

方药：补天大造丸加减。病久喘息气逆，加胡桃肉、冬虫夏草、蛤蚧、钟乳石等摄纳肾气；心悸甚者，加紫石英、丹参镇心宁神；五更肾泻者，加煨肉豆蔻、补骨脂以补火培土。

（二）常用中药制剂

1. 强力枇杷胶囊　功效：镇咳，祛痰，解痉。适用于久咳咳嗽。用法：口服，每次2粒，每日3次。

2. 人参蛤蚧丸　功效：益气清肺，止咳定喘，扶正固本。适用于肺痨虚喘而兼有痰热者。用法：每次1~2丸，每日2次，开水送服。

【预后】

早期诊断、规范治疗多可痊愈。但随着耐多药结核杆菌的出现以及 AIDS 等免疫力低下疾病的增多，治疗难度加大。

【预防与调护】

1. 控制传染源　及早发现痰菌阳性结核病人，积极彻底治疗，控制传染源。

2. 保护易感人群　接种卡介苗是预防肺结核病最有效的办法，新生儿出生时接种后可获得免疫力，每5年补种，直至15岁。对有感染结核杆菌好发因素者如 HIV 感染者，且结核菌素试验阳性，酌情预防用药。

3. 切断传播途径　处理好患者的痰液，用2%甲酚皂消毒。活动期病人戴口罩，不随地吐痰，避免大笑和情绪激昂的讲话；保持室内通风，空气清洁，可用紫外线照射消毒等。

4. 加强对患者卫生宣传教育，多食富有营养之品，多户外活动，保持心情舒畅，锻炼身体，促进康复。

NOTE

第十一节　原发性支气管肺癌

原发性支气管癌（primary bronchogenic carcinoma）简称肺癌（lung cancer），是起源于支气管黏膜或腺体的最常见的恶性肿瘤。肺癌的常见临床表现为咳嗽、咯血或痰中带血、呼吸困难、发热、消瘦等，部分病人以肺外侵袭转移引起的症状就诊。

肺癌是当今最常见的恶性肿瘤之一，已居恶性肿瘤死因的第一位。近年来，世界各国发病率和死亡率都有明显增高的趋势。WHO 2003 年报告，肺癌发病率为 120 万/年，死亡率为 110 万/年。美国 2007 年肺癌新发病例 213380 人，由肺癌导致的相关死亡人数 160390 人，分别占其男性、女性癌症死亡率的 31% 和 26%。肺癌已超过癌症死因的 20%，且发病率、死亡率迅速增长。1990~1992 年癌症死亡调查结果显示：20 世纪 70 年代至 90 年代的 20 年间，肺癌死亡率增加 111.85%。肺癌是我国最常见的恶性肿瘤之一，发病率为 35.23/10 万。全国肿瘤登记中心 2014 年发布的数据显示，2010 年我国新发肺癌病例 60.59 万，居恶性肿瘤首位，占恶性肿瘤新发病例的 19.59%；肺癌死亡人数为 48.66 万，占恶性肿瘤死因的 24.87%，肺癌死亡率为 27.93/10 万。英国肿瘤学家 R. Peto 预测，到 2025 年我国肺癌发病人数将超过 100 万，成为第一肺癌大国。吸烟和空气污染是肺癌增加的主要原因。

中医学原无肺癌这一病名，属于"肺积""息贲"等病证范畴，现亦称"肺癌"。

【病因病理】

一、西医病因病理

（一）病因和发病机制

肺癌病因和发病机制目前尚未明确，多数学者认为与下列因素有关。

1. 吸烟　目前已经公认吸烟是肺癌发生的重要危险因素。研究表明，吸烟者肺癌死亡率比不吸烟者高 10~13 倍。吸烟者发生肺癌的几率是不吸烟的 4~10 倍，重度吸烟者（每天 20 支以上）可达 10~25 倍。吸烟量越大，吸烟年限越长，发生肺癌的几率就越高。被动吸烟也是肺癌的致病因素之一。肺癌的危险性随戒烟时间增加而下降，戒烟 1~5 年后可减半。实验证明，烟雾中含有苯并芘、亚硝胺、尼古丁、钋等多种致癌物质。一支烟的致癌危险性，相当于 0.01~0.04mGy 的放射线。

2. 空气污染　室内小环境和室外大环境都可能存在空气污染。室外大环境如城市中的工业废气、汽车尾气、公路沥青、空气中或飘尘中含有的 3，4-苯并芘、氧化亚砷、放射性物质等多种致癌物质，空气污染严重的城市居民每日吸入的苯并芘量可超过 20 支纸烟的含量，并增加纸烟的致癌作用。室内小环境如厨房中的煤焦油、煤烟或煤不完全燃烧物、烹调产生的油烟雾及室内被动吸烟等都是肺癌的危险因素。

3. 职业致癌因素　目前已被确认的肺癌职业因素主要有石棉、砷、铬、镍、铍、煤焦油、煤烟、芥子气、二氯甲醚、氯甲甲醚及烟草的加热产物等。铀、镭等衰变时产生的氡和氡子气、电离辐射、微波辐射也是肺癌危险因素。有资料表明，人工纤维、玻璃纤维、二氯化硅、氯乙烯、石油等也具有致癌作用。接触石棉的吸烟者肺癌死亡率为非接触石棉的吸烟者的 8 倍。

4. 遗传因素　遗传因素与肺癌的关系密切。研究发现，许多基因与肺癌的易感性有关。肺癌患者常有第3号染色体短臂缺失，正常细胞发生癌变前期常有一系列基因改变，包括原癌基因的激活、抑癌基因的失活、自反馈分泌环的活化和细胞凋亡的抑制，导致细胞生长失控，提示肺癌具有一定的潜在血缘遗传性。

5. 饮食与营养　食物中长期缺乏维生素 A、β 胡萝卜素和微量元素（锌、硒）等易发生肺癌。

6. 其他诱发因素　肺结核、慢性支气管炎、肺间质纤维化等疾病与肺癌的发生有一定关系。美国癌症学会还将肺结核列为肺癌发病因素之一。结核病患者患肺癌的危险性是正常人群的 10 倍，主要是腺癌。此外，免疫功能低下、内分泌功能失调等在肺癌的发生中也有一定作用。

（二）病理

1. 按解剖学分类

（1）中央型肺癌　发生在段支气管至主支气管的癌肿称为中央型肺癌，约占 3/4，以鳞状上皮细胞癌和小细胞肺癌较多见。

（2）周围型肺癌　发生在段支气管以下的癌肿称为周围型肺癌，约占 1/4，以腺癌多见。

2. 按组织学分类

（1）小细胞肺癌（SCLC）　又称小细胞未分化癌，包括燕麦细胞型、中间细胞型、复合燕麦细胞型。恶性程度最高，占原发性肺癌的 10%~15%。在发生发展的早期即可侵犯肺门和纵隔淋巴结及血管，很快出现肺外转移。肿瘤质地软，呈灰白色黏液样变性，多见出血和坏死。小细胞肺癌可能起源于 Kulchitsky 细胞，胞浆内含有神经内分泌颗粒，能分泌 5-羟色胺、儿茶酚胺等肽类物质，引起类癌综合征。SCLC 对放疗和化疗较敏感。

（2）非小细胞肺癌（NSCLC）

1）鳞状上皮细胞癌：简称鳞癌。包括乳头状型、透明细胞型、小细胞型、基底细胞样型。组织学特点是细胞大，呈多形性，常呈鳞状上皮样排列，可见角化珠、细胞间桥。多见于老年吸烟男性，是肺癌中最常见的类型，占原发性肺癌的 40%~50%。多数起源于段和亚段支气管黏膜，倾向于管腔内生长，常引起支气管狭窄，导致肺不张或阻塞性肺炎。鳞癌一般生长缓慢，转移晚，手术切除机会较多，但对放疗和化疗敏感性不如小细胞癌。

2）腺癌：包括腺泡状、乳头状、细支气管-肺泡癌和实体癌伴黏液形成。典型腺癌呈腺管或乳头状结构，癌细胞为圆形或柱状，核仁明显，胞浆丰富，常含有黏液，在纤维基质支持下形成腺体状。腺癌女性多见，与吸烟无密切关系，约占原发性肺癌的 25%。主要来自支气管腺体，倾向于管外生长，也可循泡壁蔓延，早期即可侵犯血管和淋巴管引起肝、脑、骨等远处转移，更易累及胸膜出现胸腔积液。肺泡细胞癌或称细支气管-肺泡癌，属于腺癌的一个亚型，其发病年龄较轻，与吸烟关系不大。癌细胞多为分化好的柱状细胞，沿终末细支气管和肺泡壁表面蔓延，不侵犯或破坏肺的结构，可能属一种异源性肿瘤。

3）大细胞癌：可分为巨细胞型和透明细胞型。癌细胞大，分化差，形态多样，核大，核仁显著，胞浆丰富，有黏液形成。常见大片出血性坏死。大细胞癌较小细胞癌转移晚，手术切除机会较大。

4）其他：如鳞腺癌，具有明确的腺癌和鳞癌的组织结构，两种成分混杂在一起，或分别独立存在于同一个瘤体中。其他还可见类癌、肉瘤样癌、唾液腺型癌等。

NOTE

二、中医病因病机

中医学认为，肺癌发生的基本原因是正气虚损与邪毒入侵相互作用，导致痰瘀毒聚，壅结于肺。

1. 正气内虚 年老体衰，久患肺疾，肺气虚羸，卫外不固，易招邪侵；或劳倦过度，肺气虚弱，肺阴亏损；或它脏失调，累及肺脏，外邪乘虚而入，留滞不去，气机不畅，致气滞血瘀，久而成块。

2. 痰湿蕴肺 脾失运化，水湿痰浊内聚，贮于肺络，肺气宣降失常，痰阻气滞，进而与外邪凝结，形成肿块。

3. 烟毒内蕴 长期吸烟，热灼津液，阴液内耗，致肺阴不足，气随阴亏，加之烟毒内蕴，痰湿瘀血凝结，形成肿块。

4. 邪毒侵肺 肺为娇脏，邪毒易侵，如工业废气、石棉、矿石粉尘、煤焦烟尘和放射性物质等，致使肺气失宣，郁滞不行，气不布津，聚液生痰或血瘀于内，邪毒、痰湿、血瘀、气郁交结于肺，日久成块而为癌肿。

总之，肺癌发生是由于脏腑气血阴阳失调，复感邪毒，肺失治节，宣降失司，气机不利，血行不畅，为痰为饮，瘀阻脉络，日久形成肺部积块。病变部位在肺，晚期可波及它脏组织。其发病以正虚为根本，因虚而致实，机体产生痰湿、瘀血、毒聚、气郁等病理改变，故本病是全身为虚、局部为实的疾病，虚以阴虚、气阴两虚多见，实则以气滞、血瘀、痰凝、毒聚等病机变化为主。

【临床表现】

一、症状

1. 肺癌早期可无明显症状，当病情发展到一定程度时，常出现以下症状：①刺激性干咳；②痰中带血或血痰；③胸痛；④发热；⑤气促。当呼吸道症状超过 2 周，经对症治疗不能缓解，尤其是痰中带血、刺激性干咳，或原有的呼吸道症状加重，要高度警惕肺癌存在的可能性。

2. 当肺癌侵及周围组织或转移时，可出现如下症状：

（1）肿瘤侵犯喉返神经出现声音嘶哑。

（2）肿瘤侵犯上腔静脉，出现面、颈部水肿等上腔静脉梗阻综合征表现。

（3）肿瘤侵犯胸膜引起胸膜腔积液，往往为血性；大量积液可以引起气促。

（4）肿瘤侵犯胸膜及胸壁，可以引起持续剧烈的胸痛。

（5）上叶尖部肺癌可侵入和压迫位于胸廓入口的器官组织，如第一肋骨、锁骨下动、静脉、臂丛神经、颈交感神经等，产生剧烈胸痛，上肢静脉怒张、水肿、臂痛和上肢运动障碍，同侧上眼睑下垂、瞳孔缩小、眼球内陷、面部无汗等颈交感神经综合征表现。

（6）近期出现的头痛、恶心、眩晕或视物不清等神经系统症状和体征应当考虑脑转移的可能。

（7）持续固定部位的骨痛、血浆碱性磷酸酶或血钙升高应考虑骨转移的可能。

（8）右上腹痛、肝肿大、碱性磷酸酶、天门冬氨酸氨基转移酶、乳酸脱氢酶或胆红素升高应考虑肝转移的可能。

（9）皮下转移时可在皮下触及结节。

（10）血行转移到其他器官可出现转移器官的相应症状。

二、体征

1. 多数早期肺癌患者无明显相关阳性体征。

2. 患者出现原因不明、久治不愈的肺外征象，如杵状指（趾）、非游走性关节疼痛、男性乳腺增生、皮肤黝黑或皮肌炎、共济失调和静脉炎等。

3. 临床表现高度可疑肺癌的患者，体检发现声带麻痹、上腔静脉梗阻综合征、Horner 征、Pancoast 综合征等提示局部侵犯及转移的可能。

4. 临床表现高度可疑肺癌的患者，体检发现肝肿大伴有结节、皮下结节、锁骨上窝淋巴结肿大等，提示远处转移的可能。

【实验室及其他检查】

一、影像学检查

肺癌的影像检查方法主要包括：X 线胸片、CT、磁共振成像（MRI）、超声、核素显像、正电子发射计算机断层扫描（PET-CT）等方法。主要用于肺癌诊断、分期、再分期、疗效监测及预后评估等。在肺癌的诊治过程中，应根据不同的检查目的，合理、有效地选择一种或多种影像学检查方法。

1. 胸部 X 线检查　胸片是肺癌治疗前后基本的影像学检查方法，通常包括胸正、侧位片。当对胸片基本影像有疑问，或需要了解胸片显示影像的细节，或寻找其他对影像诊断有帮助的信息时，应有针对性地选择进一步的影像检查方法。

2. 胸部 CT 检查　胸部 CT 能够显示许多在 X 线胸片上难以发现的影像信息，可以有效地检出早期周围型肺癌，进一步验证病变所在的部位和累及范围，也可鉴别其良、恶性，是目前肺癌诊断、分期、疗效评价及治疗后随诊中最重要和最常用的影像手段。

对于肺癌初诊患者胸部 CT 扫描范围应包括双侧肾上腺。对于难以定性诊断的胸部病变，可采用 CT 引导下经皮肺穿刺活检来获取细胞学或组织学诊断。对于高危人群的肺癌筛查，推荐采用胸部 LDCT 扫描。

CT 和薄层重建是肺结节最主要的检查和诊断方法。对于肺内≤2cm 孤立性结节，应常规进行薄层重建和多平面重建；对于初诊不能明确诊断的结节，视结节大小、密度不同，给予 CT 随诊间隔；随诊中关注结节大小、密度变化，尤其是部分实性结节中的实性成分增多和非实性结节中出现实性成分。

3. MRI 检查　MRI 检查在胸部可选择性地用于以下情况：判定胸壁或纵隔是否受侵；显示肺上沟瘤与臂丛神经及血管的关系；区分肺门肿块与肺不张、阻塞性肺炎的界限；对禁忌注射碘造影剂的患者，MRI 检查是观察纵隔、肺门大血管受侵情况及淋巴结肿大的首选检查方法；对鉴别放疗后纤维化与肿瘤复发亦有一定价值。

MRI 特别适用于判定脑、脊髓有无转移，脑增强 MRI 应作为肺癌术前常规分期检查。MRI 对骨髓腔转移敏感度和特异度均很高，可根据临床需求选用。

NOTE

4. 超声检查 主要用于发现腹部实性重要器官以及腹腔、腹膜后淋巴结有无转移，也用于双侧锁骨上窝淋巴结的检查；对于邻近胸壁的肺内病变或胸壁病变，可鉴别其囊、实性以及进行超声引导下穿刺活检；超声还常用于胸腔积液及心包积液抽取定位。

5. 骨扫描检查 用于判断肺癌骨转移的常规检查。当骨扫描检查提示骨可疑转移时，对可疑部位进行 MRI、CT 或 PET-CT 等检查验证。

6. PET-CT 检查 是肺癌诊断、分期与再分期、疗效评价和预后评估的最佳方法。有条件者推荐使用。

二、内窥镜检查

1. 支气管镜检查 支气管镜检查技术是诊断肺癌最常用的方法，包括支气管镜直视下刷检、活检、针吸以及支气管灌洗获取细胞学和组织学诊断。上述几种方法联合应用可以提高检出率。

2. 经支气管针吸活检术（TBNA）和超声支气管镜引导的经支气管针吸活检术（EBUS-TBNA） 可以穿刺气管或支气管旁的淋巴结和肿块，有助于肺癌诊断和淋巴结分期。传统 TBNA 根据胸部 CT 定位操作，对术者要求较高，不作为常规推荐的检查方法，有条件的医院应当积极开展。EBUS-TBNA 实时进行胸内病灶的穿刺，对肺癌病灶及淋巴结转移能够获得精确病理及细胞学诊断，且更具有安全性和可靠性。

3. 经支气管肺活检术（TBLB） 可在 X 线、CT、气道超声探头、虚拟支气管镜、电磁导航支气管镜和细支气管镜引导下进行，适合诊断中外 2/3 的肺外周病变（PPL），在诊断 PPL 的同时检查了管腔内情况，是非外科诊断肺部结节的重要手段。

4. 纵隔镜检查 作为确诊肺癌和评估淋巴结分期的有效方法，是目前临床评价肺癌纵隔淋巴结状态的金标准。

5. 胸腔镜检查 可以准确地进行肺癌诊断和分期，对于 TBLB 和经胸壁肺肿物穿刺针吸活检术（TTNA）等检查方法无法取得病理标本的早期肺癌，尤其是肺部微小结节病变行胸腔镜下病灶楔形切除，可达到明确诊断及治疗目的。

对于中晚期肺癌，胸腔镜下可以行淋巴结、胸膜和心包的活检，胸水及心包积液的组织和细胞学检查，为制订全面治疗方案和个体化治疗方案提供可靠依据。

三、其他检查技术

1. 痰细胞学检查 是目前诊断肺癌简单方便的无创伤性诊断方法之一。

2. TTNA 可在 CT 或超声引导下进行胸内肿块或淋巴结的穿刺。

3. 胸腔穿刺术 胸腔穿刺术可以获取胸腔积液，进行细胞学检查。

4. 胸膜活检术 对于诊断不明的胸腔积液，胸膜活检可以提高阳性检出率。

5. 浅表淋巴结及皮下转移结节活检术 对于伴有浅表淋巴结肿大及皮下转移结节者，应常规进行针吸或活检，以获得病理学诊断。

四、实验室检查

1. 实验室一般检测 患者在治疗前，需要行实验室常规检测，以了解患者的一般状况以及是否适于采取相应的治疗措施。①血常规检测；② 肝肾功能等检测及其他必要的生化检查；

③ 如需进行有创检查或手术治疗的患者，还需进行必要的凝血功能检测。

2. 血清学肿瘤标志物检测 肺癌肿瘤标志物如癌胚抗原（CEA），神经元特异性烯醇化酶（NSE），细胞角蛋白片段 19（CYFRA21-I）和胃泌素释放肽前体（ProGRP），以及鳞状上皮细胞癌抗原（SCC）等。以上肿瘤标志物联合使用，可提高其在临床应用中的敏感度和特异度。

【诊断与鉴别诊断】

一、诊断

肺癌的治疗效果与预后取决于能否早期诊断和合理治疗及肺癌的恶性程度。早期诊断有赖于高危人群的防癌检查和及时就诊，也需要医务人员高度警惕，避免误诊。高危人群或有下列情况者应提高警惕，及时进行排癌检查。

1. 刺激性咳嗽 2~3 周而抗感染、镇咳治疗无效。

2. 原有慢性呼吸道疾病，近来咳嗽性质改变者。

3. 近 2~3 个月持续痰中带血而无其他原因可以解释者。

4. 同一部位、反复发作的肺炎。

5. 原因不明的肺脓肿，无毒性症状，无大量脓痰，无异物吸入史，且抗感染治疗疗效不佳者。

6. 原因不明的四肢关节疼痛及杵状指（趾）。

7. X 线显示局限性肺气肿或段、叶性肺不张。

8. 肺部孤立性圆形病灶和单侧性肺门阴影增大者。

9. 原有肺结核病灶已稳定，而其他部位又出现新增大的病灶者。

10. 无中毒症状的血性、进行性增多的胸腔积液者。

一般根据病史、临床表现、体格检查和相关的辅助检查，80%~90% 的肺癌患者可确诊。必要的辅助检查中，发现肺癌的最常用检查是影像学，而确诊的必要手段则是细胞学、病理学检查。

二、鉴别诊断

肺癌常易被误诊或漏诊，进行痰脱落细胞、支气管镜或其他组织病理学检查有助于鉴别诊断。

1. 肺结核

（1）结核球 需与周围型肺癌相鉴别。结核球多见于年轻患者，可有反复血痰史，病灶多位于上叶尖后段和下叶背段的结核好发部位，边界清楚，边缘光滑无毛刺，偶见分叶，可有包膜，密度高，可有钙化点，周围有纤维结节状病灶，多年不变。如有空洞形成，多为中心性薄壁空洞，洞壁规则，直径很少超过 3cm。

（2）肺门淋巴结结核 易与中央型肺癌相混淆。肺门淋巴结结核多见于儿童或青年，有结核中毒症状，结核菌素试验多呈强阳性，抗结核治疗有效。影像学检查有助于鉴别诊断。

（3）急性粟粒型肺结核 应与弥漫性细支气管-肺泡癌相鉴别。粟粒型肺结核 X 线表现为病灶大小相等、分布均匀的粟粒样结节，常伴有全身中毒症状，抗结核治疗有效。而肺泡癌 X 线表现多为大小不等、分布不均的结节状播散病灶，结节密度较高，一般无发热，可从痰中查到癌细胞。

2. 肺炎　肺癌并发阻塞性肺炎表现常与肺炎相似。肺炎起病急骤，先有寒战、高热等毒血症状，然后出现呼吸道症状，X 线表现为云絮影，不呈段叶分布，无支气管阻塞，少见肺不张，经抗感染治疗病灶吸收迅速而完全。而癌性阻塞性肺炎呈段或叶分布，常有肺不张，吸收缓慢，炎症吸收后可见块状影。同一部位反复发生肺炎时应考虑肺癌可能。慢性炎症形成的炎性假瘤常与肺癌混淆，可通过纤维支气管镜和痰脱落细胞等检查加以鉴别。

3. 肺脓肿　应与癌性空洞继发感染相鉴别。原发性肺脓肿起病急，伴高热，咳大量脓痰，中毒症状明显，胸片上表现为薄壁空洞，内有液平，周围有炎症改变，外周血白细胞明显增多。癌性空洞常先有咳嗽、咯血等肿瘤症状，后出现咳脓痰、发热等继发感染症状。胸片可见癌肿块影有偏心空洞，壁厚，内壁凸凹不平。鉴别应结合支气管镜检和痰脱落细胞学检查。

4. 肺部良性肿瘤　支气管腺瘤、错构瘤等在影像学上与恶性肿瘤相似，但肿块影边界整齐清楚，多无分叶，多无临床症状，病程长。

5. 纵隔淋巴瘤　影像学检查似中央型肺癌，常为双侧性，可伴发热，但支气管刺激症状不明显，痰脱落细胞检查阴性，支气管镜检和支气管造影有助于鉴别诊断。

三、临床分期

美国联合癌症分类委员会（AJCC）和国际抗癌联盟（UICC）2002 年制定了 TNM 分期标准，见表 1-5 和表 1-6。

表 1-5　肺癌的 TNM 分期标准

原发肿瘤（T）

T_x：原发肿瘤不能评价；或痰、支气管冲洗液找到瘤细胞但影像学或支气管镜没有可视肿瘤

T_0：没有原发肿瘤的证据

T_{is}：原位癌

T_1：肿瘤最大径≤3cm，周围为肺或脏层胸膜所包绕，镜下肿瘤没有累及叶支气管以上（没有累及主支气管）

T_2：肿瘤大小或范围符合以下任何一点

　　①肿瘤最大径>3cm

　　②累及主支气管，但距隆突≥2cm

　　③累及脏层胸膜

　　④扩展到肺门的肺不张或阻塞性肺炎，但不累及全肺

T_3：任何大小的肿瘤已直接侵犯了下述结构之一者

　　①胸壁（包括上沟癌）、膈肌、纵隔、胸膜、心包

　　②肿瘤位于距隆突 2cm 以内的主支气管，但尚未累及隆突

　　③全肺的肺不张或阻塞性炎症

T_4：任何大小的肿瘤已直接侵犯了下述结构之一者：纵隔、心脏、大血管、气管、食管、椎体、隆突；恶性胸水或恶性心包积液；原发肿瘤同一叶内出现单个或多个的卫星结节

区域淋巴结（N）

N_x：区域淋巴结不能评价

N_0：没有区域淋巴结转移

N_1：转移至同侧支气管周围淋巴结和（或）同侧肺门淋巴结，和原发肿瘤直接侵及肺内淋巴结

N_2：转移至同侧纵隔和（或）隆突下淋巴结

N_3：转移至对侧纵隔、对侧肺门淋巴结，同侧或对侧斜角肌或锁骨上淋巴结

远处转移（M）

M_x：远处转移不能评价

M_0：没有远处转移

M_1：有远处转移

表 1-6 肺癌的临床分期标准

分期		TNM
隐性肺癌		$T_X N_0 M_0$
0 期		Tis 原位癌
Ⅰ 期	Ⅰ A	$T_1 N_0 M_0$
	Ⅰ B	$T_2 N_0 M_0$
Ⅱ 期	Ⅱ A	$T_1 N_1 M_0$
	Ⅱ B	$T_2 N_1 M_0$、$T_3 N_0 M_0$
Ⅲ 期	Ⅲ A	$T_3 N_1 M_0$、$T_1 N_2 M_0$、$T_2 N_2 M_0$、$T_3 N_2 M_0$
	Ⅲ B	T_4 任何 N，M_0，任何 $TN_3 M_0$
Ⅳ 期		任何 T 任何 NM_1

【治疗】

一、治疗思路

　　肺癌治疗应当采取多学科综合治疗与个体化治疗相结合的原则，即根据患者的机体状况、肿瘤的病理组织学类型和分子分型、侵及范围和发展趋向采取多学科综合治疗的模式，有计划、合理地应用手术、化疗、放疗和分子靶向治疗等手段，以期达到最大程度地延长患者的生存时间、提高生存率、控制肿瘤进展和改善患者的生活质量。根据肺癌的生物学特点及预后，其治疗原则有所不同。非小细胞癌早期患者以手术治疗为主，可切除的Ⅲ A 期患者可采取辅助化疗+手术治疗（或+放疗）；不可切除的局部晚期（Ⅲ B）患者可采取化疗与放疗联合治疗；远处转移的晚期患者以姑息治疗为主。小细胞肺癌以化疗为主，辅以手术治疗和（或）放疗。靶向治疗在少部分患者中显示出较好疗效，可作为二线治疗方法。

　　中医对肺癌的治疗主要在于独立的抗肿瘤良好疗效和减轻放化疗、靶向药物治疗的毒副反应方面。中医认为，肺癌发生的根本在于正气虚弱，而与痰湿、瘀血、邪毒交阻于肺。早期多见气滞血瘀、痰湿毒蕴之实证，晚期则多见气阴两虚、痰瘀毒结之虚实错杂证。治疗以"扶正祛邪，标本兼治"为总的原则。早期邪实，治以化痰软坚、行气活血、利湿解毒等；晚期正虚，以扶正为主，并根据脏腑气血阴阳的偏盛偏衰恰当处理。化疗可致元气大亏，放疗可致气阴损伤，热毒蕴结，应辨证处置，以减低放化疗毒副反应。中医药还能在术后康复、抗复发转移方面发挥重要作用，是肿瘤综合治疗的重要组成部分。

　　中医药结合治疗肺癌有助于提高疗效，使患者带瘤生存，延长生存期。扶正祛邪疗法可增加机体抗癌力，抑杀癌毒，防止流注播散，以控制肿瘤生长、降低转移率、延长生存期。中医对肺癌的治疗可贯穿于整个治疗过程中。

二、西医治疗

（一）手术治疗

　　1. 手术治疗原则　解剖性肺切除术是早期肺癌的主要治疗手段，也是目前临床治愈肺癌的重要方法。肺癌手术分为完全性切除、不完全性切除和不确定性切除。应力争完全性切除，以期达到完整地切除肿瘤，减少肿瘤转移和复发，并且进行精准的病理 TNM 分期，力争分子病理分型，指导术后综合治疗。对于可手术切除的肺癌应当遵守外科原则。

NOTE

2. 手术适应证 ①I、Ⅱ期和部分ⅢA 期（$T_{1-2}N_2M_0$；$T_3N_{1-2}M_0$；$T_4N_{0-1}M_0$可完全性切除）NSCLC 和 I 期 SCLC（$T_{1-2}N_0M_0$）；② 部分Ⅳ期 NSCLC，有单发对侧肺转移，单发脑或肾上腺转移者；③临床高度怀疑肺癌的肺内结节，经各种检查无法定性诊断，可手术探查。

3. 手术禁忌证 ① 全身状况不佳，心、肺、肝、肾等重要脏器功能不能耐受手术者；② 绝大部分诊断明确的Ⅳ期、大部分ⅢB 期和部分ⅢA 期 NSCLC。

（二） 化学药物治疗 （简称化疗）

1. 小细胞肺癌的化疗 小细胞肺癌对于化疗敏感，很多化疗药物可提高小细胞肺癌的缓解率，如足叶乙苷（VP-16）、鬼臼噻吩苷（VM-26）、卡铂（CBP）、顺铂（DDP）、长春地辛（VDS）、阿霉素（ADM）、环磷酰胺（CTX）及异环磷酰胺（IFO）等。一般诱导化疗以 2~3 个周期为宜，较大病灶经化疗后缩小，以利手术治疗及放疗。化疗获得缓解后，25%~50%出现局部复发，因此，化疗缓解后局部治疗仍很重要。常用方案是足叶乙苷加顺铂或卡铂。

（1）EP 方案 VP-16 100mg/m², 静脉滴注，第 1~3 天；DDP 75mg/m², 静脉滴注，第 1 天。每 3 周为一周期，共 4~6 周期。

（2）EC 方案 VP-16 100mg/m², 静脉滴注，第 1~3 天；CBP 300mg/m², 静脉滴注，第 1 天。每 3 周为一周期，共 4~6 周期。

2. 非小细胞肺癌的化疗 非小细胞肺癌综合化疗可使 30%~40%患者部分缓解，5%完全缓解，一年生存率40%。对 NSCLC Ⅰ、Ⅱ期病人手术后进行化疗，以防术后局部复发或远处转移。ⅢA 期病人应于术前、术后进行全身化疗，ⅢB 期及Ⅳ期病人已不宜手术或放疗，可通过化疗延长生存期。

（1）TP 方案 紫杉醇 135~175mg/m², 静脉滴注，第 1 天；DDP 60~80mg/m², 静脉滴注，第 1 天。每 3 周为一周期，4 周期为一疗程。

（2）NP 方案 长春瑞滨（NVB）25mg/m², 静脉滴注，第 1、8 天；DDP 25mg/m², 静脉滴注，第 1~3 天。每 4 周为一周期，4 周期为一疗程。

（3）GP 方案 吉西他滨 1000mg/m², 静脉滴注，第 1、8 天；DDP 25mg/m², 静脉滴注，第 1~3 天。每 3 周为一周期，2~3 周期为一疗程。为二线方案。

对化疗无效或不能耐受化疗的患者，可进行优势人群筛选后采用吉非替尼、厄洛替尼等靶向药物治疗，靶向药物联合化疗可提高临床疗效。

3. 姑息治疗 目的是缓解症状、减轻痛苦、改善生活质量。所有肺癌患者都应全程接受姑息医学的症状筛查、评估和治疗。筛查的症状既包括疼痛、呼吸困难、乏力等常见躯体症状，也应包括睡眠障碍、焦虑抑郁等心理问题。

（三） 放射治疗 （简称放疗）

放疗是肺癌治疗的重要手段，利用放射线可缩小或消除病灶。肺癌放疗包括根治性放疗、姑息性放疗、辅助性放疗和预防性放疗等。

1. 放疗的原则

（1）根治性放疗 适用于 Karnofsky 功能状态评分标准评分≥70 分的患者，包括因医源性或（和）个人因素不能手术的早期 NSCLC、不可切除的局部晚期 NSCLC 和局限期 SCLC。

（2）姑息性放疗 适用于对晚期肺癌原发灶和转移灶的减症治疗。对于 NSCLC 单发脑转移灶手术切除患者可以进行术后全脑放疗，广泛期 SCLC 的胸部放疗。

（3）辅助性放疗 适应于术前放疗、术后放疗切缘阳性（R1 和 R2）的患者；外科探查不够的患者或手术切缘近者；对于术后 pN2 阳性的患者，鼓励参加术后放疗的临床研究。

（4）术后放疗 设计应当参考患者手术病理报告和手术记录。

（5）预防性放疗 适用于全身治疗有效的 SCLC 患者全脑放疗。

（6）同步放化疗 适用范围：不能手术的ⅢA 及ⅢB 期患者，建议同步放化疗方案为 EP 方案（足叶乙苷＋顺铂）、NP 方案（长春瑞滨＋顺铂）和含紫杉类方案。如果患者不能耐受，可以行序贯化放疗。

（7）接受放化疗的患者，潜在毒副反应会增大，治疗前应当告知患者。放疗设计和实施时，应当注意对肺、心脏、食管和脊髓的保护。治疗过程中应当尽可能避免因毒副反应处理不当而导致放疗非计划性中断。

（8）采用三维适形放疗技术或图像引导放疗等先进的放疗技术，建议在具有优良的放射物理技术条件下，开展立体放射治疗（SBRT）。

（9）放疗靶区勾画时，推荐增强 CT 定位或 PET-CT 定位。可以参考 PET-CT 的肿瘤生物影像，在增强 CT 定位影像中勾画肿瘤放疗靶区。

（10）接受放疗或放化疗的患者，治疗休息期间应当予以充分的监测和支持治疗。

2. NSCLC 放疗的适应证 放疗可用于因身体原因不能手术治疗的早期 NSCLC 患者的根治性治疗、可手术患者的术前及术后辅助治疗、局部晚期病灶无法切除患者的局部治疗和晚期不可治愈患者的重要姑息治疗手段。

3. SCLC 放疗的适应证 放化疗综合治疗是局限期 SCLC 的标准治疗。局限期患者建议初始治疗就行同步化放疗或先行 2 个周期诱导化疗后行同步化放疗。如果患者不能耐受，也可行序贯化放疗。如果病情允许，局限期 SCLC 的放射治疗应当尽早开始，可以考虑与第 1 或第 2 个周期化疗同步进行。如果病灶巨大，放射治疗导致肺损伤的风险过高，则可以考虑在第 3 个周期化疗时同步放疗。

4. 预防性脑照射 局限期 SCLC 患者，在胸内病灶经治疗达到完全缓解后推荐行预防性脑照射，达到部分缓解的患者也推荐行预防性脑照射。广泛期 SCLC 在化疗有效的情况下，行预防性脑照射亦可降低 SCLC 脑转移发生的风险。预防性脑照射推荐时间为所有化放疗结束后 3 周左右进行，之前应行增强脑核磁检查以排除脑转移，建议全脑放疗剂量为 25 Gy，2 周内分 10 次完成。

5. 晚期肺癌患者的姑息放疗 主要目的是为了解决因原发灶或转移灶导致的局部压迫症状、骨转移导致的疼痛以及脑转移导致的神经症状等。

6. 治疗效果 放射治疗的疗效评价按照 WHO 实体瘤疗效评价标准（RECIST）进行。

7. 防护 采用常规的放疗技术，应当注意对肺、心脏、食管和脊髓的保护，以避免对身体重要器官的严重放射性损伤。急性放射性肺损伤参照国际肿瘤放射治疗协作组急性放射损伤分级标准。

（四）生物反应调节剂（BRM）

近年来，生物治疗已经成为肿瘤治疗的重要部分，如干扰素、白细胞介素-2（IL-2）、肿瘤坏死因子（TNF）、胸腺肽 α_1、集落刺激因子（CSF）等在治疗中能增加机体免疫力及对化疗、放疗的耐受性，提高疗效。

（五）其他治疗方法

对于失去手术指征，全身化疗无效的晚期癌症患者，可通过支气管动脉灌注化疗（BAI）

缓解症状，减轻病人痛苦。经纤维支气管镜介导，将抗癌药物直接注入肿瘤，还可进行腔内放疗、激光切除，以减轻肿瘤引起的气道阻塞和控制出血。

三、中医治疗

（一）辨证论治

1. 气滞血瘀证

症状：咳嗽，咯痰，或痰血暗红，胸闷胀痛或刺痛，面青唇暗，肺中积块，舌质暗紫或有瘀斑瘀点，脉弦或涩。

治法：化瘀散结，行气止痛。

方药：血府逐瘀汤加减。临床应用时还可加夏枯草、山慈菇、贝母、黄药子、守宫、干蟾皮等以化痰散结。若气滞血瘀重而胸痛甚者，加乳香、没药、延胡索行瘀止痛；若肺络伤反复咯血，加藕节、三七、茜草根止血；脾气虚见食少、乏力、气短者，加黄芪、党参、白术；瘀滞化热，损伤气津，见口干、口舌糜烂者，加沙参、天花粉、生地黄、知母。

2. 痰湿毒蕴证

症状：咳嗽痰多，胸闷气短，肺中积块，可见胸胁疼痛，纳差便溏，神疲乏力，舌质淡暗或有瘀斑，苔厚腻，脉弦滑。

治法：祛湿化痰。

方药：二陈汤合瓜蒌薤白半夏汤加减。若胸闷、咳喘较甚者，可加用葶苈大枣泻肺汤以泻肺行水；痰热甚而痰黄黏稠难咳者，加海蛤壳、鱼腥草、黄芩清热化痰；血瘀而胸痛甚者，加郁金、乳香、延胡索行瘀止痛；脾虚纳呆食少者，加鸡内金、炒谷芽等健脾开胃。

3. 阴虚毒热证

症状：咳嗽，无痰或少痰，或有痰中带血，甚则反复咯血，肺中积块，心烦，少寐，手足心热，或低热盗汗，或邪热炽盛，羁留不退，口渴，大便秘结，舌质红，苔薄黄，脉细数或数大。

治法：养阴清热，解毒散结。

方药：沙参麦冬汤合五味消毒饮加减。阴虚肠燥而大便干结者，加瓜蒌、火麻仁润肠通便。

4. 气阴两虚证

症状：咳嗽无力，有痰或无痰，或痰中带血，肺中积块，神疲乏力，时有心悸，汗出气短，口干，发热或午后潮热，手足心热，纳呆脘胀，舌红苔薄，或舌质胖嫩有齿痕，脉细数无力。

治法：益气养阴，化痰散结。

方药：沙参麦冬汤加减。亦可选用大补元煎、生脉散、麦味地黄丸加减。可加川贝母、山慈姑化痰散结。若兼有瘀血者，可加入桃仁、红花、郁金、延胡索、丹参、三棱、莪术等活血化瘀。

（二）常用中药制剂

1. 复方斑蝥胶囊　功效：破血消癥，攻毒蚀疮。适于各证型肺癌。服法：口服，每日 2 次，每次 3 粒。3 个月为一疗程。

2. 清肺散结丸　功效：清肺散结，活血止痛，解毒化痰。用于肺癌气阴两虚，痰热瘀阻证，也可作为肺癌手术、放化疗的辅助用药。口服，每次 3g，每日 2 次；或遵医嘱。

3. 康莱特软胶囊　功效：益气养阴，消癥散结。适用于手术前及不宜手术的脾虚痰湿型、气阴两虚型原发性非小细胞肺癌。口服,每次6粒,每日4次。宜联合放、化疗使用。

4. 康莱特注射液 功效:益气养阴。适用于不宜手术的气阴两虚、脾虚湿困型原发性非小细胞肺癌及原发性肝癌。配合放、化疗有一定的增效作用。对中晚期肿瘤患者具有一定的抗恶病质和止痛作用。缓慢静脉滴注200mL,每日1次,21天为1疗程,间隔3~5天后可进行下一疗程。

【预后】

总体上,肺癌的预后仍然很差,五年生存率仅为15%左右。肺癌的预后取决于能否早期诊断,及时治疗。肺癌早期治疗可获痊愈。能够接受外科手术治疗的Ⅰ期和Ⅱ期 NSCLC 病人,五年生存率可达40%~50%。一般而言,鳞癌的预后相对较好,腺癌次之,小细胞未分化癌的预后最差。但近年来采用综合治疗后,小细胞未分化癌的预后有很大改善。

【预防与调护】

1. 减少或避免在生产和生活环境中吸入致癌物质污染的空气和粉尘。
2. 宣传吸烟的危害,大力提倡戒烟,公共场所禁止吸烟。
3. 加强劳动保护,积极开展防癌宣传教育。
4. 对高危人群进行重点普查,早期发现、早期诊断和早期治疗肺癌病人。
5. 重视摄生,固护正气。注意饮食卫生,多食易于消化富有营养之品,忌食过热、煎炒、生冷、油腻食物。
6. 帮助患者树立战胜疾病的信心,发挥其主观能动性,积极配合治疗,以期控制病情发展。
7. 中央型肺癌易发生大咯血,应避免剧烈活动。
8. 骨转移患者应注意预防病理性骨折。

第十二节 胸腔积液

胸膜是一层薄而光滑的浆膜,分为脏胸膜与壁胸膜两部分,具有分泌和吸收浆液的功能。由脏胸膜与壁胸膜在肺根和肺韧带处相互移行所构成的密闭的潜在腔隙,称胸膜腔。腔内呈负压,并有少量浆液(3~15mL),在呼吸运动中起润滑作用。任何因素使胸膜腔内液体形成增加和(或)吸收减少,发生胸膜腔内液体潴留,称胸腔积液(pleural effusions,简称胸水),临床主要表现为胸闷、气促、呼吸困难,可伴有发热、胸痛、心悸等。胸腔积液的出现多伴有基础疾病,可原发于肺、胸膜,也可见于心血管、肾脏等肺外疾病。我国4个大样本胸腔积液的综合分析显示,结核性占46.7%,恶性占28.2%。

本病归属于中医“悬饮”范畴。

【病因病理】

一、西医病因和发病机制

1. 胸膜毛细血管内静水压增高 充血性心力衰竭、缩窄性心包炎、血容量增加,上腔静

NOTE

脉或奇静脉阻塞造成静水压增加，产生胸腔积液，此类胸腔积液为漏出液。

2. 胸膜毛细血管内胶体渗透压降低　低蛋白血症、肾病综合征、肝硬化、黏液性水肿等蛋白丢失或合成减少性疾病，使血浆白蛋白减少，血浆胶体渗透压降低，形成胸腔漏出液。

3. 胸膜毛细血管通透性增加　胸膜炎症（结核病、肺炎）或邻近胸膜的组织器官感染（急性胰腺炎、膈下脓肿、肝脓肿）、胸膜肿瘤（恶性肿瘤转移、间皮瘤）、肺梗死或全身性疾病（系统性红斑狼疮、类风湿关节炎）累及胸膜，均可使胸膜毛细血管通透性增加，毛细血管内细胞、蛋白和液体等大量渗入胸膜腔，胸水中蛋白含量升高，胸水胶体渗透压升高，产生渗出性胸腔积液。

4. 壁层胸膜淋巴引流障碍　发育性淋巴引流异常或癌瘤、寄生虫阻塞等造成淋巴引流受阻，胸水中蛋白含量升高，产生渗出性胸腔积液。

5. 损伤性胸腔积液　外伤（如肋骨骨折、食管破裂、胸导管破裂）或疾病（如胸主动脉瘤破裂）等原因，胸腔内出现血性、脓性（继发感染）、乳糜性胸腔积液，属渗出液。

6. 医源性　药物过敏、放射治疗、液体负荷过大、手术或操作如中心静脉置管穿破等都可造成胸腔积液。

二、中医病因病机

中医认为，悬饮属于痰饮病之一，是饮邪渗流于胸胁，停积不散，阻滞气血水液运行输布，而发生咳嗽、胸痛、胸闷、气急的一种病证。

主要病因病机：

1. 外感时邪　时邪外袭，侵犯胸肺，肺失宣肃，少阳枢机不利，水液不能正常输布循行，停蓄于胸胁。

2. 感染痨虫　痨虫袭于胸肺，肺阴受伤，宣肃失职，水液停蓄，积于胸胁。

3. 痰瘀凝结　各种因素致体内痰浊瘀毒凝聚，结于胸胁，阻滞经络，气血水液循行不畅，肺气不利，水停不散。

4. 脾肾阳虚　劳伤久病，脾肾阳虚，气化转运失司，水液失于输布，停于胸胁。

总之，饮停胸胁，主要因外感时邪，感染痨虫，痰瘀凝结，或大病久病致脾肾阳虚，致水液不能正常运化输布，停蓄于胸胁而成悬饮。本病病位在胸胁，与肺、脾、肾关系密切，尤其关乎肺。痰饮湿邪均源于水，总属阴性，又常相兼为病，寒热虚实夹杂，病证复杂多变。

【临床表现】

一、症状

常见呼吸困难，多伴有胸痛和咳嗽。由于胸腔积液多在原发疾病基础上出现，所以其症状因病因不同而有所差别。如结核等感染性胸膜炎多有发热，随着胸水量的增加胸痛可有缓解，但可见胸闷气促；恶性胸腔积液多见于中年以上患者，常伴有消瘦和原发部位肿瘤的症状，或有相关病史，一般不发热；心力衰竭者为漏出液，并有心功能不全的其他表现；炎性积液多为渗出液。积液量少于 0.3L 时临床症状多不明显，积液达 0.3～0.5L 或以上时，可见胸闷或气急，大量胸腔积液时气急明显，呼吸困难及心悸加重。

二、体征

胸腔积液的体征与积液量的多少有关。少量积液时，可无明显体征或仅因胸痛出现患侧胸部呼吸运动受限，胸式呼吸减弱，触及胸膜摩擦感。中至大量胸腔积液时，患侧胸廓饱满，触觉语颤减弱或消失，叩诊浊音或实音，听诊呼吸音减弱或消失。大量胸腔积液可伴有气管、纵隔向健侧移位。

【实验室及其他检查】

1. 影像学检查 胸腔积液 X 线改变与积液量、是否有包裹或粘连有关。积液在第 4 前肋间以下称为少量胸腔积液（积液量 0.3~0.5L），胸片可见肋膈角变钝。积液达第 4 与第 2 前肋间之间属于中等量积液，可见肋膈角消失，后前位胸片有从外上方向内下方呈斜行外高内低的弧形线，膈边界不清；积液位于第 2 前肋间以上为大量胸腔积液，此时整个患侧呈致密影，纵隔向健侧移位（图 1-14、图 1-15）。积液如掩盖肺内原发病灶，则抽液后可发现肿瘤或其他病变。液气胸时有液平面。包裹性积液不随体位改变而变动，边缘光滑饱满，局限于叶间或肺与膈之间（图 1-16），超声检查有助诊断。

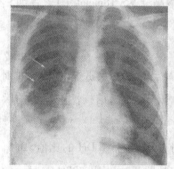 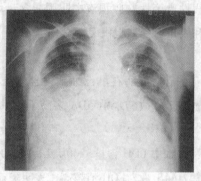 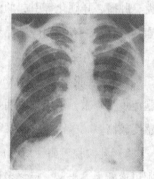

箭头示部分液体进入斜裂

图 1-14 右侧少量游	图 1-15 肺念珠菌病引起	图 1-16 左侧包
离性积液	右侧胸腔积液	裹性积液

（以上图示引自吴恩惠总主编《中华影像医学·呼吸系统卷》，人民卫生出版社，2002 年 6 月）

B 超对胸腔积液的灵敏度高，定位准确，临床用于积液量和深度的估计，协助胸腔穿刺的定位。

CT 检查对胸膜病变有较高的敏感性与密度分辨率，容易发现 X 线平片上难以显示的少量积液，并能根据胸液的密度不同判断渗出液、血液或脓液。CT 扫描对胸膜病变、肺内病变、纵隔和气管旁淋巴结病变诊断、鉴别诊断有重要意义。

2. 胸腔穿刺和胸水检查 大多数胸腔积液的原因可以通过胸腔穿刺抽出胸水检查而确定。

（1）外观 漏出液多清亮透明，静置不凝固，比重<1.018。渗出液混浊，易有凝块，比重>1.018。渗出液病因不同而呈现不同颜色，血性渗出液呈洗肉水样，或肉眼全血（静脉血样）性，多见于肿瘤，也见于结核、肺栓塞。结核性渗出液多为草绿色、淡黄或深黄色、淡红色等；脓性积液呈黄脓性，有恶臭味考虑厌氧菌感染所致；阿米巴肝脓肿破溃入胸腔能引起巧克力色积液；曲霉菌或绿脓杆菌感染则胸液分别呈黑色和绿色；乳糜胸液呈乳状。

（2）细胞检查 漏出液中有核细胞数常少于 $100\times10^6/L$，以淋巴细胞和间皮细胞为主。渗出液有核细胞数常多于 $500\times10^6/L$，以白细胞为主，以淋巴细胞为主的多为结核性或肿瘤性。

NOTE

肺炎合并胸腔积液、脓胸时细胞数可达 $10000\times10^6/L$ 以上。血性积液中红细胞数超过 $5\times10^9/L$ 时，外观淡红色，红细胞数达 $10\times10^{10}/L$ 以上时，呈肉眼血性，主要见于外伤、肿瘤、肺栓塞。系统性红斑狼疮并发胸腔积液时可找到狼疮细胞，能够为诊断提供可靠依据。恶性胸腔积液中 40%～90% 可检出恶性肿瘤细胞，初检阳性率为 40%～60%，反复多次检查可提高检测阳性率。

（3）生化检查

1）pH 值：正常胸水 pH 值接近 7.6。脓胸、类风湿性胸腔积液、食管破裂所致的胸腔积液 pH 常降低，结核性和恶性胸腔积液的 pH 也可降低。

2）蛋白质：漏出液蛋白含量低（30g/L），以白蛋白为主，黏蛋白试验（Rivalta 试验）阴性。渗出液中蛋白含量高于 30g/L，Rivalta 试验阳性。

3）葡萄糖：正常胸腔积液中葡萄糖含量与血糖相近。漏出液与大多数渗出液葡萄糖含量正常（>3.3mmol/L）。恶性肿瘤、结核性、类风湿关节炎及化脓性胸腔积液中葡萄糖含量可低于 3.3mmol/L。

4）类脂：乳糜性胸腔积液中含大量甘油三酯（>1.24mmol/L），苏丹Ⅲ染色呈红色，胆固醇含量不高。脂蛋白电泳可显示乳糜微粒。胸导管破裂，由陈旧性结核性胸膜炎、类风湿关节炎、肿瘤、肝硬化等引起的假性乳糜性胸腔积液中胆固醇含量增高（>5.18mmol/L），甘油三酯含量正常，有胆固醇结晶和大量退变细胞积聚。

（4）酶学检查

1）腺苷脱氨酶（ADA）：腺苷脱氨酶在淋巴细胞内含量较高。结核性胸腔积液时，因细胞免疫受刺激，淋巴细胞明显增多，故胸水中 ADA 多高于 45U/L，其诊断结核性胸膜炎的敏感度较高。

2）乳酸脱氢酶（LDH）：胸水中 LDH 含量>200U/L，且胸水 LDH/血清 LDH 的比值>0.6，则可诊断为渗出液，反之考虑为漏出液。LDH 值越高，表明炎症越明显，LDH>500U/L 时，常提示为化脓性胸腔积液或恶性胸腔积液。

（5）肿瘤标志物　癌胚抗原（CEA）在恶性胸水中早期即可升高，且比血清更显著。若胸水 CEA>20μg/L 或胸水 CEA/血清 CEA>1，常提示为恶性胸水，其敏感性 40%～60%，特异性 70%～88%。胸水端粒酶测定与 CEA 相比，其敏感性和特异性均大于 90%。近年还开展许多肿瘤标志物检测，如糖链肿瘤相关抗原、细胞角蛋白 19 片段、神经元特异性烯醇化酶等，可作为鉴别诊断的参考。联合检测多种标志物，可提高阳性检出率。

（6）免疫学检查　结核性胸膜炎胸水 γ 干扰素多大于 200pg/mL。系统性红斑狼疮及类风湿关节炎引起的胸腔积液中补体 C_3、C_4 成分降低，且免疫复合物的含量增高。系统性红斑狼疮胸水中抗核抗体滴度可达 1：160 以上，RA 胸水类风湿因子>1：320。

3. 胸膜活检　经皮闭式胸膜活检对胸腔积液病因诊断有重要意义，可发现肿瘤、结核和其他胸膜肉芽肿性病变。拟诊结核病时，活检标本除做病理检查外，还应做结核菌培养。胸膜针刺活检具有简单、易行、损伤性较小的优点，阳性诊断率为 40%～75%，CT 或 B 超引导下活检可提高成功率。脓胸或有出血倾向者不宜做胸膜活检。如活检证实为恶性胸膜间皮瘤，1 个月内应对活检部位行放射治疗。对上述检查不能确诊者，必要时可经胸腔镜或剖胸直视下活检。胸腔镜检查可对病变形态、范围、邻周受累情况等全面观察，对恶性胸腔积液的病因诊断率可达 70%～100%。

【诊断与鉴别诊断】

一、诊断

　　首先确定有无胸腔积液。中量以上者因症状体征明显，易于诊断。少量积液（0.3L）者症状及体征不明显，易于忽略。临床需根据胸闷、气促等症状，患侧呼吸音减弱或消失、叩诊浊音等体征，结合胸片、B超、CT等辅助检查，确定有无胸腔积液和积液量的多少，并进一步确定胸腔积液的病因。胸腔积液可由肺、胸膜、心血管、肾脏、肝脏疾病等引起，是全身疾病的一部分，常见病因为结核性胸膜炎、恶性肿瘤、肺炎、肺脓肿和支气管扩张感染。

二、鉴别诊断

　　1. 漏出液与渗出液　一旦确定存在胸腔积液，则首先应明确积液的性质，即漏出液或渗出液。目前多用Light标准，尤其对蛋白质在25~35g/L以上者。胸腔积液中的蛋白含量与血清中的总蛋白含量比值>0.5，LDH含量超过200U/L或大于正常血清LDH正常值的2/3，胸腔积液LDH/血清LDH>0.6，符合以上任何一条可诊为渗出液，反之为漏出液。区别积液性质还常参考积液外观、比重、细胞数、胆固醇浓度等。渗出液最常见的原因为结核性胸膜炎，漏出液可能与左心衰竭、低蛋白血症等有关。有些难以确切地划入漏出或渗出液，是由于多种机制参与积液的形成，常为恶性积液。

　　2. 良性与恶性　良性胸腔积液临床上以结核性最为常见，恶性胸腔积液常由肺癌、乳腺癌等恶性肿瘤侵犯胸膜引起。二者治疗与预后大相径庭。恶性胸水多呈血性，量大，增长迅速，pH>7.4，CEA>20μg/L，LDH>500U/L。结核性胸膜炎多伴有结核中毒症状，大多数患者pH<7.3，腺苷脱氨酶（ADA）活性明显高于其他原因所致胸腔积液，CEA通常并不增高。通过详细询问病史、影像学、胸水细胞学、细菌学、病理学等检查，可明确胸腔积液病因和良恶性质。

【治疗】

一、治疗思路

　　胸腔积液由胸部或全身疾病引起，病因治疗尤为重要，并结合对症治疗。漏出性胸腔积液通过病因治疗多可吸收。渗出性胸腔积液则根据不同病因而处理，常见的渗出液病因为结核性胸膜炎、类肺炎性胸腔积液（肺炎、肺脓肿或支气管扩张感染引起者）、脓胸、恶性胸腔积液。强调病因治疗，但要注意局部和整体治疗的结合。

　　中医认为本病以实证居多，或虚实夹杂，本虚标实，辨治时除对证候进行施法处方外，还应强调祛除病因的治本之法，如杀灭痨虫、清热解毒、解毒化瘀散结等，有虚证则配以扶正之法。大量胸腔积液造成严重呼吸困难者仍以胸腔抽液为先。温阳化饮为胸水治疗方法之一，适于虚证、阴证患者；阳热之证当以清热解毒或抗痨虫为主。中医治疗不仅可以驱逐水饮之邪，还能减轻胸膜肥厚和粘连，中西医结合能显著提高疗效。

二、西医治疗

　　1. 一般治疗　休息和加强营养，对症支持治疗。

NOTE

2. 病因治疗　结核性胸腔积液给予全身抗结核治疗，参见"肺结核"一节。恶性胸腔积液多为晚期恶性肿瘤并发症，除进行全身性抗肿瘤治疗外，还可通过胸腔注射抗肿瘤药物或免疫调节剂进行局部治疗。可同时注入利多卡因或地塞米松以减轻胸痛或发热，嘱患者在注药后2小时内卧床休息并定时不断更换体位，以5~10分钟为宜，使药物能与胸膜或病灶广泛接触，达到最佳治疗效果。对于急性期脓胸患者，抗感染治疗要待体温正常后持续用药2周以上，以防复发。

3. 穿刺抽液　中等量以上积液需治疗性胸腔穿刺抽液或肋间插管引流，可减轻或解除肺、心血管的受压症状，减少纤维蛋白沉着及胸膜增厚，降低或避免影响肺功能。抽液速度不宜过快，量不宜过多，首次抽液不要超过700mL，以后每次抽液量不宜超过1000mL，以免造成胸腔压力骤降，出现复张后肺水肿或循环衰竭。抽液过程中出现头晕、面色苍白、出汗、心悸、四肢发凉，则考虑"胸膜反应"，应立即停止操作，并使患者平卧，密切观察血压等变化，防止休克，必要时皮下注射0.1%肾上腺素0.5mL。

结核性胸腔积液患者抽胸水后，可注入链激酶防止胸膜粘连，抽胸水后结核毒血症状也可减轻，体温下降。多数类肺炎性胸腔积液量较少，经有效抗感染治疗后可吸收，积液量大者应胸穿抽液或肋间插管闭式引流。引流胸水是脓胸最基本的治疗方法，在全身足量应用抗菌药物的同时，应反复抽脓或闭式引流。可用2%碳酸氢钠或0.9%氯化钠注射液反复冲洗胸腔，然后注入适量抗生素及链激酶。有支气管胸膜瘘者不宜冲洗。恶性胸水生长迅速，常需反复抽液或置闭式引流管引流。抽液后胸腔注入抗肿瘤药物如顺铂、丝裂霉素等，也可注入干扰素、白细胞介素-2等免疫调节剂，此疗法既有杀伤肿瘤细胞的作用，又可减缓胸水产生，并能促使胸膜粘连。反复抽液可致大量蛋白丢失。

4. 糖皮质激素　糖皮质激素可降低炎症反应，减轻结核性胸腔积液的中毒症状，加快胸腔积液吸收，减少胸膜增厚、粘连的机会。在有效抗结核治疗同时，主要用于有严重结核毒血症状，经抽液、抗结核治疗未有效缓解的中等量以上胸腔积液患者。通常用中小剂量（泼尼松，15~30mg/d），疗程一般不超过4~6周。糖皮质激素具有免疫抑制作用，可导致结核播散，必须谨慎应用，症状得到控制后逐渐减量停药，同时注意药物的不良反应。

三、中医治疗

辨证论治

1. 邪犯胸肺证

症状：胸胁疼痛，呼吸、转侧疼痛加重，咳嗽，气急，寒热往来，或发热，汗出而热不解，口苦，咽干，心下痞硬，干呕，舌苔薄白或黄，脉弦数。

治法：和解少阳，宣利枢机。

方药：柴枳半夏汤加减。若热盛有汗，咳喘气粗，去柴胡，合麻杏石甘汤以宣肺泄热；胸胁痛剧，去杏仁，加延胡索、郁金、丝瓜络以理气和络；心下痞硬，口苦心烦，加黄连以泻心开结；痰热甚而咳吐黄稠痰者，合用凉膈散以清泻膈热；热结便秘者，加生大黄泄热通便。

2. 饮停胸胁证

症状：胸胁胀痛，咳逆气喘，不能平卧或仅能偏卧于停饮一侧，病侧肋间胀满，甚则可见病侧胸廓隆起，舌苔白腻，脉沉弦或弦滑。

治法：泻肺逐饮。

方药：十枣汤加减。体弱者用葶苈大枣泻肺汤加减。临床可酌加前胡、椒目、茯苓、桑白皮以宣肺利水；伴郁热者，加柴胡、黄芩、栀子；如水饮久停难去，胸胁支满，体弱食少者，加桂枝、白术、甘草等以健脾通阳化饮，不宜再予峻攻。

3. 热毒结胸证

症状：高热，或见寒战，胸痛胸闷，气促，咳嗽，病侧胸廓饱满，口干，乏力，舌红苔黄，脉数。

治法：清热解毒，泄肺排脓。

方药：五味消毒饮合黄芩泻白散加减。热甚者加生石膏；咳逆胸闷甚者加葶苈子；气阴两伤者加麦冬、沙参、西洋参。

4. 痰瘀阻络证

症状：胸闷疼痛，咳嗽气促，动则尤甚，病久不愈，神疲倦怠，面㿠少华，纳少，舌质黯或有瘀斑瘀点，苔白滑，脉弦涩。

治法：补气利肺，散结消饮。

方药：椒目瓜蒌汤合补中益气汤加减。若咳剧，可加杏仁、炙杷叶肃肺止咳；久痛不已，加郁金、乳香、没药通络止痛；水饮不减，加桂枝、路路通、大腹皮等以通阳行气，祛饮通络。

5. 阴虚内热证

症状：胸胁闷痛，干咳少痰，心烦，颧红，口干咽燥，手足心热，午后潮热，盗汗，形体消瘦，舌红少苔，脉细数。

治法：滋阴清热。

方药：沙参麦冬汤加减。潮热甚者，加银柴胡、鳖甲、胡黄连、功劳叶滋阴退热；兼气虚者，加西洋参、太子参气阴双补；胸闷明显，加瓜蒌皮、郁金宽胸理气。

【预后】

胸腔积液的预后与原发病的关系密切。漏出性胸腔积液通过治疗原发病或纠正胸腔液体漏出的原因多可吸收或稳定。渗出性胸腔积液则根据病因不同有所差异。结核性胸腔积液、化脓性胸腔积液预后一般良好，恶性胸腔积液预后多不佳。

【预防与调护】

1. 要注意加强体质锻炼，提高抗病能力，吸烟者应戒烟。
2. 居住地要保持干燥，避免湿邪侵袭，不恣食生冷，不暴饮暴食，保持脾胃功能的正常。
3. 病后要及时治疗，避风寒，慎起居，怡情志，以期早日康复。

第十三节　慢性肺源性心脏病

慢性肺源性心脏病（chronic pulmonary heart disease）简称慢性肺心病（chronic cor pulmonale），是指由支气管-肺组织、胸廓或肺血管的慢性病变引起的肺循环阻力增高，导致肺动脉高压和右心室肥大，伴或不伴有右心功能衰竭的一类疾病。临床上除原发胸肺疾患的各种症状

NOTE

外，主要表现为呼吸和心脏功能的衰竭和其他脏器受累的表现，如呼吸困难、唇甲发绀、水肿、肝脾肿大及颈静脉怒张等。

本病的患病率高，1992 年在北京、湖北、辽宁农村调查 102230 例居民，其患病率为 4.4%，其中≥15 岁人群患病率为 6.7%。慢性肺心病的患病率存在地区差异，东北、西北、华北较西南、中南、华东地区为高，寒冷潮湿地区较温暖地区为高，高原山区较平原为高，农村较城市为高，吸烟者较不吸烟者为高，男女无明显差异。患病年龄多在 40 岁以上，亦有少年患病者，患病率随年龄增长而增长。从肺部基础疾病发展为肺心病，一般需要 10~20 年的较长过程，亦有长达 50 年或短至 1 年者。急性发作以冬春季多见，急性呼吸道感染为导致肺、心功能衰竭的主要诱因。

本病可归属于中医学"肺胀""喘证""心悸""水肿"等病证范畴。

【病因病理】

一、西医病因病理

（一）病因及发病机制

根据基础病变发生部位，一般分为以下五类。

1. 支气管、肺部疾病　是慢性肺心病病因中最常见的一种，占所有病因的 80%~90%。病变原发于支气管，引起气道阻塞，肺泡过度膨胀或破裂形成肺大泡者，称为慢性阻塞性肺疾病（COPD），如慢性支气管炎、阻塞性肺气肿、晚期支气管哮喘等。病变发生于肺实质或肺间质引起的肺泡弹性减退或肺泡扩张受限者，称为限制性肺病，如重症肺结核、弥漫性肺间质纤维化、矽肺、结核病和结缔组织病。以上疾病均可使肺血管阻力增高，形成肺动脉高压，导致肺心病。

2. 严重的胸廓畸形　如脊柱结核、先天性脊柱侧弯和后凸、类风湿性脊柱炎、强直性脊柱炎、广泛胸膜肥厚粘连、胸廓成形术后、过度肥胖等，使胸廓活动受限，肺脏受压，支气管扭曲变形，或发生肺纤维化、肺不张、代偿性肺气肿等，引起肺泡通气不足，动脉血氧分压下降，肺血管功能性收缩，从而发生肺循环高压和慢性肺心病。

3. 神经-肌肉病变　较罕见，如脑炎、颅脑外伤、脊髓炎、脊髓灰质炎、吉兰-巴雷综合征、重症肌无力、肌营养不良等，由于呼吸中枢兴奋性降低或神经肌肉的传递功能障碍，或呼吸肌麻痹，呼吸活动减弱，导致肺泡通气不足，动脉血氧分压下降，肺血管功能性收缩，从而发生肺动脉高压和慢性肺心病。

4. 肺血管疾患　如肺动脉反复小栓塞，肺血管因内皮细胞增生、收缩导致肺动脉阻力增高、血容量增加、血黏度增高等，均可使肺血管阻力增高，产生肺心病。其他如原发性肺动脉高压、结节性多动脉炎也可引起肺循环阻力的增高，引起肺心病。

5. 其他　有些患者呼吸中枢、胸廓和肺脏均正常，但由于某种原因使空气中氧含量降低，肺泡氧分压（P_AO_2）及动脉血氧分压（PaO_2）降低，如高原性低氧血症引起的肺心病等。此外，原发性或继发性肺泡通气不足、中枢性睡眠呼吸暂停综合征及先天性口咽畸形等亦可导致慢性肺心病。

（二）病理

肺心病的病理形态学改变应包括：①有原发于肺、支气管、胸廓和肺血管的基础病变；

②肺动脉及右心室结构的改变。

由于肺心病的病因不同，其肺部的原发性病变亦有所不同，我国肺心病的肺部基础疾病绝大多数为慢性支气管炎和慢性阻塞性肺疾病。其主要病理为支气管上皮出现杯状细胞化生与增生，分泌亢进；管壁全层有急慢性炎症细胞浸润，黏膜下层及外膜处小血管充血、水肿；管壁平滑肌束肥大，弹力纤维少；黏膜因结缔组织增生、炎症细胞浸润或平滑肌肥厚而形成皱褶向管腔内突出，使管腔狭窄、形状不规则；管腔内有炎性渗出物或黏液形成的炎栓或黏液栓阻塞，或管壁增生的炎性肉芽组织使管腔完全闭锁，部分肺泡间隔断裂，肺泡腔融合，形成肺气肿。

慢性阻塞性肺疾病常反复发作气管周围炎及肺炎，炎症可累及邻近肺小动脉，使腔壁增厚、狭窄或纤维化，肺细动脉Ⅰ及Ⅲ型胶原增生。此外可有非特异性肺血管炎，肺血管内血栓形成。最后导致右心室肥大，室壁增厚，心腔扩大，肺动脉圆锥膨隆，心肌纤维肥大，间质水肿，灶性坏死，坏死灶为纤维组织所替代。部分患者可合并冠状动脉粥样硬化性心脏病。

二、中医病因病机

本病多因慢性咳喘反复发作，迁延不愈逐渐发展而成。发病缓慢，病程长，其病因有脏腑虚损和外感时邪两种。病因病机可概括为如下三个方面：

1. 肺脾肾虚　多是由于肺系疾患反复发作，日久不愈，损伤肺气而致。肺气虚衰，子盗母气，病久由肺及脾，累及于肾，致使肺、脾、肾三脏俱虚，是本病发生的主要原因。

2. 外邪侵袭　肺主气，外合皮毛，肺气既伤，表虚卫阳不固，外邪更易乘虚入侵，以致反复发作，迁延不愈，是本病发生、发展的重要因素。

3. 痰瘀互结　肺系疾患日久不愈，正气虚衰，气虚则血运无力而瘀滞，气化无权而津液停滞，成痰成饮。痰瘀互结，阻滞肺络，累及于心，是贯穿本病的基本病理因素。

总之，本病病位在肺、脾、肾、心，属本虚标实之证。早期表现为肺、脾、肾三脏气虚，后期则心肾阳虚；外邪侵袭，热毒、痰浊、瘀血、水停为标。急性发作期以邪实为主，虚实错杂；缓解期以脏腑虚损为主。

【临床表现】

本病病程进展缓慢，临床上除原有支气管、肺和胸廓疾病的各种症状和体征外，主要是逐步出现的肺、心功能不全以及其他器官受累的征象，往往表现为急性发作期与缓解期的交替出现。可分为代偿与失代偿两个阶段。

一、主要症状及体征

1. 肺心功能代偿期　此期心功能代偿一般良好，肺功能处于部分代偿阶段，患者常有慢性咳嗽、咳痰和喘息，活动后可有心悸、气短、乏力和劳动耐力下降，并有不同程度发绀等缺氧症状，感染可使上述症状加重。

体格检查可见明显肺气肿征，如桶状胸、肺部叩诊过清音、肝上界及肺下界下移、肺底活动度缩小、听诊普遍性呼吸音降低，偶可听到干、湿啰音。右心室虽扩大，但常因肺气肿存在使心浊音界不易叩出。心音遥远，肺动脉瓣区第二心音亢进，$P_2 > A_2$，提示有肺动脉高压存在。三尖瓣区可能听到收缩期杂音，剑突下可见心脏收缩期搏动，提示有右心室肥厚和扩大。因肺气肿胸腔内压升高，阻碍了腔静脉的回流，可出现颈静脉充盈，又因膈肌下降，肝下缘可在肋缘下触及，酷似右心功能不全的体征。但此时静脉压多无明显升高，肝脏并非淤血，前后径并不增大，且无压痛，可予鉴别。

2. 肺心功能失代偿期　急性呼吸道感染为最常见的诱因。由于通气和换气功能进一步减退，故此期的主要表现为缺氧和二氧化碳潴留所引起的一系列症状。患者表现为呼吸衰竭，发绀明显，呼吸困难加重，球结膜充血、水肿，严重时可有视网膜血管扩张、视乳头水肿等颅压升高表现，腱反射减弱或消失，出现病理反射。也可因高碳酸血症出现皮肤潮红、多汗等周围血管扩张表现，严重者导致肺性脑病。或以右心衰竭为主，患者心悸、气短明显，发绀更甚，颈静脉怒张，肝肿大且有压痛，肝颈静脉回流征阳性，并出现腹水及下肢浮肿。心率增快，或出现心律失常，以期前收缩为常见。因右心扩大，三尖瓣相对性关闭不全，剑突下常可闻及收缩期反流性杂音，常占据整个收缩期，其特点是吸气时增强，轻者仅于吸气初闻及。随着右心室扩大，心脏呈顺钟向转位，三尖瓣区左移，杂音也逐渐向左移位，范围扩大，甚至出现由三尖瓣相对性狭窄引起的舒张期杂音。严重者在胸骨左缘三尖瓣区可出现舒张期奔马律。肺动脉瓣相对性关闭不全的舒张期反流性杂音较少闻及。少数患者可出现急性肺水肿或全心衰竭。当心衰控制后，心界可回缩，杂音可减弱或消失。

二、主要并发症

1. 肺性脑病　主要由于高碳酸血症和低氧血症引起的脑水肿所致。早期表现为头痛，头晕，白天嗜睡，夜间失眠，严重者出现表情淡漠，神志恍惚、谵妄、抽搐、甚至昏迷。

2. 上消化道出血　是肺心病心肺功能衰竭晚期并发症之一，死亡率较高。其主要表现是无溃疡病症状，常有厌食、恶心、上腹闷胀疼痛，甚至在出血前无任何症状。出血时呕吐物多为咖啡色，且有柏油样便，大量出血可诱发贫血及休克。

3. 酸碱平衡失调及电解质紊乱　肺心病患者呼吸衰竭时由于缺氧和二氧化碳潴留，常并发酸碱平衡失调及电解质紊乱。呼吸性酸中毒一般是普遍存在，还可出现不同类型的酸碱失衡。如肺心病急性加重期，常因严重缺氧、肝肾功能衰竭和摄入不足等而出现呼吸性酸中毒合并代谢性酸中毒；或因利尿剂、皮质激素等药物的应用和严重呕吐或补碱过量等可发生呼吸性酸中毒合并代谢性碱中毒；或因机械通气不当，二氧化碳排出过快，亦可引起呼吸性碱中毒。此外，晚期肺心病患者由于多脏器损害或多器官功能衰竭每可并发三重性酸碱失衡。

4. 休克　发病率一般在4.5%左右。常有感染中毒性、失血性和心源性休克，主要表现为血压降低、脉压差减少、脉搏细数、烦躁不安、面色苍白、肢体湿冷、末梢发绀等综合体征。

5. 弥漫性血管内凝血（DIC）　是多种因素引起的综合征，是在某种致病因子作用下激活了血液的凝固因子，进入高凝状态，使毛细血管内的微小静脉内发生广泛的微血栓，产生一系列病理变化。主要表现为发病缓慢，出血倾向多见于注射部位的针孔、躯干、四肢、黏膜，亦可见上消化道出血，便血和尿血。

6. 心律失常　多表现为房性期前收缩及阵发性室上性心动过速，其中以紊乱性房性心动过速最具有特征性。也可有心房扑动及心房颤动。少数病例由于急性严重心肌缺氧，可出现心脏骤停。应注意与洋地黄引起的心律失常相鉴别。

7. 深静脉血栓形成

【实验室及其他检查】

1. 血液检查　红细胞计数和血红蛋白常增高，红细胞比容正常或偏高，全血黏度和血浆黏度常增高，红细胞电泳时间延长，血沉偏慢。合并感染时白细胞总数升高，中性粒细胞增多，部分患者可有肝肾功能异常及电解质异常。细胞免疫功能如玫瑰花环试验、外周血淋巴母细胞转化试验、植物血凝素皮肤试验阳性率一般低于正常。血清中 IgA、IgG 常增高，血清总补体、C_3、C_4 含量低于正常。

2. X 线检查　除肺、胸基础疾病的特征外，尚可有肺动脉高压征，如肺动脉段弧突出或其高度≥3mm；右下肺动脉增宽，其横径≥15mm，其横径与气管横径比值≥1.07；右心室增大，心脏呈垂直位。中心肺动脉扩张和外周分支纤细，形成"残根"征。心力衰竭时可见全心扩大，但在心力衰竭控制后，可见心影有所缩小。

3. 心电图检查　慢性肺心病的心电图阳性率为 60.1%～88.2%，在心电图 I、II 导联上可呈现右房右室增大的变化。右房增大表现为 P 波高尖。右室增大表现为电轴右偏，极度顺钟向转位时，$R_{V_1}+S_{V_5}$≥1.05mV。有时在 V_1、V_2 甚至延至 V_3，可出现酷似陈旧性心肌梗死图形的 QS 波，应注意鉴别。

4. 血气分析　代偿期可有低氧血症，PaO_2<60mmHg，或伴有 $PaCO_2$>50mmHg，提示呼吸衰竭。

5. 超声心动图检查　超声心动图诊断肺心病的阳性率为 60.6%～87.0%。可显示右肺动脉内径增大，右心室流出道内径增宽（≥30mm），右心室内径增大（≥20mm），右心室前壁及室间隔厚度增加，搏动幅度增强，左右心室内径比缩小（<2）。二维扇形超声心动图示肺总动脉舒张期内径明显增大。多普勒超声心动图中可出现三尖瓣反流及右室收缩压增高。

6. 右心导管检查　经静脉送入漂浮导管至肺动脉，直接测定肺动脉和右心室压力，可作肺心病的早期诊断。

【诊断与鉴别诊断】

一、诊断

肺心病患者一旦出现心肺功能衰竭，诊断一般不难。对早期患者的诊断有时尚难肯定，需结合病史、症状、体征和各项实验室检查进行全面分析后做出综合判断。下列各项可作为诊断参考：

1. 有慢性胸肺疾病史，或具有明显的肺气肿、肺纤维化体征。

2. 出现肺动脉高压和右室增厚的客观征象：如剑突下明显的收缩期搏动，或三尖瓣区收缩期杂音，肺动脉瓣第二心音亢进，胸骨左缘第 2～3 肋间收缩期抬举性的搏动。

3. 右心功能失代偿的表现，如肝肿大压痛，肝颈静脉回流征阳性，踝以上水肿伴颈静脉怒张。

4. 辅助检查参见实验室及其他检查。

二、鉴别诊断

1. 冠状动脉粥样硬化性心脏病（冠心病）　肺心病和冠心病都见于老年患者，均可发生心脏扩大、心律失常和心力衰竭，少数患者心电图 I、aVL 或胸导联出现 Q 波，类似陈旧性心肌梗死。但肺心病无典型心绞痛或心肌梗死的临床表现，多有慢性支气管炎、哮喘、肺气肿等胸肺疾病史，心电图中 ST-T 改变多不明显，且类似陈旧性心肌梗死的图形多发生于肺心病的急性加重期和明显右心衰竭时，随着病情的好转，这些图形可很快消失。

2. 风湿性心脏病　肺心病患者在三尖瓣区可闻及Ⅰ～Ⅱ级的吹风样收缩期杂音，有时可传到心尖部，有时出现肺动脉瓣关闭不全的吹风样舒张期杂音，加上右心室肥大、肺动脉高压等表现，易与风湿性心脏瓣膜病相混淆。一般通过详细询问有关慢性肺、胸疾病史，有肺气肿和右心室肥大的体征，结合Ｘ线片、心电图、心电向量图、超声心动图等表现以及动脉血氧饱和度显著降低、二氧化碳分压高于正常等，可资鉴别。

3. 原发性扩张型心肌病、缩窄性心包炎　前者心脏增大常呈球形，常伴心力衰竭、房室瓣膜相对关闭不全所致杂音。后者有心悸、气促、发绀、颈静脉怒张、肝肿大、腹水、浮肿及心电图低电压等，均需与肺心病相鉴别。一般通过病史、Ｘ线片、心电图等不难鉴别。

4. 其他昏迷状态　肺心病肺性脑病昏迷需与肝性昏迷、尿毒症昏迷和少数脑部占位性病变和脑血管意外的昏迷相鉴别。这类昏迷一般都有其原发疾病的临床特点，不难鉴别。

【治疗】

一、治疗思路

本病急性加重期以西医治疗为主，结合中医辨证施治，如清热化痰、活血化瘀、利水消肿等。缓解期以中医治疗为主，补益肺脾肾，防止病邪入侵，以减少急性加重。

二、西医治疗

（一）急性加重期

1. 控制呼吸道感染　及早进行抗感染治疗，有效控制呼吸道感染，是提高疗效和降低病死率的重要措施。

目前主张联合用药，根据痰培养和致病菌药敏试验结果选用。不能明确何种致病菌感染时可根据感染的环境及痰涂片革兰染色选用抗菌药物，应提倡对致病菌的覆盖。院外感染一般以革兰阳性菌为主，可首选大环内酯类、二代以上头孢菌素类和三代以上喹诺酮类，可口服或静脉滴注。院内感染一般为革兰阴性杆菌为主，首选三代头孢菌素类。可参照社区获得性肺炎和医院获得性肺炎相关治疗原则进行。如合并真菌感染，则给予抗真菌药。

2. 改善呼吸功能，控制呼吸衰竭　采取综合措施，包括缓解支气管痉挛、清除痰液、畅通呼吸道、持续低浓度（24%～35%）给氧、应用呼吸兴奋剂等。必要时施行气管切开、气管插管和机械呼吸器治疗等。

3. 控制心力衰竭　轻度心力衰竭给予吸氧、改善呼吸功能、控制感染后症状即可减轻或消失。较重者加用利尿剂能更快地控制心衰。如果心衰控制不满意再考虑使用强心药物。此外，应采取卧床休息、控制钠盐摄入、控制补液等针对性措施。

（1）**利尿剂**　肺心病心衰时应用利尿剂，一般以小量、联合、交替为使用原则。常用：氢氯噻嗪25mg，口服，每日1～3次；氨苯蝶啶50mg，口服，每日1～3次；螺内酯片20mg，口服，每日1～3次。水肿严重需快速消肿者，可用呋塞米20mg肌注或口服。

（2）**正性肌力药**　在呼吸道感染基本控制、呼吸功能改善后，心力衰竭症状仍较明显者，可用小量洋地黄药物。最好选用作用快、排泄快的制剂，如西地兰或毒毛花苷Ｋ。因为肺心病由于缺氧和感染对洋地黄药物的耐受性降低，有效量与中毒量很接近，容易出现各种心律失常等毒性反应，应引起注意。亦可选用地高辛 0.125~0.25mg，口服，每日 1 次。低氧血症、感染等均可使心率增快，故不宜以心率作为衡量洋地黄类药物的应用和疗效考核指征。

（3）**血管扩张剂**　酚妥拉明可扩张肺小动脉，降低肺嵌楔压和右心室舒张末期压，使肺血流阻力降低，周围静脉容量增高，减轻心脏前、后负荷，降低耗氧量，增加心肌收缩力。可用 10~20mg 加入 5% 葡萄糖注射液 250~500mL 中静脉缓慢滴注，每日 1 次。此外，硝普钠、消心痛等均有一定疗效。另外，血管紧张素转换酶抑制剂（ACEI）如卡托普利，12.5~25mg，每日 2 次，口服，可改善心衰症状。因血管扩张剂非选择性扩张肺动脉，可使血压下降，反射性引起心率加快、氧分压下降、二氧化碳分压升高等副作用，限制了它的应用。

4. 控制心律失常　肺心病患者常出现心律失常，尤以在急性呼吸道感染或急性呼吸衰竭时，因缺氧、电解质紊乱而出现各种心律失常，以房性异位心律为常见。治疗上以积极控制呼吸道感染，改善呼吸功能，纠正缺氧和酸中毒为主，如有必要则根据心律失常类型选择抗心律失常药物。

5. 抗凝治疗　应用普通肝素或低分子肝素防止肺微小动脉血栓形成及深静脉血栓形成。

6. 应用肾上腺皮质激素　在有效控制感染的情况下，短期大剂量应用肾上腺皮质激素，对抢救早期呼吸衰竭和心力衰竭有一定作用。通常用氢化可的松 100~300mg 或甲泼尼龙 20~40mg 加于 5% 葡萄糖注射液 250mL 中静脉滴注，每日 1 次。如有胃肠道出血，肾上腺皮质激素的使用应十分慎重。

7. 营养支持疗法　肺心病患者因右心衰竭和高碳酸血症常导致胃肠道淤血、低氧血症，抗生素、茶碱对胃黏膜的刺激，又可导致胃肠功能紊乱和损伤，因此肺心病患者多有营养不良和呼吸肌疲劳，为了使呼吸衰竭能得到满意控制，营养支持疗法十分重要。一般可给予要素饮食，如各种维生素，静脉输注葡萄糖、复方氨基酸和白蛋白等。为避免过多摄入葡萄糖引起大量二氧化碳的产生，可静脉滴注乳化脂肪注射液，以补充足够的能量，促进患者迅速康复。

8. 并发症的处理　应积极救治并发症，如酸碱平衡失调、电解质紊乱、消化道出血、休克、弥散性血管内凝血等。

9. 护理　肺心病心肺功能失代偿期，存在多脏器功能衰竭，全面正确评估病情、制订详细的护理计划并正确有效实施是配合抢救成功的关键。

（二）缓解期

积极治疗肺部原发病，防治引起急性发作的诱因，如呼吸道感染等。提高机体免疫力，如核酪注射液皮下或肌肉注射，每次 2~4mL，每周 2 次，3~6 个月为一疗程。另外还有免疫核糖核酸、胎盘脂多糖肌肉注射等。口服左旋咪唑亦可提高和调节免疫功能。

三、中医治疗

（一）辨证论治

1. 急性加重期

（1）痰浊壅肺证

症状：咳嗽痰多，色白黏腻或呈泡沫样，短气喘息，稍劳即著，脘痞纳少，倦怠乏力，舌质偏淡，苔薄腻或浊腻，脉滑。

治法：健脾益肺，化痰降气。

方药：苏子降气汤加减。胸满喘促不能平卧，加葶苈子、茯苓以泻肺利水；兼气虚而见气短乏力、自汗，加白术、党参以健脾益气；血瘀明显者，加赤芍、桃仁以活血化瘀。

（2）痰热郁肺证

症状：喘息气粗，烦躁，胸满，咳嗽，痰黄或白，黏稠难咯，或身热微恶寒，有汗不多，溲黄便干，口渴，舌红，舌苔黄或黄腻，脉数或滑数。

治法：清肺化痰，降逆平喘。

方药：越婢加半夏汤加减。痰热内盛，不易咯吐者，加鱼腥草、瓜蒌皮、浙贝母以清化痰结；痰热伤津，口干舌燥，加天花粉、知母、芦根以清热生津；痰鸣喘息，不得平卧，加射干、葶苈子泻肺平喘；血瘀明显者，加赤芍、桃仁以活血化瘀。

（3）痰蒙神窍证

症状：神志恍惚，谵语，烦躁不安，撮空理线，表情淡漠，嗜睡，昏迷，或肢体瞤动，抽搐，咳逆，喘促，咳痰不爽，苔白腻或淡黄腻，舌质暗红或淡紫，脉细滑数。

治法：涤痰开窍，息风止痉。

方药：涤痰汤加减，另服安宫牛黄丸或至宝丹。肝风内动抽搐者，加钩藤、全蝎、羚羊角以平肝息风。

（4）阳虚水泛证

症状：面浮，下肢肿，甚则一身悉肿，腹部胀满，心悸，咳喘，咳痰清稀，脘痞，纳差，尿少，怕冷，面唇青紫，舌胖质黯，苔白滑，脉沉细。

治法：温肾健脾，化饮利水。

方药：真武汤合五苓散加减。血瘀甚，发绀明显者，加泽兰、红花、北五加皮以活血利水；水肿较剧，上凌心肺者，加汉防己、川椒目、葶苈子以泻肺逐水。

2. 缓解期

（1）肺肾气虚证

症状：呼吸浅短难续，声低气怯，甚则张口抬肩，倚息不能平卧，咳嗽，痰白清稀如沫，胸闷，心慌，汗出，形寒，舌淡或黯紫，脉沉细微无力，或有结代。

治法：补肺纳肾，降气平喘。

方药：补肺汤加减。肾不纳气者，加胡桃肉、沉香以纳气定喘；肺虚有寒，怕冷，舌质淡者，加肉桂、干姜、细辛以温肺散寒；如见喘脱危象者，急用参附汤送服黑锡丹以补气纳肾，回阳固脱。

（2）气虚血瘀证

症状：喘咳无力，气短难续，痰吐不爽，心悸，胸闷，口干，面色晦暗，唇甲发绀，神疲乏力，舌淡黯，脉细涩无力。

治法：益气活血，止咳化痰。

方药：生脉散合血府逐瘀汤加减。若痰多咯吐不利者，加紫菀、款冬花、贝母以润肺化痰；若阴虚肺热，面红者，加沙参、百合、玉竹以滋阴清热。

（二）常用中药制剂

1. 济生肾气丸　功效：温肾化气，利水消肿。适用于肺肾气虚证。用法：每次 1 丸，每日 3 次。

2. 固肾定喘丸　功效：温肾纳气，健脾利水。适用于阳虚水停，凌心射肺证。用法：每次 1.5~2g，每日 2~3 次。

【预后】

肺心病的病死率自 20 世纪 70 年代以来有下降趋势，现已控制在 15% 以下。若能早期发现、早期防治，多能得到较好的控制；若防治不当，则可发展成呼吸循环衰竭，预后不良。

【预防与调护】

1. 积极预防和治疗各种肺、胸疾患，尤其重点防治感冒，以防感染，减少肺心病发病机会。

2. 改善环境，消除烟尘，提倡不吸烟，尤其要避免被动吸烟。

3. 加强锻炼，增强体质和抗病能力。

附　气胸

气胸（pneumothorax）是指各种原因导致胸膜破裂，气体进入胸膜腔，造成积气状态的一类疾病。气胸是临床常见的呼吸系统急症。

气胸可分为创伤性气胸、自发性气胸及人工气胸三种。创伤性气胸是由于胸部穿透性外伤所致，多因骨折或针刺治疗、外科手术等引起；自发性气胸包括继发性气胸和原发性气胸二种，继发性气胸多由于慢性肺部疾病引起，原发性气胸原因不甚明确，发生在无基础肺疾病的健康人，近年来，越来越多的证据表明胸膜下微小泡或肺大泡的破裂是导致原发性气胸的原因。人工气胸是用人工方法将空气注入胸膜腔，以鉴别胸膜或肺内病变，过去曾用于治疗肺结核等。

【病因病理】

生理情况下，胸腔为不含气的负压状态，系由于毛细血管各种气体分压为 706mmHg，比大气压低 54mmHg，呼吸时胸廓扩张时肺产生弹性回缩力对抗。胸腔内产生气体见于以下几种情况：①胸壁外伤，壁层胸膜破裂。②脏层胸膜破裂，气体从肺泡进入胸膜腔。③胸腔内有产气微生物。临床上常见前两种情况。自发性气胸是临床常见急症之一，健康成年男性发病率为（18~28）/10 万人，女性为（1.2~6）/10 万人。自发性气胸根据有无发病原因分为原发性气胸与继发性气胸。继发性气胸常并发于肺或胸膜疾病的基础上，形成肺大泡或直接损伤胸膜所致。常见疾病包括慢性阻塞性肺疾病、矽肺、慢性肺结核、弥漫性肺间质纤维化等，当并发代偿性肺大泡时，又因引流的小气道狭窄、扭曲，肺泡内压力突然增高，导致大泡破裂，引起气胸。原发性气胸多见于瘦长体型的 20~40 岁男性，常无呼吸道疾病史，X 线片多无阳性发现。近年来，由于胸腔镜技术的发展，发现原发性气胸的患者胸膜下存在微小泡或肺大泡，多位于肺尖部，这些病变往往是支气管或肺部炎症愈合后的纤维组织牵拉或通气不畅引起，或由肺组织先天性发育不全所致，其破裂后引发气胸。

【临床表现】

一、症状

症状的轻重与胸腔内的气量及压力、发生的快慢和肺内病变的程度有关。患者常有咳嗽、

NOTE

持重、剧烈运动及近期呼吸道感染等诱因，但也有不少在正常活动或安静休息时发病。最早出现的症状是胸痛，多为锐痛，常位于气胸同侧，继之出现胸闷或呼吸困难，并可有刺激性干咳。少量气胸无明显症状或先有气急后逐渐平稳，大量气胸时，患者感胸闷，气短，不能平卧。一般来讲，继发性气胸患者症状要比原发性气胸患者严重，患者呼吸困难程度并非与气胸程度成正比。

二、体征

气胸体征视积气多少而定，少量气胸时体征不明显。气胸在 30% 以上时，患侧胸廓膨隆，呼吸运动减弱，叩诊呈鼓音，心、肝浊音区消失，语音震颤及呼吸音均减弱或消失。大量气胸可使心脏、气管向健侧移位。左侧少量气胸或纵隔气肿时，可在左胸骨缘听到与心跳一致的咔哒音或高调金属音，称 Hamman 征。

三、主要并发症

气胸的主要并发症有以下两种。

1. 血气胸 由自发性气胸引起胸膜粘连带内的血管断裂所致。发病急骤，除胸闷、气促外，胸痛呈持续加重，同时伴头昏，面色苍白，脉细数，低血压等。短时间内出现大量胸水体征，X 线显示液气平面。胸腔穿刺为全血。

2. 慢性气胸 指气胸延续 3 个月以上不吸收者。慢性气胸肺不完全扩张的因素为：胸膜粘连带牵引，使胸膜裂孔持续开放；裂孔穿过囊肿或肺组织，形成支气管胸膜瘘；脏层胸膜表面纤维素沉着、机化，限制肺脏扩张，支气管管腔内病变引起完全阻塞，使萎陷的肺脏不能重新充气。

气胸常见的合并症有胸腔积液、脓气胸、纵隔气肿、皮下气肿、呼吸衰竭等。

【实验室及其他检查】

影像学表现是诊断气胸最可靠的方法。可显示肺压缩的程度、肺部情况、有无胸膜粘连、胸腔积液以及纵隔移位等。典型 X 线表现为向外凸弧形的细线条阴影，即气胸线，气胸线外肺野透明度增加，无肺纹理，气胸线内肺组织向肺门部收缩，其边缘可见脏层胸膜的线状胸膜界阴影。如果胸膜有粘连，肺部不能均匀地向肺门部收缩，往往可见部分萎陷的肺受胸膜粘连处牵拉，大量气胸或张力性气胸常显示纵隔及心脏移向健侧。合并纵隔气肿在纵隔旁和心缘旁可见透光带。X 线检查不仅能发现气胸，而且能判断肺萎缩的程度，发现肺原发病变，以及有无胸腔积液等。

【诊断与鉴别诊断】

一、诊断

根据典型症状、体征及 X 线检查，诊断一般并不困难。按其脏层胸膜破裂情况及发生后对胸腔内压力的影响，气胸可分三种临床类型。

1. 闭合性气胸（单纯性气胸） 胸膜裂口小，空气经裂孔进入胸腔后，胸腔压力升高，肺脏萎陷，其裂口随肺萎陷而关闭，于是空气停止进入胸膜腔。残存在胸腔的气体随着时间的推移被胸膜下淋巴管及血管所吸收，胸膜腔恢复负压，肺脏复张。

2. 开放性气胸（交通性气胸） 裂口较前者为大，裂口可因纤维硬化组织而固定，或因胸膜粘连牵引而裂口不能关闭，吸气时空气进入胸膜，呼气时多余的超过大气压的空气随之排出，因此胸膜腔内压力大致与大气压相同，并不能形成高压。此类型多见创伤性气胸或支气管胸膜瘘。

3. 张力性气胸（高压性气胸） 其脏层胸膜与肺泡中的裂孔因组织结构的原因呈单向活瓣作用，吸气时空气进入胸腔，而呼气时裂口关闭，大量气体积聚在胸腔内，而且随着呼吸可在短期内（几分钟内）胸腔压力迅速升高，严重地压迫肺和胸内大静脉，纵隔向健侧移动，引起呼吸循环障碍，威胁生命。此种气胸属内科急症，须立即救治，若因医生不加警惕而误诊会引起死亡。

二、鉴别诊断

要注意与心肌梗死、肺栓塞、巨型肺大泡的鉴别。

1. 心肌梗死 可有胸痛、呼吸困难等症状，但患者有冠心病、高血压等病史。心电图、心肌酶学检查可鉴别。

2. 肺栓塞 肺栓塞也可突然起病，有呼吸困难、胸痛、烦躁不安等症状。但肺栓塞患者可出现咯血、晕厥等症状，常有房颤、骨折、脑卒中病史。胸部影像学可鉴别。

3. 肺大泡 肺大泡患者常起病缓慢，呼吸困难并不严重。另外，两者影像学特点亦有所不同。

【治疗】

一、治疗思路

肺压缩小于 25% 的少量气胸及大量气胸的恢复期，中药对减轻咳嗽、咳痰、胸闷、胸痛等症状有较好的疗效，并促进痊愈。对于大量气胸，必须立即采取排气手段。

二、西医治疗

1. 卧床、吸氧 肺萎缩在 25% 以下，症状轻微者，无需抽气。应严格卧床休息，吸氧，2~4 周内气体可以自行吸收。

2. 人工抽气 对闭合性气胸患者可用人工抽气或气胸器抽气，以加速气胸吸收。气胸器抽气既可观察胸膜腔压力变化，又可记录抽气量。通常选择患侧胸部锁骨中线第二肋间间隙进行穿刺，一次抽气量不宜超过 1000mL。

3. 胸腔闭式引流术 适用于张力性气胸患者。方法：患者取坐位或仰卧位，于锁骨中线外侧第 2 肋间或第 4~5 肋间处，局部麻醉，用手术刀切开皮肤 1.5~2cm，插入带针芯的套管针达胸膜腔，退出针芯，沿套管内壁插入塑料小导管，再退出导管针，塑料导管外端接水封瓶，以胶布固定于胸壁。当水封瓶液面波动消失，肺呼吸音恢复正常，胸透肺已完全复张，可夹闭胸腔导管，观察 24 小时，X 线片证实气胸完全吸收时，可拔管。若水封瓶液面波动突然消失，患者气促加重，呼吸音减低，提示导管阻塞或扭曲，需变动位置或更换。经上述处理仍不复张时，可加负压吸引排气，但早期一般不加用负压吸引，以免关闭的气胸破口重开。

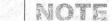

4. 手术治疗　气胸经以上处理仍不吸收，可能存在支气管胸膜瘘或胸膜明显增厚，限制肺脏扩张。需开胸做裂口缝合，或肺大泡切除，或壁层胸膜切除修补术，或胸膜纤维包膜剥离术。血气胸伴活动性出血，经输血等保守治疗无效，应紧急剖胸结扎断裂的血管。

5. 胸膜粘连术　适用于如下患者：持续性或复发性气胸、双侧气胸、合并肺大泡及肺功能不全者。方法：经胸腔插管或在胸腔镜直视下，注入化学粘连剂（如滑石粉、50%的葡萄糖、四环素等），使胸膜产生无菌性炎症，促使壁、脏层胸膜黏合，闭锁胸膜腔，可以有效防止气胸复发。

【预后】

预后取决于原发病、肺功能情况、气胸类型和有无并发症。早期及时处理预后良好。

第二章 循环系统疾病

第一节 总 论

循环系统由心脏、血管和调节血液循环的神经、体液组成。循环系统疾病包括心脏和血管疾病，合称心血管疾病，其中以心脏疾病最为多见。循环系统疾病是常见病，在内科疾病中所占比重较大。随着人们生活水平的不断提高及生活方式的改变，传染病得到有效控制，平均寿命明显延长，人类疾病谱发生了根本变化。心血管疾病已成为危害人类健康和导致死亡的最主要疾病。

【循环系统疾病分类】

循环系统疾病可以从病因、病理解剖和病理生理三个方面进行分类。

1. 病因分类 可分为先天性和后天性两大类。

先天性循环系统疾病（又称先心病）为心脏、大血管在胎儿期发育异常所致，病变可累及心脏各组织和大血管。先心病又分为紫绀型与非紫绀型两种。

后天性循环系统疾病为出生后心脏及血管受到外来或机体内在因素作用所致，其疾病谱随着地区和年代有所变化，慢性非感染性疾病如冠状动脉粥样硬化性心脏病、高血压和心肌病在增多，与感染有关的风湿性心脏病、肺源性心脏病和梅毒性心脏病在减少，而与病毒有关的心肌炎却在增加。

2. 病理解剖分类 根据患者主要的病变部位可分为心内膜、心肌、心包和大血管疾病。①心内膜病：如心内膜炎，心瓣膜狭窄、关闭不全、脱垂、纤维化、钙化和撕裂；②心肌病：如心肌炎症，心脏扩大、肥厚、坏死、梗死、纤维化，乳头肌或腱索断裂，心室壁瘤等；③心包病：如心包炎症，心包积液、积血或积脓，心包肿瘤，心包缺损等；④大血管病：动脉粥样硬化，动脉瘤，中膜囊样变性、夹层分离，血管炎症，血栓形成、栓塞等；冠脉急性闭塞可导致心肌梗死，发生乳头肌腱断裂，心室壁瘤形成；⑤心脏和各大血管各种先天畸形。解剖分类对准备施行手术治疗的病例更具重要意义。

3. 病理生理分类 不同病因的心血管病可引起相同或不同的病理生理变化。①心力衰竭：可分为急性和慢性，左心、右心或全心衰竭，慢性全心衰竭多见于循环系统疾病晚期；②休克：为心脏疾病造成的内脏和外周组织缺血、微循环障碍的临床综合征，又称心源性休克；③高动力循环状态：为心排血量增多、血压升高、心率增快、周围循环血液灌注增多的综合状态，如甲亢性心脏病；④冠状循环功能不全：因冠状动脉供血不足造成心肌缺血变化，或因为血栓闭塞导致心肌梗死；⑤乳头肌功能不全：二尖瓣或三尖瓣乳头肌缺血或病变，不能正常调节瓣膜的开闭，引起瓣膜关闭不全；⑥心律失常：为心脏的自律、兴奋或传导功能失调，引起心动过速、过缓和心律不规则的变化；⑦心脏神经官能症：是以心血管病症状为主要表现的临床综合征,是神经症的一种类型;⑧心脏压塞:为心包腔大量积液、积血或积脓或纤维化、缩窄、增厚,妨碍心脏充盈和排血,并造成静脉淤血;⑨瓣膜病变:导致血流动力学障碍;⑩其他:体动脉或肺动脉、体静脉或肺静脉压力的增高或降低,体循环与肺循环之间、动脉与静脉之间的血液分流等。

循环系统疾病完整的诊断应包括病因、病理解剖和病理生理三个方面。如:风湿性心脏病(病因诊断),二尖瓣狭窄(病理解剖诊断),心房颤动(病理生理诊断),心功能Ⅳ级(病理生理诊断)。

【循环系统疾病的诊断】

与诊断其他疾病一样,循环系统疾病的诊断应首先注重全面的病史采集、体格检查,然后再根据情况完善 X 线、心电图、超声心动图和其他实验室检查,有些病人需做有创的心血管造影或血流动力学检查,最后根据所有资料进行综合分析,做出诊断。

循环系统疾病的常见症状有呼吸困难、胸痛、心悸、发绀、晕厥、咯血、咳嗽、水肿和上腹胀痛、恶心、呕吐等。有些症状无特异性,要仔细分析鉴别。

循环系统疾病的常见体征有心脏增大、心脏杂音和心包摩擦音、心律失常、颈静脉充盈、颈动脉异常搏动、肝大或水肿等。这些体征对诊断某些心血管病具有一定的特异性,尤其有助于诊断心脏瓣膜病、先天性心脏病、心包炎、心力衰竭和心律失常。

实验室检查除常规血、尿检查外,一些生化、微生物和免疫学检查有助于诊断。如感染性心脏病时血液的微生物培养,风湿性心脏病时有关链球菌抗体和炎症因子检测,急性心肌梗死时血清心肌酶、肌钙蛋白测定;心力衰竭的 BNP 或 NT-proBNP 等。

循环系统疾病的传统器械检查是动脉血压测定、静脉压测定、循环时间测定、心脏 X 线透视和摄片、心电图检查等。随着科学技术的发展,新的检查方法不断推出,可分为非侵入性与侵入性两类。非侵入性检查包括通过体表进行各种类型的心电图检查(动态心电图、食管导联心电图、心电图负荷试验、心电图 QT 离散度测定、心室晚电位和心率变异性测定等)、动态血压监测、超声心动图和超声多普勒血流图检查、电子计算机 X 线体层显像(CT)、数字减影法心血管造影(DSA)、放射性核素心肌和血池显像、正电子发射计算机体层扫描(PET)、单光子发射体层显影(SPECT)、磁共振显像(MRI)及磁共振血管造影(MRA)等。这些检查无创伤性,故较易被接受。侵入性检查主要有心导管检查和与该检查相结合进行的选择性心血管造影、心腔内心电图检查、希氏束心电图检查、心内膜和心外膜心电检测、心内膜心肌活组织检查以及新近发展的血管内超声显像等,光学相干断层显像(OCT)是最新应用于临床的血管内光学扫描断层显像技术。这些检查可得到比较直接的诊断资料,诊断价值较大。

【循环系统疾病的防治】

循环系统疾病应着重病因预防和治疗。对一些病因和发病机制明确的疾病,积极消除病因,发病率将明显下降。如消除梅毒性感染、维生素 B_1 缺乏和贫血,则梅毒性心脏病、维生素 B_1 缺乏性和贫血性心脏病可以治愈;有效地防治慢性支气管炎,慢性肺源性心脏病可望减少;及时控制上呼吸道的急性链球菌感染和积极治疗风湿热,则风湿性心脏病将会减少。近年用射频电能、冷冻或激光消融心脏异常传导径路或异位兴奋病灶的方法治疗异位快速心律失常,也起到消除病因的作用。有些疾病的病因和发病机制还未完全了解,如高血压、冠心病等，目前预防主要是针对其易患因素和可能发病因素进行处理，包括改变生活方式，如对于动脉粥样硬化性疾病，要戒烟，控制高血压、血脂异常、糖尿病等。

许多循环系统疾病的病理解剖变化可用外科手术纠治，如未闭动脉导管的结扎或切断术、二尖瓣狭窄交界分离术和缩窄性心包炎的心包剥离术等。随着心脏直视手术和血管外科手术的发展，大多数先天性心血管畸形可以施行手术矫治，各种心瓣膜病可以施行瓣膜修复术或人造瓣膜替换。血管病变包括冠状动脉病，可施行病变部位介入性治疗，如腔内球囊扩张术（PTCA），支架植入术，粥样斑块的激光或超声消融、旋切或旋磨消除等。心肌梗死的并发症如室壁瘤、室间隔穿孔、乳头肌断裂等，亦可考虑手术治疗。病变严重不能修复的心脏可以考虑施行心脏移植术。

对目前无法或难于根治的循环系统疾病，主要是纠正其病理生理变化。有些情况可迅速发生并很严重，如急性心力衰竭、严重心律失常，需积极紧急处理，并在处理过程中严密监测其变化，随时调整治疗措施，以取得最好的治疗效果；有些则逐渐发生并持续存在，如慢性心力衰竭，需长期治疗。人工心脏起搏、电复律以及近年采用的埋藏式自动复律除颤器（ICD）则是治疗心律失常的有效措施。ICD、心室同步化起搏器/心室同步化起搏-电复律除颤器（CRT-P/CRT-D）拓展了心衰现代器械治疗的新途径。最近提出心肌重构、血管重构和电重构的概念，促进了心血管病治疗观念的改变。

【中医学认识】

循环系统疾病绝大多数可归属于中医的心系病证。

中医学很早就对心系疾病的生理、病理及证治有了系统的认识。如《素问·痿论》说："心主身之血脉。"《素问·五脏生成》说："诸血者，皆属于心。"指出心调节全身的血液循环。再如《素问·灵兰秘典论》说："心者，君主之官，神明出焉。"认为心为一身之主，同时认识到心在精神和思维活动方面的作用。心主血脉与神志离不开心之阴阳气血，心之阳气是血液运行的动力，心之阴血是神志活动、心功能的物质基础；同时与其他脏腑有关，如心主血脉离不开肺之宣降，脾之统摄，肝之疏泄，肾之温养。因此，其病不外乎自身病变和他脏累及，其病性有虚实两端，虚为气血阴阳不足，实为寒邪、热邪、痰浊、水饮、瘀血阻滞。临证应权衡虚实之轻重、病情之缓急，或补虚治本，或祛邪治标，或标本兼治。

中西医结合治疗循环系统疾病在许多方面显示出优势，用活血化瘀、芳香温通、宣痹通阳等法，治疗冠心病心绞痛、心肌梗死收到了一定效果。实验证明，中药治疗冠心病心绞痛有扩张冠状动脉、抗血小板黏附聚集、抑制血栓形成、抗心肌缺血等作用。中医从益气、活血、温阳、化气利水等方面治疗心力衰竭有一定临床疗效。中西医结合治疗心律失常也进行了一些较深入的研究，如苦参、石菖蒲、甘松、黄连、淫羊藿、人参等皆证明有较好的抗心律失常作用，且从离子通道、膜电位水平进行了研究。对缓慢性心律失常，尤其是病态窦房结综合征，用温阳益气通脉法，如麻黄、细辛、附子、桂枝、黄芪等组方治疗，有增加心率、改善窦房结功能等作用。随着溶栓和介入性治疗在临床上的应用，再灌注损伤和术后再狭窄随之出现，中医采用活血化瘀等治疗有较理想的疗效，具有广阔的前景。

近年来心血管疾病的诊断和治疗取得了长足进展，大规模临床试验为中医诊治心血管病提供了有价值的依据，使疗效的评价更为准确可信。各种诊疗建议和指南的制定使治疗更规范化，提高了临床疗效，使循环系统疾病诊治水平进一步提高。

第二节　心力衰竭

心力衰竭（heart failure，HF）是由于各种原因的心肌损伤和（或）心脏负荷过重（心肌梗死、心肌病、高血压、瓣膜疾病、炎症等），引起心肌结构和功能的变化，最后导致心室泵血和（或）充盈功能低下，临床上以组织血液灌注不足以及肺循环和（或）体循环淤血为主要特征的一组临床综合征。心力衰竭是一种进行性的病变，一旦起始以后，即使没有新的心肌损害，临床亦处于稳定阶段，仍可通过心肌重构不断进展。

心力衰竭是一种复杂的临床症状群，是各种心脏病的终末阶段。本病按心力衰竭发病缓急可分为急性心衰和慢性心衰；按心力衰竭发生的部位可分为左心、右心和全心衰竭；按收缩及舒张功能障碍可分为收缩性心力衰竭和舒张性心力衰竭。慢性心力衰竭是大多数心血管疾病的最终归宿和主要死亡原因。据国外统计，人群中心衰的患病率为1.5%~2.0%，65岁以上可达6%~10%。我国对35~74岁城乡居民随机抽样调查显示，心衰患病率为0.9%，心衰患者约为400万。据我国50家医院住院病例调查，心力衰竭住院率占同期心血管病的20%。心力衰竭的原因过去我国以心瓣膜病为主，近年则以高血压、冠心病居多。

本病可归属于中医的"喘证""怔忡""心悸""心痹""心水""水肿"等范畴，其病名统一为"心衰病"。

慢性心力衰竭

慢性心力衰竭是各种病因所致心脏疾病的终末阶段，主要表现为呼吸困难、乏力和液体潴留。慢性心衰发病率高，有临床症状患者五年存活率与恶性肿瘤相仿。

【病因病理】

一、西医病因病理

1. 病因

心脏功能主要由心肌收缩力、前负荷（容量负荷）、后负荷（压力负荷）、心率四种因素决定，这些因素中任何一种因素异常影响到心脏的泵血功能，使心脏不能提供适当的组织血液灌注都可引起心力衰竭。

（1）心肌舒缩功能障碍　见于缺血性心肌损害，如冠心病的心绞痛和心肌梗死等；各种类型的心肌炎及心肌病，如病毒性心肌炎、原发性扩张型心肌病、限制型心肌病、心肌致密化不全等；心肌代谢障碍性疾病，如糖尿病性心肌病、维生素 B_1 缺乏症及心肌淀粉样变性心脏病等；心肌浸润性病变，如白血病浸润等；药物所致的心肌损伤与坏死等。

（2）前负荷增加　心脏瓣膜关闭不全，如主动脉瓣关闭不全、二尖瓣关闭不全等；左向右心分流先天性心血管病，如房间隔缺损、室间隔缺损、动脉导管未闭等；伴有全身血容量增多或循环血量增多的疾病，如甲状腺功能亢进症、长期贫血等。

（3）后负荷增加　如高血压、主动脉瓣狭窄、肺动脉高压、肺动脉瓣狭窄等。

（4）心脏整合功能异常　如左右心室收缩不同步、房室不协调及心室内收缩不协调等。

2. 诱发因素

（1）感染　呼吸道感染、感染性心内膜炎和其他部位严重感染。其中呼吸道感染是最常见、最重要的诱因。

（2）心律失常　各种类型的快速性心律失常以及严重的缓慢性心律失常，其中房颤是诱发心力衰竭最重要的因素。

（3）血容量增加　如摄入过多钠盐，静脉输液过多、过快等。

（4）过度体力劳累或情绪激动　如妊娠后期及分娩过程、暴怒等。

（5）应用心肌抑制药物　不恰当地使用心肌抑制药物如 β 受体阻滞剂、钙离子拮抗剂、奎尼丁、普鲁卡因酰胺等。

（6）其他　如洋地黄类药物用量不足或过量、高热、严重贫血等。

3. 病理　导致心衰发生发展的基本机制是心肌重构。心肌重构是由于一系列复杂的分子和细胞机制造成心肌结构、功能和表型的变化。其特征为：①伴有胚胎基因再表达的病理性心肌细胞肥大，导致心肌细胞收缩力降低，寿命缩短；②心肌细胞凋亡是心衰从代偿走向失代偿的转折点；③心肌细胞外基质过度纤维化或降解增加。临床上可见心肌重构和心室容量的增加，以及心室形状的改变，横径增加呈球状。

在初始的心肌损伤以后，交感神经系统和肾素-血管紧张素-醛固酮系统（RAAS）兴奋性增高，多种内源性的神经内分泌和细胞因子激活；其长期、慢性激活促进心肌重构，加重心肌损伤和心功能恶化，又进一步激活神经内分泌和细胞因子等，形成恶性循环。因此，治疗心衰的关键就是阻断神经内分泌的过度激活，阻断心肌重构。

二、中医病因病机

本病主要是由于外邪入侵、饮食偏嗜、情志所伤、先天不足、年老体衰等因素导致，上述因素久之影响及心，致心气衰弱，气不行血，血不利则为水，瘀水互结，损及心阳、心阴，气血衰败，发展为心衰之病。

1. 气虚血瘀　气虚血瘀是心衰的基本证候，可见于心衰的各期。由于各种致病因素影响及心，致心气虚弱。心主血脉，气为血之帅，气行则血行。心气不足，鼓动无力，必致血行不畅而成瘀，出现神疲乏力、口唇青紫甚至胁痛积块。

2. 气阴两虚　气阴两虚可见于心衰各期，气虚致气化机能障碍，使阴液生成减少，早期阴虚多与原发疾病有关，中后期阴虚则是病情发展的结果。

3. 阳虚水泛　多见于心衰中后期，或久病体弱，素体阳虚的患者。心气虚久，累及心阳，致心阳受损；或素体阳虚影响心阳，也可致心阳受损，可见心悸、胸痛、面色苍白、畏寒怕冷等症状。随着病情的发展，心阳虚的证候日渐显著，到心力衰竭的终末期以阳虚为突出表现，最终表现为阳气厥脱之危象。心阳亏虚，累及肾阳，致命门火衰。肾阳虚亏，气不化津，津失敷布，水溢肌肤则浮肿。

4. 痰饮阻肺　本证属本虚标实而以标实为主。心肺气虚，脾肾俱病，水湿不化，聚而为痰，壅阻于肺，肺失清肃，而致痰饮阻肺，则见咳喘气急、张口抬肩、不能平卧、痰多，若痰郁而化热，则痰黄而稠、咯吐不爽、苔黄厚腻。

总之，心衰病的病位在心，病变脏腑涉及肺、肝、脾、肾，为本虚标实之证，本虚为气虚、阳虚、阴虚，标实为血瘀、痰饮、水停，标本俱病，虚实夹杂。心气虚是发病基础，气虚血瘀是基本病机，贯穿于心衰始终，阴阳失调是病理演变基础，痰饮水停则是其最终产物。诸病理因素及诸脏相互影响，造成恶性循环，最后酿成虚实夹杂的复杂证候，终致阴竭阳脱乃至死亡。

【临床表现】

心衰的临床表现取决于多种因素，包括病人的年龄、心功能受损程度、病变发展速度及受累的心室状况等。心衰的发展过程分为 A、B、C、D 四个阶段。阶段 A 为"前心衰阶段"，为心衰的高发危险人群，但目前尚无心脏的结构或功能异常，也无心衰的症状和（或）体征。阶段 B 属"前临床心衰阶段"，患者从无心衰的症状和（或）体征，到已发展成结构性心脏病。阶段 C 为"临床心衰阶段"，患者已有基础的结构性心脏病，以往或目前有心衰的症状和（或）体征，或目前虽无心衰的症状和（或）体征，但以往曾因此治疗过。阶段 D 为"难治性终末期心衰阶段"，患者有进行性结构性心脏病，虽经积极的内科治疗，休息时仍有症状，且需要特殊干预。有典型心衰临床表现见于 C 和 D 阶段。

一、左心衰竭

以肺淤血及心排血量降低致组织器官低灌注等临床表现为主。

1. 症状

（1）呼吸困难

1）劳力性呼吸困难：是左心衰竭最早出现的症状，因运动使回心血量增加，肺淤血加重。

2）端坐呼吸：肺淤血达到一定程度时，患者卧位时呼吸困难加重，坐位时减轻。由于坐位时的重力作用，部分血液转移到下垂部位，可减轻肺淤血，且横膈下降可增加肺活量。

3）夜间阵发性呼吸困难：熟睡后突然憋醒，可伴呼吸急促，阵咳，咯泡沫样痰或呈哮喘状态，又称为"心源性哮喘"。轻者坐起数分钟即缓解。其发生与睡眠时平卧回心血量增加、膈肌上升、肺活量减少、夜间迷走神经张力增加、支气管易痉挛而影响呼吸等有关。

（2）咳嗽、咯痰、咯血　因肺泡和支气管黏膜淤血和（或）支气管黏膜下扩张的血管破裂所致，痰常呈白色浆液性泡沫样，痰中可带血丝，也可由于肺血管和支气管血液循环之间形成侧支，引起血管破裂出现大咯血。

（3）其他　心排血量减少，器官、组织灌注不足可引起乏力、疲倦、头昏、心慌症状。肾脏血流量明显减少，出现少尿症状；长期慢性的肾血流量减少可出现血尿素氮、肌酐升高，并可有肾功能不全的相应症状。

2. 体征

（1）肺部湿啰音　多见于两肺底部，与体位变化有关。这是因肺毛细血管压增高，液体渗到肺泡所致。心源性哮喘时两肺可闻及哮鸣音，胸腔积液时有相应体征。

（2）心脏体征　除原有心脏病体征外，慢性左心衰一般均有心脏扩大，心率加快，肺动脉瓣区第二心音亢进，心尖区可闻及舒张期奔马律和（或）收缩期杂音，可出现交替脉等。

二、右心衰竭

以体循环静脉淤血的表现为主。

1. 症状 主要由慢性持续淤血引起各脏器功能改变所致，如长期胃肠道淤血引起食欲不振、腹胀、恶心、呕吐等；肝淤血引起上腹饱胀，甚至腹痛；肾脏淤血引起肾功能减退，白天少尿，夜尿增多，蛋白尿等。

2. 体征 除原有心脏病体征外，右心衰竭时若右心室显著扩大形成功能性三尖瓣关闭不全，可有收缩期杂音；体循环静脉淤血体征如颈静脉怒张和（或）肝颈静脉反流征阳性，下垂部位凹陷性水肿；胸水和（或）腹水；肝肿大，有压痛，晚期可有黄疸、腹水等。

三、全心衰竭

左、右心衰均存在，有肺淤血、心排血量降低致器官低灌注和体循环淤血的相关症状和体征。右心衰继发于左心衰时，因右心排血量减少，呼吸困难等肺淤血表现可有不同程度的减轻。

【实验室及其他检查】

1. X线检查 可反映心影大小和外形。肺淤血时，肺门及上肺血管影增强；肺间质水肿时可见 Kerley B 线；肺动脉高压时，肺动脉影增宽，部分可见胸腔积液。肺泡性肺水肿时，肺门影呈蝴蝶状。

2. 心电图 可有左、右心室肥厚。V_1 导联 P 波终末电势（$PtfV_1$）$\leqslant -0.04mm \cdot s$。

3. 超声心动图 提供心脏各心腔大小变化、心瓣膜结构，评估心脏的收缩、舒张功能。射血分数（EF）是评估左心室收缩功能最常用的指标，正常 EF 值>50%，运动时至少增加5%。心动周期中舒张期心室充盈速度最大值（E 峰）与舒张晚期心室充盈速度最大值（A 峰）之比值可用于评价左心室舒张功能，正常 E/A 值不小于 1.2。

4. 放射性核素检查 放射性核素心血池显影，可判断心室腔大小，评价心脏的收缩、舒张功能。

5. 心衰标志物 BNP/NT-proBNP 的测定有助于心衰诊断和预后判断。BNP<100ng/L 时不支持心衰的诊断，NT-proBNP<300ng/L，可排除心衰，其阴性预测值为 99%。

6. 有创性血流动力学检查 主要用于严重威胁生命并对治疗无反应的泵衰竭患者，或需对呼吸困难和低血压休克作鉴别诊断的患者。

【诊断与鉴别诊断】

一、诊断

有明确器质性心脏病的诊断，结合症状、体征、实验室及其他检查可做出诊断。临床诊断应包括心脏病的病因（基本病因和诱因）、病理解剖、病理生理、心律及心功能分级等诊断。

1. 美国纽约心脏病协会（NYHA）心功能分级 Ⅰ级，日常活动无心衰症状；Ⅱ级，日常活动出现心衰症状（呼吸困难、乏力）；Ⅲ级，低于日常活动出现心衰症状；Ⅳ级，在休息时出现心衰症状。反映左室收缩功能的 LVEF 与心功能分级症状并非完全一致。

2. 6分钟步行试验 此方法安全、简便、易行，已逐渐在临床应用，不但能评定患者的运动耐力，而且可预测患者预后。6分钟步行距离<150m 为重度心衰，150~425m 为中度心衰，426~550m 为轻度心衰。

NOTE

二、鉴别诊断

心力衰竭主要应与以下疾病鉴别。

1. 支气管哮喘　心源性哮喘有心脏病史，多见于老年人，发作时强迫端坐位，两肺湿啰音为主，可伴有干啰音，甚至咳粉红色泡沫痰；而支气管哮喘多见于青少年，有过敏史，咳白色黏痰，肺部听诊以哮鸣音为主，支气管扩张剂有效。胸片和 BNP/NT-proBNP 测定有助于两者鉴别。

2. 心包积液、缩窄性心包炎、肝硬化等引起的水肿和腹水　心包积液、缩窄性心包炎可引起颈静脉充盈，静脉压增高，肝大，腹水，但心尖搏动弱，心音低，并有奇脉，超声心动图有助于鉴别。腹水也可由肝硬化引起，但肝硬化无颈静脉充盈和肝颈静脉回流征阳性。

【治疗】

一、治疗思路

慢性心衰的治疗自 20 世纪 90 年代以来已有了非常值得注意的转变：从短期血流动力学/药理学措施转为长期的、修复性的策略，目的是改变衰竭心脏的生物学性质。心衰的治疗目标不仅仅是改善症状、提高生活质量，更重要的是针对心肌重构的机制，防止和延缓心肌重构的发展，从而降低心衰的死亡率和住院率。心衰病为本虚标实之证，本虚为气虚、阳虚、阴虚，标实为血瘀、痰饮、水停。气虚血瘀是病机之本，贯穿于心衰病的全过程，因此益气活血是治疗心衰病的基本治则。阳虚、阴虚、痰浊、水饮是心衰病常见的证候，应谨察病机，灵活运用温阳、养阴、化痰、利水等治法。

二、西医治疗

（一）一般治疗

1. 去除或缓解病因　对患者导致心力衰竭的病因进行评估，如有原发性瓣膜病并发心力衰竭 NYHA 心功能Ⅱ级以上，主动脉瓣疾病患有晕厥、心绞痛的患者均应予手术修补或置换瓣膜；缺血性心肌病心力衰竭患者伴心绞痛，左室功能低下但证实尚有存活心肌的患者，冠状动脉血管重建术可改善心功能；其他如甲状腺功能亢进的治疗、室壁瘤的手术矫正等均应注意。

2. 去除诱发因素　控制感染，治疗心律失常特别是心房颤动并发快速心室率，纠正贫血、电解质紊乱，注意是否并发肺梗死等。

3. 改善生活方式，干预心血管损害的危险因素　控制高血脂、高血压、糖尿病，戒烟、戒酒，肥胖患者减轻体重。饮食宜低盐、低脂，重度心力衰竭患者应限制每日摄入水量，应每日称体重以早期发现液体潴留。应鼓励心力衰竭者做适当运动。在呼吸道疾病流行或冬春季节，可给予流感、肺炎球菌疫苗等以预防感染。

4. 密切观察病情演变及定期随访　了解对药物治疗的依从性、药物的不良反应和患者的饮食等情况，及时发现病情恶化并采取措施。

（二）药物治疗

1. 利尿剂　利尿剂通过抑制肾小管特定部位钠或氯的重吸收抑制心力衰竭时的钠潴留，

减少静脉回心血流而减轻肺淤血，降低前负荷，改善心功能。常用的利尿剂有作用于 Henle 袢的袢利尿剂，如呋塞米；作用于远曲肾小管的噻嗪类，如氢氯噻嗪和氯噻酮；以及保钾利尿剂如螺内酯、氨苯蝶啶、阿米洛利，后二者不受醛固酮调节。

（1）适应证　所有病情稳定并无禁忌症的心功能不全患者一经诊断均应立即应用。

（2）应用方法　通常从小剂量开始，如呋塞米每日 20mg，氢氯噻嗪每日 25mg，并逐渐增加剂量至尿量增加，以体重每日减轻 0.5~1.0kg 为宜。利尿剂应用的目的是控制心力衰竭的液体潴留，一旦病情控制（表现为肺部啰音消失，水肿消退，体重稳定），即以最小有效量长期维持，一般需长期使用。在利尿剂治疗的同时，应适当限制钠盐的摄入量。

（3）不良作用　利尿剂可引起低钾、低镁血症而诱发心律失常。利尿剂的使用可激活内源性神经内分泌，特别是肾素-血管紧张素系统（RAS），短期增加电解质丢失的发生率和严重程度，长期激活会促进疾病的发展，除非患者同时接受神经内分泌拮抗剂治疗。过量应用利尿剂可降低血压和损害肾功能。

必须充分认识到利尿剂在心力衰竭治疗中起关键作用，利尿剂是唯一能够最充分控制心力衰竭液体潴留的药物。合理使用利尿剂是其他治疗心力衰竭药物取得成功的关键因素之一。

2. 血管紧张素转换酶抑制剂（ACEI）　ACEI 通过抑制循环和组织的 RAS 及作用于激肽酶 II，抑制缓激肽的降解，提高缓激肽水平，有益于慢性心力衰竭的治疗，可以明显改善远期预后，降低死亡率。

（1）适应证　所有左心室收缩功能不全（LVEF<40%）患者，均可应用 ACEI，除非有禁忌证或不能耐受；无症状的左室收缩功能不全（NYHA 心功能 I 级）患者亦需使用，可预防或延缓患者发生心力衰竭。伴有体液潴留者应与利尿剂合用。

（2）应用方法　ACEI 应用的基本原则是从较小剂量开始，逐渐递增，直至达到目标剂量（表2-1），一般每隔 3~7 天剂量倍增 1 次。剂量调整的快慢取决于每个患者的临床状况。有低血压史、低钠血症、糖尿病、氮质血症以及服用保钾利尿剂者，递增速度宜慢。应尽量将剂量增加到目标剂量或最大耐受剂量，且需终生使用。ACEI 的良好治疗反应通常要到 1~2 个月或更长时间才显示出来，但即使症状改善并不明显，仍应长期维持治疗，以减少死亡或住院的危险性。ACEI 剂的撤除有可能导致临床状况恶化，应予避免。

表 2-1　常用 ACEI 的参考剂量

药物	起始剂量	目标剂量
卡托普利	6.25mg，每日 3 次	25~50mg，每日 3 次
依那普利	2.5mg，每日 1 次	10mg，每日 2 次
培哚普利	2mg，每日 1 次	4mg，每日 1 次
雷米普利	1.25~2.5mg，每日 1 次	2.5~5mg，每日 2 次
苯那普利	2.5mg，每日 1 次	5~10mg，每日 2 次
福辛普利	10mg，每日 1 次	20~40mg，每日 1 次
西拉普利	0.5mg，每日 1 次	1~2.5mg，每日 1 次
赖诺普利	2.5mg，每日 1 次	5~20mg，每日 1 次

注：参考欧洲心脏病学会心力衰竭指南

（3）慎用或禁忌证　双侧肾动脉狭窄，血肌酐升高［>265μmol/L（3mg/dL）］，高血钾

NOTE

症（>5.5mmol/L），低血压（收缩压<90mmHg），应禁用 ACEI；低血压患者经其他处理，待血流动力学稳定后再决定是否应用 ACEI；对 ACEI 曾有致命性不良反应的患者，如曾有血管神经性水肿、无尿性肾衰竭或妊娠妇女绝对禁用 ACEI。

（4）不良反应　主要有低血压、肾功能恶化、钾潴留、咳嗽和血管神经性水肿。

3. 血管紧张素 Ⅱ 受体拮抗剂（ARB）　ARB 在理论上可阻断所有经 ACE 途径或非 ACE 途径（如糜酶）生成的 AngⅡ 与血管紧张素 Ⅱ 1 型受体（AT_1）结合，从而阻断或改善因 AT_1 过度兴奋导致的诸多不良作用，如血管收缩、水钠潴留、组织增生、胶原沉积、促进细胞坏死和凋亡等，而这些都是在心衰发生发展中起作用的因素。ARB 可用于 A 阶段患者，以预防心衰的发生；亦可用于不能耐受 ACEI 的 B、C 和 D 阶段患者，替代 ACE 抑制剂作为一线治疗，以降低死亡率和心血管不良事件发生率；对于常规治疗（包括 ACEI）后心衰症状持续存在且 LVEF 低下者，可考虑加用 ARB。ARB 的副作用与 ACEI 相同，能引起低血压、高血钾及肾功能不全等。

4. β受体阻滞剂　β受体阻滞剂通过抑制交感神经过度激活而抑制心肌重构，降低心力衰竭患者的死亡率、住院率。

（1）适应证　所有病情稳定并无禁忌证的心功能不全患者一经诊断均应立即应用。

（2）应用方法　起始治疗前患者需无明显液体潴留，体重恒定（干体重），利尿剂已维持在最合适剂量。需从低剂量开始，如美托洛尔控释片 12.5mg，每日 1 次；比索洛尔 1.25mg，每日 1 次；卡维地洛 3.125mg，每日 2 次。患者如能耐受前一剂量，可每隔 2~4 周将剂量加倍。以用药后的清晨静息心率 55~60 次/分为达到目标剂量或最大耐受量，但不宜低于 55 次/分，应按照患者的治疗反应来确定剂量。

（3）禁忌证　支气管痉挛性疾病、心动过缓（心率<60 次/分）、Ⅱ度及以上房室传导阻滞（除非已安装起搏器）均不能应用。

（4）不良反应的监测　β受体阻滞剂应用时应监测低血压、液体潴留、心衰恶化、心动过缓、房室传导阻滞等不良反应。如有发生，则需停药或减量。

β受体阻滞剂对心力衰竭的症状改善常在治疗 2~3 个月后才出现，即使症状未能改善，仍能减少疾病进展的危险。β受体阻滞剂是负性肌力药，治疗初期对心功能有抑制作用，但长期治疗（>3 个月）则改善心功能，使 LVEF 增加。因此，β受体阻滞剂只适用于慢性心力衰竭的长期治疗，不能作为"抢救"治疗应用于急性失代偿性心力衰竭。

5. 洋地黄类　洋地黄的正性肌力作用通过抑制心力衰竭心肌细胞膜 Na^+-K^+-ATP 酶，使细胞内 Na^+ 水平升高，促进 Na^+-Ca^{2+} 交换，使细胞内 Ca^{2+} 水平提高。此外，洋地黄通过抑制副交感传入神经的 Na^+-K^+-ATP 酶和肾脏的 Na^+-K^+-ATP 酶，使肾脏分泌肾素减少，降低神经内分泌系统的活性起到治疗作用。目前地高辛是治疗慢性心力衰竭常用的洋地黄制剂。

（1）适应证　心力衰竭是其主要适应证，尤其适宜于心力衰竭伴有快速心室率的心房颤动患者；对甲亢、贫血性心脏病、维生素 B_1 缺乏性心脏病及心肌病、心肌炎所致心力衰竭疗效欠佳。

（2）应用方法　多采用自开始即用固定的维持量给药方法，地高辛 0.125~0.25mg/d；对于 70 岁以上或肾功能受损者，地高辛宜用小剂量（0.125mg），每日 1 次或隔日 1 次。

（3）禁忌证　窦房阻滞、Ⅱ度或高度房室传导阻滞无永久起搏器保护的患者均不能应用地高辛。与能抑制窦房结或房室结功能的药物（如胺碘酮、β受体阻滞剂）合用时，尽管患者常可耐受地高辛治疗，但须谨慎。肺心病导致心力衰竭常有低氧血症，应慎用。

（4）不良反应 洋地黄制剂的主要不良反应包括：①心律失常：期前收缩、折返性心律失常和传导阻滞，以室性期前收缩最常见；②胃肠道症状：厌食、恶心和呕吐；③神经精神症状：视觉异常、定向力障碍、昏睡及精神错乱。洋地黄制剂的治疗量范围与中毒量范围有明显重叠，如地高辛的治疗量血药浓度范围在2.0ng/mL内，这些不良反应常出现在血清地高辛浓度>2.0ng/mL时，特别在低血糖、低血镁、甲状腺功能低下时更易发生。地高辛与奎尼丁、维拉帕米、普鲁卡因酰胺、胺碘酮、双异丙吡胺、普罗帕酮等合用时，可使血清地高辛浓度增加，从而增加洋地黄中毒的发生率，此时地高辛宜减量。

（5）洋地黄中毒的处理 发生洋地黄中毒后应立即停药。轻者停药可以消失，快速性心律失常者如血钾低则可静脉补钾，钾不低者可用苯妥英钠，禁用电复律；缓慢性心律失常可用阿托品0.5~1mg，皮下注射。

6. 醛固酮受体拮抗剂 醛固酮有独立于AngⅡ和相加于AngⅡ对心肌重构的不良作用，特别是对心肌细胞外基质。人体衰竭心脏中，心室醛固酮生成及活化增加，且与心衰严重程度成正比。如能在ACEI基础上加用醛固酮受体拮抗剂，进一步抑制醛固酮的有害作用，可望有更大的益处。醛固酮受体拮抗剂适用于NYHA Ⅲ~Ⅳ级的中、重度心衰患者，急性心肌梗死后合并心衰且LVEF<40%的患者亦可应用。螺内酯是常用的醛固酮受体拮抗剂，应用方法为20~40mg/d，本药主要的副作用是高钾血症和肾功能异常。

（三）非药物治疗

包括心脏再同步化治疗（CRT）、植入型心律转复除颤器（ICD）、心脏移植等。

三、中医治疗

（一）辨证论治

1. 气虚血瘀

症状：心悸怔忡，胸闷气短，甚则喘咳，动则尤甚，神疲乏力，面白或暗淡，自汗，口唇青紫，甚者胁痛积块，颈脉怒张，舌质紫黯或有瘀斑，脉虚涩或结代。

治法：养心补肺，益气活血。

方药：保元汤合桃红饮加减。若饮停喘咳者，合用葶苈大枣泻肺汤。

2. 气阴两虚

症状：心悸气短，身重乏力，心烦不寐，口咽干燥，小便短赤，甚则五心烦热，潮热盗汗，眩晕耳鸣，肢肿形瘦，唇甲稍暗，舌质暗红，少苔或无苔，脉细数或促或结。

治法：益气养阴，活血化瘀。

方药：生脉饮合血府逐瘀汤。若兼肝肾阴虚，五心烦热，潮热盗汗，眩晕耳鸣者，合用六味地黄丸；若心动悸，脉结代者，合用炙甘草汤。

3. 阳虚水泛

症状：心悸怔忡，气短喘促，动则尤甚，或端坐而不得卧，精神萎靡，乏力懒动，腰膝酸软，形寒肢冷，面色苍白或晦暗，肢体浮肿，下肢尤甚，甚则腹胀脐突，尿少或夜尿频多，舌淡苔白，脉沉弱或迟。

治法：温阳利水。

方药：参附汤、五苓散合葶苈大枣泻肺汤、丹参饮加减。若心肾阳虚突出，而水肿轻微者，合用金匮肾气丸。

4. 痰饮阻肺

症状：喘咳气急，张口抬肩，不能平卧，痰多色白或黄稠，心悸烦躁，胸闷脘痞，面青汗出，口唇紫绀，舌质紫暗，舌苔厚腻或白或黄，脉弦滑而数。

治法：温化痰饮，泻肺逐水。

方药：苓桂术甘汤、葶苈大枣泻肺汤合保元汤、丹参饮加减。若痰郁化热，喘急痰黄难咯，舌红苔黄者，可用苇茎汤合温胆汤。

（二） 常用中药制剂

1. 芪苈强心胶囊 功效：益气温阳，活血通络，利水消肿。适用于阳气虚乏，络瘀水停证。口服，每次4粒，每日3次。

2. 补益强心片 功效：益气养阴，活血利水。适用于气阴两虚兼血瘀水停证。口服，每次4片，每日3次。

3. 心宝丸 功效：温补心肾，益气助阳，活血通脉。适用于心肾阳虚，心脉瘀阻证。口服，慢性心功能不全按心功能Ⅰ、Ⅱ、Ⅲ级一次分别用120、240、360mg，每日3次，在心功能正常后改为日维持量60~120mg。

【预后】

慢性心衰的预后取决于原发性心脏病的性质和诱发因素的可治性，其主要死因为进行性血流动力学障碍、恶性心律失常。心衰患者要尽早治疗心衰，去除各种诱发因素并积极控制原发疾病，以期延长生存时间，改善生存质量。

【预防与调护】

预防心衰的根本措施是积极治疗原发疾病，消除导致心衰的各种诱发因素，如感受外邪、情绪激动、暴饮暴食、过度劳倦、妊娠、药物使用不当等。患者应合理休息，适当减少活动，增加休息时间。对重度心衰，应限制下床活动，体位以半卧位为宜。其他轻中度患者可进行适当的康复运动训练，增强体质，提高心脏代偿能力，改善生活质量。心衰患者应避免情绪激动，重视精神调摄，避免不良刺激。饮食要清淡，以低盐、低脂肪、低热量、多纤维素为宜。

急性心力衰竭

急性心力衰竭是指由于急性心脏病变引起心排血量显著、急骤降低，导致组织器官灌注不足和急性淤血的综合征。临床以急性左心衰较常见，主要表现为急性肺水肿，重者伴心源性休克。急性右心衰较少见，临床可发生于急性右室心肌梗死和大块肺栓塞等。本节主要讨论急性左心衰竭。

【病因病理】

一、病因

1. 慢性心衰急性加重　为常见原因。

2. 急性心肌坏死和（或）损伤　如急性冠脉综合征、急性重症心肌炎、围生期心肌病、药物所致的心肌损伤与坏死。

3. 急性血流动力学障碍　如急性瓣膜大量反流和（或）原有瓣膜反流加重、高血压危象、重度主动脉瓣或二尖瓣狭窄、左心房内血栓或黏液瘤嵌顿二尖瓣口、主动脉夹层、心包填塞、急性舒张性左心衰竭使心室和左心房容量负荷突然剧增，以及输液、输血过多或过快等。

4. 严重的心律失常　如快速性心房颤动、心跳骤停、显著的心动过缓等。

二、病理

主要的病理基础为左心室收缩力突然严重减弱，心排血量急剧减少，或左室舒张末压迅速升高，肺静脉压快速增加，肺毛细血管内液体渗入到肺间质和肺泡内，形成急性肺水肿。

【临床表现】

一、早期表现

原来心功能正常的患者出现原因不明的疲乏或运动耐力明显降低以及心率增加15~20 次/分，可能是左心功能降低的最早征兆。继而可出现劳力性呼吸困难、夜间阵发性呼吸困难，查体可发现左心室增大，舒张早期或中期奔马律，P_2 亢进，两肺底有细湿啰音。

二、急性肺水肿

突发的严重呼吸困难、端坐呼吸、喘息不止、烦躁不安并有恐惧感，呼吸频率可达 30~50 次/分；频繁咳嗽或咯出大量粉红色泡沫样血痰；听诊心率快，心尖部常可闻及奔马律；两肺满布湿啰音和哮鸣音。

三、心源性休克

主要表现为：

1. 持续低血压，收缩压降至 90mmHg 以下，或原有高血压的患者收缩压降幅≥60mmHg，且持续 30 分钟以上。

2. 组织低灌注状态，可有：①皮肤湿冷、苍白和紫绀，出现紫色条纹；②心动过速>110 次/分；③尿量显著减少（<20mL/h），甚至无尿；④意识障碍，常有烦躁不安、激动焦虑、恐惧和濒死感；收缩压低于 70mmHg，可出现抑制症状如神志恍惚、表情淡漠、反应迟钝，逐渐发展至意识模糊甚至昏迷。

3. 血流动力学障碍，PCWP≥18mmHg，心脏排血指数（CI）≤2.2L/（min·m^2）。

4. 低氧血症和代谢性酸中毒。

【实验室及其他检查】

1. 心电图 可明确心肌缺血损伤改变、心律失常、心房和心室扩大及负荷增加等情况。

2. 胸部 X 线检查 肺纹理增多、增粗或模糊，肺间质水肿所致的 Kerley B 线。双肺门有呈放射状分布的大片云雾状阴影，或呈粗大结节影、粟粒状结节影。

3. 超声心动图 可了解心脏的结构及室壁运动情况，测定左室射血分数（LVEF）及心脏收缩/舒张功能，估测肺动脉压、左右心室充盈压等。

4. 心衰标志物 B 型利钠肽（BNP）及其 N 末端 B 型利钠肽原（NF-proBNP）的浓度测定对心衰的临床诊断有重大意义。

5. 心肌坏死标志物 心肌肌钙蛋白 T 或 I（cTnT 或 cTnI）、肌酸激酶同工酶（CK-MB）、肌红蛋白升高可以评价是否存在心肌损伤或坏死及其严重程度。

6. 动脉血气分析 急性左心衰竭常伴低氧血症，血氧饱和度<90%。

【诊断与鉴别诊断】

一、诊断

根据基础心脏病史，突然出现典型的急性心衰症状，如严重乏力，呼吸困难，端坐呼吸，烦躁不安，皮肤湿冷，频发咳嗽，甚至咳粉红色泡沫样痰，听诊心率增快，双肺或肺底闻及湿啰音或哮鸣音，舒张期奔马律，P_2 亢进，可做出初步诊断。结合心电图、胸部 X 线改变，血气分析异常（氧饱和度<90%），超声心动图和 BNP/NT-proBNP 异常，作出明确诊断。

二、鉴别诊断

急性心衰应与支气管哮喘发作和哮喘持续状态、急性大块肺栓塞、肺炎、严重的慢性阻塞性肺病（COPD）等相鉴别，还应与其他原因所致的非心源性肺水肿（如急性呼吸窘迫综合征）以及非心源性休克等疾病相鉴别。

【治疗】

一、治疗思路

急性心衰常危及生命，必须紧急施救和治疗，迅速采取措施缓解各种严重症状，稳定血流动力学状态，纠正水、电解质紊乱和维持酸碱平衡，保护重要脏器如肺、肾、肝和大脑血液灌注，防止功能损害，降低死亡危险，改善近期和远期预后。中医治疗采用口服速效制剂和静脉注射剂，以益气活血，回阳固脱，有助于缓解症状，稳定血流动力学状态，改善心脏功能。

二、西医治疗

（一）一般处理

1. 体位 静息时应半卧位或端坐位，双腿下垂，以减少回心血量。

2. 吸氧 立即用鼻导管高流量给氧或面罩加压给氧，氧气可通过加入适量（50%~75%）酒精的湿化瓶或使用有机硅消泡剂，使泡沫的表面张力降低而破裂，改善肺泡通气。

3. 开放静脉通道 至少开放两条静脉通道，并保持通畅。必要时可采用深静脉穿刺置管。

4. 饮食 进易消化食物，避免一次大量进食，不要饱餐。

5. 出入量管理 限制饮水量和静脉输液速度。对无明显低血容量因素者每天入液量一般控制在 1500mL 以内，保持每天水出入量负平衡（约 500mL/d），严重肺水肿者的水负平衡为 1000~2000mL/d，甚至可达 3000~5000mL/d，逐渐过渡到出入液量大体平衡。注意防止发生低血容量、低血钾和低血钠等。

（二）药物治疗

1. 镇静剂 主要应用吗啡，不仅可以镇静，使呼吸深度减小，频率减慢，从而改善通气和换气功能，减少躁动给心脏带来的额外负担，还可迅速扩张外周静脉及小动脉，减少心脏前后负荷。用法为 2.5~5.0mg 静脉缓慢注射，亦可皮下或肌肉注射。

2. 支气管解痉剂 氨茶碱可扩张支气管并有正性肌力及扩血管、利尿作用。0.125~0.25g 以葡萄糖注射液稀释后静脉推注（10 分钟），4~6 小时后可重复一次。

3. 利尿剂 应采用静脉利尿制剂，首选呋塞米，静脉注射 20~40mg，根据利尿情况可多次重复应用，起初 24 小时不超过 200mg。

4. 血管扩张剂 能降低心室前后负荷，从而缓解肺淤血。可用硝普钠、硝酸酯类药物等。

（1）硝普钠 扩张动、静脉，根据血压调整用量，维持收缩压在 100mmHg；临床应用宜从小剂量（10μg/min）开始，2~5 分钟起效，可酌情逐渐增加剂量至 50~250μg/min。

（2）硝酸酯类药物 硝酸甘油静脉滴注，起始剂量 5~10μg/min，每 5~10 分钟递增 5~10μg/min，最大剂量 100~200μg/min；硝酸异山梨酯静脉滴注，剂量 5~10mg/h。

5. 正性肌力药物

（1）洋地黄类 此类药物能轻度增加心输出量，降低左心室充盈压，对急性左心衰竭患者的治疗有一定帮助。一般应用毛花苷 C 0.2~0.4mg 缓慢静脉注射，2~4 小时后可以再用 0.2mg，伴快速心室率的房颤患者可酌情增加剂量。

（2）多巴胺 严重低血压时，5~15μg/（kg·min）静脉滴注。

（3）多巴酚丁胺 可与多巴胺合用。

（三）非药物治疗

包括主动脉内球囊反搏（IABP）、机械通气、血液净化治疗、心室机械辅助装置、外科手术等。

三、中医治疗

1. 速效救心丸 功效：行气活血，祛瘀止痛。适用于气滞血瘀证。含服，一次 4~6 粒，每日 3 次；急性发作时，一次 10~15 粒。

2. 参麦注射液 功效：益气固脱，养阴生津。适用于气阴两虚证。2~4mL 肌肉注射，每日 1 次，或 20~60mL 加入 5% 葡萄糖注射液 250mL 静脉滴注，每日 1 次。

3. 参附注射液 功效：回阳救逆，益气固脱。适用于心肾阳虚或心阳虚脱证。2~4mL 肌肉注射，每日 1 次，或 20~60mL 加入 5% 葡萄糖注射液 250mL 静脉滴注，每日 1 次。

【预后】

急性心衰的预后很差，住院病死率为 3%，60 天病死率为 9.6%，三年和五年病死率分别高达 30% 和 60%。急性心衰患者在纠正了异常的血流动力学状态和病情稳定后，即应转入进一步的后续治疗。主要根据预后评估、有无基础心血管疾病和有无心衰这三方面的情况确定治疗策略，并做好随访和患者教育工作。

【预防与调护】

积极治疗原发病，注意避免心功能不全的诱发因素，如感染、过度劳累、输液过快过多等。育龄妇女应避孕。饮食宜清淡易消化，多食蔬菜、水果，防止便秘；戒烟酒。合理安排活动与休息，避免重体力劳动，轻度活动以不出现胸闷为宜。严格遵医嘱服药，尤其是长期服用地高辛的患者，切忌随意增减或撤掉药物。日常生活注意防寒保暖，防止受凉受湿，避免情绪激动。叮嘱患者定期门诊随访，防止病情发展。

第三节　心律失常

心律失常（cardiac arrhythmia）是指心脏激动的频率、节律、起源部位、传导速度或激动顺序的异常。引起心律失常的病因有冠状动脉粥样硬化性心脏病、心肌病、心肌炎和风湿性心脏瓣膜病等。另外，自主神经功能失调、电解质紊乱、内分泌失调、麻醉、低温、药物及中枢神经系统疾病等亦可导致。

【心律失常的分类】

按其发生原理可分为激动形成异常和激动传导异常两大类。

1. 激动形成异常

（1）窦房结心律失常　窦性心动过缓；窦性心动过速；窦性停搏；窦性心律不齐。

（2）异位心律

1）主动性异位心律：期前收缩（房性、房室交界区性、室性）；阵发性心动过速（房性、房室交界区性、房性折返性、室性）；心房扑动、心房颤动；心室扑动、心室颤动。

2）被动性异位心律：逸搏（房性、房室交界区性、室性）；逸搏心律（房性、房室交界区性、室性）。

2. 激动传导异常

（1）生理性　干扰与房室分离。

（2）病理性　窦房传导阻滞；房内传导阻滞；房室传导阻滞；室内传导阻滞。

（3）房室间传导途径异常　预激综合征。

按照心律失常发生时心率的快慢，可将其分为快速性心律失常与缓慢性心律失常两大类。

【心律失常发生的机制】

心律失常发生有多种不同机制，主要包括激动形成异常、激动传导异常，或二者兼有之。

1. 激动形成的异常　窦房结起搏点本身激动的程序与规律异常；心脏激动全部或部分起源于窦房结以外的部位，称为异位节律，异位节律又分为主动性和被动性。

2. 激动传导的异常　最多见的一类传导阻滞，包括传导延缓或传导中断；另一类为激动传导通过房室之间的附加异常旁路，使心肌一部分提前激动，属传导途径异常。

【心律失常的诊断】

心律失常的诊断方法，要分三个步骤进行，即病史的询问、体格检查及心电图等相关检查。

1. 病史采集 心律失常发作时的临床表现并不一致，有的症状并不明显，有的可出现心悸、胸闷、胸痛、黑蒙、晕厥。详细追问发作时心率、节律（规律与否，漏搏感等），发作起止与持续时间，发作时有无低血压、昏厥或近乎昏厥、抽搐、心绞痛或心力衰竭等表现，以及既往发作的诱因、频率和治疗经过，均有助于判断心律失常的性质。

2. 体格检查

（1）血压 心率过快或过慢血压均可能下降，宜密切监测血压。

（2）心率、心律 心脏检查明确心率增快还是减慢，患者心跳的节律和频率均会有变化。

（3）杂音 如果心脏瓣膜有狭窄或关闭不全时，常可在相应瓣膜听诊区闻及病理性杂音。

（4）神志 重症患者发作时可出现嗜睡或意识模糊。

3. 实验室及其他检查

（1）心电图 心律失常发作时的心电图记录是确诊心律失常的重要依据。注意 P 波和 QRS 波形态、P-QRS 关系、P-P、P-R、R-R 间期。要判断基本心律是窦性或异位心律。当 P 波不明显时，可加大电压或加快纸速，必要时还可用食管导联或右房内心电图显示 P 波。经上述方法仍未见 P 波时，考虑有心房颤动、扑动、房室交界性心律或心房停顿等可能，通过逐个分析提前或延迟心搏的性质和来源，最后判断心律失常的性质。

（2）长时间心电图记录 长时间心电记录分为动态心电图检查、片段心电记录和心电监护。

动态心电图检查使用一种小型便携式记录器，连续记录患者 24 小时以上的心电图，患者日常工作与活动均不受限制。这项检查有利于明确心律失常发作与日常活动的关系及昼夜分布特征，了解心悸与晕厥发生是否与心律失常有关，评价抗心律失常药物疗效、起搏器或埋藏式心脏复律除颤器的疗效以及是否出现功能障碍等。

若患者心律失常间歇发作，且不频繁，此时可用事件记录器，记录心律失常及其前后的心电图，通过直接回放或经电话传输至医院。

心电监护应用于医院、急救车和具有实时分析的 Holter 系统，医院 CCU 和 ICU 病房把有严重危及生命的心律失常患者置于连续的心电监护和医护的密切观察下，为及时处理心律失常提供了条件。用于救护车的心电监护，有助于患者在入院前得到及时处理。某些具有实时分析功能的 Holter 系统，兼有连续心电记录和分析的功能，必要时又能将传导经电话传送至监护中心，因此起到心电监护的作用。

（3）运动试验 如病人有与运动有关的心律失常症状（晕厥、持续性心悸），应考虑做运动试验，可诱发出心律失常从而确定心律失常与活动的关系。运动试验包括运动平板与踏车试验，但应注意正常人进行运动试验，亦可发生室性期前收缩。运动试验诊断的心律失常的敏感性不如动态心电图。

（4）食管心电图与经食道调搏术 左心房后面毗邻食管，因此，插入食管电极导管并置于心房水平时，心电图 P 波高大，波形高尖，易于识别，不易被 QRS 波或 T 波掩盖。食管导联心电图对心律失常的诊断价值与右心房内导管心电图大体相似，特别是对房性早搏伴室内差

NOTE

异性传导与室性早搏的鉴别、房性心动过速伴有房室传导阻滞与心房扑动的鉴别、室性心动过速与室上性心动过速伴室内差异性传导的鉴别等有重要价值，对正后壁心梗的诊断有价值。

经食道调搏技术对常见室上性心动过速发生机制的判断可提供帮助，如确定是否存在房室结双径路。房室结折返性心动过速能被心房电刺激诱发和终止。食管快速心房起搏能使预激图形明显化，有助于不典型预激综合征患者确立诊断，亦有助于确定病态窦房结综合征的诊断。应用电刺激诱发与终止心动过速，可协助评价抗心律失常药物疗效。另外，在治疗上，应用快速心房起搏，可终止药物治疗无效的某些类型室上性折返性心动过速。

（5）心室晚电位　心室晚电位是指出现在 QRS 终末部和 ST 段上高频、低振幅的碎裂电活动，是由于局部心肌延迟除极所致，是碎裂电活动在体表上的反映，常与心室折返和室性心动过速有关，多见于自发或诱发室性心动过速（VT）的冠心病和致心律失常性右室心肌病，尤其对心肌梗死后患者，是一项可以判断预后和危险分级的无创性技术。

（6）心内电生理检查　心内电生理检查是利用心导管技术，将多根多极导管经静脉和（或）动脉插入，置于心腔内不同部位，在窦性心律、起搏心律、程序刺激和心动过速时，同步记录局部心脏电活动，经过测量分析了解电激动起源部位、传导途径、速度、顺序以及传导过程中出现的异常心电现象，以研究和探讨心脏电活动的生理和病理生理规律。心内电生理检查主要有三方面价值：①诊断性应用，确立心律失常及其类型的诊断，了解心律失常的起源部位与发生机制；②治疗性应用，射频导管消融，明确安装永久心脏起搏器和复律除颤器指征，包括缓慢性心律失常的起搏器治疗和埋藏式自动心脏复律除颤器（ICD）的植入；③判断预后，通过电刺激确定患者是否易于诱发室速、是否有发生心脏性猝死的危险。

快速性心律失常

快速性心律失常是一组包括临床表现、起源部位、传导径路、电生理和预后意义很不相同的心律失常，临床上主要有各种原因引起的过早搏动、心动过速、扑动和颤动，除窦性心动过速外，激动均起源于异位起搏点。

本病发作时患者突感心中急剧跳动，惕惕不安，脉来疾数，属中医"心悸"等范畴。

【病因病理】

一、西医病因病理

快速性心律失常可见于无器质性心脏病者，但心脏病患者发生率更高。

室上性心动过速较多见于无器质性心脏病者，如房室结内折返性心动过速和房室折返性心动过速。各种器质性心脏病如风湿性心脏瓣膜病、冠心病、高血压性心脏病、心肌病、慢性肺源性心脏病，各种先天性心脏病和甲状腺功能亢进性心脏病等可致心房异常负荷或病变导致房性心动过速。室上性心动过速的主要发生机理为折返，少数为自律性异常增高。室上性心动过速时，折返可发生在窦房结与邻近的心房肌间、心房内、房室结或房室间旁道。室性心动过速时，折返环大多位于心室，束支折返较少见。

过早搏动是指起源于窦房结以外的异位起搏点过早发生的激动引起的心脏搏动，又称期前收缩或期外收缩，简称早搏，是临床上最常见的心律失常之一。早搏发生的机制为折返激动、触发活动，或异位起搏点的兴奋性增高，见于某些生理情况，如剧烈活动，过量饮用烟、酒、茶、咖啡等，也可由病理情况引起，如高血压、冠心病、心肌炎、心肌病、甲状腺功能亢进、败血症和低血钾等。

室性心动过速绝大多数见于器质性心脏病患者，如扩张型心肌病、冠心病心肌梗死或梗死后心功能不全，偶见于无器质性心脏病者，如原发性 QT 间期延长综合征、洋地黄中毒、低血钾症等。

房颤和房扑大多数患者有器质性心脏病基础，心瓣膜病、冠心病、高血压性心脏病最为常见，甲状腺功能亢进、心肌病、肺心病亦可引起本病。偶见于无任何病因的健康人，发生可能与情绪激动或运动有关。

二、中医病因病机

本病与感受外邪、情志失调、饮食不节、劳欲过度、久病失养、药物影响有关。

1. 感受外邪　感受外邪，内舍于心，邪阻于脉，心血运行受阻；或风寒湿热等外邪，内侵于心，耗伤心气或心阴，心神失养，引起心悸之证。温病、疫病日久，邪毒灼伤营阴，心神失养，或邪毒传心扰神，亦可引起心悸。

2. 情志失调　恼怒伤肝，肝气郁滞，日久化火，气火扰心则心悸；气滞不解，久则血瘀，心脉瘀阻，亦可心悸；忧思伤脾，阴血亏耗，心失所养则心悸；大怒伤肝，大恐伤肾，怒则气逆，恐则精却，阴虚于下，火逆于上，亦可撼动心神而心悸。

3. 饮食不节　嗜食肥甘，饮酒过度，损伤脾胃，运化失司，湿聚成痰，日久痰浊阻滞心脉，或痰浊郁而化火，痰火上扰心神而发心悸；脾失健运，气血生化乏源，心失所养，而致心悸。

4. 劳欲过度　房劳过度，肾精亏耗，心失所养；劳伤心脾，心气受损，亦可诱发心悸。

5. 久病失养　水肿日久，水饮内停，继则水气凌心而心悸；咳喘日久，心肺气虚，诱发心悸；长期慢性失血致心血亏虚，心失所养而心悸。

本病病位在心，与肝、胆、脾、胃、肾、肺诸脏腑有关。病理性质主要有虚实两个方面。虚为气、血、阴、阳不足，心失所养而心悸；实为气滞血瘀、痰浊水饮、痰火扰心引起。

【临床表现】

多数室上性快速心律失常常突然发作并突然终止，呈阵发性。发作时限可由数秒、数分钟至数日、数周不等，少数慢性房性心动过速发作持续时间较长，有持续数年不终止者。发作可由情绪激动、疲劳或突然用力引起，但亦可无明显诱因。

一、主要症状

发作时患者感心悸、胸闷、头晕、乏力、胸痛或紧压感。持续时间长、心室率快者，可发生血流动力学障碍，表现为面色苍白、四肢厥冷、血压降低，偶可晕厥。

二、体征

心脏听诊时，心律多规则，心率多在 100~250 次/分。如同时伴有房室传导阻滞或心房颤动者，心室律可不规则。

三、并发症

原有器质性心脏病者可使病情加重，如患者原有冠心病、心肌缺血者，可加重心肌缺血诱发心绞痛，甚至心肌梗死；原有脑动脉硬化者，可加重脑缺血，引起一过性失语、偏瘫，甚至脑血栓形成或脑栓塞。

【实验室及其他检查】

1. 心电图　是诊断心律失常最重要的一项无创检查技术。应记录 12 导联心电图，并记录清楚显示 P 波导联的心电图长条以备分析，通常选择 V_1 或 Ⅱ 导联。

2. 24 小时动态心电图　便于了解心悸与晕厥等症状的发生是否与心律失常有关，明确心律失常发作与日常生活的关系以及昼夜分布特征，协助评价抗心律失常药物的疗效。

3. 多普勒超声心动图　多普勒超声心动图，尤其是与二维超声心动图的结构显像相结合，可检测心脏和大血管内不同部位的血流方向、特征和速度，有助于心律失常原因的分析。

4. 电生理检查　对部分心律失常的鉴别诊断有重要价值，如室速与室上速。判断阵发性室上性心动过速是否存在房室结双径路，确定是否可行射频消融的治疗。

5. 其他　电解质、甲状腺功能、血常规等检查，有助于分析心律失常的原因。

【诊断与鉴别诊断】

一、诊断

各种快速性心律失常的诊断主要依据临床表现结合心电图检查，各种心电图的特征如下。

1. 室上性心动过速　应分为房性以及与房室交界区相关的心动过速，但常因 P 波不易辨别，故统称为室上性心动过速（室上速）。发作时有突发突止特点，节律快而规则，频率一般在 160~250 次/分，QRS 波形态一般正常（伴有束支阻滞或室内差异传导时，QRS 波可增宽、畸形）（图 2-1）。

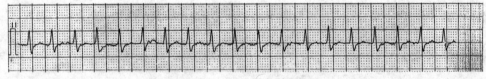

图 2-1　室上性心动过速

2. 过早搏动

（1）**房性过早搏动**　①提早出现的 P′波，形态与窦性 P 波不同。②P′R 间期>0.12 秒。③QRS 波形态通常正常，亦可出现室内差异性传导而使 QRS 波增宽或未下传；④代偿间歇多不完全。（图 2-2）

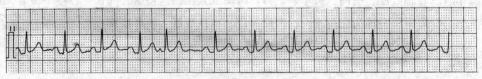

图 2-2　房性过早搏动

（2）房室交界性过早搏动 ①提前出现的 QRS 波而其前无相关 P 波。如有逆行 P 波，可出现在 QRS 波群之前（P′R<0.12 秒）、之中或之后（P′R<0.20 秒）。②QRS 波群形态可正常，也可因发生差异性传导而增宽。③代偿间歇多完全。（图 2-3）

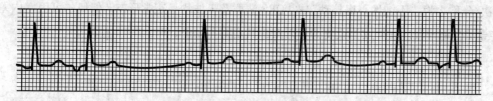

图 2-3 房室交界性过早搏动（Ⅱ导联）

（3）室性过早搏动 ①提前出现 QRS-T 波，前无窦性 P 波，QRS 波，宽大畸形，时限通常>0.12 秒。②T 波方向多与 QRS 主波方向相反。③代偿间歇完全。（图 2-4）

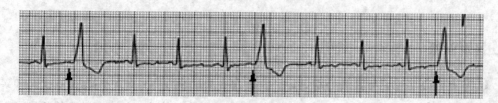

图 2-4 室性过早搏动

3. 室性心动过速 ①3 个或以上的室早连续出现 QRS 波群，T 波方向与 QRS 主波方向相反。②常没有 P 波，如有 P 波，则 P 波与 QRS 波群之间无固定关系，且 P 波频率比 QRS 波频率缓慢。③室性心动过速频率大多数为每分钟 140~220 次，室律可略有不齐。④偶可发生心室夺获或室性融合波。（图 2-5）

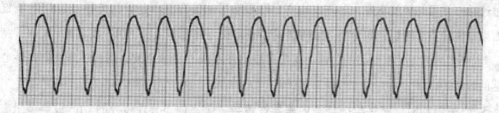

图 2-5 室性心动过速

4. 房颤与房扑

（1）心房颤动 ①P 波消失，代之以一系列大小不等、形态不同、间隔不等的房颤波（简称为 f 波）。频率为 350~600 次/分，以Ⅱ、Ⅲ、aVF，尤其是 V$_1$、V$_2$ 导联中较显著。②RR 绝对不齐，QRS 波、T 波形态与室上性相同，但伴有室内差异传导时，QRS 可增宽畸形。（图 2-6）

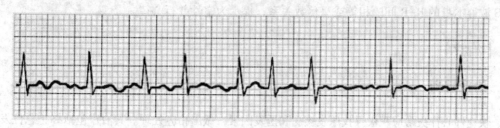

图 2-6 心房颤动

NOTE

（2）**心房扑动**　①P 波消失，代之以连续性锯齿样扑动波（或称 F 波），各波大小、形态相同，频率规则，为 240~350 次/分。大多不能全都下传，常以固定房室比例（2：1 或 3：1~5：1）下传，心室率不规则。少数心房扑动波大小、形态及间隔相互之间略有差异，且频率>350 次/分称之为"不纯性心房扑动"。②QRS 波群及 T 波均呈正常形态，但偶尔可因室内差异性传导、合并预激症候群或伴束支传导阻滞，其增宽并畸形。（图 2-7）

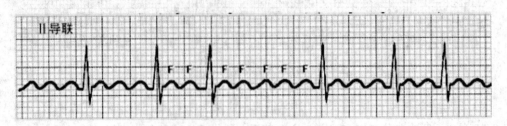

图 2-7　心房扑动

二、鉴别诊断

1. 室上性心动过速与窦性心动过速　室上性心动过速心率多在 160 次/分以上，而窦性心动过速较少超过 160 次/分。室上性心动过速多突然发作与终止，绝大多数心律规则，而窦性心动过速皆为逐渐起止，且在短期内频率常波动。用兴奋迷走神经的方法，室上速可突然终止或无影响，而窦性心动过速则逐渐减慢。

2. 阵发性室性心动过速与伴有室内差异传导的阵发性室上性心动过速　①阵发性室上性心动过速常见于无器质性心脏病的人，多有反复发作的既往史，而室性心动过速多见于严重器质性心脏病患者及洋地黄、奎尼丁中毒等。②阵发性室上性心动过速时心律整齐，而室性心动过速时心律可有轻度不齐。③阵发性室上性心动过速伴有室内差异性传导，其 QRS 波群多呈右束支传导阻滞图形，如 QRS 波群呈左束支传导阻滞图形或 V₁ 的 QRS 波群呈 qR、RS 型或 QR 型者则多为阵发性室性心动过速。④若有心室夺获或心室融合波，则利于阵发性室性心动过速的诊断。

3. 心房颤动时，室性早搏与室内差异性传导　①室内差异性传导的 QRS 波群多呈右束支传导阻滞形态。②凡前一个 R-R 间隔增长或后一个 R-R 间隔缩短至一定程度，出现 QRS 波群畸形者，多为室内差异传导，而室性早搏的后面可有一较长间歇。③既往心电图发现以前窦性心律时的室性早搏和现在的畸形 QRS 波群形态相似，则当前的 QRS 波群也可能是室性早搏。④心室率较慢的心房颤动中，若出现提前过早的畸形 QRS 波群，多为室性早搏。⑤若畸形 QRS 波群与前面基本心律的 QRS 波群皆保持相等的间隔时，则室性早搏的可能性大；若畸形 QRS 波群本身的 R-R 间隔相等或呈倍数关系，提示为室性并行心律。

【治疗】

一、治疗思路

快速性心律失常应积极寻找原发疾病和诱发因素，做出相应处理。其治疗包括终止急性发作与预防复发。近年来，非药物治疗尤其是介入性导管消融治疗发展很快，使临床对快速性心律失常的治疗策略发生了革命性变化。有症状的房室反复性心动过速和房室结折返性心动过速可被导管消融根治，不再需要抗心律失常药物。中医药抗心律失常有较长历史，虽然纠正心律失常疗效不如西药，但副作用少并能减轻患者症状，调整机体机能状态，减少或延缓心律失常的发生。

二、西医治疗

（一）一般治疗

解除患者顾虑，适当活动，忌烟，少饮咖啡、浓茶，避免劳累。适当给予镇静剂、安眠药物有时也奏效。

（二）药物治疗

1. 室上性心动过速　药物治疗室上性心律失常应包括终止急性发作和预防复发。应根据患者基础心脏情况、既往发作情况以及耐受程度作出适当处理。如患者心功能、血压正常，可先尝试刺激迷走神经、颈动脉窦按摩、Valsalva 动作、诱导恶心、压迫眼球法等。药物选择：①腺苷：首选药物，腺苷 6～12mg，2 秒内静注（腺苷半衰期为 6 秒）。大多数患者应用后有胸部压迫感、呼吸困难、面部潮红、头痛、窦性心动过缓、房室传导阻滞等副作用。窦房结功能不全者应慎用，对老年患者，特别是合并冠心病者亦应慎用，有过敏史者不宜使用。②普罗帕酮：1.0～1.5mg/kg，用葡萄糖注射液稀释后缓慢（>5 分钟）静脉注射。无效者 20 分钟后可重复上述剂量。禁用于有传导阻滞的患者，窦房结功能不良或有潜在窦房结功能受损者慎用或不用。③维拉帕米：推荐使用剂量为 5mg 静脉推注，注射速度 2～3 分钟，无效者于首剂后10～30分钟重复第二剂。由于有负性心率、负性肌力、负性传导作用，窦房结功能不全、房室传导阻滞和心功能不全者慎用，禁忌与普罗帕酮等交替使用或与 β 受体阻滞剂联合应用。④β受体阻滞剂：普萘洛尔开始剂量2～5mg 静注，根据需要 20～30 分钟后可再推注5mg。艾司洛尔为短效 β 受体阻滞剂，可用2.5～5mg 静脉注射以迅速控制室率。对有低血压、心衰、哮喘者不宜应用 β 受体阻滞剂终止室上速。⑤洋地黄制剂：西地兰 0.4mg 静脉推注，对伴心功能不全者可作为首选。⑥其他：合并低血压者可应用升压药物如去甲肾上腺素、甲氧明、间羟胺等，但老年患者、高血压、AMI 等禁用。另外，食道心房调搏术常能有效中止发作。当患者出现血流动力学不稳定时，立即电复律。急性发作以上治疗无效亦可施行电复律，但已应用洋地黄者不应接受电复律治疗。绝大多数室上性心动过速见于正常心脏，若发作不频繁，对血流动力学影响小，不需长期使用预防心动过速复发的药物。对发作频繁者可口服 β 受体阻滞剂、胺碘酮等预防。

2. 过早搏动

（1）**房性期前收缩**　积极治疗原发病，去除病因。频繁发作伴明显症状的房性期前收缩，应适当治疗。由心力衰竭引起的房性期前收缩，适量洋地黄可达治疗目的。常用药物有 β 受体阻滞剂、维拉帕米、普罗帕酮以及胺碘酮等。

（2）**房室交界性过早搏动**　通常不需治疗，但起源点较低或出现过早可能会诱发室性快速心律失常，应予控制。合并心力衰竭患者洋地黄治疗有一定作用。此外 β 受体阻滞剂、Ⅰ 类抗心律失常药及钙拮抗剂等也有一定疗效。

（3）**室性期前收缩**　首先应对患者室性期前收缩的类型、症状及其原有心脏病变作全面的了解，然后决定是否给予治疗、采取何种方法治疗以及治疗的终点。无器质性心脏病亦无明显症状的室性期前收缩，不必使用抗心律失常药物治疗。无器质性心脏病，但室性期前收缩频发引起明显心悸症状影响工作及生活者，可酌情选用 β 受体阻滞剂、美西律、普罗帕酮。急性

NOTE

心肌梗死发病早期出现频发室性期前收缩、室性期前收缩落在前一个心搏的 T 波上（R on T）、多源性室性期前收缩、成对或连续出现的室性期前收缩均应治疗，宜静脉使用利多卡因，利多卡因无效者，可用普鲁卡因酰胺或胺碘酮。急性肺水肿或严重心力衰竭并发室性期前收缩，治疗应针对改善血流动力学障碍。慢性心脏病患者并发室性期前收缩，尽管药物能有效减少室性早搏，但总死亡率和猝死的风险反而增高。早期应用 β 受体阻滞剂虽对室性期前收缩疗效不显著，但能降低心肌梗死后猝死发生率。

3. 室性心动过速

（1）无显著的血流动力学障碍，首先给予利多卡因 50~100mg 静脉注射，必要时每 5 分钟后重复注射 1~2 次，1 小时内不超过 300mg，有效后以 1~4mg/min 的速度继续静脉滴注。静脉注射索他洛尔与普罗帕酮亦十分有效，无效时可选胺碘酮静脉注射。

（2）有血流动力学障碍，如患者已发生低血压、休克、心绞痛、充血性心力衰竭或脑血流灌注不足，应迅速施行直流电复律。

4. 房颤　房颤的治疗目标是减少血栓栓塞、消除或减轻症状、控制心室率和（或）恢复及维持窦性心律。

（1）抗凝治疗　房颤最常见、最严重的并发症是附壁血栓脱落造成重要器官的栓塞表现，特别是脑栓塞。目前主要对策是抗凝治疗。对于合并瓣膜病患者，需应用华法林抗凝。对于非瓣膜病患者，需 $CHHDS_2$-VaSC 评分对患者进行危险分层。若评分 ≥ 2 分的患者应接受华法林治疗，使凝血酶国际标准化比值（INR）维持在 2.0~3.0。若不能检测 INR 导致无法使用经剂量调整的华法林时，可给予直接凝血酶抑制剂（达比加群）或口服 Xa 因子抑制剂（如利伐沙班、阿哌沙班）。若评分等于 1 分，可使用华法林或阿司匹林（每日 100mg）治疗。评分为 0 分的患者不需抗凝治疗。房颤发作持续少于 48 小时，复律前应使用肝素或低分子肝素。复律后是否使用抗凝药物取决于患者血栓风险大小。若大于 48 小时或持续时间不明确，复律前华法林抗凝 3 周，复律后继续抗凝 4 周。或行食道超声心动图除外心房血栓再行复律，复律后至少华法林抗凝 4 周。

（2）控制心室率　对于无器质性心脏病患者，目标心室率小于 110 次/分，合并器质性心脏病患者，根据具体情况决定目标心率。控制心室率药物包括 β 受体阻滞剂、非二氢吡啶类钙离子拮抗剂（不伴有失代偿期心力衰竭）、胺碘酮等。对房颤伴快速心室率、药物治疗无效者，可施行房室结阻滞消融术并同时安置心室按需或双腔起搏器。对于心室率较慢，最长间歇大于 5 秒，可考虑植入起搏器治疗。

（3）复律并维持窦性心律　复律治疗成功与否与房颤持续时间的长短，左心房大小和年龄有关。复律方法有药物转复、直流电同步复律及导管消融治疗。药物有胺碘酮、普罗帕酮、伊布利特等，若血流动力学不稳定，宜行电复律。房颤消融成功率仍不理想，复发率也偏高，仍列为二线治疗。此外，外科迷宫手术也可用于维持窦性心律，且具有较高成功率。

5. 房扑　抗凝策略同房颤，药物治疗减少心室率包括 β 受体阻滞剂、非二氢吡啶类钙离子拮抗剂或洋地黄制剂。转复房扑药物包括 IA（奎尼丁）或 IC（普罗帕酮）或胺碘酮。直流电复律是终止房扑最有效的方法。射频消融可根治房扑，对于症状明显或引起血流动力学不稳定的房扑，应选用射频消融治疗。

（三）非药物治疗

1. 心脏电复律　适应证主要有急性快速异位心律失常及持续性心房颤动或心房扑动。

　　阵发性室性心动过速可引起明显血流动力学改变而影响循环功能，需积极处理。一般选用药物，如无效，就应尽早进行同步电复律。

　　心房颤动伴有下述情况可行同步电复律：①病程在 1 年以内；②左房前后径小于 50mm；③心室率快，药物治疗无效；④二尖瓣病变已矫治 6 周以上；⑤甲状腺功能亢进已得到控制。持续性房扑用电复律效果好，50J 电功率即可，转复成功率高。

　　阵发性室上性心动过速包括房性心动过速、交界性心动过速，经药物治疗无效时可用同步电复律。

　　同步直流电复律禁忌证：①洋地黄中毒引起的心律失常；②室上性心律失常伴完全性房室传导阻滞；③病态窦房结综合征中的快速性心律失常；④电复律后使用药物无法维持窦性心律，房颤复发不能耐受药物维持者。

　　2. 导管消融术　　心导管消融治疗是通过心导管将电能、激光、冷冻或射频电流引入心脏内以消融特定部位的心肌细胞借以融断折返环路或消除病灶治疗心律失常的方法，主要用于治疗一些对药物治疗反应不佳的顽固性心律失常。射频消融创伤范围小，与周围正常组织界限分明，因而并发症较少，操作时无需麻醉。近年来，射频消融临床应用得到了迅速发展。目前临床应用射频消融根治室上性心动过速的成功率达 95% 以上，根治特发性室速的成功率达 80% 以上。射频消融治疗的发展，使心律失常的介入治疗进入了一个全新的时代。

　　目前射频消融治疗心律失常的适应证有：①有威胁病人生命的快速性心律失常，如预激综合征、高危旁路并发心室率极快的心房颤动、特发性室速等；②频繁发作的房性折返性心动过速或房室结折返性心动过速，药物治疗或预防无效，或药物治疗产生不可耐受的副作用；③对药物不能控制心室率的快速房性心律失常，尤其是心脏逐渐增大或心力衰竭难以控制时。

　　3. 外科治疗　　外科治疗快速性心律失常的目的在于切除、隔置、离断参与心动过速生成、维持与传播的组织，保存或改善心脏功能。外科治疗心律失常由于创伤大、手术复杂、费用高昂，不可能常规地广泛应用于临床。特别是心脏介入性治疗迅速发展的今天，心律失常外科手术治疗的领域已逐渐被射频消融治疗所取代。但是，外科手术对于某些介入治疗难以奏效的病例，仍可作为一种最后的选择。对于一些本来需要心脏外科手术的心律失常患者，两种手术可以同时进行，如先天性心脏病伴难以消融治疗的右侧旁路，冠状动脉旁路移植术和矫正瓣膜关闭不全或狭窄的手术等。此外，有些外科手术方法，为介入治疗奠定了理论基础，如心房射频消融根治房颤，就是根据心房迷宫手术发展而来。

三、中医治疗

（一）辨证论治

1. 心神不宁证

症状：心悸心慌，善惊易恐，坐卧不安，失眠多梦，舌苔薄白，脉虚数或结代。

治法：镇惊定志，养心安神。

方药：安神定志丸加减。可加酸枣仁、合欢皮养心安神；心气虚，加炙甘草、党参益气养心。

2. 气血不足证

症状：心悸短气，活动尤甚，眩晕乏力，面色无华，舌质淡，苔薄白，脉细弱。

治法：补血养心，益气安神。

方药：归脾汤加减。气虚血少，血不养心，宜用炙甘草汤益气养血，滋阴复脉。

3. 阴虚火旺证

症状：心悸不宁，心烦少寐，头晕目眩，手足心热，耳鸣腰酸，舌质红，苔少，脉细数。

治法：滋阴清火，养心安神。

方药：天王补心丹加减。心悸不安者，加生龙骨、生牡蛎、珍珠母以镇心安神；心火旺盛，心烦易怒，口苦，口舌生疮者，加连翘、莲子心、山栀子以清泻心火；兼五心烦热，梦遗腰酸者，可合用知柏地黄丸养阴清热。

4. 气阴两虚证

症状：心悸短气，头晕乏力，胸痛胸闷，少气懒言，五心烦热，失眠多梦，舌质红，少苔，脉虚数。

治法：益气养阴，养心安神。

方药：生脉散加减。心阴亏虚，心烦失眠，加生地黄、连翘、莲子心清心除烦；兼肾阴不足，腰膝酸软，耳鸣目眩者，加首乌、枸杞子、龟板滋肾养阴；兼心脉瘀阻，加丹参、三七活血化瘀。

5. 痰火扰心证

症状：心悸时发时止，胸闷烦躁，失眠多梦，口干口苦，大便秘结，小便黄赤，舌苔黄腻，脉弦滑。

治法：清热化痰，宁心安神。

方药：黄连温胆汤加减。热象明显，加黄芩、山栀清心泻火；惊悸不安者，加珍珠母、生龙齿、生牡蛎镇心安神；火郁伤阴，加生地黄、麦冬、玉竹养阴清热。

6. 心脉瘀阻证

症状：心悸不安，胸闷不舒，心痛时作，或见唇甲青紫或有瘀斑，脉涩或结代。

治法：活血化瘀，理气通络。

方药：桃仁红花煎加减。

7. 心阳不振证

症状：心悸不安，胸闷气短，面色苍白，形寒肢冷，舌质淡白，脉虚弱或细。

治法：温补心阳，安神定悸。

方药：参附汤合桂枝甘草龙骨牡蛎汤加减。兼有伤阴者，加麦冬、玉竹、五味子养阴生津。

（二）常用中药制剂

1. 参松养心胶囊 功效：益气养阴，活血通络。适用于气阴两虚、心络瘀阻引起的冠心病室性早搏。口服每次2~4粒，每日3次。

2. 天王补心丹 功效：养阴清热。适用于阴虚火旺型心律失常。口服每次3g，每日3次。

3. 生脉注射液 功效：益气养阴。适用于气阴两虚患者。稀释后静脉滴注，每次40mL，每日1次。

4. 复方丹参滴丸 功效：活血化瘀，理气止痛。适用于气滞血瘀型心悸。口服或舌下含服，每次10粒，每日3次。

5. 稳心颗粒 功效：益气养阴，定悸复脉，活血化瘀。适用于气阴两虚兼心脉瘀阻所致的心悸。开水冲服，每次 1 袋，每日 3 次。

【预后】

阵发性心动过速、房颤及房扑，预后一般较好，经积极合理的治疗，可以控制其发作。室颤及室扑预后不良。

【预防与调护】

1. 是否需要给予患者长期药物预防，取决于发作频繁程度以及发作的严重性。近年导管消融技术已十分成熟，具有安全、迅速、有效且能治愈心动过速的优点，可优先考虑应用。

2. 治疗原发病，消除诱发因素，是减少本病发作的关键。

3. 注意劳逸结合，避免精神紧张和疲劳，生活有规律，保持乐观情绪，可减少发病。

4. 严禁烟酒，忌食辛辣、生冷、肥甘，饮食宜清淡，注意高蛋白饮食摄入，多食新鲜蔬菜、水果。

缓慢性心律失常

缓慢性心律失常是指有效心搏每分钟低于 60 次的各种心律失常。常见有窦性心动过缓、窦房传导阻滞、窦性停搏、房室传导阻滞、病态窦房结综合征等。其发生多与迷走神经张力过高、心肌病变、某些药物影响、高血钾等有关。缓慢性心律失常主要表现为心悸、疲劳虚弱、体力活动后气短、胸闷等，严重者可引起昏厥、抽搐，甚至危及生命。

缓慢性心律失常属中医"心悸""眩晕""胸痹""厥证"等范畴。

【病因病理】

一、西医病因病理

1. 病因

（1）**缓慢性窦性心律失常**　窦性心动过缓，可见于健康人，尤其是运动员及强体力劳动者。老年人、睡眠状态、迷走神经张力增高亦可出现窦性心动过缓。器质性心脏病如冠心病、心肌炎、心肌病、急性心肌梗死、甲状腺功能减退、血钾过高、应用洋地黄及 β 受体阻滞剂等药物，均可引起缓慢性窦性心律失常。

（2）**房室传导阻滞**　常见病因有心肌炎、急性下壁及前壁心肌梗死、原因不明的希-浦系统纤维化、冠心病、高血钾、应用洋地黄以及缺氧等。

（3）**病态窦房结综合征**　见于冠心病、原发性心肌病、风湿性心脏瓣膜病、高血压性心脏病、心肌炎、先天性心脏病等。

2. 病理　众多病变过程，如淀粉样变性、纤维化与脂肪浸润、硬化与退行性变、甲状腺功能减退等，均可损害冲动在心脏传导系统的传导，使窦结与心脏之间，心房与心室之间，心房内或心室内冲动减慢或阻滞，引起缓慢性心律失常。

二、中医病因病机

本病与饮食失宜、七情内伤、劳倦内伤、久病失养、感受外邪、药物影响有关。

NOTE

1. 饮食失宜 饮食不节，饥饱失常，或过食肥甘厚味，饮酒过度，均可损伤脾胃，致脾失健运，气血生化之源不足，心脉失养。脾气虚弱，运化功能减弱，津液不布，水湿不化，聚而为痰，痰浊上扰心神则心神不宁，痹阻胸阳则心悸、胸闷。

2. 七情内伤 忧郁思虑，暗耗心血；或气机郁结，脉络瘀滞，气血运行不畅，心失所养。

3. 劳倦内伤 劳伤心脾，心气受损而心悸；房劳过度，伤及肾阳，温煦无力，心阳不振而致心悸。

4. 久病失养 久病体虚，或失血过多，或思虑过度，劳伤心脾，致渐至气血亏虚，心失所养而心悸；大病久病之后，阳气虚衰，不能温养心肺，故心悸不安；久病入络，心脉瘀阻，心神失养。

5. 感受外邪 风寒湿邪搏于血脉，内犯于心，以致心脉痹阻，营血运行不畅，引起心悸怔忡；温病、疫病日久，邪毒灼伤营阴，心神失养，引起心悸。

本病病位在心，病机特点是本虚标实，本虚是气、血、阴、阳亏虚，以气阳不足为多，标实是痰浊、瘀血、气滞、水饮。

【临床表现】

Ⅰ度房室传导阻滞通常无症状，听诊时第一心音强度减弱。Ⅱ度房室传导阻滞可有心悸症状，也可无症状，听诊时Ⅱ度Ⅰ型房室传导阻滞第一心音逐渐减弱并有心搏脱漏，Ⅱ度Ⅱ型房室传导阻滞亦有间歇性心搏脱漏，但第一心音强度恒定。Ⅲ度房室传导阻滞的症状取决于心室率的快慢与伴随病变，症状包括疲倦、乏力、心绞痛、心力衰竭、头晕、晕厥等。听诊时第一心音经常变化，第二心音可呈正常或反常分裂，间或听到响亮亢进的第一心音。所有的缓慢性心律失常均可导致患者出现与心动过缓有关的心、脑供血不足的症状，如发作性头晕、黑矇、乏力等，严重者发生晕厥。

【实验室及其他检查】

参照"快速性心律失常"。

【诊断与鉴别诊断】

一、诊断

各种缓慢性心律失常主要依据临床表现结合心电图诊断。其各自心电图特征如下：

1. 窦性心动过缓 ①窦性心律；②频率小于60次/分。（图2-8）

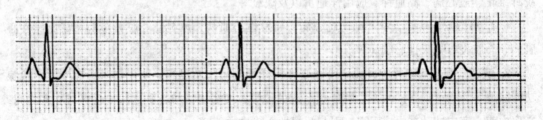

图2-8 窦性心动过缓

2. 房室传导阻滞

（1）Ⅰ度房室传导阻滞 PR间期延长，成人若PR间期大于0.2秒（老人PR间期大于

0.22 秒），或对两次检测结果进行比较，心率没有明显改变而 PR 间期延长超过 0.04 秒，可诊断。（图 2-9）

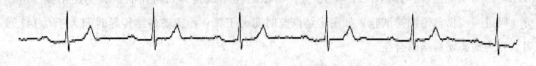

图 2-9　I 度房室传导阻滞

（2）Ⅱ度房室传导阻滞　分有两种。Ⅱ度Ⅰ型，又称莫氏Ⅰ型，P 波规律出现，PR 间期逐渐延长，直到 P 波后无 QRS 波。PR 间期又趋缩短，之后又延长，如此周而复始。Ⅱ度Ⅱ型，又称莫氏Ⅱ型，PR 间期恒定（正常或延长），部分 P 波后无 QRS 波群。（图 2-10、图 2-11）

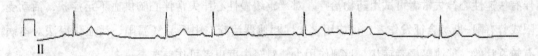

图 2-10　Ⅱ度Ⅰ型房室传导阻滞

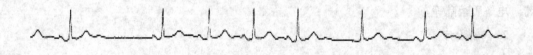

图 2-11　Ⅱ度Ⅱ型房室传导阻滞

（3）Ⅲ度房室传导阻滞　①P 波与 QRS 波群无固定关系；②心房速率快于心室率；③出现交界性逸搏心率（QRS 形态正常，频率一般为 40~60 次/分较多见）或室性逸搏心率（QRS 波宽大畸形，频率一般为 20~40 次/分）。（图2-12）

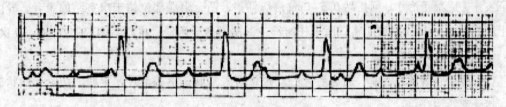

图 2-12　Ⅲ度房室传导阻滞

3. 病态窦房结综合征　①持续的窦性心动过缓，心率<50 次/分，且不易用阿托品等药物纠正。②窦性停搏或窦房阻滞。③在显著窦性心动过缓基础上，常出现室上性快速心律失常（房速、房扑、房颤等），又称慢-快综合征。④若病变同时累及房室交界区，可出现房室传导障碍，或发生窦性停搏时，长时间不出现交界性逸搏，此即称为双结病变。

二、鉴别诊断

1. 生理性窦性心动过缓与病态窦房结综合征 运动试验如心率达到 90 次/分以上者，表示窦房结功能正常。如达不到 90 次/分，可做阿托品试验，如阿托品试验仍达不到 90 次/分，则进一步做食道调搏试验，如窦房结恢复时间大于 2.0 秒或窦房结传导时间大于 0.147 秒者，则为病态窦房结综合征。

2. Ⅲ度房室传导阻滞与干扰性房室脱节 Ⅲ度房室传导阻滞心室率较心房率慢，且 P 波不能下传可发生于心动周期的任何时间，P 波与 QRS 波群无固定关系；干扰性房室脱节心室率较心房率略快，同时 P 波出现在紧靠 QRS 波群前后，房室脱节可出现心室夺获。

【治疗】

一、治疗思路

缓慢性心律失常的治疗目的在于提高心室率，缓解症状。对有症状的缓慢性心律失常，不伴有快速性心律失常者可试用药物治疗。对严重缓慢性心律失常伴心脑供血不足症状，活动受限或曾有阿-斯综合征发作者，可应用永久性起搏器治疗。中医益气温阳、活血化瘀法对本病有较好疗效，能改善患者症状，且副作用少，对轻中度患者可作首选。

二、西医治疗

1. 一般治疗 针对病因治疗，如各种急性心肌炎、心肌缺血，停用有关药物，纠正酸中毒、电解质紊乱等。

2. 药物治疗

（1）**窦性心动过缓** 如心率不低于 50 次/分，一般不需治疗。如心率低于每分钟 40 次，引起心绞痛、心功能不全或中枢神经系统功能障碍时，应针对病因治疗，药物用阿托品、异丙肾上腺素、麻黄碱、沙丁胺醇等提高心室率。

（2）**房室传导阻滞** Ⅰ度房室传导阻滞与Ⅱ度Ⅰ型房室传导阻滞心室率不太慢者，无需治疗。Ⅱ度Ⅱ型与Ⅲ度房室传导阻滞如心室率显著缓慢，伴有血流动力学障碍，甚至阿-斯综合征发作，应给予治疗。阿托品 0.5~2mg 静脉注射，适合阻滞部位位于房室结的患者。异丙肾上腺素 1~4μg/min 静脉点滴适用于任何部位的房室传导阻滞，将心室率控制在 50~70 次/分。急性心肌梗死时应慎重。

（3）**病态窦房结综合征** 若患者无心动过缓有关症状，不必治疗，定期随访。有症状患者，接受起搏治疗。

3. 人工心脏起搏 人工心脏起搏是用人为的脉冲电流刺激心脏，以带动心搏的治疗方法。主要用于治疗缓慢性心律失常，也用于快速性心律失常治疗和诊断。

严重缓慢性心律失常，永久心脏起搏是唯一有效而可靠的治疗方法。安置指征为：①伴有临床症状的任何水平的完全或高度房室传导阻滞。②束支-分支水平阻滞，间歇Ⅱ度Ⅱ型房室传导阻滞且有症状者；在观察过程中阻滞程度进展，HV 间期大于 100ms 者，可无症状。③病窦综合征或房室传导阻滞，心室率低于 50 次/分，有明显临床症状或间歇发生，心室率<40 次/分；或有长达 3 秒的 RR 间隔，可无症状。④颈动脉窦过敏引起的心率减慢，心率或 RR 间隔达到上述

标准，伴有明显症状者。

安置临时起搏器适应证：①高度或完全传导阻滞且逸搏心律过缓。②操作过程中或急性心肌梗死、药物中毒、严重感染等危急情况下出现危及生命的缓慢性心律失常。

三、中医治疗

（一）辨证论治

1. 心阳不足证

症状：心悸气短，动则加剧，或突然晕倒，汗出倦怠，面色苍白或形寒肢冷，舌淡苔白，脉虚弱或沉细而迟。

治法：温补心阳，通脉定悸。

方药：人参四逆汤合桂枝甘草龙骨牡蛎汤加减。有瘀血者，加丹参、赤芍、红花活血化瘀；兼水肿者，加泽泻、车前子、益母草活血利水；气虚者，加黄芪益气健脾。

2. 心肾阳虚证

症状：心悸气短，动则加剧，面色苍白，形寒肢冷，腰膝酸软，小便清长，下肢浮肿，舌质淡胖，脉沉迟。

治法：温补心肾，温阳利水。

方药：参附汤合真武汤加减。心血瘀阻者，加丹参、红花、益母草活血化瘀；气虚者，加黄芪、山药益气；阳虚为主，无水肿者，亦可合用右归丸温补肾阳。

3. 气阴两虚证

症状：心悸气短，乏力，失眠多梦，自汗盗汗，五心烦热，舌质淡红少津，脉虚弱或结代。

治法：益气养阴，养心通脉。

方药：炙甘草汤加减。阴虚明显，加天门冬、黄精养阴生津；兼有痰湿，加瓜蒌、半夏、竹茹、胆南星化痰除湿。

4. 痰浊阻滞证

症状：心悸气短，心胸痞闷胀满，痰多，食少腹胀，或有恶心，舌苔白腻或滑腻，脉弦滑。

治法：理气化痰，宁心通脉。

方药：涤痰汤加减。兼瘀血，加丹参、红花、水蛭活血化瘀；痰浊化热者，改用黄连温胆汤清热化痰。

5. 心脉痹阻证

症状：心悸，胸闷憋气，心痛时作，或形寒肢冷，舌质暗或有瘀点、瘀斑，脉虚或结代。

治法：活血化瘀，理气通络。

方药：血府逐瘀汤加减。气滞明显加郁金、降香、枳实理气宽胸。

（二）常用中药制剂

1. 心宝丸 功效：温阳通脉。适用于各种缓慢性心律失常、心功能不全患者。口服每次5~10粒，每日3次。

2. 血府逐瘀口服液 功效：活血化瘀。适用于心血瘀阻型心律失常者。口服每次10mL，每日3次。

3. 参附注射液 功效：温阳益气。适用于阳气亏虚型心律失常者。静脉滴注，每次40mL，每日 1 次,。

4. 参仙升脉口服液　功效：温补心肾，活血化瘀。适用于阳虚脉迟。口服，每次 20mL，一日 2 次。

【预后】

预后与病因、诱因、演变趋势和是否导致严重血流动力障碍有关。发生于无器质性心脏病基础上的缓慢性心律失常预后较好。一般窦性心动过缓，预后良好。心率极度缓慢的完全性房室传导阻滞、心室自主节律、重度病态窦房结综合征等，可迅速导致循环功能障碍而威胁病人的生命。房室结内阻滞预后良好，双束支阻滞预后较差。发生在器质性心脏病基础上的心律失常，如本身不引起明显血流动力学障碍，则预后一般良好；但如基础心脏病严重，尤其是伴心功能不全或急性心肌缺血者，预后一般较差。

【预防与调护】

1. 积极防治原发病，及时控制、消除原发病因和诱因是预防的关键。

2. 病态窦房结综合征、完全性房室传导阻滞，如心室率<40 次/分，且血流动力学改变明显，出现心、脑等重要器官供血不足，应安置人工心脏起搏器，以防止心脑综合征和猝死的发生。

3. 慎用减慢心率和心脏传导的药物，对此类药物的应用要严格掌握适应证和剂量，避免过量和误用。对病态窦房结综合征、房室传导阻滞患者，禁用洋地黄制剂、β 受体阻滞剂及明显减慢心率的其他抗心律失常药物。

4. 注意生活和情志调理，饮食有节，戒烟酒，起居有常，避免剧烈活动和强体力劳动，注意气候变化，避免上呼吸道感染。

第四节　心脏骤停与心脏性猝死

心脏骤停 (cardiac arrest) 是指心脏泵血功能突然停止。心脏性猝死 (sudden cardiac death) 是指由于心脏原因引起的无法预料的自然死亡，常以突然意识丧失为表现，死亡出乎意料，在急性症状出现后 1 小时内（亦有规定为 24 小时内）发生，但某些心跳骤停后存活者可超过此时限。美国每年有 30 万人发生心脏性猝死，德国有 8 万，因此减少心脏性猝死对于降低心血管病死亡率有重要意义。

【病因病理】

一、西医病因病理

1. 病因　在美国心脏性猝死中约 80% 由冠心病及其并发症引起，心肌病（肥厚型、扩张型）占 10%~15%，其余 5%~10% 的心源性猝死可由各种原因造成，如心瓣膜病、先天性心血管疾病、急性心包填塞、充血性心力衰竭、电解质失衡、Q-T 间期延长综合征、神经内分泌等因素所致的电不稳定性等。左室射血分数低于 30% 是猝死的最强预测因素，心肌梗死后存活者出现频发性与复杂性室性期前收缩亦预示有发生猝死的危险。

2. 病理生理

（1）缺氧 缺氧可使心脏损伤，尤其是对心肌细胞、冠状循环的毛细血管和传导系统产生不良影响。心肌在缺氧状态下进行无氧代谢，产生高碳酸血症和高乳酸血症，使心肌细胞pH下降，心肌收缩力抑制。此处心肌细胞内外电解质转移，造成局部电生理紊乱，可诱发心律失常；同时，缺氧可刺激儿茶酚胺释放，从而增加心肌耗氧量，增高浦肯野纤维的自律性和降低室颤阈。心脏传导系统在缺氧损伤时，可导致除极顺序的改变和诱发室性心律失常。

（2）神经系统功能不全 主要为迷走神经功能亢进。由于内脏器官，特别是呼吸和消化系统富含迷走神经纤维，这些部位的病变或手术操作时，可引起迷走神经张力增高，发生窦性心动过缓、房室传导阻滞甚至心跳骤停。眼科手术或压迫眼球也可致反射性心跳骤停。心脏交感神经支配不平衡可能为Q-T间期延长综合征发生晕厥和猝死的原因。

（3）代谢和化学异常 主要为代谢性酸中毒和（或）电解质紊乱。代谢性酸中毒不仅抑制心肌收缩力而且降低室颤阈，而且使细胞内钾外移；电解质紊乱直接影响心电生理，改变心肌兴奋性和诱发心律失常。麻醉或某些药物主要通过化学异常的机理导致严重心律失常，甚至心跳骤停。

心跳停止后，组织血流中断而无灌注，人体各系统组织缺血缺氧，但各组织对缺氧耐受性不一。最敏感的是中枢神经系统，尤其是脑组织，其次是心肌，再次是肝和肾，而骨骼肌、骨和软骨、结缔组织对缺氧的耐受性则较高。

当脑组织缺氧时，由于脑血管内皮细胞水肿使得脑血流机械性受阻，导致脑血管阻力增加和颅内压的轻度增高，脑灌注进一步减少。循环停止后，脑组织所储备的ATP和糖原在数分钟内即耗尽。如体温正常，在心跳骤停8~10分钟内，即可导致脑细胞的不可逆性损伤。在缺氧和酸中毒的情况下，心肌收缩力受到严重抑制，心肌处于弛缓状态，周围血管张力也降低，两者对儿茶酚胺的反应性大为减弱。此外，由于室颤阈值的降低，常可导致顽固性室颤，最终心肌细胞停止收缩。肝脏缺血时发生小叶中心坏死。肾脏缺血时产生肾小管坏死而致急性肾衰竭。

上述重要脏器在缺氧和酸中毒时发生的病理生理过程，尤其是心脑的病变，又可进一步加重缺氧和酸中毒，从而形成恶性循环。血液循环停止的时间越长，复苏成功率越低，并发症越多，故心跳骤停的抢救必须争分夺秒。

二、中医病因病机

本病中医病因病机目前尚无统一的认识，其发生时的临床表现与心阳暴脱证极为相似，故认为与心阳素虚、久病正虚、外邪侵袭、瘀血痰浊等有关。

1. 心阳素虚 先天禀赋不足，心阳亏虚，心气不固，若逢外邪侵袭，每易直犯心包，致心神受伤，心阳暴脱而发生猝死。

2. 久病正虚 久病宿疾，正气暗耗，失于调治，病情日重，终至脏腑虚损至极，元气衰惫，阴精消亡，而成心阳暴脱，阴阳离决之危候。

3. 外邪侵袭 感受六淫或疫疠毒邪，或邪毒炽盛，正气耗伤，脏腑受损，或邪毒直犯心包，心神受损，若救治不及时，致心阳暴脱，而成猝死。

4. 痰浊瘀血 情志内伤，饮食不节，致脏腑功能失调，痰浊瘀血致心脉痹阻，胸阳不振，遇情绪波动或劳累、受寒等诱因，痰瘀痹阻心脉，使心之阴阳不得顺接，致元气暴脱。

本病病机有虚实两个方面，或先天禀赋不足，或久病耗伤，致心阳亏虚，瘀血痰浊积于体内，骤逢外邪侵袭，直犯心包；或情志过极，引动痰瘀闭阻心脉，使心神失守，心阳暴脱而猝死。本病基本病机为心阳暴脱，阴阳离决。若抢救不及时，可发展为一厥不复的死证。

【临床表现】

心脏骤停或心脏性猝死的临床过程常分为四期，即前驱期、终末事件期、心脏骤停和生物学死亡。不同患者各期表现有明显差异。

1. 前驱期 许多病人在发生心脏骤停前数天、数周或数月，出现新的心血管症状或原有症状加重，如心绞痛、呼吸困难或疲乏无力。但前驱期症状一般不敏感，缺乏特异性。

2. 终末事件期 一般是导致心脏骤停前的急性心血管改变时期，通常不超过1小时。特异性症状是持续胸痛或突然心悸，呼吸困难，头晕，软弱无力。

3. 心跳骤停 心跳骤停的特征是由于脑血流量不足而致意识突然丧失、呼吸停止和脉搏消失。如不立即进行抢救，一般在1分钟内进入死亡期。罕见自发逆转者。

4. 生物学死亡 心室颤动或心室停搏，如在前4~6分钟内未予心肺复苏，则预后很差。如在前8分钟未予复苏，除非在低温等特殊条件，一般不能存活。

【实验室及其他检查】

心脏骤停与心脏性猝死的实验室检查主要为心电图检查，临床常见四种心电图表现。

（1）心室颤动或扑动 心室肌不规则的颤动或扑动，心电图上出现心室颤动或扑动波。

（2）无脉性室速 脉搏消失的室性心动过速。

（3）心室静止 心室完全丧失电活动而处于静止状态，心电图上出现直线或仅有心房波。

（4）心肌电-机械分离 心电图上具有宽而畸形、频率较慢的QRS波群，频率多在30次/分以下，但不产生有效的心肌机械性收缩。

在上述四种情况中，以心室颤动最多见，特别是在急性心肌梗死或急性心肌缺血病人发生的心搏骤停，绝大多数为心室颤动。上述四种类型中心室颤动和无脉性室速，应予除颤治疗，效果略好；心室静止，心肌电-机械分离电除颤无效。

【诊断】

1. 神志消失，表现为意识突然丧失，昏倒于任何场合。

2. 无呼吸，或仅是喘息。

3. 大动脉（颈动脉或股动脉）搏动消失。

检查患者有无反应，无呼吸或仅是喘息，不能在10秒内明确感觉到脉搏，应立即开始心肺复苏。

【治疗】

一、治疗思路

心跳骤停后，血液循环终止，脑细胞由于对缺氧十分敏感，一般在循环停止后4~6分钟，大脑即发生严重损害，甚至不能恢复。因此对所有心脏骤停的患者均应进行心肺复苏（cardiopulmonary resuscitatisn，CPR），提供胸部按压和通气，无论是否因心脏病所致，并根据有可能导致停搏的原因，调整施救行动的顺序。在抢救过程中静脉滴注益气温阳固脱针剂，有利于保护重要器官，中医辨证治疗可在心肺复苏成功后施行。

二、西医治疗

1. 基础心肺复苏　即基础生命活动的支持，目的在于迅速建立有效的人工循环，给脑组织及其他重要脏器以氧合血液而使其得到保护。其主要措施包括人工胸外按压、开通气道、人工呼吸，被简称为 CAB（circulation，airway，breathing），强调胸外按压最重要。另外，如果可以立即取得自动体外除颤仪（AED），应尽快使用 AED 除颤。

（1）**胸外按压和早期除颤**　胸外按压是建立人工循环的主要方法。胸外按压时，患者应仰卧于硬板床或地上，术者宜跪在患者身旁或站在床旁的椅凳上，一只手的手掌放置在胸骨下部，另一只手的手掌根部放在该手的手背上，按压时术者双臂应伸直，双肩在患者胸骨上方正中，垂直向下用力按压，按压深度为 5~6cm，按压后放松，允许胸廓充分回弹，血液回流。按压频率每分钟 100~120 次，按压应规律地、均匀地、不间断地进行，下压与放松的时间大致相等。放松时定位的手掌根不要离开胸骨定位点，但应避免在按压间隙依靠在患者胸上，以便每次按压后使胸廓充分回弹。尽可能减少胸外按压中断的次数和时间，中断时间限制在 10s 以内。在整个 CPR 过程中，胸外按压应>60%。

心脏体外电除颤是利用除颤仪在瞬间释放高压电流经胸壁到心脏，使心肌细胞瞬间同时除极，终止导致心律失常的异常折返或异位兴奋灶，从而恢复窦性心律。CPR 的关键起始措施是胸外按压和早期除颤。

（2）**开通气道**　保持呼吸道通畅是成功复苏的重要一步，可采用仰头抬颏法开放气道。方法是：术者将一手置于患者前额用力加压，使头后仰，另一手的食、中两指抬起下颏，使下颏尖、耳垂的连线与地面呈垂直状态，以通畅气道。应清除患者口中的异物和呕吐物，患者活动性义齿应取下。

（3）**人工呼吸**　气管内插管是建立人工通气的最好方法。在救援过程中，在院内通常以呼吸面罩暂时支持通气，而在院外则采用口对口人工呼吸。当时间或条件不允许时，正确的人工呼吸无疑是增加血氧含量、保护重要器官功能的手段。人工呼吸一般选择口对口，若病人牙关紧闭，则可改为口对鼻呼吸，即用口唇密合于病人鼻孔的四周后吹气。在口对口人工呼吸时，在保持呼吸道畅通和患者口部张开情况下，用按于前额一手的拇指、食指捏闭患者鼻孔，术者深吸一口气后，将自己的口唇贴紧患者口唇做深而快的用力吹气，直至患者胸部上抬。每次吹入气量 700~1000mL，吹气量大于 1200mL 可造成胃充气。如果一个人进行心肺复苏，则在连续胸部按压 30 次后，吹气两口，即 30：2；如果两人进行复苏，每 6s 进行 1 次人工呼吸，同时持续胸外按压。口对口人工呼吸只是临时性紧急措施，应马上争取气管内插管，以人工气囊挤压或人工呼吸机进行辅助呼吸与输氧，纠正低氧血症。

2. 高级心肺复苏　即高级生命支持，在基础生命支持的基础上，应用辅助设备、特殊技术等建立更为有效的通气和血运循环。主要措施包括气管插管建立通气、除颤转复心律成为血流动力学稳定的心律、建立静脉通路并应用必要的药物维持已经恢复的循环。

（1）**通气与氧供**　患者自主呼吸没有恢复应尽早行气管插管，纠正低氧血症，使用呼吸机，根据血气分析结果调整参数。

（2）**除颤和复律** 迅速恢复有效的心律是复苏能否成功的关键。一旦心电监测确定为心室颤动或持续性快速室性心动过速，应立即进行直流电除颤，室颤后每延迟电除颤1分钟，其死亡率会增加7%～10%。如果有双向波除颤器，可用选择150～200J。如果用单向波除颤器，首次电击用360J，后续电击都用此能量。3次除颤失败提示预后不良，应继续进行胸外按压和人工通气，5个周期的CPR后（约2分钟）再次分析心律，必要时再次除颤。

（3）**药物治疗** 心脏骤停患者在进行心肺复苏时应尽早开通静脉通道。周围静脉通畅选用肘前静脉或颈外静脉，中心静脉可选用颈内静脉、锁骨下静脉和股静脉。

肾上腺素是CPR的首选药物。可以用于电击无效的室颤或无脉室速、心脏停搏或无脉性电生理活动。每隔3～5分钟肾上腺素1mg静脉注射和阿托品1～2mg静脉注射。严重低血压可以给予去甲肾上腺素、多巴胺、多巴酚丁胺。

心脏骤停或复苏时间过长者，或早已存在代谢性酸中毒、高钾血症患者可以适当补充碳酸氢盐，但应注意防止产生碱中毒，碳酸氢钠过量可致碱中毒、高钠血症和高渗状态等。

给予2～3次除颤加CPR及肾上腺素之后仍然是室颤/无脉室速，考虑给予抗心律失常药，常用药物胺碘酮，也可以应用利多卡因。

对于一些难治性多形性室速、尖端扭转型室速、快速单形性室速或室扑（频率>260次/分）及难治性室颤，可试用静脉β受体拮抗剂。异丙肾上腺素或心室起搏可能有效终止心动过缓和药物诱导的尖端扭转型室速（TDP）。

3. 复苏后处理 一旦复苏成功，均应连续密切监测48～72小时，同时对导致心脏骤停的原发疾病给予适当的处理。心脏复苏后处理原则和措施包括维持有效的循环和呼吸功能，预防再次心脏骤停，维持水、电解质和酸碱平衡，防治脑水肿、急性肾衰竭和继发感染等。

脑复苏是心肺复苏最后成败的关键，维持平均动脉压，降低颅内压以提高脑灌注压显得尤为重要。主要措施包括：①降温：可用冰帽、冰袋物理降温或加用冬眠药物，能降低脑细胞代谢，提高对缺氧的耐受性，延缓或减轻脑细胞损害。②脱水：通常选用20%甘露醇和速尿，脱水对防治脑水肿是一项迅速有效的措施。但应防止过度脱水，造成血容量不足，难以维持血压稳定。

如心脏骤停时间较长或复苏后持续低血压，易并发急性肾衰竭，尤其多见于原有肾脏疾病的老年患者。防治急性肾衰竭应注意维持有效的心脏和循环功能，避免使用对肾脏有损害的药物。在心肺复苏后宜留置导尿管，记录每小时尿量，如血压正常但每小时尿量少于30mL，可试用速尿40～100mg静脉注射，如注射速尿后仍无尿或少尿，则提示急性肾衰竭，应限制入水量，防治高血钾，必要时考虑透析治疗。

三、中医治疗

（一）辨证论治

1. 气阴两脱证

症状：神萎倦怠，气短，四肢厥冷，心烦胸闷，尿少，舌质深红或淡，少苔，脉虚数或微。

治法：益气救阴。

方药：生脉散加减。兼瘀血者，加丹参、红花、当归养血活血。

2. 痰蒙神窍证

症状：神志恍惚，气粗息涌，喉间痰鸣，口唇、爪甲暗红，舌质暗，苔厚腻或白或黄，脉沉实。

治法：豁痰活血，开窍醒神。

方药：菖蒲郁金汤加减。

3. 元阳暴脱证

症状：神志恍惚，或昏愦不语，面色苍白，四肢厥冷，舌质淡润，脉微细欲绝。

治法：回阳固脱。

方药：独参汤或四味回阳饮加减。

（二）常用中药制剂

1. 参附注射液　功效：回阳救逆，益气固脱。适用于阳气暴脱的厥脱证。每次30~100mL，静脉滴注，每日1次。

2. 生脉注射液　功效：益气养阴，复脉固脱。适用于气阴两亏，脉虚欲脱的心悸、气短、四肢厥冷、汗出、脉微欲绝及心肌梗死、心源性休克、感染性休克。每次20~60mL，静脉滴注，每日1次。

【预后】

急性心肌梗死早期的原发性心室颤动，因并非血流动力学异常引起，经及时除颤易复律成功。急性下壁心肌梗死并发的缓慢性心律失常或心搏停顿所致的心脏骤停，预后良好。相反，急性广泛前壁心肌梗死合并房室或室内传导阻滞引起的心脏骤停，预后不良；继发于急性大面积心肌梗死及血流动力学异常的心脏骤停，发生缓慢性心律失常或心搏停顿及无脉搏性心活动的机会很大，即时死亡率高达59%~89%，心脏复苏往往不易成功，即使复苏成功，亦难以维持稳定的血流动力学状态。

非心脏性病变引起的心脏骤停分两大类。一类是致命性或晚期疾病，例如恶性肿瘤、败血症、器官衰竭和严重的中枢神经系统疾病等，复苏的成功率极低，预后不良。另一类是急性中毒、抗心律失常药物或其他非心脏药物的促心律失常作用、电解质紊乱、酸中毒所致的心脏骤停，由于引起该类心脏骤停的因素是可以逆转的，如能消除促发因素，预后良好。

【预防与调护】

心脏骤停的预防迄今仍是一个医学中尚未解决的问题。近年在预防心脏骤停中的主要进展是识别心脏骤停的高危对象。心肌梗死后、充血性心力衰竭、室性心动过速、心室颤动的患者，均有极高的心脏猝死的危险。目前用作检测心脏性猝死危险性的方法有左室功能测定、动态心电图、信号平均心电图、心率变异性、Q-T间期离散度与侵入性电生理试验等。单项试验阳性可预测15%~30%的患者，多项试验阳性可预测30%~40%的患者。预防致命性心律失常的方法包括药物治疗、植入性装置及外科手术。

第五节　高血压

高血压（hypertension）是以体循环动脉压增高为主要表现的临床综合征。根据目前采用的

NOTE

国际统一标准，收缩压≥140mmHg和（或）舒张压≥90mmHg就可以确诊为高血压。高血压可分为原发性高血压和继发性高血压。原发性高血压占高血压的95%以上；继发性高血压为某些疾病的临床表现，有明确病因，约占高血压的5%。《中国居民营养与慢性病状况报告（2015）》显示，2012年我国18岁及以上居民高血压患病率为25.2%，而且高血压的发病率仍在不断上升。WHO相关研究显示，按照目前的趋势，2025年全球成人高血压患病率将突破29%，全球将有近16亿成年人成为高血压人群。高血压严重危害人类健康，是心力衰竭、脑卒中、终末期肾病及外周血管疾病最重要的高危因素之一。

高血压与中医"风眩"相似，根据相关临床症状亦可归属于"眩晕""头痛""中风"等范畴。

【病因病理】

一、西医病因病理

（一）病因及发病机制

1. 病因 原发性高血压的病因为多因素的，可分为遗传和环境因素两方面，是遗传易感性和环境因素相互作用的结果，是由于多种后天因素使血压的调节失代偿所致，具有一定的遗传背景。

2. 发病机制

（1）血压调节机制失代偿 诸多因素可以影响血压的调节，其中主要是心排血量及体循环的周围血管阻力。心排血量与体液容量、心率、心肌收缩力呈正相关。总外周阻力与阻力小动脉结构的改变、血管壁的顺应性、血管的舒缩状态、血液黏稠度等因素有关。血压的急性调节主要通过压力感受器及交感神经活动来实现，而慢性调节则主要通过肾素-血管紧张素-醛固酮系统及肾脏对体液容量的调节来完成。如上述调节机制失去平衡即会导致高血压。

（2）遗传因素 高血压的遗传倾向比较明显，目前认为是一种多基因疾病。高血压患者中40%~60%有家族史，有明显的家族聚集性。动物实验也筛选出遗传性高血压大鼠株-自发性高血压大鼠（SHR），证实高血压可能与遗传有关。

（3）肾素-血管紧张素-醛固酮系统（RAAS） 体内存在循环及局部两种RAAS系统。循环RAAS系统主要由于肾灌注减低或肾缺血而被激活。肾素由肾小球入球动脉的球旁细胞分泌，而后使肝脏的血管紧张素原变为血管紧张素Ⅰ，再经血管紧张素转换酶的作用变为血管紧张素Ⅱ（AngⅡ）。AngⅡ升高可使血压升高，其机理是使小动脉平滑肌收缩，增加周围血管阻力；刺激肾上腺皮质球状带，使醛固酮分泌增加，引起水钠潴留，血容量增加；通过交感神经末梢突触前膜的正反馈使去甲肾上腺素分泌增加，导致心率加快、心肌收缩力增强和心输出量增加。多途径导致血压升高，并持续处于高血压状态。最近几年发现心脏、肾脏、肾上腺、中枢神经、血管壁等均有局部的RAAS，通过旁分泌或自分泌调节组织功能，这对高血压的形成、血压的调节可能具有较强的作用。

（4）精神神经系统 大脑皮层受外界及内在环境的长期不良刺激，使其兴奋与抑制过程平衡失调，对皮质下中枢的调节失控，交感神经活动增强、儿茶酚胺类介质的释放使小动脉收缩，并继发引起血管平滑肌增生，肾素释放增多。这些因素促使高血压形成，并持续处于高血压状态。

（5）钠潴留 高钠饮食可使某些体内有遗传性钠运转缺陷的患者血压升高。钠摄入过多可使水、钠潴留，血容量增多，心输出量增加，以致血压升高。其次，由于血管平滑肌细胞内钠离子水平增高，又可使细胞内钙离子水平增高，使小动脉收缩，外周阻力增高，参与高血压的发生。再次，心钠素增高，影响钠排出，也参与高血压形成。

（6）血管内皮功能受损 血管内皮细胞具有调节血管舒缩、影响血流、调节血管重建的功能。血管内皮细胞生成的活性物质对血管舒缩等有调节作用。引起血管舒张的物质有前列环素（PGI_2）、内皮源性舒张因子（EDRF）、一氧化氮（NO）等；引起血管收缩的物质有内皮素（ET-1）、血管紧张素Ⅱ等。高血压时，一般 NO 生成减少，而 ET-1 增加，血管平滑肌细胞对舒张因子反应减弱，而对收缩因子反应增强。

（7）胰岛素抵抗 胰岛素抵抗（insulin resistance，IR），是指必须以高于正常的血胰岛素释放水平来维持正常的糖耐量，表示机体组织对胰岛素处理葡萄糖的能力减退，约50%的原发性高血压患者存在不同程度的 IR。胰岛素抵抗通过下列因素使血压升高：①肾小管对钠的重吸收增加；②增强交感神经活动；③使细胞内钠、钙增加；④刺激血管壁增生。

（8）其他 缺少运动、肥胖、吸烟、过量饮酒、低钙、低镁、低钾等都与高血压有关。

（二）病理

高血压早期表现为心排出量增加和全身小动脉压力的增加，并无明显的病理学改变，随着病情的发展可引起全身小动脉病变，可以表现为小动脉玻璃样变，中膜平滑肌细胞增殖，管壁增厚，管腔狭窄，血管重构（remodelling），使高血压持续和发展，进而导致重要靶器官如心、脑、肾等缺血损伤。同时，高血压可促进动脉硬化的形成及发展，逐步累及中动脉和大动脉。

1. 心 高血压的持续存在致使左心室负荷加重，日久引起左心室肥厚与扩大。儿茶酚胺、AngⅡ等物质也可以刺激心肌细胞，促进和加重左心室肥大，最后引起高血压性心脏病，甚至心力衰竭。高血压还可促进动脉硬化发生和发展，引起冠状动脉硬化性心脏病。

2. 脑 长期高血压使脑血管发生缺血与变性，脑血管结构硬化后尤为脆弱，易形成微动脉瘤，在血压波动时破裂致脑出血。脑小动脉硬化和微血栓形成可致腔隙性梗死。脑中型动脉硬化有利于血栓形成而产生脑梗死，颅外动脉粥样硬化斑块脱落可造成脑栓塞。当血压急剧升高时可引起脑小动脉痉挛，使毛细血管壁缺血，通透性增加，易致急性脑水肿，形成高血压脑病。

3. 肾 高血压形成后，肾小球入球小动脉玻璃样变性和纤维化致肾实质缺血、肾小球纤维化、肾小管萎缩，久之肾体积缩小，最终导致肾衰竭。恶性高血压时，入球小动脉及小叶间动脉发生增殖性内膜炎及纤维素样坏死，在短期内出现肾衰竭。

4. 视网膜 早期出现视网膜动脉痉挛，随着病情进展逐渐硬化，后期可出现视网膜出血、渗出及视神经乳头水肿。

二、中医病因病机

本病主要由情志失调、饮食不节、久病过劳及先天禀赋不足等，致使机体脏腑、经络气血功能紊乱，阴阳失去平衡，清窍失聪，形成以头晕、头痛等为主要表现的高血压。

1. 肝阳上亢 肝为风木之脏，内寄相火，体阴而用阳，主升主动。肝主疏泄，依赖肾精充养，素体阳盛，肝阳偏亢，日久化火生风，风升阳动，上扰清窍，则发眩晕。长期忧郁恼怒，肝气郁结，气郁化火，肝阴暗耗，阴虚阳亢，风阳升动，上扰清窍，发为眩晕。《类证治裁》："头为诸阳之会，阳升风动，上扰颠顶……耳目乃清空之窍，风阳眩沸，斯眩晕作焉。"

2. 痰湿中阻 脾主运化水谷，为生痰之源。若嗜酒肥甘，饥饱无常，或思虑劳倦，伤及

NOTE

于脾，脾失健运，水谷不化生精微，聚湿生痰，痰浊上扰，蒙蔽清窍，发而为眩。《丹溪心法》："头眩，痰夹气虚并火，治痰为先……无痰不作眩。"

3. 瘀血阻窍　久病入络，随着病情的迁延不愈，日久殃及血分，血行不畅，瘀血内停，滞于脑窍，清窍失养，发为眩晕。明·虞抟在《医学正传》中有"因瘀致眩"之说。

4. 肝肾阴虚　肝藏血，肾藏精，肝肾同源。肝阴不足可导致肾阴不足，肾阴不足亦可引起肝阴亏虚。肝阳上亢日久，不但耗伤肝阴，亦可损及肾阴。素体肾阴不足或纵欲伤精，肾水匮乏，水不涵木，阳亢于上，清窍被扰，而作眩晕。

5. 阴阳两虚　久病体虚，累及肾阳，肾阳受损，或阴虚日久，阴损及阳，导致阴阳两虚，髓海失于涵养，而见眩晕等。

综上所述，高血压一病，主要病因为情志失调、饮食不节、久病劳伤、先天禀赋不足等。主要病机环节为风、火、痰、瘀、虚，与肝、脾、肾等脏腑关系密切。病机性质为本虚标实，肝肾阴虚为本，肝阳上亢、痰瘀内蕴为标。病机除了上述五个方面外，还有冲任失调、气阴两虚、心肾不交等，在临床中可参照辨证。

【临床表现】

高血压起病隐匿，进展缓慢，早期可无症状。不少病人在体格检查时才发现血压升高。少数病人在出现心、脑、肾并发症时才发现血压升高。早期在精神紧张、情绪激动、劳累时血压升高，休息后降至正常，随着病情进展，血压持续升高。

一、主要症状

可见头晕、头痛、情绪易激动、注意力不集中、疲劳、心悸等。

二、体征

除血压升高外，其他体征一般较少。周围血管搏动、血管杂音、心脏杂音等是重点检查项目。

三、并发症

血压持续升高，可有心、脑、肾等靶器官损害。在我国，脑卒中是最主要的高血压并发症。近年来，高血压引起的主动脉夹层也越来越受到重视。

1. 心　血压持续升高致左心室肥厚、扩大形成高血压性心脏病，最终可导致充血性心力衰竭。部分高血压患者可并发冠状动脉粥样硬化，并可出现心绞痛、心肌梗死、心力衰竭及猝死。

2. 脑　长期高血压，由于小动脉微动脉瘤形成及脑动脉粥样硬化，可并发急性脑血管病，包括脑出血、短暂性脑缺血发作、脑血栓形成等。

3. 肾　长期持续高血压会并发肾动脉硬化、肾硬化等肾脏病变，早期可无表现，病情发展可出现肾功能损害。

4. 主动脉夹层　长期高血压，导致主动脉血管壁结构异常，血液通过主动脉内膜裂口，进入主动脉壁，造成正常主动脉壁的分离，可形成主动脉夹层。

四、高血压危重症

1. 恶性高血压　多见于中青年。发病急骤，血压显著升高，舒张压持续≥130mmHg，头痛、视力减退、视网膜出血、渗出和视神经乳头水肿。肾功能损害明显，出现蛋白尿、血尿、管型尿，迅速发生肾功能不全。如不及时治疗，可因肾衰竭、心力衰竭或急性脑血管病而死亡。

2. 高血压危象　由于交感神经活动亢进，在高血压病程中可发生短暂收缩压急剧升高（可达 260mmHg），也可伴舒张压升高（120mmHg 以上），同时出现剧烈头痛、心悸、气急、烦躁、恶心、呕吐、面色苍白或潮红、视力模糊等。控制血压后可迅速好转，但易复发。

3. 高血压脑病　多发生在重症高血压患者，多见严重头痛、呕吐、意识障碍，轻者仅有烦躁、意识模糊，或者一过性失明、失语、偏瘫等，严重者发生抽搐、昏迷。可能因为血压升高，超过脑血管调节极限，脑血管波动性扩张，脑灌注过多，血管内液体渗入脑组织，引起脑水肿及颅内压升高而致。

【实验室及其他检查】

1. 尿常规　早期正常，随着病程延长可见少量蛋白、红细胞、透明管型等，提示有肾功能损害。

2. 肾功能　早期肾功能检查可无异常，肾实质损害逐渐加重可见血肌酐、尿素氮升高，内生肌酐清除率降低，浓缩及稀释功能减退。

3. 血脂　可伴有血清总胆固醇、甘油三酯及低密度脂蛋白增高，高密度脂蛋白降低。

4. 血糖、葡萄糖耐量试验及血浆胰岛素测定　部分病人有空腹血糖升高、餐后 2 小时血糖及血胰岛素增高。

5. 眼底检查　根据 Keith-Wagener 眼底分级法，大多数患者仅为Ⅰ、Ⅱ级变化，重度高血压患者可有Ⅲ级眼底变化。

6. 胸部 X 线检查　可见主动脉弓迂曲延长，升、降部可扩张，左心室肥大。左心衰竭时有肺淤血。

7. 心电图、超声心动图　心电图见左室肥大并劳损图形，超声心动图可见主动脉内径增大，左室肥大，亦可反映心功能异常。

8. 动态血压监测（ABPM）　可客观地反映 24 小时内实际血压水平，测量各时间段血压的平均值。目前认为动态血压的正常参考范围为：24 小时平均血压<130/80mmHg，白天血压均值<135/85mmHg，夜间血压均值<120/70mmHg。ABPM 可以诊断"白大衣性高血压"，发现隐蔽性高血压，检查顽固性难治性高血压的病因；判断高血压的严重程度，了解其血压变异度和血压昼夜节律，严重高血压患者的昼夜节律可消失；指导和评价降压治疗；诊断发作性高血压或低血压。

9. 其他　血钾、24 小时尿微量白蛋白、颈动脉超声、血同型半胱氨酸、脉搏波传导速度（PWV）、踝臂血压指数（ABI）等。

【诊断与鉴别诊断】

一、诊断

1. 在未服用抗高血压药物的情况下，非同日 3 次血压测量值收缩压均≥140mmHg 和（或）舒张压≥90mmHg 者（每次不少于 3 次读数，取平均值）即可确诊为高血压。若患者既往有高血压病史，正在使用降压药物下，血压正常，也诊断为高血压。

NOTE

2. 参照 2004 年中国高血压联盟的诊断标准及 2010 年《中国高血压防治指南》制定的标准见表 2-2。

表 2-2　血压水平的分类和定义

类别	收缩压（mmHg）		舒张压（mmHg）
正常血压	<120	和	<80
正常高值	120~139	和（或）	80~89
高血压	≥140	和（或）	≥90
1 级高血压（轻度）	140~159	和（或）	90~99
2 级高血压（中度）	160~179	和（或）	100~109
3 级高血压（重度）	≥180	和（或）	≥110
单纯收缩期高血压	≥140	和	<90

注：当收缩压和舒张压分属于不同级别时，以较高的分级为准。单纯收缩期高血压也可按照收缩压分为 1、2、3 级。

3. 高血压诊断应包括心血管危险因素、靶器官损害与相关临床情况及危险分层的评估。心血管风险分层根据血压水平、心血管危险因素、靶器官损害、临床并发症和糖尿病，分为低危、中危、高危和极高危四个层次。3 级高血压伴一项及以上危险因素，合并糖尿病，临床心、脑血管病或慢性肾脏疾病等并发症，属于心血管风险极高危患者。详见表 2-3、表 2-4

表 2-3　高血压患者心血管危险分层标准

其他危险因素和病史	高血压		
	1 级	2 级	3 级
无	低危	中危	高危
1~2 个其他危险因素	中危	中危	极高危
≥3 个其他危险因素或靶器官损害	高危	高危	极高危
临床并发症或合并糖尿病	极高危	极高危	极高危

表 2-4　影响高血压患者心血管预后的重要因素

心血管危险因素	靶器官损害	伴随临床疾患
高血压（1~3 级） 年龄 　>55 岁（男性）， 　>65 岁（女性） 吸烟 糖耐量受损和（或）空腹血糖受损 血脂异常 　TC≥5.7mmol/L（220mg/dL）或 　LDL-C>3.3mmol/L（130mg/L）或 　HDL-C<1.0mmol/L（40mg/L） 早发心血管病家族史（一级亲属发病 年龄男性<55 岁，女性<65 岁） 腹型肥胖（腰围男性≥90cm，女性≥ 85cm）或肥胖（BMI≥28Kg/m²） 血同型半胱氨酸升高（≥10μmol/L）	左心室肥厚 　心电图：Sokolow（SV_1+RV5）> 　38mm 或 Cornell（RaVL+SV_3）> 　2440mm·ms 　超声心动图 LVMI 男性≥125g/m²， 　女性≥120g/m² 颈动脉超声 IMT≥0.9mm 或动脉粥样 硬化斑块 颈股动脉 PWV≥12m/s ABI<0.9 eGFR<60mL/（min·1.73m²）或血肌 酐轻度升高 115~133μmol/L（1.3~ 1.5mg/dL，男性）107~124μmol/L （1.2~1.4mg/dL，女性） 尿微量白蛋白 30~300mg/24h 或白蛋 白/肌酐≥30mg/g	脑血管病 　脑出血、缺血性脑卒中、短暂 性脑缺血发作 心脏疾病 　心肌梗死、心绞痛、冠状动脉 血运重建、慢性心力衰竭 肾脏疾病 　糖尿病肾病、肾功能受损，肌 酐≥133μmol/L（1.5mg/dL， 男性）≥124μmol/L（1.4mg/ dL，女性） 尿蛋白>300mg/24h 周围血管病 视网膜病变 　出血或渗出，视盘水肿 糖尿病

注：TC：总胆固醇；LDL-C：低密度脂蛋白胆固醇；HDL-C：高密度脂蛋白胆固醇；BMI：体重指数；LVMI：左心室质量指数；IMT：内膜中层厚度；ABI：踝臂指数；PWV：脉搏波传导速度；eGFR：估测的肾小球滤过率

二、鉴别诊断

1. 肾实质病变 ①急性肾小球肾炎：起病急骤，发病前 1~3 周多有链球菌感染史，有发热、水肿、血尿等表现。尿常规检查可见蛋白、红细胞和管型，血压为一过性升高。青少年多见。②慢性肾小球肾炎：由急性肾小球肾炎转变而来，或无明显急性肾炎史，而有反复浮肿、明显贫血、血浆蛋白低、氮质血症，蛋白尿出现早而持久，血压持续升高。

2. 肾动脉狭窄 有类似恶性高血压的表现，药物治疗无效。一般可见舒张压中、重度升高，可在上腹部或背部肋脊角处闻及血管杂音。肾盂造影、放射性核素肾图及 B 超检查有助于诊断。肾动脉造影可明确诊断。

3. 嗜铬细胞瘤 可出现阵发性或持续性血压升高，阵发性血压升高时还可伴心动过速、出汗、头痛、面色苍白等症状，历时数分钟或数天，一般降压药无效，发作间隙血压正常。血压升高时测血或尿中儿茶酚胺及其代谢产物香草基杏仁酸（VMA）有助于诊断，超声、放射性核素及 CT、MRI 对肾脏部位检查可显示肿瘤部位而确诊。

4. 原发性醛固酮增多症 女性多见。以长期高血压伴顽固性低血钾为特征，可有多饮、多尿、肌无力、周期性麻痹等。血压多为轻、中度升高。实验室检查有低血钾、高血钠、代谢性碱中毒、血浆肾素活性降低、血及尿醛固酮增多、尿钾增多。安体舒通试验阳性具有诊断价值。超声检查、放射性核素、CT、MRI 可确定肿瘤部位。

5. 库欣综合征 又称皮质醇增多症。患者除有高血压之外还有满月脸、水牛背、向心性肥胖、毛发增多、血糖升高等，诊断一般不难。24 小时尿中 17-羟类固醇、17-酮类固醇增多，地塞米松抑制试验或肾上腺素兴奋试验有助于诊断。颅内蝶鞍 X 线检查、肾上腺 CT 扫描及放射性碘化胆固醇肾上腺素扫描可定位诊断。

6. 主动脉缩窄 多数先天性，临床表现为上臂血压增高，而下肢血压不高或降低。在肩胛区、胸骨旁、腋部有侧枝循环的动脉搏动和杂音，腹部听诊有血管杂音。主动脉造影可确定诊断。

【治疗】

一、治疗思路

高血压治疗的目标是有效地使血压降至血压控制目标值，以及防止靶器官损害，最大限度地减少或延迟心脑血管及肾脏并发症，降低病死率和病残率。目前，高血压的治疗药物非常多，只要正确选择、正规治疗，就能有效控制血压。对于轻度高血压患者，可以考虑用中医药治疗，对于中度和重度高血压患者应以西药治疗为主，可以考虑配以中药治疗，尤其是单纯西药治疗血压控制不理想的患者，需要加用中药配合治疗。在使用西药的同时使用中药，一方面可以更好地控制血压，另一方面还能有效地预防靶器官损害，改善临床症状，提高生活质量。

二、西医治疗

高血压的治疗，首先要全面评估患者高血压分级是否存在危险因素，确定高血压的危险度，然后制定合理的方案给予治疗。心血管疾病常见危险因素包括吸烟、高脂血症、糖尿病、年龄>60 岁的男性或绝经后的女性、心血管疾病家族史等。高血压的治疗包括非药物治疗和药物治疗。

低度危险组：治疗以改善生活方式为主的非药物治疗或中医药整体辨证调理为主。无效者，再选择合理的西药予以治疗。

中度危险组：治疗除改善生活方式外，给予药物治疗。

高度危险组：必须药物治疗。

极高危险组：必须尽快给予强化治疗。

（一）非药物治疗

所有高血压患者初步诊断后，均应立即采取以改善生活方式为主的非药物治疗，非药物治疗包括限制钠盐、合理膳食、控制体重、限制烟酒、适当运动、减轻工作压力、保持乐观心态和充足睡眠等。

（二）药物治疗

1. 利尿剂（Diuretic） 用于轻、中度高血压，适用于老年高血压、单纯收缩期高血压、难治性高血压、心力衰竭合并高血压的治疗。

（1）噻嗪类 ①氢氯噻嗪，每次 12.5~25mg，每日1~2次，口服；②氯噻酮，每次 12.5~25mg，每日 1 次。此类药物易引起低血钾及血糖、血尿酸、血胆固醇增高，因此，糖尿病、高脂血症慎用，痛风患者禁用。

（2）袢利尿剂 呋塞米，每次 20~40mg，每日 1~2 次。利尿作用强而迅速，可致低血钾、低血压。肾功能不全者慎用。

（3）保钾利尿剂 ①螺内酯，每次 20mg，每日 2 次；②氨苯蝶啶，每次 50mg，每天1~2次。本类药物可引起高血钾，不宜与血管紧张素转换酶抑制剂合用，肾功能不全者禁用。

此外，吲达帕胺兼有利尿及钙拮抗作用，能有效降压而较少引起低血钾，它可从肾外（胆汁）排出，可用于肾衰竭患者，有保护心脏的作用。高脂血症及糖尿病患者慎用。常用剂量每次 2.5~5mg，每日 1 次。

2. β受体阻滞剂（β receptor blocker） 通过肾素释放的抑制、神经递质释放的减少、心排出量降低等达到降低血压的目的。1、2 级高血压患者比较适用，尤其是心率较快的中青年患者，或合并有心绞痛、心肌梗死、慢性心力衰竭、交感神经活性增高以及高动力状态的高血压患者。常用制剂：①美托洛尔，每次25~50mg，每日 2 次；②阿替洛尔，每次 50~100mg，每日 1 次；③阿罗洛尔，每次 10mg，每日 2 次；④比索洛尔，每次 5~10mg，每日 1 次；⑤卡维地洛（兼有 α 受体阻滞作用），每次 12.5~25mg，每日 1 次。本类药物有抑制心肌收缩力、房室传导时间延长、心动过缓、支气管痉挛等副作用，可能有影响糖、脂肪代谢等不良反应，因此不宜用于支气管哮喘、病态窦房结综合征、房室传导阻滞、外周动脉疾病等。慎用于充血性心力衰竭，酌情用于糖尿病及高脂血症患者。不宜与维拉帕米合用。冠状动脉粥样硬化性心脏病患者用药后不宜突然停用，因可诱发心绞痛，切忌突然停药，以免引起反跳。

3. 钙通道拮抗剂（calcium channel blocker，CCB） 可用于中、重度高血压的治疗，适宜于单纯性收缩压增高的老年病患者。CCB 有维拉帕米、地尔硫䓬和二氢吡啶类。前二者抑制心肌收缩及自律性和传导性，不宜应用于心力衰竭、窦房结功能低下、心脏传导阻滞患者。二氢吡啶类近年来发展迅速，对心肌收缩性、传导性及自律性的抑制少，应用较为普遍。常用药物有：①硝苯地平，每次 5~10mg，每日 3 次；②硝苯地平缓释片，每次 30~60mg，每日 1 次，或每次 10~20mg，每日 2 次；③硝苯地平控释片，每次 30~60mg，每日 1 次；④尼群地平，每次 10mg，每日 2 次；⑤非洛地平缓释片，每次 2.5~10mg，每日 1 次；⑥氨氯地平，每次 5~10mg，每日 1 次；⑦拉西地平，每次 4~6mg，每日 1 次。硝苯地平由于使血管扩张、反射性交感神经兴奋，可出现心率加快、颜面潮红、头痛、下肢浮肿等不良反应，尤以短效制剂明显，其交感激活作用对冠心病的预防不利，故不宜长期应用，而长效制剂不良反应明显减少，降压平稳持久、患者耐受好、依从性高可长期应用。

4. 血管紧张素转换酶抑制剂（angiotensin-converting enzyme inhibitor，ACEI） 可以用于各种类型、各种程度的高血压，ACEI 具有改善胰岛素抵抗和改善蛋白尿的作用，对伴有心力衰竭、左心室肥大、心肌梗死后、房颤、蛋白尿或微量白蛋白尿、慢性肾脏疾病、代谢综合征、糖耐量降低及糖尿病肾病等合并症尤为适宜。妊娠高血压、严重肾衰竭、高血钾者禁用。常用药物：①卡托普利，每次 12.5~50mg，每日 2~3 次；②依那普利：每次 10~20mg，每日 2 次；③贝那普利，每次 10~20mg，每日 1 次；④培哚普利，每次 4~8mg，每日 1 次；⑤赖诺普利，每次 10~20mg，每日 1 次；⑥福辛普利，每次 10~40mg，每日 1 次。ACEI 常见的不良反应为刺激性干咳，其发生率为 10%~20%，可能与体内缓激肽增多有关，停药后可消失，少数患者有皮疹及血管神经性水肿。血肌酐超过 3mg/dL 时慎用，应定期监测血肌酐及血钾水平。

5. 血管紧张素 II 受体阻滞剂（angiotensin II receptor blocker，ARB） 从受体水平阻断 Ang II 的收缩血管、水钠潴留及细胞增生等不良作用，使血管扩张，血压下降，同时还有保护肾功能、延缓肾病进展、逆转左心室肥厚、抗血管重构等作用，总体作用明显优于 ACEI。常用药物：①氯沙坦，每次 25~100mg，每日 1 次；②缬沙坦，每次 80~160mg，每日 1 次；③厄贝沙坦，每次 150~300mg，每日 1 次；④坎地沙坦，每次 4~8mg，必要时可增至 12mg，每日 1 次。此类药物不良反应较少，可能有轻微头痛、水肿等，一般不引起刺激性干咳。其治疗对象和禁忌证与 ACEI 相同，用于不耐受 ACEI 的干咳患者。

6. α受体阻滞剂（α receptor blocker） 一般不作为高血压的首选药。适用于高血压伴前列腺增生等患者，也用于难治性高血压患者的治疗。α受体阻滞剂最主要的不良反应是首剂低血压反应、体位性低血压及耐药性，最好住院时使用。常用药物：①哌唑嗪，每次 0.5~2mg，每日 3 次；②特拉唑嗪，每次 1~8mg，每日 1 次。α受体阻滞剂因副作用较多，目前不主张单独使用，但是在复方制剂或联合用药治疗时还在使用。

7. 肾素抑制剂 为一类新型 RAS 阻滞降压药，其代表药为阿利吉仑，每次 150~300mg，每日 1 次。妊娠高血压禁用。

8. 其他 复方罗布麻叶片、复降片、珍菊降压片等降压作用温和、价格低廉，可酌情选用。

（三）降压药物的合理应用

1. 降压应用的基本原则

（1）小剂量 初始治疗时通常应采用较小的有效治疗剂量，并根据需要逐步增加剂量。

（2）优先选择长效制剂 尽可能使用一天一次给药而有持续 24 小时降压作用的长效药物，以有效控制夜间血压与晨峰血压，更有效预防心脑血管并发症发生。如使用中、短效制剂，则需每天 2~3 次用药，以达到平稳控制血压。

（3）联合用药 以增加降压效果又不增加不良反应，在低剂量单药治疗疗效不满意时，可以采用两种或多种降压药物联合治疗。事实上，2 级以上高血压为达到目标血压常需联合治疗。对血压≥160/100mmHg 或高于目标血压 20/10mmHg 或高危及以上患者，起始即可采用小剂量两种药联合治疗，或用小剂量固定复方制剂。

（4）个体化 根据患者具体情况和耐受性及个人意愿或长期承受能力，选择适合患者的降压药物。

2. 用药选择 ①合并心力衰竭者选用利尿剂、ACEI、β受体阻滞剂，不宜选用α受体阻滞剂及CCB；②轻度肾功能不全者可用ACEI；③老年人收缩期高血压宜选用利尿剂、长效二氢吡啶类；④糖尿病患者用ACEI和ARB，也可用CCB；⑤冠状动脉粥样硬化性心脏病、心肌梗死后患者选用β受体阻滞剂或ACEI，稳定性心绞痛可用CCB；⑥高脂血症用CCB、ACEI，不宜用β受体阻滞剂及利尿剂；⑦妊娠者用甲基多巴、美托洛尔、硝苯地平，不宜用ACEI、ARB；⑧脑血管动脉硬化用ACEI、CCB；⑨中年舒张期高血压可用长效CCB、ACEI；⑩合并支气管哮喘、抑郁症、糖尿病者不宜用β受体阻滞剂；痛风不宜用利尿剂；心脏传导阻滞者不宜用β受体阻滞剂及非二氢吡啶类CCB。

3. 降压目标及应用方法 高血压患者的治疗目标，目前一般主张降低血压至控制目标值（140/90mmHg以下）或理想水平（120/80mmHg以下）。对于糖尿病、慢性肾脏疾病、心力衰竭或病情稳定的冠心病合并高血压者，血压控制目标值<130/80mmHg。老年高血压患者血压降至150/90mmHg以下，如果能耐受，可进一步降至140/90mmHg以下，大于80岁高龄老人血压目标值<150/90mmHg。高血压通常需要长期治疗，治疗后血压满意控制，可以逐步减少药物剂量或以最低药物剂量维持。但高血压患者在治疗期间，不可突然停药，否则会使血压迅速上升，或发生停药综合征（血压迅速升高、心悸、烦躁、多汗、心动过速等），合并冠状动脉粥样硬化心脏病者，可出现心绞痛发作或严重心律失常。

大多数无并发症的患者可单独或联合用药，治疗应从小剂量开始。临床实际应用时，患者心血管危险因素状况、靶器官损害、并发症、降压疗效、不良反应以及药物费用等，都有可能影响降压药的具体选择。目前认为，2级高血压患者在开始时就可以采用联合治疗。联合治疗应采用不同降压机理的药物，我国临床主要推荐应用优化联合治疗方案，如表2-5所示。

表2-5 降压药物优化联合治疗方案

优先推荐	一般推荐	不常规推荐
CCB+ARB	噻嗪类利尿剂+β受体阻滞剂	ARB+β受体阻滞剂
CCB+ACEI	α受体阻滞剂+β受体阻滞剂	ACEI+β受体阻滞剂
ARB+噻嗪类利尿剂	CCB+保钾利尿剂	ARB+ACEI
ARB+噻嗪类利尿剂	噻嗪类利尿剂+保钾利尿剂	中枢作用药+β受体阻滞剂
CCB+噻嗪类利尿剂		
CCB+β受体阻滞剂		

（四）高血压危重症的处理原则及治疗

1. 处理原则 高血压急症的患者应进入急诊抢救室或加强监护室，持续监测血压；尽快应用适合的降压药；酌情使用有效的镇静药以消除患者恐惧心理；并针对不同的靶器官损害给予相应的处理。

高血压急症需立即进行降压治疗以阻止靶器官进一步损害。在治疗前要明确用药种类、用药途径、血压目标水平和降压速度等。在临床应用时需考虑到药物的药理学和药代动力学作用，对心排出量、全身血管阻力和靶器官灌注等血流动力学的影响，以及可能发生的不良反应。理想的药物应能预期降压的强度和速度，作用强度可随时调节。

在严密监测血压、尿量和生命体征的情况下，应视临床情况的不同使用短效静脉降压药物。降压过程中要严密观察靶器官功能状况，如神经系统症状和体征的变化，胸痛是否加重等。由于已经存在靶器官的损害，过快或过度降压容易导致组织灌注压降低，诱发缺血事件。所以起始的降压目标不是使血压正常，而是渐进地将血压调控至安全的水平，最大程度地防止或减轻心、脑、肾等靶器官损害。

一般情况下，初始阶段（数分钟到 1 小时内）血压控制的目标为平均动脉压的降低幅度不超过治疗前水平的 25%。在随后的 2~6 小时内将血压降至较安全水平，一般为 160/100mmHg 左右，如果可耐受这样的血压水平，临床情况稳定，在以后 24~48 小时逐步降低血压达到正常水平。降压时需充分考虑到患者的年龄、病程、血压升高的程度、靶器官损害和合并症的临床状况，因人而异地制定具体的方案。如果患者为急性冠状动脉综合征或以前没有高血压病史的高血压脑病（如急性肾小球肾炎、子痫所致等），初始目标血压水平可适当降低。若为主动脉夹层动脉瘤，在患者可以耐受的情况下，降压的目标应该低至收缩压 100~110mmHg，一般需要联合使用降压药，并要重视足量 β 受体阻滞剂的使用。降压的目标还要考虑靶器官特殊治疗的要求，如溶栓治疗等。一旦达到初始靶目标血压，可以开始口服药物，静脉用药逐渐减量至停用。

2. 治疗

（1）迅速降压 通过静脉用药迅速使血压降至 160/100mmHg 以下。①硝普钠 50~100mg 加入 5% 葡萄糖注射液 500mL，避光静脉滴注。开始 10μg/min，密切观察血压，每 5~10 分钟可增加 5μg/min，直至血压得到满意控制后维持。②硝酸甘油 25mg 加入 5% 葡萄糖注射液 500mL 中，以 5~10μg/min 静脉滴注，每 5~10 分钟可增加 5~10μg 至 20~50μg/min。③尼卡地平，静脉滴注从 0.25μg/（kg·min）开始，密切观察血压，逐步增加剂量，可用至 6μg/（kg·min）。④乌拉地尔 10~50mg，静脉注射，通常用 25mg，如血压无明显降低，可重复使用，然后予 50~100mg 于 100mL 液体内静滴维持，滴速为 0.4~2mg/min，根据血压调节。⑤拉贝洛尔，50mg 加入 5% 葡萄糖注射液 40mL 中以 5mg/min 的速度静脉注射，15 分钟后无效者，可重复注射，3 次无效则停用。

（2）降低颅内压 速尿 20~80mg，静脉注射。20% 甘露醇 250mL，30 分钟内静脉滴入，每 4~6 小时 1 次。

（3）制止抽搐 地西泮 10~20mg 缓慢静脉注射。苯巴比妥 0.1~0.2mg 肌肉注射。10% 水合氯醛 10~15mL 保留灌肠。

三、中医治疗

（一）辨证论治

1. 肝阳上亢证

症状：头晕头痛，口干口苦，面红目赤，烦躁易怒，大便秘结，小便黄赤，舌质红，苔薄黄，脉弦细有力。

治法：平肝潜阳。

方药：天麻钩藤饮加减。阳亢化风者，加羚羊角粉、珍珠母以镇肝息风。

2. 痰湿内盛证

症状：头晕头痛，头重如裹，困倦乏力，胸闷，腹胀痞满，少食多寐，呕吐痰涎，肢体沉重，舌胖苔腻，脉濡滑。

治法：祛痰降浊。

NOTE

方药：半夏白术天麻汤加减。痰热蕴结者，加天竺黄、黄连以清热化痰；脾虚湿困者，加砂仁、藿香、焦神曲以健脾化湿。

3. 瘀血阻窍证

症状：头痛经久不愈，固定不移，头晕阵作，偏身麻木，胸闷，时有心前区痛，口唇发绀，舌紫，脉弦细涩。

治法：活血化瘀。

方药：通窍活血汤加减。气虚明显者，加黄芪、党参以补气活血；阳虚明显者，加仙茅以温阳化瘀；阴虚火旺者，加龟板、鳖甲以养阴清火。

4. 肝肾阴虚证

症状：头晕耳鸣，目涩，咽干，五心烦热，盗汗，不寐多梦，腰膝酸软，大便干涩，小便热赤，舌红少苔，脉细数或细弦。

治法：滋补肝肾，平潜肝阳。

方药：杞菊地黄丸加减。心肾不交者，加阿胶、鸡子黄、酸枣仁、柏子仁等交通心肾，养心安神。

5. 肾阳虚衰证

症状：头晕眼花，头痛耳鸣，形寒肢冷，心悸气短，腰膝酸软，遗精阳痿，夜尿频多，大便溏薄，舌淡胖，脉沉弱。

治法：温补肾阳。

方药：济生肾气丸加减。

（二）常用中药制剂

1. 松龄血脉康胶囊　功效：活血化瘀，平肝潜阳。适用于瘀血内阻、肝阳上亢证。用法：口服每次 3 粒，每日 3 次。

2. 天麻钩藤颗粒　功效：平肝潜阳。适用于肝阳上亢证。用法：口服每次 1 包，每日 3 次。

3. 养血清脑颗粒　功效：养血平肝，活血通络。适用于血虚肝旺证。用法：口服，每次 4g，每日 3 次。

4. 六味地黄丸　功效：滋阴补肾。适用于肾阴亏损证。用法：口服，每次 1 粒，每日 2 次。

5. 金匮肾气丸　功效：温补肾阳，化气行水。适用于肾虚证。用法：口服，每次 1 丸，每日 2 次。

【预后】

高血压是心、脑、肾等重要脏器损害常见而主要的危险因素。高血压病程越长，靶器官损害越严重。一些轻度高血压患者，经适当综合治疗，可以治愈；大多数患者坚持合理用药，改变生活方式，可以改善症状，延缓并发症出现；若治疗不当可出现心、脑、肾等严重并发症，危及生命。

【预防与调护】

高血压及其引起的心脑血管疾病居于目前疾病死亡原因的首位，因此应及早发现、及时治疗、坚持服药，尽量防止及逆转靶器官的损害，减少其严重后果。

根据不同的情况进行针对性预防。高血压的预防一般分为三级：一级预防是针对高危人群和整个人群，以社区为主，注重使高血压易感人群通过减轻体重、改善饮食结构、戒烟、限酒、增加体育活动等预防高血压病的发生；二级预防是针对高血压患者，包括一切预防内容，并采用简便、有效、安全的药物进行治疗；三级预防是针对高血压重症的抢救，预防其并发症的产生和死亡。

做好健康教育工作，保持健康的生活方式。注意劳逸结合，精神乐观，睡眠充足，保持大便通畅，多吃低热量、高营养的食物，少盐、少糖、少油。

第六节　动脉粥样硬化和冠状动脉粥样硬化性心脏病

动脉粥样硬化

动脉粥样硬化（atherosclerosis）是动脉硬化中最常见、最重要的类型。各种动脉硬化的共同特点是动脉管壁增厚变硬、弹性减弱和管腔缩小。动脉粥样硬化的特点是受累动脉的病变从内膜开始，先后局部有脂质和复合糖类积聚、出血和血栓形成、纤维组织增生和钙质沉着，并有动脉中层的逐渐退变和钙化。由于在动脉内膜积聚的脂质外观呈黄色粥样，因此称为动脉粥样硬化。

根据动脉粥样硬化临床表现及病理变化，可归属于中医"脉痹"的范畴，冠心病可参考"胸痹心痛"，脑梗死可参照"中风"等辨证论治。

【病因病理】

一、西医病因病理

（一）病因及发病机制

1. 病因　本病病因尚未完全明确，目前认为本病是多种危险因素引起的以高度特异性的细胞分子反应为特征的慢性炎症性疾病。

（1）主要危险因素　①年龄、性别：多见于40岁以上的中、老年人。男性发病率高于女性，但女性绝经期后发病率增加。②血脂异常：为最重要的危险因素。表现为总胆固醇（TC）、甘油三酯（TG）、低密度脂蛋白胆固醇（LDL-C）、极低密度脂蛋白胆固醇（VLDL-C）、载脂蛋白B（ApoB）、脂蛋白（a）［Lp（a）］增高，高密度脂蛋白胆固醇（HDL-C）、载脂蛋白A（ApoA）降低。③血压：高血压患者发病率较血压正常者高3~4倍。④吸烟：吸烟者发病率和病死率增高2~6倍，且与每日吸烟量呈正比，被动吸烟也是危险因素。⑤糖尿病和糖耐量异常：糖尿病患者发病率增高数倍。

（2）次要危险因素　①肥胖；②体力活动少，脑力活动为主，工作紧张者；③西方饮食习惯；④遗传因素：家族史中有年龄<50岁发病者；⑤A型性格者：性格急躁，好胜心强，不善于劳逸结合；⑥胰岛素抵抗；⑦血中同型半胱氨酸增高；⑧血中纤维蛋白及凝血因子增高；

NOTE

⑨某些病原体如腺病毒、巨细胞病毒等感染。

2. 发病机制 有多种学说，包括内皮损伤反应学说、脂质浸润学说、血栓形成学说、平滑肌细胞克隆学说、炎症学说等。近年多数学者认为本病各种危险因素最终都损伤动脉内膜，而粥样硬化病变的形成是动脉对内膜损伤做出反应的结果。

各种危险因素作用于动脉内膜，可引起动脉内皮损伤或活化。单核细胞在活化的内皮细胞表面黏附，数量增加，并迁移入内膜下成为巨噬细胞，通过清道夫受体吞噬氧化修饰的低密度脂蛋白（ox LDL）而转变为泡沫细胞，形成最早的粥样硬化病变脂质条纹。如血浆 LDL-C 等持续增高，则脂质不断堆积而使脂质条纹进展，重者在细胞外出现脂质核心。巨噬细胞通过合成和分泌多种细胞因子，刺激平滑肌细胞游移到脂质条纹中，并转变为泡沫细胞，促使脂质条纹演变为纤维脂肪病变，再发展为纤维斑块。

内膜受损后可暴露内膜下组织，活化的内皮细胞可由正常的抗凝血状态转变为促凝血状态，这都使血液中的血小板得以黏附、聚集于内膜上，形成附壁血栓。血小板可释放许多细胞因子，这些因子对平滑肌细胞增生起重要作用，又促进了粥样硬化病变的发展。

（二）病理

动脉粥样硬化的病理变化主要累及体循环系统的大型弹力型动脉（如主动脉）和中型弹力型动脉（以冠状动脉和脑动脉最常见，肢体动脉、肾动脉和肠系膜动脉次之），而肺循环动脉极少受累。

动脉粥样硬化时先后出现三类变化：①脂质点和条纹：为早期病变，内膜下有巨噬细胞和少量平滑肌细胞聚集，细胞内外有脂质沉积，不引起动脉狭窄，但可能发展为斑块；②粥样和纤维粥样斑块：为进行性动脉粥样硬化的特征性改变，由内膜增生的结缔组织和含有脂质的平滑肌细胞组成，突入动脉腔内引起管腔狭窄；③复合病变：由纤维斑块发生出血、坏死、溃疡、钙化和附壁血栓所形成。

受累的动脉弹性减弱，脆性增加，管腔逐渐变窄甚至完全闭塞，也可扩张而形成动脉瘤。视受累动脉和侧支循环建立情况的不同，可引起整个循环系统或部分器官的功能紊乱。

本病病理变化进展较缓慢，40 岁以后病变明显，中老年期可出现症状。有资料表明，使用他汀类药物，同时控制各种危险因素一段时间后，较早期的动脉粥样硬化病变可部分消退，发生斑块逆转。

二、中医病因病机

本病为饮食失节、七情内伤、劳逸失度、肝肾亏虚等因素，导致痰瘀互结而致。

1. 饮食失节 恣食膏粱厚味，或饮食失节，损伤脾胃，运化失司，痰湿凝聚，浸渍血脉，或贪逸恶劳，终日伏案，多坐少动，气机不畅，痰湿凝聚，浸淫血脉，痰瘀交阻，发为本病。

2. 气滞血瘀 抑郁忧思，或恼怒伤肝，肝失条达，气机不利，津液失布，痰湿阻滞，血脉不畅，血停为瘀，痰瘀互阻；或劳倦过度，损伤心脾，心血耗伤则血脉失养，脾气受损则健运失常，气血生化不足，久之则脉行涩滞，痰瘀互阻，发为本病。

3. 年老体虚 年老体衰或久病伤及肝肾，阳虚者，心阳失于温煦；阴虚者，则血脉失于濡养，阴虚火旺则火邪灼伤心脉，血脉损伤，日久与痰瘀交阻为患，虚实夹杂发为本病。

4. 寒邪侵袭 素体胸阳不振，又遇寒邪外袭，心脉挛急或痹阻，猝然而痛，发为本病。

5. 劳逸失度 过劳或过逸，皆能伤气，气不行血则血瘀；气不布津，聚湿为痰，痰瘀交阻，痹阻心脉。

动脉粥样硬化起病缓慢，病位涉及心、脑、肾乃至全身脉管，病性多属本虚标实，急性期多属标实，以气滞、血瘀、痰阻、寒凝为主，慢性期则以气虚、阴虚、阳虚为主，本虚标实兼见。基本病机：气虚血瘀痰阻。病情日久，痰瘀互结，多从火化，使病邪胶结难解，本虚则从气虚向气阴两虚、阳虚发展。

【临床表现】

主要是相关器官受累后出现的表现。

1. 一般表现 可能出现精神与体力衰退。

2. 主动脉粥样硬化 大多数无特异性症状。体征可见血压升高，脉压增大。X线检查可见主动脉弓向左上方凸出，主动脉影增宽、迂曲，有时可见钙化。

主动脉粥样硬化可形成主动脉瘤和主动脉夹层。主动脉瘤中，腹主动脉瘤比胸主动脉瘤多见。腹主动脉瘤多出现腹部搏动性肿块，腹壁相应部位可闻及血管杂音。胸主动脉瘤压迫周围组织可出现胸痛、气急、吞咽困难、咯血、声音嘶哑等表现。X线检查可见主动脉的相应部位增大，主动脉造影可显示梭形或囊样的动脉瘤。超声、电子计算机断层显像（CT）或磁共振显像（MRI）可显示瘤样主动脉扩张。主动脉夹层可见持续性、撕裂样剧痛，常出现休克以及相应部位的其他症状。主动脉造影、CT、MRI和超声均可显示夹层造成的血管假腔。

3. 冠状动脉粥样硬化 详见下节。

4. 脑动脉粥样硬化 脑缺血可引起眩晕、头痛和晕厥等症状；脑动脉血栓形成或栓塞、脑出血时，可有头痛、眩晕、呕吐、意识丧失、肢体瘫痪、偏盲或失语、感觉障碍等表现；脑萎缩时可引起痴呆，有精神异常、行为失常、智力和记忆力减退以及性格变态等表现。

5. 肾动脉粥样硬化 长期肾脏缺血可引起肾萎缩，肾功能逐渐减退，以致形成慢性肾功能衰竭。肾动脉的狭窄可出现顽固性高血压。如有肾动脉血栓形成，可出现肾区疼痛、尿闭和发热等。

6. 肠系膜动脉粥样硬化 可出现消化不良、肠道张力减低、便秘和腹痛等症状。若血栓形成者，可有剧烈腹痛、腹胀和发热。肠壁坏死时，可引起便血、麻痹性肠梗阻和休克。

7. 四肢动脉粥样硬化 以下肢为多见，由于血供障碍而引起下肢发凉、麻木和间歇性跛行；严重者可见患肢持续性疼痛，足背动脉搏动减弱或消失。肢体动脉管腔完全闭塞时可引起坏疽。

【实验室及其他检查】

本病尚缺乏敏感而又特异的早期实验室诊断方法。

1. 血脂 部分患者有脂质代谢异常，主要表现为血清总胆固醇、低密度脂蛋白胆固醇、甘油三酯、ApoB和Lp（a）增高，高密度脂蛋白胆固醇、ApoA降低。

2. X线 动脉造影是目前诊断动脉粥样硬化最直接的"金标准"。选择性或数字减影动脉造影可显示相关动脉粥样硬化所造成的管腔狭窄或动脉瘤病变，以及病变所在部位、范围和程度，有助于确定外科或介入治疗的方法和选择施行手术的方式。

3. 超声 多普勒超声检查有助于判断颈动脉、四肢动脉和肾动脉的血流情况和血管病变。血管内超声显像是辅助血管内介入治疗的新的检查方法。

NOTE

4. 其他 心电图检查、超声心动图检查、放射性核素心脏检查所示的特征性变化有助于诊断冠状动脉粥样硬化性心脏病。脑电阻地形图、脑电图、CT 或磁共振显像有助于判断脑动脉的功能以及脑组织的病变情况。

【诊断与鉴别诊断】

一、诊断

本病早期诊断存在一定困难，但发展到一定程度，尤其是出现器官明显病变时，诊断并不困难。具有多种危险因素的患者，尤其是年长者，有吸烟史，如检查发现血脂异常，高血压，糖尿病，动脉造影发现血管狭窄性病变，应首先考虑本病的诊断。

二、鉴别诊断

主要与受累器官的其他相关疾病鉴别。

1. 主动脉粥样硬化引起的主动脉变化和主动脉瘤，应与梅毒性主动脉炎和主动脉瘤以及纵隔肿瘤相鉴别。

2. 冠状动脉粥样硬化引起的心绞痛和心肌梗死，应与冠状动脉炎、冠状动脉栓塞相鉴别。急性冠脉综合征应与主动脉夹层动脉瘤、肺栓塞、气胸等鉴别。

3. 脑动脉粥样硬化所引起的脑血管意外，应与其他原因引起的脑血管意外相鉴别。出血性与缺血性脑血管意外相鉴别。

4. 肾动脉粥样硬化所引起的高血压，应与引起继发性高血压的其他疾病（如肾实质病变、原发性醛固酮增多症、嗜铬细胞瘤等）以及原发性高血压相鉴别。

5. 四肢动脉粥样硬化所产生的症状应与血栓闭塞性脉管炎、多发性大动脉炎、急性动脉栓塞等鉴别。

【治疗】

一、治疗思路

本病病程长，发展缓慢，应以预防为主。首先应积极进行一级预防，即预防动脉粥样硬化的发生；如已发生，应积极控制和治疗，防治病变进展并争取逆转（二级预防）；如已经发生并发症，应及时治疗，防治其恶化，延长患者生命（三级预防）。西医他汀类药物在降血脂、稳定斑块，抗血小板药在预防血栓等方面有肯定作用。中医药可以针对存在危险因素的人群进行辨证论治，整体调整，具有在发病之前就能够早期干预的优势，另外在改善动脉粥样硬化程度、缓解临床症状方面均有较好的治疗效果。对于伴有心、脑、肾严重动脉粥样硬化病变者，西医介入或手术治疗及急救措施有较明显的优势，应采用中西医结合的方法。

二、西医治疗

（一） 一般防治

1. 健康宣教 在社区人群中进行健康宣传和教育，尤其是针对具有危险因素的人群，说服患者耐心接受长期的防治措施并配合治疗。

2. 合理膳食 膳食摄入热量以维持体重指数［$BMI＝体重（kg）/身高（m)^2$］在 20~24

为度。食用低钠、低胆固醇膳食，并限制酒和蔗糖及含糖食物的摄入。提倡饮食清淡，多食新鲜蔬菜、瓜果和植物蛋白食物。尽量以植物油为食用油。合并有高血压或心力衰竭者，应同时限制食盐，每天 5g 以下。

3. 适当的体力劳动和体育活动　活动量因人而异，以不过多增加心脏负担和不引起不适感觉为度。

4. 合理安排工作和生活　生活要有规律，注意劳逸结合，保证充足睡眠，保持乐观、愉快的情绪，避免情绪激动。

5. 禁烟限酒　必须宣传不吸烟，不酗酒。

6. 积极治疗相关疾病　包括高血压、糖尿病、高脂血症、肥胖症等。

针对本病发病有年轻化趋势，本病的预防措施应从儿童、青少年开始，即不宜过多摄入高胆固醇、高动物性脂肪的饮食，不宜摄入过多的热量，以防止儿童、青少年发胖。

（二）药物治疗

1. 调节血脂药　血脂控制目标水平：无动脉粥样硬化，无冠心病危险因素：TC<5.18mmol/L（200mg/dL），LDL-C<3.37mmol/L（130mg/dL）。无动脉粥样硬化，有冠心病危险因素：TC<4.14mmol/L（160mg/dL），LDL-C<2.5mmol/L（100mg/dL）。有动脉粥样硬化：TC<3.11mmol/L（120mg/dL），LDL-C<2.07mmol/L（80mg/dL）。

（1）羟甲基戊二酰辅酶 A（HMG-CoA）还原酶抑制剂类（他汀类）　本类药物以降低血清总胆固醇和低密度脂蛋白为主，也降低甘油三酯。此外在稳定动脉粥样斑块，防止斑块破裂、继发出血、血栓形成方面也具有重要作用。常用制剂：阿托伐他汀 10~80mg，瑞舒伐他汀钙 10~20mg，辛伐他汀 10~40mg，普伐他汀 10~20mg，每晚 1 次。副作用：有少数患者出现转氨酶增高、肌痛、肌酸磷酸激酶升高，严重者引起横纹肌溶解。如有必要与贝特类合用，需更加严密监测。

（2）苯氧芳酸类（贝特类）　其降低血甘油三酯的作用强于降低总胆固醇，在一定程度上能使 HDL 增高，可减少组织胆固醇沉积。常用非诺贝特 100mg，每日 3 次，其微粒型制剂 200mg，每日 1 次。吉非贝齐因副作用大，临床上已少应用。少数患者有胃肠道反应、皮肤瘙痒和荨麻疹，以及一过性血清转氨酶增高和肾功能改变，宜定期检查肝、肾功能。与抗凝药合用时，应注意调整抗凝药的用量。

（3）烟酸类　有降低血甘油三酯和总胆固醇、轻度增高 HDL 以及扩张周围血管的作用。常用烟酸 0.2g，可逐渐增加至每次 1g，每日 3 次。可引起皮肤潮红和发痒、胃部不适等副作用，长期应用还要注意检查肝功能。同类药物有阿昔莫司，每次 250mg，每日 1~3 次。

（4）胆酸螯合剂（树脂类）　为阴离子交换树脂，通过阻止胆酸或胆固醇从肠道吸收，使其随粪便排出，从而使胆固醇减少。常用考来烯胺（消胆胺）4~16g，每日 3 次；考来替泊 5~20g，每日 3~4 次。可引起便秘等肠道反应，微粒型制剂副作用减少。临床已少用。

其他调整血脂药物还有不饱和脂酸类（包括亚油酸、亚油酸乙酯等）和鱼油制剂等。

2. 抗血小板药　抗血小板黏附和聚集，可防止血栓形成，用于预防冠状动脉和脑动脉血栓。可选用：①阿司匹林 100~300mg，每日 1 次。②氯吡格雷 75mg，每日 1 次。③血小板糖蛋白 IIb/IIIa 受体阻滞剂，静脉注射制剂有阿昔单抗 0.25mg/kg，静脉滴注，每小时 10μg/kg，12~24 小时。替罗非班，负荷量 10μg/kg，3 分钟内静脉推注，维持量 0.15μg/kg/min，静脉滴注 24~36 小时。④其他：替格瑞洛、西洛他唑、普拉格雷等。

NOTE

3. 溶栓剂和抗凝药 对动脉内已形成血栓导致管腔狭窄或阻塞者，可依据其适应证选用溶解血栓制剂，继而使用抗凝剂。

（三） 介入和外科手术治疗

对狭窄或闭塞的血管（特别是冠状动脉、肾动脉和四肢动脉）施行再通、重建或旁路移植等介入或外科手术，以恢复动脉供血。

三、中医治疗

（一） 辨证论治

1. 痰浊内阻证

症状：形体肥胖，少动嗜卧，口中黏腻乏味，舌质淡，苔白厚或白腻，脉沉缓或滑。

治法：化痰降浊。

方药：导痰汤加减。若脾虚痰盛，见神疲乏力、恶心、纳呆、便溏者，可加炒白术、党参益气健脾化痰；痰热明显，出现口苦、舌苔黄腻者，加竹茹清热化痰。

2. 气滞血瘀证

症状：平素易怒心烦，时感胸胁胀闷不适，头晕，舌质暗或有瘀斑，舌下静脉迂曲，脉弦或涩。

治法：行气活血。

方药：血府逐瘀汤加减。气郁化火，见心烦，舌红苔黄者，加栀子、丹皮、川楝子清热疏肝；若见疲乏无力，活动后气短，嗜睡懒言，易出汗，面色少华，舌淡暗或有瘀斑，脉细弱或涩者，为气虚血瘀，应合用补阳还五汤以益气活血。

3. 肝肾亏虚证

症状：眩晕头痛，失眠健忘，腰膝酸软，发脱齿摇，耳聋耳鸣，动作迟缓，精神呆钝，舌淡暗，脉细。

治法：补肾填精。

方药：六味地黄丸加减。若合并肾阳虚，加淫羊藿、巴戟天、杜仲；大便秘结，加肉苁蓉、火麻仁；失眠健忘，加益智仁、酸枣仁、远志。

（二） 常用中药制剂

1. 血脂康胶囊 功效：除湿祛痰，活血化瘀，健脾消食。适用于血脂异常及动脉粥样硬化痰浊内阻证。用法：口服，每次 2 粒，每日 2 次。

2. 地奥心血康胶囊 功效：活血化瘀，行气止痛。适用于预防和治疗冠心病心绞痛瘀血内阻证。用法：口服，每次 1~2 粒，每日 3 次。

3. 银杏叶片 功效：活血化瘀，通脉舒络。适用于心血管动脉硬化血瘀证。用法：口服，每次 2 片，每日 3 次。

4. 绞股蓝总苷片 功效：养心健脾，益气和血，除痰化瘀。适用于血脂异常、动脉硬化痰浊内阻证、血瘀证。用法：口服，每次 2~3 片，每日 3 次。

5. 六味地黄丸 功效：滋阴补肾。适用于血脂异常、动脉硬化肝肾亏虚证。用法：口服，每次 4~6g，每日 2 次。

【预后】

本病预后随病变部位和程度、血管狭窄发展速度、受累器官情况和有无并发症而不同。病变涉及心、脑、肾等重要脏器合并器官功能衰竭者，预后不良。

【预防与调护】

本病重在预防，预防是治疗的一部分。饮食和生活方式的改变是防治的基础措施。

冠状动脉粥样硬化性心脏病

冠状动脉粥样硬化性心脏病（coronary atherosclerotic heart disease）是指因冠状动脉粥样硬化使血管腔狭窄、阻塞，或（和）冠状动脉痉挛导致心肌缺血缺氧或坏死而引起的心脏病，统称冠状动脉性心脏病（cornany artery disease，CAD），简称冠心病，亦称缺血性心脏病。

冠心病是动脉粥样硬化导致器官病变的最常见类型，也是严重危害人民健康的常见病。本病多发生在40岁以后，男性多于女性，脑力劳动者较多。在欧美发达国家本病极常见，在美国死于本病者占人口死亡数的1/3~1/2，占心脏病死亡数的50%~75%。在我国，本病不如欧美多见，其流行趋势有三个特点：①存在显著的地区差异，总的来说北方高南方低。②近年来呈上升趋势。在住院心脏病患者中所占比例逐年增加。③冠心病危险因素仍在增长。发病年龄有年轻化趋势。一些经济发达地区人群的平均血压、血清胆固醇水平都有所升高，肥胖人口增多，吸烟人群仍有增无减，预示冠心病发病率仍不断增长。

1979年WHO将冠心病分为无症状性心肌缺血、心绞痛、心肌梗死、缺血性心肌病和猝死五型，作为基本临床分型目前仍被沿用。然而这个分型不能满足临床应用需要。近年将本病分为急性冠脉综合征（acute coronary syndrome，ACS）和慢性冠心病（chronic coronary artery disease，CAD，或称慢性缺血综合征，chronic ischemic syndrome，CIS）两大类。慢性冠心病包括稳定型心绞痛、冠脉正常的心绞痛（如X综合征）、无症状性心肌缺血和缺血性心肌病。急性冠脉综合征包括不稳定型心绞痛（unstable angina，UA）、非ST段抬高型心肌梗死（non-ST-segment elevation myocardial infarction，NSTEMI）、ST段抬高型心肌梗死（ST-segment elevation myocardial infarction，STEMI）和猝死。UA、NSTEMI、STEMI这三种分型的共同病理基础均为不稳定粥样斑块，只是伴发了不同程度的继发性病理改变，如斑块内出血、斑块纤维帽破裂、血栓形成及血管痉挛等。在患者胸痛发作之初并不能确定其最终的结果是仅仅停留于UA或将进展至心肌梗死，故统称为ACS。ACS死亡率高，临床要求进行严格观察及危险分层，及时做出正确的临床判断及选择相应的治疗措施，以使部分不稳定心绞痛患者病情稳定逆转，更重要的是能及时发现心肌梗死，争取及早实施血运重建治疗，大大降低病死率。

本节将重点讨论"心绞痛"和"心肌梗死"。

心绞痛

心绞痛（angina pectoris）由冠状动脉供血不足，心肌急剧的、暂时的缺血与缺氧所致。其特点为发作性的心前区压榨性疼痛，主要位于胸骨后，可放射至心前区和左上肢内侧，常发生于劳力负荷增加时，持续数分钟，休息或含服硝酸甘油片后症状消失。包括稳定型心绞痛和不稳定型心绞痛。

本病男性多于女性，多数患者在40岁以上，劳累、情绪激动、饱食、受寒、急性循环衰竭等为常见的诱因。

本病与中医学"胸痹"相类似，可归属于"猝心痛""厥心痛"等范畴。

【病因病理】

一、西医病因病理

（一）病因和发病机制

任何原因引起冠状动脉供血与心肌需血之间发生矛盾，冠状动脉血流量不能满足心肌代谢的需要，引起心肌急剧的、暂时的缺血缺氧时，即可发生心绞痛。心肌氧耗的多少由心肌张力、心肌收缩强度和心率决定，常以"心率×收缩压"（二重乘积）来估计。心肌能量的产生需要强大的氧供，心肌平时对血液中氧的摄取已接近最大值，再需增加氧供时只能依靠增加冠状动脉血流量来提供。在动脉粥样硬化引起冠状动脉狭窄或部分分支闭塞时，其扩张性减弱，对心肌的供血量相对比较固定。如供血尚能应付心脏的平时需要，则休息时可无症状。当心脏负荷突然增加，如劳累、激动、左心衰竭、收缩压增高、心率加快时，心肌需血量增加；或当冠状动脉发生痉挛时，血流进一步减少；或在循环血流量突然减少的情况下，心肌血氧供需矛盾加深，遂引起心绞痛。

产生疼痛感觉的直接因素，可能是在缺血缺氧的情况下，心肌内集聚过多的代谢产物（如乳酸、丙酮酸、磷酸和类似激肽的多肽类物质），刺激心脏自主神经的传入神经末梢，经胸1~5交感神经节和相应的脊髓段传入大脑，产生疼痛感觉。这种痛觉反映在与传入水平相同脊髓段的脊神经所分布的皮肤区域，即胸骨后和两臂的前内侧与小指，尤其是在左侧。

（二）病理

心绞痛患者的病理解剖表明，至少有一支冠状动脉的主支管腔显著狭窄达横切面的75%以上，有侧支循环形成的患者，冠状动脉的主支有更严重的狭窄或阻塞时才会发生心绞痛。另外，冠状动脉造影发现约15%的心绞痛患者，其冠状动脉的主支并无明显病变，提示可能是冠状动脉痉挛、冠状循环的小动脉病变、交感神经过度活动或心肌代谢异常等所致。

不稳定型心绞痛与稳定型心绞痛的差别主要在于冠脉内不稳定的粥样斑块继发病理改变，如斑块内出血、斑块纤维帽破裂、血小板聚集形成血栓及（或）刺激冠状动脉痉挛，使局部心肌血流量明显下降，导致缺血性心绞痛，虽然也可因劳力负荷诱发但劳力负荷终止后胸痛并不能缓解。

患者在心绞痛发作之前，常有血压增高、心率加快、肺动脉压和肺毛细血管压增高的变化，反映心、肺的顺应性减低。发作时可有左心室收缩力和收缩速度降低、射血速度减慢、左心室收缩压下降、心搏量和心排血量降低、左心室舒张末期压和血容量增加等左心室收缩和舒张功能障碍的病理变化。左心室壁可呈收缩不协调或部分心室壁收缩减弱现象。

二、中医病因病机

本病的发生与寒邪内侵、饮食不节、情志失调、年老体衰等因素有关，多种因素交互为患，引起心脉痹阻而发为本病。主要病机有：

1. 心血瘀阻　心血瘀阻是本病病机的根本，各种病因最终导致血行瘀滞，心脉不畅，发为本病。病程日久，瘀血不去，新血不生，心气痹阻，心阳不振，可向心肾阳虚转化。

2. 痰浊内阻　饮食不节、情志失调均可导致痰浊内生，胸阳失展，气机痹阻，脉络阻滞，发为本病。病延日久，每可耗气伤阳，向气虚血瘀、气阴两虚或心肾阳虚证转化。

3. 阴寒凝滞　素体阳虚，胸阳不展，阴寒之邪乘虚侵袭，阴寒凝滞，气血痹阻，心阳不振，发为本病。多因气候骤冷或感寒而发病或加重，日久寒邪伤人阳气，亦可向心肾阳虚转化。

4. 气虚血瘀　气虚血瘀是本病的基本病机。五脏之气虚，在气虚的基础上，气血运行不畅，心脉阻滞，发为本病。

5. 气阴两虚　年老体衰或久病者，心气不足，阴血耗伤，导致血行瘀滞，发为本病。

6. 心肾阳虚　多见于中老年人及病程迁延者，肾气渐衰，肾阳虚不能鼓舞五脏之阳，心阳、脾阳随之而虚，胸阳不振，气机痹阻，血行瘀滞，发为本病。

本病基本病机为心脉痹阻。病位在心，涉及肝、脾、胃、肾等脏。病性总属本虚标实，虚为气虚、阴虚、阳虚而心脉失养，以心气虚为常见；实为寒凝、气滞、痰浊、血瘀痹阻心脉，而以血瘀为多见。若病情进一步发展，瘀血痹阻心脉，则心胸猝然大痛，痛不可自止，而发为真心痛。如心阳阻遏，心气不足，鼓动无力，可发为心悸、脉参伍不调；若心肾阳虚，水邪泛滥，可出现心衰；若心阴阳之气不相顺接，可发生厥脱，乃至猝死。

【临床表现】

一、主要症状

典型的心绞痛具有以下五个特点：

1. 部位　主要在胸骨上段或中段之后，可波及心前区，有拳头或手掌大小，甚至横贯左前胸，界限不很清楚。常放射至左肩、左臂内侧及无名指和小指，或至颈、咽和下颌部。

2. 性质　阵发性的胸痛，常为压榨性、闷胀性或窒息性，也可有烧灼感，但不尖锐，非针刺或刀割样疼痛，偶伴濒死的恐惧感觉。常伴疲乏，出冷汗，恶心，甚或呕吐等症状。发作时，患者往往被迫立即停止原来的活动，直至症状缓解。

3. 诱因　发作常由体力劳动或情绪激动所诱发，饱食、寒冷、吸烟、心动过速、休克等亦可诱发。疼痛发生于劳力或激动的当时，而不是在一天劳累之后。典型的心绞痛常在相似的条件下发生，但有时同样的劳力只在早晨引起心绞痛，可能与晨间交感神经兴奋性增高和痛阈较低有关。

4. 持续时间　疼痛出现后常逐渐加重，然后在 3~5 分钟内逐渐消失，很少超过 15 分钟。可数天或数周发作一次，亦可一日内多次发作。

5. 缓解方式　一般在停止诱发症状的活动后即可缓解，舌下含服硝酸甘油能在几分钟内缓解。

不稳定型心绞痛胸痛的部位、性质与稳定型心绞痛相似，但具有以下特点之一：

1. 原为稳定型心绞痛，在 1 个月内疼痛发作的频率增加，程度加重，时限延长，诱发因素变化，硝酸酯类药物缓解作用减弱。

2. 1 个月之内新发生的心绞痛，并因较轻的劳力负荷而诱发。

3. 休息状态下发作心绞痛或较轻微活动即可诱发，发作时表现为 ST 段抬高的变异型心绞痛也属此列。

此外，由于贫血、感染、甲亢、心律失常等原因诱发的心绞痛称之为继发性不稳定型心绞痛。

NOTE

二、体征

平时一般无异常体征。心绞痛发作时常见心率加快、血压升高、表情焦虑、皮肤冷或出汗，有时出现第四或第三心音奔马律。可有暂时性心尖部收缩期杂音、第二心音逆分裂或交替脉。

【实验室及其他检查】

1. 心电图 是发现心肌缺血、诊断心绞痛最常用的检查方法。

（1）心绞痛发作时心电图 对明确心绞痛诊断有较大帮助。大多数患者可出现典型的缺血性改变，即以 R 波为主的导联中，出现 ST 段压低≥0.1mV，有时出现 T 波倒置，发作缓解后恢复。平时有 T 波持续倒置的患者，发作时可变为直立，即所谓"假性正常化"。变异型心绞痛发作时可见相关导联 ST 段抬高，缓解后恢复。

（2）静息心电图 约半数心绞痛患者在正常范围，部分患者可有 ST 段下移及 T 波倒置，可有陈旧性心肌梗死的改变，也可出现各种心律失常。

（3）心电图运动负荷试验 无发作时心电图异常和静息心电图无改变的患者可考虑做心电图运动负荷试验以激发心肌缺血性改变。通常使用活动平板运动或蹬车运动试验。心电图改变主要以 ST 段水平型或下斜型压低≥0.1mV（J 点后 60~80ms）持续 2 分钟作为阳性标准。心肌梗死急性期、有不稳定型心绞痛、明显心力衰竭、严重心律失常或急性疾病者禁做运动试验。

（4）心电图连续监测 连续记录 24 小时心电图（动态心电图），可从中发现心电图 ST-T 改变和各种心律失常，出现时间可与患者的症状和活动状态相对应。心电图中显示缺血性 ST-T 改变而当时并无心绞痛者称为无痛性心肌缺血。

2. 冠状动脉造影 对冠心病具有确诊价值。可使左、右冠状动脉及其主要分支清楚地显影，可发现狭窄性病变的部位并估计其程度。一般认为，管腔直径狭窄 70%~75% 以上会严重影响血供，50%~70% 者也具有诊断意义。冠状动脉造影的主要指征为：①可疑心绞痛而无创检查不能确诊者；②积极药物治疗时心绞痛仍较重，为明确动脉病变情况以考虑介入性治疗或旁路移植手术者；③中危、高危组的不稳定型心绞痛患者。④临床疑似急性心肌梗死患者。冠状动脉造影未见异常而疑有冠状动脉痉挛的患者，可谨慎地进行麦角新碱试验。

3. 冠脉 CT 无创性冠状动脉 CT 为新兴的冠心病诊断方法，与冠状动脉造影一致性较高，且易被患者接受，成像效果受受检者心率、对比剂的用量、对比剂注射的速率、扫描延迟时间、冠状动脉是否钙化及斑块性质等多方面影响。冠状动脉 CT 对于管径大、走行平直的血管评价效果较好，但对于直径过小、迂曲、钙化程度过高的血管评价效果较差。

4. 超声波检查 超声心动图可探测到缺血区心室壁的运动异常，冠状动脉内超声显像可显示血管壁的粥样硬化病变。

5. 放射性核素检查

（1）放射性核素心肌显像 心肌摄取显像剂的量在一定条件下与冠状动脉血流成正比，静脉注射核素后，进行心肌显像，可见到可逆性的灌注缺损，提示相关心肌缺血，而心肌梗死则表现为缺损持续存在。运动负荷或者药物负荷试验（常用双嘧达莫、腺苷或多巴酚丁胺）有助于检出静息时无缺血表现的患者。

（2）放射性核素心腔造影 应用^{99m}锝（^{99m}Tc）进行体内红细胞标记，使心腔内血池显影，可测定左心室射血分数及显示室壁局部运动障碍。

（3）正电子发射断层心肌显像（PET） 利用发射正电子的核素示踪剂如^{18}F、^{11}C、^{13}N 等进行心肌显像，具有更高的分辨率和探测效率，可准确定量评估心肌存活及功能。

【诊断与鉴别诊断】

一、诊断

1. 诊断要点 根据典型的发作特点和体征，结合存在的冠心病危险因素，除外其他原因所致的心绞痛，一般即可确立诊断。发作时典型的心电图改变有助于诊断。发作不典型者，诊断要依靠观察硝酸甘油的疗效和发作时心电图的改变。如仍不能确诊，可多次复查心电图，或做心电图负荷试验以及动态心电图连续监测，如心电图出现阳性变化或负荷试验诱发心绞痛时亦可确诊。诊断有困难者可行选择性冠状动脉造影。

2. 分型

（1）稳定型心绞痛 即稳定型劳力性心绞痛。心绞痛由体力活动、情绪激动或其他足以增加心肌耗氧量的情况所诱发，休息或舌下含服硝酸甘油可迅速缓解。心绞痛发作的性质在 1 个月以上无改变，即疼痛发作频率大致相同，疼痛的部位、性质、诱因的程度、持续时间、缓解方式无明显改变。

（2）不稳定型心绞痛 主要包含以下亚型：

1）初发劳力性心绞痛：病程在 1 个月内新发生的心绞痛（从无心绞痛或有心绞痛病史但在近半年内未发作过）。

2）恶化劳力性心绞痛：病情突然加重，表现为胸痛发作次数增加，持续时间延长，诱发心绞痛的活动阈值明显减低，按加拿大心血管病学会（CCS）劳力性心绞痛分级加重一级以上并至少达到Ⅲ级，硝酸甘油缓解症状的作用减弱。

3）静息心绞痛：心绞痛发生在休息或安静状态，发作持续时间相对较长，含服硝酸甘油效果欠佳。

4）梗死后心绞痛：指急性心肌梗死发病 24 小时后至 1 个月内发生的心绞痛。

5）变异型心绞痛：休息或一般活动时发生的心绞痛，发作时心电图显示 ST 段暂时性抬高。

目前倾向于把稳定型劳力性心绞痛以外的缺血性胸痛统称为不稳定型心绞痛，包括冠状动脉成形术后心绞痛、冠状动脉旁路术后心绞痛等新近提出的心绞痛类型。

3. 心绞痛严重程度的分级 根据加拿大心血管病学会分类劳力性心绞痛分为四级。

Ⅰ级：一般体力活动（如步行和登楼）不受限，仅在强、快或长时间劳力时发生心绞痛。

Ⅱ级：一般体力活动轻度受限，快步、饭后、寒冷或刮风中、精神应激或醒后数小时内步行或登楼（步行 200m 以上、登楼一层以上）和爬山，均引起心绞痛。

Ⅲ级：一般体力活动明显受限，步行 200m、登楼一层引起心绞痛。

Ⅳ级：一切体力活动都引起不适，静息时可发生心绞痛。

不稳定型心绞痛可分为低危组、中危组和高危组。

低危组：指新发的或原有劳力性心绞痛恶化加重，发作时 ST 段下移≤0.1mV，持续时间<

NOTE

20 分钟，心肌钙蛋白正常。

中危组：就诊前 1 个月内发作一次或数次（但 48 小时内未发），静息心绞痛及梗死后心绞痛，发作时 ST 段下移>0.1mV，持续时间<20 分钟，心肌钙蛋白正常或轻度升高。

高危组：就诊前 48 小时内反复发作，静息心绞痛 ST 段下移>0.05mV，持续时间>20 分钟，心肌钙蛋白升高。

二、鉴别诊断

1. 急性心肌梗死　本病疼痛部位与心绞痛相仿，但性质更剧烈，持续时间可达数小时，常伴有休克、心律失常及心力衰竭，含服硝酸甘油多不能使之缓解。心电图中面向梗死部位的导联 ST 段抬高，并有病理性 Q 波。实验室检查示血清心肌酶、肌红蛋白、肌钙蛋白 I 或 T 等增高。

2. 其他疾病引起的心绞痛　严重的主动脉瓣狭窄或关闭不全、风湿性冠状动脉炎、梅毒性主动脉炎引起冠状动脉口狭窄或闭塞、肥厚型心肌病、X 综合征等病均可引起心绞痛，可根据其他临床表现进行鉴别。其中 X 综合征多见于女性，心电图负荷试验常阳性，但冠状动脉造影呈阴性且无冠状动脉痉挛，预后良好，被认为是冠状动脉系统毛细血管功能不良所致。

3. 心脏神经症　本病患者常主诉胸痛，但多为短暂（几秒钟）的刺痛或持久（几小时）的隐痛，常喜欢不时地深吸气或做叹息性呼吸。胸痛部位多在左胸乳房下心尖部附近，或经常变动。症状多在疲劳之后出现，而不在疲劳的当时，做轻度体力活动反觉舒适，有时可耐受较重的体力活动而不出现症状。含服硝酸甘油无效或在十多分钟后才缓解，常伴有心悸、疲乏及其他神经衰弱的症状。

4. 肋间神经痛　本病疼痛常累及 1~2 个肋间，但并不一定局限在前胸，为刺痛或灼痛，多为持续性而非发作性，咳嗽、用力呼吸和身体转动可使疼痛加剧，局部有压痛，手臂上举活动时局部有牵拉疼痛，故不难与心绞痛鉴别。

5. 不典型疼痛　本病还需与食管病变、膈疝、消化性溃疡、肠道疾病、颈椎病等相鉴别。

【治疗】

一、治疗思路

心绞痛急性发作时，治疗目的是迅速改善冠状动脉血供和减轻心肌耗氧以缓解症状，并预防并发症的发生，以西医治疗为主。对于不稳定型心绞痛要实施监护，并予积极的抗栓治疗，符合适应证的患者应考虑采取介入或手术治疗。如属轻、中症患者可选用具有芳香温通、活血化瘀作用的速效中成药，在缓解症状、改善冠状动脉供血等方面疗效肯定。心绞痛缓解期，目标是延缓冠状动脉粥样硬化进展，预防并发症。西医在降血脂、稳定斑块以及防止血栓方面具有一定优势，中医辨证选用益气、活血、化痰等功效的药物，对延缓动脉粥样硬化进展、改善症状有所裨益，中西医结合具有更满意的效果。此外，中药在防治再灌注损伤、预防介入后再狭窄等方面也显示了较好的前景。

二、西医治疗

治疗目标：①预防心肌梗死和死亡，延长寿命；②缓解心绞痛症状和发作频率，改善生活质量。预防死亡是心绞痛治疗的最高目标。

（一） 一般治疗

参考动脉粥样硬化的一般防治。

急性发作时应立即休息，缓解后一般不需卧床休息，可进行适度活动，以不出现心绞痛症状为度。对不稳定型心绞痛以及疑为心肌梗死前兆的患者，应予以住院休息一段时间，并严密监测观察。

（二） 预防并发症的治疗

主要是治疗动脉粥样硬化，以预防心肌梗死、心律失常、猝死等并发症。

1. 降血脂 已经确定动脉粥样硬化的患者，应予积极的降血脂治疗，应达到的首要目标是 LDL-C<2.1mmol/L（80mg/dL）。可依据血脂情况，选用他汀类、贝特类等降血脂药。

2. 抗血小板 小剂量的阿司匹林可以明显减少血管事件的发生率，无禁忌时应常规使用，每次 75~100mg，每日 1 次。

（三） 药物治疗

1. 发作时的治疗 若休息不能缓解者，可选用速效的硝酸酯制剂。这类药物除扩张冠状动脉、增加冠状循环的血流量外，还可以通过扩张周围血管，减低心脏前后负荷和心肌的需氧，从而缓解心绞痛。必要时可考虑合并用镇静药。

常用硝酸甘油片 0.5mg，舌下含化，1~2 分钟即开始起作用，约半小时后作用消失。多数在 1~3 分钟内见效。见效延迟或完全无效时提示患者并非冠心病或为严重的冠心病。长期持续应用可产生耐药性而效力减低，但停用 10 小时以上即可恢复有效。亦可使用硝酸异山梨酯 5~10mg，舌下含化，2~5 分钟见效，作用维持 2~3 小时。此外，还有硝酸甘油喷雾剂。

2. 缓解期的治疗 使用作用较持久的抗心绞痛药物以防止心绞痛发作，可单独选用、交替应用或联合使用以下三类药物。

（1）硝酸酯制剂 硝酸异山梨酯，每次 5~20mg，每日 3 次，口服，半小时起作用，持续 3~5 小时；缓释制剂药效可维持 12 小时，每次 20mg，每日 2 次。单硝酸异山梨酯为新型长效硝酸酯类药，每次 40mg，每日 1 次。另外还有长效硝酸甘油制剂和硝酸甘油贴剂。

（2）β 受体阻滞剂 常用美托洛尔 25~50mg，每日 2 次；琥珀酸美托洛尔 47.5mg，每日 1 次；卡维地洛尔 5~10mg，每日 2 次；比索洛尔 2.5~5mg，每日 1 次。或选用兼有 α 受体阻滞作用的卡维地洛 25mg，每日 2 次。

本药与硝酸酯制剂有协同作用，合用时应从小剂量开始，以免引起体位性低血压等副作用。停用本药时应逐步减量，如突然停用有诱发心肌梗死的可能。严重心功能不全、支气管哮喘以及心动过缓者不宜使用。

（3）钙通道阻滞剂 常用维拉帕米 40~80mg，每日 3 次；硝苯地平 10~20mg，每日 3 次，或其缓释制剂 20~40mg，每日 1~2 次，硝苯地平的同类制剂有尼群地平、非洛地平、氨氯地平等；地尔硫䓬 30~60mg，每日 3 次，或其缓释制剂 90mg，每日 1 次。此类药物仅推荐应用于稳定型心绞痛。

治疗变异型心绞痛首选钙通道阻滞剂。本类药可与硝酸酯同服，其中硝苯地平尚可与 β 受体阻滞剂同服，但维拉帕米、地尔硫䓬与 β 受体阻滞剂合用时有过度抑制心脏的危险。停用本类药时也应逐渐减量，以免发生冠状动脉痉挛。

（4）血管紧张素转换酶抑制剂（ACEI）或血管紧张素Ⅱ受体拮抗剂（ARB） 常用 ACEI

有：卡托普利 12.5mg，每日 2 次；培哚普利 4mg，每日 1 次；贝那普利 10mg，每日 1 次；因为咳嗽不能耐受 ACEI，可改用 ARB：缬沙坦 80mg，每日 1 次；坎地沙坦 4mg，每日 1 次。

（四）介入治疗（PCI）

主要包括经皮穿刺冠状动脉腔内成形术（PTCA）和支架置入术。治疗适应证：①稳定型心绞痛经药物治疗后仍有症状，狭窄血管供应中到大面积处于危险中的存活心肌的患者；②有轻度心绞痛症状或无症状但心肌缺血的客观证据明确，狭窄病变显著，病变血管供应中到大面积存活心肌的患者；③介入治疗后心绞痛复发，管腔再狭窄的患者；④主动脉-冠状动脉旁路移植术后复发心绞痛的患者；⑤不稳定型心绞痛经积极药物治疗，病情未能稳定；心绞痛发作时心电图 ST 段压低大于 0.1mV，持续时间大于 20 分钟，或血肌钙蛋白升高的患者。PTCA 术后半年内再狭窄率约为 30%，应用支架置入术和药物涂层支架后，术后半年内再狭窄率下降至 15% 以下，术后患者的生活质量普遍提高，目前已经有证据表明可以改善预后。施行本手术如不成功需作紧急主动脉-冠状动脉旁路移植手术。

（五）外科手术治疗

主要是主动脉-冠状动脉旁路移植手术（CABG）。取患者自身的血管作为旁路移植材料，引主动脉的血流到有病变的冠状动脉段远端，改善病变部位心肌的血流供应。适应证：①左冠状动脉主干病变狭窄>50%；②冠状动脉三支病变伴左心室射血分数<50%；③有严重室性心律失常伴左主干或三支病变；④不适合做介入或介入治疗失败仍有心绞痛或血流动力异常。患者冠状动脉狭窄的程度应在管腔阻塞 70% 以上、狭窄段的远端管腔要畅通和心室功能要好，此三点在考虑手术时应予注意。术后多数患者心绞痛症状改善、生活质量提高，已有证据表明手术能改善高危患者的预后。但手术本身可并发心肌梗死，有 1%~4% 的手术死亡率。

在左主干和/或三支血管病变的患者中，新近 SYNTAX 研究结果显示 CABG 优于 PCI。PCI 的优点是更低的中风发生率、更短时间的住院和在单纯左主干或左主干合并单支血管病变的患者中有优势；CABG 的优点是较少需要再次干预、较完全的血运重建和在左主干合并 2~3 支血管病变的患者里有优势。

（六）不稳定型心绞痛的处理

不稳定型心绞痛病情发展难以预料，患者就诊时应进行危险度分层。低危组患者可酌情短期留观或住院治疗，而中危或高危组的患者应住院治疗。

1. 一般处理　急性期应卧床休息 1~3 天，吸氧，持续心电监测。烦躁不安、剧烈疼痛者可给予吗啡 5~10mg，皮下注射。如有必要应重复检测心肌坏死标志物。

2. 抗血小板和抗凝药　积极抗栓治疗是本病重要的治疗措施，目的在于防止血栓形成，阻止病情向心肌梗死方向发展。抗血小板药物首选阿司匹林，急性期使用剂量应在每日 150~300mg 之间，3 天后改为小剂量（100mg/d）维持治疗。对阿司匹林过敏者，可选用氯吡格雷替代。抗凝药一般用于中危和高危组患者，可先静脉注射肝素 5000U，然后以每小时 1000U 静脉点滴维持，调整剂量使部分活化的凝血活酶时间（APTT）延长至对照的 1.5~2 倍，连续使用 2~5 天，随后改为肝素 7500U 皮下注射，每 12 小时 1 次，使用 1~2 天。现在也可以直接采用低分子肝素皮下注射而不需凝血监测。

3. 缓解症状　①硝酸酯类：本型心绞痛单次含化或喷雾吸入硝酸甘油往往不能缓解症状，一般建议每隔 3~5 分钟追加 1 次，共用 3 次。如仍不能控制疼痛，可用强镇痛剂，并立即用硝酸甘油或硝酸异山梨酯持续静脉滴注或微量泵输注，以 5μg/min 开始，每 3~5 分钟增加 10μg/min，直至症状缓解或出现血压下降。②β受体阻滞剂：除有禁忌证如肺水肿、未稳定的左心衰竭、支气管哮喘、低血压、严重窦性心动过缓或Ⅱ、Ⅲ度房室传导阻滞者，应及早开始应用β受体阻滞剂，口服剂量应个体化。③钙通道阻滞剂：对于硝酸酯类静脉滴注疗效不佳或不能应用β受体阻滞剂者，可用地尔硫䓬静脉滴注，1~5μg/（kg·min），常可控制发作。硝苯地平对缓解冠状动脉痉挛有独到的效果，为变异型心绞痛首选用药。对于严重的不稳定型心绞痛患者，常需三联用药以控制心绞痛发作。对一般不稳定型心绞痛，不用二氢吡啶类钙通道阻滞剂。

4. 介入和外科手术治疗 对于高危组患者，存在以下之一者应考虑紧急行 PCI 治疗或 CABG：①虽经内科加强治疗，心绞痛仍反复发作；②心绞痛发作时间明显延长超过 1 小时，药物治疗不能有效缓解上述缺血发作；③心绞痛发作时伴有血流动力学不稳定，如出现低血压、急性左心功能不全或伴有严重心律失常等。除此之外的多数患者，介入治疗应在病情稳定至少 48 小时后进行。

不稳定型心绞痛经治疗病情稳定，出院后应继续强调抗血小板治疗，降脂治疗以促使斑块稳定。缓解期的进一步检查及长期治疗方案与稳定型心绞痛相同。

三、中医治疗

（一）辨证论治

1. 心血瘀阻证

症状：胸痛较剧，如刺如绞，痛有定处，入夜加重，伴有胸闷，日久不愈，或因暴怒而致心胸剧痛，舌质紫暗，或有瘀斑，舌下络脉青紫迂曲，脉弦涩或结代。

治法：活血化瘀，通脉止痛。

方药：血府逐瘀汤加减。若瘀血痹阻较重，胸痛剧烈者，可加乳香、没药、丹参、郁金等活血理气；若气滞血瘀并重，胸闷憋气，情志不畅诱发或加重者，加香附、延胡索、檀香等理气止痛；若出现舌苔白腻，为痰瘀互结，加涤痰汤以涤痰化瘀；若阳虚寒凝血瘀，见形寒肢冷者，加附子、桂枝、高良姜、薤白温阳散寒；若兼气虚，见气短乏力，自汗者，加人参、黄芪等益气活血。

2. 痰浊内阻证

症状：胸闷痛如窒，气短痰多，肢体沉重，形体肥胖，纳呆恶心，舌苔浊腻，脉滑。

治法：通阳泄浊，豁痰宣痹。

方药：瓜蒌薤白半夏汤合涤痰汤加减。若痰郁化热，舌质红，苔黄腻，脉滑数者，可去薤白，加黄连、天竺黄以清热除痰；若痰瘀互结，舌紫暗，苔白腻者，加桃仁、红花、丹参、三七等活血化瘀。

3. 阴寒凝滞证

症状：猝然胸痛如绞，天冷易发，感寒痛甚，形寒，甚则四肢不温，冷汗自出，心悸短气，舌质淡红，苔白，脉沉细或沉紧。

治法：辛温通阳，散寒止痛。

方药：枳实薤白桂枝汤合当归四逆汤加减。若心痛彻背，背痛彻心，时发绞痛，身寒肢冷，喘息不得卧，为阴寒极盛，心痛重症，宜用乌头赤石脂丸改汤剂送服苏合香丸，芳香宣痹，温通止痛。

4. 气虚血瘀证

症状：胸痛隐隐，时轻时重，遇劳则发，神疲乏力，气短懒言，心悸自汗，舌质淡暗，舌体胖有齿痕，苔薄白，脉缓弱无力或结代。

治法：益气活血，通脉止痛。

方药：补阳还五汤加减。兼痰浊者，加瓜蒌、半夏、石菖蒲等化痰泄浊。

5. 气阴两虚证

症状：胸闷隐痛，时作时止，心悸气短，倦怠懒言，头晕目眩，心烦多梦，或手足心热，舌红少津，脉细弱无力或结代。

治法：益气养阴，活血通络。

方药：生脉散合炙甘草汤加减。若兼血瘀，胸痛甚者，合丹参饮以活血止痛；若痰热互结者，合温胆汤以清化痰热；若心血虚，见面色无华、唇舌淡者，加当归、白芍、阿胶、龙眼肉等补益心血；若心脾两虚，见纳呆、失眠者，以生脉散合归脾汤补益心脾。

6. 心肾阴虚证

症状：胸闷痛或灼痛，心悸盗汗，虚烦不寐，腰膝酸软，头晕耳鸣，舌红少苔，脉沉细数。

治法：滋阴益肾，养心安神。

方药：左归丸加减。若阴虚阳亢，见头晕目眩、舌麻肢麻、面部潮热者，可加制首乌、钩藤、生石决明、生牡蛎、鳖甲等滋阴潜阳。

7. 心肾阳虚证

症状：心悸而痛，胸闷气短，甚则胸痛彻背，心悸汗出，畏寒肢冷，下肢浮肿，腰酸无力，面色苍白，唇甲淡白或青紫，舌淡白或紫暗，脉沉细或沉微欲绝。

治法：益气壮阳，温经止痛。

方药：参附汤合右归丸加减。若兼有瘀血者，加丹参、三七、郁金等行气活血止痛；若伴有寒凝者，加薤白、桂枝、细辛通阳散寒，或加用苏合香丸；若阳虚水泛，见水肿、少尿者，加茯苓、猪苓以利水消肿；若心肾阳虚重症，水饮凌心射肺者，可用真武汤加桂枝、防己、葶苈子、车前子以温阳利水。

（二） 常用中药制剂

1. 速效救心丸   功效：行气活血，祛瘀止痛。适用于冠心病心绞痛气滞血瘀型。用法：含服，每次 4~6 粒，每日 3 次；急性发作时，每次 10~15 粒。

2. 冠心苏合丸   功效：理气宽胸止痛。适用于寒凝气滞引起的心绞痛，胸闷憋气。用法：嚼碎服，每次 1 丸，每日 1~3 次。

3. 通心络胶囊   功效：益气活血，通络止痛。适用于气虚心血瘀阻者。用法：口服，每次 2~4 粒，每日 3 次。

4. 复方丹参滴丸   功效：活血化瘀，理气止痛。适用于胸中憋闷、心绞痛气滞血瘀型。用法：口服或舌下含服，每次 10 丸，每日 3 次。

5. 麝香保心丸   功效：芳香温通，益气强心。适用于心肌缺血引起的心绞痛、胸闷气滞血瘀型。用法：口服，每次 2 丸，每日 3 次。

6. 血塞通注射液   功效：活血祛瘀，通脉活络。适用于冠心病心绞痛血瘀脉络者。用法：每次 200~400mg，稀释后缓慢滴注，每日 1 次。

7. 精制冠心颗粒（即冠心 2 号）　功效：理气活血定痛。适用于冠心病气滞血瘀者。用法：每次 1 包，每日 3 次。

【预后】

心绞痛患者大多数能长期生存，但有发生急性心肌梗死或猝死的危险，在不稳定型心绞痛中更容易发生。有室性心律失常或传导阻滞者预后较差，但决定预后的主要因素为冠状动脉病变范围和心功能。左冠状动脉主干病变预后最为严重，据国外统计，年死亡率可高达 30% 左右，此后依次为三支、二支与一支病变。左前降支病变预后一般较其他两支严重。左心室造影、超声心动图检查或放射性核素心室腔显影所示射血分数降低和室壁运动障碍对预后也有一定影响。

【预防与调护】

预防参见心肌梗死的预防。

调护应注意保持心情舒畅，循序渐进地进行适度运动，戒烟限酒，调节饮食，避免膏粱厚味。心绞痛发作时应保持情绪稳定，卧床休息。

心肌梗死

心肌梗死（myocardial infarction，MI）是心肌持续而严重的急性缺血导致的心肌坏死。临床表现为突发持久的胸骨后剧烈疼痛，急性循环功能障碍，心律失常，血清心肌坏死标志物增高以及心电图进行性改变，是冠心病的严重类型。

本病在我国地区差异较大，发病率具有北高南低的特点，其中以华北地区最高。近年有明显增多的趋势，且死亡率总体亦呈现上升态势。农村地区急性心肌梗死死亡率从 2005 年的 21.50/10 万上升至 2013 年的 66.62/10 万；城市地区急性心肌梗死死亡率从 2005 年的 11.30/10 万上升至 2013 年的 51.45/10 万。

本病可归属于"真心痛"范畴，常合并"心悸""心衰""脱证"等。

【病因和发病机制】

一、西医病因病理

（一）病因和发病机制

绝大多数心肌梗死的病因是冠状动脉粥样硬化，其他少见原因有冠状动脉栓塞、冠状动脉口阻塞、冠状动脉炎症、冠状动脉夹层和冠状动脉先天畸形等。

冠状动脉粥样硬化可造成一支或多支血管管腔狭窄和心肌供血不足，若侧支循环未充分建立，一旦血供急剧减少或中断，使心肌严重而持久地急性缺血达 20~30 分钟以上，即可发生心肌梗死。绝大多数心肌梗死是在不稳定斑块基础上，继发了斑块破裂、出血和血栓形成，导致管腔急性闭塞而形成的。少数情况下粥样斑块内（或其下）发生出血或血管持续痉挛，也可使冠状动脉完全闭塞而引起心肌梗死。

（二）病理

1. 病理解剖　绝大多数患者冠状动脉内均可见在粥样斑块的基础上有血栓形成使管腔闭塞，个别患者可无明显粥样硬化病变，推测与冠状动脉痉挛引起管腔闭塞有关。

冠状动脉闭塞20~30分钟后心肌开始出现不可逆性损伤，1小时后绝大部分心肌呈凝固性坏死，心肌间质充血、水肿，伴炎症细胞浸润。坏死的心肌纤维逐渐溶解，形成肌溶灶，之后渐有肉芽组织形成。

心肌梗死发生后，坏死心室壁在心腔内压力的作用下向外膨出，可引起心脏逐渐形成心室壁瘤。严重者可引起室间隔穿孔或室壁破裂。急性心肌梗死的坏死组织经过炎症反应，1~2周后开始吸收，并逐渐被结缔组织替代，6~8周形成瘢痕愈合，称为陈旧性或愈合性心肌梗死。

2. 病理生理 主要影响左心室的功能，其严重程度与受累的部位、程度和范围有关。梗死的心肌节段丧失了收缩能力，若异常收缩节段超过左心室的15%则左心室射血分数降低，超过25%则出现左心衰竭，达40%将出现心源性休克。在梗死早期左心室顺应性增加，但以后则降低；急性期后由于梗死纤维瘢痕形成则左心室舒张功能将继续降低。

急性心肌梗死（AMI）引起的心力衰竭称泵衰竭，按Killip分级法可分为四级。

Ⅰ级：尚无明显心力衰竭。

Ⅱ级：有左心衰竭，肺部啰音<50%肺野。

Ⅲ级：有急性肺水肿，全肺大、小、干湿啰音，肺部啰音>50%。

Ⅳ级：有心源性休克等不同程度或阶段的血流动力学变化。

心肌梗死后将出现左心室重构。梗死扩展引起心肌变薄是心室重构早期的主要特征，非梗死区心肌肥厚则贯穿其全程，是晚期重构的主要特征，二者共同导致了左心室扩大、心室几何形状改变和心力衰竭。

二、中医病因病机

病因与年老体衰、情志内伤、饮食不节、寒邪内侵等因素有关。主要病机有：

1. 气滞血瘀 抑郁忧思，或恼怒伤肝，肝失条达，气机不利，津液失布，痰湿阻滞，血脉不畅，血停为瘀，痰瘀阻于心脉；或劳倦过度，损伤心脾，心血耗伤则心脉失养，脾气受损则健运失常，气血生化不足，久之则脉行涩滞，痰瘀阻于心脉，心脉突然闭塞，气血运行中断，发为本病。

2. 寒凝心脉 素体阳虚，胸阳不展，阴寒之邪乘虚侵袭，阴寒凝滞，心阳不振，气血痹阻，遇气候骤冷或感寒使心脉突然闭塞，气血运行中断，发为本病。

3. 痰瘀互结 恣食膏粱厚味，或饮食失节，损伤脾胃，或贪逸恶劳，终日伏案，多坐少动，气机不畅，痰湿积聚，瘀血内生，痰瘀互阻，心脉不畅，心脉突然闭塞，气血运行中断，发为本病。

4. 气虚血瘀 气虚血瘀是本病的基本病机，气虚可仅为心气虚，亦可为五脏之气虚，在本虚的基础上，气血运行不畅，血停为瘀；或气血生化不足，脉行涩滞，心脉突然闭塞，气血运行中断，发为本病。

5. 气阴两虚 年老体衰或久病者，心气不足，阴血耗伤，气阴亏虚，气血生化不足，亦可导致脉行涩滞，导致血行瘀滞，在诱因作用下，心脉突然闭塞，气血运行中断，发为本病。

6. 阳虚水泛 年老久病或劳倦过度者，心肾阳虚，胸阳不展；气化不利，气血生化无源，脉络涩滞，心脉突然闭塞，气血运行中断，发为本病。阳不化气利水，常导致水饮凌射心肺。

7. 心阳欲脱 寒凝心脉或气虚、气阴两虚，阴损及阳，心气心阳耗损至极，可出现心阳暴脱、阴阳离决之危证。

本病基本病机为心脉痹阻不通，心失所养。病位在心，与肝、脾、肾相关。病性本虚标实，本虚是气虚、阳虚、阴虚，以心气虚为主，标实为寒凝、气滞、血瘀、痰阻，以血瘀为主。疼痛剧烈者，多以实证为主，疼痛不典型或疼痛缓解后则多以虚证为主。本病心脉痹阻不通较一般胸痹为重，本虚、标实均较之更加突出，病情凶险，易生并症、变症。若气虚血少，心失所养，可出现心悸、脉律紊乱；若心肾阳虚，水饮内停，凌心射肺，可出现心衰；若心气心阳耗损至极，可出现心阳暴脱、阴阳离决之危证。

【临床表现】

一、诱因和前驱症状

在寒冷天气，早晨 6 点至中午 12 点本病多发。饱餐、重体力活动、情绪过分激动、血压剧升或用力大便以及休克、脱水、出血、外科手术或严重心律失常等均可成为本病的诱因。近 2/3 患者在发病前数日有胸骨后或心前区疼痛、胸部不适、活动时心悸、憋气、上腹部疼痛、头晕、烦躁等症状，其中以初发型心绞痛或恶化型心绞痛最为常见。在心肌梗死之后这些症状被认为是前驱症状，而在未明确发生急性心肌梗死之前则属于不稳定型心绞痛，如及时正确处理，可使部分患者避免发生心肌梗死。

二、症状

1. 疼痛 是最常见的起始症状。典型的疼痛部位和性质与心绞痛相似，但疼痛更剧烈，诱因多不明显，持续时间较长，多在 30 分钟以上，也可达数小时或更长，休息和含服硝酸甘油不能缓解。患者常烦躁不安、出汗、恐惧，或有濒死感。老年人、糖尿病患者以及脱水、休克患者常无疼痛。少数患者以休克、急性心力衰竭、突然晕厥、心律失常为始发症状。部分患者疼痛位于上腹部，或者疼痛放射至下颌、颈部、背部上方。

2. 全身症状 有发热和心动过速等。发热由坏死物质吸收所引起，一般在疼痛后 24~48 小时出现，体温一般在 37℃~38℃，持续约 1 周。

3. 胃肠道症状 常伴有恶心、呕吐、肠胀气和消化不良，特别是下后壁梗死者。重症者可发生呃逆。

4. 心律失常 见于 75%~95% 的患者，以发病 24 小时内最多见，可伴心悸、乏力、头晕、晕厥等症状。其中以室性心律失常居多，可出现室性早搏、室性心动过速、心室颤动或加速性心室自主心律。如出现频发的、成对的、多源的和 R on T 的室性期前收缩，或室性心动过速，常为心室颤动的先兆。室颤是急性心肌梗死早期主要的死因。室上性心律失常则较少，多发生在心力衰竭者中。缓慢性心律失常中以房室传导阻滞最为常见，束支传导阻滞和窦性心动过缓也较多见。

5. 低血压和休克 疼痛期的血压下降未必是休克。如疼痛缓解后收缩压仍低于 80mmHg，伴有烦躁不安、面色苍白、皮肤湿冷、大汗淋漓、脉细而数、少尿、精神迟钝甚或昏迷者，则为休克表现。休克多在起病后数小时至 1 周内发生，主要是心源性，为心肌收缩力减弱、心排血量急剧下降所致，尚有血容量不足、严重心律失常、周围血管舒缩功能障碍和酸中毒等因素参与。

6. 心力衰竭 主要是急性左心衰竭，可在起病最初几天内发生，发生率为 32%~48%。出现呼吸困难、咳嗽、发绀、烦躁等症状，严重者可出现肺水肿，随后可出现颈静脉怒张、肝

NOTE

大、下肢水肿等右心衰竭表现。右心室心肌梗死者早期即可出现右心衰竭表现，伴血压下降。

三、体征

梗死范围不大、无并发症者可无异常体征。部分患者可出现心脏浊音界轻中度增大，心尖区第一心音减弱，奔马律，第四心音，心包摩擦音，心尖区粗糙的收缩期杂音或伴收缩中晚期喀喇音以及各种心律失常。

除极早期可有血压增高外，几乎所有患者都有血压降低。可出现心律失常、休克或心力衰竭相关的其他体征。

四、并发症

1. 乳头肌功能不全或腱索断裂　总发生率可高达50%。二尖瓣乳头肌收缩功能障碍可产生二尖瓣脱垂并关闭不全，引起心力衰竭。乳头肌腱索整体断裂少见，多发生在二尖瓣后乳头肌，心力衰竭明显，可迅速发生肺水肿而迅速死亡。

2. 心脏破裂　少见，常在起病1周内出现，多为心室游离壁破裂，造成心包积血引起急性心脏压塞而迅速死亡。偶为心室间隔破裂造成穿孔，可引起心力衰竭和休克而在数日内死亡。

3. 栓塞　发生率1%~6%，见于起病后1~2周，左心室附壁血栓脱落者引起体循环动脉栓塞，下肢静脉血栓脱落所致者可产生肺动脉栓塞。

4. 心室壁瘤　主要见于左心室，发生率5%~20%。可出现左侧心界扩大，心尖部收缩期杂音。心电图ST段持续抬高。X线检查、超声心动图、放射性核素心脏血池显像以及左心室造影可见局部心缘突出，搏动减弱或有反常搏动。

5. 心肌梗死后综合征　发生率约10%。于心肌梗死后数周至数月内出现，可反复发生，表现为心包炎、胸膜炎或肺炎，有发热、胸痛等症状，可能为机体对坏死物质的过敏反应。

【实验室及其他检查】

1. 心电图　心肌梗死典型的心电图有特征性改变，呈动态演变过程，并有定位意义，有助于估计病情演变和预后。

（1）特征性改变　ST段抬高性心肌梗死的心电图表现特点为：①ST段呈弓背向上型抬高，在面向坏死区周围心肌损伤区的导联上出现；②T波倒置，在面向损伤区周围心肌缺血区的导联上出现；③宽而深的Q波（病理性Q波），一般指Q波时间大于0.04秒，深度大于同导联R波的1/4，在面向心肌坏死区的导联上出现。

在背向心肌梗死区的导联则出现相反的改变，即R波增高、ST段压低和T波直立并增高。

非ST段抬高性心肌梗死的心电图表现为：无病理性Q波，普遍性ST段压低≥0.1mV，但aVR导联（有时还有V_1导联）ST段抬高，或有对称性T波倒置。有的也无ST段变化，仅有T波倒置。

（2）动态性改变

ST段抬高性心肌梗死：①超急性期：起病数小时内，可无异常，或出现异常高大两肢不对称的T波。②急性期：数小时后，ST段弓背向上型抬高，与直立的T波连接，形成单相曲线。数小时至2日内出现病理性Q波，同时R波减低，Q波在3~4天内稳定不变。③亚急性期：ST段抬高持续数日至2周左右，逐渐回到基线水平。T波则变为平坦或逐渐倒置。Q波留存。④慢性期：数周至数月后，T 波倒置呈两肢对称型，可永久存在，也可在数月至数年内逐渐恢复。多数患者 Q 波永久存在。若 ST 段持续抬高半年以上者，应考虑心室壁瘤。

非 ST 段抬高性心肌梗死：先出现 ST 段改变，继而 T 波倒置加深呈对称型，但始终不出现 Q 波，ST 段和 T 波的改变持续数日或数周后恢复。

（3）定位　ST 段抬高性心肌梗死的部位和范围可根据出现特征性改变的相关导联来判断，见表 2-6。

表 2-6　ST 段抬高性心肌梗死的心电图定位诊断

导联	前间隔	局限前壁	前侧壁	广泛前壁	下壁①	下间壁	下侧壁	高侧壁②	正后壁③
V_1	+			+		+			
V_2	+			+		+			
V_3	±	+		+		+			
V_4		+		+					
V_5		+	+						
V_6			+					+	
V_7			+						+
V_8									+
aVR									
aVL		±	+	±	−	−	−	+	
aVF				−	+	+	+		
I		±	+	±	−	−	−	+	
II				−	+	+	+	−	
III				−	+	+	+		

①即膈面。右心室心肌梗死不易从心电图得出诊断，但 V_{3R} 或 V_{4R} 导联的 ST 段抬高，可作为下壁心肌梗死扩展到右心室的参考指标。

②在 V_5、V_6、V_7 导联高 1~2 肋处可能有改变。

③在 V_1、V_2、V_3 导联 R 波增高。同理，在前侧壁梗死时，V_1、V_2 导联 R 波也增高。

注："+"为正面改变，表示典型 ST 段上抬、Q 波及 T 波变化；"−"为负面改变，表示 QRS 主波向上，ST 段下降及与"+"部位的 T 波方向相反的 T 波；"±"为可能有正面改变。

2. 血清心肌坏死标志物与酶学检测　常检测的标志物有肌红蛋白、肌钙蛋白 I（cTnI）或 T（cTnT）、肌酸激酶同工酶（CK-MB）、肌酸激酶（CK）、天门冬酸氨基转移酶（AST）、乳酸脱氢酶（LDH）等，见表 2-7。这些标志物的测定各有优缺点，应综合评价。肌红蛋白出现最早，也十分敏感，持续时间短，若其水平再次升高可用于梗死延展或再梗死的判定，缺点是特异性不强。cTnT 和 cTnI 特异性很高，但出现稍迟，若症状出现后 6 小时内测定为阴性者，6 小时后应再次复查，其另一缺点是持续时间长，对判断是否有新的再梗死不利。CK-MB 虽不如 cTnT、cTnI 敏感，但对早期（<4 小时）心肌梗死的诊断有较重要的价值，其升高程度能较准确地反映梗死的范围，其高峰时间是否提前有助于判断溶栓是否再通。沿用多年的心肌酶测定包括 CK、AST 和 LDH，对于及早确诊 AMI，其特异性及敏感性均远不如前述标志物，但仍具有一定的参考价值，序列性分析可以作为回顾性诊断依据。见表 2-7。

NOTE

表 2-7　急性心肌梗死血清心肌标志物及其检测时间

标志物	开始升高时间（小时）	高峰时间（小时）	持续时间（天）
肌红蛋白	1~2	4~8	0.5~1.5
cTnI	2~4	11~24	5~10
cTnT	2~4	24~48	5~14
CK-MB	3~4	10~24	2~4
CK	6~10	12~24	3~4
AST	6~10	24~48	3~5
LDH	6~10	48~36	7~14

3. 超声心动图　有助于了解心室壁的节段性运动减弱和左心室功能降低，协助诊断室壁瘤和乳头肌功能失调等。

4. 冠状动脉造影　是诊断的金标准。当心肌标记物与临床表现、心电图符合急性心肌梗死的临床诊断条件，或者高度疑似患者，应紧急进行此项检查。

5. 放射性核素检查　静脉注射锝（^{99m}Tc）焦磷酸盐，因其可与坏死心肌细胞中的钙离子结合，可进行"热点"成像，有助于急性期的定位诊断。用 ^{201}Tl 或 ^{99m}Tc-MIBI 可进行"冷点"扫描，适用于慢性期陈旧性心肌梗死的诊断。用放射性核素心腔造影可观察心室壁的运动和左心室的射血分数，有助于判断心室功能、诊断室壁运动失调和心室壁瘤。用正电子发射计算机断层显像（PET）可观察心肌的代谢变化，多用于判断存活心肌。

【诊断与鉴别诊断】

一、诊断

临床一般根据：①缺血性胸痛的临床病史；②心电图的动态演变；③血清心肌坏死标志物浓度的动态改变作出判断。

欧洲心脏病学会（ESC）、美国心脏病学会（ACC）、美国心脏学会（AHA）和世界心脏联盟（WHF）联合颁布了最新的全球心肌梗死统一定义，该定义将敏感性和特异性更高的生化标志物-肌钙蛋白（cTn）作为诊断的核心项目。新版定义的心肌梗死标准为：血清心肌标志物（主要是肌钙蛋白）升高（至少超过99%参考值上限），并至少伴有以下一项临床指标：①缺血症状；②新发生的缺血性 ECG 改变：新的 ST-T 改变或左束支传导阻滞（LBBB）；③ECG 病理性 Q 波形成；④影像学证据显示有新的心肌活性丧失或新发的局部室壁运动异常；⑤冠脉造影或尸检证实冠状动脉内有血栓。对老年患者，突然发生严重心律失常、休克、心力衰竭而原因未明，或突然发生较重而持久的胸闷或胸痛者，都应考虑本病的可能。宜先按急性心肌梗死来处理，并短期内进行心电图、血清心肌酶测定和肌钙蛋白测定并动态观察以确定诊断。对非 ST 段抬高性心肌梗死，血清肌钙蛋白测定的诊断价值更大。

二、鉴别诊断

1. 心绞痛　心绞痛时胸痛的部位和性质与心肌梗死相似，但程度较轻，持续时间短，一般不超过 15 分钟，发作前常有诱因，休息和含服硝酸甘油能迅速缓解。发作时血压无明显下降，很少发生休克，也无明显的心力衰竭。静息心电图可无异常，发作时或运动试验出现暂时性 ST 段压低或抬高（变异型心绞痛）和 T 波改变，无病理性 Q 波。无心肌坏死标志物的明显升高。选择性冠状动脉造影显示冠状动脉有狭窄病变，但未完全阻塞。

2. 主动脉夹层 呈撕裂样剧痛，胸痛一开始即达到高峰，常放射到背、胁、腹、腰和下肢，两上肢的血压和脉搏不对称，可有下肢暂时性瘫痪、偏瘫等表现，但无心肌坏死标志物升高。超声心动图检查、X 线胸片可初步筛查，CT 增强扫描有助于鉴别。

3. 急性肺动脉栓塞 可出现胸痛、咯血、呼吸困难和休克。有右心负荷急剧增加表现如发绀、肺动脉瓣区第二心音亢进、颈静脉充盈、肝大、单侧下肢水肿等，多见于长期卧床或下肢制动的病人。心电图呈 $S_I Q_{III} T_{III}$ 型，胸导联过渡区左移，右胸导联 T 波倒置等改变。肺 CT 增强扫描、肺动脉造影可资鉴别。

4. 急腹症 急性胰腺炎、消化性溃疡穿孔、急性胆囊炎、胆石症等，均有上腹部疼痛，可伴有休克。仔细地询问病史、结合体格检查所得阳性体征，进行心电图检查、心肌坏死标志物测定、血（尿）淀粉酶、腹部 X 线透视、胆囊超声检查等可协助鉴别。

5. 急性心包炎 可有较剧烈而持久的心前区疼痛，但疼痛与发热同时出现，呼吸和咳嗽时加重。早期即有心包摩擦音，摩擦音和疼痛在心包腔出现渗液时均消失。心电图广泛导联均有 ST 段弓背向下型抬高，T 波倒置，无病理性 Q 波出现。

【治疗】

一、治疗思路

本病是临床急危重症，治疗上争分夺秒，尽早实施再灌注治疗（溶栓、介入和冠脉搭桥术等），再通梗死相关血管，以降低病死率，改善预后。急性期配合使用益气活血中药在防治心力衰竭、休克、心律失常等方面优于单纯西医治疗。急性期之后，西医在使用 ACEI 类防治心室重构、β 受体阻断剂降低死亡率、用他汀类降血脂和稳定斑块、抗血小板防治血栓等方面有明确的循证医学证据支持，中医辨证论治在缩小梗死面积、改善缺血再灌注损伤、防治并发症、保护心功能、改善症状等方面有一定优势，中西医结合是最佳的治疗策略。近年中医药在防治介入后再狭窄、防治再灌注损伤等方面进行了积极探索，显示了良好的前景。

二、西医治疗

对 ST 段抬高性心肌梗死必须住院救治。强调及早发现，及早再灌注治疗，并加强院前转运与处理，医院绿色通道的建立。治疗原则是尽快恢复心肌的血液灌注（到达医院后 30 分钟内开始溶栓或 90 分钟内开始介入治疗），以挽救濒死的心肌，防止心肌梗死扩大或缩小心肌缺血范围，保护和维持心脏功能，及时处理严重心律失常、泵衰竭和各种并发症，防止猝死。

（一）一般治疗

1. 卧床休息 对血流动力学稳定且无并发症的患者一般要求绝对卧床休息 1~3 天，对病情不稳定及高危患者卧床时间应适当延长。

2. 监测 持续心电、血压和血氧饱和度监测，及时发现和处理心律失常、血流动力学异常和低氧血症。

3. 建立静脉通道 保持给药途径畅通。

4. 镇痛 应迅速给予有效镇痛剂。可予吗啡 3~5mg 静脉注射，必要时每 1~2 小时后重复 1 次，以后每 4~6 小时可重复应用，但要注意防止其对呼吸功能的抑制。

5. 吸氧　给予鼻导管吸氧。在严重左心衰竭、肺水肿和合并有机械并发症的患者，多伴有严重低氧血症，需面罩加压给氧或气管插管并机械通气。

6. 抗血小板　所有患者只要无禁忌证，均应立即嚼服肠溶阿司匹林 300mg 和硫酸氢氯吡格雷片 300~600mg。

7. 纠正水、电解质及酸碱平衡失调

8. 饮食和通便　患者需禁食至胸痛消失，然后给予流质、半流质饮食，逐步过渡到普通饮食。所有患者均应使用缓泻剂，以防止便秘时排便用力导致心脏破裂或引起心律失常、心力衰竭。

（二）再灌注治疗

起病 3~6 小时内，最多在 12 小时内，使闭塞的冠状动脉再通，心肌得到再灌注，濒临坏死的心肌可能得以存活或使坏死范围缩小，对减轻梗死后心肌重构有利，可以改善预后。起病 3 小时，能挽救大部分存活心肌，3~6 小时内能挽救部分心肌，在 6~12 小时内仅能挽救少部分心肌，依然获益。

1. 介入治疗（PCI）　具备施行介入治疗条件的医院在患者抵达急诊科明确诊断之后，对需施行直接 PCI 者边给予常规治疗和做术前准备，随后将患者送到心导管室。有条件的医院设立绿色通道，甚至将首次医疗接触（FMC）的患者直接送到心导管室。

（1）直接 PCI　适应证：①ST 段抬高和新出现左束支传导阻滞的心肌梗死；②ST 段抬高性心肌梗死并发心源性休克；③适合再灌注治疗而有溶栓治疗禁忌证者；④无 ST 段抬高性心肌梗死，但梗死相关动脉严重狭窄，血流≤TIMI Ⅱ级。但应注意：①急性期不宜对非梗死相关的动脉施行 PCI；②发病 12 小时以上或已接受溶栓治疗且已无心肌缺血证据者不宜施行 PCI；③要由有经验者施术，以免延误时机。有心源性休克者宜在主动脉内球囊反搏保护下再施术。

（2）补救性 PCI　溶栓治疗后仍有明显胸痛，ST 段抬高无显著回落，临床提示未再通者，应尽快进行急诊冠状动脉造影，若 TIMI 血流 0~Ⅱ级应立即行补救性 PCI，使梗死相关动脉再通，尤其对发病 12 小时内、广泛前壁心肌梗死、再次梗死及血流动力学不稳定的高危患者意义更大。

（3）溶栓治疗再通者的 PCI　溶栓治疗成功的患者，如无缺血复发，应在 7~10 天后行择期冠状动脉造影，若病变适宜可行 PCI。

2. 溶栓疗法　如无条件施行 PCI 或因转送患者到可施行介入治疗的医院将会错过再灌注时机（转运具有介入条件医院超过 120 分钟），无禁忌证时应立即（接诊患者后 30 分钟内）行本法治疗。

（1）适应证　①发病 12 小时以内到不具备急诊 PCI 治疗条件的医院就诊、不能迅速转运、无溶栓禁忌证的 STEMI 患者均应进行溶栓治疗（Ⅰ，A）。②患者就诊早（发病时间≤3 小时）而不能及时进行介入治疗者（Ⅰ，A），或虽具备急诊 PCI 治疗条件，但就诊至球囊扩张时间与就诊至溶栓开始时间相差>60 分钟，且就诊至球囊扩张时间>90 分钟者应优先考虑溶栓治疗（Ⅰ，B）。③对再梗死患者，如果不能立即（症状发作后 60 分钟内）进行冠状动脉造影和 PCI，可给予溶栓治疗（Ⅱb，C）。④对发病 12~24 小时仍有进行性缺血性疼痛和至少 2 个胸导联或肢体导联 ST 段抬高>0.1 mV 的患者，若无急诊 PCI 条件，在经过选择的患者也可溶栓治疗（Ⅱa，B）。⑤STEMI 患者症状发生 24 小时，症状已缓解，不应采取溶栓治疗（Ⅲ，C）

（2）禁忌证　绝对禁忌证：①既往任何时间脑出血病史。②脑血管结构异常（如动静脉畸形）。③颅内恶性肿瘤（原发或转移）。④6 个月内缺血性卒中或短暂性脑缺血史（不包括 3 小时内的缺血性卒中）。⑤可疑主动脉夹层。⑥活动性出血或者出血素质（不包括月经来潮）。

相对禁忌证：①3 个月内的严重头部闭合性创伤或面部创伤。②慢性、严重、没有得到良好控制的高血压或目前血压严重控制不良（收缩压≥180mmHg 或者舒张压≥110mmHg）。③痴呆或已知的其他颅内病变。④近期（4 周内）内脏出血。⑤近期（2 周内）不能压迫止血部位的大血管穿刺。⑥感染性心内膜炎。⑦5 天至 2 年内曾应用过链激酶，或者既往有此类药物过敏史（不能重复使用链激酶）。⑧妊娠。⑨活动性消化性溃疡。⑩目前正在应用抗凝剂［国际标准化比值（INR）水平越高，出血风险越大］。另外，根据综合临床判断，患者的风险/效益比不利于溶栓治疗，尤其是有出血倾向者，包括严重肝肾疾病、恶病质、终末期肿瘤等。由于流行病学调查显示中国人群的出血性卒中发病率高，因此，年龄≥75 岁患者应首选 PCI，选择溶栓治疗时应慎重，酌情减少溶栓药物剂量。

（3）**溶栓剂选择** ①非特异性纤溶酶原激活剂：常用的有链激酶和尿激酶。链激酶进入机体后与纤溶酶原按 1∶1 的比例结合成链激酶-纤溶酶原复合物而发挥纤溶活性，该复合物对纤维蛋白的降解无选择性，常导致全身性纤溶活性增高。链激酶为异种蛋白，可引起过敏反应，在 2 年内应避免再次应用。尿激酶是从人尿或肾细胞组织培养液中提取的一种双链丝氨酸蛋白酶，可以直接将循环血液中的纤溶酶原转变为有活性的纤溶酶。无抗原性和过敏反应，与链激酶一样对纤维蛋白无选择性。②特异性纤溶酶原激活剂：最常用的为人重组组织型纤溶酶原激活剂阿替普酶，可选择性激活血栓中与纤维蛋白结合的纤溶酶原，对全身纤溶活性影响较小，无抗原性。其半衰期短，需要同时使用肝素。其冠状动脉开通率优于链激酶。其他特异性纤溶酶原激活剂还有采用基因工程改良的组织型纤溶酶原激活剂衍生物，溶栓治疗的选择性更高，半衰期延长，适合弹丸式静脉推注，药物剂量和不良反应均减少，使用方便。已用于临床的有瑞替普酶、兰替普酶和替奈普酶等。弹丸式静脉注射给药更适合院前使用。3 种纤维蛋白特异性溶栓剂均需要联合肝素（48 小时），以防止再次血栓形成。

（4）**剂量和用法** 明确 STEMI 诊断后应当尽早用药（就诊至溶栓开始时间<30 分钟），同时规范用药方法和剂量，以获得最佳疗效。见表 2-8

阿替普酶：有 2 种给药方案：全量 90 分钟加速给药法：首先静脉推注 15mg，随后 0.75mg/kg 在 30 分钟内持续静脉滴注（最大剂量不超过 50mg），继之 0.5mg/kg 于 60 分钟持续静脉滴注（最大剂量不超过 35mg）。半量给药法：50mg 溶于 50mL 专用溶剂，首先静脉推注 8mg，之后 42mg 于 90 分钟内滴完。近来研究表明，半量给药法血管开通率偏低，因此，建议使用按体重计算的加速给药法（特别注意肝素的使用不要过量）。

表 2-8 不同溶栓药物特征的比较

项目	尿激酶	链激酶	阿替普酶	瑞替普酶	替奈普酶
剂量	150 万 U（30 分钟）	150 万 U（30~60 分钟）	90 分钟内不超过 100mg（根据体重）	10U×2 次，每次>2 分钟	30~50mg（根据体重）
负荷剂量	无需	无需	需	弹丸式静脉推注	弹丸式静脉推注
抗原性及过敏反应	无	有	无	无	无
全身纤维蛋白原消耗	明显	明显	轻度	中度	极小
90 分钟血管开通率（%）	53	50	75	70	75
TIMI 3 级血流（%）	28	32	54	60	63

NOTE

链激酶：150 万 U，60 分钟内静脉滴注。

尿激酶：150 万 U 溶于 100mL 0.9% 氯化钠注射液，30 分钟内静脉滴入。溶栓结束后 12 小时皮下注射普通肝素 7500U 或低分子肝素，共 3~5 天。

阿替普酶：总剂量为 100mg，先弹丸式注射 15mg，然后 30 分钟内静脉滴注 50mg，接着 1 小时内滴注剩余的 35mg。

瑞替普酶：10U 溶于 5~10mL 注射用水，2 分钟以上静脉推注，30 分钟后重复上述剂量。

替奈普酶：一般为 30~50mg 溶于 10mL0.9% 氯化钠注射液静脉推注。根据体重调整剂量：如体重<60kg，剂量为 30mg；体重每增加 10kg，剂量增加 5mg，最大剂量为 50mg（尚缺乏国人的研究资料）。

静脉溶栓时需辅助抗凝治疗。

（5）出血并发症及其处理　溶栓治疗的主要风险是出血，尤其是颅内出血（0.9%~1.0%）。65%~77% 颅内出血发生在溶栓治疗 24 小时内，表现为意识状态突然改变、单或多部位神经系统定位体征、昏迷、头痛、恶心、呕吐和抽搐发作、高血压急症，部分病例可迅速死亡。高龄、低体重、女性、既往脑血管疾病史、入院时收缩压和舒张压升高是颅内出血的明显预测因子。一旦发生，应当采取积极措施：①立即停止溶栓、抗血小板和抗凝治疗。②影像学检查（急诊 CT 或磁共振）排除颅内出血。③测定红细胞比容、血红蛋白、凝血酶原、活化部分凝血活酶时间 APTT、血小板计数和纤维蛋白原、D-二聚体，并化验血型及交叉配血。④降低颅内压，包括适当控制血压、抬高床头 30°、静脉滴注甘露醇、气管插管和辅助通气，必要时实施外科脑室造口术、颅骨切除术以及抽吸血肿等。⑤必要时使用逆转溶栓、抗血小板和抗凝的药物：24 小时内每 6 小时给予新鲜冰冻血浆 2 单位；4 小时内使用过普通肝素的患者，推荐用鱼精蛋白中和（1mg 鱼精蛋白中和 100U 普通肝素）；如果出血时间异常，可酌情输血小板。⑥适当控制血压。

（6）疗效评估　溶栓开始后 60~180 分钟内应监测临床症状、心电图 ST 段抬高和心律变化。血管再通的间接判定指标包括：①60~90 分钟内抬高的 ST 段至少回落 50%。②TnT（I）峰值提前至发病 12 小时内，CK-MB 酶峰提前到 14 小时内。③2 小时内胸痛症状明显缓解。④治疗后的 2~3 小时内出现再灌注心律失常，如加速性室性自主心律、房室传导阻滞（AVB）或束支传导阻滞突然改善或消失，或者下壁心肌梗死患者出现一过性窦性心动过缓、窦房传导阻滞伴。上述 4 项中，心电图变化和心肌损伤标志物峰值前移最重要。

冠状动脉造影判断标准：TIMI 2 或 3 级血流表示再通，TIMI 3 级为完全性再通，溶栓失败则梗死相关血管持续闭塞（TIMI 0~1 级）。

3. 紧急主动脉-冠状动脉旁路移植术（CABG）　介入治疗失败或溶栓治疗无效，有手术指征者，宜争取 6~8 小时内施行 CABG。

（三）药物治疗

1. 硝酸酯类　急性心肌梗死早期，通常给予硝酸甘油静脉滴注 24~48 小时。对伴有再发性心肌缺血、充血性心力衰竭或需处理的高血压者更为适宜。静脉滴注硝酸甘油从 $10\mu g/min$ 开始，可每 5~10 分钟增加 5~10μg，直至达到有效治疗剂量，即症状控制、血压正常者动脉收缩压降低 10mmHg 或高血压患者动脉收缩压降低 30mmHg。最高剂量不超过 $100\mu g/min$。静脉用药后可使用口服制剂如硝酸异山梨酯等继续治疗。硝酸酯类药的禁忌证有低血压（收缩压<90mmHg）、严重心动过缓（<50 次/分）或心动过速（>100 次/分）。下壁伴右室梗死时，因更易出现低血压应慎用。

2. 抗血小板药　阿司匹林使用上述首次剂量后，改为小剂量（100mg/d）维持。氯吡格雷在上述初始剂量后改为75mg/d维持。

3. 抗凝药　肝素作为溶栓治疗的辅助治疗，随溶栓制剂不同用法亦有不同。rt-PA溶栓因有再次血栓形成的可能，故需要充分抗凝治疗。溶栓前先用肝素5000U静脉注射，继以肝素每小时1000U持续静脉滴注共48小时，根据APTT或ACT调整肝素剂量（保持其凝血时间延长至对照的1.5~2.0倍），以后改为皮下注射7500U，每12小时1次，连用2~3天。尿激酶和链激酶溶栓期间不需要抗凝，可于溶栓后6小时开始测定APTT或ACT，待APTT恢复到对照时间2倍以内时（约70秒）开始给予皮下肝素治疗。

4. β受体阻滞剂　在起病的早期，如无禁忌证应尽早使用美托洛尔、比索洛尔或卡维地洛尔等β受体阻滞剂，尤其是前壁心肌梗死伴有交感神经功能亢进者，可防止梗死范围的扩大，改善急慢性期的预后，但应注意其对心脏收缩功能的抑制。

5. ACEI类和血管紧张素Ⅱ受体阻滞剂　有助于改善恢复期心室的重构，降低心力衰竭的发生率，从而降低死亡率。无禁忌证时，在起病早期血压稳定情况下即可开始使用ACEI，应从低剂量开始逐渐增加剂量。若合并左心功能不全，特别是前壁心肌梗死者，主张长期应用。如不能耐受ACEI者可选用血管紧张素Ⅱ受体阻滞剂，如氯沙坦和缬沙坦等。

6. 极化液疗法　氯化钾1.5g、胰岛素10U加入10%葡萄糖注射液500mL中，静脉滴注，每日1~2次，7~14天为一疗程。或使用门冬氨酸钾镁注射液静脉点滴。

（四）消除心律失常

1. 发生心室颤动或持续多型室性心动过速时，尽快采用非同步直流电复律。持续性单型室性心动过速伴心绞痛、肺水肿、低血压者，或室性心动过速药物疗效不满意者，也应及早用同步直流电复律。

2. 持续性单型室性心动过速不伴前述情况者，首先给予药物治疗。频发室性早搏、成对室性早搏、非持续性室速，可严密观察，或以利多卡因50mg静脉注射，必要时每15~20分钟可重复，最大负荷剂量150mg，然后1~4mg/min静脉滴注维持，时间不宜超过24小时。室性心律失常反复发作者可用胺碘酮150mg于10分钟静脉注入，必要时可重复，然后以0.5~1mg/min静脉滴注维持。对于室性心律失常，新近临床指南更多推荐使用胺碘酮。

3. 对缓慢性心律失常可用阿托品0.5~1mg肌肉或静脉注射。

4. Ⅲ度、Ⅱ度Ⅱ型房室传导阻滞、双束支传导阻滞，以及Ⅱ度Ⅰ型房室传导阻滞、症状性窦性心动过缓经阿托品治疗无效者，宜安装临时心脏起搏器。

5. 室上性快速心律失常可用维拉帕米、地尔硫草、美托洛尔、胺碘酮等，药物治疗不能控制时可考虑用同步直流电转复。一般禁用洋地黄制剂。

（五）治疗心力衰竭

主要是治疗急性左心衰竭：①利尿剂；②静脉滴注硝酸甘油，由10μg/min开始，逐渐加量，直到收缩压下降10%~15%，但不低于90mmHg；③尽早口服ACEI；④肺水肿合并严重高血压是静脉滴注硝普钠的最佳适应证，从10μg/min开始，根据血压调整剂量；⑤关于洋地黄制剂在发病24小时内甚至心肌梗死后数天应尽量避免使用，在合并快速心房颤动时，可用胺碘酮；⑥急性肺水肿伴严重低氧血症者可行人工机械通气。⑦必要时可使用小剂量多巴胺或多巴酚丁胺。

NOTE

（六）控制休克

1. 补充血容量　若为血容量不足引起的休克，中心静脉压和肺动脉楔压（PCWP）低者，可用右旋糖酐或 5%~10% 葡萄糖注射液静脉滴注。

2. 升压药　在严重低血压时，应静脉滴注多巴胺 3~5μg/（kg·min），一旦血压升至 90mmHg 以上，则可同时静脉滴注多巴酚丁胺 3~10μg/（kg·min），以减少多巴胺用量。如血压不升，应加大多巴胺剂量。大剂量多巴胺无效时，也可静脉滴注去甲肾上腺素 2~8μg/min。

3. 主动脉内球囊反搏（IABP）　心源性休克药物治疗难以恢复时，在有条件的医院，于 IABP 支持下做选择性冠状动脉造影，随即施行 PCI 或 CABG，可挽救一些患者的生命。

4. 其他　治疗休克的其他措施包括纠正酸中毒、避免脑缺血、保护肾功能，十分必要时才考虑应用洋地黄制剂等。

（七）恢复期的评价和处理

近年主张出院前做症状限制性运动负荷心电图、动态心电图、负荷超声显像和（或）放射性核素检查，进行心肌缺血、存活心肌、心功能评价，以及室性心律失常的检测和评价。如显示心肌缺血或心功能较差者，宜行冠状动脉造影检查，并根据病变情况考虑 PCI 或 CABG 等治疗。

（八）并发症的处理

并发栓塞时，用溶解血栓和（或）抗凝疗法。心室壁瘤如影响心功能或引起严重心律失常，宜手术切除或同时做 CABG。心脏破裂和乳头肌功能严重失调都可考虑手术治疗。心肌梗死后综合征可用糖皮质激素或阿司匹林、吲哚美辛等治疗。

（九）右心室心肌梗死的处理

治疗措施与左心室梗死略有不同。右心室心肌梗死引起右心衰竭伴低血压而无左心衰竭的表现时，宜扩张血容量。在血流动力学监测下静脉滴注输液，直到低血压得到纠正或肺毛细血管压达 15~18mmHg。如输液 1~2L 低血压未能纠正可用多巴酚丁胺。不宜用利尿药和硝酸酯类。伴有房室传导阻滞者可予以临时起搏。

（十）非 ST 段抬高性心肌梗死的处理

非 ST 段抬高性心肌梗死患者住院期间病死率较低，但再梗死率、心绞痛再发生率和远期病死率则较高。

首诊应进行危险性分层。低危险组：无合并症，血流动力学稳定，不伴有反复缺血发作；中危险组：伴有持续性胸痛或反复发作心绞痛，心电图无变化或 ST 段压低 0.1mV 以下；高危险组：并发心源性休克、肺水肿或持续低血压。治疗措施与 ST 段抬高性心肌梗死有所区别，此类患者不宜溶栓治疗，而应以积极抗凝、抗血小板治疗和 PCI 为主。低危险组患者可择期行冠状动脉造影和 PCI，对于中、高危险组的患者紧急 PCI 应为首选，而高危险组患者合并心源性休克时应先应用 IABP，尽可能使血压稳定再行 PCI。

三、中医治疗

（一）辨证论治

1. 气滞血瘀证

症状：胸中痛甚，胸闷气促，烦躁易怒，心悸不宁，脘腹胀满，唇甲青紫，舌质紫暗或有瘀斑，脉沉弦涩或结代。

治法：活血化瘀，通络止痛。

方药：血府逐瘀汤加减。肝郁化火者，可酌加丹皮、山栀子清热疏肝。

2. 寒凝心脉证

症状：心痛如绞，胸痛彻背，胸闷憋气，形寒畏冷，四肢不温，冷汗自出，心悸短气，舌质紫暗，苔薄白，脉沉细或沉紧。

治法：散寒宣痹，芳香温通。

方药：当归四逆汤合苏合香丸加减。若血瘀明显者，可加川芎、三七、红花、丹参活血化瘀。

3. 痰瘀互结证

症状：胸痛剧烈，如割如刺，胸闷如窒，气短痰多，心悸不宁，腹胀纳呆，恶心呕吐，舌苔浊腻，脉滑。

治法：豁痰活血，理气止痛。

方药：瓜蒌薤白半夏汤合桃红四物汤加减。若痰瘀化热，见心烦、口渴、便秘、舌苔黄腻、脉滑数者，加黄芩、竹茹、胆南星、酒大黄清热化痰通便。

4. 气虚血瘀证

症状：胸闷心痛，动则加重，神疲乏力，气短懒言，心悸自汗，舌体胖大有齿痕，舌质暗淡，苔薄白，脉细弱无力或结代。

治法：益气活血，祛瘀止痛。

方药：补阳还五汤加减。

5. 气阴两虚证

症状：胸闷心痛，心悸不宁，气短乏力，心烦少寐，自汗盗汗，口干耳鸣，腰膝酸软，舌红，苔少或剥脱，脉细数或结代。

治法：益气滋阴，通脉止痛。

方药：生脉散合左归饮加减。

6. 阳虚水泛证

症状：胸痛胸闷，喘促心悸，气短乏力，畏寒肢冷，腰部、下肢浮肿，面色苍白，唇甲淡白或青紫，舌淡胖或紫暗，苔水滑，脉沉细。

治法：温阳利水，通脉止痛。

方药：真武汤合葶苈大枣泻肺汤加减。

7. 心阳欲脱证

症状：胸闷憋气，心痛频发，四肢厥逆，大汗淋漓，面色苍白，口唇发绀，手足青至节，虚烦不安，甚至神志淡漠或突然昏厥，舌质青紫，脉微欲绝。

治法：回阳救逆，益气固脱。

方药：参附龙牡汤加减。若兼阴竭欲脱，烦躁、汗出如油者，加麦冬、五味子滋阴收敛；兼心脉瘀阻，唇色紫暗、脉细涩者，可加丹参、三七、桂枝活血通脉。

（二）常用中药制剂

1. 速效救心丸 功效：行气活血，祛瘀止痛。适用于冠心病气滞血瘀型。用法：含服，每次 4~6 粒，每日 3 次；急性发作时，每次 10~15 粒，舌下含服。

2. 麝香保心丸 功效：芳香温通，理气止痛。适用于寒凝气滞血瘀者。用法：含服每次 2

丸，每日 3 次。急性发作时，每次 2~4 粒，舌下含服。

3. 复方丹参滴丸　功效：活血化瘀，理气止痛。适用于冠心病气滞血瘀型。用法：口服或舌下含服，每次 10 丸，每日 3 次。

4. 通心络胶囊　功效：益气活血，通络止痛。适用于气虚心血瘀阻者。用法：口服，每次 2~4 粒，每日 3 次。

5. 血塞通注射液　功效：活血祛瘀，通脉活络。适用于冠心病心肌梗死血瘀脉络者。用法：每次 200~400mg，稀释后静脉滴注，每日 1 次。

6. 生脉注射液　功效：益气养阴，复脉固脱。适用于心肌梗死、心源性休克的气阴两亏、脉虚欲脱型，见心悸、气短、四肢厥冷、汗出、脉欲绝者。用法：每次 20~60mL，稀释后静脉滴注，每日 1 次。

7. 参附注射液　功效：回阳救逆，益气固脱。适用于阳气暴脱的厥脱证以及阳气亏虚所致的惊悸、怔忡、喘咳等证。用法：静脉滴注，每次 20~100ml，稀释后使用；静脉注射，每次 10~20mL，以 5%~10%葡萄糖注射液 20mL 稀释后使用。

8. 参麦注射液　功效：益气固脱，养阴生脉。适用于气阴两虚型之休克、冠心病心肌梗死等。用法：每次 20~60mL，以 5%葡萄糖注射液 250~500mL 稀释后静脉滴注。

【预后】

预后与梗死范围的大小、侧支循环产生的情况以及治疗是否及时有关。急性期住院病死率在采用监护治疗后降至 15%左右，采用溶栓疗法后降至 8%左右，90 分钟内施行介入治疗后进一步降至 4%左右。死亡多发生在第一周内，尤其在数小时内，发生严重心律失常、休克或心力衰竭者，病死率尤高。非 ST 段抬高性心肌梗死近期预后虽佳，但长期预后则较差，可由于相关冠状动脉进展至完全阻塞而出现再次梗死或猝死。

【预防与调护】

已有冠心病及心肌梗死病史者应预防再次梗死及其他心血管事件，为冠心病二级预防。二级预防应全面综合考虑，为便于记忆可归纳为 A、B、C、D、E 五个方面：

A. aspirin 阿司匹林，antiplatelet aggregation 抗血小板聚集（氯吡格雷，替格瑞洛）

　　anti-anginals 抗心绞痛，硝酸酯类制剂

B. beta-blocker β 受体阻滞剂，预防心律失常，减轻心脏负荷等

　　blood pressure control 控制好血压

C. cholesterol lowering 控制血脂水平

　　cigarettes quiting 戒烟；中医药防治 chinese medicine

D. diet control 控制饮食

　　diabetes treatment 治疗糖尿病

E. education 普及有关冠心病的教育，包括患者及家属

　　exercise 鼓励有计划的、适当的运动锻炼

急性期 1 周以内应卧床休息，并心电、血压监护，保持心情平静，开始一般应进流质食物，保持大便通畅；病情平稳后可引导患者循序渐进地进行运动；病后应戒烟酒，调节饮食，避免膏粱厚味。近年提倡急性心肌梗死恢复后，进行康复治疗，逐步做适当的体育锻炼。2~4

个月后，酌情恢复部分或轻工作，部分患者可恢复全天工作，但应避免过重体力劳动或精神过度紧张。

第七节　心脏瓣膜病

心脏瓣膜病（valvular heart disease）是由于炎症、缺血性坏死、退行性改变、黏液样变性、先天性畸形、创伤等原因引起的心脏瓣膜（包括瓣叶、瓣环、腱索及乳头肌）的解剖结构或功能的异常，造成单个或多个瓣膜狭窄和（或）关闭不全，导致心脏血流动力学显著变化，并出现一系列临床综合征。临床表现为心悸、胸闷、气促、心脏杂音，或颧颊紫红、咯血，或心绞痛、晕厥，后期出现心力衰竭、心律失常、血栓栓塞等。

风湿性心脏病（简称风心病）是由于风湿性炎症所致的瓣膜损害。随着生活水平的提高，患病率正在降低，在我国心脏瓣膜病中仍以风湿性心脏病最为常见，而黏液样变性及老年瓣膜钙化退行性改变所致的心脏瓣膜病日益增多。心脏瓣膜最常累及二尖瓣及主动脉瓣，而三尖瓣和肺动脉瓣病变者极为少见。本节主要介绍二尖瓣与主动脉瓣病变。

本病归属于中医"心痹"范畴。如《素问·痹论》说："脉痹不已，复感于邪，内舍于心。""心痹者，脉不通，烦则心下鼓，暴上气而喘。"

【病因病理】

一、西医病因病理

（一）病因

1. 先天发育异常　是心脏发育过程不完善或畸形而引起的心瓣膜病，常并发房室间隔缺损或大血管异常等。常见的先天性心瓣膜病有先天性二尖瓣狭窄、先天性主动脉瓣狭窄、先天性主动脉瓣关闭不全、先天性二尖瓣关闭不全、先天性三尖瓣狭窄。

2. 获得性心瓣膜病　引起心脏瓣膜疾病的获得因素很多，常见病因有风湿性心瓣膜病、感染性心内膜炎、老年退行性心瓣膜病、黏液样变性心瓣膜病、全身系统性疾患所致的心瓣膜病、外伤及理化因素。

（二）病理

正常瓣膜质地柔软，二尖瓣瓣口面积 $4 \sim 6cm^2$，主动脉瓣瓣口面积 $\geqslant 3.0cm^2$。二尖瓣瓣口面积 $1.5 \sim 2.0cm^2$ 为轻度狭窄，$1.0 \sim 1.5cm^2$ 为中度狭窄，$<1.0cm^2$ 为重度狭窄。主动脉瓣瓣口面积 $>1.0cm^2$ 为轻度狭窄，$0.75 \sim 1.0cm^2$ 为中度狭窄，$<0.75cm^2$ 为重度狭窄。无论瓣膜狭窄或关闭不全，均可引起血流动力学改变，心脏负荷增加，导致相应房室肥大，最终出现心功能不全，肺循环、体循环淤血。

1. 二尖瓣狭窄　慢性风湿性心脏病为常见病因，单纯二尖瓣狭窄约占风心病的25%，2/3为女性。风湿性心脏炎反复发作，瓣膜可相互粘连、增厚，瓣膜不能完全开放，瓣口面积缩小，阻碍血流前进，形成瓣口狭窄。根据病变轻重分为两型：①隔膜型：以瓣叶交界处粘连为主，瓣叶增厚、僵硬较轻，柔软，活动尚可。②漏斗型：瓣叶明显增厚、纤维化，腱索、乳头肌粘连、缩短，整个瓣膜结构融合成漏斗状，常伴关闭不全。瓣叶钙化进一步加重，可引起血

NOTE

栓形成和栓塞。

病理改变可分为三期：①左房代偿期：二尖瓣狭窄时，舒张期左房内血液进入左室障碍，左房内血液增多，压力增高，左房发生代偿性扩张及肥厚，左房收缩力增强，使血液通过瓣口的流速增快，以维持正常的排血量。②左房失代偿期：左心房压显著增高，依次后传，引起肺静脉、肺毛细血管压相继增高，导致肺淤血，肺顺应性减低。当肺毛细血管压超过 30mmHg 时，可致急性肺水肿、低氧血症。③右心受累期：长期肺循环压力增高，造成肺动脉高压，加重右心室后负荷，出现右心室肥厚、扩大，最终导致右心衰竭。

2. 二尖瓣关闭不全 正常心脏二尖瓣瓣叶面积约为瓣口面积的 2.5 倍，瓣叶能严密闭合。瓣膜由瓣叶、瓣环、腱索和乳头肌四部分组成，其中任何一个结构发生异常或功能失调，均可导致二尖瓣关闭不全。慢性炎症、纤维化瘢痕使瓣叶变硬、缩短、变形，或腱索粘连、融合、变粗等而导致瓣膜不能正常关闭，病程久者可钙化使关闭不全加重。

慢性二尖瓣关闭不全时，收缩期部分血液反流入左心房，左房充盈增加；舒张期左心室接受较正常更多的从左房进入左室的血液，导致左心室容量负荷增加，从而引起左心房、左心室扩张、肥厚。在代偿期，左心房压和左心室舒张末压不明显上升，此时可无临床症状。但持续严重的负荷增加，左心房、左心室失去代偿，心搏量和射血分数下降，左心房压和左心室舒张末压明显上升，导致肺淤血和体循环灌注不足症状。晚期可出现肺动脉高压和全心衰竭。急性二尖瓣关闭不全时，因左房容量负荷骤增，致使左心房压和肺毛细血管楔压急剧升高，导致肺淤血、急性肺水肿发生。

3. 主动脉瓣狭窄 风心病主动脉瓣狭窄大都同时有主动脉瓣关闭不全及二尖瓣病变。瓣膜交界处粘连融合，瓣叶纤维化、僵硬，瓣膜的挛缩变形加重瓣膜的损害，导致钙质沉着和进一步纤维化，因而瓣口狭窄。

主动脉瓣狭窄时，收缩期左心室排血受阻，后负荷加大，为维持静息时正常的心排血量，左室收缩力增强，并逐步引起左室壁代偿性向心性肥厚。左室肥厚使其舒张期顺应性降低，引起左室舒张末压增高，因而使左心房后负荷增加，左心房代偿性肥厚。失代偿晚期由于过度肥厚的心肌使室壁顺应性下降而应力增高；左室舒张末压增高；射血时间延长，氧耗量增加；心肌供血相对减少，冠状动脉灌注压下降，产生心肌缺血和纤维化等，导致左心衰竭。主动脉严重狭窄时，心排血量减少，主动脉内压下降，心肌肥厚及左室内压增高压迫心内膜下血管使冠状动脉灌注减少及脑供血不足，可导致心肌缺血缺氧和心绞痛发作及头晕、黑蒙及晕厥等症状。

4. 主动脉瓣关闭不全 主动脉瓣先天畸形、炎症和退行性变引起瓣叶缩短、回缩以及升主动脉的结缔组织病或炎症导致升主动脉扩大等均可造成主动脉瓣关闭不全。

慢性主动脉瓣关闭不全时，主动脉内血液经关闭不全的主动脉瓣逆流入左心室，造成左室充盈过度，容量负荷增加，左心室先扩大随后肥厚（离心性肥厚）。代偿期，左心室收缩力加强，心搏量增加，加之心腔容量扩大，使舒张末期压力维持基本正常。随着病情发展，反流量增多，左心室进一步扩张、肥厚，左心室舒张末期容积和压力显著增高，左心功能失代偿，心搏量减少，发生左心衰。心肌重量增加使耗氧量增多，同时主动脉舒张压低使冠状动脉血流减少，引起心肌缺血、心绞痛，进一步加速心功能恶化。晚期左心室舒张末压升高，导致左心房、肺静脉和肺毛细血管压力升高，出现肺淤血、肺动脉高压，最后全心衰竭。急性主动脉瓣关闭不全时，左心室舒张末压迅速升高，引起急性心力衰竭。

5. 联合瓣膜病变 联合瓣膜病是指两个或两个以上瓣膜病变同时存在。联合瓣膜病变总的血流动力学异常较各瓣膜单独损害者严重，常以某一瓣膜病变表现为突出，且相互影响。两个体征轻的瓣膜损害可产生明显的症状。各瓣膜损害不等时，严重者常掩盖轻的损害。各瓣膜损害大致相等时，近端（上游）瓣膜损害较远端者显著。常见的是二尖瓣狭窄与主动脉瓣关闭不全，此时，心尖区舒张期隆隆样杂音可以减轻，主动脉瓣关闭不全的周围血管征可以不明显。二尖瓣狭窄合并主动脉瓣狭窄时，二尖瓣狭窄的舒张期杂音和主动脉瓣狭窄的收缩期杂音均减弱，但病情加重，易致左心房衰竭或左心室衰竭。二尖瓣关闭不全合并主动脉瓣关闭不全时，左心室舒张期容量大大加重，左心室极易扩大和发生衰竭，收缩期反流入左心房的血流量加大，易致左心房失代偿。二尖瓣关闭不全合并主动脉瓣狭窄时，可加重二尖瓣反流，并使左心室向主动脉的搏出量减少更为明显，使左心房失代偿及肺淤血提早发生。总之，联合瓣膜病血流动力学异常和临床表现取决于损害瓣膜的组合形式和各瓣膜损害的相对严重程度。

二、中医病因病机

中医认为本病主要是由于外邪（如风寒湿热之邪）侵袭肌表，久留不去或反复侵袭，由表入里，内舍于心，邪耗正气，邪阻心脉而发病；或因先天不足、年老体虚等正气虚弱，影响及心，致心气衰弱，气不行血，致气虚血瘀，或损及心阳、心阴，气血衰败，发为此病。

1. 心肺瘀阻 本证多由于感受风寒湿之邪，引起气血运行不畅，经络阻滞。心在体合脉，主脉行血，若痹证久迁不愈，反复感受外邪，则邪气可通过经络内舍于心，发为心痹。由于肺主气、朝百脉，心痹日久影响及肺，则心肺瘀阻，而表现心悸气短，胸痛憋闷，两颧紫红，甚者面色瘀暗、唇紫。

2. 气血亏虚 本证多由于先天禀赋不足，素体亏虚，或后天失养，或年老体虚，以致正气不足，气血亏虚，腠理疏松，卫外不固，外邪易于侵袭，或感邪之后难以驱邪外出，导致外邪深入，累及于心；或因思虑日久劳伤心脾，气血化源不足，心神失养而发为心痹。

3. 气阴两虚 本证由于外邪入侵，内舍于心，邪耗正气，或素体正气虚弱，日久心气衰弱，气虚致气化机能障碍，使阴液生成减少，或素体阴虚，损及心阴，致气阴两虚。

4. 气虚血瘀 血液的正常运行全赖心气推动。心气不足，鼓动无力，则血行不畅形成瘀血，导致气虚血瘀。

5. 心肾阳虚 久病之后，阳气虚弱，不能温养心脉，心阳虚衰，累及肾阳，肾不能气化水湿而生水饮，饮邪上犯凌心则心悸，射肺则咳喘，泛溢肌肤则水肿。

总之，本病病位主要在心，常涉及肺、脾、肾。基本病机为正虚邪入，痹阻心脉。病属本虚标实，虚指气血阴阳亏虚，实以瘀血、水饮为主。发病初期，可无明显症状，日渐损及气血阴阳，日久不愈，可出现"心悸"、"胸痹"、"心衰病"等。本病严重时可见心气、心阳暴脱及阴盛格阳之危候。

【临床表现】

一、二尖瓣狭窄

1. 症状

（1）**呼吸困难** 劳力性呼吸困难为最早出现的症状，运动、感染、发热、情绪紧张、妊娠或心房颤动为常见诱因。随着病程发展，日常活动以至休息时出现呼吸困难，端坐呼吸和夜间阵发呼吸困难，甚至急性肺水肿。

（2）咯血 有以下几种情况：①痰中带血丝或血痰，与支气管炎肺淤血或肺毛细血管破裂有关，常伴夜间阵发性呼吸困难；②突然大咯血，色鲜红，见于严重二尖瓣狭窄，为左心房压力突然增高，导致肺静脉与支气管静脉间侧支循环曲张破裂所致，多见于早期，后期因静脉壁增厚以及随着病情进展致肺血管阻力增加及右心功能不全，大咯血发生率降低；③粉红色泡沫样痰，为急性肺水肿的特征；④肺栓塞时咯血量较大，多为暗红色黏稠血痰。

（3）咳嗽 常见，冬季明显。常为干咳，多在夜间睡眠（平卧）或劳动后加重，可能与支气管黏膜水肿、增大的左房压迫左主支气管有关。并发支气管或肺部感染时，咳嗽，咯黏液样或脓性痰。

（4）右心衰竭 出现体循环淤血症状，纳差、腹胀、尿少、水肿，夜尿增多，肝区胀痛甚至出现黄疸等。右心衰出现后，肺淤血减轻，原有的呼吸困难及咯血可以减轻。

（5）血栓栓塞 为二尖瓣狭窄的严重并发症，约20%的患者在病程中发生血栓栓塞，其中的15%～20%由此导致死亡，发生栓塞者约80%有心房颤动，故合并房颤的患者需予预防性抗凝治疗。

（6）其他症状 扩张的左肺动脉和扩大的左心房压迫喉返神经引起声音嘶哑，扩大的左心房压迫食道可引起吞咽困难。部分病人发生血栓栓塞症状。

2. 体征

（1）视诊 重度二尖瓣狭窄可见"二尖瓣面容"，两颧紫红色，口唇轻度发绀。儿童期发生二尖瓣狭窄，可见心前区隆起。

（2）触诊 明显右心室肥厚者心尖搏动弥散、左移，胸骨左缘3～4肋间右心室收缩期抬举性搏动，心尖区可触及舒张期震颤。

（3）叩诊 心浊音界向左扩大，心腰消失而呈梨形。

（4）听诊 心尖区舒张中、晚期低调的隆隆样杂音，呈递增型，较局限，左侧卧位明显，用力呼气或体力活动后更清楚。心尖部第一心音亢进和开瓣音，提示瓣膜尚有弹性，活动度好；如瓣叶钙化僵硬，则第一心音减弱，开瓣音消失。肺动脉高压时出现肺动脉瓣区第二心音亢进、分裂；由于肺动脉扩张，在胸骨左上缘可闻及收缩期喷射样杂音和递减型高调叹气样舒张早期杂音（Graham-Steel杂音，相对性肺动脉瓣关闭不全）。右心室扩大伴三尖瓣关闭不全时，出现三尖瓣区全收缩期吹风样杂音，吸气时明显。

（5）其他体征 右心衰竭出现颈静脉怒张、肝肿大压痛、肝颈静脉回流征阳性、下肢浮肿、腹水和发绀等。右心室扩大伴三尖瓣关闭不全时，可有肝脏搏动。

二、二尖瓣关闭不全

1. 症状 慢性二尖瓣关闭不全的无症状期可长达20年。轻度二尖瓣关闭不全可终身无症状。一旦出现症状，多已有不可逆心功能损害，且进展迅速。常见有疲乏无力、劳力性呼吸困难、端坐呼吸等心排血量减少及肺淤血症状。后期出现右心衰及体循环淤血症状。急性二尖瓣关闭不全重者很快发生急性心力衰竭，甚至心源性休克。

2. 体征

（1）视诊 心尖搏动向左下移位。

（2）触诊 心尖搏动向左下移位，常呈抬举性。

（3）叩诊　心浊音界向左下扩大，后期亦可向右扩大。

（4）听诊　心尖部第一心音减弱；心尖部较粗糙的吹风样全收缩期杂音范围广泛，常向左腋下及左肩胛下角传导，并可掩盖第一心音；主动脉瓣区第二心音分裂，严重反流可出现低调第三心音。肺动脉高压时可闻及肺动脉瓣区第二心音亢进、分裂。

三、主动脉瓣狭窄

1. 症状　出现较晚。呼吸困难、心绞痛和晕厥为典型主动脉瓣狭窄三联征。

（1）呼吸困难　劳力性呼吸困难为肺淤血引起的常见首发症状，见于95%的有症状患者，进而发生阵发性夜间呼吸困难、端坐呼吸，严重者有急性肺水肿。

（2）心绞痛　见于60%的有症状患者，多为劳力性，常由运动诱发，休息后缓解，主要由心肌缺血引起。

（3）晕厥或黑矇　见于15%～30%的有症状患者，多发生于直立、运动中或运动后即刻，少数在休息时发生，由于运动时外周血管扩张而心排血量相对减少，心肌氧耗量增加加重心肌缺血，致心排血量进一步减少，脑循环灌注压降低，发生脑缺血所致。休息时晕厥多由于心律失常导致心排血量骤减所致。

（4）其他症状　主动脉瓣狭窄晚期可出现明显的疲乏、虚弱、周围性发绀等表现。右心衰竭出现肝肿大、心房颤动、三尖瓣反流等。

2. 体征

（1）视诊　心尖搏动向左下移位。

（2）触诊　心尖搏动向左下移位，呈抬举性；主动脉瓣区可出现收缩期震颤。

（3）叩诊　心浊音界向左下扩大。

（4）听诊　心尖部第一心音正常；因左室射血时间延长，主动脉瓣区第二心音减弱或消失，也可出现第二心音逆分裂。典型杂音为主动脉瓣听诊区可听到高调、粗糙的递增-递减型收缩期喷射性杂音，向颈部传导。

（5）其他体征　重度狭窄可有收缩压降低，脉压减小，脉搏细弱。后期可有心衰体征。

四、主动脉瓣关闭不全

1. 症状　慢性主动脉瓣关闭不全可多年无症状，甚至可耐受运动。最先的主诉与心搏量增多有关，如心悸、心前区不适、头部搏动感等。晚期左室功能失代偿出现呼吸困难等症状。心肌缺血所致胸痛较主动脉瓣狭窄少见。体位性头晕常见，与脑供血不足有关；晕厥罕见。急性主动脉瓣关闭不全轻者可无症状，重者可发生急性左心衰竭和低血压。

2. 体征

（1）视诊　颜面较苍白，颈动脉搏动明显，心尖搏动向左下移位且范围较广，可见点头运动及毛细血管搏动。

（2）触诊　心尖搏动向左下移位并呈抬举性，有水冲脉。

（3）叩诊　心浊音界向左下扩大，心腰明显，呈靴形。

（4）听诊　心尖部第一心音减弱；主动脉瓣区第二心音减弱或消失；主动脉瓣第二听诊区可闻及叹气样递减型舒张期杂音，前倾位和深吸气更易听到，可向心尖部传导；重度关闭不全时，可在心尖区闻及舒张中期柔和低调隆隆样杂音（Austin-Flint 杂音），系反流血液冲击二

NOTE

尖瓣引起二尖瓣处于半关闭状态形成相对狭窄所致。可有动脉枪击音及杜氏双重杂音。

五、联合瓣膜病变

多个瓣膜损害时，总的血流动力学异常较各瓣膜单独损害者严重，两个体征轻的瓣膜损害可出现较明显的症状。但联合瓣膜病的联合存在常使单个瓣膜病变的典型体征改变，从而给诊断带来困难。如二尖瓣狭窄伴主动脉瓣关闭不全时可使二尖瓣狭窄的舒张晚期杂音减弱或消失，主动脉瓣关闭不全的周围血管征不明显。二尖瓣狭窄合并主动脉瓣狭窄时主动脉瓣区收缩期杂音减弱，第四心音减弱或消失，同时心尖区舒张期杂音亦可减弱。临床诊断时须仔细分析，超声心动图检查对心脏瓣膜病具有特别的诊断价值。

六、并发症

1. 心力衰竭　是心脏瓣膜病最常见的并发症和致死原因，约发生于70%的患者。呼吸道感染是最常见诱因，其次为心律失常、劳累、情绪激动、妊娠等。严重左心衰竭及重度二尖瓣狭窄时，常在上述诱因下发生急性肺水肿，表现为严重呼吸困难，不能平卧，濒死感，发绀，咳粉红色泡沫痰，满肺干湿啰音，甚至昏迷、死亡。

2. 心律失常　以心房颤动最常见，尤其是二尖瓣狭窄和左房明显扩大者。房性早搏为房颤的前奏，开始为阵发性心房扑动和颤动，以后转为持续性心房颤动。房颤形成后可诱发或加重心衰，易形成心房内血栓，引起动脉栓塞。

3. 栓塞　最常见于二尖瓣狭窄伴房颤病人。左房扩大和淤血易形成左房血栓，脱落后可引起动脉栓塞，其中以脑栓塞最多见。心房颤动和右心衰竭时，在周围静脉、右房可形成血栓，脱落后造成肺动脉栓塞。

4. 感染性心内膜炎　随着器械检查和静脉输液的机会增多，感染性心内膜炎有增多趋势，但多见于狭窄不严重而炎症尚未静止者。瓣膜增厚、变形、狭窄严重且合并心房颤动反而少见。

5. 肺部感染　肺部感染常见，并诱发或加重心力衰竭。

【实验室及其他检查】

一、二尖瓣狭窄

1. X线检查　左房增大，肺动脉段突出，右室增大，主动脉球缩小，二尖瓣叶可有钙化，见肺淤血及肺间质水肿等征象。

2. 心电图　轻度狭窄可正常。典型改变为P波增宽且呈双峰形，即"二尖瓣型P波"，和（或）V_1导联P波终末电势≤-0.04mV·s，提示左房增大。右室肥大出现右室QRS波群高电压和电轴右偏。可有心房颤动。

3. 超声心动图　为确定和定量诊断二尖瓣狭窄的可靠方法，对判断病变的轻重、决定手术方法及评价手术的疗效均有很大价值。M型超声显示：EF斜率降低，双峰不明显，前后叶于舒张期呈同向运动即城垛样改变；二尖瓣瓣叶增厚、畸形和钙化；左房增大且排空减慢；左心室腔正常或缩小；可有右室肥大。二维超声显示：舒张期前叶呈圆拱状，后叶活动度减小，交界处融合，瓣叶增厚，瓣口面积常<1.0cm²，左房右室大，可发现左房内附壁血栓。彩色多

普勒显示缓慢而渐减的血流通过二尖瓣。

4. 右心导管检查 右心室、肺动脉及肺毛细血管压力增高，肺循环阻力增大，心排血量降低。穿刺房间隔后可直接测定左房左室跨瓣压力阶差和计算瓣口面积，明确狭窄程度。

二、二尖瓣关闭不全

1. X 线检查 左室肥大，左房肥大，肺淤血，间质性肺水肿，晚期肺动脉高压，右室亦增大。

2. 心电图 轻度二尖瓣关闭不全心电图可正常，严重者可出现左房大、左室肥大及劳损、心房颤动。

3. 超声心动图 M 型和二维超声可测定出左房、左室大，瓣叶及瓣下结构增厚、融合、缩短，瓣口关闭时对合不佳等。多普勒超声能清楚显示二尖瓣关闭不全时左房内出现的高速异常反流束，诊断的敏感性可达 100%，并能评定二尖瓣反流的程度，定量诊断标准为：轻度是指射流面积 $<4cm^2$，每次搏动的反流量 $<30mL$，反流分数 $<30\%$；中度是指射流面积为 $4\sim8cm^2$，每次搏动的反流量 $30\sim59mL$，反流分数为 $30\%\sim49\%$；重度是指射流血面积 $>8cm^2$，每次搏动的反流量 $>60mL$，反流分数 $>50\%$。

4. 心导管检查 右心导管检查，右心室、肺动脉及肺毛细血管压力增高，肺循环阻力增大；左心导管检查，左心房压力增高，压力曲线 V 波显著，心排血量降低，严重反流。

三、主动脉瓣狭窄

1. X 线检查 心影正常或左室轻度增大，左房可轻度增大；升主动脉根部常因收缩期血流急促喷射冲击而有狭窄后扩张；晚期心衰时有左室明显增大及肺淤血征象。

2. 心电图 左室肥厚伴劳损，左房肥大；可有传导阻滞及其他心律失常。

3. 超声心动图 M 型诊断本病不敏感，缺乏特异性。二维超声心动图探测主动脉瓣异常很敏感，有助于确定狭窄和病因，但不能准确定量狭窄程度。连续多普勒可测定通过主动脉的最大血流速度，并可计算最大跨膜压力阶差以及瓣口面积。

4. 心导管检查 通过左心导管做左室造影可明确瓣口狭窄程度，也可通过测定跨瓣压差计算瓣口面积。

四、主动脉瓣关闭不全

1. X 线检查 左室增大，心影呈靴形；可有左心房增大；升主动脉扩张、迂曲、延长，严重瘤样扩张提示为 Marfan 综合征或中层囊性坏死；左心衰时有肺淤血征。透视下可见主动脉和左室搏动振幅明显增加。

2. 心电图 慢性者常见左心室肥厚劳损，电轴左偏；可有房性、室性早搏及束支传导阻滞。急性者心电图常见窦性心动过速。

3. 超声心动图 M 型显示舒张期二尖瓣前叶或室间隔纤细扑动，为主动脉瓣关闭不全的可靠诊断征象；左室增大，左室流出道增宽，左室后壁及室间隔搏动幅度增加。二维超声可显示瓣膜和主动脉根部的形态改变，可见瓣膜闭合不全。多普勒超声为最敏感的确定主动脉瓣反流的方法，在左心室侧可探及全舒张期涡流，通过计算反流血量与搏出量的比例，估计病情程度。

NOTE

4. 磁共振显像　可确定主动脉瓣血液反流并估计其程度，准确诊断主动脉夹层等主动脉疾病。

5. 其他　左心导管检查示左心室增大，舒张末期容积增加。心室造影可见造影剂反流入左心室，并可估测反流量及左室功能。

【诊断与鉴别诊断】

一、诊断

1. 二尖瓣狭窄　心尖区有舒张期隆隆样杂音伴左心房增大（X线或心电图提示），即可做出诊断。超声心动图可进一步明确诊断。

2. 二尖瓣关闭不全　心尖区可闻及Ⅲ级以上粗糙全收缩期杂音伴左房、左室增大，诊断即可成立。脉冲多普勒和彩色多普勒血流显像检查可确诊。

3. 主动脉瓣狭窄　主动脉瓣区喷射性收缩期杂音，向颈部传导。超声心动图检查可明确诊断。

4. 主动脉瓣关闭不全　主动脉瓣第二听诊区舒张早期递减型吹风样杂音，伴左心室增大和周围血管征，可诊断为主动脉瓣关闭不全。

二、鉴别诊断

（一）二尖瓣狭窄

1. "功能性"二尖瓣狭窄　见于各种原因所致的左心室扩大，二尖瓣口血流量增加，或二尖瓣在心室舒张期开放时受主动脉反流冲击等情况。如动脉导管未闭、心室间隔缺损、甲亢、重度贫血及主动脉瓣关闭不全等。这类杂音一般历时短暂，性质柔和，无开瓣音。

2. 左房黏液瘤　发生于左房的良性肿瘤。瘤体在舒张期阻塞二尖瓣口，可产生与二尖瓣狭窄相似的症状与体征。但左房黏液瘤产生的杂音呈间歇性，随体位而变化，杂音前有肿瘤扑落音，无开放拍击音，有昏厥史，常伴有发热、贫血、反复体循环动脉栓塞等表现。超声心动图可见左房内有云雾状光团往返于左房与二尖瓣口之间。

（二）二尖瓣关闭不全

1. 二尖瓣脱垂综合征　由于收缩期中一或二瓣叶脱入左心房，引起瓣膜关闭不全。心尖区或其内侧可闻及收缩中晚期喀嚓音，紧接喀嚓音可听到收缩期杂音。M型超声心动图可见二尖瓣于收缩中晚期向后移位呈"吊床样"波形；二维超声图像上可见二尖瓣叶于收缩期突向左心房，并超过瓣环水平；多普勒超声可证实二尖瓣反流。

2. 相对性二尖瓣关闭不全　由于各种病因导致左心室扩张，二尖瓣环明显扩大，造成二尖瓣关闭时不能完全闭合而出现血流反流，表现为心尖区收缩期吹风性杂音。见于高血压性心脏病、心肌炎、扩张型心肌病及贫血性心脏病等。这类杂音性质较柔和，无明显传导。原发病改善后，杂音可减轻。

3. 三尖瓣关闭不全　为全收缩期杂音，胸骨左缘第4、5肋间最响，吸气时增强，常伴颈静脉搏动（V波）和肝收缩期搏动。

（三）主动脉瓣狭窄

1. 梗阻性肥厚型心肌病　因左心室非对称性肥厚致左室流出道梗阻，可产生与主动脉瓣狭窄相似的血流动力学改变，在胸骨左缘第 4 肋间可闻及收缩期杂音。该杂音最响部位不在主动脉瓣第一听诊区，不向颈部传导，主动脉瓣区第二心音正常。超声心动图检查显示左室壁不对称性肥厚，室间隔明显肥厚，左室流出道狭窄。

2. 主动脉扩张 可因高血压、梅毒等所致。在胸骨右缘第 2 肋间可闻及短促的收缩期杂音，主动脉瓣区第二心音正常或亢进，无第二心音分裂。超声心动图可明确诊断。

3. 肺动脉瓣狭窄 在胸骨左缘第 2 肋间可闻及粗糙响亮的收缩期杂音，常伴收缩期喷射音，肺动脉瓣区第二心音减弱并分裂，主动脉瓣区第二心音正常，右心室肥厚增大，肺动脉主干呈狭窄后扩张。

（四） 主动脉瓣关闭不全

1. 肺动脉瓣关闭不全 常为肺动脉高压所致。颈动脉搏动正常，肺动脉瓣区第二心音亢进，胸骨左缘第 2~4 肋间闻及舒张期杂音，吸气时增强，无周围血管征。心电图示右心房和右心室肥大，X 线示肺动脉主干突出。

2. 主动脉窦瘤破裂 常破裂入右心，在胸骨左下缘有连续性杂音，有突发性胸痛，进行性右心功能衰竭，主动脉造影及超声心动图检查可确诊。

【治疗】

一、治疗思路

手术是治疗本病的主要方法。对失去手术机会和不愿意进行手术治疗的患者，常采用对症治疗的原则。中西医内科治疗的重点是预防感染性心内膜炎及风湿热反复发作，避免心瓣膜损害进一步加重，积极防治各种并发症。对心功能代偿期、早期心衰、风心病合并风湿活动及手术后患者，采用中医药扶正固本、祛邪等治法，有一定的作用。对有严重并发症者，在西医治疗的基础上，根据中医辨证论治原则采用补气活血化瘀、温阳利水等方法，对于减轻症状、控制病情发展、恢复心脏功能、提高生活质量等有一定效果。

二、西医治疗

（一） 二尖瓣狭窄

1. 一般治疗 ①应限制体力劳动或适当卧床休息，减轻心脏负荷。②有心功能不全者，应低钠饮食。合理应用利尿剂、ACEI、β 受体阻滞剂、洋地黄等药物。③风心病防止风湿热复发，积极防治猩红热、急性扁桃体炎、咽炎等链球菌感染。

2. 并发症的治疗

（1）大咯血 采取坐位，防止窒息，可使用镇静剂、利尿剂、血管扩张剂等。

（2）急性肺水肿 与急性左心衰所致肺水肿相似，不同之处在于避免使用扩张小动脉为主的扩血管药，不宜使用正性肌力药物，仅在心房颤动伴快速心室率时可静脉注射去乙酰毛花苷注射液。

（3）心房颤动 急性发作伴快速心室率，且其血流动力学稳定者，首先静注去乙酰毛花苷注射液，如无效，可静脉注射地尔硫䓬或艾司洛尔等控制心室率；心室率控制而未恢复窦性心律者，行电复律术或用胺碘酮、普罗帕酮等药物转复。急性发作伴肺水肿、休克、心绞痛或晕厥时，应立即电复律，复律失败者应尽快静脉注射药物减慢心室率。心房颤动病程<1 年、

左房直径<60mm、无高度或完全性房室传导阻滞和病态窦房结综合征者，可行选择性电复律或药物转复。

（4）体循环栓塞　长期心衰伴心房颤动者或有栓塞史或超声检查见左房血栓者，只要无禁忌证，无论是阵发性房颤还是持续性房颤应长期用华法林抗凝治疗。不能使用华法林者可改口服阿司匹林。

3. 介入或手术治疗

（1）经皮球囊二尖瓣成形术　为缓解单纯二尖瓣狭窄的首选方法。系将球囊导管从周围静脉经房间隔进入二尖瓣，用0.9%氯化钠注射液和造影剂各半的混合液体充盈球囊，分离瓣膜交界处的粘连融合而扩大瓣口。

（2）二尖瓣分离术　有闭式和直视式两种。①闭式分离术：经开胸手术，将扩张器由左心室心尖部插入二尖瓣口分离瓣膜交界处的粘连融合，现临床已少用。②直视分离术：适用于瓣叶严重钙化、病变波及腱索和乳头肌、左房内有血栓者。在体外循环下，直视分离融合的交界处、腱索和乳头肌，去除瓣叶的钙化斑，清除左心房内血栓。

（3）人工瓣膜置换术　适用于严重瓣叶和瓣下结构钙化、畸形不宜做分离术，和二尖瓣狭窄合并严重二尖瓣关闭不全者，但宜在有症状而无肺动脉高压时考虑。严重肺动脉高压增加手术风险，但非手术禁忌，术后多有肺动脉高压减轻。人工瓣分机械瓣和生物瓣。机械瓣耐用，不引起排异反应，不致钙化及感染，但需终身抗凝。生物瓣不需终身抗凝，较少排异反应，但易因感染性心内膜炎或钙化、机械损伤而失效。生物瓣适用于使用抗凝剂有禁忌证和预期寿命低于10年者。

（二）二尖瓣关闭不全

1. 内科治疗　预防感染性心内膜炎、风湿热。心房颤动的治疗同二尖瓣狭窄，但维持窦性心律不如二尖瓣狭窄者重要。慢性房颤、有体循环栓塞史、左房有血栓者，应长期抗凝治疗。心力衰竭者应限制钠盐的摄入，抗心力衰竭治疗。

2. 手术治疗　人工瓣膜置换术和瓣膜修补术为主要方法，是恢复瓣膜关闭功能的根本措施。手术应在发生不可逆的左心功能不全之前进行。对有症状者，应在左室收缩末期容量指数（LVESVI）>55mL/m^2、左室射血分数（LVEF）<0.5和平均肺动脉压>20mmHg之前行手术为好。

（三）主动脉瓣狭窄

1. 内科治疗　预防风湿热和感染性心内膜炎。主动脉瓣狭窄者不能耐受心房颤动，如有频发房性早搏应予抗心律失常治疗，以预防房颤。心绞痛者可试用硝酸酯类药物。心力衰竭者应限制钠盐摄入，可用洋地黄制剂，慎用利尿剂，避免应用强烈利尿剂、血管扩张剂、β受体阻滞剂。

2. 手术或介入治疗

（1）人工瓣膜置换术　为治疗成人主动脉瓣狭窄的主要方法。指征为：重度成人主动脉瓣狭窄（瓣口面积<0.75cm^{2}或平均跨膜压差>50mmHg）伴心绞痛、晕厥或心力衰竭，钙化性主动脉瓣狭窄，主动脉瓣狭窄合并关闭不全。无症状者，若伴有进行性心脏增大和（或）左心室功能进行性减退，活动时血压下降，也应考虑手术。

（2）经皮球囊主动脉瓣成形术　经股动脉逆行将球囊导管推送至主动脉瓣，用0.9%氯化钠注射液和造影剂各半的混合液体充盈球囊，裂解钙化结节，伸展主动脉瓣环和瓣叶，撕裂瓣叶和分离融合交界处，减轻狭窄和症状。适用于高龄、有心力衰竭和手术高危患者，或某些特殊情况，如换瓣膜危险大、紧急需要、拒绝换瓣、妊娠等。

（3）直视下主动脉瓣分离术　适用于儿童和青少年的非钙化性先天性主动脉瓣严重狭窄者甚至包括无症状者。

（4）经皮主动脉瓣置换术　此手术可通过两种途径：一是经股动脉穿刺途径把人工瓣膜输送到原来瓣膜位置后，扩张以后取代原来的瓣膜行使正常功能；二是经胸部切开一个小口，通过心尖直接把人工心脏瓣膜植入。目前经皮主动脉瓣置换术还不是治疗主动脉瓣狭窄的首选方法。对极高龄、慢性肺部疾病、肾衰竭、贫血、肿瘤等不适合外科手术的高危患者，可作为供选择的治疗方法之一。

（四）主动脉瓣关闭不全

1. 内科治疗　主要防止心功能恶化和合并症的发生，如预防风湿活动和感染性心内膜炎；无症状的严重主动脉瓣关闭不全伴左心室功能正常者，长期使用血管扩张剂尤其是血管紧张素转换酶抑制剂可改善血流动力学异常和保护心功能；心力衰竭者使用血管紧张素转换酶抑制剂、洋地黄和利尿剂；主动脉瓣关闭不全患者耐受心律失常的能力极差，应积极纠正心房颤动和缓慢性心律失常，重度急性主动脉关闭不全应及早考虑外科手术治疗。

2. 手术治疗

（1）人工瓣膜置换术　为严重主动脉瓣反流的主要治疗方法。适应证：①有症状和左心功能不全者；②无症状伴左心功能不全者，经一系列无创伤性检查（超声心动图、核素心室造影等）显示持续或进行性左室收缩末期容量增加或静息射血分数降低；③有症状而左室功能正常，先试用内科治疗，如无改善不宜拖延手术时间。禁忌证：LVEF≤0.15~0.20、左心室舒张末内径（LVEDD）≥80mm 或 LVEDVI≥300mL/m^2。

（2）瓣膜修复术　较少用。仅适用于感染性心内膜炎和主动脉瓣赘生物或穿孔，主动脉瓣及其瓣环撕裂。

（五）联合瓣膜病变

内科治疗与单瓣膜损害者相同。手术治疗为其主要方法。因多瓣膜人工瓣膜置换术有较大的危险性，死亡率高，所以术前确诊及明确损害的相对程度对治疗决策至关重要。如明显二尖瓣狭窄可掩盖并存的主动脉瓣疾病，手术仅纠正前者的梗阻，将导致左室负荷骤增，引起急性肺水肿，增加手术死亡率。左心人工瓣膜置换术时，如未对明显损害的三尖瓣给予相应的手术，术后改善则欠佳。继发于主动脉瓣反流的二尖瓣关闭不全，轻者于主动脉瓣置换后可缓解，重者需做瓣环成形术。因此术前应进行左、右心导管术和心血管造影以确定诊断和治疗方法。

三、中医治疗

（一）辨证论治

1. 心肺瘀阻证

症状：心悸气短，胸痛憋闷，或咯痰咳血，两颧紫红，甚者面色瘀暗、唇紫，舌质瘀暗或有瘀点，脉细数或结、代。

治法：行气活血化瘀。

方药：血府逐瘀汤加减。若兼心阳不足者，加桂枝甘草汤；若兼气阴不足者，合用生脉散。

2. 气血亏虚证

症状：心悸气短，动则尤甚，头晕目眩，身困乏力，面色无华，纳少失眠，舌淡苔薄白，脉细弱。

治法：益气养血，宁心安神。

方药：归脾汤加减。

3. 气阴两虚证

症状：心悸气短，倦怠乏力，头晕目眩，面色无华，动则汗出，自汗或盗汗，夜寐不宁，口干，舌质红或淡红，苔薄白，脉细数无力或促、结、代。

治法：益气养阴，宁心复脉。

方药：炙甘草汤加味。

4. 气虚血瘀证

症状：心悸气短，头晕乏力，面白或暗，口唇青紫，自汗，甚者颈脉怒张，胁下痞块，舌有紫斑、瘀点，脉细涩或结代。

治法：益气养心，活血通脉。

方药：独参汤合桃仁红花煎加减。若夹有痰浊，胸满闷痛，苔浊腻者，合用瓜蒌薤白半夏汤。

5. 心肾阳虚证

症状：心悸，喘息不能平卧，颜面及肢体浮肿，或伴胸水、腹水，脘痞腹胀，形寒肢冷，大便溏泻，小便短少，舌体胖大，质淡，苔薄白，脉沉细无力或结代。

治法：温补心肾，化气行水。

方药：参附汤合五苓散加减。若亡阳欲脱者，急用参附汤回阳固脱。

（二）常用中药制剂

1. 血府逐瘀口服液　功效：活血化瘀，行气止痛。适用于心肺瘀阻证。口服，每次 10mL，每日 3 次。

2. 归脾丸　功效：益气健脾，养血安神。适用于气血亏虚证。口服，每次 8~10 粒，每日 3 次。

3. 通心络胶囊　功效：益气活血，通络止痛。适用于气虚血瘀证。口服，每次 2~4 粒，每日 3 次。

4. 生脉注射液　功效：益气养阴，复脉固脱。用于气阴两虚证。2~4mL，肌肉注射，每日 1 次，或 20~60mL 加入 5% 葡萄糖注射液 250mL 静脉滴注，每日 1 次。

5. 参附注射液　功效：回阳救逆，益气固脱。用于心肾阳虚证。2~4mL，肌肉注射，每日 1 次，或 20~60mL 加入 5% 葡萄糖注射液 250mL 静脉滴注，每日 1 次。

【预后】

慢性心脏瓣膜病患者，可多年无症状，但大多数患者瓣膜损害在逐渐加重，一旦出现症状则病情加重或迅速恶化。二尖瓣狭窄患者从发生症状到完全致残平均 7.3 年，死亡原因为心力衰竭、血栓栓塞、感染性心内膜炎。二尖瓣关闭不全重度患者内科治疗 10 年存活率为 60%。主动脉瓣狭窄和关闭不全患者出现症状后病情迅速恶化，死亡率很高。手术治疗为治疗心脏瓣膜病的主要方法，提高了患者的生活质量和存活率。

【预防与调护】

重点是预防反复发作及并发症的出现。平素起居要有规律，谨避风寒，避免潮湿阴冷，防止风湿热的发生。对已有瓣膜病损者，积极预防链球菌感染、风湿活动及感染性心内膜炎。避免和控制诱发、加剧心脏瓣膜病的因素，积极防治各种并发症。

心功能处于代偿期，可适度散步，练太极拳、气功等健身活动，避免过劳及剧烈运动；年轻妇女患者做好计划生育工作，避免妊娠增加心脏负荷，促使病情加重。心功能失代偿者，应限制体力活动，以休息为主。饮食清淡而富有营养，应低盐饮食，不宜摄入油炸燥热食品，忌辛辣，戒烟酒，宜少吃多餐，多食水果蔬菜。树立战胜疾病的信心，心情舒畅，有利于保护心脏功能，减缓心脏瓣膜损害。

第八节　感染性心内膜炎

感染性心内膜炎（infective endocarditis，IE）是病原微生物感染引起的心脏内膜和心脏瓣膜的急性、亚急性炎症病变，多伴有赘生物形成，赘生物为大小不等，形状不一的血小板和纤维素团块，内含大量微生物和少量炎症细胞。心脏瓣膜最常受累，心脏间隔缺损部位、腱索或心壁内膜也可累及。临床特点是发热、心脏杂音、栓塞现象和血培养阳性等。因抗生素的应用，本病发病率有所下降，临床表现不典型，但心血管各种创伤性检查、治疗措施及静脉毒品滥用又成为发生本病的重要危险因素。

感染性心内膜炎与中医学中的"心瘅"相类似。也可归属于"温病""心悸""胸痹"、"瘀证"等范畴。

【病因病理】

一、西医病因病理

（一）病因及发病机制

1. 亚急性　草绿色链球菌是最常见的病原体，发病与以下因素有关：

（1）**血流动力学因素**　亚急性者主要发生于器质性心脏病。心脏瓣膜病最常见，尤其是二尖瓣和主动脉瓣病变，其次为先天性心血管病，如室间隔缺损、动脉导管未闭、法洛四联征和主动脉缩窄。血流动力学的异常可损伤内膜，为赘生物的生长提供条件，又可使循环中的细菌优先沉积于心内膜特定部位，引起发病。

（2）**非细菌性血栓性心内膜炎**　内皮损伤和高凝状态是其中两个关键的机制。心脏内膜的内皮受损并暴露其下结缔组织的胶原纤维，在血液高凝状态下，引起血小板聚集，形成血小板微血栓和纤维蛋白沉着，成为结节样无菌性赘生物。这些赘生物是细菌定居瓣膜表面的重要因素。

（3）**短暂性菌血症**　各种感染或有细菌寄居的创伤常可使细菌进入血液循环，引起短暂性菌血症，若循环中的细菌定居在无菌性赘生物上，即可发生感染性心内膜炎。

（4）细菌感染无菌性赘生物　这取决于宿主局部的防御能力、菌血症的频度、细菌的数量和黏附能力。草绿色链球菌从口腔进入血流的机会频繁，黏附性强，因而成为亚急性感染性心内膜炎的最常见致病菌。细菌定居后持续存活和繁殖，引起血小板和纤维蛋白聚集，导致感染性赘生物增大。赘生物可阻止吞噬细胞进入，成为其内细菌的良好庇护所。

2. 急性　主要由金黄色葡萄球菌引起，发病机制尚不清楚；主要累及正常心脏瓣膜，尤其是主动脉瓣。病原菌来自皮肤、肌肉、骨骼或肺等部位的活动性感染灶，循环中细菌量大，毒力强，具有高度侵袭性和强黏附能力。

（二）病理

1. 心内感染和局部扩散　除了赘生物局部，感染还可扩散到瓣旁组织，形成脓肿。其损害可引起瓣叶变形、穿孔或腱索断裂，心脏传导组织破坏，甚至心脏腔室之间的穿孔、瘘管，从而导致心力衰竭、心律失常或化脓性心包炎。

2. 赘生物碎片栓塞　动脉栓塞导致组织器官梗死，偶可形成脓肿；动脉血管壁的滋养血管栓塞或栓子中的细菌直接破坏动脉壁，均可引起动脉壁坏死，形成细菌性动脉瘤。

3. 血源性播散　持续的菌血症可使感染播散到心外其他部位，形成迁移性脓肿。

4. 免疫系统激活　细胞免疫和体液免疫机制均被激活，可引起脾肿大、肾小球肾炎、关节炎、心包炎和微血管炎。

二、中医病因病机

本病属于温病的范畴。病因与正气亏虚、感受风寒湿热或手术创伤，从而导致温热毒邪侵袭有关。

1. 风热外袭　先天禀赋不足，或饮食不节，或房劳过度，或情志失调，导致正气不足，卫外不固，温热毒邪乘虚内犯于心，心体受损，发为本病。

2. 热炽气分　温热毒邪，或经卫传气，或由表及里，也可直中气分，气分炽热，损伤心体，影响心用，发为本病。

3. 热入心营　心主血脉，正气亏虚，温热邪毒内舍于心脉营血，则可致肌肤内脏出血，心体受损，发为本病；温热邪毒煎熬营血，热血互结，阻遏血脉，则可致血脉栓塞诸证。

4. 阴虚火旺　年老、久病体虚，或劳倦过度，耗伤气血阴精，导致正气不足，温热毒邪乘虚而入，内犯于心，心体受损，发为本病。

5. 气阴两虚，血脉瘀滞　病至后期，余邪未尽，阴液已伤，热邪恋于阴分，或阴虚血涩，瘀血内停，或虚热内扰心神，气阴两虚，气血不足，心失所养，心体受损，则诸证丛生。

本病病机关键为温热毒邪内犯于心，心体受损。病位在心，病性虚实夹杂，实以温热毒邪为主，虚以气虚、阴虚、血虚为主。正气亏虚则易招邪侵，而温热毒邪又可以耗气、伤阴、动血，形成虚实夹杂之证。温热毒邪侵犯心脉营血，迫血妄行，可致肌肤内脏出血；若温热毒邪煎熬营血，血行瘀滞，瘀热互结，阻遏血脉，则可致血脉痹阻诸证。

【临床表现】

从短暂性菌血症的发生到症状出现的时间长短不一，多在2周以内，但不少患者无明确的细菌进入途径可寻。

一、主要症状

发热是感染性心内膜炎最常见的症状。急性者呈暴发性败血症过程，有高热寒战，常伴突发心力衰竭。亚急性者起病隐匿，发热较低，很少超过39℃，午后和晚上稍高，不伴寒战。老年人、严重衰弱、心力衰竭、肾衰竭患者可无发热或仅轻微发热。此外可伴有头痛、背痛、肌肉关节痛以及全身不适、乏力、食欲不振和体重减轻等非特异性症状。

二、体征

1. 心脏杂音　80%~85%的患者可闻及心脏杂音，由基础心脏病和（或）本病引起的瓣膜损害所致。新的或变化的杂音在急性者中较为常见。

2. 周围体征　多为非特异性，目前已不常见，包括：①瘀点，以口腔黏膜和睑结膜常见，病程长者较多见；②指（趾）甲下线状出血；③Osler结节，为指和趾垫出现的豌豆大的红或紫色痛性结节，常见于亚急性者；④Roth斑，为视网膜的椭圆形黄斑出血伴中央苍白，多见于亚急性感染；⑤Janeway损害，为手掌和足底处直径1~4mm无痛性出血红斑，主要见于急性患者。引起这些周围体征的原因可能是微血管炎或微栓塞。

3. 感染的非特异性体征　占15%~50%，脾大见于病程6周以上的患者，急性者少见。可见轻、中度贫血，晚期患者有重度贫血。部分患者可见杵状指（趾）。

三、并发症

1. 心脏损害　①心力衰竭为最常见并发症，主要由瓣膜关闭不全所致，瓣膜穿孔或腱索断裂导致急性瓣膜关闭不全时可诱发急性左心衰竭；②心肌脓肿常见于急性患者，可致房室和室内传导阻滞；③急性心肌梗死多由冠状动脉栓塞引起，常见于主动脉瓣感染；④化脓性心包炎；⑤心肌炎。

2. 动脉栓塞　占20%~40%。栓塞可发生在机体的任何部位，脑、肺、心脏、脾、肾、肠系膜和四肢为临床常见的栓塞部位，可出现各个部位栓塞、坏死的表现。脑栓塞的发生率为15%~20%，在有左向右分流的先天性心血管疾病或右心膜炎时，肺循环栓塞常见。

3. 细菌性动脉瘤　占3%~5%，多见于亚急性者。受累动脉依次为近端主动脉、脑、内脏和四肢。发生于周围血管时易诊断，如发生在深部组织的动脉，往往直至动脉瘤破裂出血时方可确诊。

4. 迁移性脓肿　多发生于肝、脾、骨髓和神经系统，多见于急性患者。

5. 神经系统　30%~40%的患者有神经系统症状和体征，主要是脑栓塞、脑细菌性动脉瘤、脑出血以及中毒性脑病、脑脓肿、化脓性脑膜炎。后三种情况主要见于金黄色葡萄球菌性心内膜炎。

6. 肾脏损害　大多数患者有肾损害，肾动脉栓塞和肾梗死多见于急性患者，免疫复合物所致局灶性和弥漫性肾小球肾炎常见于亚急性患者。

【实验室及其他检查】

1. 常规检查　①血液检查：亚急性者正常色素型正常细胞性贫血常见，白细胞计数正常或轻度升高，分类计数轻度核左移。急性者常有血白细胞计数增高和明显核左移。红细胞沉降

NOTE

率几乎均升高。②尿液检查：常有显微镜下血尿和轻度蛋白尿。肉眼血尿提示肾梗死。红细胞管型和大量蛋白尿提示弥漫性肾小球性肾炎。

2. 血培养　是诊断菌血症和感染性心内膜炎的最重要方法，结合药物敏感试验可以指导抗生素的使用。持续低水平（<100/mL）的菌血症是感染性心内膜炎的典型表现。对于未经治疗的亚急性患者，应在第 1 日间隔 1 小时采血 1 次，共 3 次。如次日未见细菌生长，重复采血 3 次后，开始抗生素治疗。已用过抗生素者，停药 2~7 天后采血。急性患者应在入院后 3 小时内，每隔 1 小时采血 1 次，共取 3 个血标本后开始治疗。本病菌血症为持续性，故无需在体温升高时采血。每次取静脉血 10~20mL 做需氧和厌氧培养。

3. 免疫学检查　25% 的患者有高丙种球蛋白血症，80% 的患者出现循环中免疫复合物，病程 6 周以上的亚急性患者中 50% 有类风湿因子试验阳性。血清补体降低见于弥漫性肾小球肾炎。

4. 超声心动图　超声心动图发现赘生物、瓣周并发症时，有助于明确感染性心内膜炎诊断，但检查未发现赘生物时并不能除外本病。超声心动图和多普勒超声还可明确基础心脏病（如瓣膜病、先天性心脏病）和心内并发症（如瓣膜关闭不全、瓣膜穿孔、腱索断裂、瓣周脓肿、心包积液等）的情况。

5. X 线检查　肺部多处小片状浸润阴影提示脓毒性肺栓塞所致肺炎。左心衰竭时有肺淤血或肺水肿征。主动脉细菌性动脉瘤可致主动脉增宽。细菌性动脉瘤有时需经血管造影诊断。CT 扫描有助于脑梗死、脓肿和出血的诊断。

6. 心电图　偶可见急性心肌梗死或房室、室内传导阻滞。

【诊断与鉴别诊断】

一、诊断

1. 诊断标准　凡符合 2 项主要诊断标准，或 1 项主要诊断标准和 3 项次要诊断标准，或 5 项次要诊断标准者，可确诊感染性心内膜炎。

主要诊断标准：①2 次不同时间的血培养阳性，而且病原菌完全一致，为典型的感染性心内膜炎致病菌。或多次血培养检出同一 IE 致病微生物（2 次至少间隔 12 小时以上的血培养阳性；所有 3 次血培养均阳性；4 次或 4 次以上的多数血培养阳性）；或 Q 热病原体 1 次血培养阳性或其 IgG 抗体滴度>1：800。②超声心动图发现赘生物，或新的瓣膜关闭不全。

次要诊断标准：①基础心脏病或静脉滥用药物史。②发热，体温≥38℃。③出现栓塞、细菌性动脉瘤、颅内出血、结膜出血以及 Janeway 损害。④免疫反应，肾小球肾炎、Osler 结节、Roth 斑及类风湿因子阳性。⑤血培养阳性，但不符合主要诊断标准；或与 IE 一致的活动性致病微生物感染的血清学证据。⑥超声心动图发现符合感染性心内膜炎，但不符合主要诊断标准。

2. 分型　本病根据病程分为急性和亚急性。后者占据至少 2/3 的病例。

急性感染性心内膜炎特征：①中毒症状明显；②病程进展迅速，数天至数周引起瓣膜破坏；③感染迁移多见；④病原体主要为金黄色葡萄球菌。

亚急性感染性心内膜炎特征：①中毒症状轻；②病程数周至数月；③感染迁移少见；④病原体以草绿色链球菌多见，其次为肠球菌。

本病还可分为自体瓣膜心内膜炎、人工瓣膜和静脉药瘾者心内膜炎。

二、鉴别诊断

本病的临床表现涉及全身多脏器，既多样化，又缺乏特异性，需鉴别的疾病较多。急性者应与金黄色葡萄球菌、淋球菌、肺炎球菌和革兰阴性杆菌败血症鉴别。亚急性者应与急性风湿热、系统性红斑狼疮、左房黏液瘤、淋巴瘤、腹腔内感染、结核病等鉴别。

【治疗】

一、治疗思路

本病是急性、亚急性严重感染性疾病，针对性地使用强力的抗生素抗感染治疗，以争取尽快消灭致病菌，必要时行外科手术置换人工瓣膜为西医治疗的优势。但患者免疫力低下，而且致病菌隐藏，难以完全消灭。中药益气养阴、扶正固本可以调节机体免疫功能，部分清热解毒药具有抗感染作用，而清热解毒、活血化瘀法在减轻毒血症和炎性因子损害等方面具有独特的优势。中西医结合可以获得更好的治疗效果。

二、西医治疗

（一）抗微生物治疗

是最重要的治疗措施。用药应注意：①早期应用，在连续 3~5 次血培养后即可开始治疗；②选用杀菌性抗生素，足剂量，长疗程，以期完全消灭隐藏于赘生物内的致病菌；③静脉用药为主，保持高的血药浓度；④已分离出病原微生物时，应根据药物敏感试验选择抗生素；病原微生物不明时，可以按经验用药。

1. 经验治疗　在病原菌尚未培养出时，急性者选用针对金黄色葡萄球菌、链球菌和革兰阴性杆菌均有效的广谱抗生素。可采用萘夫西林 2g，每 4 小时 1 次，静脉注射或滴注；加氨苄西林 2g，每 4 小时 1 次，静脉注射；或加庆大霉素，每日 160~240mg，静脉滴注。亚急性者选用针对大多数链球菌（包括肠球菌）的抗生素，如青霉素 320 万~400 万 U 静滴，每4~6小时 1 次；或加庆大霉素，剂量同上。

2. 针对性治疗

（1）**对青霉素敏感的草绿色链球菌或牛链球菌**　①首选青霉素 1200 万~1800 万 U/d，分次静脉滴注，每 4 小时 1 次，用药 4 周。②青霉素剂量同上，加庆大霉素 1mg/kg 静脉滴注或肌肉注射，每 8 小时 1 次，用药 2 周。③青霉素过敏时可选择万古霉素，每日 30mg/kg，分 2 次静脉滴注（24 小时最大量不超过 2g），至少用药 4 周；或谨慎使用头孢曲松 2g，每日 1 次，静脉注射，用药 4 周。

（2）**对青霉素耐药的链球菌**　①青霉素 1800 万 U/d，分次静滴，每 4 小时 1 次，用药 4 周；庆大霉素，剂量同前，用药 2 周。②万古霉素剂量同前，疗程 4 周。

（3）**肠球菌心内膜炎**　①青霉素加庆大霉素，青霉素 1800 万~3000 万 U/d，分次静脉滴注，每 4 小时 1 次；庆大霉素，用量同前，疗程 4~6 周。②氨苄西林 12g/d，分次静脉滴注，每 4 小时 1 次；加庆大霉素，剂量同前，用药 4~6 周。治疗过程中酌减或撤除庆大霉素，预防其毒副作用的发生。③上述治疗效果不佳或患者不能耐受者可改用万古霉素，每日 30mg/kg，分 2 次静脉滴注。

NOTE

（4）甲氧西林敏感的葡萄球菌　①萘夫西林或苯唑西林2g，每4小时1次，静脉注射或滴注，用药4~6周。选择性加用庆大霉素，剂量同前，3~5天。②青霉素过敏或无效者用头孢唑林2g静脉滴注，每8小时1次，用药4~6周。治疗初始3~5天选择性加用庆大霉素。③如青霉素和头孢菌素无效，可用万古霉素4~6周。

（5）甲氧西林耐药的葡萄球菌　万古霉素，剂量同前，治疗4~6周。

（6）其他细菌　用青霉素、头孢菌素或万古霉素，加或不加氨基糖苷类，疗程4~6周。革兰阴性杆菌感染用氨苄西林2g，每4小时1次；或哌拉西林2g，每4小时1次；或头孢噻肟2g，每4~6小时1次；或头孢他啶2g，每8小时1次，静脉注射或滴注。加庆大霉素160~240mg/d，静脉滴注；环丙沙星200mg，每12小时1次，静脉滴注。

（7）真菌感染　两性霉素B，首日0.02~0.1mg/kg，静脉滴注，之后每日递增3~5mg，直至每日0.6~0.7mg/kg，总量1.5~3g，应注意两性霉素的毒副作用。用足疗程后再口服氟胞嘧啶，每日100~150mg/kg，每6小时1次，用药数月。

因庆大霉素在我国耐药率高，而且肾毒性大，故可选用阿米卡星（丁胺卡那霉素）替代，每日0.4~0.6g，分次静脉注射或肌肉注射。

（二）外科治疗

主要是人工瓣膜置换术。手术适应证主要是：①因瓣膜功能不全引起的中到重度心力衰竭；②不稳定的人工瓣膜；③不能控制的感染，持续菌血症，抗生素治疗无效，真菌性心内膜炎理想治疗后复发；④瓣膜周围侵入性感染；⑤金黄色葡萄球菌性心内膜炎（主动脉瓣、二尖瓣、人工瓣膜）；⑥大型赘生物（≥10mm）。

（三）人工瓣膜和静脉药瘾者心内膜炎的治疗

人工瓣膜心内膜炎难以治愈，应在自体瓣膜心内膜炎用药基础上，将疗程延长为6~8周。任一用药方案均应加庆大霉素。对于耐甲氧西林的表皮葡萄菌致病者，应用万古霉素15mg/kg，每12小时1次，静脉注射，并加用利福平口服，每次300mg，每8小时1次，用药6~8周；起始2周加用庆大霉素。有瓣膜再置换适应证者，应早期手术。

静脉药瘾者心内膜炎，左侧心瓣膜（尤其是主动脉瓣）受累，革兰阴性杆菌或真菌感染者预后不良，有适应证者应及时手术。年轻人右侧心瓣膜金黄色葡萄球菌感染者病死率在5%以下，对抗生素治疗大多有效，一般无需手术治疗。

三、中医治疗

（一）辨证论治

1. 风热外袭证

症状：发热，微恶风寒，头身疼痛，无汗或少汗，胸闷心悸，咽痛，咳嗽，痰黄，口微渴，舌尖红，苔薄黄，脉浮数。

治法：疏风清热，辛凉解表。

方药：银翘散加减。

2. 热炽气分证

症状：壮热烦渴，汗出热不解，心悸气促，胸闷胸痛，小便黄赤，舌红，苔黄燥，脉滑数或洪。

治法：清热生津，泻火解毒。

方药：白虎汤合五味消毒饮加减。心气不足，心悸气促者，加人参补益心气；心血瘀阻，胸闷胸痛者，加丹参、桃仁、延胡索以行气活血止痛。

3. 热入心营证

症状：发热不退，入夜尤甚，渴不多饮，心悸胸闷，斑疹隐隐，或出现瘀点、瘀斑，烦躁不安，甚则神昏谵语，舌红绛，苔黄燥，脉细数。

治法：清营解毒，凉血活血。

方药：清营汤合犀角地黄汤加减。心气虚者，加人参以补益心气。

4. 阴虚火旺证

症状：低热不退，午后或夜间发热，心烦心悸，失眠多梦，胸闷气短，自汗盗汗，手足心热，两颧发红，口燥咽干，舌红少津，苔少或光剥，脉细数。

治法：滋阴清热，凉血活血。

方药：青蒿鳖甲汤加减。

5. 气阴两虚，血脉瘀滞证

症状：低热乏力，五心烦热，动则气短，自汗或盗汗，心悸怔忡，失眠多梦，或有身痛，或皮色暗红、紫红或肌肤甲错，或肢体偏瘫，舌紫暗或有瘀点、瘀斑，脉细涩。

治法：益气养阴，活血祛瘀。

方药：生脉散合补阳还五汤加减。

（二）常用中药制剂

1. 安宫牛黄丸　功效：清热解毒，镇惊开窍。适用于感染性心内膜炎热入心营证，高热惊厥，神昏谵语者。用法：口服，每次 1 丸，每日 1 次。

2. 鱼腥草注射液　功效：清热解毒。适用于热病，痰热咳嗽、痈肿疮毒等。用法：每次 50~100mL，直接静脉滴注，或以 5%~10% 葡萄糖注射液或 0.9% 氯化钠注射液适量稀释后静脉滴注，每日 1 次。

3. 清开灵注射液　功效：清热解毒，化痰通络，醒神开窍。适用于高热神昏者。用法：静脉滴注，每次 20~40mL，以 5%~10% 葡萄糖注射液 200mL 或 0.9% 氯化钠注射液 100mL 稀释后使用，每日 1 次。

4. 生脉注射液　功效：益气养阴，复脉固脱。适用于感染性休克气阴两亏，脉虚欲脱，见心悸、气短、四肢厥冷、汗出、脉欲绝等症者。用法：静脉滴注，每次 20~60mL，以 5% 葡萄糖注射液 250~500mL 稀释后使用，每日 1 次。

【预后】

未治疗的急性患者几乎均在 1 个月内死亡，亚急性患者一般 ≥6 个月。除耐药的革兰阴性杆菌和真菌感染者以外，大多数患者可获细菌学治愈，但预后不良，五年存活率仅 60%~70%，约 10% 的患者在治疗后数月或数年内复发。

【预防与调护】

有易患因素（人工瓣膜置换术后、感染性心内膜炎史、体-肺循环分流术后、心脏瓣膜病和先天性心脏病）的患者，在接受口腔、上呼吸道、泌尿、生殖和消化道手术或操作时，应预防性地应用抗生素。

NOTE

发热时应注意体温变化，必要时给予物理降温；注意保持口腔、皮肤的卫生清洁；饮食应富有营养，易于消化，病重时应进流质或半流质饮食；平时应注意适当锻炼身体，增强体质，提高机体免疫力。

第九节　心肌疾病

心肌疾病是指除心脏瓣膜病、冠状动脉粥样硬化性心脏病、高血压性心脏病、肺源性心脏病和先天性心血管疾病以外，以心肌病变为主要表现的一组疾病。其中的心肌病是指"原因不明的心肌疾病"，以便与特异性心肌疾病（原因已知）相区别。近年来，随着对病因学和发病机制认识程度的深入，心肌病与特异性心肌疾病之间的差别已变得不十分明确。心肌炎是以心肌炎症为主的心肌疾病。

心肌病

心肌病的临床表现主要是心力衰竭和心律失常。扩张型心肌病占心肌病的70%~80%，肥厚型心肌病占10%~20%，限制性心肌病及致心律失常型右室心肌病为散在发病。在住院患者中，心肌病占心血管病的0.6%~4.3%，近年有增多趋势，患者中男多于女。

根据本病的临床表现，可归属于中医"心悸""胸痹""水肿""喘证""厥证"等病范畴。

【病因病理】

一、西医病因病理

（一）病因

1. 扩张型心肌病（dilated cardiomyopathy，DCM）　病因尚不明确。病毒感染被认为是主要的原因。动物实验中柯萨奇病毒不仅可引起病毒性心肌炎，亦可导致类似扩张型心肌病病变。部分患者心肌活检标本中发现有肠道病毒或巨细胞病毒的RNA，血中柯萨奇病毒B中和抗体滴定度比正常人高，心肌活体标本病理检查有炎症表现，血中自然杀伤细胞活力降低，抑制性T淋巴细胞数量及功能减低，这些均提示本病与病毒引起的心肌炎症及免疫功能异常关系密切。病毒对心肌的直接损伤，或体液、细胞免疫反应所致心肌炎可导致和诱发扩张型心肌病。近年认为某些扩张型心肌病为病毒性心肌炎的延续。此外，家族遗传、基因异常、围生期、抗肿瘤药物、酒精中毒、代谢异常和神经激素受体异常等多因素亦可引起本病。劳累、感染、毒素、血压增高等可能为诱发因素。

2. 肥厚型心肌病（hypertrophic cardiomyopathy，HCM）　本病常有明显的家族史（约占1/3），并常合并其他先天性心血管畸形，目前认为是常染色体显性遗传疾病，肌节收缩蛋白基因突变是主要致病因素。其他病因目前尚不清。儿茶酚胺代谢异常、细胞内钙调节异常、高血压、高强度运动等可能为本病发病的促进因素。

3. 限制型心肌病（restrictive cardiomyopathy，RCM）　病因不明，本病可为特发性，或

与其他疾病如淀粉样变性，伴有或不伴有嗜酸性粒细胞增多症的心内膜心肌疾病并存。

4. 致心律失常型右室心肌病（arrhythmogenic right ventricular cardiomyopathy，ARVC）　病因不明，常为家族性发病，表现为常染色体显性遗传。

5. 未定型心肌病（unclassified cardiomyopathy，UCM）　病因、发病机制不明。

（二）病理

1. 扩张型心肌病　主要特征是一侧或双侧心腔扩大，有收缩功能障碍，产生充血性心力衰竭。以心腔扩张为主，肉眼可见各心腔扩大，室壁变薄，纤维瘢痕形成，常有附壁血栓。瓣膜、冠状动脉多无病变。组织学上可见非特异性心肌纤维肥大，细胞核固缩、变性或消失，胞浆内有空泡形成，特别是不同程度的纤维化等，病变混合存在。

2. 肥厚型心肌病　以左心室或双心室肥厚、心室腔变小为特征，常伴有非对称性室间隔肥厚，以左心室血液充盈受阻、舒张期顺应性下降为基本病态。病变以心肌肥厚为主，尤其是左心室形态学的改变，其特征为不均等（非对称性）的室间隔肥厚，也可有心肌均匀肥厚及心尖部肥厚的类型。室间隔高度肥厚向左心室内突出，收缩时引起心室流出道梗阻者，称为"梗阻性肥厚型心肌病"。组织学特征为心肌细胞（尤其左心室间隔部）极度肥大，形态特异，排列紊乱，周围区域疏松结缔组织增多。晚期心肌纤维化增多，心室壁肥厚减少，心腔狭小程度也减轻。

3. 限制型心肌病　以单侧或双侧心室舒张充盈受阻和舒张容量下降为特征，收缩功能和室壁厚度正常或接近正常。心室腔变小，使心室舒张发生障碍、充盈受阻，可伴有不同程度的收缩功能障碍。组织学上以心脏间质纤维化增生为主要病理变化，即心内膜及心内膜下纤维化与增厚，心室内膜硬化。

4. 致心律失常型右室心肌病　右心室正常心肌进行性被纤维脂肪所取代，早期呈典型的区域性，晚期可累及整个右心室甚至部分左心室，较少累及间隔，心室壁菲薄。

二、中医病因病机

中医认为，本病是由于先天不足，正气虚弱，感受毒邪，内舍于心，气滞血瘀，心失所养所致。外感六淫邪毒及正气虚弱、卫外不固，"两虚相得，乃客其形"。

1. 感受邪毒　邪毒多从口鼻而受，肺主气属卫，开窍于鼻，朝百脉，心主血脉属营。邪犯肺卫，未获疏解则浸淫血脉，流注入心；或邪毒由口内犯胃肠，沿循"胃之支脉"而逆犯于心。

2. 正气虚弱　先天不足，素体虚弱，或过度劳倦，起居失常，饮食失调，情志不节，或久病体弱等，易使正气内虚，卫外不固，营气失守，为六淫邪毒侵袭提供可乘之机。"邪之所凑，其气必虚。"

总之，本病病位在心，与肺、脾、肾关系密切。虚实夹杂，本虚标实，以心气虚弱、心脾肾阳虚为本，毒邪、瘀血、水饮、痰浊为标。其病情发展取决于正气盛衰和感邪轻重，合并症及变症较多，为重症难症。病情严重者可发展为心阳暴脱，甚至阴阳离决而猝死。

【临床表现】

一、扩张型心肌病

本病起病缓慢，多在临床症状明显时就诊。

NOTE

1. 主要症状　主要表现为充血性心力衰竭，一般先有左心衰，之后出现右心衰。初时活动或活动后出现气促，后休息时也有气促，或有端坐呼吸及阵发性夜间呼吸困难，继之出现水肿等。可有各种心律失常，部分病人可发生栓塞或猝死，病死率较高。

2. 体征　主要体征为心脏扩大，多数病人可听到第三心音或第四心音，心率快时呈奔马律，可有相对二尖瓣或三尖瓣关闭不全所致的收缩期吹风样杂音。左心衰可有交替脉、肺部啰音；右心衰有颈静脉怒张、肝肿大、浮肿等体征。常合并各种类型的心律失常。

二、肥厚型心肌病

部分患者可无自觉症状，因猝死或在体检中才被发现。

1. 主要症状　主要症状有心悸、呼吸困难、胸痛、乏力等。伴有流出道梗阻的病人可在起立或运动时出现眩晕，甚至昏厥。晚期出现心力衰竭的症状。

2. 体征　体检时发现心尖搏动向左下移位，有抬举性搏动，心界扩大。听诊可闻及第四心音，反常第二心音分裂。有流出道梗阻的病人可在胸骨左缘第 3~4 肋间闻及较粗糙的喷射性收缩期杂音，心尖部常可听到收缩期杂音。以上两种杂音除因室间隔不对称性肥厚造成左心室流出道相对狭窄外，主要是由于收缩期血流经过狭窄处时的漏斗效应将二尖瓣吸引移向室间隔，使狭窄更为严重，于收缩晚期甚至可完全阻挡流出道，而同时二尖瓣本身出现关闭不全。此杂音为机能性，常因左室容积减少（如屏气、含化硝酸甘油等）或增加心肌收缩力（如心动过速、运动时）而增强，反之，左室容量增加（如下蹲位）或心肌收缩力下降（如使用 β 受体阻滞剂）则可减弱。

三、限制型心肌病

见于热带和温带地区，我国病例也多数在南方，呈散在分布。起病较缓慢，以发热、倦怠乏力为早期症状，以后逐渐出现心悸、气促、心脏扩大、肺部啰音、颈静脉怒张、肝大、浮肿、腹水等心力衰竭的表现，酷似缩窄性心包炎。

四、致心律失常型右室心肌病

临床主要表现为心律失常、右室扩大和猝死。

【实验室及其他检查】

1. 胸部 X 线检查　扩张型心肌病心影常明显增大，晚期心脏外形呈球形，常有肺淤血和肺间质水肿等。肥厚型心肌病心影增大不明显，晚期心衰时则心影增大。

2. 心电图　扩张型心肌病表现：①心脏肥大。②各种心律失常，如心房颤动、传导阻滞等。③ST-T 改变、低电压、R 波降低等心肌损害的表现。④少数患者可有病理性 Q 波，多为心肌广泛纤维化的结果，需与心肌梗死相鉴别。

肥厚型心肌病表现：①ST-T 改变，常有以 V_3、V_4 为中心的巨大倒置 T 波。②左心室肥大。③病理性 Q 波在 Ⅱ、Ⅲ、aVF、aVL 或 V_4、V_5 导联上出现为本病的一个特征。④各种心律失常，如室内传导阻滞、束支传导阻滞、过早搏动、预激综合征、房颤等。

3. 超声心动图　扩张心肌病二维超声心动图表现：①全心扩大呈球形，以左室为主。②各瓣膜形态正常，开放幅度变小，二尖瓣口与左心室形成"小瓣口大心腔"的特征性表现。M

型超声心动图上二尖瓣曲线呈低矮菱形的"钻石样"改变，E 峰与室间隔距离增大，常大于15mm。室间隔及左心室后壁运动幅度明显减弱，提示心肌收缩力下降。

肥厚型心肌病二维超声心动图表现：①心肌不对称性增厚，室间隔肥厚更明显，厚度大于15mm；室间隔与左心室后壁厚度之比大于1.3。②梗阻性肥厚型心肌病，收缩期二尖瓣前叶前移，左心室流出道变窄，该处血流峰值速度明显增高。

限制型心肌病二维超声心动图表现：①心内膜弥漫性均匀增厚，回声增强。②室壁运动幅度减弱，左心室收缩功能明显减低。③左心室内径明显缩小，左心房、右心房多增大。

4. 心脏核素检查 扩张型心肌病可见舒张末期和收缩末期左心室容积增大，心搏量降低；心肌显影表现为灶性散在性放射性减低。

5. 心导管检查和心血管造影 扩张型心肌病可见左室舒张末压、左房压和毛细血管楔嵌压增高；有心力衰竭时心搏量、心脏指数减低。心室造影示左室扩大，弥漫性室壁运动减弱，心室射血分数低下。冠状动脉造影多数正常，可与冠心病相鉴别。

肥厚型心肌病见左心室舒张末期压增高。有梗阻者在左室腔与流出道间有压差，压差>20mmHg。在有完全代偿间歇的室性过早搏动后，由于心室舒张期长、回心血量多，心搏增强，心室内压上升，但同时由于收缩力增强，梗阻亦加重，致主动脉内压反而降低，此表现称为Brockenbrough 现象。此现象阳性为梗阻性肥厚型心肌病的特征表现。心室造影显示左室腔缩小变形，可呈香蕉状、舌状或纺锤状（心尖部肥厚时）。冠状动脉造影一般无异常。

限制型心肌病心导管检查示舒张期心室压力曲线呈现早期下陷，晚期高原波形，与缩窄性心包炎的表现相似。左心室造影可见心内膜增厚及心室腔缩小，心尖部钝角化。

6. 心肌和心内膜活检 扩张型心肌病无特异性，可见心肌细胞肥大、变性、间质纤维化等，有时可用于病变的程度及预后评价的参考。肥厚型心肌病可见心肌细胞畸形肥大，排列紊乱。限制型心肌病可见心内膜增厚和心内膜下心肌纤维化。致心律失常型右室心肌病因心室壁菲薄，不宜做此项检查。

7. 血液检查 扩张型心肌病患者常有血沉增快，偶有血清心肌酶活性增加，肝淤血时可有球蛋白异常。限制型心肌病可见白细胞特别是嗜酸性粒细胞增多。

【诊断与鉴别诊断】

一、诊断

1. 扩张型心肌病 凡临床上有心脏扩大、心律失常及心力衰竭的患者；超声心动图证实有全心扩大，以左心室扩大为主，心室腔大，室壁不厚，大心腔小瓣膜，室壁运动幅度普遍降低，左室射血分数<0.4者，应考虑本病的诊断。通过问诊、体格检查及影像学检查等方法排除急性病毒性心肌炎、风湿性心瓣膜疾病、冠心病、高心病、肺心病、先天性心血管疾病及各种继发性心肌病等后可确定诊断。

2. 肥厚型心肌病 临床及心电图表现与冠心病相似，如患者较年轻，难以用冠心病来解释者，应考虑本病的可能。结合心电图、超声心动图及心导管检查做出诊断。如有阳性家族史（猝死、心脏增大等）则更支持诊断。

（1）梗阻性肥厚型心肌病 ①超声心动图：收缩期二尖瓣前叶前移，左心室流出道变窄，该处血流峰值速度明显增高。②心导管检查：左室腔与流出道间压差>20mmHg，Brockenbrough

NOTE

现象阳性。③心室造影显示左室腔缩小变形，左心室流出道变窄。

（2）非梗阻性肥厚型心肌病　①超声心动图：收缩期二尖瓣无异常膨隆。②心导管检查：左室腔与流出道间无压力阶差。③心室造影无左心室流出道狭窄。

3. 限制型心肌病　早期临床表现不明显，诊断较困难。检查发现心室腔狭小、变形，嗜酸性粒细胞增多，心包无钙化而内膜有钙化等有助于诊断。诊断困难者可做心内膜活检，如见心内膜增厚、心内膜下心肌纤维化，有助于诊断。需与缩窄性心包炎鉴别。

4. 致心律失常型右室心肌病　主要表现为心律失常、右心室扩大和猝死，有阳性家族史者应考虑本病的可能。

二、鉴别诊断

需要与扩张型心肌病鉴别的有风湿性心脏病、冠心病、克山病等，需要与肥厚型心肌病鉴别的有主动脉瓣狭窄、风湿性心脏病、冠心病、室间隔缺损等，需要与缩窄性心脏病鉴别的有缩窄性心包炎等，主要从病史、体检及实验室检查等方面进行鉴别。

1. 风湿性心脏病　扩张型心肌病有二尖瓣、三尖瓣环扩大者，可听到反流性杂音，与风心病杂音类似。风心病心衰时杂音减弱，心衰控制后杂音增强，可伴有震颤；扩张型心肌病心衰时杂音增强，很少有震颤。另通过 X 线和超声心动图检查有助于鉴别。

2. 冠心病　冠心病和肥厚型心肌病均可出现心绞痛，心电图 ST-T 改变、异常 Q 波。但冠心病有高血压、高血糖、高血脂及动脉粥样硬化等易患因素，一般无心脏杂音；心绞痛发作时间短，含硝酸甘油可缓解；心肌梗死时，异常 Q 波及 ST-T 改变有特异的演变规律；超声心动图和心血管造影可助鉴别。

3. 克山病　发病多局限于某些地区，多在发病年和发病季节发病，好发于生育期妇女及断奶幼儿，可有阳性家族史，鉴别不难。但慢性克山病在非病区有时与扩张型心肌病不易区别，如同时伴大骨节病、地方性甲状腺肿、地方性氟病等有利于克山病的诊断。

4. 室间隔缺损　气促、乏力、心力衰竭等症状及胸骨左缘的收缩期杂音与肥厚型心肌病表现相似。但室间隔缺损患者杂音传播广泛，X 线示肺动脉段凸起，超声心动图示室间隔的回声在某一部位消失，磁共振显像显示缺损的部位及大小可明确诊断。

5. 主动脉瓣狭窄　主要见于风心病、先天性主动脉瓣畸形、退行性老年钙化性主动脉瓣狭窄。主动脉瓣狭窄的表现呼吸困难、胸痛、晕厥、收缩期杂音等与肥厚型心肌病相似，有时难于鉴别。典型的主动脉瓣狭窄收缩期杂音位于胸骨右缘第 2 肋间，向颈部传导，呈喷射性，全收缩期，低频、粗糙；梗阻性肥厚型心肌病的收缩期杂音在胸骨左缘中、下段，有时心尖部亦可听到收缩期杂音，不向颈部传导，收缩中晚期出现。X 线检查主动脉扩张，有钙化阴影；超声心动图示主动脉瓣叶增厚、回声增强、收缩期瓣口开放变小等有助于主动脉瓣狭窄的诊断。

6. 缩窄性心包炎　与限制型心肌病表现类似，均为心室舒张充盈功能障碍。但缩窄性心包炎多继发于渗出性心包炎；X 线示心影不增大，心包钙化；胸部 CT 示心包增厚；超声心动图、心血管造影及心内膜心肌活检均有助于鉴别。

7. 特异性心肌病　指病因明确或与系统疾病相关的心肌疾病，包括缺血性心肌病、瓣膜性心肌病、高血压性心肌病、炎症性心肌病、代谢性心肌病、全身系统疾病等。这些疾病都有原发病的病史及临床表现，可资鉴别。病毒性心肌炎发生于病毒感染的同时或之后，实验室检查检出病毒、病毒抗体及心内膜心肌活检有助于鉴别。

表 2-9 3 种常见心肌病比较表

	扩张型心肌病	限制型心肌病	肥厚型心肌病
左心室射血分数	症状明显时，<30%	25%~50%	>60%
左心室舒张末期内径	≥60mm	<60mm	缩小
心室壁厚度	变薄	正常或增加	明显增厚
左心房	增大	增大，甚至巨大	增大
瓣膜反流	先二尖瓣，后三尖瓣	有，一般不严重	二尖瓣反流
常见首发症状	耐力下降	耐力下降，水肿	耐力下降，可有胸痛
心衰症状	左心衰先于右心衰	右心衰显著	晚期出现左心衰
常见心律失常	室性心动过速，传导阻滞，房颤	传导阻滞和房颤	室性心动过速，房颤

【治疗】

一、治疗思路

本病宜采用中西医结合治疗，中西药物各具优势。中药通过固护正气，活血化瘀，调整脏腑功能，从而提高机体的免疫能力及抗病能力；西药在强心、利尿、控制感染、抗心律失常以及纠正水、电解质、酸碱平衡失调等方面具有优势，临床可根据具体病情选择应用，必要时进行手术或介入治疗。

1. 早期治疗 本病早期属心功能代偿期，临床可无明显症状，或有劳累后心悸、气急、乏力等，可单纯用中医辨证治疗。本病为本虚标实之证，发病早期，正气尚盛，痰阻血瘀、外感风热毒邪等标实之证亦表现明显，故应治标为主兼顾其本。因风热毒邪伤及心脉者，则应清热解毒、益气养心。在辨证用药基础上加苦参、虎杖、射干等清热解毒药，同时以生脉散为基本方益气养心，保护心脏，以阻止病变发展，促进受损心肌的康复，治标之同时始终注意顾护正气。从中医临床辨证来看，肥厚型心肌病常有胸闷、胸痛等心脉瘀阻的表现，限制型心肌病常有颈静脉怒张、肝大、腹胀、水肿等气滞血瘀的表现，因此，对于这两型心肌病，可以早期使用活血祛瘀药，以期减缓心肌增厚、纤维化，从而改善心功能。

2. 中期治疗 疾病中期，则主要表现为心功能失代偿，以体循环和（或）肺循环淤血，心排出量减少，心律失常为特点。扩张型心肌病患者，西医对症处理，如强心利尿、扩张血管、减轻心脏前后负荷、抗心律失常。中医辨证论治，尤其重视益心气养心阴，改善心肌营养，增加血流量，预防心肌坏死，临床常采用生脉注射液静脉滴注。肥厚型心肌病西医治疗使用 β 受体阻滞剂和钙离子拮抗剂弛缓肥厚的心肌，减轻流出道梗阻及抗心律失常。限制型心肌病使用血管扩张剂和利尿剂改善心室舒张功能。中医在辨证论治的基础上，要注意加强运用活血祛瘀药，常用丹参、桃仁、红花、川芎、赤芍、三七、益母草等，从而有助于减缓心肌肥厚、纤维化、降低血液黏稠度、抑制血小板聚集，改善心功能。

3. 晚期治疗 本病晚期，心功能严重受损，从而出现严重的肺循环和体循环淤血及心律失常，病情危重，应中西医结合及时抢救。西医对症处理，强心，抗心律失常；中医辨证多为心、脾、肾阳气虚衰，水湿泛滥或阳气欲脱，甚至阴阳离绝。中医辨治当根据病情选用独参汤、参附汤或四逆汤等以匡复正气，从而挽救患者的生命。

NOTE

二、西医治疗

（一）扩张型心肌病

1. 非药物治疗　休息，禁烟，戒酒，限制体力劳动和低盐饮食，以防止病情恶化。

2. 药物疗法　治疗原则主要是针对心力衰竭和各种心律失常。因本病较易发生洋地黄中毒，故强心剂的应用宜小剂量。近几年合理应用血管紧张素转换酶抑制剂（ACEI）、β受体阻滞剂、螺内酯等能使心力衰竭症状得到控制并能延长生存时间，从小剂量开始，视症状、体征调整用量，长期口服。对于晚期患者，心室同步化治疗（CRT）能够改善预后。

室性心律失常引起明显血流动力学障碍时需电复律。预防栓塞性并发症可用口服抗凝药或抗血小板聚集药。改变心肌细胞代谢的药物辅酶 Q_{10}、牛磺酸、腺嘌呤核苷三磷酸（ATP）、维生素、极化液等可作为辅助治疗。还应防治病毒感染、高血压、糖尿病、饮酒、营养障碍等病情恶化的因素。

3. 手术治疗　对顽固性心力衰竭，内科治疗无效者应考虑做心脏移植。

（二）肥厚型心肌病

1. 非药物治疗　休息，避免剧烈运动、负重或屏气等以减少猝死的发生。

2. 药物疗法　治疗原则为弛缓肥厚的心肌、减轻左心室流出道狭窄、防止心动过速及维持正常的窦性心律。避免使用增强心肌收缩力的药物，主张应用β受体阻滞剂及钙通道阻滞剂治疗。如普萘洛尔每日 30mg，以后逐渐增加至每日 300mg 或更多，如病人症状改善可继续给予。维拉帕米对室上性心律失常效果较好，但对梗阻型且有肺楔嵌压较高、既往有左心衰竭病史、病态窦房结综合征、房室传导阻滞的病人应慎用。对于有慢性房颤的病人，有必要进行抗凝治疗，防止血栓并发症。对于发生过心脏骤停、晕厥或有猝死家族史的病人可考虑小剂量胺碘酮（每日 100~300mg）治疗。对于肥厚型心肌病的扩张型心肌病相（呈扩张型心肌病的症状与体征），治疗同扩张型心肌病。

3. 介入或手术治疗　重症梗阻型（流出道压差≥50mmHg）病人，可做介入、植入 DDD 起搏器、消融治疗或手术切除肥厚的室间隔心肌。

（三）限制型心肌病

1. 非药物治疗　避免劳累、感染，预防心衰，根据心功能状态决定活动量，限制钠盐摄入等。

2. 药物治疗　治疗主要是针对心力衰竭和栓塞并发症，由于治疗效果不佳，易成为难治性心力衰竭。

3. 手术治疗　手术剥离增厚的心内膜，可有较好效果。肝硬化出现前可考虑心脏移植。

（四）致心律失常型右室心肌病

治疗主要针对心律失常和猝死。因心室壁较薄，不宜消融治疗，高危者可植入埋藏式自动心脏复律除颤器。

三、中医治疗

（一）辨证论治

1. 邪毒犯心证

症状：身热微恶寒，咽痛身痛，心悸，胸闷或痛，气短乏力，心烦少寐，舌尖红，苔薄黄，脉浮数或促、结、代。

治法：清热解毒，宁心安神。

方药：银翘散加减。气滞血瘀者，酌加乳香、没药、瓜蒌、丹参、桃仁行气活血通络；若痰热壅盛者，加浙贝母、天竺黄等清热化痰；若气阴两虚，加生黄芪、西洋参、芦根、麦冬等益气养阴。

2. 气虚血瘀证

症状：心悸气短，神疲乏力，动则较著，或有自汗，夜寐梦扰，舌暗淡或有瘀点，脉弱、涩或促、结、代。

治法：补益心气，活血化瘀。

方药：圣愈汤合桃红四物汤加减。若阳虚，加附子、桂枝温通心阳；兼阴虚者，人参改西洋参，加麦冬、五味子补心阴；水饮内停，上凌心肺者，加葶苈子、炙麻黄、杏仁宣肺平喘；阳虚水泛者，去生地黄，加桂枝、白术、茯苓、泽泻、猪苓、泽兰温阳利水；痰浊痹阻者，加瓜蒌、薤白、半夏豁痰宽胸，通阳散结；气滞血瘀者，加乳香、没药、沉香、郁金行气活血止痛，或用血府逐瘀汤治疗。

3. 气阴两虚证

症状：心悸气短，活动后症状加重，头晕乏力，颧红，自汗或盗汗，失眠，口干，舌质红或淡红，苔薄白，脉细数无力或结代。

治法：益气养阴，养心安神。

方药：炙甘草汤合天王补心丹。气虚甚者，加黄芪大补元气；心阴虚者，加熟地黄滋养心阴。

4. 阳虚水泛证

症状：心悸自汗，形寒肢冷，神疲尿少，下肢水肿，咳喘难以平卧，唇甲青紫，舌质淡暗或紫暗，苔白滑，脉沉细。

治法：温阳利水。

方药：真武汤加味。瘀阻心脉者，加丹参、三七、红花等活血化瘀；痰涎壅盛，肺气壅滞者，加葶苈子、牵牛子、大枣降逆定喘。

5. 心阳虚脱证

症状：心悸喘促，不能平卧，大汗淋漓，精神萎靡，唇甲青紫，四肢厥冷，舌淡苔白，脉细微欲绝。

治法：回阳固脱。

方药：四逆汤合参附龙牡汤加味。

（二）常用中药制剂

1. 益心舒胶囊 功效：益气复脉，养阴生津，活血化瘀。适用于气阴两虚，瘀血阻滞型患者。用法：每次4粒，每日3次，口服，30天为一疗程。

2. 舒心口服液 功效：益气活血。适用于气虚血瘀患者。用法：每次1支，每日2~3次，30天为一疗程。

3. 黄芪生脉饮 功效：益气养阴。适用于气阴两虚型患者。用法：每次10mL，每日3次，30天为一疗程。

【预后】

心肌病病程长短不一，短者在发病后 1~2 年内死亡，长者可存活 20 年以上。扩张型心肌病症状出现后五年存活率 40%，十年存活率约 22%，死亡原因为心力衰竭和严重心律失常。肥厚型心肌病成人十年存活率为 80%，死亡原因多为猝死；儿童十年存活率为 50%，死亡原因多为心力衰竭，其次为猝死（室性心律失常，特别是室颤所致）。凡心脏扩大明显，心力衰竭持久或心律失常顽固者，预后多不佳，猝死发生率较高。心内膜心肌活检标本中如有持续肠道病毒 RNA 存在者，心功能甚差者，死亡率高；心肌持续病毒感染及左室射血分数降低更提示预后不良。

【预防与调护】

生活要有规律，锻炼身体，增强体质，防止感染。在病毒感染时注意心脏变化并及时治疗，防止心肌病的发生。有特发性心肌病家族史者应定期随访，以便早期发现，及时治疗。

既病之后，以休息为主，切忌过劳；低盐、清淡而富有营养饮食，戒烟酒、暴饮暴食；保持精神愉快，起居有常。缓解期可适度活动，劳逸结合。

病毒性心肌炎

病毒性心肌炎（viral myocarditis，VMC）是指病毒感染引起的以心肌非特异性炎症为主要病变的心肌疾病，有时可累及心包和心内膜。病情轻重不一，轻者临床表现较少，重者可发生严重心律失常、心力衰竭、心源性休克甚至猝死。初期临床表现有发热、咽痛、腹泻、全身酸痛等，然后出现心悸心慌、胸闷胸痛、倦怠乏力等。随着近年来风湿性心肌炎发病率的逐渐降低，本病的发病率有逐年增高的趋势，目前已成为危害人类健康的常见病。本病可发生于任何年龄，正常成人患病率约 5%，儿童更高，男性较女性多见，以秋、冬季节多见。大部分患者预后较好。

本病与中医"心瘅"相似，可归属于中医的"心悸""胸痹"等范畴。

【病因病理】

一、西医病因病理

（一）病因及发病机制

1. 病因 各种病毒均可引起心肌炎，以引起肠道和上呼吸道感染的病毒多见。其中又以柯萨奇 B 组病毒最多见，约占半数，1、4 型最多，5、3、1 型次之；柯萨奇 A 组 1、4、9、16、23 型易侵犯婴儿，偶及成人。埃可病毒所致的心肌炎占第二位。其他如流感病毒、副流感病毒、流行性腮腺炎病毒、脊髓灰质炎病毒、呼吸道合胞病毒、麻疹病毒、乙型脑炎病毒、肝炎病毒、巨细胞病毒等都可引起心肌炎。柯萨奇病毒和埃可病毒是在人与人之间传播的，传染源为患者及无症状带病毒者，传播方式主要是通过粪-口途径，也可通过咽喉分泌物排出病毒而经呼吸道传播以及经胎盘传染胎儿。

某些诱因如细菌感染、营养不良、剧烈运动、过度疲劳、妊娠、使用类固醇激素、缺氧及原先存在的心肌损伤等，均可使抵抗力下降，患者对病毒易感而致病。

2. 发病机制　目前认为病毒对心肌的直接损伤和继发性免疫损伤是主要的发病机制。第一阶段为病毒复制期，以病毒直接对心肌损伤为主；第二阶段为免疫反应期，以免疫反应对心肌的损伤为主。

（1）**病毒直接作用**　病毒感染是病毒性心肌炎的始动因素。急性期（主要在起病 9 天内）可从心肌中分离出病毒，电镜检查可发现病毒颗粒。动物实验和对患者的临床观察都可看到心肌感染柯萨奇 B 组病毒后有功能异常和组织病理改变。病毒经血直接侵犯心肌，在心肌细胞内主动复制并直接作用于心肌，引起心肌损伤和功能障碍。此外，病毒也可能在局部产生毒素，导致心肌纤维溶解、坏死、水肿及炎性细胞浸润，引起心肌损害。

（2）**免疫反应**　病毒性心肌炎起病 9 天后，心肌内找不到病毒，但心肌炎变仍继续，甚者可持续 6 个月之久；有些患者病毒感染的其他症状轻微而心肌炎表现严重；有些患者心肌炎的症状在病毒感染的其他症状开始一段时间以后才出现；有些患者的心肌中可发现抗原-抗体复合物及补体；有些患者血补体低于正常；电镜下发现病损心肌细胞与巨噬细胞、淋巴细胞相聚集，抑制性 T 淋巴细胞增加等。这些结果均提示存在着免疫反应。免疫损伤的发生，可能是由于病毒的某些短肽与宿主心肌的某些蛋白有共同序列，由病毒刺激机体产生的抗体与致敏 T 细胞对正常心肌细胞发生免疫病理反应所致。

（二）病理

病变范围大小不一，可为弥漫性或局限性。心肌病灶以左室、室间隔、心壁内 1/3 较重，可有不同程度的心包和心内膜炎，有些甚至发展成缩窄性心包炎。病变轻者，肉眼难见；重者见心肌松弛，呈灰色或黄色，心腔扩大。在显微镜下，可见心肌纤维之间与四周的结缔组织中有细胞浸润，以单核细胞为主；心肌细胞可有变性、溶解和坏死；病变也可涉及心脏的起搏细胞和传导系统。在电镜下，可见心肌细胞脱落，胞膜损坏，空泡形成，高尔基体消失，核皱缩，染色体浓缩，核糖体增多，毛细血管损害。心肌坏死后由纤维组织所取代。

二、中医病因病机

中医认为本病的发生是由于体质虚弱、正气不足，复感温热病邪，温毒之邪侵入，内舍于心，损伤心脉所致。

1. 体质虚弱　先天禀赋不足、素体虚弱，或情志损伤、疲劳过度，或后天失养、久病体虚，而致正气虚损不能抵御外邪，邪毒由表入里，侵入血脉，内舍于心。"邪之所凑，其气必虚"。《温疫论》也说："本气充满，邪不易入，本气适逢欠亏……外邪因而乘之。"

2. 外感时邪温毒　时邪温毒或从卫表而入，或从口鼻上受，导致肺卫不和，正邪相争，体质强壮者，则可御邪外达；若正气虚损者，则邪毒留恋侵里，可循肺朝百脉之径，由肺卫而入血脉。血脉为心所主，邪毒由血脉而内舍于心，或耗其气血，或损其阴阳，或导致心脉瘀阻，发为心瘅。叶天士说："温邪上受，首先犯肺……逆传心包。"初为肺卫症状，后为心系症状。

3. 湿热温毒内犯胃肠　饮食不洁，湿毒之邪由口而入，蕴结胃肠。若脾胃素弱，或邪毒较甚者，则湿热温毒之邪可沿脾经之支脉，从胃入膈，注入心中，心脏体用俱损，而发为心瘅。临床初起为脾胃症状，后为心系症状。

总之，心瘅病位在心，与肺、脾、肾有关，正气不足，邪气侵心是发病的关键。正气亏虚

NOTE

为本，热毒、湿毒、瘀血、痰浊为标，为本虚标实、虚实夹杂的疾患。心瘅初期，正气尚盛，病情多以邪实为主，表现为时邪或湿热温毒未尽，或心脉瘀阻。热邪耗气伤阴，继而耗其心气、伤其阴血，气虚帅血无力则气虚血瘀，此时心体受损，气阴亏虚与时邪温毒并存，病情以虚实夹杂多见。当温热或湿热邪毒耗气伤阴至极，则又可变生阳虚阴衰的重症，后期虽仍有痰瘀或湿热之征，然总以损极为主。

【临床表现】

病情轻重不一，轻者临床表现较少，重者可发生严重心律失常、心力衰竭、心源性休克甚至猝死。多数呈亚临床型，一般婴幼儿病情较重，成人较轻。

一、主要症状

1. 病毒感染的表现　多数患者发病前 1~3 周内有呼吸道或消化道感染的病史。表现为发热、咽痛、咳嗽、全身不适、乏力等"感冒"样症状或恶心、呕吐、腹泻等胃肠道症状。

2. 心脏受累的表现　病毒感染 1~3 周后，患者出现心悸、气短、心前区不适或隐痛，重者呼吸困难、浮肿等。大部分患者以心律失常为主诉或首发症状。少数患者无明显症状，还有极少数患者发生阿-斯综合征、心力衰竭、心源性休克或猝死。

二、体征

心率增快与发热不平衡，休息及睡眠时亦快，或心率异常缓慢，均为心肌炎的可疑征象。心脏扩大，轻者可无扩大，一般为暂时性扩大。听诊心尖区可有第一心音减弱及第三心音，心音可呈胎心律。由于心室扩大引起相对性二尖瓣关闭不全或狭窄，在心尖区可闻及收缩期杂音和舒张期杂音。心包受累时可闻及心包摩擦音。

三、并发症

1. 心律失常　心律失常极常见，以早搏和房室传导阻滞最为多见，心律失常是引起猝死的主要原因之一。

2. 心力衰竭　可有颈静脉怒张、肺部啰音、肝肿大、舒张期奔马律，重者可出现心源性休克。

【实验室及其他检查】

1. 血液检查　白细胞计数可升高，血沉增快。急性期或慢性心肌炎活动期可有血清天门冬氨酸氨基转移酶（AST）、乳酸脱氢酶（LDH）、肌酸磷酸激酶（CK）、肌酸激酶同工酶（CK-MB）及乳酸脱氢酶同工酶 1（LDH$_1$）等心肌酶学检查指标增高。血清肌钙蛋白 I 和肌钙蛋白 T 对心肌损伤的诊断有较高的特异性和敏感性。

2. 病毒学检查　咽拭子或粪便中分离出病毒，第二份血清中特异性抗体（中和抗体、补体结合抗体、血凝抑制抗体）滴度 4 倍或以上增高有助于病原学诊断。外周血检出肠道病毒核酸，病毒特异性 IgM 1∶320 以上为阳性，提示近期有病毒感染。心内膜下心肌活检可检测出病毒、病毒基因片段或特异性病毒蛋白抗原；病理学检查可见心肌炎性细胞浸润伴心肌细胞变性或坏死，对本病的诊断和预后判断有决定意义。

3. 心电图 ①心律失常：最常见，尤其是过早搏动，其中室性早搏最多；其次为房室传导阻滞，以Ⅰ度房室传导阻滞多见；还可有束支传导阻滞、阵发性心动过速等。出现完全性房室传导阻滞或左束支传导阻滞提示病变部位广泛。②窦性心动过速。③ST-T改变：ST段压低，T波低平或倒置，合并心包炎可有ST段抬高。④其他：心室肥大、Q-T间期延长、低电压及病理性Q波等变化。

4. X线检查 局灶性或轻型病变者心影大小正常；弥漫性心肌炎或合并心包炎者，心影增大，搏动减弱；重者可见心包积液、肺淤血或肺水肿等征象。

5. 超声心动图 可有左室收缩或舒张功能异常，节段性及区域性室壁运动异常，室壁厚度增加，心肌回声反射增强或不均匀；右室扩张及运动异常等。

6. 核素检查 可见左室射血分数减低，心肌显像可了解心肌损伤或坏死的有无及范围。

【诊断与鉴别诊断】

一、诊断

（一）诊断要点

1999年全国心肌炎心肌病学术会议修订的"成人急性病毒性心肌炎的诊断参考标准"如下：

1. 病史与体征 在上呼吸道感染、腹泻等病毒感染后3周内出现心脏表现，如出现不能用一般原因解释的感染后重度乏力、胸闷、头昏（心排血量降低所致）、心尖区第一心音明显减弱、舒张期奔马律、心包摩擦音、心脏扩大、充血性心力衰竭或阿-斯综合征等。

2. 上述感染后3周内新出现下列心律失常或心电图改变 ①窦性心动过速、房室传导阻滞、窦房阻滞或束支阻滞；②多源、成对室性早搏，自主性房性或交界性心动过速，阵发或非阵发性室性心动过速，心房或心室扑动或颤动；③2个以上导联ST段呈水平型或下斜型下移≥0.01mV，或ST段异常抬高或出现异常Q波。

3. 心肌损伤的参考指标 病程中血清肌钙蛋白I或肌钙蛋白T（强调定量测定）、CK-MB明显增高。超声心动图示心腔扩大或室壁活动异常和（或）核素心功能检查证实左室收缩或舒张功能减弱。

4. 病原学依据 ①在急性期从心内膜、心肌、心包或心包穿刺液中检测出病毒、病毒基因片段或病毒蛋白抗原。②病毒抗体：第二份血清中同型病毒抗体（如柯萨奇B组病毒中和抗体或流行性感冒病毒血凝抑制抗体等）滴度较第一份血清升高4倍（2份血清应相隔2周以上），或一次抗体效价≥640者为阳性，320者为可疑阳性（如以1：32为基础者则宜以≥256为阳性，128为可疑阳性，根据不同实验室标准作决定）。③病毒特异性IgM以≥1：320者为阳性（按各实验室诊断标准，需在严格质控条件下）。如同时有血中肠道病毒核酸阳性者更支持有近期病毒感染。

对同时具有上述第1、2（①②③中任何一项）、3中任何两项，在排除其他原因心肌疾病后，临床上可诊断急性病毒性心肌炎。如同时具有第4项①者，可从病原学上确诊急性病毒性心肌炎；如仅有第4项中②、③项者，在病原学上只能拟诊为急性病毒性心肌炎。

如患者有阿-斯综合征发作、充血性心力衰竭伴或不伴心肌梗死样心电图改变、心源性休克、急性肾衰竭、持续性室性心动过速伴低血压或心肌心包炎等一项或多项表现，可诊断为重

NOTE

症病毒性心肌炎；如仅在病毒感染后 3 周内出现少数早搏或轻度 T 波改变，不宜轻易诊断急性病毒性心肌炎。

对难以明确诊断者，可进行长期随访，有条件时可做心内膜心肌活检进行病毒基因检测及病理学检查。

在考虑病毒性心肌炎诊断时，应除外 β 受体功能亢进、甲状腺功能亢进症、二尖瓣脱垂综合征及影响心肌的其他疾病，如风湿性心肌炎、中毒性心肌炎、冠心病、结缔组织病、代谢性疾病以及克山病（克山病地区）等。

（二）临床分期、分型与临床表现

1. 临床分期

（1）急性期　新发病，临床症状明显而多变，病程多在 3 个月以内。

（2）恢复期　临床症状和心电图改变等逐渐好转，但尚未痊愈，病程 3 个月~1 年。

（3）慢性期　临床症状反复出现，心电图和 X 线改变无改善，实验室检查有病情活动的表现，病程在 1 年以上。

2. 临床分型及临床表现

（1）轻型　一般无明显症状，心界不大，心脏听诊正常，但有心电图变化，病程一般数周至数月，预后较好。

（2）中等型　多有胸闷、心前区不适、心悸、乏力等症状，心率增快，心音低钝并有奔马律，心脏轻度或中度扩大，部分患者可发生急性心力衰竭，多有明显的心电图改变。

（3）重型　起病急，发病迅速，多出现急性心衰或心源性休克、严重心律失常或晕厥等，病情危重且急剧恶化，可在数小时或数日内死亡，预后较差。

重型及暴发病例患者少数可出现急性期后持续心脏扩大和（或）心功能不全，临床表现与扩张型心肌病类同，被称为"亚急性或慢性心肌炎"、"扩张性心肌病综合征"等。

二、鉴别诊断

1. 风湿性心肌炎　病前 1~3 周有链球菌感染史或感染的其他证据，如咽拭子培养 A 族溶血性链球菌生长，血清溶血性链球菌抗体增高；常有心脏杂音，可有关节疼痛、环形红斑、皮下结节、舞蹈病；实验室检查血沉增快、C 反应蛋白（CRP）阳性；心电图 P-R 间期延长较常见等。而病毒性心肌炎则咽拭物、粪、血中可分离出病毒，恢复期血清病毒中和抗体效价比病初增高 4 倍以上；心脏听诊多无杂音；实验室检查抗链"O"正常，血沉多正常或轻度增快，血清心肌酶多有改变；心电图以 ST-T 改变及室性早搏多见。

2. 中毒性心肌炎　发生在细菌感染过程中的中毒性心肌炎，有细菌感染的原发病，如白喉、伤寒、猩红热等；有相关临床表现；实验室检查白细胞总数及中性粒细胞均明显增高；随着细菌感染的控制，心肌炎的症状也得到缓解。某些化学品或药物如吐根素、三价锑、阿霉素等，也可引起中毒性心肌炎，根据接触史或用药史可以鉴别。

3. β 受体功能亢进综合征　本病多见于年轻女性，有循环功能亢进和自主神经功能失调的表现；常有一定精神因素，主诉繁多而客观体征少，经全面体检并无器质性心脏病的依据；心电图示窦性心动过速或Ⅱ、Ⅲ、aVF 导联 ST-T 变化；普萘洛尔试验阳性；β 受体阻滞剂治疗有效。

4. 甲状腺功能亢进症　本病多见于 20~40 岁女性；临床表现以神经兴奋性及基础代谢增

高为主，如兴奋、易激动、怕热多汗、心率增快、体重下降、食欲亢进、双手细颤等，伴甲状腺肿大、双眼突出；实验室检查血清游离 T_3、T_4 和甲状腺[131]碘摄取率增高，TSH 降低。

5. 心包积液　病毒性心肌炎合并心包炎时应与其他病因所致心包炎鉴别。风湿性心包炎有风湿热的其他表现，两者不难鉴别。化脓性心包炎常有化脓性感染灶，全身中毒症状重，血培养和心包积液培养阳性，抗生素治疗有效。结核性心包炎多有结核病史和结核中毒症状，较少累及心肌，很少引起心律失常，心包积液糖含量低，有时呈血性，抗结核治疗有效。

6. 二尖瓣脱垂综合征　本综合征多见于年轻女性，多数患者在心前区有收缩中、晚期喀喇音或伴有收缩晚期或全收缩期杂音，二尖瓣脱垂综合征和病毒性心肌炎在心电图上都可出现 S-T 段改变及各种心律失常。超声心动图检查对诊断有一定帮助，M 型超声心动图检查二尖瓣脱垂综合征时，收缩期二尖瓣叶对合位置后移，二尖瓣叶可在收缩期向上运动，超越二尖瓣环水平，或二尖瓣环对邻近心肌在收缩期做卷曲运动，多普勒超声心动图检查，在二尖瓣脱垂伴关闭不全时可见到二尖瓣反流现象。但要注意的是，有时在急性心肌炎中可有轻度二尖瓣脱垂表现，随着病情的恢复，此表现可消失。

7. 冠心病　与病毒性心肌炎一样，冠心病的缺血性变化也主要累及心肌。但后者多见有 S'-T 改变。鉴别时应该考虑是否存在冠心病易患因素，如年龄在 50 岁以上以及高血压、高血脂、糖尿病、肥胖和吸烟等。但也需注意两病有时也可同时存在，因心肌缺血在适当情况下可促使心肌炎发病。如患者为心肌梗死，短期内出现心律失常且演变迅速，如Ⅰ度房室传导阻滞在 1~2 天内很快演变为Ⅱ至Ⅲ度房室传导阻滞，则心肌炎的可能性大。冠状动脉造影可资鉴别，但一般不常用。

8. 心肌淀粉样变性　此病是一种较少见的代谢性疾病，淀粉样物质可局限性或广泛性沉着于心肌，此时心腔不减小，但由于心肌僵硬，致使心肌收缩、传导受影响，可出现心脏增大、心律不齐、传导阻滞、心力衰竭等症状，如早期未被注意而在出现心脏症状时才就医，需与病毒性心肌炎相鉴别。一般少见于 35 岁以下，主要表现为限制型心肌病。其次是由于收缩功能不全表现为充血性心力衰竭。超声心动图示左心室壁增厚伴低血压有利于鉴别心肌淀粉样变性与心包疾病或左心室肥厚。这样明显的血压/体积比率是心肌被淀粉样物质浸润的特征性改变，主要是以蛋白质为主体的微纤维素，此类蛋白质已知含有浆细胞所分泌的免疫球蛋白，常伴随多发性骨肉瘤或巨球蛋白血症。继发性淀粉样变性是由于产生非免疫球蛋白 AA。尿凝溶蛋白检查常阳性，心内膜及心肌活检经刚果红染色阳性等可资鉴别。

9. 狼疮性心肌炎　全身性红斑狼疮表现为心肌炎改变时称狼疮性心肌炎或心肌病，一般都伴有心包炎，以纤维素心包炎多见。也可有积液。心肌炎时可出现心悸、气短、心前区痛、心动过速、心律不齐、心音减弱、奔马律，以至心脏扩大、心力衰竭等表现，心电图可出现房室或束支传导阻滞、各型心律失常，T-T 改变等，需与病毒性心肌炎相鉴别。前者常有不规则的长期低热，特征性皮损，如脸面部蝶形红斑或盘状损害，肾脏受累常见，表现为蛋白尿、血清蛋白降低等，血中找到狼疮细胞则更有助于诊断。

10. 原发性扩张型心肌病　急性病毒性心肌炎时可出现心脏扩大、充血性心力衰竭而表现为扩张型心肌病样改变，在慢性期随访中也有演变为扩张型心肌病的心脏表现，并在扩张型心肌病患者心肌中用分子杂交或多聚酶联反应可检测到肠道病毒核酸或巨细胞病毒脱氧核糖核酸（DNA），提示某些原发性扩张型心肌病由病毒性心肌炎演变而来。详细询问病史对两者的鉴别有所帮助，但并不可靠。用放射性核素[67]Ga 扫描对扩张型心肌病是否合并心肌炎有一定意义，

NOTE

心肌炎患者常示阳性，而扩张型心肌病常呈阴性。放射性核素^{111}In 单克隆抗肌凝蛋白抗体显影阳性者，可提示有心肌坏死而有助于心肌炎的诊断。

【治疗】

一、治疗思路

本病分为初期（急性期）、中期（恢复期）、后期（慢性期）三期，临床可将中医证型与临床分期结合起来。急性期分轻型和重型，轻型以外感邪热和脾胃湿热表现为主，重型以心阳虚脱、脾肾阳虚、阴阳两虚为主要表现；恢复期以心阴虚损、气阴两虚，脾胃湿热为主；慢性期多以阴虚内热、气阴两虚、心阳不振、阴阳两虚、气虚血瘀、痰湿内阻为主要表现。

病毒性心肌炎急性期采取中西医结合治疗，严格卧床休息，抗病毒治疗，改善心肌代谢，调节机体免疫力，酌情使用抗生素，避免和减轻并发症，重症患者可考虑短期使用糖皮质激素。中医治疗以祛邪为主，佐以扶正。在辨证论治的基础上，酌情选用抗病毒中药治疗。祛邪不忘扶正，酌情选用益气养阴方药，改善心肌代谢，调整机体免疫力。出现并发症主要用西药对症处理。

恢复期以中医治疗为主，重在扶正，兼祛余邪，多用益气养阴方药，改善心肌代谢，提高心肌抗缺氧耐力，改善心功能。

慢性期邪毒伤正，正气虚损，气虚及阳，或阴损及阳，治疗以扶正为主。根据阴阳的虚衰调整，或益气养阴，或振奋心阳，或阴阳并补。久病入络，气血运行受阻，可加入活血通络之品，扩张血管，改善血液循环，促进受损心肌康复。

二、西医治疗

（一）一般治疗

急性期卧床休息，直到症状消失、心电图正常。有心肌坏死、心绞痛、心衰、严重心律失常者，应卧床休息3~6个月。心脏增大、严重心律失常、重症心衰者，应卧床休息半年至1年，直至心脏缩小、心衰控制。进食易消化，富含维生素、蛋白质的食物。保持大便通畅。

（二）药物治疗

1. 抗感染治疗　抗病毒药物的疗效尚难以肯定。一般主张流感病毒致心肌炎可试用吗啉胍（ABOB）100~200mg，每日3次；金刚烷胺100mg，每日2次。疱疹病毒性心肌炎可试用阿糖腺苷50~100mg 静脉滴注，每日1次，疗程1周；利巴韦林100mg，每日3次，疗程3~7日，必要时亦可用300mg 静脉滴注，每日1次。病毒感染（尤其是流感病毒、柯萨奇病毒及腮腺炎病毒）常继发细菌感染，一般多主张使用广谱抗生素及时处理。

2. 调节细胞免疫功能药物　α 干扰素100万~200万 U，每日肌肉注射1次，2周为一疗程。免疫核糖核酸3mg，皮下或肌肉注射，每2周1次，共3个月，以后每月肌肉注射3mg，连续6~12个月。还可酌情选用胸腺素、转移因子等。

3. 肾上腺糖皮质激素　一般患者不必应用，特别是最初发病10天内。因激素可抑制干扰素的合成和释放，促进病毒繁殖和引起感染加重。但对合并难治性心力衰竭、严重心律失常（如高度房室传导阻滞）、严重毒血症状、重症患者或自身免疫反应强烈的患者可使用，但激素疗程不宜长，以防继发性细菌感染。常用药物有泼尼松、氢化可的松、地塞米松等，酌情选用，一般疗程不宜超过2周。

4. 改善心肌细胞营养与代谢的药物 ①三磷酸腺苷（ATP）或三磷酸胞苷（CTP）20～40mg，肌肉注射，每日2次；辅酶A 50～100U；肌苷200～400mg，肌肉注射或静脉注射，每日1～2次；细胞色素C 15～30mg，静脉注射，每日1～2次；辅酶Q_{10} 10～20mg，每日3次口服，或10mg肌肉注射或静脉注射，每日2次；牛磺酸1.2～1.6g，每日3次。②极化液疗法：氯化钾1～1.5g、普通胰岛素8～12U加入10%葡萄糖注射液500mL静脉滴注，7～10日为一疗程。③维生素C 5～15g，加入5%葡萄糖注射液500mL内静脉滴注，4周为一疗程。④1，6-二磷酸果糖5g，静脉滴注，每日1～2次。

5. 并发症的治疗

（1）**心律失常** 原则上按一般心律失常处理。如早搏频繁或快速性心律失常，可选用抗心律失常药物治疗，如胺碘酮200mg，每日1～3次，或普罗帕酮150mg，每日3～4次。室性心动过速、室扑或室颤，应尽早直流电复律，亦可用利多卡因静脉注射。心动过缓者，可用阿托品或山莨菪碱，必要时加用肾上腺糖皮质激素治疗。如并发高度房室传导阻滞、窦房结损害而引起晕厥或低血压者，则需要电起搏，安放临时人工心脏起搏器帮助患者度过急性期。

（2）**心力衰竭** 绝对卧床休息，吸氧，限制钠盐。应用洋地黄类药物必须谨慎，宜从小剂量开始以避免毒性反应。还可选用扩血管药、血管紧张素转换酶抑制剂和利尿剂。

（3）**心源性休克** 可用大剂量维生素C治疗，5～15g加入10%葡萄糖注射液40mL内静脉注射，如血压上升不理想，0.5～2小时后再推注1次，血压平稳后6～8小时1次。另参考有关章节处理。

三、中医治疗

（一）辨证论治

1. 热毒侵心证

症状：发热微恶寒，头身疼痛，鼻塞流涕，咽痛口渴，口干口苦，小便黄赤，心悸气短，胸闷或隐痛，舌红苔薄黄，脉浮数或结代。

治法：清热解毒，宁心安神。

方药：银翘散加减。气滞血瘀者，酌加乳香、没药、瓜蒌、丹参、桃仁行气活血通络；痰热壅盛者，加浙贝母、天竺黄等清热化痰；气阴两虚，加西洋参、芦根、麦冬等益气养阴。

2. 湿毒犯心证

症状：发热，微恶寒，恶心欲呕，腹胀腹痛，大便稀溏，困倦乏力，口渴，心悸，胸闷或隐痛，舌红苔黄腻，脉濡数或促、结、代。

治法：解毒化湿，宁心安神。

方药：葛根芩连汤合甘露消毒丹加减。若胃气上逆者，加半夏、竹茹、苏叶等和胃降逆止呕。

3. 心阴虚损证

症状：心悸胸闷，口干心烦，失眠多梦，或有低热盗汗，手足心热，舌红，无苔或少苔，脉细数或促、结、代。

治法：滋阴清热，养心安神。

方药：天王补心丹加减。若阴虚内热者，加银柴胡、白薇、丹皮清虚热；余邪未尽，酌加金银花、连翘、蒲公英、板蓝根等清热解毒；夹痰浊者，加浙贝母、胆南星、天竺黄清热化痰。

4. 气阴两虚证

症状：心悸怔忡，胸闷或痛，气短乏力，失眠多梦，自汗盗汗，舌质红，苔薄或少苔，脉细数无力或促、结、代。

治法：益气养阴，宁心安神。

方药：炙甘草汤合生脉散加减。如肝阳上亢，内扰心神而致心神不宁者，酌加龙齿、煅牡蛎、珍珠母、远志、酸枣仁等重镇宁心安神；若气阴虚甚者，加黄芪、黄精以补气养阴；瘀血蒙蔽心窍者，加丹参、赤芍、桃仁、水蛭、郁金、石菖蒲等活血化瘀，开达心窍。

5. 阴阳两虚证

症状：心悸气短，胸闷或痛，面色晦暗，口唇发绀，肢冷畏寒，甚则喘促不能平卧，咳嗽，吐痰涎，夜难入寐，浮肿，大便稀溏，舌淡红，苔白，脉沉细无力或促、结、代。

治法：益气温阳，滋阴通脉。

方药：参附养荣汤加减。若阳虚浮肿者，加车前子、猪苓、茯苓等利水消肿；瘀血阻络者，加丹参、桃仁、水蛭、地龙以化瘀通络；痰饮壅盛，痹阻胸阳，加瓜蒌、薤白通阳蠲痹。

（二）常用中药制剂

1. 抗病毒冲剂 功效：清热解毒。适用于热毒侵心者。用法：每次 1~2 包，每日 3~4 次，5~7 天为一疗程。

2. 玉屏风颗粒 功效：益气祛风。适用于表虚自汗者。用法：每次 1 包，每日 3 次，7 天为一疗程。

3. 天王补心丸 功效：益气滋阴，养心安神。适用于心阴亏虚，心神不宁者。用法：每次 1 丸，每日 2 次，14 天为一疗程。

4. 清开灵注射液 功效：清热解毒宁心。适用于本病急性期。用法：20~40mL 加入 5% 葡萄糖注射液 250mL 中静脉滴注，7~14 天为一疗程。

5. 生脉注射液 功效：益气养阴。适用于气阴两虚或合并心律失常、心力衰竭者。用法：40~60mL 加入 5% 葡萄糖注射液 250~500mL 中静脉滴注，7~14 天为一疗程。

6. 黄芪注射液 功效：补益心脾。适用于本病急性期、恢复期。用法：20~60mL 加入 5% 葡萄糖注射液 250mL 中静脉滴注，7~14 天为一疗程。

【预后】

成人病毒性心肌炎急性期死亡率低，大部分病例预后良好；少数患者病情进行性发展，急性期死亡原因主要是心力衰竭、严重心律失常、休克或猝死。暴发型和重型患者少数可出现亚急性或慢性心肌炎、扩张型心肌病综合征等，自然病程不尽相同；也有少数患者心腔扩大，而无心力衰竭的临床表现，持续数月至数年后心功能自然改善并保持稳定；其中一部分患者可能病情再度恶化，预后不佳。

【预防与调护】

接种疫苗是预防病毒感染的主要措施。对麻疹、脊髓灰质炎、腮腺炎、流感病毒进行疫苗接种有一定预防作用，但柯萨奇病毒、埃可病毒尚无特异的疫苗。积极锻炼身体，增强机体的抗病能力，预防呼吸道和消化道的病毒感染。免疫力低的易感患者，可注射较大剂量的丙种球蛋白。已有病毒感染者应充分休息和及时治疗，防止病毒性心肌炎的发生和发展。

注意避风保暖，保持居住环境安静、空气流通。饮食宜清淡，忌油腻，避免辛辣燥热刺激之品，戒烟酒。保持心情愉快，避免精神刺激，有充足的睡眠。

第十节 心包疾病

心包疾病可分为急性心包炎（伴有或不伴有心包积液）、慢性心包积液、粘连性心包炎、亚急性渗出性缩窄性心包炎、慢性缩窄性心包炎等。临床以急性心包炎、慢性缩窄性心包炎为最常见。据国内临床资料统计，心包疾病约占心脏疾病住院患者的1.5%~5.9%。

急性心包炎

急性心包炎（acute pericarditis）是细菌、病毒、自身免疫、物理、化学等多种因素引起的心包脏层和壁层的急性炎症。临床除原发疾病的表现外，以心前区疼痛、心包摩擦音、呼吸困难和一系列心电图改变为特点。结核是国内心包炎的首位病因，男性多于女性。

渗出性心包炎中医病名"支饮"。《金匮要略》记载："咳逆倚息，短气不得卧，其形如肿，谓之支饮。"支饮是指水液在体内运化输布失常，停聚某些部位的一类病证。随着病情进展，出现厥脱证候时，则属"心厥"范畴。

【病因病理】

一、西医病因病理

1. 病因 急性心包炎多为继发性的，部分病因不明。国内以结核性居多，其次为特发性、化脓性和风湿性。近年来，病毒感染、肿瘤及心肌梗死性心包炎发病率上升。西方国家以急性非特异性心包炎居多。病因分类如下：①感染：细菌、病毒、真菌、立克次体、螺旋体等。②原因不明：急性非特异性心包炎。③自身免疫：风湿热、SLE、结节性多动脉炎、类风湿性关节炎、心脏梗死后综合征及药物性如肼屈嗪、普鲁卡因胺等。④肿瘤：间皮瘤、肺癌、多发性骨髓瘤等。⑤内分泌、代谢疾病：尿毒症、痛风、黏液性水肿、糖尿病等。⑥邻近器官疾病：急性心肌梗死、胸膜炎、主动脉夹层、肺梗死等。⑦物理因素：创伤如穿透伤、人工心脏起搏、放射线等。

2. 病理 急性心包炎可分为纤维蛋白性和渗出性两种。急性炎性反应时，心包的脏层和壁层上有纤维蛋白、白细胞和少许内皮细胞渗出。此时液体积聚较少，称为纤维蛋白性心包炎；以后如积液增加，则渗液多为浆液纤维蛋白性，积液多呈黄色而清，偶可混浊或呈血性，称为渗出性心包炎。渗液量可由100mL至2~3L不等。如渗液在短期内大量积聚，心包内压急剧上升，可引起心脏压塞。急性炎症反应可累及心外膜下心肌，如范围较广可称为心肌心包炎。炎症也可累及纵隔、横膈和胸膜。心包积液一般在数周至数月内吸收；但也可产生脏层与壁层的粘连、增厚及狭窄，而逐渐发展成为慢性心包病变。

NOTE

正常时心包腔平均压力接近于零或低于大气压。心包少量积液不致引起心包内压力升高，不影响血流动力学。但心包大量积液时，心包无法伸展以适应其容量的变化，使心包内压力明显上升，即可引起心脏受压，导致心室舒张期充盈受阻，并使周围静脉压升高，最终使心排血量降低，血压下降，构成心脏压塞的临床表现，如急性循环衰竭、休克，或体循环淤血、奇脉等。

二、中医病因病机

中医认为，支饮多因感染痨虫，或温热、湿热邪毒侵袭，郁而不解，入侵心包之络，或因肾衰水毒上泛，损伤心包所致。

1. 正气虚弱　先天不足或后天失养，正气亏虚，御外无力，易感染痨虫或热毒。

2. 感染痨虫　感染痨虫，郁而不解，痨虫侵袭心包而发病。心包受损，心气亦伤，难以统血运行，患者除胸痹、心痛外还可有胁下癥积、胀满疼痛等气滞血瘀之象。心气亏虚不能下交于肾，肾虚难以化气行水，加上肺失宣降，脾失运化，水溢肌肤发为水肿。

3. 邪毒侵袭　温热或湿热之邪入侵，正邪相搏而见发热；邪客于心，心脉瘀阻而胸部刺痛，痛有定处，心悸；毒邪犯肺，使肺气失宣而气促咳喘；毒邪伤及脾胃，脾失运化，水湿内停而肢体水肿、腹大如鼓，胃气上逆而呃逆。

4. 肾衰水毒上犯　肾气衰竭，气化失司，湿浊水毒不得下泄，逆犯心包而发病。

总之，本病病位主要在心，涉及肺、脾、肝、肾等脏。病性本虚标实，正虚邪盛。心、肺、脾、肾亏虚为本，风、热、湿、毒、瘀血、水饮、痰浊、气滞为标。急性心包炎病程短，多以邪实为主，且痰饮、瘀血、热毒、气滞交互为患。

【临床表现】

一、纤维蛋白性心包炎

1. 主要症状　心前区疼痛为主要症状，疼痛的性质和程度因病因不同而异。急性非特异性和感染性心包炎疼痛较明显，而结核性、尿毒性和肿瘤性心包炎则不明显或无心前区疼痛。疼痛性质可尖锐或呈压榨性，咳嗽、深呼吸、吞咽或变换体位时加重。疼痛可放射至颈部、左肩、左臂、左肩胛骨、上腹部等。

2. 体征　心包摩擦音为纤维蛋白性心包炎的典型体征，具有诊断意义。该音性质粗糙，呈抓刮样，多位于心前区，以胸骨左缘第3、4肋间最为明显，坐位时身体前倾、深吸气或将听诊器胸件加压更容易听到。心包摩擦音可持续数小时至数周；当积液增多时将心包的脏层与壁层分开，摩擦音多消失，但如有部分心包粘连则仍可闻及。

二、渗出性心包炎

1. 主要症状　呼吸困难是心包积液最突出的症状，与支气管、肺组织受压及肺淤血有关。严重者端坐呼吸，呼吸浅快，面色苍白或发绀。如心包积液压迫气管、食道可有干咳、声音嘶哑或吞咽困难。其他尚可有心前区或上腹部胀闷、乏力、烦躁不安等。

2. 体征　心尖搏动减弱或消失；脉搏快而弱小，可有奇脉；心浊音界向两侧扩大，并可随体位改变而变化，相对浊音界与绝对浊音界几乎一致；心音低而遥远，心率增快。大量心包积液时，在左肩胛骨下，可出现浊音及支气管呼吸音，称心包积液征。

3. 心脏压塞 大量或急骤心包积液可发生心脏压塞。急性心脏压塞时，表现为急性循环衰竭：心动过速，收缩压降低，脉压减小，可出现奇脉，甚至发生休克。如积液积聚较慢，可出现亚急性或慢性心脏压塞，表现为体循环淤血：颈静脉怒张，肝颈静脉回流征阳性，肝脏肿大，水肿及奇脉等。当外伤致心包大量积血或急性心肌梗死心室壁破裂时，可有 Beck 三联征：血压突然下降或休克、颈静脉显著怒张、心音遥远等。

三、其他

1. 结核性心包炎 常伴有原发性结核病灶，有结核的全身反应如长期发热、咳嗽、疲乏、体重减轻等。有心包积液体征，但心前区疼痛及心包摩擦音少见。心包积液多为中等至大量的浆液纤维蛋白性或血性渗液。

2. 急性非特异性心包炎 男性、青壮年多见，病因不明。发病前数周常有上呼吸道感染史，起病多急骤；心前区疼痛较剧烈，呈刀割样；持续发热，为稽留热或弛张热；心包摩擦音明显且出现早。心包积液为少量至中量，草黄色或血性，很少发生严重心脏压塞。本病能自行痊愈，但可以多次反复发作。

3. 化脓性心包炎 常有原发病的感染病灶，致病菌多为葡萄球菌、革兰阴性杆菌和肺炎球菌等。临床表现有高热、明显的毒血症状，同时可有呼吸困难、颈静脉怒张或心脏压塞。心包炎的症状常被原发病掩盖而易被漏诊。心包积液为中等至大量，为脓性。

4. 风湿性心包炎 发病前半月多有上呼吸道感染史，常伴有风湿热的其他临床表现，不规则的低热或中度发热，明显的心脏杂音，心脏扩大，心包摩擦音。心包渗液较少，多为草黄色液体。

5. 肿瘤性心包炎 转移性肿瘤较多见，如肺癌、乳腺癌、淋巴瘤、白血病等；原发性肿瘤主要为间皮瘤，较少见。临床表现除原发病外可有心包摩擦音，但常无明显胸痛。心包渗液多呈血性，抽出后又迅速产生，找到肿瘤细胞可明确诊断。

6. 心肌损伤后综合征 指心脏手术、心肌梗死和心脏创伤等后出现的心包炎，可能由自身免疫反应引起。临床表现有发热、心前区疼痛、干咳、肌肉关节痛及白细胞增多、血沉加快等，可引起心脏压塞。症状一般在心脏损伤后 2 周或数月出现，可反复发作，有自限性。

【实验室及其他检查】

1. 血液检查 感染性者有白细胞计数及中性粒细胞增多，血沉增快等。心肌酶学检查正常或稍增高。

2. 心电图 心电图改变为心包炎症波及心包下的心肌所致。表现如下：①ST 段抬高，除 aVR 外的所有导联 ST 段呈弓背向下型，aVR 导联中 ST 段压低；②一至数日后 ST 段回到基线，T 波低平或倒置，持续数周至数月后 T 波逐步恢复正常；③心包积液时 QRS 波群低电压，积液量大时可有电交替；④窦性心动过速及心律失常；⑤无病理性 Q 波。

3. 超声心动图 简单易行，迅速确定诊断。可见心包内液性暗区，可观察心包积液量及其变化。

4. X 线 心包渗液大于 250mL 时，可见心影向两侧增大，心影随体位改变而移动。心脏搏动减弱或消失。

NOTE

5. 磁共振显像 能清晰地显示心包积液的多少和分布情况，并有助于分辨积液的性质。

6. 心包穿刺 用于心脏压塞或未明原因的渗出性心包炎。心包穿刺抽取一定量的积液可解除心脏压塞症状，还可对抽取液进行生物学、生化、细胞检查，寻找病因，必要时可心包内注入治疗药物。

7. 心包活检 心包积液持续时间较长，病因仍不明者可行心包活检。

【诊断与鉴别诊断】

一、诊断

在心前区闻及心包摩擦音，则心包炎诊断成立。如伴发胸痛、呼吸困难、心动过速和原因不明的体循环静脉淤血或心影扩大，应考虑渗出性心包炎可能。临床表现有心前区疼痛、呼吸困难、心尖搏动减弱、心音低而遥远、颈静脉怒张、奇脉等；X线检查显示心脏正常轮廓消失，心影向两侧增大，心脏搏动减弱；心电图示低电压、电交替、ST-T的改变等均有利于本病的诊断。对少量（>50mL）的心包积液，超声心动图即可发现，更有诊断价值。病因诊断需结合各种心包炎的临床类型特征、心包穿刺或活体组织检查综合判断。

二、鉴别诊断

1. 急性心肌梗死 胸痛，心电图ST段抬高，有时血清酶升高，与急性心包炎相似。但急性心肌梗死常有冠心病心绞痛等病史；心包摩擦音出现于起病后3~4天；心电图有异常Q波、ST段弓背向上抬高及其演变；血清酶显著升高及酶谱变化等有助于鉴别。

2. 夹层主动脉瘤 疼痛为撕裂样，程度较剧烈，多位于胸骨后或背部，可向下肢放射，破口入心包腔可出现急性心包炎的心电图改变，超声心动图有助于诊断，增强CT有助于揭示破口所在。

3. 肺栓塞 胸痛、胸闷甚至晕厥等表现，心电图典型表现为$S_1Q_{III}T_{III}$型，也可见ST-T改变，D-二聚体通常升高，确诊需增强肺动脉CTA。

4. 急性心肌梗塞 发病年龄较大，常有心绞痛与心梗病史，心包摩擦音常出现在起病后3天，心电图有异常Q波、有心肌酶学的系列改变等。

5. 扩张型心肌病 心界虽也有扩大，但心音清晰，无奇脉，超声波无液平。

【治疗】

一、治疗思路

急性心包炎的治疗以西医为主，中医为辅，非急性期可加强中医治疗。急性心包炎病因复杂，预后及治疗效果与原发疾病有很大的关系，故首先要针对病因治疗，如结核性心包炎的抗结核治疗，化脓性心包炎的抗感染治疗等。对症处理也是心包炎治疗的重要方面，如镇痛、抗感染、促进积液的吸收、心脏压塞的解除等。对于积液量不多的某些病因类型的心包炎，可考虑以中医为主治疗，采用清热解毒、涤痰逐饮、行气活血等法。对于大量心包积液或出现心脏压塞，以西医治疗为主，酌情心包穿刺放液或手术治疗，待病情缓解后再用中药调理以巩固疗效。

本病病位在心及心包，与肺、肾、肝、脾等脏相关。病性方面有本虚、标实之分，其本在于气阴亏损或心肾阳虚，其标多为气滞、痰饮、瘀血、热毒等交互为患，而临床上本虚标实夹杂为病亦不少见。病程急性期、早期以标实为主，后期则多以本虚或本虚标实为主，应根据病程的不同阶段拟方用药。

急性心包炎的初起阶段，由于胸痛、发热等症状明显，临床常按结胸证等方法治疗。临床辨证属邪热与痰饮互结上焦，气阴两虚者可用清热化痰、逐饮散结法治之，具体选方可用大、小陷胸汤方加清热涤痰之品，临床辨证属热毒蕴结肺胃，瘀血阻络，阳明热炽，可用银翘散、白虎汤清泻肺胃，待日后壮热大减，胸痛好转，入益气养阴之品，有邪热逆传心包之化脓性心包炎，可选清开灵注射液清热解毒、醒神开窍。若热邪久羁不解，则进而伤津耗液，成为虚实夹杂之证。辨证属温邪伤津，肾阴不足，痰浊瘀血阻遏心包，可以滋阴清心、凉血化瘀、除痰宁心为法。对于临床无发热症状，以心包积液为主的，多从痰饮入手治疗；根据邪正的标本关系，有以攻邪为主的，或采用攻补兼施之法，临床可选用葶苈大枣泻肺汤或瓜蒌薤白汤等。对于大量心包积液出现心包填塞，严重影响心功能及血液循环者，则应中西医结合治疗，待病情缓解之后再用中药进行调理以巩固疗效。

二、西医治疗

1. 一般和对症治疗　卧床休息，高营养饮食，呼吸困难时吸氧。发热胸痛，必要时使用非甾体抗炎药治疗，如阿司匹林、消炎痛等。明显胸痛时给予镇静剂，必要时可给予哌替啶或吗啡镇痛。

2. 病因治疗　根据不同的原发疾病采用相应的病因治疗。如结核性心包炎患者应尽早抗结核治疗，并给予足够的剂量和较长的疗程，直至结核活动停止后1年；同时给予糖皮质激素治疗，促进积液的吸收，防止转变为缩窄性心包炎。急性非特异性心包炎使用糖皮质激素能有效控制症状，秋水仙碱预防复发性心包炎有一定疗效。化脓性心包炎使用有效的抗生素。风湿性心包炎应积极进行抗风湿治疗。尿毒症性心包炎应行强力的透析治疗等。

3. 心包穿刺放液　如出现心脏压塞症状，应进行心包穿刺放液解除大量心包积液对心脏的压塞。

4. 心包切开引流或心包切除术　结核性心包炎时，大量心包积液出现心脏压塞症状，如心包穿刺放液效果不佳，应行心包切开引流；如渗液继续产生或有心包缩窄的表现，应及时进行心包切除，以防止发展成为缩窄性心包炎。化脓性心包炎时，如反复心包穿刺抽脓和心包内注射抗生素仍无效时，应尽早考虑心包切开引流。如引流发现心包增厚，应行广泛心包切除。急性非特异性心包炎如反复发作，以致长期病残者，应考虑心包切除。

三、中医治疗

（一）辨证论治

1. 风热袭表，内舍心包证

症状：发热恶寒，口渴咽干，烦躁汗出，咳嗽，心悸气短，胸闷胸痛，舌质红，苔薄黄，脉浮数或结代。

治法：疏风清热，宣肺开胸。

方药：银翘散加减。热毒盛者，加黄芩、大青叶、板蓝根清热解毒；风热偏盛者，加桑叶、菊花疏风清热；湿邪重者，加泽泻、薏苡仁利湿；痰热壅盛者，加浙贝母、瓜蒌仁清热化痰。

NOTE

2. 痨虫痉心，阴虚内热证

症状：午后发热，两颧潮红，五心烦热，自汗或盗汗，心悸气短，咳嗽，痰中带血，舌红少津，脉细数或促、结、代。

治法：养阴清热，补虚杀虫。

方药：月华丸加减。阴虚甚者，酌加知母、黄柏、银柴胡、地骨皮清虚热；肺热壅盛，灼伤脉络，加仙鹤草、侧柏叶、白及宁血止血。

3. 热毒侵袭，壅结心包证

症状：发热面赤，咳嗽气急，烦躁不安，胸闷胸痛，心悸，舌红苔黄，脉数有力。

治法：清热解毒，活血止痛。

方药：仙方活命饮加减。热毒盛者，加黄芩、黄连、黄柏清热泻火解毒；热伤阴津者，加生地黄、玄参、麦冬养阴生津。

4. 湿热浸淫，痹阻心脉证

症状：发热气急，口干口苦，烦闷不安，关节红肿热痛，心悸胸痛，小便黄赤，舌红，苔黄浊或腻，脉滑数。

治法：清热利湿，宣痹复脉。

方药：宣痹汤加味。湿热之邪凝滞经络，加桑枝、秦艽、香附通痹止痛；气滞血瘀者，加桃仁、红花、丹参活血化瘀。

5. 肾阳虚衰，水毒上犯证

症状：气喘胸痛，精神萎靡，面色无华，腰酸腿软，畏寒肢冷，下肢水肿，口有尿味，少尿或无尿，舌质淡胖，有齿痕，苔薄白，脉沉弱。

治法：温补肾阳，利水排毒。

方药：真武汤加味。肾阳虚衰，水气凌心，而致心之阳气不足，寒凝经脉，心脉痹阻，加枳实、薤白、桂枝、香附通阳散结，活血止痛。

6. 湿浊内聚，饮停心包证

症状：饮停心包，胸闷胸痛，痰多喘息，不能平卧，头昏心悸，肢体浮肿，小便短少，苔白腻，脉滑数或濡数。

治法：利湿蠲饮，开胸通阳。

方药：苓桂术甘汤合葶苈大枣泻肺汤加减。气虚者，加黄芪、党参补气；瘀血阻滞者，加三七、桃仁、延胡索活血祛瘀；脾虚湿困者，加陈皮、砂仁、莱菔子行气健脾除湿。

7. 气滞血瘀，痹阻心络证

症状：饮停心包，胸部刺痛，痛有定处，心悸气喘，舌质紫暗或有瘀点、瘀斑，苔薄，脉沉涩或结代。

治法：活血化瘀，行气止痛。

方药：血府逐瘀汤加减。中阳不足，痰饮内停，可合苓桂术甘汤健脾温阳利水。

（二）常用中药制剂

1. 生脉饮　功效：益气养阴。适用于气阴两虚证。用法：每次 10mL，每日 3 次，7 天为一疗程。

2. 清开灵注射液　功效：清热解毒宁心。适用于本病急性期。用法：20～40mL，稀释后静脉滴注，每日 1 次，3～5 天为一疗程。

3. 复方丹参注射液 功效：活血化瘀。适用于瘀血阻滞者。用法：10~20mL，稀释后静脉滴注，每日 1 次，5~7 天为一疗程。

【预后】

急性心包炎的预后取决于病因、是否早期诊断、及时正确治疗。病毒性心包炎通常是短暂的、严重的、自限性的疾病，预后大多良好，但有反复发作的倾向。结核性心包炎如未接受抗结核治疗，几乎都发展成缩窄性心包炎，反之则较少发展成慢性缩窄性心包炎。化脓性心包炎未及时诊断并行正确的抗生素治疗，预后极差，早期诊断、及时内科治疗和外科心包切开引流能大大降低死亡率，但即使如此，外科死亡率仍达 8%。风湿性心包炎的预后良好，很少形成缩窄性心包炎。尿毒症性心包炎对强力的透析治疗虽然有效，但预后仍极差。恶性肿瘤性心包炎预后不良。

【预防与调护】

积极参加体育活动，增强体质，生活有规律，预防感冒，对风湿性疾病、结核等进行积极的病因治疗，避免创伤、放射线损伤，合理使用肼屈嗪、苯妥英钠等药物。

发生心包炎后，早期发现，早期治疗。急性期一般应卧床休息，减轻心脏负荷；饮食宜清淡、低盐，忌油腻，戒烟酒；保持心情愉快，避免精神刺激。

缩窄性心包炎

缩窄性心包炎（constrictive pericarditis）是指心包增厚、僵硬、纤维化后包围心脏，使心脏舒张充盈受限而产生一系列循环障碍的疾病。临床以呼吸困难、颈静脉充盈、肝大、水肿等为特点。发病率占心脏病的 1.25%~1.60%，占各种心包炎的 20.7%，以青壮年居多，男多于女（1.5∶1）。

目前中医病名尚未统一。根据喘促气短、腹胀、乏力、胁痛、水肿等主要临床表现，属中医"心悸""胸痹""喘证""水肿"等病证范畴。

【病因病理】

一、西医病因病理

1. 病因 缩窄性心包炎继发于急性心包炎。目前在国内结核病仍是其主要病因，其次为化脓性或创伤性心包炎，其他尚有肿瘤性心包炎、急性非特异性心包炎、放射性心包炎等，部分患者病因不明。

2. 病理 急性心包炎后，随着积液逐渐吸收，纤维性瘢痕组织增生，心包增厚粘连，脏层和壁层融合钙化，并使心脏和大血管根部受累。心包腔闭塞成为一个僵硬的纤维组织外壳，紧紧包围和压迫整个心脏或部分心脏。有时缩窄由脏层心包造成，心包腔内可有积液，称为渗液缩窄性心包炎。心包长期缩窄，心肌可萎缩。心包病理检查示非特异性透明样变性组织，如有结核结节或干酪样病变，则提示为结核性心包炎。

心包缩窄使心脏舒张充盈受阻，心室舒张期容积固定，心搏量固定在较低水平，当体力活动时，因心排血量不能适应身体的需要而出现呼吸困难和血压下降。心包缩窄的后期，心肌萎缩影响心脏的收缩功能，心排血量减少更为显著。同时上、下腔静脉回流也因心包缩窄而受阻，出现静脉压升高、颈静脉怒张、肝大、腹水、下肢水肿等。

二、中医病因病机

中医认为，缩窄性心包炎系支饮日久，水饮阻滞填塞，久病内伤虚损，耗气伤阳，致气虚或阳虚或气滞血瘀而成。

1. 正气虚弱　先天不足或后天失养，正气亏虚，御外无力，易感染痨虫或热毒。

2. 感染痨虫　感染痨虫，郁而不解，痨虫侵袭心包而发病。

3. 邪毒侵袭　温热或湿热之邪入侵，郁而不解，入侵心包。

4. 肾衰水毒上犯　肾气衰竭，气化失司，湿浊水毒不得下泄，逆犯心包。

总之，本病病位在心及心包，与肺、脾、肝、肾等脏相关。病性多属本虚标实，本虚主要是心脾气虚、心肾阳虚，标实主要是血瘀、水饮、气滞，本虚是发病的关键。

【临床表现】

一、主要症状

起病隐匿，多于急性心包炎后数月至数年发生心包缩窄。常见症状有劳力性呼吸困难、乏力、腹部胀满或痛、纳差、肝区疼痛等。

二、体征

体征有颈静脉怒张、肝肿大、腹水、下肢水肿、Kussmaul 征（吸气时颈静脉扩张更明显）等。心脏体征有心尖搏动减弱或消失；心浊音界不增大；心率增快，心音遥远，部分患者可闻及心包叩击音（在第二心音后约 0.1 秒，呈拍击性质，为舒张期充盈突然受阻引起心室壁的振动所致）。晚期可有心房颤动、动脉收缩压降低、脉压变小、脉搏细弱无力。

【实验室及其他检查】

1. X 线检查　心影大小正常，亦可呈三角形或球形，左右心缘变直，上腔静脉扩张，有时可见心包钙化。

2. 心电图　QRS 波群低电压，T 波低平或倒置。

3. 超声心动图　可见心包增厚、室壁活动减弱、室间隔矛盾运动等。

4. 右心导管检查　特征性表现是肺毛细血管压力、肺动脉舒张压力、右心室舒张末期压力、右心房压力均升高且都在同一高水平。

【诊断与鉴别诊断】

一、诊断

如患者有腹水、肝肿大、颈静脉怒张、Kussmaul 征阳性和静脉压显著升高等体循环淤血的体征，而无显著心脏扩大或心瓣膜杂音时，应考虑缩窄性心包炎的可能。结合急性心包炎的病史、奇脉、心包叩击音、X 线发现心包钙化、心电图 QRS 波呈低电压及 T 波低平等，常可明确诊断。必要时可做右心导管、CT 或 MRI 检查。

二、鉴别诊断

缩窄性心包炎需与肝硬化、充血性心力衰竭、限制型心肌病等鉴别。

肝硬化及其他有门静脉高压的患者无颈静脉怒张、体循环静脉压升高、心包钙化及心搏动减弱；心瓣膜病引起的充血性心力衰竭，特别是有二尖瓣病变的病例，其静脉淤血表现与缩窄性心包炎者很相似，但前者有瓣膜病的特征性杂音、心脏明显增大及下肢水肿较腹水明显等特征可作为诊断的依据，两者病史不同，也可帮助鉴别，超声心动图检查可确诊。

限制型心肌病包括心内膜弹性纤维增生症、心内膜纤维变性、心肌淀粉样变等。其血流动力学与缩窄性心包炎相似，故其症状、体征与无钙化的缩窄性心包炎极为相似，鉴别十分困难。限制型心肌病的患者在症状出现后病情发展较迅速，常可听到室性或房性奔马律或四音节律，又可听到二尖瓣或三尖瓣关闭不全的杂音。心电图较少见到低电压（但在心肌淀粉样变较多见），可有 T 波变化，有时可见病理性 Q 波，少有心房扑动，但可见其他心律失常如房室传导阻滞、室内传导阻滞（包括左、右束支阻滞）等。CT 和 MRI 见心包正常，限制型心肌病时，心导管检查示右心房压力曲线呈不典型的 M 或 W 型，右心室压力曲线有舒张早期下陷，但曲线一直降到基线，舒张末期压力小于收缩期压力的 1/3，右心室与肺动脉的收缩压较缩窄性心包炎者为高，毛细血管压高于右心房平均压。心血管造影示在限制型心肌病中无心包增厚，心脏边缘外面的阴影不超过 3~5mm。心内膜心肌活检有助于鉴别，难鉴别的患者可考虑开胸探查。

【治疗】

一、治疗思路

手术是治疗的主要方法，治疗目的是通过切除增厚、僵硬的心包，使心脏恢复原有的伸缩性。治疗以西医为主，在施行心包剥离术前后辅以中医治疗。中医辨证治疗本病，重点在于消除心包增厚、僵硬的内因。慢性缩窄性心包炎病性多属本虚标实，以虚为主。在治疗上补益为主，可选用多种补益药物，而以补益心脾更为常用。久病入络，病程中常有瘀血，或痰瘀互结，在辨证论治的基础上常加具有活血祛瘀化痰的药物治疗。

二、西医治疗

应尽早施行心包切除术，避免发生心肌萎缩和纤维变性而导致心源性恶病质以及因心脏舒张受阻、心排血量减少导致严重的肝静脉淤血、肝功能不全。手术应在感染已控制或结核活动已静止后进行，并在术后继续用药 1 年，多数患者可有持久的血流动力学和临床症状的改善。

三、中医治疗

1. 痰瘀互结证

症状：心悸怔忡，喘促气短，胸闷胸痛，胁下癥积胀满疼痛，口唇青紫，纳呆肢肿，身体困重，舌质紫暗或有瘀斑，苔白腻，脉涩或结代。

治法：活血涤痰，通络止痛。

NOTE

方药：膈下逐瘀汤或血府逐瘀汤合瓜蒌薤白半夏汤。气滞血瘀甚者，加郁金、延胡索行气活血止痛；痰饮扰心者，加茯苓、白术、酸枣仁、龙齿健脾宁心定悸。

2. 脾虚水泛证

症状：喘促气急，神疲乏力，脘腹胀满，纳少便溏，下肢水肿，舌质淡，苔白腻，脉沉缓或沉弱。

治法：健脾温阳，行气利水。

方药：实脾饮加减。气虚甚者，加人参、黄芪补脾益气；夹痰者，加瓜蒌皮、薤白、半夏化痰宽胸；兼瘀者，酌加丹参、川芎、降香等活血化瘀。

3. 心肾阳虚证

症状：喘促气急，心悸怔忡，面色灰白，腰膝冷痛，畏寒肢冷，下肢水肿，舌质淡，苔白，脉沉细无力。

治法：补益心肾，温阳利水。

方药：真武汤加味。血瘀水停者，可酌加丹参、益母草、车前子、泽泻活血利水；瘀血阻滞者，加香附、延胡索、三七行气活血止痛。

【预后】

慢性缩窄性心包炎早期进行心包切除术，大部分患者可获得满意效果；少数病人因病程长，发生心肌萎缩和心源性肝硬化，则预后较差。

【预防与调护】

积极治疗急性心包炎及其原发疾病，防止慢性缩窄性心包炎的发生。

缩窄性心包炎发生后，可适度散步，练气功、太极拳，注意劳逸结合。重症卧床休息。饮食宜低盐、清淡，忌肥甘，戒烟酒。保持心情愉快，避免精神刺激。

第三章 消化系统疾病

第一节 总 论

消化系统主要包括食道、胃、肠等消化道和肝、胆、胰等脏器，凡这些脏器发生的功能性和器质性疾病都属于消化系统疾病，临床上十分常见。就中医学而言，本系统疾病主要对应于脾胃疾病，其次为肝胆疾病。

【生理与病理生理】

消化系统的基本生理功能是摄取食物，将之消化、分解为小分子物质，吸收并在肝脏中加工成为自身物质，供机体的需要。该功能的实现不仅有赖于胃肠道的运动和各种消化酶的分泌，而且有赖于中枢神经系统和胃肠道局部神经体液的调节，任一环节的破坏均可导致消化系统疾病。如胃酸分泌过多导致自身黏膜的消化可引起消化性溃疡。长期的紧张忧虑，机体通过神经-内分泌系统引起胃肠道运动障碍或黏膜供血障碍，可引起便秘和胃炎等等。

中医认为脾胃同属中焦，脾主运化，胃主受纳，并腐熟水谷；脾主升清，将水谷之精微输布全身，胃主降浊，将糟粕之物排入肠道。二者一升一降，一纳一化，共同完成消化吸收功能，以化生气血精微。同时肝胆与脾胃关系十分密切。肝主疏泄，调畅气机，喜条达而恶抑郁，脾胃运化受纳功能有赖于肝气疏泄。如肝气郁结不仅可以导致本身病变，还可横逆犯脾；脾虚气血生化乏源，肝体失阴血濡养则引起虚阳浮亢。因此，它们各自的功能及其关系失调，均可为病。

【病因病理】

多种原因可导致消化系统疾病，目前已知的常见病因有感染、理化因素、自身免疫、先天性发育异常或缺陷、外伤、精神因素、遗传因素、环境因素等，还有一些迄今尚未明确的病因。就病理学而言，主要有炎症、溃疡、肿瘤、血管病变和功能性疾病。

消化系统疾病的中医病因主要有感受外邪、饮食所伤、情志不遂、脏腑失调及先天禀赋不足几类，病性不外虚实两端，虚为脾、胃、肝之气血阴阳不足，实为寒凝、气滞、食积、湿困、血瘀等。

【临床表现】

1. 嗳气 是指胃中浊气上逆，经食道从口排出的症状。提示胃腔内气体较多或食管括约肌较松弛，可见于胃食管反流病，或胃、十二指肠、胆道疾病。中医认为本症多因饮食停滞、情志不调、痰浊湿热、脾胃亏虚等导致胃失和降而成。

2. 食欲不振 多见于肝炎、胃肠道肿瘤、胰腺炎、胰腺癌以及功能性消化不良等。中医

NOTE

认为多因外邪犯胃、饮食内伤、情志失调、脾胃虚弱等所致。

3. 恶心与呕吐 两者可单独发生，但在多数情况下常相继出现。最常见于胃炎、胃癌、幽门痉挛与梗阻，肝、胆、胰腺病变也可引起。中医认为多因外邪侵袭、饮食不节、饥饱失常、情志失调、脾胃虚弱等使胃气上逆而病。

4. 呕血与便血 提示消化道或肝、胆、胰腺有出血，最常见于消化性溃疡、食管胃底静脉曲张破裂、急性胃黏膜病变、胃癌、结肠癌或小肠血管畸形等。中医认为多因肝火犯胃、胃热壅盛和气不摄血导致血溢脉外。

5. 腹痛 多由于消化器官的膨胀、肌肉痉挛、腹膜刺激、血供不足等因素牵拉腹膜或压迫神经所致，常见于消化性溃疡、阑尾炎、胃肠道感染、胆囊炎、肝癌、胰腺炎、腹膜炎等。中医认为多因外感时邪、饮食不节、情志失调等所致"不通则痛"或"不荣则痛"。

6. 泄泻 是由肠液分泌增多或吸收障碍，或肠蠕动加速所致。常见于小肠感染、结肠炎症、溃疡或肿瘤、肠易激综合征。中医认为多因感受外邪、饮食所伤、情志失调、脾胃虚弱导致脾虚湿盛所致。

7. 里急后重 表现为腹痛窘迫，时时欲便，肛门重坠，便出不爽，是直肠受刺激的征象，见于局部炎症或肿瘤。中医认为是大肠湿热、脾气虚弱和肠道气滞所致。

8. 便秘 常见于患全身性疾病的身体虚弱、肠梗阻、不良排便习惯，以及结肠、直肠、肛门疾病。中医认为与燥热内结、津液不足、情志失和、气机郁滞以及气血不足等有关。

9. 黄疸 各种原因造成血胆红素升高而出现巩膜、皮肤黄染，有溶血性、肝细胞性和梗阻性之分。常见于肝炎、肝硬化、肝癌、胆道梗阻和某些先天性疾病。中医认为多因感受外邪、饮食所伤、他病累及、脾胃虚损导致湿浊阻滞中焦，胆液被阻，溢于肌肤而发病。

【实验室及其他检查】

病史、症状与体征可为消化系统疾病的诊断提供重要线索，但其临床表现常缺乏特异性，因此，确诊常有赖于实验室检查。

1. 血液检查 血常规检查可反映有无贫血或感染。血清酶学和蛋白情况对肝病的诊断十分重要。血淀粉酶的改变对胰腺炎诊断有意义。血清肿瘤标志物如甲胎蛋白（AFP）、癌胚抗原（CEA）等对消化道恶性肿瘤诊断有辅助意义。

2. 粪便检查 对肠道感染、消化道寄生虫有诊断价值。消化道出血可通过粪便隐血试验发现。

3. 内镜检查 包括胃镜、结肠镜和小肠镜等，可直接观察消化道内的各种病变，并可收集标本进行组织学检查和局部用药，是消化系统疾病重要的检查手段。近年来将内镜和超声检查结合而产生了超声内镜检查，除可直接观察消化道内的各种病变外，还可了解黏膜下病变的深度、性质、大小及周围情况。经纤维十二指肠镜将导管插入十二指肠乳头注射造影剂，可作逆行胰胆管造影，对胰及胆道疾病的诊断有很高价值。腹腔镜主要用于探查肝、脾、腹膜和胆囊的病变，对了解腹腔肿块的部位、性质，确定腹水原因，特别是对肝胆疾病的诊断与鉴别帮助很大。

4. 影像学检查 包括 X 线、超声波、磁共振成像等。

（1）X 线检查　X 线腹部平片对胃肠穿孔、肠梗阻有重要意义。气钡双重造影有助于消化性溃疡或癌变的诊断。X 线下胃排空试验有助于功能性消化不良的诊断。X 线尤其是静脉注射胆道造影剂对胆道结石、肿瘤等胆道疾病有诊断价值，还能显示胆囊浓缩和排空功能。

（2）超声检查 B超对胆道结石，肝、脾、胰等实质器官的病变及腹水的诊断有重要价值。彩色多普勒超声在肝病特别是肝内血流动力学研究中有重大作用，有助于原发性肝癌诊断；对腹腔内实质性肿块的位置、性质、大小等的判断有一定的价值。

（3）CT与磁共振成像 对腹内脏器病变，尤其是肝、胆、胰占位性病变如肿瘤、结石、囊肿、脓肿有重要诊断意义。对弥漫性病变如脂肪肝有较高的诊断价值。

5. 活组织检查和脱落细胞检查 活组织病理学检查是鉴别良性与恶性肿瘤最可靠的方法，也是早期肝硬化诊断的依据。胃肠道脱落细胞和腹水脱落细胞病理学检查有助于发现肿瘤。

6. 放射性核素检查 肝扫描除可探查肝内有无占位性病变，鉴别右上腹肿块在肝内还是肝外，还可为肝穿刺、活检或手术定位。

7. 分子生物学检查 可用于病原微生物的诊断，如肝炎病毒、幽门螺杆菌的检测，也可用于先天缺陷性疾病的基因诊断。

【防治】

1. 一般治疗 消化道是食物消化、吸收的主要场所，与食物直接接触，因此注意饮食调理对消化系统疾病的治疗相当重要，部分疾病通过调理饮食可以明显好转或痊愈，如早期酒精性肝病，戒酒后可以治愈。一般而言，消化系统疾病患者宜进食易于消化、有营养食物，避免辛辣等刺激性食物。此外，消化系统疾病常引起精神不适症状，精神因素又可加重病情，因此要保持心情畅快，重视心理治疗。

2. 药物治疗

（1）西医治疗 包括针对病因或发病环节的治疗和对症治疗两方面。对部分病因已明确的疾病，直接治疗病因，如细菌性肠炎使用有效的抗生素治疗即可痊愈；而对病因不明者，主要针对发病的不同环节，阻断病情的发展，延缓病程，改善症状，如纤维化是肝硬化的基本病理变化，抗纤维化治疗可延缓肝硬化进程等。对症治疗是消化系统疾病治疗的重要部分，有助于减轻症状，提高生活质量，但应了解药物的适应证及不良反应，根据病情选用。对于某些内科不能治疗或疗效不佳的疾病应考虑手术治疗。

（2）中医治疗 宜辨证论治，根据"虚则补之，实则泻之"的原则进行治疗。但要注意脏腑的生理特点，如脾气主升，以升为健，胃气主降，以降为和；脾为太阴，多虚多寒，胃为阳明，多实多热；肝体阴而用阳，喜条达而恶抑郁。故治脾宜升、宜补、宜温，治胃宜降、宜泄、宜通，治肝宜柔、宜疏。另一方面，消化系统疾病一般反复发作，病程较长，久病入络，久病多瘀，故病程后期应注意活血化瘀通络。

（3）中西医结合优势 中西医结合治疗消化系统疾病有着很大的优势，不仅能使临床症状迅速缓解，而且疗效稳定，副作用少，不易复发。如西医对慢性肝病的肝纤维化无理想治疗药物，中医疏肝健脾、活血化瘀能延缓或阻止其进程，有肯定的疗效。对胃肠功能性疾病等慢性非感染性疾病，因其病因与发病机制尚不清楚，缺乏特异性治疗西药，中医或中西医结合治疗可发挥辨证论治的特色，因地、因时、因人制宜，能取得突出的疗效。

NOTE

第二节 胃 炎

胃炎（gastritis）是指由多种原因引起胃黏膜的炎症，根据发病的缓急可分为急性和慢性两类。胃炎是最常见的消化道疾病之一，临床上大多数患者无明显症状，主要依靠内镜和病理学检查来确诊。

急性胃炎

急性胃炎（acute gastritis）是由不同病因引起的急性广泛性或局限性的胃黏膜炎症。急性发病，可有明显腹胀、腹痛等上腹部症状，多数患者有较明确的发病原因。胃镜检查可见胃黏膜充血、水肿、出血、糜烂等一过性改变，临床上据此可分为急性单纯性胃炎、急性糜烂性胃炎、急性腐蚀性胃炎和急性化脓性胃炎四型。

本病与中医学的"胃瘅"相类似，可归属于"胃痛""血证""呕吐"等范畴。

【病因病理】

一、西医病因病理

引起急性胃炎的病因有很多，但归纳起来主要有急性应激、化学性损伤和细菌感染几类，临床上以急性应激为最主要原因。

急性应激包括严重创伤、大手术、严重感染、大面积烧伤、脑血管意外、休克和过度紧张等，其所致损害主要是胃黏膜糜烂和出血。一般认为应激引起交感神经和迷走神经兴奋，导致血管痉挛、收缩，造成胃黏膜的缺血缺氧。化学性损伤包括误服强酸强碱、烈酒、过冷或过热辛辣等刺激性食物或药物。其中引起急性胃炎最常见的药物主要是非甾体类抗炎药，如阿司匹林，吲哚美辛、保泰松等药物，药物通过抑制环氧合酶导致前列腺素的产生减少而削弱其对胃黏膜的保护作用。幽门螺旋杆菌是造成急性胃炎的主要细菌，除幽门螺杆菌可引起急性胃炎外，还包括沙门菌、大肠杆菌金黄色葡萄球菌等，通常因进食细菌或毒素污染的食物所致。

急性胃炎的病理学表现为胃黏膜固有层炎症，以中性粒细胞浸润为主。

二、中医病因病机

饮食不节、七情内伤、外邪直中等多种病因可引起本病，但以饮食伤胃、情志不畅为其主要发病原因。

1. 饮食伤胃 饮食不节，暴饮暴食，宿食停滞；或寒温失宜，寒积胃腑；或偏食辛辣，湿热中阻，损伤脾胃；或饮食不洁之物，病邪从口而入，致使胃失和降。

2. 七情内伤 忧愁思虑太过，伤及脾胃；或恼怒过度，肝气郁而化火，肝火横逆犯胃，胃失和降。

3. 寒邪犯胃 起居不慎，感受寒邪；或恣食生冷，损伤中阳，寒主收引，不通则痛。

总之，本病病位在胃腑，与肝脾有关。总由胃失和降，胃络受损所致。若胃热过盛，热迫血行；或瘀血阻滞，血不循经；或脾胃虚寒，脾虚不能统血，而见呕血、便血之症。

【临床表现】

多数急性起病，症状轻重不一。主要表现为上腹饱胀、隐痛，食欲减退，恶心，呕吐，嗳气，重者可有呕血和黑便，细菌感染者常伴有腹泻。严重者可有发热、呕血和（或）便血、脱水、休克和酸中毒等症状。体征主要为上腹压痛或脐周压痛，肠鸣音亢进。

【实验室检查】

感染原因导致的急性胃炎末梢血白细胞计数一般轻度增高，中性粒细胞比例增高；伴肠炎者大便常规检查可见少量黏液及红、白细胞，大便常规可见潜血，大便培养可检出病原菌。

内镜检查可见胃黏膜明显充血、水肿，有时见糜烂及出血点，黏膜表面覆盖黏稠的炎性渗出物和黏液。内镜可明确病变的性质与程度，但内镜不必作为常规检查。

【诊断与鉴别诊断】

依据病史、临床表现，诊断并不难，确诊有赖于内镜检查。

本病应注意与早期胆囊炎、胰腺炎相鉴别。

1. 急性胆囊炎 本病的特点是右上腹持续性疼痛或绞痛，阵发性加重，可放射到右肩部，墨菲（Murphy）征阳性。血常规、腹部 B 超、CT 或 MRI 等影像学检查可确立诊断。

2. 急性胰腺炎 该病常有暴饮暴食史或胆道结石病史，突发性上腹部疼痛，伴持续性腹胀和恶心、呕吐；血尿淀粉酶升高。B 超、CT 等辅助检查可发现胰腺呈弥漫性或局限性肿大。

【治疗】

本病西医治疗原则是祛除病因，保护胃黏膜和对症处理。对严重疾病有可能引起胃黏膜损伤者，在积极治疗原发病的同时，可预防性使用 H_2 受体拮抗剂或质子泵抑制剂或胃黏膜保护剂；以呕吐、恶心或腹痛为主者，可对症使用胃复安、东莨菪碱；脱水者补充水和纠正电解质紊乱；细菌感染引起者可根据病情选用敏感的抗生素。

中医治疗可参照相应章节进行辨证施治。

【预后】

本病预后一般良好，只要去除致病因素即可痊愈，但少数严重病例可发展为消化道溃疡或出血或进展为慢性胃炎。

【预防与调护】

注意清淡饮食，避免食用刺激性或污染食物，避免口服非甾体类抗炎药物或损伤胃黏膜药物的摄入；调畅情志，减少不良情绪因素的影响。

NOTE

慢性胃炎

慢性胃炎（chronic gastritis）是指不同病因引起的慢性胃黏膜炎症病变。本病临床十分常见，但由于多数患者无明显症状，故本病的确切患病率尚不清楚，约占胃镜检查患者的80%以上，且随年龄增长患病率逐渐增高。慢性胃炎的分类方法较多，2013年在上海召开的全国慢性胃炎诊治共识会议将慢性胃炎分为非萎缩性（以往称浅表性）、萎缩性和特殊类型三类。慢性非萎缩性胃炎根据炎症分布的部位，可再分为胃窦胃炎、胃体胃炎和全胃炎；慢性萎缩性胃炎可再分为多灶萎缩性胃炎和自身免疫性胃炎两大类。

本病临床表现缺乏特异性，主要有上腹胀满、嘈杂、反酸、纳呆和上腹隐痛等症状。非萎缩性和萎缩性胃炎分别与"胃络痛"和"胃痞"相类似，可归属于中医学"胃痛"、"痞满""嘈杂""呕吐"等范畴。

【病因病理】

一、西医病因病理

（一）病因与发病机制

慢性胃炎发病原因尚未完全明确，一般认为与 H. pylori 感染、理化因素和自身免疫有关。

1. 幽门螺杆菌感染　H. pylori 感染与消化系疾病关系的明确是近年来研究的成果。H. pylori 是一种革兰阴性微需氧菌，呈弯曲螺旋状，有鞭毛。业已证实 H. pylori 感染是慢性胃炎的重要原因：研究表明所有 H. pyolri 阳性者都存在胃窦炎；H. pylori 感染者根除病菌后胃炎可以消除；在一些动物模型中，将从患者胃内分离的 H. pylori 接种动物体内可以复制出慢性浅表性胃炎；健康志愿者吞食 H. pylori 可引起胃黏膜的损伤。其致病机理包括以下几方面：H. pylori 产生尿素酶，尿毒酶分解尿素产生氨和其他酶（如蛋白酶等），直接损伤黏膜上皮细胞；分泌空泡毒素等导致胃黏膜上皮细胞的变性与坏死；诱导上皮细胞分泌炎症因子，介导炎症反应；抗原抗体反应引起自身免疫损伤。

2. 免疫因素　是慢性胃体炎的主要原因。患者血清中含壁细胞抗体和内因子抗体，壁细胞抗体与抗原形成抗原抗体复合物，在补体参与下，使壁细胞数目减少，导致胃酸分泌不足，严重者可出现泌酸腺完全萎缩，使胃酸缺乏。内因子是壁细胞分泌的一种糖蛋白，食物中的维生素 B_{12} 必须与内因子结合才能被吸收，内因子抗体与内因子结合可导致维生素 B_{12} 吸收障碍，通常伴有其他自身免疫疾病。

3. 理化因素　长期饮用烈酒，进食过冷过热、过于粗糙食物，直接损伤胃黏膜；长期服用非甾体抗炎类药，抑制前列腺素合成，破坏胃黏膜屏障。

4. 其他　幽门括约肌功能不全可导致大量十二指肠液反流，胃黏膜受到酶的消化而产生炎症、糜烂、出血；慢性右心衰竭、肝硬化门脉高压引起胃黏膜淤血缺氧导致黏膜损伤。

（二）病理

在慢性胃炎的病理过程中，病变由黏膜表浅部向腺区发展，由灶性病变逐渐联合成片，最终腺体萎缩或破坏。其组织学改变不外乎炎症、萎缩和化生。

1. 炎症　是一种慢性非特异性炎症，表现为黏膜固有层淋巴细胞和浆细胞浸润为主，可有少数嗜酸性粒细胞存在。如有较多的中性粒细胞浸润在表层上皮及小凹皮细胞之间，提示活动性炎症存在。

2. 萎缩　长期慢性炎症损伤导致胃固有腺体数目减少，黏膜层变薄，胃镜下黏膜血管网显露，常伴有化生和纤维组织、淋巴滤泡等的增生。

3. 化生　慢性炎症的长期存在，导致胃黏膜产生不完全性再生，包括肠化生和假幽门腺化生。肠化生是指肠腺样腺体代替胃固有腺体，当胃底腺黏膜内出现幽门腺样结构时则称为假幽门腺化生，是胃底萎缩的标志。此外有异型增生，又称不典型增生，是指细胞在再生过程中过度增生和丧失正常形态的分化，在结构和功能上偏离正常轨道，形态上出现异型性和腺体结构的紊乱，是胃癌前期前病变，目前对轻重分级尚未统一。

二、中医病因病机

中医认为慢性胃炎多由于脾胃虚弱，加之内外之邪乘袭所致，主要与饮食所伤、七情失和等有关。

1. 饮食所伤　饮食不节，食滞内生；或寒温失宜，损伤脾胃；或进食不洁之物，邪从口入；或偏食辛辣肥甘厚味，湿热内生，均可引起脾胃运化失职，胃失和降。

2. 情志内伤　长期焦虑忧思，肝失疏泄，气机阻滞，脾失健运，胃失和降，导致肝胃不和或肝郁脾虚。肝气郁久化火，可致肝胃郁热。

3. 脾胃虚弱　素体禀赋不足，或久病累及脾胃，或误治滥用药物，损伤脾胃，致脾胃虚弱。脾气不足则运化无力，湿浊内生，阻遏气机；胃阴不足则濡养失职。

本病初起多实，病在气分；久病以虚为主，或虚实相兼，寒热错杂，病可入血分。病位在胃，与肝脾关系密切，其病机总为"不通则痛"或"不荣则痛"。

【临床表现】

本病临床表现缺乏特异性，且症状轻重与病变程度不一致。多数病人无任何症状，部分病人表现为上腹胀满不适、隐痛、嗳气、反酸、纳呆等症状，一般无明显规律性，进食后加重。胃黏膜糜烂时出现大便潜血阳性，黑便甚至血便，可伴有消瘦、贫血等表现。临床体征多不明显，可有上腹部压痛，腹部叩诊呈鼓音，肠鸣音活跃。

【实验室及其他检查】

1. H. pylori 检查　见本章"消化性溃疡"一节。

2. 胃液分析　慢性非萎缩性胃炎者胃酸分泌不受影响，基础分泌量与最大分泌量一般正常。B 型萎缩性胃炎者胃酸正常或降低。

3. 血清学检查　胃体胃炎血清胃泌素水平明显升高，壁细胞抗体呈阳性，内因子抗体阳性率低于壁细胞抗体，如胃液中检测到内因子抗体对恶性贫血有很高的诊断价值；胃窦胃炎胃泌素水平常降低。

4. 胃镜及组织学检查　是慢性胃炎诊断的最可靠方法。慢性非萎缩性胃炎胃镜下表现为黏膜充血，色泽较红，边缘模糊，多为局限性，水肿与充血区共存，形成红白相间征象，黏膜粗糙不平，有出血点，可有小的糜烂灶。萎缩性胃炎则见黏膜失去正常颜色，呈淡红、灰色，呈弥散性，黏膜变薄，皱襞变细平坦，黏膜血管暴露，有上皮细胞增生或明显的肠化生。组织

NOTE

学检查慢性非萎缩性胃炎以慢性炎症改变为主，萎缩性胃炎则在此基础上有不同程度的萎缩与化生。

【诊断与鉴别诊断】

一、诊断

慢性胃炎的诊断主要依赖于胃镜和病理组织学检查。胃液分析和血清学检查有助于萎缩性胃炎的分型。

二、鉴别诊断

本病主要与以下几种常见病鉴别：

1. 消化性溃疡　该病一般表现为发作性上腹疼痛，有周期性和节律性，多好发于秋冬和冬春之交。X 线钡剂造影可发现溃疡龛影或其间接征象。胃镜检查可见溃疡表现。

2. 慢性胆囊炎　表现为反复发作右上腹隐痛或胀痛，常伴有口苦及右肩背部胀满不适，进食油腻食物常加重。B 超可见胆囊炎性改变，X 线静脉胆道造影时，胆囊显影淡薄或不显影。多合并胆囊结石，超声、影像学检查往往显示胆囊或胆管内有结石阴影。

3. 功能性消化不良　表现多样，可有上腹胀满、疼痛，食欲不佳等，胃镜检查无明显胃黏膜病变或轻度炎症，吞钡试验可见胃排空减慢。

4. 胃神经官能症　多见于年轻妇女，常伴有神经症的全身症状。上腹胀痛症状使用一般对症药物多不能缓解，予以心理治疗或服用镇静剂有时可获疗效。胃镜检查多无阳性发现。

【治疗】

一、治疗思路

本病治疗原则包括两个方面，即减轻或消除损伤因子，增强胃黏膜屏障。中医治疗以理气和胃止痛为原则。慢性胃炎绝大多数存在 H. pylori 感染，在根治 H. pylori 上西药疗效较好。但对慢性胃炎病理改变的影响，如延缓萎缩、阻止化生和改善临床症状上，中医有一定的优势。中西药联合应用能提高疗效。

二、西医治疗

1. 一般治疗　消除与发病有关的病因和不利因素。戒除烟酒和注意饮食，少吃刺激性食物，如酸辣食物、过多的调料、浓茶以及不易消化的食物等。

2. 减轻和消除损伤因子

（1）根除 H. pylori 治疗　根除 H. pylori 是治疗本病和防止复发的关键。详见本章"消化性溃疡"一节。

（2）抑酸护胃　H_2 受体拮抗剂或质子泵抑制剂可使胃腔内 H^+ 浓度降低，减轻 H^+ 反弥散程度，有利于胃黏膜的修复，适用于有黏膜糜烂或以烧心、反酸为主要表现者。可选用西咪替丁、雷尼替丁、奥美拉唑、雷贝拉唑、埃索美拉唑等。

（3）其他　存在胆汁反流者，可选用胃动力剂促进蠕动以减少肠液反流，如莫沙必利，或应用氢氧化铝凝胶吸附胆盐。如服用非甾体类消炎药者则应停用，如病情必须使用可联合使用胃黏膜保护剂。

3. 增强胃黏膜屏障 任何一种胃炎都与胃黏膜屏障破坏导致胃黏膜上皮损伤有关，因此增强胃黏膜保护对胃炎治疗相当重要。胶体果胶铋在酸性环境能形成铋盐，能和黏液组成的凝结物覆盖在黏膜上，并能杀灭 H. pylori，是理想的黏膜保护剂。另外常用的药物还有硫糖铝、氢氧化铝凝胶等。

4. 对症处理 有上腹饱胀、食欲差等明显胃动力下降症状者，可服用促胃功能药物；精神症状明显者可使用镇静剂；有痉挛性腹痛者可用解痉剂，如普鲁苯辛、东莨菪碱等；有恶性贫血时可使用维生素 B_{12}、叶酸等。

三、中医治疗

（一）辨证论治

1. 肝胃不和证

症状：胃脘胀痛或痛窜两胁，每因情志不舒而病情加重，得嗳气或矢气后稍缓，嗳气频频，口苦，口中黏腻不爽，嘈杂泛酸，舌质淡红，苔薄白，脉弦。

治法：疏肝理气，和胃止痛。

方药：柴胡疏肝散加减。气郁痛甚者，可加延胡索、川楝子理气止痛；气郁化热者，加郁金、川楝子、黄连疏泄肝胃郁热。

2. 脾胃虚弱证

症状：胃脘隐痛，喜温喜按，食后胀满痞闷，纳呆，便溏，神疲乏力，舌质淡红，苔薄白，脉沉细。

治法：健脾利湿，温中和胃。

方药：四君子汤加减。气虚甚者，加用黄芪；虚寒甚者可合用理中丸，或改用黄芪建中汤。

3. 脾胃湿热证

症状：胃脘灼热胀痛，嘈杂，脘腹痞闷，口干口苦，渴不欲饮，身重肢倦，尿黄，舌质红，苔黄腻，脉滑。

治法：清利湿热，醒脾化浊。

方药：三仁汤加减。湿重者，加藿香、佩兰芳香化浊；热甚者，加川黄连、山栀子清热；寒热互结，干噫食臭，心下痞硬，改用半夏泻心汤。

4. 胃阴不足证

症状：胃脘隐隐作痛，嘈杂，口干咽燥，五心烦热，大便干结，舌红少津，脉细。

治法：养阴益胃，和中止痛。

方药：益胃汤加减。胃热甚者，加生石膏、知母以清胃火；阴亏明显者，加生地黄、白芍、石斛以养胃阴。

5. 瘀血阻络证

症状：胃脘疼痛如针刺，痛有定处，拒按，入夜尤甚，或有便血，舌暗红或紫暗，脉弦涩。

治法：化瘀通络，和胃止痛。

方药：失笑散合丹参饮加减。兼气郁痛甚者，加延胡索、郁金、木香；兼有便血者，加用白及、三七活血止血。

（二）常用中药制剂

1. 三九胃泰冲剂　功效：消炎止痛，理气健胃。适用于中焦气滞所致胃脘疼痛不适，纳差，腹胀等。用法：每次1~2袋，每日2~4次。

2. 胃苏冲剂　功效：理气消胀，和胃止痛。适用于气滞型胃脘痛。用法：每次1袋，每日3次。

3. 温胃舒胶囊　功效：温胃止痛。适用于慢性胃炎，胃脘冷痛，受寒痛甚。用法：口服，每次3粒，每日2次。

【预后】

根治 H. pylori 感染后，绝大多数慢性胃炎可获治愈。部分慢性非萎缩性胃炎可转化为萎缩性胃炎，部分萎缩性胃炎可发展为不典型增生甚至进展为胃癌，部分 H. pylori 感染的胃炎可发生消化性溃疡。

【预防与调护】

努力避免或去除可能导致胃黏膜慢性炎症的不利因素。如有效地防治急性胃炎；饮食有规律，寒温得当，饥饱适度，少食辛辣刺激和过于粗糙食物，戒酒戒烟；调畅情志，保持愉快的心情，不要过分紧张和劳累。

第三节　消化性溃疡

消化性溃疡（peptic ulcer）是指胃肠道黏膜被胃酸和胃蛋白酶消化而形成的慢性溃疡，根据发生部位主要分胃溃疡（gastric ulcer，GU）和十二指肠溃疡（duodenal ulcer，DU）两类，还包括胃-空肠吻合口附近和胃黏膜 Meckel 憩室的溃疡。

消化性溃疡是全球性多发病，世界各国患病率不一，据国外资料估计约10%的人一生中患过此病。自20世纪70年代以来，消化性溃疡发病率呈下降趋势。我国人群中确切发病率尚无明确数据，根据部分医院门诊和住院病人胃镜检查结果，我国消化性溃疡发病率南方高于北方，城市高于农村，男性多于女性，约为3：1。消化性溃疡病可以发生于不同年龄，十二指肠球部溃疡多见于青壮年，胃溃疡以中老年为多，其发病年龄较十二指肠球部溃疡平均推迟10年，但近年来，中老年消化性溃疡发病率呈上升趋势。本病发病有季节性，多见于秋冬和冬春之交。

本病临床表现为节律性上腹痛，周期性发作，伴有吞酸、反酸等症，与"胃疡"相类似，可归属于中医学"胃脘痛""反酸"等范畴。

【病因病理】

一、西医病因病理

（一）病因与发病机制

消化性溃疡是多种病因所致疾病，尽管目前尚未完全明确，但总缘于胃、十二指肠黏膜损伤因子与其自身防御因素失去平衡。胃、十二指肠黏膜除经常接触高浓度胃酸、胃蛋白酶外，还常与酒精、药物、食物等接触，它们均有可能损伤黏膜；而正常情况下胃肠黏膜可通过表面的黏液/碳酸氢盐屏障、黏膜屏障、生长因子等防止这些因素损伤黏膜或促进黏膜修复。GU 和 DU 在发病机制上有不同之处，GU 以防御/修复因素减弱为主，DU 主要是侵袭因素增强。

1. 幽门螺杆菌 幽门螺杆菌（helicobacter pglori，Hp）感染是消化性溃疡的主要原因。据报道，DU 患者 Hp 感染率为 95%～100%，GU 为 70%～85%；H. pylori 感染者中发生消化性溃疡的危险性显著增加。H. pylori 能定植在胃黏膜，一方面通过产生的尿素酶水解尿素成为氨和二氧化碳，另一方面能诱发局部炎症和直接损伤黏膜。

2. 药物 长期服用非甾体类抗炎药（NSAIDS），糖皮质激素，化疗药物等药物的患者可以发生溃疡。其中 NSAIDS 是导致消化性溃疡的第二主因，据西方资料表明，5%DU 和 25%GU 与长期服用非甾体类抗炎药有关。我国长期服用非甾体类抗炎药比例较低，其在消化性溃疡致病作用相对较小。非甾体类抗炎药的致病与药物种类、剂量和疗程有关。其作用机制除直接损伤黏膜外，还通过抑制环氧合酶，使胃肠黏膜中具有细胞保护作用的内源性前列腺素合成减少，从而削弱防御因素有关。

3. 胃酸与胃蛋白酶 消化性溃疡是胃酸/胃蛋白酶对黏膜消化和损伤的结果，因此胃酸/胃蛋白酶是溃疡形成的直接原因。胃蛋白酶是主细胞分泌的胃蛋白酶原经盐酸激活转化而来，能降解蛋白质分子，对黏膜有侵袭作用。其生物活性与 pH 有关，当胃内 pH>4 时，胃蛋白酶就失去活性。由于胃蛋白酶活性受胃酸制约，因此胃酸的高低是溃疡发生的决定因素。

4. 遗传因素 消化性溃疡存在家族聚集性现象，现已认为部分消化性溃疡患者具有该病的遗传易感性，十二指肠球部溃疡患者的壁细胞总数及盐酸分泌量比正常人高出一倍，但是，个体间壁细胞数量存在很大的差异。

5. 胃、十二指肠运动异常 不少研究表明，DU 患者胃排空加快，液体排空加快可导致十二指肠酸负荷增加，损伤黏膜；而且胃排空加快还可使胃窦张力增高，刺激 G 细胞分泌胃泌素而使胃酸分泌增加。而部分 GU 存在胃排空延缓和胆汁反流，主要由于胃窦-十二指肠运动协调和幽门括约肌功能障碍所致，反流液中的蛋白酶、胆汁等可损伤黏膜。

6. 精神因素 急性应激引起应激性溃疡已是不争的事实。慢性应激的致病作用尚存在争议，但临床发现长期精神紧张者易患消化性溃疡，DU 愈合后在精神刺激下，溃疡易复发。

7. 其他因素 吸烟不仅可影响溃疡愈合，促进溃疡复发，还可能促进溃疡的发生，其可能机制与影响幽门括约肌运动、增加胃酸分泌、抑制前列腺素合成有关。此外长期饮用烈酒、浓茶、咖啡也可能促进溃疡发生。

（二）病理

DU 多发生于十二指肠球部，前壁较常见，偶有发于球部以下者，称为球后溃疡；GU 可发生于胃的任何部位，以胃角和胃窦小弯常见。溃疡一般为单发，也可多发，在胃或十二指肠发生 2 个或 2 个以上溃疡称为多发性溃疡。溃疡直径一般小于 10mm，GU 稍大于 DU，偶可见到>20mm 的巨大溃疡。溃疡典型形状呈圆形或椭圆形，边缘光整，底部洁净，覆有灰白纤维渗出物。活动性溃疡周围黏膜常有水肿。溃疡损伤深浅不一，但均已累及黏膜肌层，深者甚至穿透浆膜层而引起穿孔，可见瘢痕形成和瘢痕收缩引起的局部畸形。显微镜下慢性溃疡基底部可分急性炎性渗出物、嗜酸性坏死层、肉芽组织和瘢痕组织四层。

NOTE

二、中医病因病机

中医学认为本病常与脾胃虚弱、饮食不节、情志所伤等相关。

1. 饮食所致 《素问·痹论》指出："饮食自倍，肠胃乃伤。"饥饱失常，脾胃受损，气机不畅；或恣食辛辣肥甘之品，喜酒嗜烟，湿热内生，中焦气机受阻；或贪食生冷，损伤中阳，气血运行涩滞，不通则痛。

2. 情志内伤 《沈氏尊生书·胃病》说："胃痛，邪干胃脘病也……唯肝气相乘为尤甚，以木性暴，且正克也。"忧思恼怒，肝失疏泄，横逆犯胃，胃失和降，可致胃痛；气郁久而化热，肝胃郁热，热灼而痛；气滞则血行不畅，胃络不通，瘀血内停亦可为痛。

3. 脾胃虚弱 素体脾胃虚弱，先天禀赋不足，或劳倦所伤，或久病累及，或失治误治，皆可损伤脾胃。中阳不足则虚寒内生，温养失职，胃阴不足则濡养不能，皆不荣而痛。

本病多因虚而致病，起病缓慢，反复发作。初起在气，久病入血。病变部位主要在胃，与肝脾关系密切，病性总属本虚标实，脾胃虚弱是其发病基础。郁热内蒸，迫血妄行，或中阳虚弱，气不摄血，血溢脉外，可变生呕血、便血；气滞血瘀，邪毒郁结于胃，可演变为胃癌。

【临床表现】

多数消化性溃疡以上腹疼痛为主要表现，有以下特点：慢性反复发作，发作呈周期性，与缓解期相互交替，发作有季节性，多在冬春和秋冬之交发病；病程长，几年到几十年不等；上腹疼痛有节律性，多与进食有关。

一、症状

本病临床表现不一，少数患者无任何症状，部分以出血、穿孔等并发症为首发症状。上腹疼痛为主要症状，可表现为钝痛、灼痛、胀痛、饥饿痛，一般能忍受，部位多位于中上腹，也可出现在胸骨剑突后，甚或放射至背部，能被制酸药或进食所缓解。节律性疼痛是消化性溃疡的特征之一，大多数 DU 患者疼痛好发于两餐之间，持续不减，直至下次进食后缓解，有午夜痛；GU 节律性不如 DU 有规律，常在餐后 1 小时内发生疼痛。疼痛常持续数天或数月后缓解，继而又复发。可伴有烧心、反胃、反酸、嗳气、恶心等非特异性症状。

二、体征

缺乏特异性体征。在溃疡活动期，多数有上腹部局限性压痛。

三、并发症

1. 上消化道出血 是消化性溃疡最常见的并发症，10%～20%消化性溃疡以出血为首发症状。十二指肠溃疡出血多于胃溃疡，尤以十二指肠球部后壁溃疡更多见。出血量的多少取决于损伤血管的大小，侵蚀稍大动脉时，出血急而量多。临床表现取决于出血量的多少，轻者只表现为黑便，重者出现呕血和循环衰竭表现，甚至休克。出血前常有上腹疼痛加重现象，出血后疼痛反减轻。少数病人，尤其是老年病人，并发出血前可无症状。根据溃疡病史和出血临床诊断上消化道出血并不难，如有疑问，可行急诊胃镜检查（详见本章"上消化道出血"）。

2. 穿孔 溃疡进一步发展穿透浆膜层即为穿孔，临床可分为急性、亚急性和慢性穿孔三类。穿孔方向不同可产生不同后果：急性穿孔的溃疡常位于十二指肠前壁或胃前壁，发生穿孔后由于胃肠内容物漏入腹腔，故主要表现为急性腹膜炎，即：持续性剧烈腹痛，腹肌强直，腹部压痛及反跳痛，肠鸣音减弱，肝浊音界缩小或消失；腹部 X 线检查可见膈下游离气体。溃疡溃破入腹腔可引起弥漫性腹膜炎，最为多见；穿孔入空腔脏器可形成瘘管，较少见；穿孔并受阻于实质性脏器，临床症状发生改变，表现为顽固而持续的腹痛。

3. 幽门梗阻　主要为十二指肠溃疡引起，其次为球后溃疡，可分为功能性和器质性梗阻两类。前者见于溃疡活动期，由于溃疡周围组织充血、水肿或反射性痉挛所致，内科治疗有效，溃疡控制后可消失。后者由于溃疡反复发作，疤痕形成所致，需外科治疗。幽门梗阻引起胃内容物潴留，临床表现为上腹饱胀不适，餐后明显，呕吐胃内容物，量多，呕吐后反感舒服，可引起失水、低氯低钾性碱中毒、营养不良和体重下降。上腹部空腹振水音和胃蠕动波是幽门梗阻的典型体征。

4. 癌变　少数 GU 发生癌变，DU 一般不发生。对长期慢性 GU 病史，年龄大于 45 岁，严格内科治疗效果不理想，大便隐血试验持续阳性者，要引起高度警惕。

【实验室及其他检查】

1. 幽门螺杆菌检查　H. pylori 检查已成为消化性溃疡的常规项目，其方法可分为侵入性和非侵入性两类。常用的侵入性检测方法包括快速尿素酶试验、胃黏膜组织学检查等，其中快速尿素酶试验操作简单，费用低，为首选方法。非侵入性检测包括^{13}C 或^{14}C 尿素呼气试验，其敏感性和特异性高，无需胃镜检查，已普遍应用于临床。

2. X 线钡剂检查　气钡双重对比造影能很好显示胃、十二指肠黏膜情况。X 线发现龛影是消化性溃疡的直接征象，是诊断的可靠依据。切线位观察时龛影突出于胃或十二指肠轮廓之外，周围有透亮带，黏膜皱襞向溃疡集中。

3. 内镜检查　是消化性溃疡最直接的诊断方法。不仅可观察溃疡部位、大小、数目与形态，还可取材做病理学和 Hp 检查，同时对良性与恶性溃疡的鉴别诊断有很高价值。溃疡镜下所见通常呈圆形或椭圆形，边缘锐利，基底光滑，覆盖有灰白色膜，周围黏膜充血、水肿。根据镜下所见分为活动期、愈合期和瘢痕期。

4. 胃液分析　诊断价值不大，主要用于胃泌素瘤的辅助诊断。

5. 血清胃泌素测定　有助于胃泌素瘤诊断，本病通常表现为胃泌素和胃酸水平升高。

【诊断与鉴别诊断】

一、诊断

1. 诊断要点　①长期反复发生的周期性、节律性慢性上腹部疼痛，应用制酸药物可缓解；②上腹部可有局限深压痛；③X 线钡剂造影见溃疡龛影；④内镜检查可见到活动期溃疡。具备上述条件即可确诊。

2. 特殊类型的消化性溃疡

（1）**无症状性溃疡**　15%~30%消化性溃疡患者无任何症状，一般因其他疾病做胃镜或 X 线钡剂造影或并发穿孔、出血时发现，多见于老年人。

（2）**老年性消化溃疡**　近年来发病率有上升趋势，多表现为无症状性溃疡，或症状不典型，如食欲不振，贫血、体重减轻较突出。GU 等于或多于 DU，溃疡多发生于胃体上部或小弯，以巨大溃疡多见，易并发大出血。

（3）复合性溃疡　指胃和十二指肠同时发生的溃疡，约占消化性溃疡的 5%，一般是 DU 先于 GU，易发生幽门梗阻。

（4）幽门管溃疡　较少见。常伴胃酸过多，缺乏典型溃疡的周期性和节律性疼痛，餐后即出现剧烈疼痛，制酸剂疗效差，易出现呕吐或幽门梗阻，易穿孔或出血。

（5）球后溃疡　球后溃疡多发于十二指肠乳头的近端。夜间疼痛和背部放射痛更为多见，内科治疗效果差，易并发出血。

二、鉴别诊断

1. 胃癌　临床表现十分相似。一般而言，胃癌多为持续疼痛，制酸药效果不佳，大便隐血试验持续阳性。X 线、内镜和病理组织学检查对鉴别两者意义大。X 线钡剂检查示胃癌龛影位于胃腔之内，边缘不整，龛影周围胃壁强直、呈结节状。胃镜下胃癌的溃疡通常形态不规则，基底凹凸不平，苔污秽，边缘呈结节状隆起，周围黏膜呈癌性浸润，皱襞中断。组织学检查可提供有力依据。一次活检阴性并不能排除胃癌的可能，应在不同部位、不同时间多次检查。

2. 胃泌素瘤　亦称 Zollinger-Ellison 综合征，是胰岛非 β 细胞瘤大量分泌胃泌素所致。其特点为多发性溃疡，不典型部位溃疡，具有难治性特点，易穿孔、出血，血清胃泌素常 > 500pg/mL，胃液分析、超声、CT 等检查有助于病位诊断。

3. 功能性消化不良　临床表现餐后上腹饱胀、嗳气、反酸和食欲减退等，症状与溃疡有时相似。但本病多发于年轻女性，X 线和胃镜检查正常或只有轻度胃炎，胃排空试验可见胃蠕动下降。

4. 慢性胆囊炎和胆石症　疼痛位于右上腹，多在进食油腻后加重，并放射至背部，可伴发热、黄疸，莫菲征阳性。胆囊 B 超和逆行胆道造影有助于鉴别。

【治疗】

一、治疗思路

消化性溃疡治疗目的在于消除病因，缓解症状，愈合溃疡，防止复发和防治并发症。西医在清除 Hp、快速缓解症状方面具有明显的优势，因此治疗上首先应明确有无 Hp 感染，有 Hp 感染则首先予根除 Hp 治疗，非 Hp 相关性溃疡则采用传统的抗酸治疗或胃黏膜保护治疗。一般而言，DU 抗酸治疗疗程为 4~6 周，GU 疗程为 6~8 周。中医认为本病活动期多以邪实为主，稳定期本虚兼有邪实，因此，治疗上活动期宜偏于祛邪，稳定期宜扶正兼以祛邪。近年研究表明，溃疡愈合质量的高低直接影响其复发，完全治愈的溃疡复发率很低。中医药除有一定的抗 Hp 作用外，更为重要的是能有效调节消化性溃疡的攻击因子与保护因子之间的失衡，还能对紊乱的消化功能进行调整，在预防溃疡复发、提高溃疡愈合质量等方面有较好的远期疗效，因此中西医结合治疗本病有协同作用。

二、西医治疗

1. 一般治疗　生活有规律，工作要劳逸结合，避免过度劳累，精神放松，规则进餐，忌辛辣食物，戒烟，避免服用对胃肠黏膜有损害药物。

2. 抑制胃酸分泌

（1）H_2 受体拮抗剂 通过竞争性与 H_2 受体结合，使壁细胞内 cAMP 产生和胃酸分泌减少。常用有西咪替丁、雷尼替丁、法莫替丁等，其抑酸效能递增而副作用渐减。常用剂量分别为 400mg，每日 2 次；150mg，每日 2 次；20mg，每日 2 次。

（2）质子泵抑制剂 质子泵抑制剂通过作用于壁细胞胃酸分泌终末步骤中的关键酶 H^+-K^+-ATP 酶，使其不可逆地失活而抑制胃酸分泌，故其制酸作用强于 H_2 受体拮抗剂，且更持久。目前应用于临床的药物有奥美拉唑、兰索拉唑、泮托拉唑等，常用剂量为分别为 20mg、30mg、40mg，每日 1 次。短期服用无明显副作用。

3. 根除 Hp 单独应用表 3-1 所列药物，均不能有效根除 Hp，目前推荐方案有三联疗法和四联疗法。三联疗法常为一种质子泵抑制剂或铋剂，加上两种抗生素，疗程 7~14 天。四联疗法为一种质子泵抑制剂和一种铋剂，加上两种抗生素。

4. 保护胃黏膜

（1）硫糖铝 在酸性胃液中能凝聚成糊状黏稠物，直接与溃疡面黏附，阻止胃酸、胃蛋白酶继续侵蚀创面，有利于上皮细胞再生，促进溃疡愈合。每日用量 2g。副作用主要为便秘。

（2）枸橼酸铋钾 一方面具有与硫糖铝相似的直接保护作用，尚有较强抗 H. pylori 作用，很少有明显的不良反应。为防止铋在体内蓄积，不宜长期服用，疗程一般不超过 14 天，每日剂量 480mg。

（3）前列腺素类药物 目前主要是米索前列醇，能抑制胃酸分泌，促进胃黏膜细胞修复和再生，增加胃黏膜血液供应，从而对黏膜具有保护作用。每日剂量 800μg。腹泻是其主要副作用，因其能引起子宫收缩，孕妇忌用。

（4）弱碱性抗酸剂 常用有氢氧化铝凝胶，碳酸镁等。这些药物可以中和胃酸短暂缓解疼痛。

表 3-1 抗 Hp 药物

抗生素	克拉霉素、羟氨苄青霉素、甲硝唑、替硝唑、喹诺酮类抗生素
质子泵抑制剂	奥美拉唑、兰索拉唑、泮托拉唑、雷贝拉唑
铋剂	三钾二枸橼酸泌钾、果胶秘、次碳酸秘

5. 非甾体类抗炎药相关溃疡的治疗 首先应暂停或减少非甾体类抗炎药的剂量，然后给予常规量 H_2 受体拮抗剂或质子泵抑制剂治疗。若病情需要继续服用非甾体类抗炎药，尽可能选用对胃肠黏膜损害较少的药物，或合用质子泵抑制剂或米索前列醇，有较好防治效果。常规剂量的 H_2 受体拮抗剂对其预防效果则不理想。

6. 消化性溃疡的维持治疗 由于消化性溃疡反复发作，病程较长，维持治疗相当重要。一种是半量维持治疗法，雷尼替丁 150mg，或法莫替丁 20mg，睡前 1 次服，服用 1~2 年或更长时间，适用于反复发作、症状明显或伴有并发症者。研究表明睡前 1 次服用与传统服法疗效相当。一种是间歇治疗法，在病人症状严重或内镜证明溃疡复发时，给予一疗程全剂量治疗。

7. 外科治疗 当出现下列情形之一时应考虑手术治疗：①大出血经内科紧急处理无效；②急性穿孔；③器质性幽门梗阻；④GU 怀疑有癌变。

NOTE

三、中医治疗

（一）辨证论治

1. 寒邪客胃证

症状：胃痛暴作，拘急冷痛，恶寒喜暖，得温痛减，口不渴，喜热饮，舌苔薄白，脉弦紧。

治法：温胃散寒，理气止痛。

方药：良附丸加减。

2. 饮食伤胃证

症状：胃胀痛，嗳腐吞酸，或呕吐不消化食物，其味腐臭，吐后痛减，不思饮食，大便不爽，得矢气及便后稍舒，舌苔厚腻，脉滑。

治法：消食导滞，和胃止痛。

方药：保和丸加减。

3. 肝胃不和证

症状：胃胀痛，或攻撑窜动，牵引背胁，每因情志刺激发作或加重，嗳气、矢气则痛舒，善太息，大便不畅，舌苔薄白，脉弦。

治法：疏肝理气，和胃止痛。

方药：柴胡疏肝散加减。

4. 湿热中阻证

症状：胃脘灼痛，吐酸嘈杂，脘痞腹胀，纳呆恶心，口渴不欲饮水，小便黄，大便不畅，舌红，苔黄腻，脉滑数。

治法：清化湿热，理气和胃。

方药：清中汤加减。

5. 瘀血停胃证

症状：胃脘刺痛，痛有定处，按之痛甚，食后加重，入夜尤甚，甚至出现黑便或呕血，舌质紫暗或有瘀斑，脉涩。

治法：化瘀通络，理气和胃。

方药：失笑散合丹参饮加减。

6. 脾胃虚寒证

症状：胃脘隐痛，绵绵不休，空腹痛甚，得食则缓，喜温喜按，劳累后发作或加剧，泛吐清水，食少纳呆，大便溏薄，四肢不温，舌淡苔白，脉虚缓无力。

治法：温中健脾，和胃止痛。

方药：黄芪建中汤加减。

7. 胃阴不足

症状：胃脘隐痛，有时嘈杂似饥，或饥而不欲食，口干咽燥，大便干结，舌红少津，无苔，脉弦细无力。

治法：益阴养胃。

方药：益胃汤加减。

（二）常用中药制剂

1. 胃可宁片　功效：收敛，制酸，止痛。用于消化性溃疡。用法：饭前口服，每次 3～5 片，每日 3～4 次。

2. 健胃愈疡片　功效：疏肝健脾，解痉止痛，止血生肌。用于肝郁脾虚，肝胃不和型消化性溃疡活动期。用法：口服，每次 4～6 片，每日 4 次。

3. 阴虚胃痛片　功效：养阴益胃，缓中止痛。用于胃阴不足型消化性溃疡。用法：每次 6 片，每日 3 次。

4. 小建中合剂　功效：温中补虚，缓急止痛。用于脾胃虚寒型消化性溃疡。用法：口服，每次 20mL，每日 3 次。

5. 元胡止痛片　功效：理气，活血，止痛。用于气滞血瘀的胃痛。用法：口服，每次 1～1.5g，每日 3 次。

6. 三九胃泰　功效：清热燥湿，行气活血，柔肝止痛。用于湿热内蕴、气滞血瘀证。用法：口服，每次 2.5g，每日 2 次。

7. 保和丸　功效：消食，导滞，和胃。用于食积停滞，脘腹胀满，嗳腐吞酸，不欲饮食等症。用法：口服，每次 6～9g，每日 2 次。

【预后】

消化性溃疡是一种具有反复发作倾向的慢性病，病程长者可达 10～20 年，但随着内科有效治疗的发展，消化性溃疡的死亡率大大下降，30 岁以下患者的病死率几乎为零。老年患者死亡的主要原因是大出血和急性穿孔等并发症。部分患者可转化为胃癌。

【预防与调护】

注意精神与饮食调摄，避免情绪激动和过度劳累，保证足够的休息和睡眠，生活有规律，劳逸结合。少食烟熏、油炸、辛辣、酸甜、粗糙多渣食物。按时进餐，进食不可过急、过快，养成细嚼慢咽的良好习惯，以减少对胃黏膜的机械性刺激。不食过冷、过热、过咸的食物。坚持合理用药，巩固治疗。

附　上消化道出血

上消化道出血（upper gastrointestinal hemorrhage）是指 Treitz 韧带以上的消化道包括食道、胃、十二指肠或胰、胆等病变引起的出血，胃-肠吻合术和空肠病变引起的出血也属于此。在短时间内失血超出 1000mL 或循环血容量的 20% 则称为大出血，常表现呕血和（或）黑便，伴有急性周围循环衰竭。本病为临床常见急症，可危及生命。

根据临床表现，可归属于中医学"呕血""便血"范畴。本病来势凶猛，病情急重，随时可出现亡阴、亡阳之"脱证"，危及生命。

【病因病理】

一、西医病因

引起上消化道大出血的原因很多，临床上以消化性溃疡、食管胃底静脉曲张破裂、急性胃黏膜损害和胃癌为常见。

1. 上消化道疾病 包括食管疾病，如食管炎、食管癌、急性食管损伤、食管贲门黏膜撕裂等；胃、十二指肠疾病，如消化性溃疡、急性胃黏膜损害、胃癌、胃黏膜脱垂、胃手术后病变等。其中消化性溃疡是上消化道出血的主要原因。

2. 门脉高压 引起食管胃底静脉曲张破裂或门脉高压性胃病。

3. 上消化道邻近器官或组织的疾病 包括胆道疾病（胆结石、胆管癌等）引起胆道出血、胰腺疾病累及十二指肠、主动脉瘤破入上消化道及纵隔肿瘤或脓肿破入食管等。

4. 全身性疾病 主要有血管性疾病（如过敏性紫癜）、血友病、尿毒症和各种严重疾病引起的应激性溃疡等。

二、中医病因病机

本病主要与饮食、情志因素有关。

1. 饮食不节 暴饮暴食，或平素嗜食肥甘，饮酒过多，导致湿热郁结于内，湿热郁久化火，灼伤胃络；或平素嗜食辛辣之品，燥热蕴结，胃热内盛，火伤胃络，迫血妄行而吐血；或湿热下注，损伤肠络而为便血。

2. 情志内伤 忧思恼怒过度，肝气郁而化火，肝火横逆犯胃，损伤胃络而吐血。

3. 劳倦内伤 多因禀赋不足，脾胃素虚，或因思虑劳伤太过，损伤脾胃，或因饮食不节，损伤脾胃，致脾气虚弱，气不摄血。

总之，本病病位在胃与大肠，与肝脾关系密切。初起多由火热之邪作祟，瘀热互结，以标实为主，久病则脾胃虚弱，气血两虚。若呕血、便血不止，气随血脱可致亡阴、亡阳之"脱证"。

【临床表现】

上消化道出血的临床表现取决于病变部位与性质、出血量多少与速度。

1. 呕血与黑便 为上消化道出血的特征性表现。一般而言，消化道大出血均有黑便，幽门以上出血者伴有呕血，如出血量少、出血速度慢亦无呕血，而幽门以下快速大量出血亦可出现呕血。呕血多为棕褐色，呈咖啡样。黑便呈柏油样，黏稠发亮。如出血量大，可呕吐血块，粪便可呈暗红色或鲜血。呕吐物和粪便隐血试验均为强阳性。

2. 周围循环衰竭表现 急性大出血后因循环血量减少而引起周围循环衰竭，一般出现头昏、心悸、乏力，站立时晕厥，心率加快表现，严重者呈失血性休克状态，表现为烦躁或神志不清，四肢湿冷，口唇发绀，呼吸急促，血压下降（收缩压<80mmHg），脉压差减少（<30mmHg），心率加快（>120次/分），尿量减少。

3. 贫血 慢性出血可表现为贫血，急性大量出血后可有失血性贫血，表现为面色苍白，口唇、指甲苍白等。

4. 其他 多数病人在出血24小时后出现发热，多在38.5℃以下。

【实验室及其他检查】

1. 血象检查 出血早期血象无明显改变，3~4小时后可出现不同程度的正细胞正色素性贫血，表现为血红蛋白浓度、红细胞计数与红细胞比容均下降，出血后24小时网织红细胞计数升高，白细胞计数暂时性升高。骨髓象有明显代偿性增生。

2. 氮质血症　由于大量血液蛋白质的消化产物在肠道中吸收，可引起血中尿素氮暂时升高，一般一次性出血后可引起 BUN 开始上升，24 小时左右达高峰，一般不超过 6.7mmol/L，4 天左右恢复正常。如持续超过 4 天以上或 BUN 明显升高超过 17.9mmol/L，则可能是继续出血或休克时间过长而继发肾衰竭。

3. 胃镜检查　可直观地观察食管、胃、十二指肠球部至降段，发现病变部位，为目前诊断上消化道出血病因的首选方法。出血早期进行胃镜检查，诊断的准确性可达 85% 以上。一般主张在出血后 24~48 小时内检查，称为急诊胃镜检查。在检查之前，应先纠正休克、补充血容量等，使生命体征相对稳定。如出血量大，可先胃镜抽吸积血，冲洗后观察。

4. X 线钡剂检查　由于钡剂检查阳性率较低，且可能延误内镜检查时机，目前已不列为首选方法，只有在胃镜检查有禁忌证或患者不愿胃镜检查，又怀疑病变在十二指肠降段以下时才选用。多于出血停止数天后进行。

5. 其他检查　如选择性血管造影、放射性核素检查，主要适用于不明原因的小肠出血和不适宜胃镜检查的大出血。

【诊断】

1. 消化道出血的确定　根据呕血、黑便和失血性周围循环衰竭的典型临床表现，血象改变和呕吐物、粪便隐血试验强阳性，诊断并不困难。尽管呕吐、黑便是其特征性表现，部分病人首要症状以周围循环衰竭为主，尤其是老年人，须与内出血、过敏性休克相鉴别；同时尚需排除来自呼吸道和口、鼻、咽部的出血，以及由于进食动物血、含铁剂药物和铋剂引起的黑便。消化道大出血是内科危重症，对出血量的多少、出血是否停止以及出血原因的判断对抢救十分有意义。

2. 出血量的估计　据研究，成人每日消化道出血>5mL 即可出现粪便隐血试验阳性，每日出血量 50~100mL 可出现黑便，胃内蓄积血量在 250~300mL 可引起呕血。一次出血量<400mL 时，一般不出现全身症状；出血量超过 400~500mL，可出现乏力、心慌等全身症状；短时间内出血量超过 1000mL，可出现周围循环衰竭表现。由于周围循环衰竭是急性大出血致死的直接原因，应将周围循环状态的检查放在首要位置，重点监测血压和心率情况。如平卧位改为坐位时血压下降（下降>15~20mmHg）、心率加快（增快>10 次/分）提示血容量明显不足，应紧急输血；如收缩压<80mmHg、心率>120 次/分，伴有面色苍白、烦躁不安或神志不清，提示已进入休克状态，应积极抢救。

3. 出血是否停止　上消化道大出血积极治疗后，短期内可以止血。由于肠道积血需经数日才能排尽，黑便不能作为继续出血的指标，但临床上出现下列情况应考虑继续出血或再出血：①反复呕血，或黑便次数增多，粪质稀薄，伴肠鸣音亢进；②周围循环衰竭表现经充分补液输血而未见明显改善，或暂时好转而又恶化；③血红蛋白浓度、红细胞计数与血细胞比容持续下降，网织红细胞计数持续升高；④补液与尿量足够的情况下，血尿素氮持续或再次升高。

4. 出血病因的诊断　病史、症状与体征能为出血的病因提供重要线索，明确出血原因有赖于内镜检查，在此主要分析病因、症状所提供的线索。

（1）有慢性、周期性、节律性上腹疼痛，服用制酸药缓解，出血前疼痛加剧，出血后缓

NOTE

解，消化性溃疡可能性大。

（2）既往有病毒性肝炎、血吸虫病或慢性酒精中毒病史，并有肝掌、蜘蛛痣、肝脾肿大及门脉高压临床表现，肝功能检查异常，可能是食道胃底静脉曲张破裂。

（3）有服用非甾体类抗炎药、肾上腺皮质激素等药物史，酗酒史，或有严重疾病（如脑出血）和创伤者，可能是急性糜烂出血性胃炎。

（4）中年以上，慢性持续性大便隐血试验阳性，伴有消瘦、贫血，要警惕胃癌的可能。

（5）突然腹痛、休克、便血者，可能是动脉瘤破裂。

（6）在胆道感染、寄生虫、结石或肿瘤的病人中，如出现右上腹剧痛，大量呕血，腹痛减轻后出现便血，右上腹可触及胆囊，伴黄疸、寒战与发热，症状消退后部分病人在数日到十数日内再发，应考虑胆道出血。

（7）突然急性大出血，出血量从不需要输血的小量出血到难以控制的大出血，甚至休克，出血前有反复干呕或呕吐，可能是食管贲门黏膜撕裂综合征。

【治疗】

一、治疗思路

根据上消化道出血情况，对轻度、少量出血，以内服药为主，可中西医结合治疗，一方面迅速采取措施止血，另一方面针对原发病治疗。上消化道大出血，病情凶险，变化快，如不及时救治，可危及生命，总的治疗原则是抗休克、积极补充血容量和控制出血。西医在此方面有独特的优势和疗效，中药制剂参麦注射液等有一定的抗休克作用，但不能迅速补充血容量，只能作为辅助药物。中医根据"急则其治标，缓则治其本"的原则，辨证采用治火、治气、治血之法，综合调理，有助于止血和纠正机体阴阳气血的失衡，在出血控制后使用，有助于机体恢复和减少出血再发。

二、西医治疗

1. 一般治疗 绝对卧床休息，保持呼吸道通畅，必要时给氧。活动性出血期间禁食。密切观察生命体征变化和呕血、黑便情况。定期监测血红蛋白浓度、红细胞计数、红细胞比容和血尿素氮。

2. 积极补充血容量 立即查血型和配血，尽快建立有效输液通路，补充血容量。在入院途中或配血过程中可先输平衡盐液或5%葡萄糖氯化钠注射液，尽可能快地输足量全血，以改善急性失血性周围循环衰竭。当改变体位出现晕厥、血压下降和心率加快，或心率大于120次/分，或收缩压低于90mmHg，或较基础血压下降25%，或血红蛋白低于70g/L时，应紧急输血。

3. 止血

（1）食管胃底静脉曲张破裂出血 本病出血量大，再出血率高，死亡率高。

1）药物止血：垂体后叶素通过收缩内脏血管，减少门静脉血流量，降低门脉压和曲张静脉压，减少食管胃血流而控制食管胃底静脉出血，但有升高血压、诱发心绞痛等副作用，临床常与硝酸甘油合用以减轻副作用，加强降低门脉压力的作用。具体方法：垂体后叶素0.2U/min静脉滴注，逐渐加至0.4U/min，同时舌下含服硝酸甘油0.6mg，每30分钟1次，研究表明合用比单用血管加压素在控制出血方面更有效。近年来新药生长抑素及其人工合成类似物奥曲肽对本病具有肯定止血疗效，且副作用少，但价格昂贵。其机制尚不明确，可能也与降低门静脉压力减少内脏血流量有关。用法：14 肽天然生长抑素，250μg 静脉注射，继以 250μg/h 静脉滴注；奥曲肽，100μg 静脉注射，继以 25~50μg/h 静脉滴注。

2）气囊压迫止血：当药物治疗失败，或因大量出血内镜下治疗难以实施时，可暂时使用以控制出血。经口或鼻腔插入三腔二囊管压迫止血，进入胃腔后先抽出积血再充气。

3）内镜治疗：经过抗休克和药物治疗后血流动力学稳定者，应立即行急诊胃镜检查，以明确出血原因和部位。通过内镜注射硬化剂栓塞、皮套结扎曲张静脉或人体组织胶注射等，是治疗静脉曲张破裂出血的重要手段。

4）手术治疗：在药物治疗和内镜治疗仍未能控制出血时，经颈静脉肝内门腔分流术是一种挽救生命的方法，但易发生肝性脑病、溶血等。

5）预防再出血：食管胃底静脉曲张破裂出血易复发，一年内再出血发生率高达 70%，因此预防再出血十分重要。常用药物为普萘洛尔，通过阻滞 β 受体收缩内脏血管、降低门静脉血流量而减低门静脉压力，初始剂量 10mg/d，一日加 10mg，直至静息心率下降至基础心率 75% 作为维持量，长期服用。心动过缓、支气管哮喘、心衰、房室传导阻滞等为禁忌证。

（2）其他病因引起上消化道大出血的止血措施 除食管胃底静脉曲张破裂引起的出血外，临床以消化性溃疡最为多见。治疗主要有：

1）抑制胃酸分泌：对消化性溃疡和急性胃黏膜损害引起的出血，应常规予以制酸治疗。常用 H_2 受体拮抗剂和质子泵抑制剂，静脉给药，以质子泵抑制剂效果好。通常为西咪替丁 200~400mg，每 6 小时 1 次；奥美拉唑 40mg，每 12 小时 1 次，静脉注射或滴注。

2）药物止血：去甲肾上腺素能收缩血管而止血，可用 8mg 加入 250mL 0.9%氯化钠注射液中分次口服，局部止血。凝血酶可促进纤维蛋白原转化为纤维蛋白而促进止血。每次 2000~4000U 口服，2~4 小时再服。

3）内镜治疗：可用局部注射药物、激光、高频电灼、微波等方法止血。目前常用出血部位局部注射 0.01%肾上腺素止血，简单有效。

三、中医治疗

（一）辨证论治

1. 胃中积热证

症状：吐血紫黯或咖啡色，甚则鲜红，常混有食物残渣，大便黑如漆，口干喜冷饮，胃脘胀闷灼痛，舌红苔黄，脉滑数。

治法：清胃泻火，化瘀止血。

方药：泻心汤合十灰散加减。胃气上逆，恶心呕吐者，加代赭石、竹茹、旋覆花和胃降逆；热伤胃阴，加麦门冬、石斛、天花粉养胃生津。

2. 肝火犯胃证

症状：吐血鲜红或紫黯，口苦目赤，胸胁胀痛，心烦易怒，或有黄疸，舌红苔黄，脉弦数。

治法：泻肝清胃，降逆止血。

方药：龙胆泻肝汤加减。可加白茅根、茜草、旱莲草加强止血。

3. 脾不统血证

症状：吐血黯淡，大便漆黑稀溏，面色苍白，头晕心悸，神疲乏力，纳少，舌淡红，苔薄白，脉细弱。

治法：益气健脾，养血止血。

方药：归脾汤加减。脾胃虚寒者加熟附片、炮姜，或改用柏叶汤；出血量多者，可加地榆炭、侧柏叶、血余炭。

4. 气随血脱证

症状：吐血倾盆盈碗，大便溏黑甚则紫黯，面色苍白，大汗淋漓，四肢厥冷，眩晕心悸，烦躁口干，神志恍惚，昏迷，舌淡红，脉细数无力或脉微细。

治法：益气摄血，回阳固脱。

方药：独参汤或四味回阳饮加减。

（二）常用中药制剂

1. 云南白药　功效：化瘀止血，活血止痛，解毒消肿。用于溃疡病出血。用法：每次 1g，吞服，每日 4 次。血止后可停服。

2. 参麦注射液　功效：益气固脱，养阴生津。用于治疗气阴两虚型休克。用法：10～60mL 加入 5% 葡萄糖注射液 250～500mL 中静脉滴注。血压正常后停用。

3. 参附注射液　功效：益气回阳固脱。适用于各型休克。用法：50～100mL 加入 5% 葡萄糖氯化钠注射液 500mL 中静脉滴注。血压正常后可停用。

【预后】

一般而言，80% 以上急性上消化道出血患者除支持疗法外，无需特殊治疗出血可在短期内自然停止。提示预后的因素有初次出血的严重程度和再出血发生率。持续大出血的并发症发生率和死亡率较高，再出血死亡率高，约为 30%。高龄、合并其他基础疾病、反复出血、胃镜下有近期出血性血痂或活动性出血以及一些特殊病因与部位的出血均为预后不良的因素。

【预防与调护】

上消化道出血主要是上消化道疾病的并发症，有反复发作的特点，预防十分关键。要做到生活有规律，饮食定时，不酗酒和进食粗糙食物，并可适当配合饮食疗法。忌用损害胃黏膜的药物。积极治疗原发病，保证治疗的连续性和长期性，如降低门脉高压，抗溃疡治疗等；预防性用药，如溃疡病发作有季节性，在发病季节进行药物治疗等。

第四节　功能性胃肠病

功能性胃肠病（functional gastrointestinal disorders，FGIDs）指的是表现为慢性或反复发作的胃肠道症状，而无法用形态学或生化异常解释的一组综合征，临床表现的主要是胃肠道（包括咽、食管、胃、胆道、小肠、大肠、肛门）的相关症状，因症状特征而有不同命名。目前，我国采用罗马Ⅲ标准的功能性胃肠疾病的命名分类。临床上，以功能性消化不良和肠易激综合征多见。

功能性消化不良

消化不良（dyspepsia）是指源于胃和十二指肠区域的一种症状或一组症状，其特异性的症状包括餐后饱胀、早饱感、上腹痛或上腹烧灼感。经检查排除了可引起这些症状的器质性、全身性或代谢性疾病时，这一临床症候群便称为功能性消化不良（functional dyspepsia，FD）。FD是临床上最常见的一种功能性胃肠病，欧美国家人群患病率达19%~41%，我国为18%~45%，占消化专科门诊的20%~50%，已成为影响现代人生活质量的重要疾病之一。

功能性消化不良是西医学的概念，在中医学古代医籍中没有明确对应的病名，但根据其临床表现，属中医"痞满""胃脘痛""积滞"范畴。以餐后饱胀不适、早饱感为主症者，应属于中医"痞满""积滞"；以上腹痛、上腹烧灼感为主症者，应属于中医"胃脘痛"。

【病因病理】

一、西医病因

FD的病因和发病机制至今尚未清楚，可能与下列多种因素有关。

1. 胃肠动力障碍　包括胃排空延迟、胃十二指肠运动协调失常，常与胃电活动异常并存。

2. 内脏感觉过敏　表现为一个或多个部位对机械或化学刺激的敏感性增高。FD患者胃的感觉容量明显低于正常人，胃底对食物的容受性舒张功能下降，这一改变常见于有早饱症状的患者；还存在十二指肠对酸、脂质等化学物质敏感，出现恶心症状。内脏感觉过敏可能与炎性细胞及其释放的介质的作用及外周感受器、传入神经、中枢整合等水平的异常有关，也可能与食管下括约肌短暂松弛有关。

3. Hp感染　根除Hp后确实有部分FD患者消化不良症状得到改善。症状的产生是Hp、宿主和环境因素共同作用的结果。

4. 胃酸　胃酸在FD病理生理机制中的作用未明，但抑酸治疗对少数患者确实可起到缓解消化不良症状的作用。

5. 精神和社会因素　调查表明，约半数以上FD患者存在精神心理障碍，FD症状的严重程度与抑郁、焦虑和恐惧等有关，因此，精神心理因素是FD发病的重要因素之一。

二、中医病因病机

1. 感受外邪　外感六淫，表邪入里，或误下伤中，邪气乘虚内陷，结于胃脘，阻塞中焦气机，升降失司发为痞满或疼痛。

2. 内伤饮食　暴饮暴食，或恣食生冷，或过食肥甘，或嗜酒无度，损伤脾胃，纳运无力，痰食中阻，气机被阻发为痞满或疼痛。

3. 情志失调　忧思恼怒，情志不遂，肝气郁结，失于疏泄，横逆犯胃，脾胃升降失和，则发痞满或疼痛。

总之，本病多由感受外邪，内伤饮食，情志失调等导致肝、脾、胃功能失调，中焦气机不利，脾胃升降失职而发。病位在胃，多涉及肝、脾二脏。病机为本虚标实，虚实夹杂。以脾虚为本，气滞、血瘀、食积、痰湿等邪实为标，而脾虚气滞为基本病机，且贯穿于疾病的始终。

NOTE

本病初病多为实证；久病由实转虚，虚实夹杂；气机壅塞，日久成瘀。

【临床表现】

本病起病多缓慢，呈持续性或反复发作，许多患者有饮食、精神等诱发因素。主要症状包括餐后饱胀、早饱感、上腹胀痛、上腹灼热感、嗳气、食欲不振、恶心等。常以某一个或某一组症状为主，在病程中症状也可发生变化。

一、症状

1. 餐后饱胀和早饱感　常与进食密切相关。餐后饱胀是指正常餐量即出现饱胀感；早饱感是指有饥饿感但进食不久即有饱感，食欲消失。

2. 上腹痛　为常见症状，常与进食有关，表现为餐后痛，亦可无规律性，部分患者伴上腹灼热感。

3. 精神症状　不少患者同时伴有失眠、焦虑、抑郁、头痛、注意力不集中等精神症状。

二、体征

一般无明显阳性体征，部分患者可有剑突下轻压痛或按压后不适感。

【实验室及其他检查】

FD 为一种排除性诊断，对初诊的消化不良患者应在详细采集病史和进行体格检查的基础上有针对性地选择辅助检查。胃镜检查可作为消化不良诊断的主要手段。其他辅助检查包括肝、肾功能以及血糖等生化检查、腹部超声检查和消化系统肿瘤标志物检测，必要时行腹部 CT 扫描。对经验性治疗或常规治疗无效的 FD 患者可行 Hp 检查。对怀疑胃肠外疾病引起的消化不良患者，应选择相应的检查以利病因诊断。对症状严重或对常规治疗效果不明显的 FD 患者，可行胃电图、胃排空、胃容纳功能和感知功能检查。

【诊断与鉴别诊断】

一、诊断

（一）诊断标准

1. 有上腹痛、上腹灼热感、餐后饱胀和早饱感症状之一种或多种，呈持续或反复发作的慢性过程（罗马Ⅲ标准规定病程超过半年，近 3 个月来症状持续）。

2. 上述症状排便后不能缓解（排除症状由肠易激综合征所致）。

3. 排除可解释症状的器质性疾病。根据临床特点，罗马Ⅲ标准将本病分为两个临床亚型：①上腹痛综合征：上腹痛和（或）上腹灼热感；②餐后不适综合征：餐后饱胀和（或）早饱感。两型可以重叠。

（二）诊断程序

FD 为一排除性诊断，在临床实际工作中，既要求不漏诊器质性疾病，又不应无选择性地对每例患者进行全面的实验室及特殊检查。为此，在全面病史采集和体格检查的基础上，应先判断患者有无下列提示器质性疾病的"报警症状和体征"：45 岁以上，近期出现消化不良症状；有消瘦、贫血、呕血、黑粪、吞咽困难、腹部肿块、黄疸等；消化不良症状进行性加重。对有"报警症状和体征"者，必须进行彻底检查直至找到病因。对年龄在 45 岁以下且无"报警症状和体征"者，可选择基本的实验室检查和胃镜检查。亦可先予经验性治疗 2~4 周观察疗效，对诊断可疑或治疗无效者有针对性地选择进一步检查。

二、鉴别诊断

1. 慢性胃炎 症状与体征均很难与 FD 鉴别。胃镜检查发现胃黏膜明显充血、糜烂或出血，甚至萎缩性改变，则常提示慢性胃炎。

2. 消化性溃疡 消化性溃疡的周期性和节律性疼痛也可见于 FD 患者，X 线钡餐发现龛影和胃镜检查观察到溃疡病灶，可明确消化性溃疡的诊断。

3. 胆道疾病 慢性胆囊炎多与胆结石并存，也可出现上腹饱胀、恶心、嗳气等消化不良症状，腹部 B 超、口服胆囊造影、CT 等影像学检查多能发现胆囊结石和胆囊炎征象，可与 FD 鉴别。

4. 胃食管反流病 胃食管反流病以上腹痛或胸骨后烧灼痛或不适为主要症状，向上放散至咽喉，可由抗酸剂（至少是暂时性）缓解。

5. 胃癌 胃癌的发病年龄多在 40 岁以上，同时伴有消瘦、乏力、贫血等，提示恶性肿瘤的所谓"报警"症状，通过胃镜检查及活组织病理检查不难确诊。

6. 胰腺疾病 慢性胰腺炎和胰腺癌引起的症状，有时亦可误作功能性消化不良。但这些患者常有持续性剧痛，向背部放射，并可有胰腺炎风险因素如大量饮酒等。

7. 药物性消化不良 可能引起上腹部症状的药物如补钾剂、洋地黄、茶碱、口服抗生素（特别是红霉素和氨苄西林）等。减量或停药后一般可以自行缓解。

8. 其他 FD 还需与其他一些继发胃运动障碍疾病如糖尿病胃轻瘫、胃肠神经肌肉病变相鉴别，通过这些疾病特征性的临床表现与体征一般可做出鉴别。

【治疗】

一、治疗思路

FD 的治疗在于迅速缓解症状，提高患者的生活质量，去除诱因，恢复正常生理功能，预防复发。本病以脾虚气滞证最为多见，病位在胃，与肝脾有关，病机特点是本虚标实，本虚指脾胃虚弱，标实为气滞、血瘀、痰湿、食积等郁滞中焦，气机不通。中医治疗以健脾和胃、调理气机为主，要抓住健脾、理气、和胃三个环节。西医对 FD 的治疗策略是依据其可能存在的病理生理学异常进行整体调节，选择个体化的治疗方案，主要是对症治疗，遵循综合治疗和个体化治疗的原则。发挥中西医的各自优势，进行优势互补。

二、西医治疗

（一）一般治疗

帮助患者认识、理解病情，建立、改善生活习惯，避免烟、酒及服用非甾体类抗炎药。无特殊食谱，但应避免个人生活经历中可诱发症状的食物。注意根据患者不同特点进行心理治疗。失眠、焦虑者可适当予以镇静药。

（二）药物治疗

FD 症状多样，目前尚无特效药，主要是经验性治疗。

1. 抗酸药 抗酸剂如氢氧化铝、铝碳酸镁等可减轻症状，但疗效不如抑酸剂。铝碳酸镁除具有抗酸作用外，还具有吸附胆汁的功能，伴有胆汁反流者可选用。

2. 抑酸药 适用于非进餐相关消化不良中以上腹痛、烧灼感为主要症状者。可选择 H_2 受体拮抗剂或质子泵抑制剂。

3. 促胃肠动力药 可改善与进餐相关的上腹部症状，如上腹饱胀、早饱感等。常用多潘立酮、莫沙必利或依托必利。

4. 助消化药 消化酶和微生态制剂可作为治疗消化不良的辅助用药。复方消化酶和益生菌制剂可改善与进餐相关的腹胀、食欲不振等症状。

5. 根除幽门螺旋杆菌治疗 对少部分有幽门螺旋杆菌感染的患者可能有效。

6. 精神心理治疗 上述治疗疗效欠佳而伴有精神症状明显者可试用，常用的有三环类抗抑郁药或 5-HT4 再摄取抑制剂（SSRI）；除药物治疗外，行为治疗、认知治疗和心理干预等可能对这类患者有益。

三、中医治疗

（一）辨证论治

1. 脾虚气滞证

症状：胃脘痞闷或胀痛，食少纳呆，恶心，嗳气呃逆，疲乏无力，舌淡，苔薄白，脉细弦。

治法：健脾和胃，理气消胀。

方药：四君子汤合香砂枳术丸加减。

2. 肝胃不和证

症状：胃脘胀痛，两胁胀满，痞塞不适，每因情志不畅而发作或加重，心烦易怒，善太息，舌淡红，苔薄白，脉弦。

治法：理气解郁，和胃降逆。

方药：柴胡疏肝散加减。

3. 脾胃湿热证

症状：脘腹痞满或疼痛，口干口苦，身重困倦，恶心呕吐，食少纳呆，小便短黄，舌质红，苔黄厚腻，脉滑。

治法：清热化湿，理气和中。

方药：连朴饮加减。

4. 脾胃虚寒证

症状：胃寒隐痛或痞闷，喜温喜按，泛吐清水，食少纳呆，神疲倦怠，手足不温，大便溏薄，舌淡苔白，脉细弱。

治法：健脾和胃，温中散寒。

方药：理中丸加减。

5. 寒热错杂证

症状：胃脘痞满或疼痛，遇冷加重，嘈杂泛酸，嗳气纳呆，肢冷便溏，舌淡苔黄，脉细弦滑。

治法：辛开苦降，和胃开痞

方药：半夏泻心汤加减。

（二）随症加减

胃胀明显者，可加枳壳、柴胡；纳食减少（早饱感）者，可加鸡内金，神曲加量；伤食积滞者，加炒莱菔子、焦山楂等；胃痛明显者，可加金铃子、延胡索；嘈杂明显者，可加吴茱萸、黄连。

（三）常用中药制剂

1. 保和丸　功效：消食，导滞，和胃。用于食积停滞，脘腹胀满，嗳腐吞酸，不欲饮食者。用法：口服，每次 8 丸，每日 3 次。

2. 三九胃泰颗粒　功效：清热燥湿，行气活血，柔肝止痛。用于湿热内蕴、气滞血瘀者。用法：口服，每次 1 袋，每日 2 次。

【预后】

功能性消化不良无明显器质性病变，虽病程较长，难以治愈，但一般预后较好。本病常常合并心理精神障碍如焦虑、抑郁状态，部分病人可能因为严重抑郁症导致不良结局。

【预防与调护】

保持积极良好的心态，健康的精神心理，培养良好的生活方式和饮食习惯，适当的运动锻炼，有利于预防本病的发生。注意饮食调理。进食营养丰富而又易消化的食物，避免进食过于肥甘厚味或生冷、煎炸食物。减少各种诱发因素，避免忧思郁怒等不良精神刺激。

肠易激综合征

肠易激综合征（irritable bowel syndrome，IBS）是临床常见的胃肠功能性疾病，是一组包括腹痛、腹胀伴排便习惯改变（腹泻、便秘）、粪便性状异常（稀便、黏液便、便秘）等临床表现的症候群，持续存在或间歇发作，但无器质性疾病（形态学、细菌学及生化代谢指标等异常）的证据。西方国家统计，人群患病率为 15%~22%，每年新检出率为 0.2%。我国为 10% 左右，男女比为 1：2，多见于 18~30 岁。临床上，根据排便特点和粪便的性状可分为腹泻型、便秘型和混合型。西方国家便秘型多见，我国则以腹泻型为主。

中医学没有肠易激综合征这一病名，根据临床表现可归属于泄泻、腹痛、便秘、滞下、郁证等病症范畴。以腹痛为主，临床以腹痛表现为主，可归为"腹痛"范畴；以腹泻为主，其痛泻相伴，痛即泻，泻后痛减的特点与中医古方"痛泻要方"治疗的主症相似，可归为"痛泻"或"泄泻"范畴；以便秘为主则可归于"便秘"范畴；大便不尽感较明显者，与"滞下"较为相近；腹泻、便秘交替，伴有抑郁、焦虑等较多情志症状者，则可归为"郁证"。

NOTE

【病因病理】

一、西医病因

本病病因及发病机制十分复杂，多认为IBS是一个多因性、多态性疾病。一般认为与精神心理因素、饮食、遗传、性别、感染、胃肠激素分泌失调、免疫功能紊乱、胃肠动力紊乱、内脏敏感性增高等多种因素有关。

1. 胃肠动力学异常   结肠电生理研究显示，IBS以便秘为主者3次/分钟的慢波频率明显增加。腹泻型IBS高幅收缩波明显增加。对各种生理性和非生理性刺激（如进食、肠腔扩张、肠内容物以及某些胃肠激素）的动力学反应过强，并呈反复发作过程。

2. 内脏感觉异常   直肠气囊充气试验表明，IBS患者充气疼痛阈值明显低于对照组。大量研究发现，IBS患者对胃肠道充盈扩张、肠平滑肌收缩等生理现象敏感性增强，易产生腹胀腹痛。

3. 肠道感染治愈后   其发病与感染的严重性及应用抗生素时间均有一定相关性。

4. 胃肠道激素   研究还发现某些胃肠道肽类激素如缩胆囊素等可能与IBS症状有关。

5. 精神心理障碍   大量调查表明，IBS患者焦虑、抑郁积分显著高于正常人，应激事件发生频率亦高于正常人，对应激反应更敏感和强烈。

二、中医病因病机

本病的主要发病因素有脾胃虚弱、情志失调、饮食不节等几个方面。

1. 脾胃虚弱   是本病的主要发病基础。若禀赋不足，或感受毒邪，或饮食失调，或忧思恼怒，或劳倦久病皆可损伤脾胃。脾虚失运，升降失司，水湿不化，清浊不分，夹杂而下则发为泄泻；脾虚运化失常，糟粕内停，亦可出现腹痛、便秘。

2. 情志失调   焦虑抑郁，精神紧张，以致肝气郁结，横逆乘脾，引起肠道气机不利，肠道传导失司而导致腹痛、腹泻、便秘诸症丛生。

本病其病在肝，其标在肠，其制在肝，肝郁脾虚是其主要的临床证型，病理性质为寒热错杂，正虚邪实。肝郁脾虚为IBS的主要病机，且有夹湿热、夹痰、夹瘀之分，以脾虚为主者，又可兼夹肾阳虚。

【临床表现】

IBS起病通常缓慢、隐匿，间歇性发作，有缓解期；病程可长达数年至数十年，但全身健康状况却不受影响。症状的出现或加重与精神因素或遭遇应激事件有关，部分患者尚有不同程度的心理精神异常表现，如抑郁、焦虑、紧张、多疑或敌意等，精神、饮食等因素常可诱使症状复发或加重。症状虽有个体差异，对于某一具体患者则多为固定不变的发病规律和形式。

一、症状

1. 腹痛或腹部不适   与排便有关，为一项主要症状，且为IBS必备症状，大多伴有排便异常并于排便后缓解或改善，部分患者易在进食后出现；可发生于任何部位，局限性或弥漫性，性质、程度各异，但不会进行性加重，极少有睡眠中痛醒者。不少患者有排便习惯的改变，如腹泻、便秘或两者交替。

2. 腹泻　一般每日 3~5 次，少数可达十数次。粪量正常，禁食 72 小时后应消失，夜间不出现。通常仅在晨起时发生，约 1/3 患者可因进食诱发。大便多呈稀糊状，也可为成形软便或稀水样。可带有黏液，但无脓血。排便不干扰睡眠。

3. 便秘　为排便困难，粪便干少，呈羊粪状或细杆状，表面可附黏液；亦可间或与短期腹泻交替，排便不尽感明显，粪便可带较多黏液；早期多为间断性，后期可为持续性，甚至长期依赖泻药。

4. 其他　腹胀在白天加重，夜间睡眠后减轻，腹围一般不增加。近半数患者有胃灼热、早饱、恶心、呕吐等上消化道症状。

二、体征

一般无明显阳性体征，可在相应部位有轻压痛，部分患者可触及腊肠样肠管，直肠指检可见肛门痉挛、张力较高，可有触痛。

【实验室及其他检查】

对初诊的 IBS 患者应在详细采集病史和进行体格检查的基础上有针对性地选择辅助检查。一般情况良好、具有典型 IBS 症状者，粪便常规为必要的检查，可视情况选择相关检查，也可先予以治疗，视治疗反应，有必要时再选择进一步检查。建议将结肠镜检查作为除外器质性疾病的重要手段。其他辅助检查包括全血细胞计数、粪便潜血检查、粪便培养、肝肾功能、红细胞沉降率等检查、腹部超声检查和消化系统肿瘤标志物检测，必要时行腹部 CT 扫描，钡剂灌肠检查酌情使用。对诊断可疑和症状顽固、治疗无效者，应有选择地做进一步检查：血钙，甲状腺功能检查、乳糖氢呼气试验、72h 粪便脂肪定量、胃肠通过时间测定、肛门直肠压力测定等对其动力和感知功能进行评估，指导调整治疗方案。

【诊断与鉴别诊断】

一、诊断

（一）诊断要点

肠易激综合征是胃肠功能性疾病，诊断本病应首先排除胃肠器质性疾病，并符合下列罗马 Ⅲ 诊断标准：

1. 病程 6 个月以上且近 3 个月来持续存在腹部不适或腹痛，并伴有下列特点中至少 2 项：①症状在排便后改善；②症状发生伴随排便次数改变；③症状发生伴随粪便性状改变。

2. 以下症状不是诊断所必备，但属常见症状，这些症状越多越支持 IBS 的诊断：①排便频率异常（每天排便>3 次或每周<3 次）；②粪便性状异常（块状/硬便或稀水样便）；③粪便排出过程异常（费力、急迫感、排便不尽感）；④黏液便；⑤胃肠胀气或腹部膨胀感。

3. 缺乏可解释症状的形态学改变和生化异常。

（二）分型

根据粪便的性状可分为腹泻型（IBS-D）、便秘型（IBS-C）、混合型（IBS-M）、不定型

NOTE

（IBS-U）。腹泻型指至少25%的排便为糊状粪或水样粪，且硬粪或干球粪<25%的排便；便秘型指至少25%的排便为硬粪或干球粪，且糊状粪或水样粪<25%的排便；混合型指至少25%的排便为硬粪或干球粪，且至少25%的排便为糊状粪或水样粪；不定型指粪便性状不符合以上各型标准。

二、鉴别诊断

主要与各种引起腹痛和排便异常的器质性疾病鉴别，因功能性消化不良、功能性便秘与IBS有部分症状重叠，也应互相鉴别。

1. 炎症性肠病　两者均具有反复发作的腹痛、腹泻、黏液便等症状，肠易激综合征虽反复发作，但一般不会影响全身情况；而炎症性肠病往往伴有不同程度的消瘦、贫血、发热、虚弱等全身症状。结肠镜检查可明确诊断。

2. 感染性腹泻　反复发作的感染性腹泻有时与腹泻型IBS难以鉴别，感染性腹泻一般有感染史，起病急，多伴有呕吐、发热等症状，大便病原体培养或检测一般可明确诊断。

3. 结直肠癌　腹痛或腹泻是结肠癌的主要症状，特别是直肠癌除腹痛腹泻外，常伴有里急后重或排便不畅等症，这些症状与肠易激综合征相似。结直肠癌常伴有便血，其恶性消耗症状明显，多见于中年以后，直肠指检常可触及肿块，结肠镜和X线钡剂灌肠检查对鉴别诊断有价值，活检可确诊。

4. 功能性消化不良　主要以上腹部不适为主，一般无大便性状改变，腹部不适与排便异常无直接关系。

5. 吸收不良综合征　系小肠疾病，常有腹泻，在大便中可见脂肪及未消化食物。

6. 功能性便秘　便秘型IBS与功能性便秘均以便秘为主要表现，主要鉴别点在于是否存在腹部不适或腹痛，且腹痛或腹部不适与排便是否直接相关。

【治疗】

一、治疗思路

由于IBS的病因及发病机制尚未完全明了，因此对IBS的治疗以支持对症治疗为主；治疗目标是缓解症状，防止复发，提高生存质量。针对结肠动力紊乱及内脏敏感性增高，有双离子通道调节剂及内脏敏感性调节剂应用于临床。鉴于缺乏单一、完全有效的治疗方法，目前主张综合疗法，包括饮食、心理、药物等多种方法，强调治疗措施的个体化。本病的病位在肠道，与肝、脾、肾等脏腑功能失调密切相关，故治疗本病多从肝、脾、肾、肠道着手进行辨证论治。本病病机主要在于肝脾不调，运化失常，大肠传导失司，日久及肾，形成肝、脾、肾、肠胃诸脏腑功能失常。早期多属肝郁脾虚；若夹寒、夹热、夹痰可形成肝脾不调，寒热夹杂；后期累及肾脏，可表现为脾肾阳虚；波及血分则可致气滞血瘀等证候。故临床辨证需辨明虚实、寒热、气滞、兼夹的主次及相互关系，治疗以调理肝脾气机为主，兼以健脾温肾。

二、西医治疗

（一）一般治疗

详细询问病史以求发现诱发因素，并设法予以去除。告知患者IBS的诊断并详细解释疾病的性质，以解除患者的顾虑和提高患者对治疗的信心。教育患者建立良好的生活习惯，饮食上避免诱发症状的食物。高纤维食物有助改善便秘。对伴有失眠、焦虑者可适当给予镇静药。

（二）药物治疗

1. 解痉药　抗胆碱药物可作为缓解腹痛的短期对症治疗。匹维溴铵为选择性作用于胃肠道平滑肌的钙通道阻滞剂，对腹痛亦有一定疗效，且不良反应少，用法为每次 50mg，3 次/日。

2. 止泻药　洛哌丁胺或地芬诺酯止泻效果好，用于腹泻症状较重者，但不宜长期使用。轻症患者宜使用吸附止泻药如蒙脱石、药用炭等。

3. 泻药　对便秘型患者酌情使用泻药，宜使用作用温和的轻泻剂以减少不良反应和药物依赖性。常用的有渗透性轻泻剂如聚乙二醇、乳果糖或山梨醇，容积性泻药如甲基纤维素等也可以选用。

4. 抗抑郁药　对腹痛症状重，上述治疗无效且精神症状明显者可试用。

5. 肠道微生态制剂　如双歧杆菌、乳酸杆菌、酪酸菌等制剂，可纠正肠道菌群失调，对腹泻、腹胀有一定疗效。

（三）心理和行为疗法

症状严重且顽固，经一般治疗和药物治疗无效者应予心理行为治疗，包括心理治疗、认知治疗、催眠疗法和生物反馈疗法等。

三、中医治疗

（一）辨证论治

1. 脾虚湿阻证

症状：大便时溏时泻，腹痛隐隐，劳累或受凉后发作或加重；神疲纳呆，四肢倦怠；舌淡，边有齿痕，苔白腻；脉虚弱。

治法：健脾益气，化湿消滞。

方药：参苓白术散加减。

2. 肝郁脾虚证

症状：腹痛即泻，泻后痛减，发作常和情绪有关；急躁易怒，善叹息；两胁胀满；纳少泛恶；脉弦细；舌淡胖，边有齿痕。

治法：抑肝扶脾。

方药：痛泻要方加味。

3. 脾肾阳虚证

症状：晨起腹痛即泻；腹部冷痛，得温痛减；形寒肢冷；腰膝酸软；不思饮食；舌淡胖，苔白滑；脉沉细。

治法：温补脾肾。

方药：附子理中丸合四神丸加减。

4. 脾胃湿热证

症状：腹痛泻泄；泄下急迫或不爽；肛门灼热；胸闷不舒，烦渴引饮；口干口苦；舌红，苔黄腻；脉滑数。

治法：清热利湿。

方药：葛根芩连汤加减。

5. 肝郁气滞证

症状：大便干结；腹痛腹胀；每于情志不畅时便秘加重；胸闷不舒，善太息；嗳气频作，心情不畅；脉弦。

治法：疏肝理气，行气导滞。

方药：六磨汤加减。

6. 肠道燥热证

症状：大便硬结难下；舌红，苔黄燥少津；少腹疼痛，按之胀痛；口干口臭；脉数。

治法：泄热行气，润肠通便。

方药：麻子仁丸加减。

（二）常用中药制剂

1. 补脾益肠丸　功效：补中益气，健脾和胃，涩肠止泻。用于脾肾两虚所致的慢性泄泻。用法：口服，每次 6~9 丸，每日 3 次。

2. 麻仁丸　功效：润肠通便。用于肠道燥热，脾约便秘之实证。用法：口服，每次 6~9g，每日 2 次。

3. 四神丸　功效：温肾健脾，固肠止泻。用于脾肾虚寒之久泻、泄泻。用法：口服，每次 9g，每日 1~2 次。

4. 便秘通　功效：健脾益气，润肠通便。用于虚人便秘。用法：口服，每次 1 支，每日 2 次。

5. 人参健脾丸　功效：健脾益气，消食和胃。用于脾虚湿阻泄泻。用法：口服，每次 6g，每日 2 次。

6. 四磨汤　功效：顺气降逆，消积止痛。用于肝郁气滞之便秘。用法：口服，每次 10mL，每日 3 次。

7. 木香顺气丸　功效：行气化湿，健脾和胃。用于气郁便秘。用法：口服，每次 6~9g，每日 2~3 次。

8. 参苓白术颗粒　功效：健脾渗湿。用于脾胃虚弱之泄泻。用法：口服，每次 6~9g，每日 2 次。

9. 乌梅丸　功效：平调寒热。用于寒热夹杂，腹泻便秘交替型。用法：口服，每次 2 丸，每日 2~3 次。

【预后】

IBS 呈良性过程，症状可反复或间歇发作，影响生活质量，但一般不会严重影响全身情况。

【预防与调护】

饮食、生活起居要有规律，避免精神刺激，解除紧张情绪，保持乐观态度，是预防本病的关键。培养良好的生活方式和饮食习惯，适当的运动锻炼，增强体质，有利于预防本病的发生。注意饮食调理，进食营养丰富而又易消化的食物，避免进食肥甘厚味或生冷、煎炸食物。本病精神护理很重要，医护人员须与病人及家属相互配合，解除患者的思想顾虑，详细告知其本病的起因、性质及预后，以解除其紧张的情绪，树立其对治疗的信心。

第五节 炎症性肠病

炎症性肠病（inflammatory bowel disease，IBD）是一类多种病因引起的、异常免疫介导的肠道慢性及复发性炎症，有终生复发倾向，溃疡性结肠炎（ulcerative colitis，UC）和克罗恩病（Crohn disease，CD）是其主要疾病类型。

溃疡性结肠炎

溃疡性结肠炎（ulcerative colitis，UC）是一种病因尚不十分清楚的直肠和结肠慢性非特异性炎症性疾病，病变主要累及大肠黏膜和黏膜下层。临床主要表现为腹泻、腹痛和黏液脓血便。病情轻重不一，多呈反复发作过程。本病可发生于任何年龄，多见于 20~40 岁，亦见于儿童或老年，男女发病率无明显差别。但近年患病率明显增加，重症也较常见。

溃疡性结肠炎与中医的"大瘕泄"相似，属于"泄泻""痢疾"等病证范畴。

【病因病理】

一、西医病因病理

1. 病因及发病机制 目前大多数学者认为本病的发病既有自身免疫机制的参与，又有遗传因素作为背景，感染和精神因素是诱发因素。其发病机制可概括为环境因素作用于遗传易感者，在肠道菌群的参与下，启动了肠道免疫及非免疫系统，最终导致免疫反应和炎症过程。可能由于抗原的持续刺激或（和）免疫调节紊乱，这种免疫炎症反应表现为过度亢进和难于自限，最后导致组织损害。

2. 病理 病变主要累及大肠黏膜和黏膜下层。范围多自肛端直肠开始，可逆行向近端发展，甚至累及全结肠及末段回肠，呈连续性分布。病变特点具有弥漫性、连续性。黏膜广泛充血、水肿、糜烂及出血，镜检可见黏膜及黏膜下层有淋巴细胞、浆细胞、嗜酸性及中性粒细胞浸润。肠腺底部隐窝处形成微小脓肿，这些隐窝脓肿可相互融合破溃，出现广泛的、不规则的浅表小溃疡，周围黏膜出血及炎症蔓延。随着病情的发展，上述溃疡可沿结肠纵轴发展，融合成不规则的大片溃疡，但由于结肠病变一般限于黏膜与黏膜下层，很少深达肌层，所以并发溃疡穿孔、瘘管形成或结肠周围脓肿者并不多见。少数重症或暴发型者病变累及结肠壁全层，并可发生中毒性巨结肠。若溃疡扩大深达肌层及浆膜层，可发生溃疡穿孔、腹膜炎、结肠或直肠周围脓肿、瘘管形成等。

本病易反复发作，导致肉芽组织增生，黏膜可形成息肉状突起，称假性息肉。也可由于溃疡愈合后形成瘢痕，纤维组织增生，导致肠壁增厚，结肠变形缩短，肠腔狭窄。少数病例可以癌变。

二、中医病因病机

1. 饮食不节 饮食过量，停滞不化；或恣食膏粱厚味，辛辣肥腻，湿热内生，蕴结肠胃；

NOTE

或误食生冷不洁之物，导致脾胃损伤，运化失职，水谷精微不能转输吸收，停为湿滞，而引起泄泻。

2. 脾胃虚弱 饮食不节日久，或劳倦内伤，或久病缠绵不愈，均可导致脾胃虚弱。脾气不足，运化不健，乃致水反成湿，谷反成滞，湿滞不去，清浊不分，混杂而下，遂成泄泻。

3. 肾阳虚衰 年老体弱或久病之后，损伤肾阳，命门之火不足，则不能温煦脾土，运化失司，引起泄泻。

4. 情志不调 肝失疏泄，脾气虚弱，或本有食滞或湿阻，复因情志不畅，忧思恼怒，则气郁化火，致肝失条达，失于疏泄，横逆乘脾犯胃，脾胃不和，运化失常，而成泄泻。若患者情绪郁滞不解，虽无食滞或湿阻因素，亦可因遇大怒气伤或精神刺激，而发生泄泻。

本病之发生常因先天禀赋不足，或素体脾胃虚弱，或饮食不节、情志失调、感受外邪等，导致脏腑功能失常，气机紊乱，湿热内蕴，肠络受损，久而由脾及肾，气滞血瘀，寒热错杂。病初与脾、胃、肠有关，后期涉及肾。故本病是以脾胃虚弱为本，以湿热蕴结、瘀血阻滞、痰湿停滞为标的本虚标实病证。

【临床表现】

起病多数缓慢，少数急性起病。病程呈慢性经过，常有反复发作或持续加重，偶有急性暴发性过程。精神刺激、劳累、饮食失调常为本病发病的诱因。

一、症状

1. 腹泻和黏液脓血便 系炎症刺激使肠蠕动增加及肠腔内水、钠吸收障碍所致。腹泻的程度轻重不一，轻者每日 2~4 次，或腹泻与便秘交替出现。重者每日排便次数可多达 10 次以上，粪质多呈糊状及稀水状，混有黏液、脓血。

2. 腹痛 轻型及病变缓解期可无腹痛，一般呈轻度至中度腹痛，多局限左下腹及下腹部，亦可全腹痛。疼痛的性质常为痉挛性，有疼痛-便意-便后缓解的规律，常伴有腹胀。严重病例可有食欲不振、恶心及呕吐。

二、体征

轻型患者左下腹有轻压痛，部分病人可触及痉挛或肠壁增厚的乙状结肠或降结肠。重型和暴发型者可有明显鼓肠、腹肌紧张、腹部压痛及反跳痛。急性期或急性发作期常有低度或中度发热，重者可有高热及心动过速。病程发展中可出现消瘦、衰弱、贫血、水与电解质平衡失调及营养不良等表现。同时，还可有关节、皮肤、眼、口及肝、胆等肠外表现。

三、并发症

常有结节性红斑、关节炎、眼葡萄膜炎、口腔黏膜溃疡、慢性活动性肝炎、溶血性贫血等免疫状态异常之改变。并发症可有大出血、穿孔、中毒性巨结肠及癌变等。

【实验室及其他检查】

1. 血液检查 可有轻、中度贫血。重症患者白细胞计数增高、C 反应蛋白增高及红细胞沉降率加速。严重者血清白蛋白及钠、钾、氯降低。缓解期如有血清 α_2 球蛋白增加、γ 球蛋白降低常预兆病情复发。

2. 粪便检查 活动期有黏液脓血便，反复检查包括常规、培养、孵化等均无特异病原体发现，排除感染性结肠炎。

3. 纤维结肠镜检查 是最有价值的诊断方法，通过结肠黏膜活检，可明确病变的性质。病变多从直肠开始，呈连续性、弥漫性分布，表现为：①黏膜血管纹理模糊、紊乱，黏膜充血、水肿、易脆、出血及脓性分泌物附着，亦常见黏膜粗糙，呈细颗粒状；②病变明显处可见弥漫性多发糜烂或溃疡；③慢性病变者可见结肠袋囊变浅、变钝或消失，假息肉及桥形黏膜等。

4. 钡剂灌肠检查 为重要的诊断方法。主要改变为：①黏膜粗乱和（或）颗粒样改变；②肠管边缘呈锯齿状或毛刺样，肠壁有多发性小充盈缺损；③肠管短缩，袋囊消失，呈铅管样。重型或暴发型病例一般不宜做本检查，以免加重病情或诱发中毒性巨结肠。

5. 黏膜组织学检查 有活动期和缓解期的不同表现。

（1）活动期 ①固有膜内有弥漫性、慢性炎症细胞及中性粒细胞、嗜酸性粒细胞浸润；②隐窝有急性炎症细胞浸润，尤其是上皮细胞间有中性粒细胞浸润及隐窝炎，甚至形成隐窝脓肿，可有脓肿溃入固有膜；③隐窝上皮增生，杯状细胞减少；④可见黏膜表层糜烂、溃疡形成和肉芽组织增生。

（2）缓解期 ①中性粒细胞消失，慢性炎症细胞减少；②隐窝大小、形态不规则，排列紊乱；③腺上皮与黏膜肌层间隙增大；④潘氏细胞化生。

6. 自身抗体检测 近年研究发现 P-ANCA、ASCA 为相对特异性抗体，有助于诊断。

【诊断与鉴别诊断】

一、诊断

（一）诊断要点

具有持续或反复发作腹泻和黏液脓血便、腹痛、里急后重，伴有（或不伴）不同程度全身症状者，在排除急性自限性结肠炎、阿米巴痢疾、慢性血吸虫病、肠结核等感染性结肠炎及结肠 CD、缺血性肠炎、放射性肠炎等基础上，具有上述结肠镜检查重要改变中至少 1 项及黏膜活检组织学所见可以诊断本病。

初发病例、临床表现、结肠镜改变不典型者，暂不作出诊断，须随访 3~6 个月，观察发作情况。

本病组织病理改变无特异性，各种病因均可引起类似的肠道炎症改变，故只有在认真排除各种可能有关的病因后才能作出本病诊断。

（二）分类与分期

1. 按临床类型可分为初发型、慢性复发型、慢性持续型、急性型：①初发型：指无既往史的首次发作；②慢性复发型：临床上最多见，发作期与缓解期交替；③慢性持续型：症状持续，间以症状加重的急性发作；④急性型：急性起病，病情严重，全身毒血症状明显，可伴中毒性巨结肠、肠穿孔、败血症等并发症。上述各型可相互转化。

2. 按临床严重程度可分为轻度、中度和重度。轻度：患者腹泻每日 4 次以下，便血轻或无，无发热、脉搏加快或贫血，血沉正常；中度：介于轻度和重度之间；重度：腹泻每日 6 次以上，明显黏液血便，体温＞37.5℃，脉搏＞90 次/分，血红蛋白（Hb）＜100g/L，血沉＞30mm/h。

3. 病变范围   可分为直肠炎，左半结肠炎、全结肠炎。

4. 按病情分期可分为活动期和缓解期，很多患者在缓解期可因饮食失调、劳累、精神刺激加重症状使疾病转为活动期。

一个完整的诊断应包括疾病的临床类型、严重程度、病变范围、病情分期及并发症。

二、鉴别诊断

1. 慢性细菌性痢疾   常有急性菌痢病史，粪便及结肠镜检查取黏液脓性分泌物培养痢疾杆菌的阳性率较高，抗菌药物治疗有效。

2. 阿米巴肠炎   粪便检查可找到阿米巴滋养体或包囊。结肠镜检查溃疡较深，边缘潜行，溃疡间结肠黏膜正常，于溃疡处取活检或取渗出物镜检，可发现阿米巴的包囊或滋养体。抗阿米巴治疗有效。

3. 大肠癌   多见于中年之后。直肠癌肛门指检可触及包块，纤维结肠镜检查、X 线钡剂灌肠检查对鉴别诊断有价值。

4. 克罗恩病（Crohn disease，CD）   与溃疡性结肠炎同属炎症性肠病，为一种慢性肉芽肿性炎症，病变可累及胃肠道各部位，而以末段回肠及其邻近结肠为主，多呈节段性、非连续性分布，临床主要表现为腹痛、腹泻、瘘管、肛门病变和不同程度的全身症状。

5. 血吸虫病   有疫水接触史，肝肿大，粪便检查可发现血吸虫卵，孵化毛蚴阳性，结肠镜检查可见肠黏膜有黄色颗粒状结节，肠黏膜活检可发现血吸虫卵。

6. 肠易激综合征   为结肠功能紊乱所致，常伴有神经官能症，粪便可有大量黏液，但无脓血，X 线钡剂灌肠及结肠镜检查无器质性病变。

【治疗】

一、治疗思路

本病的治疗目的是控制急性发作，维持缓解，减少复发，防治并发症。中医辨证论治为主，结合局部给药，可明显提高疗效，能迅速控制症状。应掌握好分级、分期、分段治疗的原则，参考病程和过去治疗情况确定治疗方法、药物及疗程，尽早控制病情，防止复发。注意疾病并发症，以便估计预后、确定治疗终点及选择内外科治疗方法。中西药合用能提高疗效，防止复发，减轻激素的副作用。

二、西医治疗

（一）一般治疗

强调休息、饮食和营养。急性发作期和病情严重者应卧床休息，饮食宜清淡、易消化、富有营养，病情严重者应禁食。

（二）药物治疗

1. 5-氨基水杨酸制剂（5-ASA）   5-ASA 几乎不被吸收，可抑制肠黏膜的前列腺素合成和炎症介质白三烯的形成，对肠道炎症有显著的抗炎作用。剂量为 4g/d，分 4 次口服。

（1）柳氮磺吡啶（SASP）　是治疗本病的常用药物。该药适用于轻、中度患者或经糖皮质激素治疗已有缓解的重度 UC 患者。该药不良反应分为两类，一类是剂量相关的不良反应如恶心、呕吐等消化道症状以及头痛、可逆性男性不育等，餐后服药可减轻消化道症状。另一类不良反应属于过敏，有皮疹、粒细胞减少等，因此服药期间必须定期复查血象，一旦出现此类不良反应，应改用其他药物。

（2）口服 5-ASA 新型制剂　可避免在小肠近段被吸收，而在结肠内发挥药效，这类制剂有各种控释剂型的美沙拉嗪和奥沙拉嗪。口服 5-ASA 新型制剂疗效与 SASP 相仿，优点是不良反应明显减少，缺点是价格昂贵，因此对 SASP 不能耐受者尤为适用。5-ASA 的灌肠剂适用于病变局限在直肠乙状结肠者，栓剂适用于病变局限在直肠者。

2. 糖皮质激素　对急性发作期有较好疗效。可用于对 5-ASA 疗效不佳的轻、中度患者，特别是对重度患者尤其适用。一般予口服泼尼松 0.75~1mg/kg，口服最大剂量一般为 60mg/d；重症患者先予较大剂量静脉滴注，如氢化可的松 300mg/d 或甲泼尼龙 48mg/d，7~10 天后改为口服泼尼松 60mg/d。病情缓解后初期以每 1~2 周减少 5mg，至 20mg 后可延长减药时间至停药。减量期间加用 5-ASA 逐渐接替激素治疗。

3. 免疫抑制剂　硫唑嘌呤或巯嘌呤可试用于对激素治疗效果不佳或对激素依赖的慢性持续型病例，加用这类药物后可逐渐减少激素用量甚至停用。剂量为硫唑嘌呤 1.5~2.5mg/（kg·d）或巯嘌呤 0.75~1.5 mg/（kg·d），该类药显效时间需 3~6 个月，维持用药可至 3 年或以上。严重不良反应主要是白细胞减少等骨髓抑制表现。对严重 UC 急性发作，静脉用糖皮质激素治疗无效时，可应用环孢素 2~4mg/（kg·d）静脉滴注，大部分患者可取得暂时缓解而避免急症手术。

本病缓解期控制炎症主要以 5-ASA 做维持治疗，如患者活动期缓解是由硫唑嘌呤或巯嘌呤所诱导，则仍用相同剂量该类药维持。维持治疗的疗程尚无一致意见，但一般认为至少要维持 4 年。

（三）手术治疗

手术绝对指征：大出血、穿孔、明确或高度怀疑癌肿及组织学检查发现重度异型增生或肿块性损害、轻中度异型增生。相对指征：重度 UC 伴中毒性巨结肠，静脉用药无效者；内科治疗后症状顽固、体能下降、对类固醇激素耐药或依赖者；UC 合并坏疽性脓皮病、溶血性贫血等肠外并发症者。

三、中医治疗

（一）辨证论治

1. 湿热内蕴证

症状：腹泻，脓血便，里急后重，腹痛灼热，发热，肛门灼热，溲赤，舌红苔黄腻，脉滑数或濡数。

治法：清热利湿。

方药：白头翁汤合芍药汤加减。

2. 脾胃虚弱证

症状：大便时溏时泻，迁延反复，粪便带有黏液或脓血，食少，腹胀，肢体倦怠，神疲懒言，舌质淡胖或边有齿痕，苔薄白，脉细弱或濡缓。

NOTE

治法：健脾渗湿。

方药：参苓白术散加减。兼有脱肛者，可用补中益气汤以健脾止泻，升阳举陷。

3. 脾肾阳虚证

症状：腹泻迁延日久，腹痛喜温喜按，腹胀，腰酸膝软，食少，形寒肢冷，神疲懒言，舌质淡，或有齿痕，苔白润，脉沉细或沉弱。

治法：健脾温肾止泻。

方药：理中汤合四神丸加减。

4. 肝郁脾虚证

症状：腹泻前有情绪紧张或抑郁恼怒等诱因，腹痛即泻，泻后痛减，食少，胸胁胀痛，嗳气，神疲懒言，舌质淡，苔白，脉弦或弦细。

治法：疏肝健脾。

方药：痛泻要方加减。兼湿热者，加白头翁、黄连、马齿苋；肝郁气滞，胸胁脘腹胀痛者，加柴胡、枳壳、香附；兼瘀滞者，加蒲黄、丹参；若久泻不止，可加酸收之品，如乌梅、诃子等。

5. 阴血亏虚证

症状：大便秘结或少量脓血便，腹痛隐隐，午后发热，盗汗，五心烦热，头晕眼花，神疲懒言，舌红少苔，脉细数。

治法：滋阴养血，清热化湿。

方药：驻车丸加减。热重者，酌加知母、熟大黄以清热通下。

（二）常用中药制剂

补脾益肠丸 功效：补中益气，健脾和胃。用于脾虚泄泻。用法：口服，每次6g，每日3次。30天为一疗程，连服2~3个疗程。

【预后】

轻型及长期缓解者预后良好，反复急性发作者预后较差，暴发型、有并发症或年龄在60岁以上者预后不佳。

【预防与调护】

1. 对长期反复发作或持续不稳定的病人，保持心情舒畅安静，起居有常，避免劳累，预防肠道感染，对防止复发或病情进一步发展有一定作用。

2. 注意饮食调理。对腹痛、腹泻者，宜食少渣、易消化、低脂肪、高蛋白饮食；对可疑不耐受的食物，如鱼、虾、蟹、牛奶、花生等应尽量避免食用；应忌食辣椒，忌食生冷食品，戒除烟酒嗜好。

3. 轻症病人可在治疗的同时继续工作，重症和急性期患者则卧床休息，以减轻肠蠕动和症状，减少体力消耗。

克罗恩病

克罗恩病（Crohn病，Crohn´s disease,CD）是一种病因不明确的胃肠道慢性炎性肉芽肿性疾病。病变多见于末端回肠和邻近结肠，但从口腔至肛门各段消化道均可受累，呈节段性或跳跃式分布，为非连续性全层炎症。临床表现以腹痛、腹泻、体重下降、腹部包块、瘘管形成和肠梗阻为主，可伴有发热、营养障碍以及关节、皮肤、眼、口腔黏膜、肝等肠外损害。本病有终生复发倾向，重症患者迁延不愈，预后不良。发病年龄多在 15～30 岁，男女患病率近似。在美国 CD 发病率为 7/10 万，近年来我国发病率有逐渐上升趋势。

本病与"伏梁"相似，可归属于中医学"腹痛""泄泻""积聚"等范畴。

【病因病理】

一、西医病因病理

（一）病因及发病机制

CD 的病因和发病机制尚不明确。已知黏膜免疫系统异常反应所导致的炎症反应在 CD 发病中起着重要作用，而引起这种异常反应的因素较复杂，主要包括环境、遗传、感染和免疫等因素。环境的变化如口服避孕药、吸烟等对 CD 的发病有着微妙的关系；遗传因素也是 CD 发病的一个重要因素。CD 尚与感染等因素有关，有研究认为副结核分枝杆菌及麻疹病毒与 CD 有关，但证据尚不充分。近年来关于微生物致病的观点认为，CD 是由针对自身正常肠道菌群的异常免疫反应引起的。在免疫方面，CD 的发病是一种 Th_1 型反应，CD 的 T 细胞常显示效应功能增强。除了免疫细胞外，肠道的非免疫细胞如上皮细胞、血管内皮细胞等也参与炎症反应，与局部免疫细胞相互影响而发挥免疫作用，免疫反应中释放出各种导致肠道炎症反应的免疫因子和介质，包括免疫调节性细胞因子、免疫抑制性细胞因子。

CD 的病因及发病机制可归纳为，环境因素作用于遗传易感染者，在肠道菌群（或者目前尚未明确的特异性微生物）的参与下，启动了肠道免疫及非免疫系统，在复杂的病因作用下，导致免疫反应和炎症过程。

（二）病理

1. 病变分布 CD 可以累及自口腔到肛门的任何部位，最常见的病变部位为末段回肠、肛周和近段结肠。CD 一般累及远端小肠和（或）结肠，倾向于局灶性或节段性分布。很多患者的活动性病变仅见于小肠，而部分则限于结肠。可分别限于升结肠和降结肠，而横结肠则可以完全正常。另外，CD 很少累及直肠。

2. 大体形态 CD 最早、最明显的损害是细小而边界清楚的黏膜溃疡，称为"阿弗他"溃疡（或鹅口疮样溃疡），常呈多灶性分布。病灶呈节段性，病灶间被正常黏膜分隔。随着溃疡不断扩展，小的斑片状逐渐形成连续的大片溃疡，切开肠管标本可见溃疡呈匐行状、裂隙状，将肠黏膜分割，呈现出鹅卵石样外观。CD 的溃疡既可以是浅表的，也可深及固有肌层，甚至形成瘘管或窦道，此时，浆膜脂肪可包绕肠管表面，使浆膜面模糊，形成"脂肪外套"。病变累及肠壁全层是 CD 的另一特点，肠壁各层炎症浸润、纤维组织增生使肠壁弥漫性增厚变硬，可呈水管样或铅管样肠腔狭窄，这种狭窄的长度从数厘米至 10 厘米。

3. 组织学表现 CD 的病理组织学改变主要包括结节病样肉芽肿、裂隙溃疡形成和肠壁各层炎症病变。

（1）结节病样肉芽肿 又称为非干酪性肉芽肿，由类上皮细胞和多核巨细胞构成，可以发生于肠壁各层，也可见于附近的淋巴结、肠系膜以及肝脏。结节病样肉芽肿是 CD 较具特征

NOTE

性的病理改变。

（2）裂隙溃疡 可见于约 30% 的 CD 患者。溃疡呈缝隙状，有时可呈分支状，深达黏膜下层甚至深肌层，是 CD 发生穿孔和瘘管的病理基础。

（3）肠壁各层炎症病变 CD 早期，炎症累及淋巴滤泡表面的被覆上皮，引起局部组织坏死和溃疡形成。受累肠壁表现为水肿、淋巴管扩张、淋巴组织增生和纤维组织增生，以黏膜下层和浆膜层更明显。在淋巴和小血管周围可形成淋巴样聚积，这种淋巴聚积可分布于肠壁的任何部位，但多见于黏膜下，可见大量淋巴细胞形成结节，并有生发中心，溃疡往往发生在淋巴聚积的上方。中性粒细胞则易浸润隐窝，常导致隐窝炎和隐窝脓肿，是活动性病变的标志。

二、中医病因病机

1. 感受外邪 感受寒湿、湿热、暑热、疫毒等邪，损伤脾胃，导致运化功能失调，邪停于中，气机阻滞而致腹痛腹泻。

2. 饮食不节 暴饮暴食，饥饱失常，或恣食生冷、肥甘油腻之品，嗜食烟酒等，伤及脾胃，运化失司，食滞内停，或蕴湿酿热，湿热积滞，蓄结肠胃，发生本病。

3. 情志失调 所愿不遂，忧思恼怒，肝气郁结，横逆犯脾，导致肝脾不和，气机不畅，发为腹痛腹泻。

4. 脾胃虚弱 素体脾胃薄弱，或他病迁延日久，而致脾胃虚弱，运化失司，水反为湿，谷反为滞，痛泻乃作。

本病多因外感时邪、饮食不节、情志失调、素体虚弱等致脾胃运化失调，水谷清浊不分，湿邪内阻，气机郁滞。本病病位在肠，与脾胃有关。湿邪阻于肠道，气机阻滞，瘀血内生，或郁而化热，湿热蕴结，酿脓成毒，绵延日久，而成虚实夹杂之证。

【临床表现】

一、病史

CD 起病大多隐匿、缓渐，从发病至确诊往往需数月至数年。病程呈慢性，长短不等的活动期与缓解期交替，有终生复发倾向。少数急性起病，可表现为急腹症，酷似急性阑尾炎或急性肠梗阻。

二、症状

腹痛、腹泻和体重下降是本病的主要临床表现，但本病临床表现差异较大，与病变性质、部位及并发症有关。

1. 腹痛 为最常见症状。多位于右下腹或脐周，性质多为隐痛，阵发性加重或反复发作。腹痛的发生可能与进餐引起胃肠反射或肠内容物通过炎症、狭窄的肠段引起局部肠痉挛有关。腹痛亦可由部分或完全性肠梗阻引起，此时伴有肠梗阻症状。出现持续性腹痛和明显压痛，提示炎症波及腹膜或腹腔内脓肿形成。全腹剧痛和腹肌紧张，可能系病变肠段急性穿孔所致。

2. 腹泻 亦为本病常见症状之一，多数每日大便 2~6 次，糊状或水样，一般无脓血或黏液，与 UC 相比，便血量少，鲜红色少。

3. 发热 与肠道炎症活动及继发感染有关。常见间歇性低热或中度发热，少数呈弛张高热伴毒血症。另有少数患者以发热为主要症状，甚至较长时间不明原因发热之后才出现消化道症状。

4. 全身性及肠外表现 食欲不振、乏力、消瘦，可有贫血、低蛋白血症和维生素缺乏等，部分病人有虹膜睫状体炎、结节性红斑、坏疽性脓皮病、口腔黏膜溃疡、硬化性胆管炎、血管炎、肝脾肿大等。

三、体征

1. 腹部包块 见于 10%~20% 患者，由于肠粘连、肠壁增厚、肠系膜淋巴结肿大、内瘘或局部脓肿形成所致，多位于右下腹与脐周。固定的腹块提示有粘连，多已有内瘘形成。

2. 瘘管形成 因透壁性炎性病变穿透肠壁全层至肠外组织或器官而成。瘘管形成是 CD 的临床特征之一，往往作为与溃疡性结肠炎鉴别的依据。瘘分内瘘和外瘘，前者可通向其他肠段、肠系膜、膀胱、输尿管、阴道、腹膜后等处，后者通向腹壁或肛周皮肤。肠段之间内瘘形成可致腹泻加重及营养不良。肠瘘通向的组织与器官因粪便污染可致继发性感染。

3. 肛门直肠周围病变 包括肛门直肠周围瘘管、脓肿形成及肛裂等病变，见于部分患者，有时这些病变可为本病的首发或突出的临床表现。

四、并发症

1. 肠梗阻 肠壁因纤维组织增生而变厚、僵硬，外形似水管样，可致单发或多发肠道狭窄，引起肠梗阻。

2. 腹腔内脓肿 由于内瘘管形成或肠穿孔继发腹腔感染而形成腹腔脓肿。

3. 中毒性巨结肠 亦是克罗恩病严重并发症之一。

【实验室及其他检查】

1. 实验室检查 贫血常见；活动期周围血白细胞增高，血沉加快；血清白蛋白常有降低；粪便隐血试验常呈阳性；有吸收不良综合征者，粪脂排出量增加并可有相应吸收功能改变。

2. 影像学检查 较传统胃肠钡剂造影，CT 或磁共振肠道显像可更清晰显示小肠病变，主要可见内外窦道形成，肠腔狭窄、肠壁增厚、强化，形成"木梳征"和肠周脂肪液化等征象。胃肠钡剂造影及钡剂灌肠可见肠黏膜皱襞粗乱、纵行性溃疡或裂沟、鹅卵石征、假息肉、多发性狭窄或肠壁僵硬、瘘管形成等征象，由于肠壁增厚，可见填充钡剂的肠袢分离，提示病变呈节段性分布特性。腹部超声、CT、MRI 可显示肠壁增厚、腹腔或盆腔脓肿、包块等。

3. 结肠镜检查 用结肠镜进行全结肠及回肠末端检查。病变呈节段性（非连续性）分布，见纵行溃疡，溃疡周围黏膜正常或增生呈鹅卵石样，肠腔狭窄，炎性息肉，病变肠段之间黏膜外观正常。因为克罗恩病为肠壁全层性炎症，累及范围广，故其诊断往往需要 X 线与结肠镜检查的相互配合。结肠镜检查直视下观察病变，对该病的早期识别、病变特征的判断、病变范围及严重程度的估计较为准确，且可取活检，但只能观察至回肠末端，遇肠腔狭窄或肠粘连时观察范围会进一步受限。X 线检查可观察全胃肠道，显示肠壁及肠壁外病变，故可与结肠镜检查互补，特别是在小肠病变的性质、部位和范围的确定上仍然是目前最为常用的方法。

4. 黏膜组织学检查 CD 有裂隙状溃疡、结节病样肉芽肿、固有膜底部和黏膜下层淋巴细胞聚集，而隐窝结构正常，杯状细胞不减少，固有膜中炎性细胞浸润以及黏膜下层增宽。

NOTE

【诊断与鉴别诊断】

一、诊断

中青年患者有慢性反复发作性右下腹或脐周痛、腹泻、体重下降、腹块、发热等表现，X线或（和）结肠镜检查发现肠道炎性病变主要在回肠末端与邻近结肠且呈节段性分布者，应考虑本病的诊断。本病诊断主要根据临床表现和X线检查与结肠镜检查所见进行综合分析，表现典型者可作出临床诊断（如活检黏膜固有层见非干酪坏死性肉芽肿或大量淋巴细胞聚集更支持诊断），但必须排除各种肠道感染性或非感染性炎症疾病及肠道肿瘤。鉴别有困难时需靠手术探查获得病理诊断。

WHO 提出的克罗恩病诊断要点，见表3-2。

表 3-2　克罗恩病诊断要点

项目	临床	X线	内镜	活检	切除标本
①非连续性或节段性病变		+	+		+
②纵行溃疡		+	+		+
③全壁性炎症	+（腹块）	+（狭窄）	+（狭窄）		+
④非干酪性肉芽肿				+	+
⑤裂沟、瘘管	+	+			+
⑥肛门部病变	+		+		+

具有上述①②③者为疑诊，再加上④⑤⑥三项中任何一项者可确诊。有第④项者，只要再加上①②③三项中的任何两项亦可确诊。

二、鉴别诊断

1. 溃疡性结肠炎　溃疡性结肠炎是一种尚不完全明确的直肠和结肠慢性非特异性炎症性疾病，病变部位主要限于大肠黏膜与黏膜下层，与 CD 在临床表现和病理方面相似而又有区别，具体鉴别内容参见表3-3。

表 3-3　溃疡性结肠炎与克罗恩病的鉴别

项目	溃疡性结肠炎	结肠克罗恩病
症状	脓血便多见	有腹泻，但脓血便少见
病变分布	病变连续	呈节段性
直肠受累	绝大多数受累	少见
末段回肠受累	罕见	多见
肠腔狭窄	少见，中心性	多见，偏心性
瘘管形成	罕见	多见
内镜表现	溃疡浅，黏膜弥漫性充血水肿、颗粒状，脆性增加	纵行溃疡，伴周围黏膜正常或鹅卵石样改变
活检特征	固有膜全层弥漫性炎症，隐窝脓肿，隐窝结构明显异常，杯状细胞减少	裂隙状溃疡，非干酪性肉芽肿，黏膜下层淋巴细胞聚集，局部炎症
黏膜下层增宽	少见	多见

2. 肠结核　肠结核多继发于开放性肺结核，病变主要涉及回盲部，有时累及邻近结肠，但不呈节段性分布，瘘管及肛门直肠周围病变少见。结核菌素试验强阳性等有助于与克罗恩病

鉴别。对鉴别有困难者，建议先行诊断性抗结核治疗。有手术适应证者可行手术探查，病变肠段与肠系膜淋巴结病理组织学检查发现干酪坏死性肉芽肿可确诊。

3. 小肠恶性淋巴瘤　原发性小肠恶性淋巴瘤可较长时间内局限在小肠，部分患者肿瘤可呈多灶性分布，此时与克罗恩病鉴别有一定困难。如 X 线检查见小肠与结肠同时受累、节段性分布、裂隙状溃疡、鹅卵石征、瘘管形成等有利于克罗恩病诊断；X 线检查见一肠段内广泛侵蚀、呈较大的指压痕或充盈缺损，B 型超声或 CT 检查肠壁明显增厚、腹腔淋巴结肿大，多支持小肠恶性淋巴瘤诊断。小肠恶性淋巴瘤一般进展较快。必要时手术探查可病理确诊。

4. 急性阑尾炎　腹泻少见，常有转移性右下腹痛，压痛限于麦氏点，血象白细胞计数增高更为显著，可资鉴别，但有时需剖腹探查才能明确诊断。

【治疗】

一、治疗思路

克罗恩病的治疗目的是控制发作，维持缓解，防治并发症。活动期以控制症状为主要目标，缓解期则应继续控制发作，预防复发。西医对缓解症状有一定疗效，但长期服用，副作用较多；中医药治疗重健脾化湿，可配合清热、活血等法，中西医结合治疗有协同作用。

二、西医治疗

（一）一般治疗

强调饮食调理和营养补充，一般给高营养低渣饮食，适当给予叶酸、维生素 B_{12} 等多种维生素及微量元素。研究表明应用要素饮食（完全胃肠内营养），在给患者补充营养同时，还能控制病变的活动性，特别适用于无局部并发症的小肠克罗恩病。完全胃肠外营养仅用于严重营养不良、肠瘘及短肠综合征者，应用时间不宜太长。因为肠外营养疗法很大的一个问题是降低了患者的生活质量，如果长期使用可造成微量元素等营养物质的缺乏及肠道生理功能的退化等问题。

腹痛、腹泻必要时可酌情使用抗胆碱能药物或止泻药，合并感染者给予广谱抗生素。

（二）药物治疗

1. 氨基水杨酸制剂　柳氮磺胺吡啶对控制轻中型患者的活动性有一定疗效，但仅适用于病变局限在结肠者。美沙拉嗪能在回肠、结肠定位释放，对病变在回肠和结肠者均有效，且可作为缓解期的维持治疗用药。

2. 糖皮质激素　是目前控制病情活动最有效的药物，适用于本病活动期。一般主张使用时初量要足、疗程要长。如口服泼尼松 30~40mg/d，重者可达 60mg/d，病情缓解后剂量逐渐减少至停用，并以氨基水杨酸制剂作为长期维持治疗。部分患者表现为激素依赖，每于减量或停药而复发，对于长期依赖激素的患者可试加用免疫抑制剂，然后逐步过渡到用免疫抑制剂维持治疗。病情严重者可用氢化可的松或地塞米松静脉给药，病变局限在左半结肠者可用激素保留灌肠，布地奈德全身不良反应少，可选用。

3. 免疫抑制剂　近年研究确立了免疫抑制剂在 CD 治疗中的应用价值。硫唑嘌呤（azathioprine）或巯嘌呤（6 -mercaptopurine，6 - MP）适用于对激素效果不好或对激素依赖的慢性活动性病例，加用这类药物后可逐渐减少激素用量乃至停用。甲氨蝶呤（methotrexate）静脉用药

NOTE

显效较硫唑嘌呤或巯嘌呤快，必要时可考虑使用。

4. 抗菌药物　某些抗菌药物如甲硝唑、喹诺酮类药物应用于本病有一定疗效。甲硝唑对有肛周瘘管疗效较好，喹诺酮类药物对瘘管有效。上述药物单独应用虽有一定疗效，但长期应用不良反应大，故临床上一般与其他药物联合短期应用，以增强疗效。

5. 其他　抗 TNF-α 单克隆抗体（英夫利昔单抗，infliximab）为促炎性细胞因子的拮抗剂，临床试验证明对传统治疗无效的活动性克罗恩病有效，重复治疗可取得长期缓解，近年已开始用于临床，对其疗效及安全性尚需大量临床观察。另外，IL-2 抗体、抗 CD4 抗体、IL-10 及白细胞去除疗法等已在国外开始试用于临床，并取得了阶段性的结果。

（三）外科治疗

本病具有复发倾向，手术后复发率高，故手术适应证主要是针对并发症，包括完全性肠梗阻、瘘管与脓肿形成、急性穿孔或不能控制的大量出血。

三、中医治疗

（一）辨证论治

1. 寒湿困脾证

症状：腹痛泄泻，脘腹痞满，喜温喜按，不思饮食，口淡无味，或兼呕吐，头胀身痛，四肢困倦，面色晦暗，舌苔白腻，脉濡或缓。

治法：除湿散寒，健脾理中。

方药：胃苓汤加减。

2. 脾胃湿热证

症状：脘痞腹痛，泻下臭秽，肛门灼热，口苦口臭，身热，小便短赤，舌苔黄腻，脉濡数。

治法：除湿清热。

方药：葛根芩连汤加减。若热毒伤肠者，可选用五味消毒饮合小承气汤加减。

3. 肝郁脾虚证

症状：常有情绪变化或抑郁恼怒等诱因，腹痛则泻，泻后痛减，兼有胸胁胀痛，嗳气，乏力，食少，呕吐，舌淡苔白，脉弦或弦细。

治法：疏肝健脾。

方药：痛泻要方加减。

4. 脾虚下陷证

症状：泄泻，水样便，面色萎黄，形体消瘦，唇淡肤肿，纳呆神疲，舌淡，脉沉细无力。

治法：补脾举陷。

方药：补中益气汤加减。若气陷明显者，加枳壳、葛根；夹湿者，加茯苓。

（二）常用中药制剂

云南白药　功效：活血止血。用于瘀血内停便血者。用法：口服，每次 0.5g，每日 3~4 次。

【预后】

本病以慢性渐进型多见，虽可自行缓解，但常有反复。绝大多数患者经治疗后，可获得某种程度的康复。发病 15 年后约半数尚能生存。急性重症病例常有严重毒血症和并发症，预后较差，近期死亡率为3%~10%。近年来发现CD的癌变率也较高。

【预防与调护】

本病确切病因不明确，故预防以提高抵抗力为主，注意精神舒畅，生活规律，饮食节制，注意卫生，健身强体。已发生疾病，则把重点放在及时控制发作，维持缓解，防治并发症上，应当注意充分休息，营养支持，补充钙及维生素，并给予要素饮食、部分或全胃肠道外营养，以利提高生活质量，控制发作。

第六节　胃　癌

胃癌（carcinoma of stomach）是源于胃黏膜上皮细胞的恶性肿瘤，是我国最常见的恶性肿瘤之一，居消化道肿瘤死亡原因的第一位。在国内有的地区已居全部恶性肿瘤死亡原因的首位。男女发病之比约为2：1。任何年龄均可发生，以50~60岁最多，30岁以前较少见。

本病可归属于中医学"胃痛""反胃""积聚"等范畴。

【病因病理】

一、西医病因病理

（一）病因和发病机制

1. 环境及饮食因素　不同国家与地区发病率的明显差别说明本病与环境因素有关，其中最主要的是饮食因素。

流行病学调查证实饮食中亚硝酸盐含量高的地区胃癌发病率高。我国西北地区土壤、饮水和食物中硝酸盐含量较高，如腌制蔬菜中含有大量硝酸盐和亚硝酸盐，其胃癌发病较高。亚硝胺类化合物已成功地在动物体内诱发胃癌。萎缩性胃炎与肠上皮化生时，胃液不能破坏硝酸盐，在空腹胃液pH升高的情况下，硝酸盐受胃内细菌硝酸盐还原酶的作用而形成亚硝酸盐类物质。炎症的胃黏膜上皮更容易使内源性亚硝基基团参入。

食物中还可能含有某些致癌物质或其前身，在体内通过代谢或胃内菌群的作用转化为致癌物质。如油煎食物在加热过程中产生的某种多环碳氢化合物；熏制的鱼肉含有较多的3，4-苯并芘（benzopyrene）；发霉的食物含有较多的真菌毒素；大米加工后外面覆有滑石粉，其化学性质与结构都与石棉纤维相似，上述物质均被认为有致癌作用。

食盐可能是外源性胃癌诱发因素之一，居民摄入食盐多的国家胃癌发病率也高，机理尚不清楚。饮酒在胃癌发病中的作用尚未有定论，而吸烟则可能增加患胃癌的危险性。

2. 幽门螺杆菌感染　大量流行病学资料提示幽门螺杆菌（H. pylori）感染是胃癌发病的危险因素，在实验室中也已成功地以H. pylori直接诱发蒙古沙鼠发生胃癌。H. pylori具有黏附性，其分泌的毒素有致癌性，导致胃黏膜病变，自活动性浅表性炎症发展为萎缩、肠上皮化生与不典型增生，在此基础上易发生癌变。H. pylori还是一种硝酸盐还原剂，具有催化亚硝化作用而起致癌作用。

3. 遗传因素　某些家庭中胃癌发病率较高，一些资料表明胃癌发生于A型血的人较O型血者为多，美国的黑人比白人发病率高，均提示有遗传因素存在。而更多学者认为遗传素质使致癌物质对易感者更易致癌。

4. 癌前期变化 所谓癌前期变化是指某些具有较强的恶变倾向的病变，这种病变如不予以处理，有可能发展为胃癌。癌前期变化包括癌前期状态（precancerous conditions）与癌前期病变（precancerous lesions），前者是指易恶变的全身性或局部的疾病或状态，系临床概念，而后者则是指较易转变成癌组织的病理组织学变化，为病理学概念。

（1）胃的癌前期状态 ①慢性萎缩性胃炎：慢性萎缩性胃炎与胃癌的发生率呈显著的正相关，前者可能开始由浅表性胃炎发展而来，进一步发生肠上皮化生、不典型增生及恶变，这个过程可由于炎症的黏膜内参入内源性的亚硝基基团而发生。②恶性贫血：恶性贫血患者中10%发生胃癌，胃的发生率为正常人群的5~10倍。③胃息肉：腺瘤型或绒毛型息肉虽然占胃息肉中的比例不高，癌变率却为15%~40%，直径大于2cm者癌变率更高。增生性息肉多见，而癌变率仅1%。④残胃炎：胃良性病变手术后残胃发生的胃癌称残胃癌。胃手术后，尤其从术后10年开始，胃癌发生率显著上升。Billroth Ⅱ式吻合术后发生胃癌较 Billroth Ⅰ式为多。十二指肠内容物反流至残胃是促使发生癌变的重要因素。我国残胃癌发生率为2.16%~2.5%，有报道可达5%~16%。⑤良性胃溃疡：目前认为胃溃疡本身并不是一个癌前期状态，而溃疡边缘的黏膜则容易发生肠上皮化生与恶变。⑥巨大黏膜皱襞症：血清蛋白经巨大胃黏膜皱襞漏失，临床上有低蛋白血症与浮肿，约10%可癌变。

（2）胃的癌前期病变 ①异型增生：亦称不典型增生，是由慢性炎症引起的可逆的病理细胞增生，少数情况下可发生癌变。②肠化生：有小肠型与大肠型两种。小肠型具有小肠黏膜的特征，分化较好。大肠型与大肠黏膜相似，又可分为两个亚型：Ⅱa型，能分泌非硫酸化黏蛋白；Ⅱb型能分泌硫酸化黏蛋白，此型与胃癌发生关系密切。

（二）病理

1. 胃癌的发生部位 胃癌可发生于胃的任何部位，半数以上发生于胃窦部、胃小弯及前后壁，其次在贲门部，胃体区相对较少。

2. 大体形态分型

（1）早期胃癌 不论范围大小，早期病变仅限于黏膜及黏膜下层。可分隆起型（息肉型，Ⅰ型）、表浅型（胃炎型，Ⅱ型）和凹陷型（溃疡型，Ⅲ型）三型。Ⅱ型中又分Ⅱa（表浅隆起型）、Ⅱb（表浅平坦型）及Ⅱc（表浅凹陷型）三个亚型。以上各型可有不同的组合，如Ⅱc+Ⅱa、Ⅱc+Ⅲ等。早期胃癌中直径在5~10mm者称小胃癌，直径<5mm称微小胃癌。

（2）中晚期胃癌 也称进展期胃癌，癌性病变侵及肌层或全层，常有转移。有以下几种类型：①蕈伞型（或息肉样型）：癌肿局限，主要向腔内生长，呈结节状、息肉状，表面粗糙如菜花，中央有糜烂、溃疡，亦称结节蕈伞型。癌肿呈盘状，边缘高起，中央有溃疡者，称盘状蕈伞型。②溃疡型：又分为局限溃疡型和浸润溃疡型。前者的特征为癌肿局限，呈盘状，中央坏死。后者常有较大而深的溃疡，溃疡底一般不平，边缘隆起呈堤状或火山口状，癌肿向深层浸润，常伴出血、穿孔。③溃疡浸润型：肿瘤呈浸润性生长，常形成明显向周围及深部浸润的肿块，中央形成溃疡，此型最常见。④弥漫浸润型：病变在黏膜表层之下，在胃壁内向四周弥漫浸润扩散，病变如累及胃窦可造成狭窄。如累及全胃，整个胃壁增厚、变硬，称为皮革胃。

3. 组织分型 根据腺体的形成及黏液分泌能力可分为管状腺癌、黏液腺癌、髓样癌和弥散型癌四种，根据分化程度可分为高分化、中分化、低分化三种，根据肿瘤起源分为肠型胃癌和弥漫型胃癌，而根据其生长方式可分为膨胀型和浸润型。

4. 转移途径

（1）直接蔓延扩散至相邻器官　浸润型胃癌可沿黏膜或浆膜直接向胃壁内、食管或十二指肠发展。癌肿一旦侵及浆膜，即容易向周围邻近器官或组织如肝、胰、脾、横结肠、空肠、膈肌、大网膜及腹壁等浸润。

（2）淋巴结转移　占胃癌转移的70%。胃下部癌肿常转移至幽门下、胃下及腹腔动脉旁等淋巴结，而上部癌肿常转移至胰旁、贲门旁、胃上等淋巴结。晚期癌可能转移至主动脉周围及膈上淋巴结。由于腹腔淋巴结与胸导管直接交通，故常转移至左锁骨上淋巴结。

（3）血行播散　部分患者外周血中可发现癌细胞，可通过门静脉首先转移至肝脏，并可达肺、骨、肾、脑、脑膜、脾、皮肤等处。

（4）腹腔内种植　癌细胞从浆膜层脱落入腹腔，种植于腹腔、盆腔、卵巢与直肠膀胱陷窝等处。

二、中医病因病机

1. 饮食不节　如烟酒过度，或恣食辛香燥热、熏制、腌制、油煎之品，或霉变、不洁的食物等，日久损伤脾胃，脾失健运，聚湿生痰，痰凝气阻血瘀，发为本病。

2. 情志失调　如忧思伤脾，聚湿生痰，或郁怒伤肝，日久气机郁结，气滞血瘀，则痰瘀互结而致病。

3. 素体亏虚　如患胃痛、胃痞等病证，日久未愈，正气亏虚，痰瘀互结而致本病。或因年老体虚及其他疾病久治不愈，正气不足，脾胃虚弱，复因饮食不节、情志失调等，使痰瘀互结，致成本病。

本病发病一般较缓，病位在胃，与肝、脾、肾等脏关系密切。初期为痰瘀互结，以标实为主，久则病邪伤正，出现本虚标实。本虚以胃阴亏虚、脾胃虚寒和脾肾阳虚为主，标实为痰瘀互结。

【临床表现】

一、症状

早期胃癌70%以上可毫无症状。根据发生机理可将晚期胃癌症状分为四个方面。

1. 因癌肿增殖而发生的能量消耗与代谢障碍，导致抵抗力低下、营养不良、维生素缺乏等，表现为乏力、食欲不振、恶心、消瘦、贫血、水肿、发热、便秘、皮肤干燥和毛发脱落等。

2. 胃癌溃烂而引起上腹部疼痛、消化道出血、穿孔等。胃癌疼痛常为咬啮性，与进食无明确关系或进食后加重。癌肿出血时表现为粪便隐血试验阳性、黑粪或呕血，5%患者出现大出血，甚至有因出血或胃癌穿孔等急腹症而首次就医者。

3. 胃癌的机械性作用引起的症状，如由于胃充盈不良而引起的饱胀感、沉重感，以及乏味、厌食、疼痛、恶心、呕吐等。胃癌位于贲门附近可侵犯食管，引起打呃、咽下困难，位于幽门附近可引起幽门梗阻，或腹腔内转移引起肠梗阻。

4. 癌肿扩散转移引起的症状，如腹水、肝大、黄疸，及肺、脑、心、前列腺、卵巢、骨髓等处的转移而引起相应症状。

二、体征

早期胃癌可无任何体征，中晚期癌的体征中以上腹压痛最为常见。1/3 患者可扪及上腹部肿块，质坚而不规则，可有压痛。能否发现腹块，与癌肿的部位、大小及患者腹壁厚度有关。胃窦部癌可扪及腹块者较多。

其他体征多由胃癌晚期或转移而产生，如肿大、质坚、表面不规则的肝脏，黄疸，腹水，左锁骨上与左腋下淋巴结肿大；男性患者直肠指诊时于前列腺上部可扪及坚硬肿块；女性患者阴道检查时可扪及肿大的卵巢。其他少见的体征尚有皮肤、腹白线处结节，腹股沟淋巴结肿大。晚期可发热，多呈恶病质。此外，胃癌的伴癌综合征包括血栓性静脉炎、黑棘病和皮肌炎，可有相应的体征。

三、并发症

1. 出血   约5%患者可发生大出血，表现为呕血和（或）黑便，偶为首发症状。

2. 梗阻   多见于起源于幽门和贲门的胃癌。

3. 穿孔   比良性溃疡少见，多发生于幽门前区的溃疡型癌。

【实验室及其他检查】

1. 胃肠 X 线检查   为胃癌的主要检查方法，包括不同充盈度的投照以显示黏膜纹，如加压投照和双重对比等方法，尤其是气钡双重对比法，对于检出胃壁微小病变很有价值。

（1）早期胃癌的 X 线表现   在适当加压或双重对比下，隆起型常显示小的充盈缺损，表面多不光整，基部稍宽，附近黏膜增粗、紊乱。

1）浅表型：黏膜平坦，表面可见颗粒状增生或轻微盘状隆起。部分患者可见小片钡剂积聚，或于充盈相呈微小的突出，病变部位一般蠕动仍存在。

2）凹陷型：可见浅龛影，底部大多毛糙不齐，胃壁可较正常略僵，但蠕动及收缩仍存在。加压或双重对比时，可见凹陷区有钡剂积聚，影较淡，形态不规则，邻近的黏膜纹常呈杵状中断。

（2）中晚期胃癌的 X 线表现

1）蕈伞型：为突出于胃腔内的充盈缺损，一般较大，轮廓不规则或呈分叶状，基底广阔，表面常因溃疡而在充盈缺损中有不规则龛影，充盈缺损周围的胃黏膜纹中断或消失，胃壁稍僵硬。

2）溃疡型：主要表现为龛影，溃疡口不规则，有指压迹征与环堤征，周围皱襞呈结节状增生，有时至环堤处突然中断。混合型者常见以溃疡为主，伴有增生、浸润性改变。

3）浸润型：局限性者表现为黏膜纹异常增粗或消失，局限性胃壁僵硬，胃腔固定狭窄，在同一位置不同时期摄片，胃壁可出现双重阴影，说明正常蠕动的胃壁和僵硬胃壁轮廓相重。广泛浸润型的黏膜皱襞平坦或消失，胃腔明显缩小，整个胃壁僵硬，无蠕动波可见。

2. 内镜检查   可直接观察胃内各部位，对胃癌尤其是早期胃癌的诊断价值很大。

（1）早期胃癌   隆起型主要表现为局部黏膜隆起，突向胃腔，有蒂或基宽，表面粗糙，有的呈乳头状或结节状，表面可有糜烂。表浅型表现为边界不整齐、界限不明显的局部黏膜粗糙，略为隆起或凹陷，表面颜色变淡或发红，可有糜烂。凹陷型有较为明显的溃疡，凹陷多超过黏膜层。上述各型可合并存在而形成混合型早期胃癌。

（2）中晚期胃癌　常具有胃癌典型表现，内镜诊断不难。隆起型的病变直径较大，形态不规则，呈菜花或菊花状；表面明显粗糙，凹凸不平，常有溃疡、出血。凹陷型病变常为肿块中的溃疡，形态多不规则，边缘模糊、陡直，基底粗糙，有异常小岛，有炎性渗出及坏死组织；病变边缘有不规则结节，有时四周黏膜发红、水肿、糜烂，皱襞中断或呈杵状，顶端可呈虫蚀状。

胃镜检查时须取病变部位组织及刷取细胞做病理检查，以明确诊断。

3. 胃液检查　约半数胃癌患者胃酸缺乏，即在最大五肽胃泌素刺激后 pH 仍高于 0.5。但对胃癌的诊断意义不大，一般不列入常规检查。

4. 血清学检查　血清 CEA、CA19-9、CA125 等癌胚抗原及单克隆抗体的检测等对本病的诊断与预后有一定价值。

【诊断与鉴别诊断】

一、诊断

凡有下列情况者，应高度警惕，并及时进行胃肠钡剂 X 线检查、CT、胃镜和活组织病理检查，以明确诊断。①40 岁以后开始出现中上腹不适或疼痛，无明显节律性，并伴明显食欲不振和消瘦者；②胃溃疡患者，经严格内科治疗而症状仍无好转者；③慢性萎缩性胃炎伴有肠上皮化生及轻度不典型增生，经内科治疗无效者；④X 线检查显示胃息肉>2cm 者；⑤中年以上患者，出现不明原因贫血、消瘦和粪便隐血持续阳性者。

二、鉴别诊断

1. 胃腺瘤性息肉　腺瘤性息肉表面因糜烂、溃疡出血，可引起黑便，临床表现与胃癌相似，X 线钡餐检查显示为直径 1cm 左右的边界光滑的充盈缺损。当息肉基底宽度大于高度，且表面不光滑时，应进一步行胃镜活检。

2. 胃平滑肌瘤　黏膜下型平滑肌瘤行 X 线钡餐检查可见圆形或椭圆形边界光滑的充盈缺损，其周围黏膜及胃蠕动正常，浆膜下型平滑肌瘤则仅见胃受压或推移现象。

3. 胃平滑肌肉瘤　黏膜下型平滑肌肉瘤行 X 线钡餐检查可见胃腔内可见圆形边界光滑的充盈缺损，中央常有典型的脐样龛影，浆膜下型平滑肌肉瘤则仅见胃受压或推移现象。胃镜下平滑肌肉瘤表面黏膜呈半透明状，其周围黏膜可见桥形皱襞，肿瘤向胃壁浸润时，其边界不清，可见溃疡及粗大的黏膜皱襞，胃壁僵硬。

4. 原发性恶性淋巴瘤　原发性胃淋巴瘤 X 线钡餐检查可见弥漫性胃黏膜皱襞不规则增厚，有不规则地图形多发性溃疡，溃疡边缘黏膜隆起增厚形成大皱襞，单发或多发的圆形充盈缺损，呈鹅卵石样改变。

【治疗】

一、治疗思路

胃癌的治疗以手术切除为主要措施，中医药治疗可贯穿整个治疗过程。早期可采取内镜下

NOTE

局部治疗或手术治疗，由于手术过程中耗伤气血，患者常表现为脾胃虚弱，部分体质较壮者可呈现肝胃不和的表现，配合健脾和胃、疏肝理气等治疗，可促进患者术后康复，降低复发转移率。进展期胃癌患者宜采用综合治疗，化疗、放疗、生物免疫治疗等方法容易耗气伤阴，导致脾胃气阴不足，或气虚湿停，聚而成痰，形成痰湿内阻或痰气交阻的表现，结合中医药治疗，可提高放、化疗的治疗效果，减轻放、化疗的毒副反应。晚期胃癌患者，除运用姑息性放化疗外，中医药治疗可提高生存质量，或延长生存期。

二、西医治疗

1. 手术治疗　外科手术治疗是目前唯一有可能根治胃癌的手段，是治疗胃癌的主要手段。手术效果取决于胃癌的病期、癌侵袭深度和扩散范围。只要患者体质条件许可又无远处转移，皆应予以剖腹探查，力争切除。切除应力求根治，即使姑息性切除也应使残留癌组织越少越好。晚期胃癌有幽门梗阻而不能做姑息性切除者，可行短路手术，以解除梗阻症状。

2. 化学疗法　抗肿瘤药常用以辅助手术治疗，可在胃癌患者术前、术中及术后进行，晚期胃癌或其他原因不能手术者亦可做化疗，以抑制癌细胞的扩散和杀伤残存的癌细胞，从而提高手术效果。常用的化疗药物有氟尿嘧啶（5-FU）、替加氟、希罗达、丝裂霉素（MMC）、阿霉素（ADM）、顺铂（DDP）、奥沙利铂（L-OHP）、依托泊苷（VP-16）。

凡未做根治性切除的患者或不能施行手术者，可试用联合化疗。胃肠道肿瘤对化疗的效应差，常用方案见表3-4。

表3-4　胃癌常用化学治疗方案

方案	内容	疗程	有效率（%）
MF	MMC，6~8mg/m²，静脉滴注，每周1次 FT-207，200mg/m²，每日3次，口服	6周	35
FAM	5-FU，600mg/m²，静脉滴注，第1、2、5、6周 MMC，10mg/m²，静脉滴注，第1周 ADM，30mg/m²，静脉滴注，第1、5周	6周	30
FAMeC	FAM中MMC用MeCCNU替代，125 mg/m²，口服，每日1次	6周	30
EAP	VP-16，120 mg/m²，静脉滴注，第4、5、6天 ADM，20mg/m²，静脉滴注，第1、7天 DDP，40mg/m²，静脉滴注，第2、8天	8天 1个月后重复1次	53
FOLFOX4	L-OHP，85~100mg/m²，静脉滴注，第1天 CF，200mg/m²，静脉滴注，第1、2天 5-FU，400mg/m²，静脉注射，第1、2天 5-FU，600mg/m²，静脉持续22h（停2h），第1、2天		

3. 内镜治疗　早期胃癌可采用内镜下高频电凝切除术，内镜下激光、微波或无水乙醇注射亦可应用，但其疗效不如手术治疗。

4. 其他治疗　使用细胞因子、基因制剂能提高机体免疫力，抑制肿瘤生长，是一种辅助治疗。高能量静脉营养能提高患者体质，有利于手术和化疗。

三、中医治疗

（一）辨证论治

1. 脾胃虚弱证

症状：胃脘隐痛，喜按喜暖，脘腹胀满不舒，面色少华，肢倦乏力，时呕清水，大便溏薄，舌质淡，有齿痕，苔薄白，脉细弱。

治法：健脾益气。

方药：参苓白术散加减。若腹中冷痛，手足不温，可用附子理中丸加减；若大便滑脱，少气懒言，可用补中益气汤加减。

2. 肝胃不和证

症状：胃脘痞满，时时作痛，窜及两胁，嗳气频繁，或进食发噎，舌质红，苔薄白或薄黄，脉弦。

治法：疏肝和胃，降逆止痛。

方药：柴胡疏肝散合旋覆代赭石汤加减。若便秘燥结，腑气不通者，酌加瓜蒌仁、郁李仁、火麻仁。

3. 胃热伤阴证

症状：胃脘嘈杂灼热，痞满吞酸，食后痛胀，口干喜冷饮，五心烦热，便结尿赤，舌质红绛，舌苔黄糙或剥苔、无苔，脉细数。

治法：清热和胃，养阴润燥。

方药：玉女煎加减。可加蒲公英、白花蛇舌草、金银花、蚤休等清热解毒。若兼痰气上逆，见恶心呕吐，唾吐痰涎，去知母，加半夏、黄连；脘痛腹胀，气血不和者，加木香、大腹皮、延胡索。

4. 痰湿阻胃证

症状：脘膈痞闷，呕吐痰涎，进食发噎不利，口淡纳呆，大便时结时溏，舌体胖大有齿痕，苔白厚腻，脉滑。

治法：燥湿健脾，消痰和胃。

方药：开郁二陈汤加减。偏气虚见气短、乏力者，加黄芪、党参；若痰阻偏盛见呕恶频繁者，加生姜、藿香。

5. 痰气交阻证

症状：胸膈或胃脘满闷作胀或痛，胃纳减退，厌食肉食，或有吞咽梗噎不顺，呕吐痰涎，苔白腻，脉弦滑。

治法：理气化痰，消食散结。

方药：启膈散加减。若气滞偏盛，见胸膈或胃脘胀痛者，加柴胡、佛手、郁金；若痰阻偏盛，见吞咽梗噎不顺或呕吐痰涎、食物者，加旋覆花、代赭石等；气郁日久化热，见胸膈胃脘灼痛、口苦、口干等症者，加白花蛇舌草、蒲公英、半枝莲、龙葵等以清热解毒。

6. 瘀毒内阻证

症状：脘痛剧烈或向后背放射，痛处固定，拒按，上腹肿块，肌肤甲错，眼眶呈黯黑，舌苔黄，舌质紫暗或瘀斑，舌下脉络紫胀，脉弦涩。

治法：理气活血，软坚消积。

方药：膈下逐瘀汤加减。胃中灼热，加蒲公英、山栀子；伤及血分见呕血、黑便者，加白及、地榆。

7. 气血两虚证

症状：神疲乏力，面色无华，少气懒言，动则气促、自汗，消瘦，舌苔薄白，舌质淡白，舌边有齿痕，脉沉细无力或虚大无力。

治法：益气养血，健脾和营。

方药：八珍汤加减。兼阴虚见口干、五心烦热者，加沙参、麦冬；气虚盛见心悸少寐者，加珍珠母、炒枣仁。

（二）常用中药制剂

1. 犀黄丸　功效：清热解毒，活血化瘀。适用于胃癌瘀毒痰阻型。用法：每次 3g，每日 3 次，温开水送服。

2. 六神丸　功效：清热、解毒、止痛。适用于胃癌瘀毒内结型。用法：每次 20 丸，每日 3 次。

3. 木香顺气丸　功效：理气止痛，健胃化滞。适用于胃癌反胃吐逆，大便秘结者。用法：每次 6g，每日 2 次。

4. 复方斑蝥胶囊　功效：以毒攻毒，散结抗瘤。适用于胃癌瘀毒内结型。用法：每次 3 粒，每日 2 次。

【预后】

胃癌的预后取决于癌肿的部位与范围、组织类型、浸润胃壁的深度、转移情况、宿主反应、手术方式等。进展期胃癌如任其发展，一般从症状出现到死亡，平均约 1 年。微小胃癌的术后五年存活率可达 100%，癌肿仅侵至黏膜层者术后五年存活率可达 95% 以上，而侵及固有肌层者手术后五年存活率仅 70% 左右。原位于黏膜者术后可完全治愈。癌肿在胃壁浸润越深，淋巴结的转移越多。存活五年以上的患者 80% 以上无淋巴转移，已有远处播散的病例，五年存活率为 0。

【预防与调护】

由于病因未明，故尚缺乏有效的一级预防措施。但据流行病学调查，多吃新鲜蔬菜、水果，少食咸菜和腌腊食品，减少食盐摄入，食物用冰箱贮藏，有一定预防作用。每日进服维生素 C，可减少胃内亚硝胺的形成。积极根除幽门螺杆菌也是重要的可能预防胃癌发生的手段之一。

对于慢性萎缩性胃炎的患者，尤其是有肠化生和不典型增生者除给予积极治疗外，还应定期进行内镜随访检查，对中度不典型增生者经治疗而长期未好转，以及重度不典型增生者宜予预防性手术治疗。

第七节　食管癌

食管癌（carcinoma of the esophagus）是原发于食管鳞状上皮的恶性肿瘤，临床见进行性吞咽困难，胸骨后疼痛，呕吐，消瘦及淋巴结肿大等。我国是世界上食管癌高发国家，也是目前世界上食管癌死亡率最高的国家之一。

本病可归属于中医学"噎膈"的范畴。

【病因病理】

一、西医病因病理

（一）病因和发病机制

1. 亚硝胺类化合物和真菌毒素　我国调查发现，在食管癌高发区的粮食和饮水中，硝酸盐、亚硝酸盐和二级胺含量显著增高，且和当地食管癌和食管上皮重度增生的患病率呈正相关。这些物质在胃内易合成致癌物质亚硝胺。

研究结果证明，各种霉变食物能产生化学致癌物质；镰刀菌、白地霉菌、黄曲霉菌和黑曲霉菌等真菌不但能还原硝酸盐为亚硝酸盐，并能增加二级胺的含量，促进亚硝胺的合成。国内学者还发现，在邻近真菌侵犯部位的食管上皮细胞，可呈现单纯性增生、轻度至重度的不典型增生，甚至明显的癌变，提示真菌感染与食管上皮细胞分化、分裂异常不同阶段有密切联系。同时还发现，在食管原位癌旁增生上皮内可分离出白色念珠菌的纯株。因此有人认为，具有致癌潜力的真菌长期持续侵犯食管上皮，可能引起或可能协同其他致癌因素而促进癌变，故食管真菌病可能是食管癌的癌前病变之一。

2. 食管损伤、食管疾病以及食物的刺激作用　食管损伤及某些食管疾病可以促发食管癌。在腐蚀性食管灼伤和狭窄、食管贲门失弛缓症、食管憩室或反流性食管炎患者中，食管癌的发病率较一般人群为高。据推测是由于食管受长期的慢性炎症、溃疡，或其他慢性刺激作用，引起食管上皮增生，最后导致癌变。

3. 营养不良和微量元素缺乏　摄入动物蛋白不足和维生素 A、B、C 缺乏，是食管癌高发区居民饮食的共同特点。钼是植物硝酸盐还原酶的重要成分，缺钼可使植物体内的硝酸盐积聚。

4. 遗传因素　食管癌的发病常表现家族性聚集现象。在高发区内有阳性家族史的比例高，其中父系最高，母系次之，旁系最低。这可能与共同生活的条件有关，但也不能排除遗传因素。食管癌高发家族的染色体畸变率比低发家族的高，说明遗传与食管癌有一定的关系。

5. 癌基因　环境和遗传等多因素引起食管癌的发生，其涉及的分子生物学基础目前认为是原癌基因激活或抑癌基因失活的基因变化所致，研究已证实的有 R_6、R_{53} 等抑癌基因失活，以及环境等多因素使原癌基因 H-ras、C-myc 和 hsl-1 等激活有关。

6. 人乳头状病毒　一些研究发现食管上皮增生与乳头状病毒感染有关，食管上皮增生则与食管癌有一定关系，但两者确切的关系有待进一步研究。

（二）病理

食管癌的病变部位，我国各地报告不一，但均以中段最多（52.69%~63.33%），下段次之（24.95%~38.92%），上段最少（2.80%~14.10%）。

1. 临床病理分期及分型

（1）临床病理分期　食管癌的临床病理分期，对治疗方案的选择及治疗效果的评定有重要意义。1976 年全国食管癌工作会议制订的临床病理分期标准，如表 3-5。

表 3-5　食管癌的临床病理分期

分　期	病变长度	病变范围	转移情况
早期 0	不规定	限于黏膜层（原位癌）	无转移（－）
Ⅰ	<3cm	侵入黏膜下层（早期浸润）	无转移（－）
中期 Ⅱ	3～5cm	侵入部分肌层	无转移（－）
Ⅲ	>5cm	侵透肌层或外层	局部淋巴结转移（＋）
晚期 Ⅳ	>5cm	有明显外侵	远处淋巴结或器官转移（＋）

（2）病理形态分型　①早期食管癌：早期食管癌按其形态可分为隐伏型、糜烂型、斑块型和乳头型。其中以斑块型为最多见，占早期食管癌的1/2左右，此型癌细胞分化较好。糜烂型占1/3左右，癌细胞的分化较差。隐伏型病变最早，均为原位癌，但仅占早期食管癌的1/10左右。乳头型病变较晚，虽癌细胞分化一般较好，但手术所见属原位癌者较少见。②中、晚期食管癌：可分为髓质型、蕈伞型、溃疡型、缩窄型、腔内型和未定型。其中髓质型恶性程度最高，并占中、晚期食管癌的1/2以上。此型癌肿可侵犯食管壁的各层，并向腔内外扩展，食管周径的全部或大部，以及食管周围结缔组织均可受累，癌细胞分化程度不一。蕈伞型约占中、晚期食管癌的1/6～1/5，癌瘤多呈圆形或卵圆形肿块，向食管腔内呈蕈伞状突起，可累及食管壁的大部。溃疡型及缩窄型各占中、晚期食管癌的1/10左右，溃疡型表面多有较深的溃疡，出血及转移较早，而发生梗阻较晚；缩窄型呈环形生长，且多累及食管全周，食管黏膜呈向心性收缩，故出现梗阻较早，而出血及转移发生较晚。腔内型比较少见，癌瘤突向食管腔内，呈圆形或卵圆形隆起，有蒂与食管壁相连，其表面常有糜烂或溃疡，肿瘤可侵入肌层，但较上述各型为浅。少数中、晚期食管癌不能归入上述各型者，称为未定型。

（3）组织学分型　①鳞状细胞癌：最多见，在我国约占90%。②腺癌：较少见，又可分为单纯腺癌、腺鳞癌、黏液表皮样癌和腺样囊性癌。③未分化癌：较少见，但恶性程度高。

食管上、中段癌肿绝大多数为鳞状细胞癌，食管下段癌肿则多为腺癌。

2. 食管癌的扩散和转移方式

（1）直接扩散　早、中期食管癌主要为壁内扩散。因食管无浆膜层，容易直接侵犯邻近器官。食管上段癌可侵入喉部、气管及颈部软组织，甚至侵入甲状腺。中段癌可侵入支气管，形成支气管-食管瘘，也可侵入胸导管、奇静脉、肺门及肺组织，部分可侵入主动脉而形成食管-主动脉瘘，引起大出血而致死。下段食管癌常可累及贲门及心包。总计食管邻近器官直接受累者约占1/2，受累脏器依次为肺及胸膜、气管及支气管、脊柱、心及心包、主动脉、甲状腺及咽喉等。

（2）淋巴转移　是食管癌转移的主要方式，约占病例的2/3。中段食管癌常转移至食管旁或肺门淋巴结，也可转移至颈部、贲门周围及胃左动脉旁淋巴结。下段食管癌常可转移至食管旁、贲门旁、胃左动脉旁及腹腔等淋巴结，偶可至上纵隔及颈部淋巴结。淋巴转移部位依次为纵隔、腹部、气管及气管旁、肺门及支气管旁。

（3）血行转移　多见于晚期患者。最常见转移至肝（约占1/4）与肺（约占1/5），其他脏器依次为骨、肾、肾上腺、胸膜、网膜、胰腺、心、肺、甲状腺和脑等。

二、中医病因病机

食管癌多因七情内伤、酒食不节、年老体虚，致使气、痰、瘀交阻，热毒互结，津气耗伤，食管狭窄而成。

1. 痰气交阻　每因忧思恼怒而成。忧思则伤脾，脾伤则气结，水湿失运，滋生痰浊。恼怒则伤肝，肝伤则气郁，致痰气交阻，闭塞胸膈，食道不利。

2. 热结津伤　饮食不节，嗜酒无度，或过食肥甘辛香燥热之品，或饮食过热，或食物粗糙，或常食发霉之物，或热毒炽盛致使胃肠积热，津液耗损，痰热内结。如痰气久郁化热，胃津亏耗，食道失于濡养；或脾胃津伤，饮食减少，化源不足，不能濡养肌肤筋脉，病人逐渐消瘦，肌肤枯燥不润。

3. 痰瘀内结　痰气交阻，若失治或误治，气滞不疏，日久导致气滞血瘀，痰瘀互结，阻于食道，致食道狭窄闭阻难通，吞咽梗阻，饮食格拒不下。瘀血内结，络脉受伤，血渗于外而为呕血、黑便。

4. 阴亏血少　年老体弱，脾胃虚衰，气血亏损，或先天禀赋不足，或热毒炽盛复因情志失调，饮食失节，而致痰瘀搏结，津血枯槁；或痰气瘀毒交结，郁而化热化火，耗伤阴血，致阴血枯槁，脏腑、肌肤失养。由于痰气瘀毒之邪阻塞食道，致吞咽梗塞日增，病人饮食不下，生化乏源，可由脾胃之阴津不足，发展至肝肾阴精亏损。

5. 气虚阳微　病近晚期，阴损及阳，脾肾阳气衰微，饮食无以接受和运化，津液输布无权，水湿内停，浊气上逆。

由此可见，食道癌的病位在食道，属胃气所主，病变脏腑与肝、脾、肾三脏有关。脾、肝、肾功能失调，导致气、痰、血互结，食管狭窄，津枯血燥是本病的基本病机。病理性质总属本虚标实。本病初期，以标实为主，因痰气交阻于食道，故吞咽之时梗噎不顺；继则瘀血内结，痰、气、瘀三者交互搏结，胃之通降阻塞，上下不通，因此吞咽格拒，饮食难下；久则气郁化火，或痰瘀生热，伤阴耗液，病机由标实转为正虚为主，病情由轻转重；晚期阴损及阳，脾肾脏腑功能减退，而致气虚阳微，病情危重。

【临床表现】

一、早期症状

1. 咽下梗噎感　最多见，可自行消失和复发，不影响进食。常在病人情绪波动时发生，故易被误认为功能性症状。

2. 胸骨后和剑突下疼痛　较多见。咽下食物时有胸骨后或剑突下痛，其性质可呈烧灼样、针刺样或牵拉样，以咽下粗糙、灼热或有刺激性食物为著。初时呈间歇性，当癌肿侵及附近组织或有穿透时，可有剧烈而持续的疼痛。

3. 食物滞留感和异物感　咽下食物或饮水时，有食物下行缓慢和滞留感，以及胸骨后紧缩感或食物黏附于食管壁等感觉，食毕消失。

4. 咽喉部干燥和紧缩感　有咽喉部干燥和紧缩感，进食粗糙食物尤为明显，此症状的发生也常与病人的情绪波动有关。

5. 其他症状　少数病人可有胸骨后闷胀不适、背痛和嗳气等症状。

二、晚期症状

1. 进行性咽下困难　进行性咽下困难是绝大多数患者就诊时的主要症状，但却是本病的较晚期表现。因为食管壁富有弹性和扩张能力，只有当约2/3的食管周径被癌肿浸润时，才出现咽下困难。因此，在上述早期症状出现后，数月内病情逐渐加重，由不能咽下固体食物发展至液体食物亦不能咽下。

2. 食物反流　常在咽下困难加重时出现，反流量不大，内含食物与黏液，也可含血液与脓液。

3. 疼痛　胸骨后或背部肩胛区疼痛，进食热或酸性食物后明显。

4. 其他症状　当癌肿压迫喉返神经可致声音嘶哑；侵犯膈神经可引起呃逆或膈神经麻痹；压迫气管或支气管可出现气急和干咳；侵蚀主动脉则可产生致命性出血；并发食管-气管或食管-支气管瘘或癌肿位于食管上段时，吞咽食物时常可产生呼吸困难或呛咳；如颈交感神经节被癌肿压迫，则可产生颈交感神经麻痹症候群。

三、体征

早期体征可缺如。晚期则可出现消瘦、贫血、营养不良、失水或恶病质等体征。当癌肿转移时，可触及肿大而坚硬的浅表淋巴结，或肿大而有结节的肝脏。

【实验室及其他检查】

1. 食管 X 线检查　食管 X 线钡剂检查可显示钡剂在癌肿起点停滞，病变段钡流细窄，食管壁僵硬，蠕动减弱，黏膜皱襞变粗而紊乱，边缘毛糙；食管腔狭窄而不规则，梗阻上段轻度扩张，并可有食管壁龛影及充盈缺损等改变。

2. 内镜检查　可直接观察病灶的形态，并可在直视下行活组织病理学检查，以确定诊断。还可配合用活体染色法，提高检出率。

3. 食管黏膜脱落细胞学检查　将线网气囊双腔管细胞采集器吞入食管内，通过病变处后充气膨胀气囊，然后缓缓将气囊拉出。取网套擦取物涂片做细胞学检查，阳性率可达 90% 以上，常能发现一些早期病例，为食管癌大规模普查的重要方法。

4. 食管 CT 扫描检查　CT 扫描可以清晰显示食管与邻近纵隔器官的关系。正常食管与邻近器官分界清楚，食管壁厚度不超过 5mm，如食管壁厚度增加，与周围器官分界模糊，则表示食管病变存在。CT 扫描可充分显示食管癌病灶大小、肿瘤外侵范围及程度，明显优于其他诊断方法。

5. 其他检查方法　应用甲苯胺蓝或碘体内染色内镜检查法对食管癌的早期诊断有一定的价值。

【诊断与鉴别诊断】

一、诊断

1. 诊断要点　凡年龄在 50 岁以上（高发区在 40 岁以上），遇有上述临床症状者，必须考虑食管癌之可能，通过详细的病史询问、症状分析和实验室及内镜检查，确诊一般无困难。

2. 临床分期　1987 年国际抗癌联盟（UICC）对食管癌的 TNM 分期作了修订，分期如下：

（1）原发肿瘤（T）分期　Tx：原发肿瘤不能评估；T_0：原发肿瘤大小、部位不详；Tis：原位癌；T_1：肿瘤浸润食管黏膜层或黏膜下层；T_2：肿瘤浸润食管肌层；T_3：肿瘤浸润食管外膜；T_4：肿瘤侵犯食管邻近结构（器官）。

（2）区域淋巴结（N）分期　Nx：区域淋巴结不能评估；N_0：区域淋巴结无转移；N_1：

区域淋巴结有转移。

（3）远处转移（M）分期　Mx：远处转移情况不详；M_0：无远处转移；M_1：有远处转移。

（4）TNM 分期与我国临床分期标准比较　见表3-6。

表3-6　两种分期标准比较

	TNM 分期	我国临床分期
0 期	Tis N_0 M_0	0 期
Ⅰ 期	T_1 N_0 M_0	Ⅰ 期
Ⅱa 期	T_2 N_0 M_0	Ⅱ 期
	T_3 N_0 M_0	Ⅲ 期
Ⅱb 期	T_1 N_1 M_0	
	T_2 N_1 M_0	
Ⅲ 期	T_3 N_1 M_0	
	T_4，任何 NM_0	Ⅲ 期
Ⅳ 期	任何 T 任何 NM_1	Ⅳ 期

二、鉴别诊断

1. 贲门失弛缓症　患者多见于年轻女性，病程长，症状时轻时重。食管钡剂检查可见食管下端呈光滑的漏斗形或"鸟嘴"状狭窄，应用解痉剂时可使之扩张。

2. 食管良性狭窄　可由误吞腐蚀剂、食管灼伤、异物损伤、慢性溃疡等引起的瘢痕所致。病程较长，咽下困难发展至一定程度即不再加重。经详细询问病史和 X 线钡剂检查可以鉴别。

3. 食管良性肿瘤　主要为平滑肌瘤，病程较长，咽下困难多为间歇性。X 线钡剂检查可显示食管有圆形、卵圆形或分叶状的充盈缺损，边缘整齐，周围黏膜纹正常。超声内镜检查可确诊。

4. 癔球症　多见于青年女性，时有咽部球样异物感，进食时消失，常因精神因素诱发。本症并无器质性食管病变，亦不难与食管癌鉴别。

5. 食管周围器官病变　如纵隔肿瘤、主动脉瘤、甲状腺肿大、心脏增大等。除纵隔肿瘤侵入食管外，X 线钡剂检查可显示食管有光滑的压迹，黏膜纹正常。

【治疗】

一、治疗思路

对于食管癌的治疗，中西结合应贯穿整个治疗过程的始终。早期食管癌（细胞学检查发现癌细胞，而 X 线食管黏膜造影正常或仅有轻度病变）变成晚期浸润癌通常需要 2~3 年，甚至更长时间。一般对较早期病变首选手术治疗，术后应及时采取中药治疗，可以促进患者的康复，减轻手术不良反应。术后体虚者以补益为主，偏于邪实者，当辨气、痰、瘀的主次，治疗以祛邪为主。放化疗期间，术后采取同步放化疗，有助于延长患者的生存期，此阶段配合中医治疗，可以起到增强放化疗疗效，减轻放化疗毒副反应的作用。放化疗在杀伤肿瘤细胞的同时也会损伤部分正常细胞，加重机体的损害。放化疗易损伤机体气阴，治疗时应根据气虚、阴虚的不同，分别予以相应治疗。对较晚期病变，且位于中、上段而年龄较高或有手术禁忌证者，则以放射治疗为佳，配合中医治疗，可以改善患者的生活质量。此期，多是正虚与邪盛并存，治疗中当根据正邪盛衰予以补益或祛邪。

NOTE

二、西医治疗

1. 手术治疗 手术切除是治疗本病的主要方法,早期切除常可达到根治效果。我国食管外科手术切除率已达80%~90%,Ⅰ期食管癌手术切除后5年存活率达90%,10年存活率达60%,吻合口瘘发生率降至3%左右,均已处于世界领先地位。

2. 放射治疗 放射治疗主要适用于手术难度大的上段食管癌和不能切除的中、下段食管癌。食管癌放射治疗包括根治性和姑息性两大类。颈段和上胸段食管癌手术的创伤大,并发症发生率高,而放疗损伤小,疗效优于手术,应以放疗为首选。凡患者全身状况尚可、能进半流质或顺利进流质饮食、胸段食管癌而无锁骨上淋巴结转移及远处转移、无气管侵犯、无食管穿孔和出血征象、病灶长度<7~8cm而无内科禁忌证者,均可做根治性放疗;其他病人则可进行旨在缓解食管梗阻、改善进食困难、减轻疼痛、提高患者生存质量和延长患者生存期的姑息性放疗,姑息性放疗也尽量给予根治量或接近根治量。

3. 化学药物治疗 最常用的药物有博来霉素(BLM)、丝裂霉素C(MMC)、阿霉素(ADM)、5-氟尿嘧啶(5-FU)、甲氨蝶呤(MTX)、环己亚硝脲(CCNU)、丙咪腙(MGAG)、长春花碱酰胺(VDS)、鬼臼乙叉苷(VP-16)以及顺铂(DDP)。单一药物化疗的缓解率在15%~20%,缓解期为1~4个月。联合化疗多数采用以DDP和BLM为主的联合化疗方案,有效率多数超过30%,缓解期为6个月左右。联合化疗不仅用于中晚期食管癌,也用于与手术和放疗的综合治疗,目前临床上常用联合化疗方案还有BLM-ADM、DDP-VDS-BLM以及DDP-ADM-5-FU等。临床观察发现,DDP、5-FU和BLM等化疗药物具有放射增敏作用,近十年来将此类化疗药物作为增敏剂与放疗联合应用治疗食管癌,并取得了令人满意的疗效。

4. 食管支架置放术 内镜下食管支架置放术是在内镜直视下放置内支撑管治疗食管癌性狭窄的一种非创伤性姑息治疗术,可达到缓解梗阻、延长生存期的目的。

三、中医治疗

(一) 辨证论治

1. 脾胃虚弱证

症状:胸膈痞满,时轻时重,纳呆,神疲乏力,少气懒言,语声低微,舌质淡,苔薄白,脉弦。

治法:健脾和胃,升清降浊。

方药:补中益气汤加减。胀闷者,加枳壳、木香、厚朴;纳差者,加山楂、神曲、鸡内金以开胃。

2. 痰气交阻证

症状:吞咽不顺有梗阻感,胸膈痞闷或疼痛,情志舒畅时症状有减轻,饮食可进,嗳气或呃逆,或呕吐痰涎及食物,口干易烦,舌质偏红,苔薄腻,脉弦滑。

治法:开郁化痰,润燥降气。

方药:启膈散加减。

吞咽梗阻者,加枳皮、瓜蒌皮、煅瓦楞子;口干咽燥者,加生地黄、玄参、麦冬、天花粉以养阴生津。

3. 热结津伤证

症状：吞咽时胸膈梗涩而痛，食物难下，饮水可入，身体逐渐消瘦，五心烦热，口干咽燥，大便干结，舌红而干，或带裂纹，脉细数。

治法：清热散结，滋阴润燥。

方药：五汁安中饮加减。

若肠燥失润，大便干结，可加火麻仁、何首乌；若腹中胀满，大便不通，胃肠热盛，可合用大黄甘草汤。

4. 阴亏血少证

症状：胸膈干涩而疼痛，饮食难下，身体消瘦，肌肤枯燥，五心燥热，大便坚干如羊屎，或大便数日不行，舌质红而少津，脉细数无力。

治法：滋阴养血，开郁散结。

方药：沙参麦冬汤加减。

若阴虚内热者，加知母、银柴胡。

5. 痰瘀内结证

症状：胸膈刺痛固定，吞咽梗阻，或食入即吐，甚至水难饮下，或呕吐痰涎水液，或吐出物如赤豆汁，夹有腐肉，身体消瘦，精神疲乏，肌肤甲错，舌淡青紫，苔腻，脉细涩。

治法：养血祛瘀，破结软坚。

方药：通幽汤加减。

若气滞血瘀，胸膈胀痛者，可用血府逐瘀汤；若吞咽困难，食不得下者，加枳壳、瓜蒌皮、刀豆子、玄参、桔梗；呕吐痰涎甚者，加姜半夏、海浮石、川贝母、橘红、山慈菇。

6. 气虚阳微证

症状：吞咽梗阻，长期饮食不下，面色苍白而浮肿，精神疲惫，形寒气短，泛吐清涎，足肿腹胀，甚至二便不通，舌淡胖，苔白，脉细弱。

治法：温补脾肾，益气回阳。

方药：补气运脾汤加减。

若气阴两虚，加石斛、麦冬、沙参；痰瘀邪实者，加冬葵子、夏枯草、白花蛇舌草等。

（二）常用中药制剂

1. 梅花点舌丹 功效：清热解毒，消肿止痛。适用于各种食管癌患者。用法：每次 2~3 粒，每日 2 次。

2. 六神丸 功效：解毒消肿，敛疮生肌。适用于食管癌各型出现的吞咽梗阻，胸骨后疼痛等症。用法：每次 10 丸，每日 4 次。

3. 犀黄丸 功效：凉血化瘀解毒。适用于食管癌证属热毒内攻、瘀血内结者。用法：每次 3g，每日 2 次。

【预后】

症状出现后未经治疗的食管癌患者一般在 1 年内死亡。Ⅰ期食管癌手术切除后 5 年存活率达 90%，10 年存活率达 60%。病变位于食管上段，癌细胞分化程度差，病变范围超过 5cm，已有扩散和转移者，预后欠佳。

【预防与调护】

1. 改变不良的生活习惯，如进食粗、硬、热、快的不良习惯，同时避免进食含有亚硝胺及霉变的食物，如发霉的酸菜、咸菜、花生、玉米、黄豆、蔬菜以及炸焦的食品。多吃新鲜蔬菜和水果。

2. 改良水质，减少饮水中亚硝酸盐含量。

3. 积极治疗食管上皮增生，以阻断癌变过程。积极治疗食管炎、食管白斑、贲门失弛缓症、食管憩室等与食管癌发生相关的疾病。普及防癌知识，提高防癌意识。在食管癌高发地区，应勤普查，以早期发现病人，及早治疗。

第八节　大肠癌

大肠癌即结直肠癌，包括结肠癌和直肠癌（colorectal carcinoma），是临床上常见的恶性肿瘤。其发病呈现明显的地区差异。北美、西欧等发达国家发病率最高，可达 35/10 万～50/10 万人。亚非地区发病率较低，香港 12/10 万～15/10 万，印度为 3/10 万。我国是大肠癌发病率相对较低的国家，发病率为 15.7/10 万人，在恶性肿瘤中居第四位，且以长江下游、东南沿海的江苏、浙江、上海、福建等地较高。近 20 年来，大肠癌的发病率在世界各地呈上升趋势，可能与生活水平改善、饮食结构变化有关。我国大肠癌患者 70% 集中在 54～81 岁，男女之比为 1.65：1。

本病在中医学中没有确切称谓，近似大肠癌的记载有"积聚""肠覃""锁肛痔""脏毒"等。

【病因病理】

一、西医病因病理

（一）病因及发病机制

1. 生活方式　长期高脂、高磷和低纤维、低钙饮食是大肠癌发病的危险因素，可促使人类大肠细胞处于极度增生状态，导致腺瘤样息肉形成，并可最终蜕变为恶性肿瘤。

2. 遗传因素　近年来对大肠癌的遗传因素研究表明，大肠癌可分为遗传性（家族性）和非遗传性（散发性），前者如家族性腺瘤性息肉病和遗传性非息肉病性大肠癌。

3. 其他高危因素

（1）大肠息肉（腺瘤性息肉）　一般认为腺瘤样息肉系癌前病变，腺瘤越大、形态越不规则、绒毛含量越高、上皮异型增生越重，则癌变几率越大。从正常肠上皮至增生改变、形成腺瘤而最终成为大肠癌的演化过程，即是癌基因和抑癌基因复合突变的积累过程，亦是大肠癌发生的分子生物学基础。基因的突变则是环境因素与遗传因素综合作用的结果。

（2）炎症性肠病　溃疡性结肠炎大肠癌的发生率为普通人群的 5～10 倍，且多见于幼年起病、病变范围广而病程长者。其癌变特点是发生在扁平黏膜，恶性程度高。Crohn 病有结肠、直肠受累者也可发生癌变。

（3）亚硝胺类化合物及放射性损害，可能是大肠癌的致病因素。

（4）有报道胆囊切除术后大肠癌发病率增高，可能与次级胆酸进入大肠增加有关。另外，近年来有关化学物质的致癌作用已引起人们的关注。

（二）病理

1. 病变部位 据我国资料分析，75%~80%的大肠癌病变部位为直肠与乙状结肠，其余依次为盲肠、升结肠、结肠肝曲、降结肠、横结肠及结肠脾曲。

2. 病理形态

（1）**早期大肠癌** 是指肿瘤局限于大肠黏膜及黏膜下层。①息肉隆起型（Ⅰ型）：肿瘤向肠黏膜表面突出形成有蒂、广基型之隆起。②扁平隆起型（Ⅱ型）：大体呈分币状微隆起于表面。③扁平隆起伴溃疡型（Ⅲ型）：肉眼观如小盘状，中央微凹形成溃疡，边缘略隆。

（2）**进展期大肠癌** 指肿瘤已侵入固有肌层者。①隆起型：肿瘤主体向肠腔突入，呈结节状、息肉状或菜花状隆起，表面糜烂或小溃疡，境界清楚，有蒂或广基。②溃疡型：肿瘤表面形成较深的溃疡，底部深达肌层或浆膜层，边缘呈堤围状隆起与周围肠黏膜境界较清者称单纯溃疡型，而边缘呈浸润生长者称浸润溃疡型。③浸润型：肿瘤向肠壁内弥漫浸润，常累及大肠壁大部或全周，肠壁局部增厚但表面无明显溃疡或隆起，因纤维组织增生收缩，肠管形成环形狭窄。④胶样型：肿瘤外观呈半透明胶冻状，质软，肿瘤界限不清，镜下多为黏液腺癌或印戒细胞癌。

3. 组织学分类 绝大部分是腺癌，包括管状腺癌、黏液腺癌、乳头状腺癌等，以管状腺癌多见。其余尚有未分化癌、腺鳞癌、鳞状细胞癌等。

4. 临床病理分期 临床上习惯使用简明实用的 Dukes 大肠癌临床病理分期法：A 期：大肠癌病灶局限于黏膜或黏膜下层。B_1 期：病变侵及固有肌层，无淋巴结转移。B_2 期：病变穿透固有肌层，累及浆膜层，无淋巴结转移。C_1 期：有区域淋巴结转移，但肠系膜血管旁淋巴结尚无转移。C_2 期：肠系膜血管旁淋巴结有转移。D 期：有远处转移或腹腔转移，或广泛浸润无法切除者。

5. 转移途径 包括直接浸润、淋巴转移、血行转移和种植四种。

二、中医病因病机

本病的发生，是七情内伤、饮食不节、脾肾亏虚以致外邪乘虚而入或毒邪聚而内生的结果。

1. 七情内伤 因忧思伤脾，脾失健运，水湿内停，郁而化热，湿热下迫，阻于肠道；或恼怒伤肝，肝郁气滞，气滞血瘀，气血不通，瘀结肠道，结而成块。

2. 饮食不节 如恣食肥甘醇酒厚味等，损伤脾胃，运化失司，大肠传导功能失常，湿热内生，热毒蕴结，流注大肠，瘀毒结于脏腑，火热注于肛门，结而为癌肿，日久变生大肠癌。《医宗金鉴》："发于外者，由醇酒厚味，勤劳辛苦，蕴注于肛门。"

3. 脾肾亏虚 久病年老，五脏亏虚，正气内虚，脾肾受损，复感湿热，邪毒留滞，浸淫肠道，结聚成块，渐成本病。

总之，本病的病位在大肠，与肝、脾、肾密切相关。病性有寒热之分、虚实之别，早期以邪实为主，渐至虚实夹杂，终而邪盛正衰。

【临床表现】

大肠癌起病隐匿，早期特殊症状、体征常缺如，仅见粪便隐血阳性，随后出现下列临床表现。

1. 排便习惯与粪便性状改变　常以血便为突出表现，或有痢疾样脓血便，里急后重，系因结肠下段或直肠癌糜烂坏死造成。有的表现为顽固性便秘，大便形状变细，可由大肠远段癌引起的肠腔狭窄所致。也可表现为腹泻与糊状大便，或腹泻与便秘交替，粪质无明显黏液脓血，多系结肠上段癌表面糜烂、炎症导致肠功能紊乱所致。

2. 腹痛　右侧大肠癌者，一般表现为同侧腹钝痛，或同时涉及右上腹、中上腹，因病变常使胃-结肠反射加强，故可出现餐后腹痛。左侧大肠癌则常并发肠梗阻，故有腹绞痛，伴有腹胀、肠鸣音亢进及肠型。晚期患者发生腹膜后转移者，因浸润腰骶神经丛，常有腰骶部持续性疼痛。

3. 腹部肿块　多见于右腹，是右侧结肠癌的表现之一，提示癌体积较大，已有肠壁外局部转移；至中晚期，则肿块质坚，大小不等，表面有结节感，一般可以推动（至后期则固定）。合并感染者可有压痛。

4. 直肠肿块　多数直肠癌患者经直肠指检可以发现直肠肿块，质地坚硬，表面呈结节状，有肠腔狭窄。直肠指检后的指套上常有血性黏液。

5. 全身表现　因出血而呈现进行性贫血，继发感染者可出现低热，晚期患者则表现为进行性消瘦、恶病质、黄疸和腹水等。

【实验室及其他检查】

1. 粪便检查　粪便隐血检查对大肠癌的诊断虽无特异性，但因方法简便易行，可作为普查筛检或早期诊断的线索。

2. 肠镜检查　是大肠癌确诊的最好方法。通过结肠镜能直接观察全结肠的肠壁、肠腔改变，并可确定肿瘤部位、大小及浸润范围，取活检可确诊。

3. 影像学检查　X线钡剂灌肠最好采用气钡双重造影。可发现充盈缺损、肠腔狭窄、黏膜皱襞破坏等征象，可显示癌的部位和范围。对结肠镜检查因肠腔狭窄等原因未能继续进镜者，钡剂灌肠检查尤为重要。但对小的病变则较易漏诊，故应与结肠镜检查互补为用。其他影像学检查如CT及MRI主要用于了解大肠癌肠外浸润及转移情况，有助于进行临床病理分期，对术后随访亦有价值。近年来应用超声结肠镜，可观察大肠癌在肠壁的浸润深度及淋巴结的转移情况，对术前肿瘤的分期颇有帮助。

4. 直肠指诊　我国下段直肠癌远比国外多见，75%以上的直肠癌可在直肠指诊时触及，是早期发现直肠癌的重要检查方法，但常被忽视。

5. 其他检查　血清癌胚抗原（CEA）及肠癌相关抗原（CCA）对大肠癌的诊断虽不具有特异性，但定量动态观察，对术后效果的判断与术后复发的监视均有价值。CA242、CA19-9、CA50等对大肠癌诊断的特异性和敏感性均较低，联合测定可提高诊断的敏感性和阳性预测值。

【诊断与鉴别诊断】

一、诊断

大肠癌要求做到早期诊断。首先对有症状者谨防漏诊，认识大肠癌的有关症状如排便习惯与粪便性状改变、腹痛、贫血等，提高对大肠癌的警惕性，及时进行相关检查，是早期诊断的关键。其次对有高危因素者（大肠腺瘤、有家族性病史如大肠息肉综合征或家族遗传性非息肉大肠癌或第一血缘亲属中有大肠癌、血吸虫病、溃疡性结肠炎等）应进行长期随访，定期肠镜检查。

二、鉴别诊断

不同部位的大肠癌可引起不同的临床表现，因此应与相应容易引起误诊的疾病相鉴别。发生在盲肠及升结肠部位的应注意和阿米巴病、肠结核、血吸虫病、阑尾病变、Crohn 病等鉴别。发生于结肠肝曲或右侧横结肠部位应与胆石症、胆囊术后综合征相鉴别。发生于左侧结肠及直肠部位的，则需和痔、功能性便秘、慢性细菌性痢疾、血吸虫病、溃疡性结肠炎、直肠结肠息肉、憩室炎等鉴别。结肠镜检查结合活检可明确鉴别。此外，还要注意年龄较大者近期出现的症状或症状改变，高度警惕，以免漏诊。

【治疗】

一、治疗思路

大肠癌的治疗以手术切除为主要治疗手段，中医药可贯穿整个治疗过程。早期可在内镜下行局部治疗或外科手术治疗，泄泻是术后常见且缠绵难愈的主要症状，患者多呈现脾胃虚弱或肠道湿热的表现，结合中医药治疗，可缓解术后泄泻，且有助于促进患者术后康复。

进展期肠癌宜采用综合治疗，化疗、放疗、生物免疫治疗等方法容易导致肠腑湿热蕴结，结合中医药治疗，可减轻放、化疗的毒副反应，提高患者的依从性，而且有增强放、化疗疗效的作用。晚期肠癌患者，除运用姑息性治疗外，中医药治疗可提高生存质量，或延长生存期。

二、西医治疗

1. 手术治疗 早期切除是大肠癌唯一的根治方法。如发现癌已转移，但病变肠曲尚可游离时，原则上仍应将癌灶切除，以免日后发生肠梗阻。因癌灶多有糜烂、渗血或继发感染，故切除后全身情况即能得到改善。对有广泛转移者，如病变肠段不能切除，则应进行捷径、造瘘等姑息手术。

2. 经结肠镜治疗 结肠腺瘤病变和黏膜内的早期癌可经结肠镜用高频电凝切除，切除后的息肉做病理检查，如癌未累及基底部则可认为治疗完成；如果累及根部，需追加手术，彻底切除有癌组织的部分。

对晚期结肠、直肠癌形成肠梗阻，患者一般情况差不能手术者，可用激光打通肿瘤组织，作为一种姑息疗法。

3. 化学药物治疗 大肠癌手术根治后一般不需化疗，而对于晚期不能切除或已有远处转移的大肠癌，化疗则可作为姑息治疗。至于术前、术中以及术后化疗者，则主要是为了便于肿瘤的切除并防止癌灶扩散，清除未尽癌灶。化疗用药、剂量与疗程可根据肿瘤类型、病期、个体情况及疗效反应而定。氟尿嘧啶（5-FU）至今仍是大肠癌化疗的首选药物，常与其他化疗药物联合应用（如 MOF 方案，5-FU 加长春新碱加司莫司汀），亦可联合细胞毒或非细胞毒药物通过系列化调节以提高其抗肿瘤活性（如甲氨蝶呤、5-FU 序贯给药），亦可与生物反应调节剂联合应用化学-免疫疗法（如 5-FU 与左旋咪唑合并使用）。

4. 放射治疗 多用于直肠癌有局部淋巴结转移或肿瘤体积较大，与盆腔器官粘连者。术前放疗有助于肿瘤的切除，并防止扩散，术后放疗或联合化疗可减少复发。对晚期直肠癌患者可作为止痛、止血等姑息治疗。但放疗有发生放射性直肠炎的可能。

5. 术后的结肠镜随访 因大肠癌存在多原发灶，术后可发生第二处原发大肠癌（异时癌），术中也可能漏掉同时存在的第二处癌，故主张在术后3~6个月即行首次结肠镜检查。

三、中医治疗

1. 脾胃虚弱证

症状：大便次数增多，大便溏薄，夹见不消化食物，倦怠乏力，面色少华，舌淡苔白，脉细弱。

治则：健脾益气，渗湿止泻。

方药：参苓白术散加减。夹有食滞者，加神曲、山楂、麦芽、鸡内金。

2. 肠道湿热证

症状：腹痛便溏，泻下急迫，粪色黄褐而臭，小便短赤，肛门灼热，舌质红，苔黄腻，脉濡数或滑数。

治则：清热利湿。

方药：葛根芩连汤加减。若便脓血甚者，加白头翁、马齿苋、三七、仙鹤草、地榆。

3. 湿热毒蕴证

症状：腹痛腹胀，疼痛拒按，便中夹血，或里急后重，或有发热，胸闷纳呆，肛门灼热，舌质红绛，舌苔黄腻，脉弦数或弦滑。

治法：清热利湿，解毒攻坚。

方药：槐角地榆汤加减。积滞明显者，合枳实导滞丸。

4. 气滞血瘀证

症状：腹痛固定，状如锥刺，有形可扪，胁胀易怒，压痛，拒按，便下脓血，发热或不发热，舌质紫暗有瘀点、瘀斑，舌苔薄黄，脉涩或细数。

治法：活血化瘀，解毒散结。

方药：膈下逐瘀汤加减。

5. 脾肾亏虚证

症状：腹痛隐隐，腹部肿物渐大，久泻久痢，便下脓血，形体消瘦，面色苍白，声低气怯，纳呆，腰膝酸软，畏寒肢冷，舌质淡胖晦暗，苔白，脉沉细。

治法：健脾固肾，消聚散积。

方药：参苓白术散合四神丸加减。

【预后】

大肠癌的预后取决于早期诊断与手术根治。若失去早期诊断的机会，则有很多影响预后的因素，其中癌组织分化程度和临床病理分期（癌浸润范围及转移情况）最为关键。

【预防与调护】

应积极防治大肠癌的前期病变。对结肠腺瘤性息肉，特别是家族性多发性肠息肉病，必须及早切除病灶。积极治疗炎症性肠病及其他原因引起的结肠炎，对本病的预防有一定意义。另外，普通人群应避免高脂肪饮食，多进富含纤维的食物，注意保持排便通畅。患病期间应注意调节情绪，增强战胜疾病的信心，合理饮食，慎起居，劳逸结合。

第九节　脂肪性肝病

脂肪性肝病（Fatty Liver Disease，FLD）是遗传-环境-代谢应激相关因素所致的以肝细胞内脂肪堆积为主的临床病理综合征。根据病因主要分为酒精性脂肪性肝病（AFLD）和非酒精性脂肪性肝病（NAFLD）两大类，其自然病程包括单纯性脂肪肝、脂肪性肝炎、肝纤维化或肝硬化。目前，全球脂肪性肝病的发病率逐年攀升，已成为西方发达国家第一大肝病，我国发达地区成人患病率已达到10%~15%，并有低龄化趋势，严重危害人民健康。

本病临床表现缺乏特异性，约有25%的轻度脂肪肝无明显的临床症状，中、重度脂肪肝症状可较明显，出现两肋胀痛或隐痛，疲倦乏力，食欲不振，恶心呕吐，上腹胀满等。根据其临床表现可归属于中医的"肥气""积证""胁痛""癥瘕""痰浊""肝胀"等疾病范畴，1997年中国中医药学会诊断专业委员将本病命名为"肝癖"，并一直沿用至今。

【病因病理】

一、西医病因病理

（一）病因

脂肪性肝病病因种类很多，其中酒精中毒、肥胖、糖尿病是前三大病因，营养不良性脂肪肝仅流行于部分经济落后地区。其主要病因可大体分为以下几类。

1. 营养性因素　肥胖症，重度贫血，胃肠外营养时间过长，机体内驱脂物质缺乏，许多营养性疾病如恶性营养不良病、饥饿和恶病质、炎症性肠病、胰腺疾病及空回肠旁路手术等均可导致脂肪肝。其中营养不良性脂肪肝主要与饮食中蛋白质摄入不足有关，此外摄入氨基酸种类不平衡，如缺乏合成载脂蛋白所必需氨基酸也可诱发肝细胞脂肪变。

2. 化学性因素　包括化学毒物、某些药物或动植物毒性物质等，其致病作用主要与毒物本身的性质和剂量有关，如酒精、苯、二氯乙烷、钡盐、无机砷化合物、四氯化碳、磷等。其中嗜酒一直是欧美国家脂肪肝最常见病因。

3. 内分泌代谢因素　皮质醇增多症、甲状腺功能减退、妊娠、高尿酸血症、高脂蛋白血症和糖尿病等均可导致肝细胞脂肪变性，其中以非胰岛素依赖性糖尿病和高脂血症与脂肪肝关系最为密切。

4. 生物性致病因素　包括嗜肝病毒、非嗜肝病毒等病毒感染，肺结核、败血症等一些慢性细菌感染性疾病，部分寄生虫感染等。

5. 遗传因素　主要包括先天性代谢性肝病和遗传易感性因素。

6. 其他　研究表明，精神、心理和社会因素均与脂肪性肝病密切相关；慢性心肺功能不全、呼吸睡眠暂停综合征通过缺血缺氧导致肝脏脂肪变性；多种原因诱导的脑病脂肪肝综合征；免疫因素，如系统性红斑狼疮、自身免疫性肝炎、原发性胆汁性肝硬化、炎症性肠病等。

（二）发病机制

脂肪性肝病发病机制复杂，不同病因产生相似的病理生理及组织学改变的原因，至今仍未完全阐明，但"二次打击（Two hits）"和"四步骤（Four-step model）"学说已被广泛接受。

NOTE

1998 年，Day 等提出以氧化应激和脂质过氧化为轴心的"二次打击"学说。初次打击主要指胰岛素抵抗（IR）引起的肝细胞内脂质沉积。第二次打击主要为反应性氧化代谢产物增多，导致脂质过氧化伴细胞因子、线粒体解耦联蛋白以及 Fas 配体的活化，进而使脂肪变性的肝细胞发生炎症和坏死，持续存在的慢性炎症，可通过促进肝星状细胞活化等途径，导致纤维结缔组织大量增生形成肝纤维化和（或）肝硬化。

（三）病理

脂肪性肝病的各种致病因素与其脂肪变类型之间虽有一定联系但有时并不尽然，就肝病理学改变而言，至今仍无法准确区分酒精性和非酒精性 FLD。其组织学变化可见脂肪变，肝细胞坏死或凋亡、炎症、脂肪性肉芽肿、纤维化等。

1. 脂肪变 根据肝细胞内脂滴的大小不同，分为大泡性、小泡性以及混合性脂肪肝。大泡性脂肪变指中性脂肪（TG）直径大于 25μm，偶尔一些含脂滴的相邻肝细胞融合形成一个直径 100μm 以上的脂肪囊肿。

2. 脂肪性肝炎 主要病理特征为肝细胞气球样变及 Mallory 小体形成、巨大线粒体、肝小叶中央带的点灶状凋亡及坏死、坏死灶及门管区炎症细胞浸润、炎症细胞围绕多个脂滴形成脂肪性肉芽肿。可根据炎症程度分为 3 级（G0~3），G0 为无炎症；G1 腺泡 3 带少数气球样变，腺泡内散在个别点灶坏死；G2 腺泡 3 带明显气球样变，腺泡内点灶坏死增多。

3. 脂肪性肝纤维化 主要为大泡性脂肪肝伴 HSC 增生与活化，胶原蛋白、糖蛋白等细胞外基质成分过多沉积形成纤维化。

二、中医病因病机

中医认为本病病机为气、湿、痰、瘀相互搏结，阻滞肝络所致。病因主要与饮食不节、劳逸失度、情志失调、脾胃虚弱等有关。

1. 酒食内伤 饮食不节，或过食肥甘厚味，日久损及脾胃，气机升降失司，中焦阻滞，水停湿聚，痰浊内生，蕴而化热，气机郁滞，血脉闭阻，致气、血、痰、浊互相搏结，蕴结于肝。或嗜酒成性，酒为形寒质热之品，其形寒易伤脾阳，致脾胃运化失司，痰湿内结，其质热又可扰乱气血，致肝胆疏泄失常，水谷运化失司而成湿热浊毒，侵犯肝脏。

2. 劳逸失度 少劳多逸，使气血运行不畅，脾胃功能减弱，脾气困滞，脾失健运，气机不畅，痰饮、水湿内停而致病。

3. 情志内伤 情志不畅则肝气郁结，横犯脾胃，脾失健运，痰浊内生，气滞血瘀，终成痰浊瘀血，积聚肝脏而致病。

4. 脾胃虚弱 先天禀赋不足或久病体虚或后天失养，致脾胃虚弱，脾失健运，湿浊内停，导致气机不畅，肝气不舒，瘀血内停，阻滞脉络。

5. 他病转归 人至中年，正气渐衰，肝脾肾不足，痰浊瘀滞渐生，再加他疾损伤，脏腑虚损，或肝病迁延日久，肝阴亏虚，肝失濡养，致痰浊瘀滞痹阻肝脉而发为本病。

本病多为本虚标实，虚表现为脾气虚弱，肝肾亏损；标实表现为痰湿内蕴，气滞血瘀。病位在肝，涉及脾、胃、肾等脏腑。

【临床表现】

本病起病隐匿，发展缓慢，缺乏特异性症状。多数病人无任何临床症状。少数患者可有乏力、右上腹轻度不适、肝区隐痛、烦躁易怒、胁肋不适（包括胁肋隐痛、胁下痞块、胁肋刺痛及胁肋胀痛）、口苦咽干、心烦、情志抑郁、嗳气、倦怠乏力、胸脘痞闷等表现。严重脂肪性肝炎可出现黄疸、食欲减退、恶心、呕吐等症状。部分患者可有肝脏肿大。发展为脂肪性肝硬化失代偿期则同其他原因导致的肝硬化症状类似。临床体征多不明显，少数患者可出现右上腹压痛，可触及肿大肝脏。

【实验室和辅助检查】

1. 实验室检查　ASL、ALT 和 γ-GT 正常或轻、中度升高，通常在正常值上限的 1~4 倍以内。病情进一步进展时血清白蛋白水平和凝血酶原时间也可出现异常改变，且常出现在胆红素异常之前。

2. 超声检查　超声敏感度较高，FLD 超声特征为：轻度：肝脏近场回声弥漫性增强（明亮肝），回声强于肾脏；肝内管道结构显示不清；肝脏远场回声逐渐衰减。中度：轻度表现+肝脏肿大，边缘角圆钝。重度：中度表现+肝右叶包膜、横隔回声显示不清。

3. CT 检查　研究表明，患者肝脏脂肪变占肝细胞 40% 以上时，CT 方可做出诊断，故较 B 超检出率低，但相比而言 CT 诊断脂肪肝特异性强。CT 典型特征是弥漫性肝脏密度降低，肝脏与脾脏的 CT 比值 ≤1。当比值 ≤1 及 > 0.7 时为轻度；≤0.7 及 > 0.5 时为中度，≤0.5 时为重度。

4. 组织病理学检查　肝穿刺活体组织学检查有助于明确病因，鉴别单纯性脂肪肝、脂肪性肝炎、肝肿瘤、局灶性脂肪肝以及某些少见疾病如血色病、胆固醇酯贮积病和糖原贮积病等有重要意义。

【诊断与鉴别诊断】

一、诊断

1. 非酒精性脂肪性肝病　NAFLD 的临床诊断需符合以下 3 项条件：①无饮酒史或饮酒折合乙醇量小于 140g/周（女性<70g/周）；②除外病毒性肝炎、药物性肝病、全胃肠外营养、肝豆状核变性、自身免疫性肝病等可导致脂肪肝的特定疾病；③肝活检组织学改变符合脂肪性肝病的病理学诊断标准。

2. 酒精性脂肪性肝病　AFLD 诊断需符合有长期饮酒史，一般超过 5 年，折合乙醇量男性 ≥40g/d，女性 ≥20g/d，或 2 周内有大量饮酒史，折合乙醇量>80g/d。但应注意性别、遗传易感性等因素的影响。余诊断标准同 NAFLD。

二、鉴别诊断

1. 病毒性肝炎　尤其应注意与慢性病毒性肝炎的鉴别，慢性 HBV、HCV、HDV 以及 TTV 感染均可导致肝细胞脂肪变性，其中丙型肝炎引起的肝细胞脂肪变性最明显。流行病学、病原学检查可帮助诊断病毒性肝炎。

2. 肝癌　肝癌，尤其是小细胞肝癌和甲胎蛋白阴性的肝癌，很难与局限性脂肪肝鉴别。除临床症状上可能存在差异外，影像学检查也可见不同特征性表现，CT 上肝癌或转移瘤病灶通常呈类圆形低密度影，邻近血管有推移受压改变，部分可侵犯门脉形成癌栓，加入造影剂增

NOTE

强后扫描组织对比增强，且呈快进快出象，转移瘤呈典型"牛眼征"；CT上血管瘤呈快进慢出现象可供鉴别。

【治疗】

一、治疗思路

本病的治疗重在预防，当根据患者具体病情制定个体化方案，针对不同病因及危险因素，治疗包括病因治疗、控制危险因素、生活方式调整、药物治疗、肝移植等。中医以疏肝健脾、祛湿化痰活血为基本治则，并结合本病不同阶段的病机特点辨病辨证治疗。中西医结合治疗具有一定的优势，可更快逆转肝脏脂肪变，控制肝脏炎症。

二、西医治疗

1. 病因治疗　FLD是一种多病因引起的获得性疾病，寻找并去除病因，积极控制原发病，去除或减轻危险因素对本病的治疗至关重要。如戒酒，对酒精性脂肪性肝病戒酒是唯一肯定有效的治疗方法，肥胖、2型糖尿病和高脂血症是非酒精性脂肪性肝病最常见危险因素，所以控制体重、改善胰岛素抵抗和调节血脂紊乱是治疗该型脂肪肝的基础。

2. 行为疗法

（1）饮食治疗　脂肪肝的发生与饮食结构不合理及营养失衡密切相关，纠正不良饮食习惯可有效预防和控制脂肪肝的进展。对营养过剩性脂肪肝患者，建议低糖低脂的平衡膳食，减少饱和脂肪和反式脂肪的摄入，并适当增加高纤维含量类食物。

（2）运动治疗　营养过剩性脂肪肝患者适当运动可消耗热量，降脂减肥，改善胰岛素抵抗，促进脂肪肝消退。需根据个体差异综合运动项目、运动强度、运动时间、运动频次合理制定运动计划，运动疗法必须循序渐进、持之以恒。

（3）纠正不良的心态和行为　心理因素及不良社会行为在脂肪肝发生发展中起重要作用。适当心理疏导或心理治疗对部分慢性脂肪肝的康复十分重要。另外，需避免过量和过快摄食、晚餐过量、大量进食高热量食物、久坐少动等不良饮食及生活行为。

3. 药物治疗

（1）改善代谢综合征　根据临床需要可考虑应用相关药物减肥、降脂、降压、抗凝、控制血糖、改善胰岛素抵抗等以纠正代谢紊乱。如血管紧张素受体阻滞剂、胰岛素增敏剂（二甲双胍、吡格列酮、罗格列酮）以及他汀类等药物。肝功能明显损害、肝功能不全或失代偿期肝硬化者慎用。

（2）保肝抗炎治疗　对肝组织学确诊的脂肪性肝炎患者，建议合理选用多烯磷脂酰胆碱、水飞蓟素、甘草酸制剂、双环醇、维生素E、熊去氧胆酸、S-腺苷蛋氨酸和还原型谷胱甘肽等1~2种中西药物，疗程通常需要6~12个月以上，或用至血清转氨酶复常、影像学检查或肝活检提示脂肪性肝病消退为止。

（3）对症处理　严重营养不良者予以维生素、氨基酸等营养支持，精神症状明显者予以镇静、抗焦虑等药物，腹胀便秘者予以导泻等。

三、中医治疗

（一）辨证论治

1. 肝郁气滞证

症状：肝区不适，两胁胀痛，情志抑郁烦闷，喜太息，时有嗳气，纳食减少，大便不调，女子月经不调，乳房胀痛。舌质红，苔薄白，脉弦滑或弦细。

治法：疏肝理气，行气止痛。

方药：柴胡疏肝散加减。痛甚者，可加郁金、延胡索等理气止痛。寒甚，腹痛较剧，得温症减，肢冷者，可加高良姜、肉桂温中理气止痛。兼有热象，口苦，舌质红者，加吴茱萸、黄连泄肝清热。神疲、乏力、便溏者，可加党参、白术益气健脾。

2. 肝郁脾虚证

症状：胁肋胀闷，抑郁不舒，倦怠乏力，腹痛欲泻，腹胀，纳差，恶心欲吐，时欲太息。舌质淡红，苔薄白或白，有齿痕，脉弦细。

治法：疏肝健脾，理气和胃。

方药：逍遥散加减。肝郁为主者，加川芎、香附、青皮、川楝子；脾虚较甚者，加四君子汤加减；肝郁化热者，加郁金、黄芩、丹皮、山栀子。

3. 痰湿内阻证

症状：体态肥胖，右胁不适或胀闷，周身困重，大便黏滞不爽，脘腹胀满，倦怠无力，纳呆，头晕恶心。舌质淡，舌苔白腻，脉沉滑。

治法：健脾益气，化痰祛湿。

方药：二陈汤加减。痰湿壅盛者，加苍术、猪苓、茯苓、泽泻；舌苔厚腻者，加藿香、佩兰、泽兰。

4. 湿热蕴结证

症状：右胁肋部胀痛，周身困重，脘腹胀满或疼痛，大便黏腻不爽，身目发黄，小便色黄，口中黏腻，口干口苦。舌质红，舌苔黄腻，脉弦滑或濡数。

治法：清热利湿。

方药：茵陈蒿汤加减。热胜苔黄厚者，加黄柏、黄芩、板蓝根、蒲公英；湿热并重者，合甘露消毒丹、二陈汤、连朴饮；腹水较多者，合五苓散加减。

5. 痰瘀互结证

症状：胁肋刺痛或钝痛，胁下痞块，面色晦暗，形体肥胖，胸脘痞满，咯吐痰涎，纳呆厌油，四肢沉重。舌质暗红、有瘀斑，舌体胖大，边有齿痕，苔腻，脉弦滑或涩。

治法：活血化瘀，祛痰散结。

方药：膈下逐瘀汤合二陈汤加减。胁肋刺痛者，加丹参、姜黄、当归；癥结较甚者，加丹参、莪术、三棱、鳖甲、煅瓦楞子等。

6. 肝肾阴虚证

症状：胁肋隐痛，面色晦暗，形体消瘦，口燥咽干，五心烦热，盗汗，午后低热，时有鼻衄，小便短赤，大便干结。舌红少津，苔剥落或微黄。

治法：滋养肝肾，活血通络。

方药：六味地黄丸或一贯煎合膈下逐瘀汤。兼潮热烦躁者，加银柴胡、地骨皮、竹叶以清

NOTE

热除烦；齿鼻衄血者，加白茅根、仙鹤草以凉血止血；阴枯阳浮者，而耳鸣、面赤颧红，加龟板、鳖甲、牡蛎以滋阴潜阳；腰膝酸软者，加女贞子、川牛膝、桑寄生、续断。

（二）常用中药制剂

1. 强肝胶囊　功效：清热利湿、补脾养血、益气解郁。适用于脾虚气滞、湿热内阻证。用法：口服，每次3粒，每日3次。

2. 逍遥散　功效：疏肝健脾、理气补虚。适用于肝郁脾虚轻证。用法：口服，每次6~9g，每日1~2次。

3. 桑葛降脂丸　功效：补肾健脾、通下化瘀、清热利湿。适用于脾肾亏损、痰湿瘀阻证。用法：口服，每次4g，每日3次。

4. 茵栀黄颗粒　功效：清热解毒、利湿退黄。适用于湿热内蕴证。用法：口服，每次1袋，每日3次。

5. 大黄䗪虫丸　功效：活血化瘀、通经消癥。适用于瘀血内停证。用法：口服，每次5g，每日3次。

6. 血脂康胶囊　功效：除湿祛痰、活血化瘀、健脾消食。适用于脾虚痰瘀阻滞证的腹胀、乏力、纳差等。用法：口服，每次2粒，每日2~3次。

（三）其他疗法

穴位贴敷、耳针、针灸等，根据辨证分型及个体差异选择适当治疗方式，均可改善临床症状，逆转肝细胞脂肪变，且具有经济、方便、安全的优势。其中针灸具有降脂、阻断胰岛素抵抗及过氧化反应的功效。常用穴位有丰隆、足三里、太冲、肝俞、三阴交等，同时可根据辨证加减取穴，如肝郁气滞者加行间、太冲等，肝肾两虚者加太溪、照海、复溜等，瘀血内阻者加血海、地机等，痰湿困脾者加公孙、商丘等。

【预后】

目前认为单纯性脂肪肝对大多数患者来讲是一种良性病变，行运动、饮食、行为修正为主的系统治疗后多可痊愈，但复发性极高。部分单纯性脂肪肝患者可进展为脂肪性肝炎、脂肪性肝硬化、肝功能衰竭或者肝癌，其中有研究表明，脂肪性肝炎患者10~15年内肝硬化发生率高达15%~25%，脂肪性肝炎及纤维化积极治疗仍能够痊愈。本病后期进展为肝硬化失代偿期、肝衰竭或肝癌，产生黄疸、腹水、肝性脑病和上消化道出血等严重并发症，病情危重，预后不良。

【预防与调护】

避免接触可能导致本病的药物、毒物、病原微生物。积极控制代谢紊乱综合症，控制血脂、血糖、改善胰岛素抵抗。避免嗜烟、好酒、滥用中西药物等不良嗜好，均衡科学膳食，纠正暴饮暴食、偏食、过饥过饱、饮食不规律等不良饮食习惯，少坐多动，调整作息时间，改善不良的心态和情绪，保持愉快心情。

第十节　原发性肝癌

原发性肝癌（primary carcinoma of the liver）是指肝细胞或肝内胆管上皮细胞发生的癌肿，

是我国常见的恶性肿瘤之一,其死亡率在消化系统恶性肿瘤中居第二位,在城市仅次于肺癌,在农村仅次于胃癌。国内肝癌发病率沿海地区高于内地,东南和东北地区高于西北和西南地区,其中江苏启东和广西扶绥地区的发病率最高。而在国外,非洲撒哈拉以南地区的发病率明显高于其他地区。本病可发生于任何年龄,但以40~49岁为最多,男女之比为2∶1~4∶1。

原发性肝癌属于中医学"肝积""癥积""黄疸"等范畴。

【病因病理】

一、西医病因病理

(一)病因及发病机制

原发性肝癌的病因及发病机制尚未完全肯定,可能与多种因素的综合作用有关。

1. 病毒性肝炎 乙型和丙型肝炎病毒作为肝癌的直接病因目前尚未得到证实,但肯定是促癌因素之一。流行病学调查发现肝癌高发区人群的HBsAg阳性率高于低发区,而肝癌患者血清HBsAg及其他乙型病毒性肝炎标志的阳性率高达90%,显著高于健康人群。5%~8%的肝癌患者抗HCV阳性。

2. 肝硬化 原发性肝癌合并肝硬化者占50%~90%。肝细胞恶变可能在肝细胞再生过程中发生,即肝细胞损害引起再生或不典型增生。在欧美国家,肝癌常发生在酒精性肝硬化的基础上。

3. 黄曲霉毒素 流行病学调查发现在粮油、食品受黄曲霉毒素污染严重的地区,肝癌的发病率较高,提示黄曲霉素可能是某些地区肝癌高发的因素,但迄今尚无其致人类肝癌的直接证据。

4. 饮用水污染 由于水质分析技术的进步,发现沟塘水中有百余种有机物有致癌、促癌或具有致突变作用,如六氯苯、苯丙芘、多氯联苯、氯仿等。近年来发现池塘中生长的蓝绿藻产生的藻类毒素可污染水源,可能与肝癌的发生有关。

5. 其他 长期饮酒和抽烟增加患肝癌的危险性,特别是增加乙肝病毒感染者患肝癌的危险性。在我国的肝癌高发区,可发现肝癌的家族聚集现象,多提示为乙肝病毒的垂直传播,肝癌似亦具有遗传的倾向,尚待进一步研究证实。

(二)病理

1. 形态分型 ①块状型:最多见。癌块直径在5cm以上,大于10cm者称巨块,可呈单个、多个或融合成块,多为圆形,质硬,呈膨胀性生长。肿块边缘可有小的卫星结节。此类癌组织容易发生坏死,引起肝破裂。②结节型:为大小和数目不等的癌结节,一般直径不超过5cm。此型可分为单结节、多结节和融合结节三个亚型。③弥漫型:有米粒至黄豆大小的癌结节散布全肝,不易与肝硬化区别,患者往往因肝功能衰竭死亡。④小癌型:孤立的直径小于3cm的癌结节或相邻两个癌结节直径之和小于3cm者称为小肝癌,多无临床症状。

2. 组织学分型 ①肝细胞型:大多伴有肝硬化,可呈现不同的分化程度。癌细胞呈多角形,核大,核仁明显,胞质丰富。癌细胞排列成巢状或索状,癌巢之间有丰富的血窦。癌细胞有向血窦内生长的趋势。②胆管细胞型:癌细胞呈柱状或立方状,胞质呈嗜碱性,无胆汁小滴,偶有黏液分泌;排列成腺泡囊或乳头状;间质组织多。③混合型:上述两型同时存在,或呈过渡形态,此型更少见。

NOTE

3. 转移途径　肝内血行转移发生最早，最常见，是肝癌切除术后复发的主要原因。肝外转移有血行转移、淋巴转移和种植转移三种途径。

二、中医病因病机

本病的形成与演变过程大致可分为三个阶段：初起多由情志不遂，郁怒不畅，而致肝气不疏。继续发展则成肝郁气滞，气机失于宣发，阻于血络，血滞成瘀，痰瘀互结，日渐成积，毒邪内生，病从无形至有形，如果不及时发现而积极治疗，则病情迁延，久则伤阴耗气，肝脾肾互损，气血水互结，出现鼓胀、黄疸之证而终不能治。

1. 气滞血瘀，痰结成积　气为血帅，气行则血行，气滞则血滞；痰湿内停，痰气交阻，痰瘀互结，结于胁下，日渐成积。《黄帝内经》谓："肥气在胁下，若覆杯。"《难经》曰："肝之积，名曰肥气，在胁下，如覆杯，有头足，久不愈，令人四肢不收，发黄疸，饮食不为。"

2. 肝气不疏，脾失健运　情志不遂，郁怒寡欢，日久不解，则肝气不疏，木不疏土；或因饮食劳倦伤脾，脾失健运，则痰湿内生，湿郁化热，毒热瘀积。

3. 郁结发黄，水聚成臌　积久不去，蕴热成毒，熏灼胆汁而发黄；肝脾不调，殃及肾水，终至肝脾肾功能失调，气血水互结，聚于腹中，形成鼓胀。《诸病源候论·癖黄候》谓："水饮停滞，积聚成癖，因热气相搏，则郁蒸不散，故胁下满痛而发黄，名曰癖黄。"

总之，本病的病位在肝，损及脾土。始于气滞，发于血瘀，终归于气血水互结而成黄疸、鼓胀。其病机可归纳为正气亏虚，邪毒凝结于内。

【临床表现】

1. 肝区疼痛　最常见，半数以上患者有肝区疼痛，多呈持续性胀痛或钝痛。如病变侵犯膈，痛可牵涉右肩。当肝表面的癌结节破裂，坏死的癌组织及血液流入腹腔时，可突然引起剧痛，从肝区开始迅速延及全腹，产生急腹症的表现。

2. 肝大　肝呈进行性增大，质地坚硬，表面凹凸不平，有大小不等的结节或巨块，边缘钝而不整齐，常有不同程度的压痛。

3. 黄疸　可因肝细胞损害而引起，也可因癌块压迫或侵犯肝门附近的胆管，或癌组织和血块脱落引起胆道梗阻所致。

4. 肝硬化征象　可有脾大、腹水、静脉侧支循环形成等表现。血性腹水多因癌侵犯肝包膜或向腹腔内破溃而引起，偶因腹膜转移癌所致。

5. 全身表现　有进行性消瘦、发热、食欲不振、乏力、营养不良和恶病质等。少数肝癌患者由于癌本身代谢异常，进而影响宿主机体而致内分泌或代谢异常，可有特殊的全身表现，称为伴癌综合征，以自发性低血糖症、红细胞增多症为常见，罕见的有高血钙、高血脂等。

6. 转移灶症状　胸腔转移以右侧多见，可有胸水征；骨骼或脊柱转移，可有局部压痛或神经受压症状；颅内转移癌可有神经定位体征。

7. 并发症

（1）肝性脑病　见于肝癌终末期，约34.9%的患者因此而死亡。

（2）上消化道出血　由肝癌并发肝硬化引起，有15.1%的肝癌患者因此而死亡。

（3）肝癌结节破裂出血　有9%～14%的肝癌患者因此而致死。大量出血导致休克和死亡，小破口出血则表现为血性腹水。

（4）继发感染 因长期消耗或因放射、化学治疗而致白细胞减少，抵抗力下降，加之长期卧床等因素，易并发各种感染，如肺炎、败血症、肠道感染等。

（5）血性胸腹水 膈面肝癌可直接浸润或经血流或淋巴转移引起血性胸水，常见于右侧。血性腹水可因腹腔种植转移或肝硬化凝血障碍而致。

【实验室及其他检查】

1. 肿瘤标志物的检测

（1）甲胎蛋白（AFP） 就肝癌而言，AFP 仍是目前特异性的标志物和主要诊断指标，现已广泛用于肝细胞癌的普查、诊断、疗效判断、预测复发。普查中阳性发现可早于症状出现 8~11 个月。肝细胞癌 AFP 阳性率为 70%~90%。在生殖腺胚胎瘤、少数转移性肿瘤如胃癌以及孕妇、肝炎、肝硬化，AFP 可呈假阳性，但升高不如肝癌明显。AFP 检查诊断肝癌的标准为：①大于 400μg/L 持续 4 周。②由低浓度逐渐升高不降。③在 200μg/L 以上的中等水平持续 8 周。如 AFP 呈低浓度阳性持续达 2 个月或更久，ALT 正常，应特别警惕亚临床肝癌的存在。

（2）γ-谷氨酰转移酶同工酶 II（$\gamma-GT_2$） 阳性率为 90%，特异性达 97.1%，非癌肝病和肝外疾病的假阳性率低于 5%，小肝癌的阳性率为 78.6%。

（3）异常凝血酶原（AP） 阳性率为 67%，而良性肝病、转移性肝癌时仅少数呈阳性，因此对亚临床肝癌有早期诊断价值。

（4）α-L-岩藻糖苷酶（AFU） 阳性率 75%，特异性 90%。对 AFP 阴性肝癌及小肝癌，AFU 的阳性率均在 70% 以上。

2. 超声显像 超声检测可显示肝内直径>1cm 以上的肿瘤，对早期定位诊断有较大价值，但需重复检查并结合其他指标（如 AFP）。彩色多普勒血液成像可分析测量肿瘤的血流，根据病灶的血供情况，有助于鉴别病变的良恶性质。

3. 电子计算机 X 线体层显像（CT） 可显示直径 2cm 以上的肿瘤，阳性率在 90% 以上，如结合肝动脉造影（CTA）或造影时肝动脉内注射碘油（Lipodol-CTA），对 1cm 以下肿瘤的检出率可达 80% 以上，因此是目前诊断小肝癌和微小肝癌的最佳方法。

4. 血管造影 由于肝癌区的血管一般较丰富，选择性腹腔动脉和肝动脉造影能显示直径在 1cm 以上的癌结节，阳性率达 87%，结合 AFP 检测的阳性结果，常用诊断小肝癌。数字减影肝动脉造影（DSA）可清楚显示 1.5cm 直径的小肝癌。

5. 放射性核素显像 能显示直径在 3~5cm 以上的肿瘤。用^{99m}锝-红细胞作肝血池显像有助于肝癌与肝脓肿、囊肿、血管瘤等良性占位性病变的鉴别。

6. 磁共振显像（MRI） 应用 MRI 能清楚显示肝细胞癌内部结构特征，对显示子瘤和瘤栓有价值。

7. 肝穿刺活检 在超声或 CT 引导下用细针穿刺病变部位，吸取病变组织进行病理学检查，阳性者即可确诊。

8. 剖腹探查 对疑为肝癌的病例，经上述检查仍不能证实或否定，如患者情况许可，应进行剖腹探查以争取早期诊断和手术治疗。

【诊断与鉴别诊断】

一、诊断

具有典型临床表现的病例不难诊断，但往往已到晚期。所以对有肝病史的中年患者，尤其是男性患者，如有不明原因的肝区疼痛、消瘦、进行性肝大，均做 AFP 测定和选做上述其他检查，争取早期诊断。

1. 诊断要点 2001 年中国抗癌协会肝癌专业委员会修订的肝癌临床诊断标准为：①AFP>400μg/L，能排除活动性肝病、妊娠、生殖系胚胎源性肿瘤及转移性肝癌等，并能触及明显肿大、坚硬及有结节状肿块的肝脏或影像学检查有肝癌特征的占位性病变者。②AFP≤400μg/L，能排除活动性肝病、妊娠、生殖系胚胎源性肿瘤及转移性肝癌等，并有两种影像学检查具有肝癌特征的占位性病变；或有两种肝癌标志物阳性及一种影像学检查有肝癌特征的占位性病变者。③有肝癌的临床表现，并有肯定的远处转移灶，能排除继发性肝癌者。

2. 分期 分期是估计预后和选择治疗方法的重要参考依据，具体分期如下：

Ⅰa：单个肿瘤最大直径≤3cm，无癌栓、腹腔淋巴结及远处转移；肝功能分级 Child A。

Ⅰb：单个或两个肿瘤最大直径之和≤5cm，在半肝，无淋巴结及远处转移；肝功能分级 Child A。

Ⅱa：单个或两个肿瘤最大直径之和≤10cm，在半肝，或两个肿瘤最大直径之和≤5cm，在左、右两半肝，无癌栓、淋巴结及远处转移；肝功能分级 Child A。

Ⅱb：单个或多个肿瘤最大直径之和>10cm，在半肝，或多个肿瘤最大直径之和≤10cm，在左、右两半肝，无癌栓、淋巴结及远处转移；肝功能分级 Child A。或肿瘤情况不论，有门静脉分支、肝静脉或胆管癌栓和（或）肝功能分级 Child B。

Ⅲa：肿瘤情况不论，有门脉主干或下腔静脉癌栓、腹腔淋巴结或远处转移之一；肝功能分级 Child A 或 B。

Ⅲb：肿瘤情况不论，癌栓，转移情况不论；肝功能分级 Child C。

二、鉴别诊断

1. 继发性肝癌 肝外癌灶转移至肝者，一般病情发展较缓慢，症状较轻，AFP 检测除少数原发癌在消化道的病例可呈阳性外，一般为阴性。但确诊的关键仍在于病理检查和找到肝外原发癌的证据。

2. 肝硬化 原发性肝癌多发生在肝硬化的基础上，故二者的鉴别常有困难。若肝硬化病例有明显的肝大、质硬的大结节，或肝萎缩变形而影像检查又发现占位性病变，肝癌的可能性很大。

3. 活动性肝病（急性肝炎、慢性肝炎） 肝病活动时血清 AFP 往往呈短期升高，应定期多次测定血清 AFP 和 ALT 进行分析：①AFP 和 ALT 动态曲线平行或同步升高，或 ALT 持续增高至正常的数倍者，则活动性肝病的可能性大；②二者曲线分离，AFP 升高而 ALT 正常或由高降低者，则多考虑原发性肝癌。

4. 肝脓肿 一般有明显的炎症表现，肿大的肝脏表面平滑无结节，触痛明显，白细胞计数升高，超声检查可探得肝内液性暗区。

5. 肝非癌性占位性病变 肝血管瘤、多囊肝、包虫病等可用 CT、放射性核素血池扫描、

MRI、超声检查帮助诊断。

【治疗】

一、治疗思路

早期肝癌和小肝癌以邪实为主，临床表现以肝郁气滞及气滞血瘀为主，可行肝癌治疗性切除术，术后采取疏肝理气活血，佐以健脾和胃，有助于促进患者的术后康复，也可降低患者的复发率。对于只能行姑息性切除术或者无法手术的患者，可采取局部消融治疗、肝动脉化疗栓塞或者放疗，治疗后患者多表现为肝胆湿热，采取清热利湿、疏肝利胆的治疗方法，有助于提高消融、介入以及放疗的治疗效果，减轻副作用。晚期肝癌常表现为邪实与正虚并存，应正邪兼顾，可以改善患者的生活质量。对于并发自发性腹膜炎、肝昏迷的患者，则应根据"急则治其标"的原则进行治疗。

二、西医治疗

1. 手术治疗 手术切除仍是目前根治原发性肝癌的最好方法，凡有手术指征者均应不失时机争取手术切除。手术适应证为：①诊断明确，估计病变局限于一叶或半肝者；②肝功能代偿良好，凝血酶原时间不低于正常的50%，无明显黄疸、腹水或远处转移者；③心、肺和肾功能良好，能耐受手术者。

2. 放射治疗 原发性肝癌对放射治疗不甚敏感，目前趋向于联合化疗，同时结合中药或其他支持治疗，可显著提高疗效。国内外正试用肝动脉内注射Y-90微球、^{131}I-碘化油或放射性核素标记的单克隆抗体或其他导向物质作导向内放射治疗，疗效可能提高。

3. 化学抗肿瘤药物治疗 肝动脉栓塞化疗（TACE）对肝癌有很好的疗效，可明显提高患者的3年生存率，已成为肝癌非手术疗法中的首选方法。其步骤是经皮穿刺股动脉，在X线透视下将导管插至肝固有动脉或其分支，注射抗肿瘤药和栓塞剂。常用的抗肿瘤药有阿霉素（ADM）、顺铂（DDP）、替加氟（FT-207）等；栓塞剂有明胶海绵碎片和碘化油。

4. 生物和免疫治疗 在手术切除或化疗、放疗杀灭大量癌细胞后，应用生物和免疫治疗可巩固和增强疗效。目前多用细胞因子和细胞因子激活的细胞进行免疫治疗，如干扰素、肿瘤坏死因子（TNF）、白介素-2（IL-2）等。

三、中医治疗

（一）辨证论治

1. 肝郁气滞证

症状：胁肋胀痛，走窜不定，疼痛因情志变化而增减，胸闷腹胀，嗳气频作，胀气得嗳气则舒，善太息，纳差，口苦，舌苔薄白，脉弦。

治法：疏肝理气，柔肝止痛。

方药：柴胡疏肝散加减。胁痛明显者，可加青皮、延胡索增强理气止痛之功。

2. 气滞血瘀证

症状：两胁胀痛，腹部结块，推之不移，脘腹胀闷，纳呆乏力，嗳气泛酸，大便不实，舌质红或暗红，有瘀斑，苔薄白或薄黄，脉弦或涩。

治法：疏肝理气，活血化瘀。

方药：逍遥散合桃红四物汤加减。脾气不足者，加黄芪、党参，纳呆者，加山楂、麦芽、鸡内金。

3. 肝胆湿热证

症状：胁肋胀痛，口苦口黏，胸闷纳呆，恶心呕吐，小便黄赤，发热或不发热，身目发黄，舌红，苔黄腻，脉弦滑数。

治法：疏肝利胆，清热利湿。

方药：龙胆泻肝汤加减。兼见发热、黄疸者，加茵陈、黄柏；若大便不通，腹胀腹满者，加大黄、枳实、厚朴。

4. 湿热瘀毒证

症状：胁下结块坚实，痛如锥刺，脘腹胀满，目肤黄染，日渐加深，面色晦暗，肌肤甲错，或高热烦渴，口苦咽干，小便黄赤，大便干黑，舌质红有瘀斑，苔黄腻，脉弦数或涩。

治法：清利湿热，化瘀解毒。

方药：茵陈蒿汤合鳖甲煎丸加减。肝区痛剧者，加乳香、没药、延胡索、郁金等；腹水明显者，加牵牛子、泽兰、大腹皮等。

5. 肝肾阴虚证

症状：腹大胀满，积块膨隆，形体羸瘦，潮热盗汗，头晕耳鸣，腰膝酸软，两胁隐隐作痛，小便短赤，大便干结，舌红少苔或光剥有裂纹，脉弦细或细数。

治法：养阴柔肝，软坚散结。

方药：滋水清肝饮合鳖甲煎丸加减。兼气虚者，加黄芪、太子参；低热者，加青蒿、银柴胡、地骨皮等。

6. 热毒炽盛证

症状：黄疸迅速加重，其色如金，皮肤瘙痒，高热，胁痛腹满，神昏谵语，烦躁抽搐，或见衄血，便血，肌肤瘀斑，舌质红绛，苔黄而燥，脉弦滑或数。

治则：清热解毒，凉血开窍。

方药：《千金》犀角散加减。腹大有水，小便短少，加白茅根、车前草、马鞭草；动风抽搐者，加钩藤、石决明、羚羊角粉，或加服紫雪散。

（二）中药制剂

1. 肝复乐片 功效：化瘀散结，理气健脾，清热解毒。适用于肝郁（瘀）脾虚型原发性肝癌。用法：口服，每次10片，每日3次。

2. 复方木鸡冲剂 功效：扶正，解毒，清热。适用于早期或中期原发性肝癌。用法：口服，每次1袋，每日3次。

3. 斑蝥制剂 如斑蝥素片、羟基斑蝥胺片、复方斑蝥片、复方斑蝥素胶囊、斑蝥注射液、羟基斑蝥胺注射液等，适用于痰瘀结滞者。

4. 莲花片 功效：清热解毒，活血化瘀，软坚散结。适用于原发性肝癌。用法：口服，每次6~8片，每日3次。

【预后】

随着诊断和治疗方法的不断进步，早诊早治者不断增加，早期肝癌的根治切除率和术后五年生存率明显提高，无症状、直径小于4.5cm的小肝癌切除后的五年生存率已高达69.4%。原发性肝癌的预后估计有以下几点：①瘤体小于5cm，能早期手术者预后好；②癌肿包膜完整，尚无癌栓形成者预后好；③机体免疫状态良好者预后好；④合并肝硬化或有肝外转移者预后较差；⑤发生消化道出血、肝癌破裂者预后很差；⑥ALT显著升高者预后差。

【预防与调护】

积极防治病毒性肝炎、肝硬化。注意饮食卫生。应用病毒性肝炎疫苗（乙型）预防肝炎，对原发性肝癌的预防也有积极作用。

在调护方面，应该加强情志调节，情绪的变化对肝病的预后转归尤为重要。其次，要注意饮食调节，既要加强营养，又要切忌辛辣之品，以防化热蕴毒。此外患病期间要注意休息，劳逸结合，谨防伤风感冒。

第十一节　肝硬化

肝硬化（hepatic cirrhosis）是由多种病因引起的慢性进行性肝病，是以肝细胞广泛变性坏死，纤维组织弥漫性增生，假小叶和再生结节为组织学特征，后期使肝脏逐渐变形硬化，肝小叶结构形成和血液循环途径显著改变的疾病。临床上有多系统受累，以肝功能损害和门脉高压为主要表现，晚期常出现上消化道出血、肝性脑病、感染等多种严重并发症。

肝硬化是一种常见的慢性疾病，我国城市50~60岁年龄组男性肝硬化死亡率为112/10万。

肝硬化可分代偿期和失代偿期。代偿期属中医"积聚"范畴；失代偿期，出现腹部膨胀如鼓，伴小便短少、腹壁青筋暴露等，与中医的"水臌"相类似，可归属于"单腹胀""鼓胀"等范畴。此外，还涉及"黄疸""胁痛""水肿""血证"等病证。

【病因病理】

一、西医病因病理

（一）病因及发病机制

1. 病因　引起肝硬化的病因很多，不同地区各不相同，在我国以病毒性肝炎所致的肝硬化为主，西方国家以酒精性肝硬化多见。

（1）病毒性肝炎　乙型和丙型病毒性肝炎可以发展成肝硬化。通常经过数年或数十年的慢性肝炎阶段演变为肝硬化，甲型和戊型病毒性肝炎除重症外，一般不发展为肝硬化。

（2）酒精　在欧美国家因酒精中毒引起者占50%~90%，我国近些年酗酒引起的肝硬化也在逐年增多。每日摄取乙醇50g，达10年以上时，乙醇及其中间代谢产物乙醛的毒性作用引起慢性酒精性肝炎，发展为酒精性肝硬化。

（3）胆汁淤积　慢性持续性肝内胆汁淤滞或肝外胆管阻塞，高浓度、高压力的胆酸和胆红素刺激，可引起肝细胞变性、坏死和肝纤维组织增生，形成肝硬化。

（4）循环障碍　慢性充血性心力衰竭、慢性缩窄性心包炎、肝静脉阻塞综合征（Budd-Chiari综合征），致肝脏长期淤血缺氧，肝细胞变性及纤维化，形成淤血性肝硬化。

（5）**工业毒物或药物**   长期反复接触工业毒物如磷、砷、苯、四氯化碳等，或长期服用双醋酚汀、甲基多巴、四环素、甲氨蝶呤、辛可芬等药物，可引起中毒性肝炎，最后发展为肝硬化。

（6）**遗传和代谢性疾病**   由于先天性遗传缺陷引起物质代谢障碍，某些代谢物质在肝内异常沉积损伤肝细胞而致肝硬化，如铁代谢障碍的血色病（bemochromatosis）、铜代谢障碍的肝豆状核变性（Wilson病）、半乳糖堆积的半乳糖血症和糖原过量积存的糖原累积症等。

（7）**非酒精性脂肪性肝炎（NASH）**   近年来NASH发病率逐年升高。研究表明，约20%NASH可发展为肝硬化，约70%不明原因肝硬化可能由NASH引起。

（8）**免疫疾病**   自生免疫性肝炎及累及肝脏的多种风湿免疫性疾病可进展为肝硬化。

（9）**原因不明**   发病原因一时难以肯定者，称为隐源性肝硬化。

（10）**血吸虫病**   主要由日本血吸虫病引起，血吸虫卵沉积于门静脉分支附近。因大部分地区此病少见，临床上注意筛查。

2. 发病机制   不论引起肝硬化的病因如何，其病理变化和演变过程基本相同：①肝细胞广泛变性、坏死，肝小叶纤维支架塌陷；②残存肝细胞无序性排列再生，形成不规则结节状肝细胞团即再生结节；③在炎症的刺激下，汇管区和肝包膜有大量纤维结缔组织增生，形成纤维束，从汇管区向另一汇管区或向肝小叶中央静脉延伸扩展，形成纤维间隔，包绕再生结节或将残存肝小叶重新改建分割成假小叶，一旦假小叶形成，标志病变已进展至肝硬化。由于上述病理变化反复进行，假小叶越来越多，肝纤维化不断发展，伴有显著的、非正常的血管增殖。肝内门静脉小支、肝静脉小支和肝动脉小支三者之间失去正常关系，并相互之间出现交通吻合支等，这些严重的肝血液循环障碍，不仅是造成门静脉高压的病理基础，而且更加重肝细胞的营养障碍，最终发展至晚期肝硬化。

（二）病理

早期肝脏体积正常或稍大，晚期缩小，重量减轻（可降至1000g以下），质地变硬，包膜增厚，整个肝表面呈颗粒状或小结节状突起，直径多在0.1~0.5cm之间。肝脏一般呈黄褐色，如脂肪变性明显则呈黄色。切面满布与表面相同的圆形或椭圆形结节，结节周围被增生的灰白色纤维组织包绕。

组织形态学上，正常肝小叶结构被破坏，代之以假小叶。假小叶内肝细胞索排列紊乱，肝细胞有不同程度的变形、坏死，小叶内中央静脉偏位、缺如或有两个以上，有时汇管区也被包绕在假小叶内。再生的肝细胞体积增大，核大，染色较深，常有双核出现。假小叶周围的纤维组织间隔较薄，一般均匀一致，内有程度不等淋巴细胞、浆细胞浸润，部分小胆管因受压有淤胆，并有增生的小胆管和无管腔假胆管。

二、中医病因病机

本病的病因主要由于酒食不节、情志失调、虫毒感染，以及黄疸、积聚迁延日久所致，发病与肝、脾、肾三脏受损密切相关。

1. 酒食不节   嗜酒过度，或饮食不节，使脾胃受伤，运化失职，升降失司，酿湿生热，壅塞中焦，土壅木郁，肝失疏泄，气滞血瘀，水湿停聚而致腹部胀大。

2. 情志失调   肝为藏血之脏，性喜条达。情志抑郁，肝气郁结，气机不利，则血行不畅，以致肝络瘀阻。同时，肝气郁结，横逆克脾，运化失职，以致气滞、血瘀与水湿交结渐成本病。故《杂病源流犀烛·肿胀源流》说："鼓胀……或由怒气伤肝，渐蚀其脾，脾虚之极，故阴阳不交，清浊相混，隧道不通……其腹胀大。"

3. 虫毒感染 感染血吸虫，内伤肝脾，肝为藏血之脏，主疏泄条达，伤肝则气滞血瘀；脾主运化、升清，伤脾则升降失常，水湿停聚，而见腹部胀大。正如《诸病源候论·水蛊候》所云："此由水毒气结聚于内，令腹渐大，动摇有声，常欲饮水，皮肤粗黑，如似肿状，名水蛊也。"

4. 他病转化 黄疸、积聚等病日久不愈转化而成。黄疸属湿邪致病，湿邪困脾，土壅木郁，肝脾受损，日久及肾，导致腹部胀大；积证日久，积块增大，影响气血的运行，气血瘀阻，水湿停聚不化，成为本病。《医门法律·胀病论》所说："凡有癥瘕、积块、痞块，即是胀病之根，日积月累，腹大如箕，腹大如瓮，是名单腹胀。"

总之，本病的病位在肝，与脾、肾密切相关，初起在肝、脾，久则及肾。基本病机为肝、脾、肾三脏功能失调，气滞、血瘀、水停腹中。正如《医门法律·胀病论》所说："胀病亦不外水裹、气结、血瘀。"病性多属本虚标实，本虚为肝、脾、肾亏损，标实为气滞、血瘀、水停。晚期水湿郁而化热，蒙蔽心神，引动肝风，迫血妄行，出现神昏、痉厥、出血等危象。

【临床表现】

肝硬化起病隐匿，病程发展缓慢。现在临床上仍将肝硬化分为肝功能代偿期和失代偿期，但两者常界限不明显或重叠出现。

一、代偿期

大部分患者无症状或症状较轻，且缺乏特异性，无症状者占 30%~40%，有症状者可见倦怠乏力，食欲不振，厌食油腻，恶心呕吐，右上腹不适或隐痛，腹胀，轻微腹泻等症状。多呈间歇性，因劳累或伴发病而出现，休息或治疗后可缓解。其中以乏力和食欲减退出现较早且突出。体征多不明显，可有肝肿大及质地改变，部分有脾肿大、肝掌和蜘蛛痣。肝功能正常或有轻度异常。

二、失代偿期

当肝损害持续加重，超过了肝脏的代偿能力时，便进入失代偿期，此期症状明显，主要为肝功能减退和门静脉高压症两大类临床表现，同时可有其他系统症状。

1. 肝功能减退的临床表现

（1）全身症状 一般情况与营养状况较差，消瘦乏力，精神不振，严重者卧床不起，皮肤粗糙，面色黝黑，呈肝病面容，部分有不规则低热和黄疸。

（2）消化吸收不良 常见食欲减退，厌食，勉强进食后上腹饱胀不适，恶心呕吐。对脂肪和蛋白质耐受性差，进食油腻易引起腹泻，严重时出现脂肪泻。上述症状的产生与胃肠道淤血、水肿、炎症，消化吸收障碍和肠道菌群失调有关。

（3）出血及贫血 由于肝功能减退合成凝血因子减少、脾功能亢进和毛细血管脆性增加等原因，患者轻者发生鼻出血、牙龈出血、月经过多、皮肤紫癜等，重者可出现胃肠道黏膜弥漫性出血、尿血、皮肤广泛出血等。部分患者有轻到中度贫血，系营养缺乏、肠道吸收障碍、胃肠道出血和脾功能亢进等因素引起。

NOTE

（4）**内分泌紊乱**　肝功能减退时，对内分泌激素灭能作用减弱，产生各种内分泌代谢紊乱，主要有雌激素、醛固酮及抗利尿激素增多。雌激素增多时，通过负反馈机制抑制腺垂体分泌功能，从而影响垂体-性腺轴或垂体-肾上腺皮质轴的功能，导致雄性激素减少，肾上腺糖皮质激素有时亦减少。由于雄、雌激素平衡失调，男性患者常有性欲减退、睾丸萎缩、毛发脱落及乳房发育等；女性患者有月经不调、闭经、不孕等。在面、颈、上胸、背部、两肩及上肢等上腔静脉引流区域出现蜘蛛痣和毛细血管扩张，手掌大、小鱼际肌和指端腹侧部斑状发红，称为肝掌，一般认为，蜘蛛痣及肝掌的出现与雌激素增多有关。当肝功能损害严重时，蜘蛛痣的数目可增多、增大，肝功能好转则可减少、缩小或消失。肾上腺糖皮质激素减少时，患者面部和其他暴露部位，可见皮肤色素沉着。醛固酮增多使远端肾小管对钠重吸收增加，抗利尿激素增多使集合管对水分吸收增加，钠、水潴留使尿量减少和浮肿，再加上低蛋白血症，这些原因对腹水的形成和加重起重要促进作用。由于肝糖原储备不足或对胰岛素分解代谢减弱，可致低血糖。

2. 门静脉高压症的临床表现　脾肿大、侧支循环的建立和开放、腹水是门静脉高压症的三大临床表现。尤其是侧支循环的建立和开放，对门静脉高压的诊断有特征性意义。

（1）**脾肿大**　主要由于门静脉压增高后脾脏慢性淤血，脾内纤维组织增生所致。一般为轻、中度肿大，部分可平脐或达到脐下。并发脾周围炎时可有上腹部隐痛或胀痛；晚期伴脾功能亢进，有红、白细胞和血小板计数减少等。

（2）**侧支循环的建立和开放**　门静脉与体静脉之间有广泛的交通侧支，在门静脉压升高，超过 10mmHg 时，为了使淤滞在门静脉的血液回流，这些侧支开放，血液强行通过一些侧支回流心脏，而使这些侧支血流量增大而变粗。临床上有三大重要的侧支开放。①食管下段与胃底静脉曲张：由门静脉系的胃冠状静脉等与腔静脉系的肋间静脉、食管静脉、奇静脉等开放沟通。这些曲张静脉由不结实的黏膜下层组织支持，经常受到食物的摩擦和反流至食管酸性胃液的侵蚀，容易发生破裂而出血，严重者可以致死。②腹壁静脉曲张：门静脉高压时由于脐静脉重新开放，与副脐静脉、腹壁静脉等连接，在脐周和腹壁可见迂曲的静脉，以脐为中心向上及下腹延伸，脐周静脉出现异常明显的曲张，状若"水母头"。③痔静脉曲张：由门静脉系的直肠（痔）上静脉与腔静脉系的直肠（痔）中、下静脉沟通，形成痔核，破裂时可发生便血。

此外，肝与膈，脾与肾韧带，腹腔器官与腹膜后组织间的静脉也可相互连接。

（3）**腹水**　腹水是肝硬化代偿功能减退最突出的体征，提示已属失代偿期。少量腹水可无明显症状；大量腹水可使腹部明显膨隆，腹壁紧张发亮，脐外凸。

肝硬化腹水的发生机制比较复杂，最基本因素是门静脉高压、肝功能障碍、血浆胶体渗透压降低。①门静脉压力增高：门静脉压力超过 12mmHg 时，腹腔内脏毛细血管床静水压增高，组织液回吸收减少而漏入腹腔。②血浆胶体渗透压降低：当肝功能严重损害时，合成白蛋白的功能减退发生低蛋白血症，血浆胶体渗透压下降，致血管内液体进入组织间隙形成水肿，漏入腹腔形成腹水。③淋巴液生成过多：肝静脉回流受阻时，血浆自肝窦壁渗透至 Disse 间隙，产生大量的淋巴液，当超过胸导管的引流容量时，淋巴液从肝包膜表面和肝门淋巴管壁溢出，形成腹水。④肾性因素：肝硬化时有效循环血容量减少，肾灌注不足，肾小球滤过率下降，近端肾小管对钠重吸收增加。⑤内分泌因素：继发醛固酮增多、抗利尿激素分泌增多，前列腺素、心房钠尿肽等减少，促使钠水潴留和腹水形成。

部分腹水患者还伴有胸水，是因腹水通过膈淋巴管进入胸腔所致，多见于右侧胸腔。

3. 肝脏体征　肝脏的大小、硬度与平滑程度不一，与肝内脂肪浸润的多少、肝细胞再生、纤维组织增生和收缩的程度有关。早期肝脏肿大，表面光滑，质地中等硬度；晚期缩小、坚硬，表面不平，呈结节状，一般无压痛，但当肝细胞进行性坏死或炎症时可有压痛及叩击痛。

三、并发症

1. 上消化道出血　是肝硬化最常见的并发症。多由食管下段、胃底静脉曲张破裂所致，多突然发生大量呕血或黑便，常引起失血性休克或诱发肝性脑病。部分患者系并发急性胃黏膜病变或消化性溃疡所致。

2. 肝性脑病　是肝硬化最严重的并发症，亦是最常见的死亡原因（详见本节附篇）。

3. 感染　肝硬化失代偿期由于免疫功能低下，以及门体静脉间侧支循环的建立，增加了病原微生物进入人体的机会，故易并发细菌感染，如肺部、腹腔、泌尿系等感染。自发性细菌性腹膜炎（spontaneous bacterial peritonitis，SBP）是常见且严重的并发症，典型患者出现发热、腹痛、腹胀，腹围迅速增大，腹壁有压痛和反跳痛，腹水混浊，蛋白含量高，含有大量中性粒细胞，培养可有细菌生长。少数患者可无腹痛、发热，出现低血压或休克、顽固性腹水和进行性肝功能衰竭。

4. 原发性肝癌　肝硬化易并发肝癌，如肝硬化患者在积极治疗下病情仍迅速发展与恶化，肝脏进行性增大，腹水呈血性，持续肝区疼痛，出现不规则的发热等，应怀疑并发原发性肝癌，需做进一步检查。

5. 肝肾综合征　肝硬化晚期合并顽固腹水时可发生肝肾综合征，其临床特征为自发性少尿或无尿、氮质血症、稀释性低钠血症和低尿钠。此时，肾脏无器质性病变，故亦称为功能性肾衰竭。此症若持续存在和发展，也可以产生肾脏实质性损害，致急性肾衰竭，预后较差。其发病与下列因素有关：因大量腹水时饮食减少，呕吐、泄泻或利尿剂使用不当，使循环血容量减少，肾有效血容量不足，肾小球滤过率下降；肝功能衰竭时，肝脏对血液中有毒物质清除力减弱，加重了肾的损害。

6. 肝肺综合征　排除原发心肺疾患，系基础肝病之上，而致肺内血管扩张和动脉血氧合功能障碍，如 $PaO_2 < 10kPa$ 应高度怀疑肺肝综合征。

7. 胆石症　肝硬化患者大约30%可出现胆石症。可能与胆汁酸减少、库普弗细胞减少、脾功能亢进和雌激素灭活作用减退有关。

8. 电解质和酸碱平衡紊乱　肝硬化患者在腹水出现前即有电解质紊乱，出现腹水或其他并发症后更趋明显。常见的电解质紊乱有：①低钠血症：长期钠摄入不足，长期利尿或大量放腹水导致钠丢失，抗利尿激素增多致水潴留超过钠潴留（稀释性低盐）。②低钾低氯血症与代谢性碱中毒：由于摄入不足、呕吐腹泻、继发性醛固酮增多、长期应用利尿剂等均可使血钾和血氯减少；长期静脉注射高渗葡萄糖注射液或应用肾上腺皮质激素加重血钾降低，低钾、低氯血症可导致代谢性碱中毒，并诱发肝性脑病。

9. 门静脉血栓形成或海绵样病　因门静脉系统血流淤滞而缓慢，血栓逐渐形成，多由影像学检查发现，患者急性或亚急性发作时，可出现不同程度的腹胀痛、肠坏死、消化道出血及肝性脑病等。因门静脉炎、血栓形成、红细胞增多、肿瘤侵犯等原因，导致肝门或肝门内经脉分支阻塞，使门静脉的血管瘤多发，称为门静脉海绵样病变，

【实验室及其他检查】

1. 血常规　在代偿期多正常，失代偿期有不同程度的贫血。脾功能亢进时，白细胞及血

小板计数均见减少，后者减少尤为明显。

2. 尿常规 代偿期一般无明显变化，失代偿期有时可有蛋白及管型和血尿。有黄疸时可出现胆红素，并有尿胆原增加。

3. 肝功能试验 肝功能很复杂，临床试验方法虽多，但仍难以全面反映全部功能状态。临床常用的每种试验，只能反映肝功能的某一个侧面，故应进行多个侧面试验并结合临床综合分析判断。

（1）血清酶学试验 ①血清氨基转移酶：代偿期正常或轻度增高；失代偿期可有轻度或中度升高，一般以血清丙氨酸氨基转移酶（ALT）升高较显著。肝细胞广泛坏死时，天门冬氨酸氨基转移酶（AST）活力可高于 ALT，AST/ALT 比值升高。②腺苷脱氨酶（ADA）：失代偿期可升高，其阳性率明显高于转氨酶，在酒精中毒性肝硬化升高更明显。③胆碱酯酶（ChE）：失代偿期活力下降，若极度下降提示预后不良。④凝血酶原时间：肝功能代偿期多正常，失代偿期则有不同程度延长。

（2）胆红素代谢 失代偿期血清胆红素半数以上增高，有活动性肝炎或胆管阻塞时，直接胆红素可以增高。

（3）蛋白质代谢 肝功能受损时，血清白蛋白（A）合成减少而球蛋白（G）增加，白蛋白与球蛋白比值（A/G）降低或倒置。血清蛋白电泳显示白蛋白降低，α_1、α_2、β 球蛋白也有降低倾向，γ 球蛋白（γ-G）升高。

（4）脂肪代谢 肝功能代偿期，血中胆固醇多正常或偏低，失代偿期总胆固醇特别是胆固醇脂常低于正常。

（5）摄取、排泄功能试验 肝硬化失代偿期，靛氰氯（ICG）滞留率试验，滞留率增高；利多卡因试验，摄取率降低。

（6）肝纤维化血清学检测 血清Ⅲ前胶原肽（PⅢP）、透明质酸（HA）、层黏蛋白（LN）、Ⅳ型胶原浓度增高。此外，肝纤维化时脯氨酸羟化酶（PH）、单胺氧化酶（MAO）等亦可增高。

4. 腹水检查 腹水呈淡黄色漏出液，外观透明。如并发 SBP 时，其透明度降低，比重增高，一般>1.018。利凡他试验阳性，白细胞数增多，常在 $500×10^6/L$ 以上，其中中性粒细胞（PMN）计数大于 $250×10^6/L$，腹水培养可有细菌生长。腹水呈血性应高度怀疑癌变，应做细胞学检查。

5. 免疫功能检查 细胞免疫检查约半数以上患者的 T 淋巴细胞数低于正常，T 细胞分化抗原测定 CD_3、CD_4、CD_8 降低。体液免疫显示血清免疫球蛋白 IgG、IgA、IgM 均可增高，通常与 γ 球蛋白的升高相平行。其增高机理系由于肠源性多种抗原物质吸收至肝后不能被降解，或通过侧支循环直接进入体循环，引起的免疫反应。部分患者还可出现非特异性自身抗体，如抗核抗体、平滑肌抗体、线粒体抗体和抗肝细胞特异性脂蛋白抗体等。病因为病毒性肝炎者，有关肝炎病毒标志物呈阳性反应。

6. 影像学检查 ①X 线检查：食管静脉曲张时，曲张静脉高出黏膜表层，导致钡剂在黏膜表层分布不均，呈现虫蚀状或蚯蚓状充盈缺损以及纵行黏膜皱襞增宽。胃底静脉曲张时，可见菊花样缺损。②CT 和 MRI 检查：早期肝肿大，晚期缩小，肝左、右叶比例失调，右叶萎缩，左叶代偿性增大，肝表面不规则，脾肿大，出现腹水等。③B 型超声波检查：可显示肝大小、外形改变和脾肿大，门静脉高压时门静脉主干内径>13mm，脾静脉内径>8mm，有腹水时可在腹腔内见到液性暗区。④彩色多普勒：显示肝内血流动力学改变。⑤放射性核素肝脾扫描：可见肝摄取核素减少，呈现核素稀疏和分布不规则图像，脾核素浓集。

7. 内镜检查 纤维胃镜可直接观察食管及胃底静脉曲张的程度与范围，其准确率较 X 线高。在并发上消化道出血时，急诊胃镜可查明出血部位，并进行治疗。腹腔镜检查可直接观察肝脏表面情况、边缘及脾脏情况，并可在直视下有选择性地穿刺活检，对鉴别肝硬化、慢性肝炎、原发性肝癌以及明确肝硬化的病因都有重要意义。

8. 肝活组织检查 可见肝细胞变性坏死，纤维组织增生，假小叶形成。此检查不仅有确诊的价值，也可以了解肝硬化的组织学类型、肝细胞损害和结缔组织形成的程度，有助于决定治疗和判断预后，但需严格掌握指征。

【诊断与鉴别诊断】

一、诊断

（一）诊断依据

1. 主要指征 ①内镜或食道钡剂 X 线检查发现食管静脉曲张。②B 超提示肝回声明显增强、不均、光点粗大；或肝表面欠光滑，凹凸不平或呈锯齿状；或门静脉内径>13mm；或脾脏增大。③腹水伴腹壁静脉怒张。④CT 显示肝外缘结节状隆起，肝裂扩大，左右肝叶比例失调，右叶常萎缩，左叶及尾叶代偿性增大。⑤腹腔镜或肝穿刺活组织检查诊为肝硬化。以上除⑤外，其他任何一项结合次要指征，可以确诊。

2. 次要指征 ①实验室检查：一般肝功能异常（A/G 倒置、蛋白电泳 A 降低、γ-G 升高、血清胆红素升高、凝血酶原时间延长等），或 HA、PⅢP、MAO、ADA、LN 增高。②体征：肝病面容（脸色晦暗无华），可见多个蜘蛛痣，肝掌，黄疸，下肢水肿，肝脏质地偏硬，脾大，男性乳房发育。以上化验及体征所列，不必悉备。

（二）病因诊断

1. 肝炎后肝硬化 需有乙肝和（或）丙肝标志物阳性，或有明确重症肝炎史。

2. 酒精性肝硬化 需有长期大量嗜酒史（每天摄取乙醇 50g，10 年以上）。

3. 血吸虫性肝纤维化 需有慢性血吸虫病史。

4. 其他病因引起的肝硬化 需有相应的病史及诊断，如长期右心衰竭或下腔静脉阻塞、长期使用损肝药物、自身免疫性疾病、代谢障碍性疾病等。

对代偿期患者的诊断常不容易，因临床表现不明显，对可疑者应定期追踪观察，必要时进行肝穿刺活组织病理检查才能确诊。

二、鉴别诊断

1. 与其他原因引起的肝肿大鉴别 如慢性肝炎、原发性肝癌、血吸虫病、华支睾吸虫病、脂肪肝、肝囊肿、结缔组织病等。

2. 与其他原因引起的脾肿大鉴别 如慢性血吸虫病、慢性粒细胞白血病、霍奇金淋巴瘤、黑热病等。

3. 与其他原因引起的腹水鉴别 如结核性腹膜炎、慢性肾小球肾炎、缩窄性心包炎、腹内肿瘤、卵巢癌等。

NOTE

4. 肝硬化并发症的鉴别　上消化道出血应与消化性溃疡、糜烂性出血性胃炎、胃癌相鉴别；肝性脑病应与尿毒症、糖尿病酮症酸中毒等鉴别。

【治疗】

一、治疗思路

到目前为止，肝硬化尚无切实有效的治疗方法，因此，重在积极预防和治疗慢性肝病，预防本病的发生。一旦发生应及时治疗，以保护肝细胞，改善肝功能，防止并发症，延长代偿期。中医药治疗着眼于肝气郁滞、瘀血阻络、正气亏虚的状态演变过程，抓住"瘀""郁""虚"三个主要病机，分清主次，采取疏肝解郁，配以活血化瘀、软坚散结、调补正气的治法，分阶段、有步骤地进行治疗，尤其抓住活血化瘀的核心病机。代偿期以健脾疏肝、行气活血为主，失代偿期则当健脾补肝益肾，行气活血利水。失代偿期，尤其是腹水较多者，采用西药利尿，间断补充白蛋白、氨基酸，同时加用咸寒软坚的中药可加快腹水的消退，继而用补气健脾、补肾利水药，以防止腹水再发。

二、西医治疗

（一）一般治疗

1. 休息　肝功能代偿期病人可参加一般轻工作，避免过度劳累；失代偿期有肝功能异常和并发症者，则应卧床休息。

2. 饮食　饮食以高热量、高蛋白和维生素丰富而易消化的软食为宜，禁酒。肝功能显著损害或有肝性脑病先兆时，应限制或禁止蛋白质的摄入；有腹水时应低盐或无盐饮食；避免进坚硬、粗糙的食物。

3. 支持治疗　失代偿期多有恶心、呕吐、进食减少，宜静脉输入高渗葡萄糖，以补充机体必需的热量，输液中可加入维生素、胰岛素、氯化钾等。应特别注意维持水、电解质和酸碱平衡。病情重者酌情应用氨基酸、新鲜血浆、白蛋白。

（二）药物治疗

1. 抗病毒治疗　对于乙肝病毒感染的患者，应积极地抗病毒治疗，不宜使用干扰素，首选替诺福韦、恩替卡韦等核苷类似物，一般需长期服用。强调乙肝引起的肝硬化失代偿期患者，无论转氨酶水平如何，只要 HBV-DNA 阳性，必须予以抗病毒治疗方案。

2. 维生素类　维生素 C 和维生素 B 族制剂，有去脂、促进核蛋白形成、促进细胞代谢、解毒及预防肝细胞坏死的作用。维生素 C，每次 0.2g，每日 3 次；复合维生素 B，每次 2 片，每日 3 次。若慢性营养不良者，可适当补充维生素 B_{12} 和叶酸。

3. 增强抗肝脏毒性和促进肝细胞再生的药物　常用药如益肝灵（水飞蓟宾片），每次 2 片，每日 3 次；肌苷，每次 200~400mg，每日 3 次；甘草甜素片，宜用于早期肝硬化患者；还原型谷胱甘肽，可起到解毒作用。

4. 抗纤维化药物　如秋水仙碱每日 1mg，分 2 次服，每周服药 5 天。由于需长期服用，应注意消化道反应及粒细胞减少的副作用。其他如活血化瘀软坚的中药丹参、桃仁等提取物等。

5. 抗脂肪肝类药物　多烯磷脂酰胆碱能去除肝内沉积的脂肪，可用复方胆碱，每次 2 片，每日 3 次。或选用甲硫氨基酸、肌醇等。

（三） 腹水的治疗

1. 限制钠水的摄入 一般给低盐饮食，每日摄入钠盐 500~800mg（氯化钠 1.2~2g）；进水量限制在每天 1000mL 左右，如有显著低钠血症时应限制在 500mL 以内。

2. 利尿剂 目前主张联合用药、小量开始、逐渐加量、间歇给药。选醛固酮拮抗剂螺内酯与呋塞米联合应用，既能提高疗效，又可减少电解质紊乱。开始用螺内酯 100mg/d，数天后加呋塞米 40mg/d。如疗效不佳，可按 5∶2 比例逐渐增加两种药的剂量，最大剂量螺内酯 400mg/d 和呋塞米 160mg/d。由于呋塞米排钾又排钠，故单独应用时应补充氯化钾。腹膜重吸收腹水的能力有限，若每日利尿量大于腹膜对腹水的最大吸收量时，可使细胞外液减少，导致有效血容量与肾血流量减低，可诱发肝肾综合征和肝性脑病，所以用利尿剂以体重每天下降不超过 0.5kg 为宜。

3. 提高血浆胶体渗透压 每周定期、少量、多次静脉输注白蛋白、血浆或新鲜血液，提高血浆胶体渗透压，增加有效血容量，提高利尿药的疗效。

4. 放腹水同时补充白蛋白 对于难治性腹水患者，可采用大量放腹水加输注白蛋白疗法。1~2 小时内放腹水 4~6L，同时输注白蛋白 8~10g/L，至腹水消失。此法具有疗程短、并发症少的优点。注意不宜用于有严重凝血障碍，肝性脑病，上消化道出血等情况的患者。

5. 腹腔-颈静脉引流 又称 Le Veen 引流法。采用装有单向阀门的硅胶管，一端固定在腹腔内，另一端插入颈内静脉，利用腹-胸腔压力差，将腹水引向上腔静脉。本法有腹水漏、肺水肿、DIC 等并发症。

6. 经颈静脉肝内门体分流术（TIPS） 以血管介入方法在肝内的门静脉分支和肝静脉分支间建立分流通道，可有效降低门静脉压，纠正脾功能亢进，可用于门静脉压增高明显的难治性腹水，但术后易发生肝性脑病。

7. 肝移植 顽固性腹水是肝移植优先考虑的适应证。

（四） 并发症治疗

1. 上消化道出血 详见"上消化道出血"节。

2. 肝性脑病 见本节附篇。

3. 肝肾综合征 在积极改善肝功能的前提下，可采取以下措施：①早期预防和消除诱发肝肾衰竭的因素，如感染、出血、电解质紊乱、不适当的放腹水、强烈利尿等；②避免使用损害肾脏的药物；③严格控制输液量，量出为入，纠正水、电解质和酸碱失衡；④静脉输入右旋糖酐、白蛋白或浓缩腹水回输，提高有效循环血容量，改善肾血流，在此基础上应用利尿剂；⑤使用血管活性药物，如八肽加压素、多巴胺等，能改善血流量，增加肾小球滤过率，降低肾小管阻力。

4. 胆石症 应以内科保守治疗为主，肝功能损害越严重者，越应避免手术治疗。

5. 肝肺综合征 早期肝硬化患者为了提高血氧浓度，可以予以吸氧或高压氧治疗。

6. 自发性细菌性腹膜炎 一旦诊断成立，应早期、联合、足量应用抗感染药物治疗。优先选用主要针对革兰阴性杆菌并兼顾革兰阳性球菌的抗感染药物，如头孢三代、喹诺酮类等，选择 2~3 种联合应用，待细菌培养结果出来后调整抗感染药物。由于本病易复发，用药时间不少于 2 周。

7. 门静脉血栓形成 可以选择抗凝、溶栓及 TIRS 等治疗手段。

（五） 肝移植

肝移植是晚期肝硬化的最佳选择，掌握手术时机和做好术前准备可提高手术存活率。

NOTE

（六）门脉高压症的手术治疗

手术治疗通过切断或减少曲张静脉的血流来源，降低门静脉压力和消除脾功能亢进，有各种断流、分流术和脾的切除术。用于反复和难治性食管胃底静脉曲张破裂大出血伴脾功能亢进者。手术预后与手术时机选择密切相关。

三、中医治疗

（一）辨证论治

1. 气滞湿阻证

症状：腹大胀满，按之软而不坚，胁下胀痛，饮食减少，食后胀甚，得嗳气或矢气稍减，小便短少，舌苔薄白腻，脉弦。

治法：疏肝理气，健脾利湿。

方药：柴胡疏肝散合胃苓汤加减。

2. 寒水困脾证

症状：腹大胀满，按之如囊裹水，甚则颜面微浮，下肢浮肿，怯寒懒动，精神困倦，脘腹痞胀，得热则舒，食少便溏，小便短少，舌苔白滑或白腻，脉缓或沉迟。

治法：温中健脾，行气利水。

方药：实脾饮加减。若浮肿较甚，尿少者，加猪苓、肉桂、泽泻行水利尿。

3. 湿热蕴结证

症状：腹大坚满，脘腹撑急，烦热口苦，渴不欲饮，或有面目肌肤发黄，小便短赤，大便秘结或溏滞不爽，舌红，苔黄腻或灰黑，脉弦滑数。

治法：清热利湿，攻下逐水。

方药：中满分消丸合茵陈蒿汤加减。腹胀甚，腹水不退，尿少便秘者，可用舟车丸、甘遂或禹功散等攻下逐水，但此类药作用峻烈，中病即止，不可久服。

4. 肝脾血瘀证

症状：腹大胀满，脉络怒张，胁腹刺痛，面色晦暗黧黑，胁下癥块，面颈胸壁等处可见红点赤缕，手掌赤痕，口干不欲饮，或大便色黑，舌质紫黯，或有瘀斑，脉细涩。

治法：活血化瘀，化气行水。

方药：调营饮加减。

5. 脾肾阳虚证

症状：腹大胀满，形如蛙腹，朝宽暮急，神疲怯寒，面色苍黄或㿠白，脘闷纳呆，下肢浮肿，小便短少不利，舌淡胖，苔白滑，脉沉迟无力。

治法：温肾补脾，化气利水。

方药：附子理中汤合五苓散加减。神疲乏力、肾阳虚衰较甚，症见面色㿠白，怯寒肢冷，腰膝酸软者，可改用济生肾气丸。

6. 肝肾阴虚证

症状：腹大胀满，甚或青筋暴露，面色晦滞，口干舌燥，心烦失眠，牙龈出血，时或鼻衄，小便短少，舌红绛少津，少苔或无苔，脉弦细数。

治法：滋养肝肾，化气利水。

方药：一贯煎合膈下逐瘀汤加减。

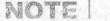

（二）常用中药制剂

1. 大黄䗪虫丸　功效：活血化瘀，通经消癥。适用于慢性活动性肝炎、肝硬化等。用法：口服，每次 1 丸（3g），每日 3 次。

2. 鳖甲煎丸　功效：扶正祛邪，消癥化结。适用于慢性肝炎、肝硬化、晚期血吸虫病、疟疾所致肝脾肿大等。用法：口服，每次 3g，每日 3 次。

3. 护肝片　功效：疏肝理气，健脾消食。适用于慢性肝炎、迁延性肝炎及早期肝硬化。用法：口服，每次 4 片，每日 3 次。

4. 五皮丸　功效：利水渗湿，健脾消肿。适用于肝硬化腹水等。用法：口服，每次 9g，每日 2 次。

【预后】

本病的预后因病因、病变类型、肝功能代偿的程度以及有无并发症而有所不同。血吸虫性肝硬化、酒精性肝硬化、循环障碍引起的肝硬化等，如未进展至失代偿期，在积极治疗原发病消除病因后，病变可趋停止，预后较病毒性肝硬化好。Child-Pugh 分级（见表 3-7）有助于判断预后，Child-Pugh 分级 A 级预后最好，C 级预后最差。

表 3-7　Child-Pugh 分级

项目	分数		
	1	2	3
肝性脑病（期）	无	1~2	3~4
腹水	无	轻度	中~重度
胆红素（μmol/L）	<34	34~51	>51
白蛋白（g/L）	≥35	28~35	≤28
凝血酶原时间（秒）	≤14	15~17	≥18

注：根据 5 项总分判断分级：A 级 5~8 分，B 级 9~11 分，C 级 12~15 分。

【预防与调护】

1. 肝硬化在我国最常见的病因是病毒性肝炎，故积极防止病毒性肝炎，尤其是慢性乙型肝炎，是防止肝硬化的关键。早期发现病毒性肝炎，积极给予治疗。加强饮食卫生，严格执行器械消毒常规，对易感人群注射乙肝疫苗。

2. 加强劳动保护，防止工农业化学物品中毒，节制饮酒，防治血吸虫病，避免使用对肝脏损伤的药物。

3. 肝硬化病人以清淡、富有营养而易消化的饮食为宜，忌食粗糙、质硬及辛辣油腻的食品，严禁饮酒。

4. 保持心情愉快，避免情志激动。注意保暖，防止正虚邪袭，以免引起发热。用药要"少而精"，不要过多地使用"保肝药"，以免加重肝脏的负担。

附　肝性脑病

肝性脑病（hepatic encephalopathy，HE）又称为肝性昏迷（hepatic coma），是严重肝病引起，以代谢紊乱为基础的中枢神经系统功能失调综合征，以意识障碍、行为失常和昏迷为主要临床表现。肝性脑病是肝硬化最严重的并发症，也是最常见的死因。

肝性脑病可归属于中医"昏迷""神昏"等范畴。

【病因病理】

一、西医病因病理

（一）病因及发病机制

大部分肝性脑病是由于各种类型肝硬化引起，其中以病毒性肝炎后肝硬化最常见。肝性脑病常有明显的诱因，如上消化道出血、感染、大量排钾利尿、放腹水、高蛋白饮食、外科手术、安眠镇静药、麻醉药、饮酒、便秘等。

肝性脑病的发病机制尚未完全明了，普遍认为本病的病理生理基础是肝功能衰竭和门腔静脉之间有手术分流或自然形成的侧支循环，使来自肠道的许多毒性代谢产物，未被肝脏解毒和清除，经侧支进入人体循环，透过血脑屏障而至脑部，引起大脑功能紊乱。有关肝性脑病的发病机理主要有以下几种学说。

1. 氨中毒学说 氨是机体正常代谢过程中的产物，正常情况下血氨的生成与清除保持动态平衡。血液中的氨主要来自胃肠道、肾和骨骼肌，而胃肠道是氨进入身体的主要门户。绝大多数来自肠道的氨，在肝经鸟氨酸代谢，合成尿素而解毒。当肝功能衰竭时，肝将氨合成尿素的能力减退，或门体分流存在时，肠道的氨未经肝解毒而直接进入体循环，使血氨升高。故消化道大出血或摄取大量动物蛋白时，氨产生增多，可诱发肝性脑病。氨对脑组织的毒性作用在于使三羧酸循环受阻，ATP 生成减少而消耗过多，干扰了脑细胞的能量代谢，影响脑细胞的兴奋性而昏迷。

2. 假性神经递质学说 食物中的芳香族氨基酸如酪氨酸、苯丙氨酸等，经肠菌脱羧酶的作用分别转化为苯乙胺和酪胺。正常人这两种芳香胺在肝脏被单胺氧化酶分解清除，在肝功能衰竭或有门体分流时，血中这两种胺增多，进入脑组织增多，在脑干网状结构的神经细胞内，经 β-羟化酶的作用下，生成苯乙醇胺和羟苯乙醇胺。这两种物质化学结构与正常神经递质去甲肾上腺素和多巴胺相似，因此称为假神经递质。当假神经递质被脑细胞摄取并取代突触中的正常递质，则脑干网状结构上行激动系统的唤醒功能不能维持，出现昏迷。

3. γ-氨基丁酸/苯二氮䓬（GABA/BZ）神经递质 大脑神经元表面 GABA 受体与 BZ 受体、巴比妥受体紧密相连，组成 GABA/BZ 复合体，共同调节氯离子通道。复合体中任一受体被激活均可促使氯离子内流而使神经传导被抑制。肝功能衰竭时，血氨升高，脑星形胶质细胞 BZ 受体表达上调，导致肝性脑病发生。

4. 氨基酸代谢失衡学说 正常人血浆芳香氨基酸（AAA）如苯丙氨酸、色氨酸、酪氨酸等，与支链氨基酸（BCAA）缬氨酸、亮氨酸、异亮氨酸等保持一定比例进行代谢，两者比值（BCAA/AAA）为 3~3.5。当肝功能衰竭时，血浆 AAA 增多而 BCAA 减少，AAA 更多地进入脑组织，脑中增多的色氨酸可衍生 5-羟色胺，5-羟色胺属抑制性神经递质，使脑功能紊乱出现意识障碍和昏迷。

此外，肝实质损害时硫醇、短链脂肪酸代谢障碍、锰离子异常排泄也可诱发肝性脑病。

（二）病理

急性肝功能衰竭所致的肝性脑病患者的脑常无明显解剖异常，但 38%~50% 有脑水肿，可能是本病的继发性改变。慢性肝性脑病患者可出现大脑和小脑灰质以及皮质下组织的原浆性星形细胞肥大和增多，病程较长者则大脑皮质变薄，神经元及神经纤维消失，皮质深部有片状坏死，甚至小脑和基底部也可累及。

二、中医病因病机

1. 外邪侵袭 素患肝病，湿热内蕴，又复感外邪，外邪化热入里，热结胃肠，上扰神明；或热入营血，内陷心包，出现神识迷蒙、昏迷。

2. 饮食不节 嗜酒过度，或恣食肥甘厚味，损伤脾胃，脾失健运，聚湿成痰，痰湿上蒙清窍；或痰湿郁而化热，痰热蒙蔽清窍，神识昏迷而成本病。

3. 久病失治 积聚、鼓胀、黄疸等病失治或误治，湿热邪毒炽盛，邪毒熏蒸，内陷心包，引动肝风出现神昏、抽搐等。

4. 阴阳两竭 素体气阴不足，又攻逐太过，亡阴亡阳；或暴然呕血、便血，气随血脱；或邪盛正虚，正不胜邪，阳气外脱，均可致神明失用而成本病。

总之，本病的病位在脑，与心、肝、脾密切相关。基本病机是湿浊、痰热、毒火蒙蔽清窍，或气阴两脱，神明失用。

【临床表现】

为了便于观察病情、早期诊断和指导治疗，根据肝性脑病意识障碍程度、神经系统表现和脑电图的改变，自轻微精神改变到深度昏迷，分为五期。

0期（潜伏期） 又称轻微肝性脑病，无行为、性格的异常，无神经系统病理征，脑电图正常，只在心理或智力测试时有轻微异常。

1期（前驱期） 轻度性格改变和行为异常，如精神欣快，易激动，有时抑郁，淡漠少言，行为偶失常态，衣冠不整或随地便溺，回答问题尚准确，有时吐词不清而缓慢。可有扑翼样震颤（嘱患者平伸双臂，肘关节固定，手掌向背侧伸展，手指分开时，可见手向外侧偏斜，掌指关节、腕关节甚至肘与肩关节不规则地扑击样抖动）。脑电图多正常。此期可数天至数周，因症状不明显易被忽视。

2期（昏迷前期） 以意识错乱、睡眠障碍及行为反常为主。定向力和理解力减退，对时、地、人的概念混乱，不能完成简单的运算和智能活动。言语不清，举止反常，书写障碍，步履不稳。嗜睡与兴奋交错，睡眠多有倒错，昼睡夜醒，可见幻觉，兴奋狂躁，酷似精神分裂症。此期有扑翼震颤，脑电图不正常，有明显的神经体征（病理反射阳性）。

3期（昏睡期） 以昏睡和严重精神错乱为主，各种神经体征持续或加重。患者大部分时间呈昏睡状态，但可以唤醒。醒时可应答各种问话，常有神志不清和幻觉，扑翼震颤明显，肌张力增强，四肢被动运动有抵抗。锥体束征呈阳性，脑电图异常。

4期（昏迷期） 是意识障碍的最严重阶段，患者意识完全丧失，不能唤醒。此期又分为浅昏迷和深昏迷。浅昏迷对痛刺激有反应，腱反射和肌张力亢进；深昏迷各种反射消失，肌张力低下，瞳孔散大，可出现阵发性抽搐、踝阵挛和换气过度，脑电图明显异常。

此外，肝功能损害严重的肝性脑病患者，还可有其他表现，如黄疸、肝臭、出血倾向、腹水、感染、肝肾综合征及脑水肿等。

【实验室及其他检查】

1. 血氨 正常人空腹静脉血氨为 $40\sim70\mu g/dL$，动脉血氨含量为静脉血氨的 $0.5\sim2$ 倍。慢

NOTE

性肝性脑病尤其是门体分流性脑病患者血氨增高，急性肝功能衰竭所致的脑病血氨多正常。

2. 脑电图检查　前驱期脑电图多在正常范围内，从昏迷前期到昏迷期脑电图明显异常。典型改变为节律变慢，出现普遍性每秒 4~7 次的 δ 波或三相波，有的也出现每秒 1~3 次的 δ 波。昏迷时出现高波幅的 δ 波，每秒少于 4 次。

3. 诱发电位　由各种外界刺激经感受器传入大脑神经元网络后，产生同步放电反应，根据刺激的不同，可分为视觉诱发电位（VEP）、听觉诱发电位（AEP）和躯体感觉诱发电位（SEP）。诱发电位检查多用于轻微肝性脑病的诊断和研究。

4. 简易心理智能测试　本法对诊断早期肝性脑病包括轻微肝性脑病最有价值。检测内容包括书写、构词、画图、作简单加减、数字连接，其结果容易计量，便于随访。

【诊断与鉴别诊断】

一、诊断

肝性脑病的主要诊断依据为：①严重肝病和（或）广泛门体侧支循环。②有肝性脑病的诱因。③精神紊乱、昏睡或昏迷。④明显肝功能损害或血氨增高。⑤扑翼样震颤和典型脑电图改变。此外，对肝硬化患者进行常规的心理智能测验可发现轻微肝性脑病。

二、鉴别诊断

肝性脑病应与引起昏迷的其他疾病相鉴别，如糖尿病酮症酸中毒、低血糖、尿毒症、脑血管意外、中枢神经系统感染及镇静药过量等。此时应详细询问原发病及病史，检查肝脾大小，化验肝功能、血氨、血糖、尿素氮、尿糖及酮体等，有助于鉴别诊断。

【治疗】

一、治疗思路

肝性脑病是肝脏病中最严重的一种并发症，病死率高，尚无特效疗法。早期诊断和及时治疗十分重要，一旦出现前驱期迹象应及时去除诱因。西医治疗采取保护肝脏、保持水电解质平衡、减少氨的生成和吸收、纠正氨基酸代谢失调等综合治疗措施。中医采用解毒降浊、开窍醒神法治疗，尤其是安宫牛黄丸在促使病人清醒方面，有一定疗效。

二、西医治疗

1. 消除诱因　某些因素可诱发或加重肝性脑病。如肝硬化时药物在体内半衰期延长，清除减慢，大脑的敏感性增加，常不能耐受麻醉、止痛、安眠、镇静等药物，可诱发昏迷，应慎用；有感染时选用有效的抗生素，及时控制感染；消化道出血，及时止血，尽量输新鲜血；避免快速和大量放腹水，注意纠正水、电解质和酸碱平衡失调。

2. 减少体内氨的生成和吸收

（1）**饮食**　三、四期患者应禁食蛋白食物，以碳水化合物为主，神志清醒后可逐渐增加蛋白质；一、二期患者开始应限制蛋白质摄入，控制在每天 20g 之内，随病情好转可渐加，以植物蛋白为主。

（2）**灌肠和导泻**　清除肠内积食、积血以减少氨的吸收，可用 0.9% 氯化钠注射液或温开水灌肠，每日 1 次；口服或鼻饲 33% 硫酸镁 30~60mL 导泻。

（3）口服抗生素　可抑制肠道细菌生长，减少氨的生成。口服新霉素、巴龙霉素、去甲万古霉素、利福昔明（rifaximin）、甲硝唑等均有良效。

（4）乳果糖（lactulose，β-半乳糖果糖）　口服后在结肠中被细菌分解为乳酸和醋酸，使肠道呈酸性而减少氨的生成和吸收。其剂量为每日 30~60g，分 3 次口服，从小剂量开始，以调节到每日排便 2~3 次为宜。

3. 促进体内氨的代谢、调节神经递质

（1）降氨药物　L-鸟氨酸-L-门冬氨酸（ornithine-aspartate，OA）是鸟氨酸和门冬氨酸的混合制剂，能促进体内尿素循环而降低血氨。每日静脉注射 20g 即可降低血氨，改善症状。鸟氨酸-α-酮戊二酸与 OA 降氨机制相同，但疗效不如前者。

（2）支链氨基酸　其机制为抑制芳香族氨基酸进入大脑，减少假神经递质的形成，其疗效尚有争议，但本品可改善负氮平衡。

（3）GABA/BZ 复合受体拮抗药　氟马西尼（flumazenil）可以拮抗内源性苯二氮䓬所致的神经抑制。注射后可迅速改善症状，但持续时间短，对其疗效尚有争议。

4. 人工肝　是一种透析疗法，可清除血氨和其他毒性物质，对急慢性肝性脑病有一定疗效。

5. 肝移植　可改善存活率，对有条件者，可行肝移植手术。

6. 其他对症治疗　纠正水、电解质和酸碱平衡，保护脑细胞，保持呼吸道通畅，防治脑水肿等。

三、中医治疗

（一）辨证论治

1. 痰热闭窍证

症状：发热面赤，烦躁谵语，渐至昏迷，呼吸气促，或腹部胀大，黄疸，小便短赤，大便秘结，舌红苔黄腻，脉滑数。

治法：清热化痰，开窍醒神。

方药：安宫牛黄丸合黄连温胆汤加减，也可使用清开灵或醒脑静注射液。若四肢抽搐者，可改紫雪丹凉肝息风；大便不通者，加大黄、芒硝泻下通腑；吐血、衄血者，加栀子炭、大黄炭、三七凉血止血；有黄疸者，加茵陈、虎杖利湿退黄。

2. 热毒炽盛证

症状：壮热烦躁，神昏谵语，四肢抽搐，身目发黄，其色如金，胁腹疼痛，恶心呕吐，吐血衄血，口干渴，小便深黄，舌红绛，苔黄燥，脉弦数。

治法：清热解毒，凉血开窍。

方药：犀角地黄汤加减。若四肢抽搐者，加羚羊角、钩藤、石决明或紫雪丹息风止痉；黄疸甚者，合茵陈蒿汤清热利湿退黄。

3. 阳气虚衰证

症状：昏睡或昏迷，呼之不应，面色苍白，口唇青紫，四肢厥冷，呼吸微弱，大汗淋漓，身目发黄，腹胀，少尿或无尿，大便失禁，舌暗淡，苔白滑润，脉微欲绝。

治法：益气回阳，救逆固脱。

方药：参附龙牡汤加减。若口干欲饮，舌红少津，属气阴两竭者可用生脉饮。

（二） 中药成药制剂

1. 醒脑静注射液 功效：清热解毒，醒脑开窍。用于营分热盛，内扰心神证。用法：静脉滴注，20mL 加 5%~10%葡萄糖注射液 250mL，每天 1~2 次。

2. 清开灵注射液 功效：清热解毒开窍。用于营分热盛，内扰心神证。用法：静脉滴注，每次 40mL 加入 5%~10%葡萄糖注射液 250mL 每日 1 次。

【预后】

诱因明确且容易消除的预后好。肝功能较好，分流术后由于进食高蛋白饮食引发的肝性脑病预后较好。有腹水、黄疸、出血倾向者提示肝功能很差，预后差。暴发性肝功能衰竭所致者预后最差。

【预防与调护】

1. 积极治疗肝病，对肝病患者应避免一切诱发肝性脑病的因素，如行门体分流术后少进高蛋白饮食，不要大量使用排钾利尿剂和放腹水，避免使用水合氯醛、巴比妥类和吗啡类药物等。及时发现一、二期肝性昏迷的患者，应早期治疗。

2. 肝性脑病患者处于昏迷状态，病情危重，完全丧失生活自理能力，应加强护理。要勤翻身，每 2~4 小时变换体位 1 次，防止发生褥疮。

3. 床边加护栏，有假牙者，需取出。抽搐发作时，要注意保护舌头，在上、下牙间垫棉卷。

第十二节 胰腺炎

急性胰腺炎

急性胰腺炎（acute pancreatitis，AP）是多种原因导致胰腺组织自身消化而引起的胰腺水肿、出血及坏死等炎性损伤。临床以发作性上腹疼痛、血与尿淀粉酶或脂肪酶增高为特征。按病理组织学和临床表现可分为轻症急性胰腺炎和重症急性胰腺炎，前者约占 90%，病情轻，以胰腺水肿为主，有自限性，数日后可完全恢复，预后良好。后者病情较重，胰腺出血坏死，常伴多器官损伤、休克、渗出性腹膜炎等，病死率较高。

急性胰腺炎与中医的"胰瘅"相类似，可归属于"腹痛""脾心痛"等范畴。

【病因病理】

一、西医病因病理

（一） 病因及发病机制

急性胰腺炎的病因大多与胆道疾患、大量饮酒和暴饮暴食有关。

1. 胆道疾患 据统计，在解剖上有 70%~80%的胰管与胆总管汇合成共同通道开口于十二指肠壶腹部，因此，胆管炎症、结石、寄生虫致壶腹部狭窄或 Oddi 括约肌痉挛，使胆道内压力超过胰管内压力，胆汁逆流入胰管，引起急性胰腺炎。结石移行中损伤胆总管、壶腹部或胆道炎症引起暂时性 Oddi 括约肌松弛，亦可使十二指肠液反流入胰管，激活胰酶而引发急性胰腺炎。

2. 大量饮酒和暴饮暴食　乙醇和大量食糜可引起十二指肠乳头水肿或 Oddi 括约肌痉挛，同时通过刺激胃酸分泌，使胰泌素与缩胆囊素分泌，促使胰腺外分泌旺盛，由于胰管引流不畅，导致胰腺泡破裂引发本病。

3. 胰管阻塞　胰管结石、胰头体部肿瘤、胆管炎症或 Oddi 括约肌痉挛等均可引起胰管阻塞，胰液排泄障碍。当胰液分泌旺盛时，胰管内压增高，严重时使胰管小分支和胰腺泡破裂，胰液与消化酶渗入间质，引起急性胰腺炎。

4. 感染　胆道感染时细菌毒素可通过扩散至胰而激活胰酶；细菌感染的败血症可导致急性化脓性胰腺炎；病毒感染如急性腮腺炎约15%可伴有急性胰腺炎，有时病毒性肝炎、巨细胞病毒、柯萨奇病毒感染也可伴有急性胰腺炎。

5. 外伤与手术　胰、胆、胃等腹腔手术，腹部顿挫伤，可直接或间接损伤胰组织与血液供应引起胰腺炎；内镜逆行胰胆管造影时，可因重复注射造影剂或注射压力过高，而发生胰腺炎。

6. 十二指肠降段疾病　如球后穿透溃疡，邻近十二指肠乳头的憩室炎等可直接波及胰腺。

7. 其他　某些药物如噻嗪类利尿剂、糖皮质激素、硫唑嘌呤、四环素、雌激素等，任何原因引起的高钙血症如甲状旁腺肿瘤、维生素 D 过量，家族性高脂血症，胰腺周围器官的炎症或穿孔，均可引起急性胰腺炎。

在上述各种病因的作用下，胰腺自身消化的防卫作用减弱，各种消化酶被提前激活，造成对胰腺的自身消化。在生理情况下，胰内存在的酶有两种形式：一种是有生物活性的酶如淀粉酶、脂肪酶和核糖核酸酶等；另一种是没有生物活性的酶，如胰蛋白酶、糜蛋白酶、弹力蛋白酶、磷脂酶 A、激肽酶等，都以未活化酶原颗粒的形式存在于胰腺腺泡内，外裹一层磷脂膜与胞浆隔绝，同时胰腺腺泡的胰管内含有胰蛋白酶抑制物质，使各种酶原进入十二指肠前不被激活。各种致病因素致胰管内高压、腺泡细胞内 Ca^{2+} 水平显著上升，溶酶体在腺泡细胞内提前激活酶原，大量活化的胰酶消化胰腺自身：①损伤腺泡细胞，激活 NF-kB，其下游的炎症介质如肿瘤坏死因子 a，白介素-1 等均可增加血管通透性，导致大量炎症渗出。②胰腺微循环障碍，使胰腺出血、坏死。炎症过程中参与的众多因素以正反馈方式相互作用，使炎症逐级放大，当超过机体抗炎能力时，炎症向全身扩展，出现多器官炎性损伤和功能障碍。

（二）病理

1. 急性胰腺炎的病理

（1）**急性水肿型**　胰腺肿大，颜色苍白，质地坚实，病变累及部分或整个胰腺，以尾部多见。胰腺周围有少量坏死。组织学检查可见间质充血、水肿和炎性细胞浸润，可见散在点状脂肪坏死，无明显胰实质坏死和出血。本型可发展为急性出血坏死型。

（2）**急性出血坏死型**　胰腺肿大，可见灰白色或黄色斑块脂肪坏死灶，出血严重时胰腺呈棕黑色并有新鲜出血点。脂肪组织坏死可累及周围组织如肠系膜等，可见散在钙皂斑。病程长者可并发脓肿、假性囊肿和瘘管形成。组织学检查可见胰腺组织呈凝固性坏死，细胞结构消失，坏死组织外周有炎性细胞浸润包绕，常见静脉炎、淋巴管炎和血栓形成。本型可由急性水肿型发展而来，但部分在起病初期而发生出血，坏死。

NOTE

2. 重症急性胰腺炎致多器官损伤病理

因炎症波及全身，可有小肠、肺、肝肾等脏器的炎症病理改变。由于胰腺大量炎性渗出。常有胸腹水等。

二、中医病因病机

本病起病急骤，多由暴饮暴食，酗酒过度，或情志失调，蛔虫窜扰，导致气机郁滞所致。

1. 情志内伤 抑郁恼怒，肝失疏泄条达，乘脾犯胃，肝脾不和，气机不利，脏腑经络气血郁滞而成本病。

2. 饮食不节 素体肠胃热盛，或恣食辛辣，或暴饮暴食，酗酒无度，肠胃积热，腑气通降不利，发为本病。

3. 肝胆湿热 素有肝胆疾患，湿热内蕴；或嗜食肥甘厚味，损伤脾胃，生湿蕴热，湿热熏蒸，肝胆疏泄不利；或结石阻滞胆道，肠胃失和，而成本病。

4. 蛔虫窜扰 蛔虫上扰，窜入胆道，肝胆气逆，亦可发为本病。

本病的病变以脾胃为主，与肝、胆关系密切。其病机为气滞、湿热、积热壅阻中焦，气机不利，不通则痛，以实证、热证为主。

【临床表现】

一、轻症急性胰腺炎

急性腹痛，常较剧烈，多位于中左上腹甚至全腹，部分患者腹痛向背部放射。患者病初可伴有恶心、呕吐，轻度发热。常见体征：中上腹压痛，肠鸣音减少，轻度脱水貌。

二、重症急性胰腺炎

在上述症状基础上，腹痛持续不缓解，腹胀逐渐加重，可陆续出现表3-8列出的部分症状、体征及胰腺局部并发症。

三、中度重症急性胰腺炎

临床表现介于轻症急性胰腺炎与重症急性胰腺炎之间，在常规治疗基础上，器官衰竭多在48小时内恢复，恢复期可出现假性囊肿、胰瘘或胰周脓肿等局部并发症。

四、并发症

1. 胰瘘 急性胰腺炎致胰管破裂，胰液从胰管漏出>7天，即为胰瘘。胰内瘘包括胰腺假性囊肿、胰性胸腹水及胰管与其他脏器间的瘘。胰液经腹腔引流管或切口流出体表，为胰外瘘。胰腺假性囊肿多在重症急性胰腺炎病程4周出现，初期为液体积聚，无明显囊壁，此后由肉芽或纤维组织构成的囊壁缺乏上皮（与真性囊肿的区别所在），囊内无菌生长，含有胰酶。假性囊肿形态多样、大小不一，容积可波动于10~5000mL。囊肿可以延伸至横结肠系膜，肾前、肾后间隙及后腹膜。囊肿大时，可有明显腹胀、肠梗阻等症状，一般假性囊肿<5cm时，6周内约50%可自行吸收。

2. 胰腺脓肿 胰腺内、胰周积液或胰腺假性囊肿感染，发展为脓肿。患者常有发热、腹痛、消瘦及营养不良症状。

3. 左侧门静脉高压　胰腺假性囊肿压迫和炎症，导致脾静脉血栓形成，继而脾大、胃底静脉曲张，破裂后可发生致命性大出血。

表 3-8　重症急性胰腺炎的症状、体征及相应的病理生理改变

症状及体征	病理生理改变
低血压、休克	大量炎性渗出、严重炎症反应及感染
全腹膨隆、张力较高，广泛压痛及反跳痛，移动性浊音阳性，肠鸣音少而弱，甚至消失。少数患者可有 Grey-Turner 征，Cullen 征	肠麻痹、腹膜炎、腹腔间隔室综合征、胰腺出血坏死
呼吸困难	肺间质水肿、成人呼吸窘迫综合征、胸水、严重肠麻痹及腹膜炎
少尿、无尿	休克、肾功能不全
黄疸加深	胆总管下端梗阻、肝损伤
上消化道出血	应激性溃疡
意识障碍，精神失常	胰性脑病
体温持续升高或不降	严重炎症反应及感染
猝死	严重心律失常

【实验室及其他检查】

一、诊断急性胰腺炎的重要标志物

1. 淀粉酶　急性胰腺炎时，血清淀粉酶起病后 2~12 小时开始升高，48 小时开始下降。持续 3~5 天。由于唾液腺也可产生淀粉酶，当患者无急腹症而有血淀粉酶升高时，应考虑其来源于唾液腺。胰源性胸、腹水和胰腺假性囊肿中的淀粉酶常明显升高。

2. 脂肪酶　血清脂肪酶起病后 24~72 小时开始升高，持续 7~10 天，其敏感性和特异性均略优于血淀粉酶。

胆石症、胆囊炎、消化性溃疡等急腹症时，上述两种胰酶的血清水平也可持续升高，但通常低于正常值的 2 倍，故两种胰酶超过正常值 3 倍才可诊断急性胰腺炎。此外，血清淀粉酶、脂肪酶的高低与病情程度无确切关联，部分患者的两种胰酶可不升高。

二、反映重症急性胰腺炎病理生理变化的实验室检测指标

表 3-9　反映重症急性胰腺炎病理生理变化的实验室检测指标

检测指标	病理生理变化
白细胞升高	炎症或感染
C 反应蛋白>150mg/L	炎症
血糖（无糖尿病史）>11.2mmol/L	胰岛素释放减少、胰高血糖素释放增加、胰腺坏死
TB、AST、ALT 升高	肠道梗阻、肝损伤
BUN、肌酐升高	休克、肾功能不全
白蛋白降低	大量炎性渗出、肝损伤

NOTE

续表

检测指标	病理生理变化
血氧分压下降	成人呼吸窘迫综合征
血钙<2mmol/L	钙离子内流入腺泡细胞，胰腺坏死
血甘油三酯升高	既是急性胰腺炎的病因，也可能是其后果
血钠、钾、pH异常	肾功能受损、内环境紊乱

三、了解胰腺等脏器形态改变

1. 腹部超声　是急性胰腺炎的常规初筛影像学检查，因常受胃肠道积气的干扰，对胰腺形态观察常不满意。但可探测胆囊及胆管情况，是胰腺炎胆源性病因的初筛方法。当胰腺发生假性囊肿时，常用腹部超声诊断、随访及协助穿刺定位。

2. 腹部CT　平扫有助于确定有无胰腺炎，胰周炎性改变及胸腹腔积液。增强CT有助于确定胰腺坏死程度，一般应在起病一周左右进行。

表3-10　急性胰腺炎CT评分

积分	胰腺炎症反应	胰腺坏死	胰腺外并发症
0	形态正常	无	无
2	炎性改变	坏死<30%	胸、腹腔积液，脾、门静脉血栓，胃流出道梗阻
4	单发或多个积液区或胰周脂肪坏死	坏死>30%	
评分大于或等于4分为中度重症胰腺炎或重症胰腺炎			

【诊断与鉴别诊断】

一、诊断

作为急腹症之一，应在患者就诊后48小时内明确诊断，包括内容如下：

（一）确诊急性胰腺炎

一般应具备下列3条中任意2条：①急性、持续中上腹痛；②血淀粉酶或脂肪酶>正常值上限3倍；③急性胰腺炎的典型影像学改变。

（二）确定轻症急性胰腺炎、重症急性胰腺炎及中度重症急性胰腺炎

表3-11　急性胰腺炎分级诊断

	轻症急性胰腺炎	中度重症急性胰腺炎	重症急性胰腺炎
脏器衰竭	无	<48小时内恢复	>48小时
APACHE Ⅱ	<8	可>8	>8
CT评分	<4	可>4	>4
局部并发症	无	可有	有
死亡率（%）	0	1.9	36~50
ICU监护需要率（%）	0	21	81
器官支持需要率	0	35	89

（三）寻找病因

住院期间应努力使大部分患者病因得以明确，以助于缩短病程、预防重症胰腺炎的发生及复发。胆道疾病仍然是急性胰腺炎的首要病因。CT 主要用于急性胰腺炎病情程度的评估，但在病因查找方面，多以行磁共振胰胆管成像（MRCP）为主。

二、鉴别诊断

1. 消化性溃疡急性穿孔 有长期溃疡病史，突然上腹剧痛，迅速扩散到全腹，腹肌紧张，肝浊音界消失，X 线透视可见膈下游离气体等。

2. 胆石症与胆囊炎 常有胆绞痛史，疼痛在右上腹，向右肩背放射，Murphy 征阳性。血、尿淀粉酶轻度升高，B 超和 X 线胆道造影可有胆结石、胆囊炎征象。

3. 急性肠梗阻 呈阵发性腹痛伴便秘，不排气，疼痛位于脐周及下腹部，肠鸣音亢进并可闻及气过水声。腹部 X 线检查可见液气平面。

4. 急性心肌梗死 有冠心病史，疼痛多位于胸骨后和心前区，也可位于上腹部，心电图有心肌梗死改变，血、尿淀粉酶正常，血清心肌酶升高。

【治疗】

一、治疗思路

本病起病急骤，轻症患者经 3~5 天积极治疗多可治愈。重症患者病势凶险，若治之不当或抢救不及时，可危及生命，宜采取中西医结合救治。近年来中西医结合治疗本病，效果较好，即在西医抑制胰腺分泌、对症治疗、防治感染等基础上，配合清热利湿，通腑泻实法，尤其是用大柴胡汤、清胰汤等方药口服加灌肠治疗，可缩短病程，提高疗效，明显优于单纯西医治疗。

二、西医治疗

1. 监护 密切观察体温、呼吸、脉搏、血压和尿量，动态了解腹部情况，观察有无腹部压痛、反跳痛、肌紧张及腹水。注意检测血常规、血和尿淀粉酶、电解质及血气分析情况等。

2. 维持水电解质平衡及抗休克 因呕吐、禁食、胃肠减压等常导致血容量不足，应积极补充体液及电解质（钾、钠、钙、镁离子等），维持有效血容量。重症患者常有休克，还应补充血浆、白蛋白及全血。

3. 抑制胰腺分泌

（1）禁食及胃肠减压 轻症患者可短期禁食，不需胃肠减压，待腹痛消失后可给流质饮食，逐渐恢复正常饮食。病情重者，除禁食外，予以持续胃肠减压，以减少胃酸与食物刺激胰腺分泌，并减轻呕吐和腹胀。

（2）生长抑素（somatostatin） 能抑制各种原因引起的胰液和胰酶分泌，抑制胰酶合成，降低 Oddi 括约肌痉挛，减轻腹痛，减少局部并发症。常用奥曲肽（octreotide）25μg 静脉注射，以后每小时用 25~50μg 静脉滴注，持续 12~24 小时。生长抑素首剂 250μg 静脉注射，继而每小时 250~500μg 静脉滴注，维持 12~24 小时。

（3）H_2 受体拮抗剂 能抑制胃酸分泌，从而减少对胰液分泌的刺激，并预防急性胃黏膜病变。可用西咪替丁每次 400mg，每日 2 次，亦可用雷尼替丁或法莫西丁等。

4. 解痉镇痛 抗胆碱能药物能减少胃酸与胰腺分泌，缓解平滑肌痉挛。常用阿托品或山莨菪碱肌肉注射。疼痛剧烈时可加用哌替啶。

5. 抗感染 非胆源性胰腺炎可不用抗生素。与胆道疾病有关者或重症者，应及时、合理使用抗生素。常用氧氟沙星、环丙沙星、克林霉素、亚安培南-西拉司丁钠（imipenem）、头孢菌素等，同时联合使用甲硝唑或替硝唑，防治厌氧菌感染。

6. 抑制胰酶活性 适用于胰腺炎的早期，如抑肽酶（aprotinin）每天20万~50万U，分2次溶于葡萄糖注射液静脉滴注；加贝酯（FOY）开始每天100~300mg溶于500~1500mL 5%葡萄糖氯化钠注射液，以2.5mg/（kg·h）速度静滴，2~3天病情好转后，可逐渐减量。也可选用氟尿嘧啶等。

7. 并发症治疗 并发急性呼吸窘迫综合征者，除用肾上腺皮质激素、利尿剂外，使用呼气末正压人工呼吸器。有急性肾衰竭者，可做透析治疗。

8. 手术治疗 重症急性胰腺炎经内科治疗无效者，并发胰周脓肿、假性囊肿、弥漫性腹膜炎、肠麻痹者，黄疸加深需解除胆道或壶腹部梗阻者，疑有腹腔内脏穿孔、肠坏死者，需进行手术治疗。

三、中医治疗

（一） 辨证论治

1. 肝郁气滞证

症状：突然中上腹痛，痛引两胁，或向右肩背部放射，恶心呕吐，口干苦，大便不畅，舌淡红，苔薄白，脉弦细或沉紧。

治法：疏肝利胆，行气止痛。

方药：小柴胡汤加减。疼痛剧烈者，加延胡索、川楝子行气止痛；大便不通者，加芒硝、炒莱菔子、厚朴通腑泄浊。

2. 肝胆湿热证

症状：上腹胀痛拒按，胁痛，或有发热，恶心呕吐，目黄身黄，小便短黄，大便不畅，舌红，苔薄黄或黄腻，脉弦数。

治法：清利肝胆湿热。

方药：清胰汤合龙胆泻肝丸加减。黄疸明显者，加茵陈、虎杖、金钱草利胆退黄；恶心呕吐者，加竹茹清热止呕；有结石者，加金钱草、海金沙、鸡内金利胆排石。

3. 肠胃热结证

症状：全腹疼痛，痛而拒按，发热，口苦而干，脘腹胀满，大便秘结，小便短黄，舌质红，苔黄腻，脉沉实或滑数。

治法：通腑泄热，行气止痛。

方药：大承气汤加减。疼痛剧烈者，加蒲黄、五灵脂、延胡索通络止痛；有黄疸者，加茵陈、虎杖利胆退黄，若高热不退者，可合用五味消毒饮。

（二） 常用中药制剂

1. 木香槟榔丸 功效：行气导滞，泻火通便。用于胃肠积滞，脘腹胀满，大便不同。用法：口服，每次3~6g，每日2~3次。

2. 栀子金花丸 用法：清热降火，解毒通便。用于三焦实火，脘腹胀痛，大便秘结。用法：口服，每次6g，每日2次。

【预后】

急性胰腺炎的预后取决于病变程度及有无并发症。轻症预后良好，常在1周内恢复，不遗留后遗症。重症者病情凶险，预后差，病死率可达30%～60%，存活者有不同程度的胰功能不全，或演变为慢性胰腺炎。年龄超过50岁、低血压、低白蛋白、低血钙及各种并发症者常影响预后。

【预防与调护】

1. 积极防治胆道疾患如胆囊炎、胆石症、胆道蛔虫病等，不要酗酒及暴饮暴食。

2. 避免或慎用能诱发胰腺炎的药物，如肾上腺皮质激素、噻嗪类利尿剂、硫唑嘌呤等，是防治本病的重要措施。

3. 病初要禁食，随病情好转改为流质食物，逐渐恢复普食。病重患者要卧床休息，保持心情舒畅，避免情志刺激。

慢性胰腺炎

慢性胰腺炎（chronic pancreatitis，CP）是指多种原因引起的胰腺局部、节段性或弥漫性的慢性进展性炎症，导致胰腺组织和（或）胰腺功能不可逆的损害。临床表现为腹痛、腹泻或脂肪泻、消瘦，后期可出现腹部囊性包块、黄疸和糖尿病等。本病好发于中年，男性多于女性，男女之比为2.6∶1。

本病可归属于中医"腹痛""泄泻"等范畴。

【病因病理】

一、西医病因病理

1. 病因与发病机制　在我国胆道疾病（结石、炎症、蛔虫）长期存在为主要原因，其发病机制尚不清楚，可能由于炎症感染或结石引起胆总管开口部或胰胆管交界处狭窄或梗阻，使胰管液体流出受阻，胰管内压力增高，导致胰腺腺泡、胰腺小导管破裂，损伤胰腺组织及胰管系统。西方国家中3/4的慢性胰腺炎与长期嗜酒有关，酒精本身及其代谢产物对胰腺细胞的毒性作用，导致胰腺实质进行性损害和纤维化；酒精可使胰酶分泌多于胰液分泌，高浓度的胰酶能破坏胰管上皮细胞，引起胰液中蛋白质和钙含量增加，易形成蛋白栓子，使胰管阻塞，胰液引流不畅，导致胰腺腺泡、胰腺小导管破裂，损伤胰腺组织及胰管系统。此外，高钙血症、高脂血症、遗传因素、重度营养不良、胰腺外伤、急性胰腺炎等，也可发生慢性胰腺炎。

2. 病理　慢性胰腺炎病变程度轻重不一，炎症范围可累及部分或整个胰腺，胰头部病变较多见。胰腺可略增大或缩小，质硬，被膜增厚，表面苍白，呈斑块状或结节状。胰泡、胰岛组织萎缩或消失，有慢性纤维化或钙化。腺管有多发性狭窄与囊性扩张，管内常有结石或钙化。腺管阻塞区可见局灶性炎症、水肿与坏死，有时可见到假性囊肿形成。间质有淋巴细胞、浆细胞浸润。

二、中医病因病机

本病发生多由胆道疾患或胰管结石、长期酗酒、腹部手术、过食肥甘厚味等诱发或致加重。

1. 饮食不节　长期酗酒，或过食肥甘厚味，脾失健运，酿生湿热，湿热内蕴，气机阻滞，不通则痛，发为本病。

2. 情志失调　情志不舒，肝失条达，气机不畅；或肝郁克脾，肝脾不和，气机不利，而成本病。

3. 脾胃阳虚　久病伤阳，脾阳不足，或过服寒凉药物或食物，损伤脾胃，虚寒内生，致脾胃阳虚，脏腑经脉失于温养，阴寒内生，寒凝气滞，发生本病。

4. 瘀血内停　腹部外伤或手术，血络受损；或久病不愈，瘀血阻络；或气滞日久，血行不畅，瘀血留恋不去，而致本病。

总之，本病病变脏腑在脾、胃，与肝、胆密切相关。基本病机为气滞、湿热、血瘀阻滞，不通则痛，久则脾胃阳虚，脏腑经脉失于温养，不荣则痛。病理性质为本虚标实，虚实夹杂，以脾虚为本，气机郁滞、湿浊内蕴为标。

【临床表现】

发病年龄多见于 40 岁以上者，男性多于女性。病程常在数年或十数年，表现为无症状期与症状轻重不等的发作期的交替出现。晚期以胰功能不全的表现为主。典型者可出现五联征，即上腹疼痛、胰腺钙化、胰腺假性囊肿、糖尿病及脂肪泻，但同时出现五联征者不多，常以某些症状为主。

一、症状

1. 腹痛　为最常见的症状，60%~100%的患者有程度不等的腹痛。初为间歇性，后转为持续性，多位于上腹正中，或左、右上腹，可放射至后背部、双侧季肋部，性质可为隐痛、钝痛、钻痛甚至剧痛，饮酒或饱餐可诱发。疼痛和体位变换有关，仰卧位时加重，前倾、坐位或侧卧蜷腿时减轻。慢性复发性胰腺炎发作时上腹痛与急性胰腺炎相似，可伴发热或黄疸。间歇期可无症状，或仅有消化不良表现。

2. 胰腺功能不全表现　胰腺外分泌不足，可见食后上腹饱胀不适，食欲减退，恶心，嗳气，乏力。大便次数频繁、量多、色淡，甚至脂肪泻，系由于蛋白质、脂肪消化酶分泌减少或缺乏所致。常伴消瘦、营养不良及维生素 A、D、E、K 缺乏等症状。胰腺内分泌不足，可见 10%~20%患者有显性糖尿病症状，如多饮、多食、多尿、体重减轻等，6%~46%患者发生糖尿病，糖耐量试验结果异常。

二、体征

上腹可有轻度压痛。并发假性囊肿时，腹部可扪及表面光整包块。当胰头肿大和纤维化或假性囊肿压迫胆总管，可出现持续或逐渐加深的黄疸。

三、并发症

可出现假性囊肿，脾静脉血栓形成，胰源性腹腔、心包、胸腔积液，消化性溃疡，极少数可癌变。

【实验室及其他检查】

1. 胰腺外分泌功能试验

（1）直接刺激试验　胰泌素能刺激胰腺分泌，静脉注射胰泌素 1U/kg，然后收集十二指肠内容物，测定胰液分泌量及碳酸氢钠浓度，如 80 分钟内胰液分泌<2mL/kg（正常值>2mL/kg），碳酸氢钠浓度<90mmol/L（正常值>90mmol/L），提示胰腺分泌功能受损。

（2）间接刺激试验　①Lundh 试验：标准餐后十二指肠液中胰蛋白酶浓度<6IU/L 为胰功能不全；②胰功肽（N-苯甲酰-L-酪氨酰对氨苯甲酸，简称 BT-PABA）试验：BT-PABA 是一种人工合成肽，口服后经胰分泌的糜蛋白酶分解成 PABA，自小肠吸收而从尿中排泄。由于胰腺外分泌功能减退，糜蛋白酶分泌不足，尿中 PABA 的排出率减少<50%。

2. 吸收功能试验　粪便中脂肪和肌纤维检查，慢性胰腺炎患者因胰酶分泌不足，脂肪和肌纤维素的消化不良，粪便中脂肪、肌纤维及氮含量增高。正常人每天进食 80g 脂肪食物后，72 小时粪便的脂肪排泄量应每天<6g。每天进食含 70g 蛋白质的食物后，正常人每天粪便中含氮量<2g。也可进行维生素 B_{12} 吸收试验等。

3. 胰腺内分泌测定

（1）空腹血浆胰岛素　本病患者大多正常，口服葡萄糖或甲苯磺丁脲（D_{860}）或静脉滴注胰高糖素而血浆胰岛素不上升者，反映胰腺内胰岛素储备减少。

（2）血清缩胆囊素（CCK）测定　正常值为 30～300pg/mL，慢性胰腺炎可达 8000pg/mL，由于慢性胰腺炎时胰酶分泌减少，对 CCK 反馈性抑制作用减弱引起。

4. 影像学检查

（1）X 线腹部平片　在胰腺部位可显示钙化的斑点或结石，是诊断慢性胰腺炎的重要依据。

（2）B 型超声和 CT 检查　可见胰腺增大或缩小，边缘不清，密度降低，有钙化灶、结石或囊肿等异常现象。

（3）内镜逆行胰胆管造影术（ERCP）　胰管管腔可因扩张和缩窄相交替而显示"串珠状"影像。可见假性囊肿、钙化，并可显示胆管系统病变。该手术可能诱发慢性胰腺炎急性发作。

【诊断与鉴别诊断】

一、诊断

慢性胰腺炎的诊断标准：①有慢性胰腺炎影像学证据；②胰腺外分泌功能明显降低的临床表现；③组织病理学有慢性胰腺炎改变。如具有上述之一可建立诊断。

二、鉴别诊断

1. 胰腺癌　其临床表现、胰功能检查与影像学检查与慢性胰腺炎十分相似，但胰腺癌病程呈进行性，症状持续加重。B 超、CT 检查及细针穿刺活检可资鉴别。

2. 消化性溃疡　慢性胰腺炎反复上腹痛与溃疡病的鉴别应依据病史和胃镜检查等。

NOTE

3. 小肠性吸收不良   胰源性腹泻尚需和小肠性吸收不良相鉴别，D-木糖试验前者正常，后者则示吸收障碍。借助胰腺外分泌功能试验，亦有助于鉴别。

【治疗】

一、治疗思路

西医治疗主要是去除病因，对症治疗，纠正胰酶不足，防治急性发作等。中医治疗以疏肝健脾为基本治则，可采取活血化瘀，温阳和胃等法，有助于缓解症状，减轻病人痛苦。

二、西医治疗

1. 内科治疗

（1）病因治疗   去除病因，有胆囊炎、胆石症要积极治疗。宜低脂肪、高蛋白饮食，戒酒，避免饱食，防止急性发作。

（2）对症治疗   对胰腺外分泌不足所致腹胀、腹泻常需胰酶替代疗法，一般口服胰酶片0.6~1.2g，每日3次，或用胰浸出液及多酶片。由于胰酶片中的脂酶能被胃酸灭活，可给予西咪替丁或碳酸氢钠，提高疗效。严重腹痛者可用止痛药，但尽量少应用具有成瘾性的麻醉镇痛药。有糖尿病者可予小剂量胰岛素治疗。

2. 手术治疗   伴有剧烈腹痛经内科治疗无效者，合并胰腺脓肿或有假性囊肿者，瘘管形成者，慢性胰腺炎引起难以消退的阻塞性黄疸者，以及不能排除胰腺癌者，均应手术治疗。

3. 内镜治疗   ERCP下行胰管括约肌切开、胰管取石术及胰管支架置入术等方式，逐渐形成为一线治疗方法。

三、中医治疗

（一）辨证论治

1. 脾胃湿热证

症状：上腹胀痛，连及两胁，按之加重，时欲呕恶，脘痞纳呆，口干苦而不欲多饮，大便溏，恶臭不爽，舌质红，苔黄或黄腻，脉弦滑数。

治法：清热化湿。

方药：清中汤加减。两胁疼痛，大便不通者，可用大柴胡汤清热通腑；热邪偏盛，口苦心烦，身热者，加黄芩、蒲公英清热解毒。

2. 肝郁脾虚证

症状：上腹及两胁胀痛，或时发剧痛，牵及胸背，倦怠乏力，嗳气，饮食减少，腹胀便溏，舌暗淡，苔薄白，脉弦细弱。

治法：疏肝解郁，益气健脾。

方药：柴芍六君子汤加减。

3. 血瘀内停证

症状：上脘腹刺痛，痛处固定，入夜尤甚，面色晦暗，腹部或有癥块，拒按，形体消瘦，纳呆，恶心呕吐，或大便溏薄，舌紫暗或有瘀点，脉弦涩。

治法：活血化瘀，行气止痛。

方药：膈下逐瘀汤加减。若有癥块，体虚不甚者，可加炮山甲、鳖甲、三棱、莪术；久病面色暗淡，形体消瘦，加当归、黄芪以益气养血行血。

4. 脾胃虚寒证

症状：上腹隐痛，时作时止，喜温喜按，面色萎黄，形寒肢冷，手足不温，气短懒言，食欲不振，恶心呕吐，大便溏薄，舌质淡红，有齿痕，苔白，脉沉细无力。

治法：益气温阳，健脾和胃。

方药：黄芪建中汤加减。腹痛甚者，可用大建中汤温中散寒；若大便溏薄者，加白术、山药、莲子肉健脾止泻；形寒肢冷，中阳虚重者，改用理中汤温补脾阳。

（二）常用中药制剂

1. 心腹气痛丸　功效：行气消积，活血止痛。用于气滞血瘀，脘腹疼痛。用法：口服，每次 1 丸，每日 2 次。

2. 山楂内消丸　功效：消食宽中止痛。用于饮食停滞，脘腹疼痛，大便不爽。用法：口服，每次 6g，每日 2 次。

3. 九气拈痛丸　功效：理气活血止痛。用于脘腹刺痛，拒按，胸胁胀满，大便不畅等。用法：口服，每次 6~9g，每日 2 次。

【预后】

积极治疗可缓解症状，但不易根治，晚期多死于并发症。少数可演变为胰腺癌。

【预防与调护】

1. 慢性胰腺炎的预防同急性胰腺炎，应积极预防胆道疾病，彻底戒酒，避免暴饮暴食等。

2. 饮食以低脂肪低糖为宜，不要过食肥甘厚味或生冷之物。注意调节情志，保持心情舒畅，避免情志刺激。

第四章 泌尿系统疾病

第一节 总 论

泌尿系统是由肾脏、输尿管、膀胱、尿道及相关的血管、神经、淋巴管等组成，具有生成和排泄尿液的功能。在这个系统中，肾脏的功能尤为重要，它不仅是一个排泄器官，还是一个重要的内分泌器官，对调节和维持机体内环境的稳定起着相当重要的作用。该系统疾病主要有肾小球疾病，肾小管和间质性疾病、肾血管疾病以及尿路感染、肾衰竭等。本篇主要讨论内科范畴内常见的泌尿系统疾病。

【肾脏的生理功能】

肾脏的主要生理功能是排泄机体代谢产物及调节水、电解质和酸碱平衡，分泌激素，维持机体内环境的稳定，使机体新陈代谢正常进行。

1. 肾小球滤过功能 肾小球滤过功能是代谢产物排泄的主要形式。机体在代谢过程中产生多种废物，如尿素、肌酐等含氮类废物多由肾小球滤过排出。另外，部分有机酸（如马尿酸、苯甲酸）、各种胺类及尿酸等也有一部分经肾小球滤过排出。

肾小球滤过率（glomerular filtration rate，GFR）是指单位时间内肾小球滤液的形成量，决定 GFR 的主要因素有跨毛细血管膜的静水压差和胶体渗透压梯度以及超滤系数（滤过膜的面积和毛细血管超滤分数）等。

2. 肾小管重吸收和分泌功能 肾小球每日滤过的原尿可达 180L，其中电解质成分与血浆成分基本相似。但正常人每日排出的尿量实际仅有 1500mL 左右，原尿中 99% 以上的水和很多物质被肾小管重吸收。

近端肾小管主要负责滤液重吸收，其中滤出的葡萄糖、氨基酸 100% 被重吸收，90% 的碳酸氢根（HCO_3^-）、70% 的水和氯化钠被重吸收。通过近端肾小管基底膜侧上的 Na^+-K^+-ATP 酶，Na^+ 被主动重吸收，HCO_3^- 和 Cl^- 随 Na^+ 一起转运。另外，HCO_3^- 重吸收还继发于 H^+ 的分泌；近端肾小管除重吸收功能外，还与有机酸排泄有关。

髓袢细段也重吸收水和各种电解质，其中下降支对水的通透性高，而对 Na^+ 和 Cl^- 通透性极低，不易透过，上升支则相反，对水通透性低，不易透过，而对 Na^+ 和 Cl^- 的通透性极高，非常容易透过。因此水和氯化钠在髓袢被分隔性地重吸收，其中上升支中氯化钠主动重吸收后，小管管腔中氯化钠浓度降低，即滤过液被稀释。越靠近皮质浅部其浓度越低。另外，其小血管排列成发夹样，与髓袢平行走向，因此也有逆流交换，使髓质已形成的渗透梯度不至于因为水的重吸收而明显改变。髓质间质渗透梯度的存在是抗利尿激素起作用的条件之一。

远端肾小管，特别是集合管是调节尿液最终成分的主要场所。这些小管上皮细胞可重吸收 Na^+，排出 K^+，分泌 H^+ 和 NH_4^+。另外，集合小管管腔膜在抗利尿激素作用下，通透性明显增高，但在皮质部集合管抗利尿激素仅能促使其透过水而不透过尿素，这样尿素得以浓缩，而在髓质部集合管抗利尿激素既可使水又可使尿素通过。在间质高渗梯度的吸引下，大量的水被重吸收，高浓度的尿素则也进入到间质，而后进入到髓袢下降支，再逐段循行到集合管，此即尿素再循环。

3. 肾脏的内分泌功能　肾脏可合成、调节分泌多种激素，这些激素可分为血管活性激素和非血管活性激素。前者作用于肾脏本身，参与肾脏的血流动力学和水盐代谢的调节，它包括肾素、血管紧张素、前列腺素族、激肽等；非血管活性物质主要作用于全身，它包括 $1,25-(OH)_2D_3$ 和促红细胞生成素等，参与骨代谢和红细胞生成等。

【肾脏疾病的病因】

很多原因可引起肾脏疾病。内科常见的病因有以下几个方面。

1. 变态反应性疾病　变态反应性疾病目前常见的有急性、慢性肾小球肾炎以及过敏性紫癜、系统性红斑狼疮及其他结缔组织性疾病引起的肾脏病变。

2. 感染　感染有细菌感染如肾盂肾炎、肾结核和败血症等引起的肾脏病变；感染性心内膜炎引起的局灶性或弥漫性肾小球肾炎；出血热及钩端螺旋体病引起的肾脏病变；疟原虫、乙肝病毒和血吸虫病引起的肾脏病变等。

3. 肾血管病变　肾动脉硬化病、肾动脉栓塞、肾静脉血栓形成、肾血管性高血压和肾硬化等引起的肾病综合征等。

4. 代谢失常及先天性疾患　糖尿病性肾小球硬化症、肾淀粉样变、尿酸性肾病、肾结石、遗传性肾炎、多囊肾等由代谢紊乱或先天性疾病引起的肾脏病变等。

5. 药物、毒素及严重循环衰竭造成的肾损伤　如药物、毒素和严重的循环衰竭引起的急性和慢性肾衰竭，止痛药性肾病，中毒性肾病及肾病综合征等。

另外，有些肾脏疾病病因不明，如类脂性肾病。

【肾脏疾病的检查】

1. 尿液检查　尿液检查非常重要，常为诊断有无肾脏疾病的主要依据。

（1）蛋白尿　24 小时尿蛋白量持续超过 150mg 或尿蛋白/肌酐>200mg/g，称为蛋白尿。若 24 小时尿白蛋白量在 30~300mg，称为微量白蛋白尿。产生尿蛋白的原因很多，一般可分为生理性蛋白尿、肾小球性蛋白尿和肾小管性蛋白尿、溢出性蛋白尿等。

（2）血尿　血尿分为肉眼血尿和显微镜下血尿两种。离心后尿沉渣镜检每高倍视野红细胞超过 3 个即为镜下血尿。1000mL 尿液中含 1mL 血即呈现为肉眼血尿。根据镜下红细胞形态可初步判断血尿的来源。

（3）管型尿　管型的出现表示蛋白质在肾小管内凝固，其形成与尿蛋白的性质和浓度、尿液酸碱度以及尿量有密切关系，宜采集清晨标本做检查。根据其组成成分不同可分为透明管型、细胞管型、颗粒管型和蜡样管型。

（4）白细胞尿和细菌尿　白细胞尿大多由泌尿系的感染性疾病引起，但泌尿系非感染性疾病及泌尿系邻近组织的感染性疾病也能导致。一般在尿沉渣镜检时，每个高倍镜视野白细胞超过 5 个为异常。细菌尿是指无菌技术采集的中段尿标本，涂片每个高倍镜视野均可见细菌，或培养菌落计数超过 10^5 个/毫升。此为诊断尿路感染的重要依据。

NOTE

2. 肾小球滤过率测定　通常以肾脏在单位时间内清除血浆中某一物质的能力（清除率）测定肾小球滤过率，由此推算出肾脏每分钟能清除多少毫升血浆中的该物质，并以标准体表面积矫正。一般认为菊粉清除率比较准确，但操作较复杂，临床上多应用采取血、尿标本测定内生肌酐清除率的方法进行评估。正常值平均在（100±10）mL/min，女性较男性略低。

3. 影像学检查　影像学检查对肾脏病的诊断有一定的价值，由于医学放射学的快速发展，原有的方法被不断改进，并创造出新的诊断手段，包括超声显像、静脉尿路造影、CT、MRI、肾血管造影、放射性核素检查等。这些方法和手段大多数是无创性或无痛苦性技术，对了解肾脏的形态及功能可提供许多重要材料。

4. 肾活检　肾活体组织检查（简称肾活检），可分为开放肾活检、经皮肾穿刺和经静脉活检三类，其中经皮肾穿刺是目前国内外最普及的肾活检方法。肾活检的目的是明确诊断、指导治疗或判断转归预后。

【肾脏疾病常见的综合征】

肾及泌尿系统疾病常会引起一组临床症状、体征和实验室检测相似的综合征。临床常见的有以大量蛋白尿、低蛋白血症、高脂血症和水肿为临床特征的肾病综合征；以蛋白尿、血尿及高血压为临床特征的肾炎综合征（按病程及肾功能的改变，可分为急性肾炎综合征、急进性肾炎综合征和慢性肾炎综合征）；以肾小球滤过率在数日至数周内迅速下降，血肌酐急剧升高为特征的急性肾衰竭综合征；以进行性、不可逆性肾单位丧失和肾功能损伤为特征的，氮质血症超过3个月并有长期肾衰症状和体征的慢性肾衰竭综合征。另外，还有不伴有水肿、高血压等明显症状的无症状性蛋白尿和/或血尿。

【肾脏疾病防治原则】

肾脏疾病依据其病因、发病机制、病变部位、病理诊断和功能诊断的不同，选择不同的治疗方案。其治疗原则包括去除诱因，一般治疗，抑制免疫及炎症反应，防止并发症，延缓肾脏疾病进展和肾脏替代治疗。

1. 糖皮质激素、细胞毒药物等的合理应用　肾小球病理及免疫发病机制的研究和慢性肾衰竭发病机制及有关病理生理的研究为制订合适的治疗方案创造了条件，促进了糖皮质激素、细胞毒药物等的合理应用。

2. 降压治疗　肾小球病变常伴有高血压，慢性肾衰竭患者90%出现高血压，持续存在高血压可导致肾功能的迅速恶化，因此降压治疗在肾脏疾病各阶段的治疗中显得尤为重要。降压治疗除关注降压靶目标外，还应注意选择能延缓肾功能恶化、具有肾脏保护作用的降压药物，如血管紧张素转化酶抑制剂（ACEI）和（或）血管紧张素Ⅱ受体拮抗剂（ARB）等。

3. 其他药物的辅助治疗　红细胞生成素（EPO）、活性维生素 D_3 等的应用可以使慢性肾衰竭患者取得症状及生活质量的改善。羟甲基戊二酰辅酶 A（HMG-CoA）还原酶抑制剂——他汀类调节血脂药物不仅可通过其降脂作用，而且还可通过拮抗肌成纤维细胞的作用来减少肾脏损伤。

4. 肾衰竭的肾脏替代治疗　肾脏替代治疗是终末期肾衰竭患者唯一的有效治疗方法。最近提出了适时开始透析和一体化（综合）治疗的概念，以提高肾衰竭患者的存活率和生活质量。肾脏替代治疗包括血液透析、腹膜透析和肾移植。

【中医学认识】

中医学中的肾具有藏精、主生长发育与生殖、主水、主纳气以及主骨生髓化血等生理功能。其中藏精、主水以及主骨生髓化血的功能与现代医学泌尿系统尤其是肾脏的排泄和内分泌功能密切相关。因此，泌尿系统疾病尤其是肾脏疾病大多与中医肾藏精、主水、主骨生髓化血功能失常有关。

中医学认为，人体水液的输布、排泄要依赖于肺、脾、肾、膀胱、三焦以及肝等多个脏腑共同来完成，而以肾功能最为重要。肾藏精，内寓肾阳肾阴，其肾阳的气化功能不但维持着肾脏的升清降浊，产生尿液，而且也维持着脾的运化、肺的宣降、三焦水道的通调以及膀胱的开阖等，故曰"肾主水"。只有肾主水功能正常，水液代谢才能维持平衡。外感六淫、内伤七情、饮食劳倦或病久不愈以及先天禀赋不足等均可导致肾藏精或（和）肾主水的功能失调，出现大量的精微外泄，小便不利，水肿等病患，临床上常见有腰痛、水肿、淋证以及虚劳等，这些病证在泌尿系统疾病尤其是肾脏疾病中均可显现。上述病证久治不愈，或失治、误治导致肾精极度衰竭，肾不主水，水液代谢严重障碍，水浊毒邪上泛，殃及脾胃，凌心射肺，蒙蔽清窍，引起恶心呕吐、心慌气短、嗜睡昏迷及癃闭、关格等病证，亦可因肾精极度匮乏，不能主骨生髓化血，导致严重的髓亏血虚，患者出现面色晦暗无华、全身骨痛等，这与慢性肾衰竭中出现的消化、循环、神经、血液、骨代谢异常等是一致的。

从中医学的角度分析，泌尿系统疾病尤其是肾脏疾病的主要致病因素是风、湿、寒、热以及瘀血等，主要的病机为脏腑虚损，阴阳失调，实邪停滞，其中以脾肾不足、气阴两虚、水湿内停、湿热壅遏、瘀血阻滞最为常见。其病证表现既有实证，亦有虚证，更多为虚实夹杂证。针对泌尿系统疾病的病因病机，中医学已形成独特的辨证论治方法。常用的治疗原则有扶正祛邪、标本缓急、调整脏腑及其阴阳气血。中西医结合治疗必须掌握泌尿系统疾病中各种肾病的发生发展规律，认识疾病各个阶段中药和西药治疗的各自优势，充分发挥中西医各自的长处，互补不足，才能进一步提高临床疗效。

第二节 肾小球肾炎

急性肾小球肾炎

急性肾小球肾炎（acute glomerulonephritis，AGN）简称急性肾炎，以急性起病，不同程度的血尿、蛋白尿、水肿、高血压及一过性肾功能不全为常见的临床表现。其表现为一组临床综合征，又称为急性肾炎综合征。多见于链球菌感染后，称之为急性链球菌感染后肾炎，偶见于其他细菌或病原微生物感染之后。急性肾炎任何年龄均可发病，但以儿童多见，青年次之，中老年少见，一般男性发病率较高，男女之比为2：1~3：1。本节主要讨论最常见的急性链球菌感染后肾炎。

本病与中医学中的"皮水"相似，可归属于"水肿""尿血"等病证范畴。

【病因病理】

一、西医病因病理

1. 病因及发病机制　AGN 常因溶血性链球菌 A 组 12 型和 49 型感染所致。常见于上呼吸道感染（多为扁桃体炎）、猩红热、皮肤感染（多为脓疱疮）等链球菌感染后。

AGN 的发病机制系感染后的免疫反应。链球菌的胞浆成分或分泌蛋白可能为主要致病抗原，诱发免疫反应后可通过循环免疫复合物沉积于肾小球致病，或种植于肾小球的抗原与循环中的特异抗体相结合形成原位免疫复合物而致病。自身免疫反应也参与了发病机制。补体异常活化也参与了发病机制，导致肾小球内皮及系膜细胞增生，并可吸引中性粒细胞及单核细胞浸润，导致肾脏病变。

2. 病理　肾脏较正常增大约 2 倍，病变主要累及肾小球。光镜下基本病理改变为弥漫性毛细血管袢及系膜区细胞增生（以内皮及系膜细胞增生为主）及白细胞（中性粒细胞、单核细胞、嗜酸性粒细胞等）浸润。肾小球细胞数明显增多，呈现弥漫性增生的特点，以内皮及系膜细胞增生为主，常伴有渗出性炎症，部分病人甚至以渗出性病变为主，主要是中性粒细胞，故有人描述为急性渗出性肾小球肾炎。少数病人肾小球病变严重，出现坏死性炎症或出血性炎症。增生、渗出的程度在不同的病例中也存在很大的差别，轻者仅有部分系膜细胞增生，重者内皮细胞也增生，部分甚至出现毛细血管全部阻塞，更严重者形成新月体，肾小球囊小新月体（毛细血管外增生）并不少见。有少数病例表现为系膜细胞和基质增生为主。个别亦有呈膜性肾病病变。电镜下早期可见电子致密物沉积及细胞增生、浸润。肾小球上皮细胞下"驼峰状"电子致密物沉积为本病的电镜特点。免疫荧光检查可见 IgG 及补体 C_3 呈粗颗粒状沉积于系膜区和毛细血管壁，随病情进展，IgG 可逐渐减弱而 C_3 比较显著。

二、中医病因病机

本病的病因主要为风邪外袭、水湿浸渍、湿毒浸淫等。风为百病之长，常与寒热合邪为病。冒雨涉水，久居湿地，或肌肤疮疡湿毒未消而内侵，波及内脏而发病。脾肾气虚，卫气不固，腠理不密，风、寒、湿、热、疮疡毒邪内乘，内外互因，正邪交争，肺、脾、肾三脏功能失调而引发本病。

1. 风邪外袭，肺失通调　风邪外袭，内舍于肺，肺失宣降，通调失司，以致风遏水阻，风水相搏，流溢肌肤，发为水肿。

2. 疮毒内归，湿热蕴结　肺主皮毛，脾主肌肉，肌肤湿热疮毒不能及时清除，水液运行受阻，溢于肌肤而成水肿。或热毒内侵，下焦热盛，灼伤肾络而为尿血。

3. 脾气虚弱　素体脾虚，或久病耗气，脾气亏虚，健运失常，不能运化水湿，水液内停，聚成水肿。

4. 肺肾不足，气阴两虚　病久正气耗伤，肺肾气阴亏虚，气虚失摄则精微下泄，阴虚内热，则灼伤络脉而尿血。

本病急性期以标实邪盛为主，以水肿为突出表现，病变主要在肺脾两脏；恢复期则虚实夹杂，病变主要在脾肾两脏。病久则正虚邪恋，水湿内聚，郁久化热，灼伤脉络，耗损肾阴。

【临床表现】

AGN 出现肾炎症状之前，大多数患者有前驱感染史（潜伏期），常以呼吸道及皮肤感染为主。轻者可无临床表现，仅有抗链球菌溶血素"O"（ASO）滴度升高。其潜伏期依不同致病原长短不一，链球菌呼吸道感染后多数在 1~3 周（平均 10 天左右）出现临床症状，皮肤感染者的潜伏期较长，常为 2~3 周。在链球菌感染过程中，可有一过性轻度蛋白尿及镜下血尿。

一、症状

1. 尿异常　几乎所有的患者都有肾小球源性血尿。30%~40% 为肉眼血尿。常为起病首发症状和患者就诊原因。可伴有轻、中度尿蛋白，少数患者（<20%）可呈肾病综合征范围的大量蛋白尿。

2. 少尿　患者初期常有少尿，经 2 周后，尿量逐渐增多，少数病例由少尿发展成无尿，表明肾功能损伤严重，应警惕出现急性肾衰竭。

3. 全身症状　患者常表现为疲乏、腰痛、厌食、恶心、呕吐、头晕、嗜睡等。

二、体征

1. 水肿　常为起病的早期症状，80% 以上的患者出现水肿。典型表现为晨起眼睑水肿或伴有下肢轻度凹陷性水肿，严重的波及全身。

2. 高血压　见于 80% 左右的病例，多为轻中度高血压，与水钠潴留有关，利尿后血压逐渐恢复正常。少数患者出现严重高血压，甚至高血压脑病。若血压持续升高 2 周以上而无下降趋势，表明肾脏病变较严重。

3. 眼底病变　较少见，多由高血压引起。轻者可见视网膜小动脉痉挛，重者见眼底出血和视神经乳头水肿。

三、合并症

1. 心力衰竭　由于容量负荷而引起充血性心力衰竭，多见于成年患者，可见气促、肺底湿啰音、肺水肿、肝肿大、心率快、奔马律等心衰的表现。

2. 脑病　儿童患者多见，表现为剧烈头痛、呕吐、嗜睡、神志不清、黑矇，严重者有阵发性惊厥及昏迷。常因此而掩盖了急性肾炎本身表现，可与高血压同时存在。

3. 肾功能异常　可表现为少尿、无尿、肾功能一过性受损，血肌酐、尿素氮升高，多于 1~2 周后尿量渐增，肾功能于利尿后数日可逐渐恢复正常。仅少数患者可表现为急性肾衰竭，易与急进性肾小球肾炎相混淆。

【实验室及其他检查】

1. 尿液检查　①血尿：几乎全部患者都有肾小球源性血尿，30%~40% 患者为肉眼血尿；②蛋白尿：常为轻、中度蛋白尿，24 小时尿蛋白定量<3g，且多为非选择性的蛋白尿，少数患者（<20% 患者）可呈大量蛋白尿（24 小时尿蛋白定量>3.5g）；③尿沉渣检查：可见多形性红细胞（占 80% 以上）。

NOTE

2. 血液检查 ①大约一半病人血红蛋白及红细胞数降低，呈轻度贫血，严重贫血者少见，利尿消肿后血红蛋白即恢复正常；②感染未愈时，白细胞总数及中性粒细胞常增高；③血沉增快，一般在 30~60mm/h。随着急性期缓解，血沉逐渐恢复正常。

3. 免疫学检查 起病初期血清补体 C_3 及总补体（CH_{50}）活性下降，8 周内逐渐恢复正常，此对诊断本病意义很大。在使用青霉素前，70%~80%急性肾炎患者出现抗链球菌溶血素"O"（ASO）阳性，于链球菌感染后 3 周滴度上升，3~5 周达高峰，以后逐渐下降，约 50%患者在 6个月内恢复正常。部分病例循环免疫复合物（CIC）及血清冷球蛋白可呈阳性。

4. 肾功能检查 肾功能呈一过性受损，患者血肌酐、尿素氮升高，表现为轻度氮质血症。仅有少数患者可表现为急性肾衰竭，易与急进性肾小球肾炎相混淆。

5. 肾穿刺活检 为毛细血管内增生性肾小球肾炎，以肾小球中内皮及系膜细胞增生为主，早期可有中性粒细胞和单核细胞的浸润。免疫病理检查可见 IgG 及补体 C_3 沉积于系膜区与毛细血管壁，电镜下可见上皮下驼峰状电子致密物沉积。

【诊断与鉴别诊断】

一、诊断

于链球菌感染后 1~3 周发生血尿、蛋白尿、水肿和高血压，甚至少尿及肾功能不全等急性肾炎综合征表现，伴血清补体 C_3 下降，病情于发病 8 周内逐渐减轻到完全恢复正常者，可临床诊断为急性肾炎。若肾小球滤过率进行性下降或病程 2 个月病情尚未见全面好转，应及时做肾活检，以明确诊断。

二、鉴别诊断

1. 急性感染发热性疾病 在急性感染发热时，部分患者可出现一过性蛋白尿或镜下血尿。但此种尿液变化多见于高热、感染的极期，热退后尿异常迅速消失，并且感染期蛋白尿不伴水肿、高血压等肾脏疾病的临床表现。

2. 全身系统性疾病肾受累 系统性红斑狼疮性肾炎及过敏性紫癜性肾炎等可出现急性肾炎综合征，但多伴有其他系统受累的表现，如皮肤病损、关节酸痛等，详细询问病史及相关检查可区别。

3. 系膜增生性肾小球肾炎（包括 IgA 肾病及非 IgA 系膜增生性肾小球肾炎） 部分患者有前驱症状，表现为急性肾炎综合征，但患者血清补体 C_3 一般正常，抗链球菌溶血素"O"滴度不升高，病情无自愈倾向。IgA 肾病患者潜伏期短，常于感染后数小时至数天（3~5 天）内发生肉眼血尿，血尿可呈反复发作，部分患者血清 IgA 升高。

4. 系膜毛细血管性肾小球肾炎（膜增生性肾小球肾炎） 可有前驱感染，表现为急性肾炎综合征，且常伴肾病综合征，病情持续进展无自愈倾向。50%~70%患者有持续性低补体（血清补体 C_3 降低）血症，8 周内不能恢复正常。

5. 急进性肾小球肾炎 起病过程与急性肾炎相似，但除急性肾炎综合征外，多早期出现少尿、无尿，肾功能急剧恶化。重症急性肾炎呈现急性肾衰与该病鉴别困难时，应及时借助肾活检以明确诊断。

【治疗】

一、治疗思路

对 AGN 的治疗，一般多根据临床症状分别给予控制感染、利尿、降压等药物对症处理，中医药则发挥辨证论治的优势，急性期以祛风解表、利水消肿、清热解毒为主，恢复期注重益气养阴。由于本病患者肾小球常有局部凝血的表现，因此西药常用抗血小板药，中药活血化瘀药应用较多。中医药在急性期以祛邪活血利水为主，恢复期重在扶正调治。

二、西医治疗

本病为自限性疾病，治疗以休息和对症治疗为主，急性肾衰竭患者可予透析治疗，待其自然恢复。

1. 一般治疗

（1）休息　急性期应卧床休息，直至症状消失后，再逐步增加运动。密切随诊，1~2 周检查尿常规 1 次，共 6 个月，并注意保暖防湿，避免各种感染。

（2）饮食　应保持低盐及富含维生素的饮食，适量地摄入蛋白质。水肿及高血压者，应免盐或控制食盐在每日 2~3g，直至利尿开始。严重水肿且尿少者，应控制入水量。出现肾功能不全、氮质血症者，限制蛋白质入量。限制饮食中的钾入量。

2. 治疗感染灶　当病灶细菌培养为阳性时，应积极应用抗生素治疗。以往首选青霉素，80 万~120 万 U 肌肉注射，每日 2 次，连用 10~14 天。过敏者选用大环内酯类抗生素，必要时选用其他抗生素。对反复发作的慢性扁桃体炎，待病情稳定后（尿蛋白<+，尿沉渣红细胞<10/HP），且扁桃体无急性炎症，可考虑扁桃体切除，手术前、后应用青霉素 2 周。

3. 对症治疗　包括利尿消肿、降血压、预防心脑并发症的发生。高血压、水肿及少尿明显者应限制水分，予低盐饮食。轻度高血压经限制钠盐和卧床休息后即可纠正，中重度高血压者应使用降压药物。

4. 透析治疗　少数患者发生急性肾衰竭而有透析指征时，应及时给予透析治疗以帮助患者度过急性期。由于本病有自愈倾向，肾功能大多可逐渐恢复，一般不需要长期透析。

三、中医治疗

（一）辨证论治

1. 急性期

（1）风寒束肺，风水相搏证

症状：恶寒发热，且恶寒较重，咳嗽气短，面部浮肿，或全身水肿，皮色光泽，舌质淡，苔薄白，脉浮紧或沉细。

治法：疏风散寒，宣肺行水。

方药：麻黄汤合五苓散加减。若见汗出恶风，卫阳已虚者，可改用防己黄芪汤加减，以助卫行水。

（2）风热犯肺，水邪内停证

症状：发热而不恶寒，或热重寒轻，咽喉疼痛，口干口渴，头面浮肿，尿少色赤，舌质红，苔薄黄，脉浮数或细数。

治法：散风清热，宣肺行水。

方药：越婢加术汤加减。

（3）疮毒内归，湿热蕴结证

症状：皮肤疮毒未愈，或有的疮疡已结痂，面部或全身水肿，口干口苦，尿少色赤，甚则血尿，舌质红，苔薄黄或黄腻，脉滑数或细数。

治法：清热解毒，利湿消肿。

方药：麻黄连翘赤小豆汤合五味消毒饮加减。

2. 恢复期

（1）脾气虚弱证

症状：倦怠乏力，胃纳呆滞，面色萎黄，舌质淡红，苔白，脉细弱。

治法：健脾益气。

方药：参苓白术散加减。

（2）肺肾不足，气阴两虚证

症状：低热咽干，咳嗽痰少，神倦头晕，腰膝酸软，手足心热，舌尖红，苔薄少，脉细或细数。

治法：补肺肾，益气阴。

方药：参芪地黄汤加减。若肺虚邪恋，低热咽干，咳嗽痰少者，可加用百合固金汤；易于外感者，可加用玉屏风散和冬虫夏草；肾虚湿热下注者，可加用知柏地黄丸和二妙丸。

（二） 常用中药制剂

1. 肾炎清热片 功效：疏风宣肺，清热利尿。适用于急性肾炎风热咽喉肿痛，或口干咽燥，肢体酸痛，小便短赤，舌苔薄黄，脉浮数等症。用法：口服，每次 5 片，每日 3 次。

2. 肾炎消肿片 功效：健脾渗湿，通阳利尿。适用于急慢性肾炎脾虚困乏，肢体浮肿，晨起面肿，按之凹陷，身体困重，尿少，脘胀食少等症。用法：口服，每次 2~4 片，每日 3 次。

【预后】

绝大多数患者在 1~4 周内出现肿消、血压恢复正常，尿常规随之好转。血清补体 C_3 在 4~8 周内恢复正常。镜下血尿和微量尿蛋白有时可迁延半年至 1 年，病理检查大部分恢复正常或仅遗留系膜细胞增生，仅 <1% 的患者可因急性肾衰竭救治不当而死亡，且多为高龄患者。远期预后各家报道不一，但都认为多数患者预后良好，可以完全治愈。有 6%~18% 的患者遗留尿异常和（或）高血压而转成慢性肾炎。一般认为老年患者，有持续性高血压、大量蛋白尿或肾功能损害者预后较差；肾组织增生病变较重，伴大量新月体形成者预后差。

【预防与调护】

积极预防感冒，注意个人卫生，预防各种感染。

急性起病后应卧床休息，需要 2~3 周，直至肉眼血尿消失，水肿消退，高血压和氮质血症消除。饮食上应给予富含维生素的高热量饮食，急性期应限盐、水和蛋白质的摄入，以防止水钠潴留。在水盐的入量上，有水肿和高血压的患者应控制食盐在每日 2.0~3.0g。尿少者还应适量限水，少尿和肾衰竭者还应限制钾的摄入。肾功能正常者控制蛋白质在每日 40~70g，因为过低的蛋白质摄入不利于肾脏的修复，过高则易促使肾脏硬化。

急进性肾小球肾炎

急进性肾小球肾炎（rapidly progressive glomerulonephritis，RPGN）简称急进性肾炎，起病急骤，临床以急性肾炎综合征（有血尿、蛋白尿、浮肿及高血压等）和肾功能急剧恶化、多在早期出现少尿乃至无尿性急性肾衰竭为特征，常伴有贫血，病理类型多为新月体肾小球肾炎。

本病与中医学中的"正水"相似，可归属于"癃闭""关格""水肿"等范畴。

【病因病理】

一、西医病因病理

1. 病因及发病机制 RPGN 是由多种原因引起的一组疾病，分为原发性和继发性两大类。前者包括原发性 RPGN 和在原发性肾小球疾病（如系膜毛细血管性肾小球肾炎）的基础上形成广泛的新月体（即病理类型转化为新月体肾小球肾炎）；后者是指继发于全身性疾病（如系统性红斑狼疮性肾炎、过敏性紫癜性肾炎等）的 RPGN。本节重点讨论原发性 RPGN。

原发性 RPGN 病因及发病机制各有不同，根据免疫病理和自身抗体的差异可分为三型：①Ⅰ型抗肾小球基底膜（GBM）型：由于抗 GBM 抗体与 GBM 抗原结合激活补体而致病，该型约占本病的 20%。②Ⅱ型免疫复合物型：由于肾小球内循环免疫复合物的沉积或原位免疫复合物形成，激活补体而致病，该型约占本病的 40%。③Ⅲ型非免疫复合物型：肾小球内无或仅微量免疫球蛋白沉积。现已证实 50%~80% 该型患者为原发性小血管炎肾损害，该型约占本病的 40%。原发性小血管炎患者血清中抗中性粒细胞胞浆抗体（ANCA）常呈阳性。

2. 病理 肾体积较正常增大，病理类型多为新月体肾小球肾炎。光镜下广泛（50% 以上）的以肾小球囊腔内有大新月体形成（占肾小球囊腔 50% 以上）为特征。病变早期为细胞新月体，后期为纤维新月体。另外，Ⅱ型常伴有肾小球内皮细胞和系膜细胞增生，Ⅰ型和Ⅲ型可见肾小球节段性纤维素样坏死。免疫病理学检查是分型的主要依据，Ⅰ型 IgG 及补体 C_3 呈光滑线条状沿肾小球毛细血管壁沉积；Ⅱ型 IgG 及补体 C_3 呈颗粒状沉积于系膜区及毛细血管壁；Ⅲ型肾小球内无或仅有微量免疫沉积物。电镜下Ⅱ型可见电子致密物在系膜区和内皮下沉积，Ⅰ型和Ⅲ型无电子致密物沉积。

二、中医病因病机

急进性肾炎多因先天禀赋不足、饮食不节、劳倦过度、七情内伤等，引起正气不足，肾气亏损，风热毒邪或湿热毒邪乘虚而入而发病。风热湿毒壅遏三焦，气化失司，升降失常，水湿毒邪波及全身，或发为水肿，或发为呕逆，或发为癃闭，终成关格。

本病起病急骤，发展迅速，病变主要在肾，也涉及肺、脾、肝、心、膀胱等脏腑。病变初期以风热湿毒蕴结的实证为主，继而出现正虚邪实之虚实相兼证候，进一步发展，正气渐衰，邪气独居，脏腑功能衰竭，阴阳离决。其具体的病机转化可见邪毒乘虚伤肾，气化失司，水湿停聚，蕴阻三焦，或阻滞脉络，血瘀水停；或化热生火，耗伤气阴，或阴虚阳亢，甚至引动肝

NOTE

风；或水气上犯，凌心射肺。其病情严重，病因繁多，病机复杂，发病迅猛，在较短时期内即可导致肾元衰败而危及生命。

【临床表现】

我国为以Ⅱ型多见，Ⅰ型好发于青中年，Ⅱ型及Ⅲ型常见于中老年患者，男性居多。

约半数患者在发病前1月内可有流感样或链球菌感染的前驱表现，发热，全身不适，食欲减退，全身肌肉酸痛及消瘦等非特异症状，或有烃类（碳氢化合物）接触史。多呈急性起病，病情急骤进展，表现有血尿、蛋白尿、水肿、高血压，肾功能急剧进行性恶化并发展成尿毒症，患者常伴有中度贫血。

一、症状

1. 急性肾炎综合征 表现为严重的血尿、蛋白尿、水肿、高血压。

2. 急性肾功能异常 数周及数月内出现进行性少尿、无尿，终至肾衰竭。此外，感染也是常见的并发症。

3. 全身症状 由于高血压和体内毒素的蓄积也可以出现精神症状，如嗜睡、意识模糊等；肺出血-肾炎综合征（Goodpasture综合征）可有咳嗽、气促以及咯血、发绀等。

二、体征

1. 水肿 约半数患者起病时即出现水肿，以面部及双下肢为主。25%~30%患者表现为肾病综合征，水肿常持续存在，不易消退。

2. 高血压 部分患者可有血压升高，短期内可出现心、脑的并发症。

三、常见并发症

1. 感染 包括尿路感染、呼吸道感染甚至败血症。

2. 心血管系统 心律失常、心力衰竭、高血压等。

3. 神经系统 头痛、嗜睡、肌肉抽搐、昏迷等。

4. 消化系统 厌食、恶心、呕吐、腹胀等。

5. 血液系统 贫血。

6. 电解质紊乱 高血钾、低血钾或低血钠等。

【实验室及其他检查】

1. 尿液检查 镜检有大量的红细胞或肉眼血尿，尿蛋白可从微量到大量，多为非选择性的蛋白尿。尿比重一般不低，变形的红细胞和白细胞是尿沉渣的主要成分，红细胞管型也较常见，还可以发现纤维蛋白的降解产物。

2. 周围血象 常呈中到重度贫血，有时血小板减少。

3. 肾功能 肾小球滤过率或内生肌酐清除率呈进行性下降，数天或数周血肌酐和尿素氮相应升高。

4. 免疫学检查 Ⅰ型患者血清抗GBM抗体阳性；Ⅱ型患者血液循环免疫复合物及冷球蛋白常呈阳性，伴血清补体C_3降低；Ⅲ型由微血管炎引起者ANCA阳性。

5. 影像学检查　腹部平片及 B 超可见肾脏大小正常或增大而轮廓光整，其中半数以上患者肾脏影像明显增大，可与慢性肾功能不全相鉴别。

6. 肾活检　50% 以上肾小球有新月体形成，并占据大部分囊腔。

【诊断与鉴别诊断】

一、诊断

凡急性肾炎综合征伴肾功能急剧恶化，无论是否达到少尿性急性肾衰竭均应怀疑本病，并及时进行肾活检。若病理证实为新月体肾小球肾炎，根据临床和实验室检查能除外系统性疾病，诊断即成立。

二、鉴别诊断

1. 急性肾小球肾炎　急性肾小球肾炎个别情况下可表现为进行性肾功能损害，但急性肾炎常见抗链 "O" 升高，血清补体 C_3 降低，2~4 周水肿自行消退后，肾功能可恢复正常。

2. 继发性急进性肾炎　狼疮性肾炎、过敏性紫癜性肾炎、Goodpasture 病均可引起新月体性肾小球性肾炎，依据受累的临床表现和实验室特异检查，进行鉴别。

3. 急性肾损伤　急性肾损伤由急性肾小管坏死引起，可迅速起病，少尿或无尿，伴肾功能快速恶化。但该病大多有明确的病因，如药物中毒、休克、脱水等，通常有少尿期、多尿期、恢复期特殊的病情演变过程。一般无急性肾炎综合征表现。

【治疗】

一、治疗思路

急进性肾炎治疗原则应突出 "早" "快" 和 "充分"，即突出强调早期作出病因诊断和免疫病理分型，在此基础上尽快进行充分的强化治疗，包括针对急性免疫介导性炎症病变的强化治疗以及针对肾病变后果（如水钠潴留、高血压、尿毒症及感染等）的对症治疗两方面。中医学治疗本病首先应注意辨病与辨证的结合，针对本病免疫发病机制，当用祛风胜湿之品；针对肾炎综合征的临床表现，当用清利湿热之品；针对进行性尿毒症，当用渗湿泄浊之品。在大剂量激素治疗过程中，应配合滋阴益肾、清利湿热之品，以控制大剂量激素带来的副作用。在使用细胞毒类药物时易发生胃肠道反应，应注重用化湿降逆和胃之品。在疾病缓解期或明显肾功能减退者，应以补益肾元为主，配合通络渗利之品。

二、西医治疗

1. 强化治疗

（1）**强化血浆置换疗法**　应用血浆置换机分离患者的血浆和血细胞，弃去血浆，以等量正常人的血浆（或血浆白蛋白）和患者血细胞重新输入体内。通常每日或隔日 1 次，每次置换血浆 2~4L，直到血清抗体（如抗 GBM 抗体、ANCA）或免疫复合物转阴、病情好转，一般需置换 10 次左右。应用此法时常需要配合激素及细胞毒药物以防止免疫、炎症过程 "反跳"。常用方法为泼尼松每日 1mg/kg 口服，2~3 个月后渐减；环磷酰胺每日 2~3mg/kg 口服，累积量不超过 8g。50 岁以上患者免疫抑制剂减量。该疗法适用于各型急进性肾炎，但主要适用于

NOTE

I 型，特别是未发展成少尿性急性肾衰之前，血肌酐<530μmol/L 开始治疗，则大部分病人可以好转，而且循环中抗体于 1~2 周内消失；对于 Goodpasture 综合征和原发性小血管炎所致急进性肾炎（Ⅲ型）伴有威胁生命的肺出血者作用较为肯定、迅速，应首选。

（2）甲泼尼龙冲击辅以环磷酰胺治疗　甲泼尼龙 0.5~1.0g 溶于 5% 葡萄糖注射液中静脉滴注，每日或隔日 1 次，3 次为一疗程。必要时间隔 3~5 天可进行下一疗程，一般不超过 3 个疗程。甲泼尼龙冲击疗法也需辅以泼尼松及环磷酰胺常规口服治疗，方法同前。本治疗方法应该用于血肌酐<707μmol/L 时，过高者慎用。该疗法主要适用于Ⅱ、Ⅲ型，Ⅰ型疗效较差。用甲泼尼龙冲击治疗时，应注意继发感染和钠、水潴留等不良反应。

2. 替代治疗　凡急性肾衰竭已达透析指征者，应及时透析。对强化治疗无效的晚期病例或肾功能已无法逆转者，则有赖于长期维持透析治疗。肾移植应在病情静止半年（Ⅰ型、Ⅲ型患者血中抗 GBM 抗体、ANCA 需转阴）后进行。

3. 对症及支持治疗　对水钠潴留、高血压及感染等需积极采取相应的治疗措施。

三、中医治疗

（一）辨证论治

1. 邪壅三焦证

症状：水肿，发热，咽痛，小便短赤，或呕恶胸闷，尿少，眩晕，头痛，舌红苔黄腻，脉滑或滑数。

治法：疏风清热，利水解毒。

方药：麻黄连翘赤小豆汤合黄连温胆汤加减。

2. 阴虚阳亢证

症状：眩晕头痛，尿少或无尿，恶心呕吐，疲乏无力，腰膝酸痛，甚则抽搐神昏，舌红苔腻，脉弦细。

治法：滋阴潜阳，补肾泄浊。

方药：羚角钩藤汤加减。

3. 血瘀水停证

症状：眩晕头昏胀痛，小便不利，肢体水肿，面色黧黑或晦暗，腰痛固定，舌紫暗或有瘀斑、瘀点，苔薄白，脉涩。

治法：活血行水。

方药：调营饮加减。

4. 水气凌心证

症状：尿少，肢体水肿，呛咳，气急，心悸，胸闷发绀，烦躁，不能平卧，舌暗苔腻，脉微结代。

治法：泻肺逐水。

方药：己椒苈黄丸加减。

5. 浊毒内蕴证

症状：头痛眩晕，或头重如蒙，胸闷恶心，口苦纳呆，或口有尿臭味，大便秘结，脘腹胀满，面浮肢肿，小便不利，舌淡红，苔厚腻，脉沉缓。

治法：化浊利湿。

方药：温胆汤加减。若引起肝风内动者，用羚角钩藤汤息风止痉。

（二）常用中药制剂

清开灵注射液　功效：清热解毒，镇静安神。适用于急进性肾炎外邪内侵，热毒瘀滞证。用法：静脉滴注，40mL 加入 10%葡萄糖注射液 250mL 中，每日 1 次。

【预后】

本病的预后差，死亡率高，但患者若能得到及时的明确诊断和及时充分的强化治疗，预后可以得到显著改善，少数患者甚至肾功能得到完全恢复；反之多于数周至半年内进展至不可逆肾衰竭。预后除与上述诊断治疗是否及时有关外，还与病因、病理类型以及疾病严重程度和阶段等因素有关。免疫病理类型中Ⅲ型较好，Ⅱ型次之，Ⅰ型最差；临床无少尿，血肌酐<600μmol/L，病理改变尚未显示出广泛不可逆病变（广泛的肾小球硬化、纤维性新月体或间质纤维化）时即开始治疗者预后较好，否则预后差，尤其是肾小球毛细血管严重断裂者预后较差，老年患者预后相对较差。本病缓解后的长期转归有三种：①病情长期稳定；②肾功能缓慢减退（此种较常见）；③再次复发（见于少数患者，以Ⅲ型多见）。

【预防与调护】

积极预防原发病，去除诱发本病进展的可逆因素，减少再次发病的诱因。积极预防感冒，避免应用肾毒性药物。

在生活方面应注意个人卫生，预防各种感染，避免受湿及过度疲劳。慎起居，调畅情志，戒烟酒，忌过食肥甘厚味、辛辣之品。

慢性肾小球肾炎

慢性肾小球肾炎（chronic glomerulonephritis，CGN）简称慢性肾炎，是由多种原因引起的、不同病理类型组成的原发于肾小球的一组疾病。本组疾病起病方式各异，病情迁延，病变缓慢进展，病程绵长，并以蛋白尿、血尿、水肿及高血压为其基本临床表现，可伴有不同程度的肾功能损害。本病可发生于不同年龄、性别，但以青壮年男性居多。

本病与中医学的"石水"相似，可归属于"水肿""虚劳""腰痛""尿血"等范畴。

【病因病理】

一、西医病因病理

1. 病因及发病机制　急性链球菌感染后肾炎迁延不愈，病程超过 1 年以上者可转为慢性肾炎，但仅占 15%～20%。大部分慢性肾炎并非由急性肾炎迁延所致。慢性肾炎不是一个独立的疾病，发病机制各不相同。大部分是免疫介导性疾病，可由循环中可溶性免疫复合物沉积于肾小球，或者由抗原（肾小球固有抗原或外来植入性抗原）与抗体在肾小球原位形成免疫复合物，而激活补体，引起组织损伤。也可以不通过免疫复合物，而由沉积于肾小球局部的细菌毒素、代谢产物等通过"旁路系统"激活补体，从而引起一系列炎症反应而发生肾小球肾炎。

另外，非免疫介导的肾脏损害在慢性肾炎的发生与发展中亦可能起很重要的作用。包括：

NOTE

①肾小球病变可引起肾内动脉硬化，加重肾实质缺血性损害。②肾血流动力学代偿性改变引起的肾小球损害。③肾性高血压可引起肾小球结构及功能的改变。④肾小球系膜的超负荷状态可引起系膜区（基质及细胞）增殖，终至硬化。

2. 病理 慢性肾炎病理改变是双肾一致性的肾小球改变。由于病因、病程及发病机制不同，其病理改变也不同。常见的病理类型有系膜增生性肾小球肾炎（包括 IgA 和非 IgA 系膜增生性肾小球肾炎）、膜增生性肾小球肾炎、膜性肾病及局灶性节段性肾小球硬化。慢性肾炎进展至后期，上述不同病理类型改变均可转化为程度不等的肾小球硬化，相应肾单位的肾小管萎缩，肾间质纤维化。晚期肾体积缩小，肾皮质变薄，各病理类型均可转化为硬化性肾小球肾炎。

二、中医病因病机

慢性肾炎主要因先天禀赋不足或劳倦太甚、饮食不节、情志不遂等引起肺、脾、肾虚损，气血阴阳不足所致。常因外感风、寒、湿、热之邪而发病。

1. 脾肾气虚 久居湿地，冒雨涉水，或水中劳作，或嗜食生冷，均可引起水湿内侵，脾气受困；先天禀赋不足，房劳过度，生育不节等，均可导致肾气亏虚，脾虚不能运化水湿，不能升清，肾虚则封藏失职，而致精微下泄；脾胃虚弱，气血化生不足，日久而成虚劳。

2. 肺肾气虚 素体肺气亏虚，先天不足，或肺病日久及肾，肺肾俱亏，肺气虚不能通调水道，上源失调，肾气虚不能气化，下源失和，水液内聚为患。

3. 脾肾阳虚 素体阳虚，或病久阴损及阳，脾肾阳亏，脾阳虚不能运化水湿，肾阳亏，命门不固，开阖失司，水液内停，泛溢肌肤。

4. 肝肾阴虚 素体阴血亏虚，或房劳过度，或久虑多思，阴精暗耗，肝肾不足，肝肾阴亏则风阳上亢，阴虚内热则灼伤络脉。

5. 气阴两虚 久病气阴两伤，气虚则津液不布，清气不升，气化失司，水液内停；阴亏则虚热内生，灼伤络脉。

6. 湿邪内阻 久居湿地，或脾气素亏，不能运化水湿，湿浊内停，或泛于肌肤，或中阻肠胃，或化热内阻，变生多证。

7. 瘀血内阻 情志不遂则肝失疏泄，气机失畅，日久引起血瘀水停。或久病入络，络脉瘀阻，脉络不通，则血不循常道而外溢。

综上所述，本病病位在肾，与肺、脾相关，其病理基础在于脏腑的虚损。本病为本虚标实之证，本虚常见肺肾气虚、脾肾气虚、脾肾阳虚、肝肾阴虚和气阴两虚；标实则以湿、瘀、浊为多。正气亏虚为内因，常因外感风、寒、湿、热之邪而发病。由此内外互因，以致气血运行失常，三焦水道受阻，继而形成瘀血、湿热、水湿、湿浊等内生之邪，此内生之邪（尤其是湿热和瘀血）又成为重要的致病因素，损及脏腑，如此虚虚实实形成恶性循环，使病情缠绵难愈。

【临床表现】

慢性肾炎多数起病隐匿，进展缓慢，病程较长。其临床表现呈多样性，但以蛋白尿、血尿、高血压、水肿为其基本临床表现，可有不同程度的肾功能减退。病情时轻时重，迁延难愈，渐进性发展为慢性肾衰竭。

一、症状

早期患者可有疲倦乏力、腰部酸痛、食欲不振等，多数患者有水肿，一般不严重，有的患者无明显临床症状。

二、体征

1. 水肿 在慢性肾炎的整个病程中，大多数患者有不同程度的水肿，轻者仅有面部、眼睑等组织松弛部位水肿，晨起比较明显，进而可发展至足踝、下肢，重者则全身水肿，甚至有胸（腹）水。尿量变化与水肿和肾功能情况有关，水肿期间尿量减少，部分肾功能明显减退，浓缩功能障碍者常有多尿或夜尿增多。

2. 高血压 血压可正常或轻度升高，有些患者以高血压为首发症状，血压升高可呈持续性，亦可呈间歇性，以舒张压升高为特点，可有眼底出血、渗出甚至视神经乳头水肿。持续高血压的程度与预后密切相关，易导致心、肾功能不全。

3. 贫血 慢性肾炎患者在水肿明显时，有轻度贫血，若肾功能损害，可呈中度以上贫血。

【实验室及其他检查】

1. 尿液检查 尿异常是慢性肾炎的基本标志。蛋白尿是诊断慢性肾炎的主要依据，尿蛋白一般在 $1 \sim 3g/d$，尿沉渣可见颗粒管型和透明管型。血尿一般较轻或完全没有，但在急性发作期，可出现镜下血尿甚至肉眼血尿。

2. 肾功能检查 慢性肾炎出现肾功能不全时，主要表现为肾小球滤过率（GFR）下降，肌酐清除率（Ccr）降低。由于肾脏代偿功能很强，当 Ccr 降至正常值的 50% 以下时，血清肌酐和尿素氮才会升高，也可继而出现肾小管功能不全，如尿浓缩功能减退等。多数慢性肾炎患者肾功能呈慢性渐进性损害。

【诊断与鉴别诊断】

一、诊断

凡尿化验异常（蛋白尿、血尿、管型尿）、水肿及高血压病史达 3 个月以上，无论有无肾功能损害均应考虑此病，在除外继发性肾小球肾炎及遗传性肾小球肾炎后，临床上可诊断为慢性肾炎。

二、鉴别诊断

1. 原发性高血压肾损害 原发性高血压继发性肾损害多见于中老年患者，高血压在先，继而出现蛋白尿，多为微量至轻度蛋白尿，镜下可见少量红细胞及管型，肾小管功能损害（尿浓缩功能减退，夜尿增多）早于肾小球功能损害，常伴有高血压等其他靶器官并发症。

2. 慢性肾盂肾炎 多有反复尿路感染的病史，多次尿沉渣或尿细菌培养阳性，肾功能损害以肾小管为主，氮质血症进展缓慢，影像学检查可见双肾非对称性损害，呈肾间质性损害影像学征象。

3. Alport 综合征（遗传性肾炎） 常起病于青少年（多在 10 岁以前），患者有肾（血尿、轻至中度蛋白尿及进行性肾功能损害)、眼（球形晶状体等)、耳（神经性耳聋）异常，并有阳性家族史（多为连锁显性遗传)。

4. 急性肾小球肾炎 有前驱感染并以急性发作起病的慢性肾炎需与此病相鉴别。慢性肾炎急性发作多在短期内（数日）病情急骤恶化，血清补体 C_3 一般无动态变化。

5. 继发性肾病 狼疮性肾炎、紫癜性肾炎、糖尿病肾病等继发性肾病均可表现为水肿、蛋白尿等症状，与慢性肾炎表现类似，依据相应的系统表现及特异性实验室检查，一般不难鉴别。肾活检有助于鉴别。

【治疗】

一、治疗思路

慢性肾炎的治疗应以防止或延缓肾功能进行性减退、改善或缓解临床症状及防治严重合并症为主要目的，争取解除可逆性损害肾脏的因素，不以消除尿红细胞或轻微尿蛋白为目标。一般不主张应用激素和细胞毒药物。中医学认为脾肾亏虚是慢性肾炎的基本病机，而湿热内壅、瘀血阻滞又往往是疾病反复发作、缠绵难愈的主要因素，因此健脾补肾、清热利湿、活血化瘀是治疗本病的基本原则。病情稳定期以扶正为主，活动期以祛邪为主。若出现虚实夹杂证，临床应标本并治。

二、西医治疗

1. 控制高血压和减少尿蛋白 高血压和尿蛋白是加速肾小球硬化、促进肾功能恶化的重要因素，积极控制高血压和减少蛋白尿是防止或延缓肾功能恶化的关键。治疗原则：①力争把血压控制在理想水平，即尿蛋白≥1g/d，血压控制在 125/75mmHg 以下；蛋白尿<1g/d，血压控制可放宽到 130/80mmHg 以下。②选择具有延缓肾功能恶化、保护肾功能的降血压药物。有钠水潴留容量依赖性高血压患者可选用噻嗪类利尿药，Ccr<30mL/min 时，噻嗪类无效应改用袢利尿剂，但一般不宜过多长久使用。若高血压难以控制，可以选用不同类型降压药联合应用。

近年来研究证实，ACEI 和 ARB 在降低全身性高血压的同时，可降低肾小球内压力，减少尿蛋白，减轻肾小球硬化，延缓肾功能衰竭，因此 ACEI 和 ARB 可作为慢性肾炎患者控制高血压和（或）减少蛋白尿的首选药物。但肾功能不全的患者在应用 ACEI 和 ARB 时应注意防止高血钾，血肌酐>350μmol/L 的非透析治疗患者不宜使用。少数患者应用 ACEI 类药物有持续性干咳的不良反应。掌握好适应证和应用方法，监测血肌酐、血钾，防止严重副作用尤为重要。

2. 限制食物中蛋白及磷的摄入量 低蛋白及低磷饮食可减轻肾小球内高压力、高灌注及高滤过状态，延缓肾小球硬化，因此应采用优质低蛋白饮食，限制蛋白质入量亦达到限制磷入量［<600~800mg/（kg·d）］的目的。另外，对于高血压患者应限盐的摄入量（<3g/d）。

3. 应用血小板解聚药 服用血小板解聚药，如大剂量双嘧达莫（300~400mg/d）、小剂量阿司匹林（50~100mg/d），对系膜毛细血管性肾小球肾炎有一定的降尿蛋白作用。

4. 糖皮质激素和细胞毒药物 此类药物一般不主张应用，当患者肾功能正常或仅轻度受损，肾脏体积正常，病理类型较轻（如轻度系膜增生性肾炎、早期膜性肾病等），尿蛋白较多，且无其他禁忌者可试用，如无效则应逐步撤去。

5. 避免对肾有害的因素 劳累、感染、妊娠和应用肾毒性药物（如氨基糖苷类抗生素、含马兜铃酸的中药等），均可能引起肾损伤，导致肾功能下降或进一步恶化，应尽量予以避免。

三、中医治疗

（一）辨证论治

1. 本证

（1）脾肾气虚证

症状：腰脊酸痛，神疲乏力，或浮肿，纳呆或脘胀，大便溏薄，尿频或夜尿多，舌质淡，舌有齿痕，苔薄白，脉细。

治法：补气健脾益肾。

方药：四君子汤合肾气丸加减。

（2）肺肾气虚证

症状：颜面浮肿或肢体肿胀，疲倦乏力，少气懒言，自汗出，易感冒，腰脊酸痛，面色萎黄，舌淡，苔白润，脉细弱。

治法：补益肺肾。

方药：玉屏风散合金匮肾气丸加减。兼有外感表证者，宜先解表，兼风寒者可用麻黄汤加减，兼风热者可用银翘散加减；若头面肿甚，咽干痛者，可用麻黄连翘赤小豆汤加减；若水气壅滞，遍及三焦，水肿甚，尿少，大便干结者，可用己椒苈黄丸合五苓散加减。

（3）脾肾阳虚证

症状：全身浮肿，面色苍白，畏寒肢冷，腰脊冷痛，神疲，纳少，便溏，遗精，阳痿，早泄，或月经失调，舌嫩淡胖，有齿痕，脉沉细或沉迟无力。

治法：温补脾肾。

方药：附子理中丸或济生肾气丸加减。水肿明显者，可用实脾饮合真武汤以温阳利水；伴有胸水而咳逆上气，不能平卧者，加用葶苈大枣泻肺汤，泻肺行水，下气平喘；若伴腹水者，加用五皮饮以利水。

（4）肝肾阴虚证

症状：目睛干涩或视物模糊，头晕耳鸣，五心烦热或手足心热，口干咽燥，腰脊酸痛，遗精，或月经失调，舌红少苔，脉弦细或细数。

治法：滋养肝肾。

方药：杞菊地黄丸加减。

（5）气阴两虚证

症状：面色无华，少气乏力，或易感冒，午后低热，或手足心热，腰酸痛，或见浮肿，口干咽燥或咽部暗红，咽痛，舌质红，少苔，脉细或弱。

治法：益气养阴。

方药：参芪地黄汤加减。若口干咽燥，干咳少痰，小便短赤，大便干者，可改用人参固本丸加减。

2. 标证

（1）水湿证

症状：颜面或肢体浮肿，舌苔白或白腻，脉缓或沉缓。

治法：利水消肿。

方药：五苓散合五皮饮加减。

（2）湿热证

症状：面浮肢肿，身热汗出，口干不欲饮，胸脘痞闷，腹部胀满，纳食不香，尿黄短少，便溏不爽，舌红，苔黄腻，脉滑数。

治法：清热利湿。

方药：三仁汤加减。湿热蕴积上焦，见咯吐黄痰者，可用杏仁滑石汤加减；湿热中阻，以痞满腹胀为主者，可用黄连温胆汤加减；湿热蕴结下焦者，可用八正散加减；热结咽喉，咽喉肿痛明显者，可用银翘散加减。

（3）血瘀证

症状：面色黧黑或晦暗，腰痛固定或呈刺痛，肌肤甲错，肢体麻木，舌色紫暗或有瘀斑，脉细涩。

治法：活血化瘀。

方药：血府逐瘀汤加减。若兼气虚、阳虚者，可改用桂枝茯苓丸加味，以益气活血。

（4）湿浊证

症状：纳呆，恶心或呕吐，口中黏腻，脘胀或腹胀，身重困倦，浮肿尿少，精神萎靡，舌苔腻，脉沉细或沉缓。

治法：健脾化湿泄浊。

方药：胃苓汤加减。

（二）常用中药制剂

1. 火把花根片　功效：祛风除湿，舒筋活络，清热解毒。适用于慢性肾炎邪实证。用法：口服，每次3~5片，每日3次，饭后服用。儿童慎用。

2. 保肾康　功效：活血化瘀。适用于慢性肾炎血瘀证。用法：口服，每次3~4片，每日3次。

3. 肾炎舒　功效：益肾健脾，利水消肿。适用于慢性肾炎脾肾阳虚证。用法：口服，每次6片，每日3次。小儿酌减。

【预后】

慢性肾炎病情迁延，病变均为缓慢进展，最终进展至慢性肾衰竭，病变进展速度可因慢性肾小球肾炎的病理类型及有无并发症等不同预后有明显的差异。伴有高血压、大量蛋白尿，以及合并感染、血容量不足，或使用肾毒性药物等，可加快发展成慢性肾衰竭。

【预防与调护】

1. 预防　慢性肾炎病人抵抗力弱，极易感冒和发生交叉感染，故应注意避免劳累受凉，防止呼吸道感染。对有炎症病灶如牙周炎、咽喉炎、扁桃体炎、鼻炎、上呼吸道感染、皮肤疖肿等的患者，应积极治疗直至痊愈，以减少感染引起的免疫反应。同时慢性肾炎患者应避免肾毒性和易诱发肾功能损伤的药物，如磺胺类药、氨基糖苷类药、非类固醇类消炎药及部分含马兜铃酸的中草药。

2. 调护　慢性肾炎患者无明显症状，尿常规基本正常，应注意适当休息，可逐步增加活动。若有水肿、大量蛋白尿、尿血、血压升高者，应卧床休息，一般需休息2~3个月，直至症状消失。一般认为，慢性肾炎患者盐、水分和蛋白质的供给，应视情况而定。轻症病人，无明显水肿、高血压和肾功能不全者，不必限制饮食。对于有明显水肿、高血压及肾功能不全者则分别视其具体情况而有所限制。水肿和高血压者，应限制食盐，每日食盐限量以 3~5g 为宜，重度水肿者控制在 1~2g，待水肿消退，盐量应逐渐增加。液体入量不宜过多，不超过 1000~1500mL。慢性肾炎有大量蛋白尿及低蛋白血症时，如肾功能正常，应适当提高蛋白质摄入量，但不宜过多，以 1.5g/（kg·d）为宜，如出现氮质血症时，应限制蛋白质摄入量，每日限制在 40g 左右。过分限制钠盐，病人易引起电解质紊乱，并降低肾血流量，加重肾功能减退。

无症状性血尿或（和）蛋白尿

无症状性血尿或（和）蛋白尿（asymptomatic hematuria and/or proteinuria）既往国内称为隐匿性肾小球肾炎（latent glomerulonephritis, LGN），系指以轻度持续性或间断性蛋白尿和（或）血尿为主要表现，而无水肿、高血压及肾功能损害的一组肾小球疾病。本病病程绵长，呈反复发作，多见于青少年。

本病临床症状不明显，部分病人可出现肉眼血尿、腰酸痛，故属于中医学中"尿血""腰痛"等范畴。

【病因病理】

一、西医病因病理

本组疾病的病因大多数不同，发病机制与慢性肾炎类似，并可见多种病理类型，但病理改变较轻。常见轻微性肾小球病变、轻度系膜增生性肾小球肾炎（根据免疫病理表现，又可分为 IgA 肾病和非 IgA 系膜增生性肾小球肾炎）和局灶性节段性肾小球肾炎等病理类型，甚至可见早期膜性肾病。

二、中医病因病机

本病的内因多为脾肾亏虚或瘀血阻络。脾虚不能升清，肾虚不能藏精，而致精微下泄；脾虚不能统摄血液，或肾阴不足，虚火内生，灼伤血络，或瘀血阻络，血不归经，而成血尿。其外因多为感受热毒、湿热之邪。湿热或热毒内侵，迫血妄行而成血尿；湿热壅滞，肾精失藏，而致精微外泄。

1. 脾气虚弱 脾主升清统血，思虑过度则伤脾，脾气不足，脾不升清，统摄失司，引起精微下泄，或血溢脉外而成尿血。

2. 肾元亏虚 素体不健，肾气不足，肾失封藏，固摄无权，精微下泄；阴虚则火旺，或气病及阴，久病耗气伤阴，气阴两虚，阴虚内热，灼伤血络，而见尿血。

3. 下焦热盛 外感热毒或湿热，外邪乘虚侵入，邪热内侵，迫血妄行，伤精动血，精微下注或尿血。

4. 瘀血阻络 初病多因脾气不足，运化失常，久则气滞血瘀，或气虚运血无力，脉络受阻，血不循经，或精气不能畅流，壅而外溢，引起尿血或精微下注。

本病正气不足，病邪隐袭，发病缓慢，病位主要在脾、肾，基本病机为本虚标实，脾肾不足为本，瘀血、热毒、湿热为标。脾肾亏虚，生化无权，封藏失职，精微下注贯穿于本病的始终。若正气得助，邪气得除，则预后较好。反之，病程日久，瘀停湿滞，以致湿瘀互结，则预后欠佳。

【临床表现】

本病大多起病隐匿，无急、慢性肾炎或其他肾脏病病史，部分患者常易出现上呼吸道感染。

本病在发作血尿时，部分病人可出现腰部酸痛，并呈反复发作。

本病除了出现轻至中度蛋白尿和（或）血尿外，不伴有水肿、高血压、肾小球滤过率下降等，故无明显临床体征。

【实验室及其他检查】

1. 尿常规　可表现为尿蛋白阳性，并可出现程度不等的血尿。

2. 尿蛋白定量　24 小时尿蛋白定量低于 1g，以白蛋白为主。

3. 尿相位差镜检　尿红细胞常呈多形性。

4. 血清免疫学检查　部分病人血清 IgA 增加，抗核抗体、抗双链 DNA 抗体、补体等均正常。

5. 肾功能检查　肾小球滤过率、肾小管功能、肾图皆正常。

6. 影像学检查　B 型超声波、静脉肾盂造影、CT 或 MRI 无异常发现。

7. 肾活检　本病一般不需要立即肾活检，若出现蛋白尿、血尿加重，伴有高血压、水肿等表现，应做肾活检以明确病理类型及病变程度。

【诊断与鉴别诊断】

一、诊断

1. 无急、慢性肾炎或其他肾脏病病史，肾功能基本正常。

2. 无明显临床症状、体征，而表现为单纯性蛋白尿或（和）肾小球性血尿。

3. 排除非肾小球性血尿或功能性血尿。

4. 以轻度蛋白尿为主者，24 小时尿蛋白定量<1g，但无其他异常，可称为单纯性蛋白尿。以持续或间断镜下血尿为主者，可称为单纯性血尿。

二、鉴别诊断

1. 生理性蛋白尿　功能性蛋白尿，仅于剧烈运动、发热或寒冷时出现；体位性蛋白尿，在直立状态下出现蛋白尿，卧床后蛋白尿消失，可见于青少年。

2. 遗传性肾小球疾病　以血尿为主，主要包括良性家族性血尿，家系调查为常染色体显性遗传，肾组织电镜检查可见肾小球基底膜广泛变厚、壁分层，且与变薄的基底膜相间。

3. 慢性肾炎　常伴有水肿、高血压及肾功能损害。

4. 轻型急性肾炎　潜伏期多为 10~14 天，在起病 8 周内血清补体 C_3 呈一过性下降，肾组织检查为毛细血管内增生性肾小球肾炎。

【治疗】

一、治疗思路

无症状性血尿或（和）蛋白尿无需特殊治疗，患者应以保养为主，避免感染、劳累及注意勿用对肾脏有损害的药物即可。但也有人认为对持续性蛋白尿较重或反复发作血尿患者，适当应用激素和免疫抑制剂治疗有一定的效果，但尚无肯定结论，也可试用雷公藤总苷。中医药的辨证论治可控制本病血尿和蛋白尿的发作次数，保护肾功能。对于无证可辨的患者可结合辨病选择固涩药，结合肾脏病理选择清利或活血药。临床上常用的方法有健脾补肾、益气养阴、清热解毒、清利湿热、凉血止血、活血化瘀等。

二、西医治疗

本病无需特殊治疗，但患者需要定期复查尿常规、尿沉渣、肾功能及血压，尤其女性患者在妊娠前及其过程中更需要加强监测。可予以保护肾功能，避免肾损伤的因素。

三、中医治疗

（一）辨证论治

1. 下焦热盛证

症状：多有外感病史，突然出现血尿或蛋白尿，小便黄赤灼热，尿血鲜红，心烦口渴，面赤口疮，夜寐不安，舌红，脉数。

治法：清热泻火，凉血止血。

方药：小蓟饮子加减。

2. 阴虚火旺证

症状：小便短赤，头晕耳鸣，神疲，手足心热，颧红潮热，腰膝酸软，舌质红，脉细数。

治法：滋阴降火，凉血止血。

方药：知柏地黄丸加减。

3. 瘀血阻络证

症状：尿色紫暗或夹有血块，面色黧黑或晦暗，腰痛固定或刺痛，舌质紫暗或有瘀斑、瘀点，脉涩。

治法：活血通络。

方药：血府逐瘀汤加减。腰痛甚者，可改用身痛逐瘀汤以活血化瘀，理气止痛。

4. 脾气虚弱证

症状：久病尿血或蛋白尿，面色不华，体倦乏力，纳呆，气短声低，或兼齿衄，舌质淡，脉细弱。

治法：补脾摄血。

方药：归脾汤加减。

5. 肾气虚弱证

症状：久病尿血或蛋白尿，尿血色淡红，头晕耳鸣，精神困惫，腰脊酸痛，舌质淡，脉沉细无力。

治法：补肾益气，固摄止血。

NOTE

方药：无比山药丸加减。

（二）常用中药制剂

1. 肾炎康复片   功效：益气养阴，补肾健脾，清解余毒。适用于气阴两虚，脾肾不足，毒热未清者。用法：口服，每次 8 片，每日 3 次。

2. 黄芪注射液   功效：益气升清。适用于气虚证蛋白尿、血尿。用法：每次 20 ~ 40mL，每日 1 次，稀释后静脉滴注。

【预后】

本病可反复发作，迁延不愈，特别是劳累或感冒常使尿蛋白及血尿一过性增加，但本病绝大多数病人能长期保持肾功能正常，仅少数病人可出现尿蛋白逐渐增多，并出现水肿、高血压而转成慢性肾炎。本病也有自发痊愈倾向。

【预防与调护】

1. 预防   注意饮食起居的规律性，尽量避免风寒冒雨。食物营养要多样化，以增强机体的抗病能力。防止劳累，不宜过量地体力劳动。避免应用对肾脏有损害的中西药物。及时治疗感冒及消除口腔、手、耳、鼻、咽喉等处感染灶，以杜绝引起肾炎免疫反应的免疫原。平时尚需注意锻炼身体，并培养乐观豁达的情操。

2. 调护   本病临床无明显症状，如尿常规基本正常，应注意适当休息，逐步增加活动，但防止过度劳累，房事也应节制。如活动后尿中蛋白和红细胞有增加趋势，则须继续休息。若临床仅以少量尿蛋白、红细胞为主者，可予低盐普通饮食，水可不加限制，忌食辛辣刺激物，切忌暴饮暴食和过食肥甘之品。

本病部分病人抵抗力弱，极易感冒和发生交叉感染，应避免受凉，防止呼吸道感染，对有炎症病灶者应积极治疗，直至痊愈，以减少感染引起的免疫反应。

本病病程冗长，甚至久治不愈，病人常有悲观失望及急躁情绪，应向病人介绍必要的医学常识，使其对本病有客观的正确认识，树立治疗信心。

第三节   肾病综合征

肾病综合征（nephrotic syndrome，NS）为一组常见于肾小球疾病的临床症候群。临床特征为：①大量蛋白尿（≥3.5g/d）；②低白蛋白血症（≤30g/L）；③水肿；④高脂血症。其中"大量蛋白尿"和"低白蛋白血症"为诊断 NS 的必备条件。

本病与中医学中的"肾水"相似，可归属于"水肿"范畴，若无明显水肿症状可归属于"腰痛""虚劳"等范畴。

【病因病理】

一、西医病因病理

（一）病因

NS 根据病因可分为原发性和继发性两大类，可由多种病理类型的肾小球疾病所引起。原发性 NS 的病理类型以微小病变型肾病、系膜增生性肾炎、膜性肾病、系膜毛细血管性肾炎及肾小球局灶节段性硬化五种临床病理类型最为常见。按照目前国内临床分型，原发性肾小球疾病中的急性肾炎、急进性肾炎、慢性肾炎等均可在疾病过程中出现 NS。继发性 NS 的病因很多，常见有糖尿病肾病、肾淀粉样变性、系统性红斑狼疮肾炎、过敏性紫癜性肾炎、肾肿瘤、药物及感染所致等。

二、病理

1. 病理生理

（1）大量蛋白尿　NS 时蛋白尿产生的基本原因包括电荷屏障和孔径屏障的变化，特别是电荷屏障受损时，肾小球滤过膜对血浆蛋白（多以白蛋白为主）的通透性增加，致使原尿中蛋白含量增多，当其增多明显超过近曲小管回吸收量时，形成大量蛋白尿。此外，还与肾小球滤过率、肾素-血管紧张素系统的活性以及血浆蛋白的浓度等因素有关。

（2）低白蛋白血症　NS 时尿中丢失大量蛋白，原尿中部分白蛋白在近曲小管上皮细胞中被分解（每日可达 10g），胃肠道黏膜水肿时，蛋白质的摄入及吸收能力下降，同时肝脏合成白蛋白的增加程度不足以代偿尿蛋白的丢失而导致低蛋白血症。另外，血浆的某些免疫球蛋白（如 IgG）和补体成分、抗凝及纤溶因子、金属结合蛋白及内分泌激素结合蛋白也可减少，致使血浆蛋白降低。

（3）水肿　NS 时血浆白蛋白浓度下降，胶体渗透压降低，血管内的水分和电解质进入组织间隙，导致了水肿的形成。此外，部分患者因有效血容量减少，刺激肾素-血管紧张素-醛固酮活性增加和抗利尿激素分泌增加，进一步加重了水钠潴留，加重水肿。近年的研究表明，约 50% 患者血容量正常或增加，血浆肾素水平正常或下降，提示某些原发于肾内钠、水潴留因素在 NS 水肿发生机制中起一定作用。

（4）高脂血症　NS 患者血浆胆固醇、甘油三酯、低密度和极低密度脂蛋白浓度增加，其发生与肝脏合成脂蛋白增加及脂蛋白分解减少有关，目前认为后者可能是形成高脂血症更重要的原因。

2. 病理类型　本节主要介绍引起原发性 NS 常见的五种病理类型。

（1）微小病变型肾病　光镜下观察肾小球基本正常，可见近曲小管上皮细胞脂肪变性。电镜下有广泛的肾小球脏层上皮细胞足突融合。这也是本病病理类型的特征性改变和主要的诊断依据。微小病变型肾病占儿童原发性 NS 的 80%～90%，占成人原发性 NS 的 10%～20%。本型 30%～40% 病例可能在发病后数月内自行缓解。90% 对糖皮质激素治疗敏感，但复发率高达 60%，若反复发作或长期大量蛋白尿未能得到有效控制，该病可转变为系膜增生性肾炎，进而转变为局灶节段肾小球硬化。

（2）系膜增生性肾小球肾炎　光镜下可见弥漫性肾小球系膜细胞增生及系膜基质增多，为本病的特征性改变。根据系膜增生的程度不同可分为轻、中、重度三种。据其免疫病理检查又可将本组疾病分为 IgA 肾病和非 IgA 系膜增生性肾小球肾炎。在系膜区前者以 IgA 沉积为主，后者以 IgG（我国多见）或 IgM 沉积为主，均常伴有补体 C_3 呈颗粒状沉积于系膜区，有时也同时沉积于毛细血管壁。电镜下呈系膜增生系膜区可见电子致密物。该病理类型在我国发病率很高，在原发性 NS 中约占 30%，其中男性多于女性，好发于青少年。约 50% 有前驱感染。感染后可急性起病，甚至表现为急性肾炎综合征，本组疾病部分患者为隐匿起病。非 IgA 系膜增

NOTE

生肾小球肾炎约50%表现为NS，IgA肾病约15%出现NS。对糖皮质激素及细胞毒药物的治疗反应与病理改变轻重相关，轻者疗效好，重者疗效差。

（3）系膜毛细血管性肾小球肾炎　光镜下可见肾小球系膜细胞和系膜基质弥漫重度增生，插入到肾小球基底膜和内皮细胞之间，使毛细血管袢呈现"双轨征"。免疫病理检查常见IgG和补体C_3呈颗粒状沉积于系膜区及毛细血管壁。电镜下系膜区和内皮下可见电子致密物沉积。该病理类型约占我国原发性NS的10%~20%。男性多于女性，好发于青壮年。50%~60%患者表现为NS。几乎所有患者均伴有血尿。肾功能损伤、高血压及贫血出现早，病情多持续进展。50%~70%患者的血清补体C_3持续降低，对提示本病有重要意义。本型NS治疗困难，糖皮质激素及细胞毒药物治疗仅对部分儿童有效，成人疗效差，病变进展较快，发病10年后约50%的病例进展为慢性肾衰竭。

（4）膜性肾病　本病以肾小球基底膜上皮细胞下弥漫性免疫复合物沉积伴基底膜弥漫性增厚为特点。光镜下早期基底膜无增厚，仅见少量嗜复红小颗粒分布于基底膜上皮侧（Masson染色），进而基底膜逐渐增厚，随着病变进展可见到基底膜钉突样、网状或链状改变（嗜银染色）。免疫病理显示IgG和补体C_3呈颗粒状沿肾小球毛细血管壁沉积。电镜下早期可见基底膜上皮侧有排列整齐的电子致密物，常伴有广泛的足突融合。本病病理类型占我国原发性NS的25%~30%，男性多于女性，好发于中老年。本病极易发生血栓栓塞并发症，肾静脉血栓发生率可高达40%~50%，约有20%~30%患者的临床表现可自行缓解。60%~70%的早期患者（尚未出现钉突）经糖皮质激素和细胞毒药物治疗可达到临床缓解，但随疾病进展，病理损伤加重则疗效差。本病多呈缓慢进展，研究显示，我国患者10年肾脏存活率为80%~90%，明显高于西方国家。

（5）局灶性节段性肾小球硬化　光镜下可见病变呈局灶、节段性分布，主要表现为部分肾小球及肾小球毛细血管袢部分小叶硬化（系膜基质增多、毛细血管闭塞、球囊粘连等），相应的肾小管萎缩，肾间质纤维化。免疫病理显示IgM和补体C_3在局灶硬化损害处呈不规则、团块状、结节状沉积。电镜下肾小球上皮细胞足突广泛融合。根据硬化部位和细胞增殖的特点，本病理类型可分五种亚型，即经典型、塌陷型、顶端性、细胞型和非特殊型。非特殊型最为常见，约占半数以上。本病理类型占我国原发性NS的5%~10%，好发于青少年男性，大多起病隐匿，50%~75%的患者表现为大量蛋白尿及NS，约3/4患者伴有血尿，部分可见肉眼血尿。本病确诊时约半数患者有高血压，约30%患者有肾功能减退。糖皮质激素对50%患者有效，但起效较慢，平均缓解期为4个月。NS缓解者预后好，不能缓解者预后差（6~10年超过半数进入终末期肾病）。

二、中医病因病机

本病大多有水肿的临床表现，故临证多以水肿而论，是由于感受风寒或风热之邪、疮毒内侵、久居湿地及冒雨涉水、烦劳过度等因素导致肺失通调，脾失转输，肾失开阖，终致膀胱气化无权，三焦水道失畅，水液停聚而成本病。

1. 风水相搏　风寒或风热之邪外袭肌表，内舍于肺，肺失宣降，水液不能敷布，以致风遏水阻，风水相搏，流溢肌肤而成本病。

2. 疮毒浸淫　痈疡疮毒，未能清解消透，疮毒内归脾肺，脾失运化，肺失宣降，三焦水道失畅，水液溢于肌肤而成本病。

3. 水湿浸渍 久居湿地、冒雨涉水等，致湿邪内侵，脾为湿困，运化失司，水湿不运，泛于肌肤而成本病。或长期居处寒湿，伤及元阳，以致肾失开阖，气化失常，水湿停聚而成本病。

4. 湿热内蕴 感受湿热之邪或湿邪日久郁而化热，影响脾的转输，湿热内蕴，充斥内外而发病。

5. 脾虚湿困 素体脾虚、烦劳过度、饥饱失宜等导致脾失健运，不能运化水湿，泛滥于肌肤而发病。

6. 肾阳衰微 禀赋不足、房劳过度、病久不愈等均能导致肾阳虚衰，不能化气行水，致水湿上泛而成本病。

水肿的发病主要是由肺、脾、肾三脏功能失调、水液代谢失常所致。临床多表现虚实夹杂证，即以阴阳气血不足特别是阳气不足为病之本，以风邪、水湿、湿热、疮毒、瘀血等为病之标。病位在肺、脾、肾，以脾肾为主。因外邪而致水肿者，病变部位多责之于肺；因内伤而致水肿或感受外邪日久不愈者，病变多责之于脾肾。早期多为实证，日久则虚实夹杂。若病势迅猛或日久不愈可见浊毒内留，出现侮肝、犯肺、凌心、蒙蔽清窍等危重证候。

针对 NS 的临床特征，结合现代理化、病理等检查，从中医学的角度分析，NS 的基本病机为脾肾亏虚（阳虚和/或气虚）。由于脾肾亏虚，脾失转输，肾失气化，水湿停滞泛溢肌肤形成水肿；脾虚不能升清，肾虚不能藏精，精微外泄而出现大量蛋白尿；加之脾虚气血生化不足，肾虚精亏精不足以化血，出现低蛋白血症；因水湿停滞，气机受阻，加之气阳不足，布津运血无力，导致津凝湿聚，血行迟缓，痰瘀内生，阻经入络，出现高脂、高黏血症。由此可见，NS 的病位主要在脾肾，脾肾阳虚或脾肾气虚，是 NS 发生和发展的根本原因和基本病机，水湿、痰瘀是 NS 发展过程中的主要病理产物，也是 NS 进展全过程中的重要致病因素。在 NS 进展过程中又常因外感或湿热疮毒浸淫等因素使肺失宣降或脾失转运，引起 NS 急性发作或加重。其外感常见有风寒、风热，也可见寒湿外侵；其湿热疮毒，大都因湿邪郁久化热化火所致，或因久用糖皮质激素等因素所致；又常因火热之邪耗气伤阴，出现阶段性的气阴两虚，或肝肾阴虚，或阴虚阳亢等变证。若病情得不到有效控制，最终会发展为湿浊毒邪壅滞三焦，气血阴阳皆损的肾功能衰竭。

【临床表现】

NS 起病可急可缓，也可隐匿。原发性 NS 常无明显病史，部分患者有上呼吸道感染等病史；继发性 NS 常有明显的原发疾病史。临床常见"三高一低"的典型症状，但也有仅表现为大量蛋白尿、低蛋白血症，而无明显水肿者，常伴高血压，此类患者病情较重，预后较差。

一、主要症状

水肿，恶心纳差，乏力，肢节酸重，腰痛，甚至胸闷气喘、腹胀膨隆等。

二、体征

1. 水肿 水肿的特点是首先出现在皮下组织较为疏松处，如眼睑、颜面部等部位，然后出现于双下肢（常始于踝部），呈凹陷性水肿，且水肿与体位有明显的关系。若病情的加重，水肿可发展至全身，可出现胸水、腹水、阴囊和心包积液。

NOTE

2. 高血压　成年 NS 病人 20%～40% 有高血压，水肿明显者约半数有高血压。部分病人为容量依赖型，随水肿消退而血压恢复正常。肾素依赖型高血压主要与肾脏基础病变有关。

三、并发症

1. 感染　与营养不良、免疫功能紊乱及应用糖皮质激素治疗有关。常见的感染有呼吸道感染、皮肤感染、腹泻、尿路感染和腹膜炎。

2. 血栓、栓塞性疾病　与血液浓缩（有效血容量减少）及高脂血症引起血液黏稠度增加有关。另外，与凝血、抗凝和纤溶系统失衡，以及血小板功能亢进、应用利尿剂和糖皮质激素等有关。因此，NS 患者容易发生血栓、栓塞性疾病，其中以肾静脉血栓最为常见，发生率为 10%～50%。此外，肺血管血栓、栓塞，下肢静脉、下腔静脉、冠状血管血栓和脑血管血栓也不少见。血栓、栓塞并发症是直接影响 NS 治疗效果和预后的重要因素。

3. 急性肾损伤　NS 患者可因有效血容量不足引起肾血流量下降，诱发肾前性氮质血症，但经扩容、利尿后可得到恢复。有少数患者可出现急性肾损伤，表现为少尿甚或无尿，扩容利尿无效，常见于 50 岁以上患者。

4. 脂肪代谢紊乱　高脂血症可促进血栓、栓塞并发症的发生，还将增加心脑血管系统并发症，并可促进肾小球硬化和肾小管-间质病变的发生，促进肾脏病变的慢性进展。

5. 蛋白质代谢紊乱　长期低蛋白血症可以导致 NS 患者由于存在明显的低蛋白血症，因此蛋白质代谢呈负氮平衡。营养不良、肌肉萎缩、儿童生长发育迟缓；免疫球蛋白减少可引起机体抵抗力下降，容易发生感染；金属结合蛋白丢失可使微量元素缺乏、钙磷代谢障碍；内分泌素结合蛋白不足可诱发内分泌紊乱；药物结合蛋白减少可影响某些药物的药代动力学（使血浆游离药物浓度增加、排泄加速），影响药物疗效。

【实验室及其他检查】

1. 尿常规及 24 小时尿蛋白定量　尿蛋白定性多为 +++～++++，24 小时尿蛋白定量 >3.5g。此外，尿沉渣镜检，红细胞可增多，可见管型。

2. 血清蛋白测定　呈现低白蛋白血症（≤30g/L）。

3. 血脂测定　血清胆固醇、甘油三酯、低密度和极低密度脂蛋白浓度增加，高密度脂蛋白可以增加、正常或减少。

4. 尿蛋白电泳分析　微小病变型以中分子蛋白尿为主；滤过膜损害较严重的往往以高分子蛋白尿为主；混合性蛋白尿提示肾小球滤过膜损害较严重，并伴有肾小管-间质损害。

5. 肾功能测定　肾功能多数正常（肾前性氮质血症者例外）或肾小球滤过功能减退。

6. 肾脏 B 超、ECT 检查　有助于本病的诊断。

7. 肾活检　是确定肾组织病理类型的唯一手段，可为治疗方案的选择和预后判断提供可靠的依据。

【诊断与鉴别诊断】

一、诊断

1. 大量蛋白尿（>3.5g/d）。

2. 低白蛋白血症（血浆白蛋白≤30g/L）。

3. 明显水肿。

4. 高脂血症。

其中 1、2 两项为诊断的必要条件，临床上只要满足该两项，即可诊断为 NS。NS 分为原发性和继发性，首先除外继发性病因和遗传性疾病才能诊断为原发性 NS，最好进行肾活检做出病理诊断，另外还要判定有无并发症。

二、鉴别诊断

临床上确诊原发性 NS 时，需认真排除继发性 NS 的可能性。常见的继发性 NS 有：

1. 系统性红斑狼疮性肾炎　好发于青少年和中年女性，伴有发热、皮疹及关节痛，尤其是面部蝶形红斑最具诊断价值。免疫学检查可检测出多种自身抗体。

2. 过敏性紫癜性肾炎　好发于青少年，有典型的皮肤紫癜，可伴有关节痛、腹痛及黑便，多在皮疹出现后 1~4 周出现血尿和（或）蛋白尿。

3. 糖尿病肾病　多见于中老年，多发生于糖尿病 10 年以上的患者，早期可发现尿微量白蛋白排出增加，以后逐渐发展成大量蛋白尿、NS。眼底检查可见糖尿病视网膜病变。

4. 肾淀粉样变性　多发于中老年，肾淀粉样变性是全身多器官受累的一部分，肾受累时体积增大，常呈 NS，需肾活检确诊。

5. 乙型肝炎病毒相关性肾炎　多见于儿童和青少年，蛋白尿或 NS 为其主要临床表现，膜性肾病为其常见的病理类型。血清检测乙型肝炎病毒抗原阳性，肾活检证实有乙型肝炎病毒表面或（和）核心抗原沉积，临床有肾小球肾炎表现（除外狼疮性肾炎等继发性肾小球肾炎），才能确诊。

6. 骨髓瘤性肾病　发于中老年，男性居多，患者可有多发性骨髓瘤，如骨痛、血清单株球蛋白增高、蛋白电泳 M 带及尿本周蛋白阳性，骨髓象显示浆细胞异常增生（占有核细胞的15% 以上），并伴有质的改变等特征性临床表现，此有利于鉴别诊断。多发性骨髓瘤累及肾小球时可出现 NS。

【治疗】

一、治疗思路

NS 的治疗以改善临床症状、保护肾功能为目的。采用的治疗方法为对症治疗、病因治疗，同时要积极预防和治疗并发症。

中医药治疗 NS 首先要针对本病的基本病机脾肾亏虚和主要病理产物水湿、瘀血等，确立基本的治疗方法，即温补脾肾（益气温阳）、化湿利水、活血化瘀，此可谓辨病论治。同时又要根据 NS 发展的不同阶段或病变进展过程中出现的不同变证，本着"急则治其标，缓则治其本"的原则进行辨证论治。如出现外感，辨风寒风热等，以祛风散寒或祛风清热为主，若有热毒侵淫，当以清热解毒为主，若有湿热内壅，当以清热利湿为主，若出现肝肾阴虚或见阴虚阳亢，又当以滋补肝肾或滋阴潜阳为主。

激素和细胞毒类等药物是治疗 NS 的常用药，然诸类药物有较大的毒副作用，若与中药合用则可减轻其毒副作用，并且能够增强其疗效，因此激素和细胞毒类药物加中药成为目前临床

NOTE

上较为成熟的治疗 NS 的治疗方案。如中药配合激素治疗 NS 的具体方法有根据激素足量、减量、维持量的不同剂量给药阶段而出现的不同证型变化，给予相应的清热解毒、养阴清热、健脾益气和温肾助阳之品。该治疗方案可增效减毒，保证激素、细胞毒类药物治疗疗程的完成。对于激素撤减阶段、激素抵抗或激素依赖的患者，中医药的治疗应为主要治疗手段。服用细胞毒类药物时配合中药可减轻胃肠道反应及肝脏损伤，减轻骨髓抑制反应。激素停药后，适当服用中药可调整机体功能，增强正气，预防外感，减少复发。对于病程长及有凝血功能障碍者，适量加用活血化瘀药物，有助于病情缓解。

二、西医治疗

1. 一般治疗

（1）休息　病人应以卧床休息为主，尤其是严重水肿、低蛋白血症者。卧床可增加肾血流量，有利于利尿并避免交叉感染，但长期卧床会增加肢体静脉血栓形成的可能，故应保持适当的床上及床旁活动。病情缓解后可适当起床活动。

（2）饮食治疗　应给予正常量 $[0.8\sim1.0g/（kg\cdot d）]$ 的优质蛋白（富含必需氨基酸的动物蛋白）饮食，由于高蛋白饮食会增加肾小球高滤过，加重蛋白尿并促进肾脏病变进展，因此尽管患者出现大量蛋白尿，目前一般也不主张应用。保证每日每千克体重 $126\sim147kJ$（$30\sim35kcal$）以上的充分热量；脂肪的摄入，宜少进富含饱和脂肪酸（动物油脂）的饮食，多食富含不饱和脂肪酸（如植物油、鱼油）及可溶性纤维（如燕麦、米糠及豆类）的饮食，减轻高脂血症；水肿时应低盐（每日<3g）饮食。

2. 对症治疗

（1）利尿消肿　NS 患者水肿明显，限钠限水不能消肿者，可选用利尿剂，利尿治疗的原则不宜过快、过猛，以免造成有效血容量不足，加重血液高黏倾向，诱发血栓、栓塞并发症。常用药物有：①噻嗪类利尿剂：适用于低钾血症患者，常用氢氯噻嗪 25mg，每日 3 次，口服。长期服用应防止低钾、低钠血症。②潴钾利尿剂：适用于低钾血症患者，可与噻嗪类利尿剂合用，常用氨苯喋啶 25mg，每日 3 次，或醛固酮拮抗剂螺内酯 20mg，每日 3 次。长期服用需防止高钾血症，肾功能不全者慎用。③袢利尿剂：常用呋塞米（速尿）20~120mg/d，或布美他尼（丁尿胺）1~5mg/d，分次口服或静脉注射。在渗透性利尿剂治疗之后应用效果更好，谨防低钠血症及低钾低氯血症性碱中毒的发生。④渗透性利尿剂：常应用不含钠的右旋糖酐 40（低分子右旋糖酐）或淀粉代血浆（706 代血浆），250~500mL，静脉滴注，隔日 1 次。对少尿患者（尿量<400mL/d）慎用，可引起管型形成阻塞肾小管，并可诱发"渗透性肾病"导致急性肾损伤。⑤提高血浆胶体渗透压药物：采用血浆或血浆白蛋白等静脉输注，如接着用呋塞米 120mg 加于葡萄糖注射液中缓慢静脉滴注，效果更佳。对严重低蛋白血症、高度浮肿而又少尿的患者和伴有心力衰竭的患者慎用。

（2）控制血压减少尿蛋白　能够有效地延缓肾功能恶化。血管紧张素转换酶抑制剂（ACEI）、血管紧张素 II 受体拮抗剂（ARB）、长效二氢吡啶类钙拮抗药（CCB）等，均可通过其有效的控制高血压而显示出不同程度的减少尿蛋白的作用。用 ACEI、ARB 降低尿蛋白时，若想取得良好疗效，所用剂量一般要比常规降压剂量大，可根据病情剂量翻倍。但在 NS 严重水肿，存在肾血流量相对不足时，应避免使用 ACEI 和 ARB，以免引起肾前性急性肾损伤。

3. 免疫调节治疗

（1）**糖皮质激素**　使用原则和方案：①起始足量：常用药物为泼尼松成人每日 1mg/kg，儿童每日 2mg/kg，最大量不超过 80mg，口服 8 周，必要时可延长至 12 周。需要指出的是膜性肾病目前不主张单用激素治疗，而采用半量激素联合免疫抑制剂治疗。②缓慢减量：足量治疗后每 2~3 周减原用量的 10%，当减至每日 20mg 左右时病情易反复，应更加缓慢减量。③长期维持：最后以最小有效剂量（每日 10mg）作为维持量，再服半年左右。激素可采取全日量顿服或在维持用药期间两日量隔日一次顿服，以减轻激素的副作用。根据患者对糖皮质激素的治疗反应，可将其分为激素敏感型（用药 8~12 周内 NS 缓解）、激素依赖型（激素减量到一定程度即复发）和激素抵抗型（激素治疗无效）三类，其各自的进一步治疗有所不同。长期应用激素的患者容易发生感染、药物性糖尿病、骨质疏松等不良反应，少数病例还可能发生股骨头无菌性缺血性坏死。因此要加强监测，防止不良反应发生，一旦发生，应及时处理。

（2）**细胞毒药物**　这类药物可用于激素依赖型或激素抵抗型的患者，协同激素治疗。若无激素禁忌，一般不作为首选或单独治疗用药。临床主要使用的细胞毒药物：①环磷酰胺：国内外最常用的细胞毒药物。应用剂量为每日 2mg/kg，分 1~2 次口服；或 200mg 加入 0.9% 氯化钠注射液，隔日静脉滴注。累计量达 6~8g 后停药。主要副作用为骨髓抑制、性腺抑制、肝功能损害、出血性膀胱炎等。②盐酸氮芥：为最早用于治疗 NS 的药物，治疗效果较佳，但因可引起注射部位血管炎或局部组织坏死，及严重的胃肠道反应和骨髓抑制作用，目前临床较少应用。

（3）**环孢素**　属钙调磷酸酶抑制剂，能选择性抑制 T 辅助细胞及 T 细胞毒效应细胞，作为二线药物用于治疗激素及细胞毒药物无效的难治性 NS。常用量为每日每千克体重 3~5mg，分 2 次空腹口服，服药期间需监测并维持其血药浓度值为 100~200ng/mL。服药 2~3 个月后缓慢减量，疗程为半年至一年。因有肝、肾毒性，并可致高血压、高尿酸血症、多毛及牙龈增生等不良反应和停药后易复发等，使其临床使用受到限制。他克莫司（tacrolimus，FK506）亦属钙调磷酸酶抑制剂，但肾毒性小于环孢素 A，成人起始剂量为每日 0.05mg/kg，血药浓度保持在 5~8ng/mL，疗程为半年至一年。

（4）**麦考酚吗乙酯**（mycopheolate mofetil，MMF）　选择性抑制 T、B 淋巴细胞增殖及抗体形成。广泛用于肾移植后排异反应，不良反应相对小。常用量每日 1.5~2g，分 2 次口服，共用 3~6 个月，减量维持半年至 1 年。应用激素和细胞毒药物应以增强疗效的同时最大限度地减少副作用为宜。对于是否应用激素及细胞毒药物等治疗，应当结合患者病理类型、年龄、肾功能和有无相对禁忌证等情况的不同而区别对待，制订出个体化治疗方案。

4. 并发症的治疗

（1）**感染**　感染是 NS 的常见并发症，是患者死亡的主要原因。特别是接受免疫抑制剂治疗的患者，感染常关系到治疗效果和整体预后。

一旦发生感染，应及时选用对致病菌敏感、强效且无肾毒性的抗生素积极治疗，有明确的感染灶者应尽快去除。在使用激素及免疫抑制剂的患者发生较严重的感染时，应将这些药物尽快减量或暂时停用。

（2）**血栓及栓塞**　NS 并发血栓、栓塞具有临床预测价值的指标有：①病理类型为 MN；②血浆白蛋白<20g/L；③尿蛋白>10g/d；④高纤维蛋白原血症；⑤低血容量。一般认为当血浆白蛋白<20g/L 时，提示有高凝状态，应当开始使用抗凝治疗，可选用肝素钠 1875~3750U，

NOTE

皮下注射，每6小时1次，或选用低分子肝素4000~5000U，皮下注射，每日1~2次，将试管法凝血时间控制于正常的一倍；也可服用华法林，将凝血酶原时间的国际标准化比值（INR）控制在1.5~2.5。抗凝同时可辅以抗血小板药物，如双嘧达莫每日300~400mg，分3~4次口服，或用阿司匹林每日50~100mg口服。对已发生血栓、栓塞的患者应尽早（6小时内效果最佳，但3天内仍可有效）给予尿激酶或链激酶全身或局部溶栓，同时配合抗凝治疗，抗凝药一般应持续应用半年以上。抗凝及溶栓治疗时都应避免过量使用。

（3）急性肾损伤　NS并发急性肾损伤若处理不及时或处理不当可危及患者生命，如果能够及时给予正确处理，大多数患者可恢复。根据患者病情的不同予以相应的治疗方法，采用的治疗措施有袢利尿剂的应用、血液透析、原发病治疗、碱化尿液等。具体方法详见"急性肾损伤"章节。

（4）脂肪代谢紊乱　NS患者约有80%存在高脂血症，高脂血症不仅可以进一步损伤肾脏，而且还使心脑血管并发症增加，因此NS患者应合理有效地控制血脂。以高胆固醇血症为主要表现者，选用羟甲戊二酸单酰辅酶A（HMG-CoA）还原酶抑制剂，如辛伐他汀、氟伐他汀、阿托伐他汀、普伐他汀等。以高甘油三脂为主要表现者，选用氯贝丁酯类药，如非诺贝特、吉非贝齐等。NS缓解才能从根本上解决高脂血症，因此对于激素治疗敏感的类型（如MCD），应力求使NS快速缓解，而不急于使用降脂药。

三、中医治疗

（一）辨证论治

1. 风水相搏证

症状：起始眼睑浮肿，继则四肢、全身亦肿，皮肤光泽，按之凹陷易恢复，伴发热，咽痛，咳嗽，小便不利等症，舌苔薄白，脉浮。

治法：疏风解表，宣肺利水。

方药：越婢加术汤加减。

2. 湿毒浸淫证

症状：眼睑浮肿，延及全身，身发痈疡，恶风发热，小便不利，舌质红，苔薄黄，脉浮数或滑数。

治法：宣肺解毒，利湿消肿。

方药：麻黄连翘赤小豆汤合五味消毒饮加减。

3. 水湿浸渍证

症状：全身水肿，按之没指，伴有胸闷腹胀，身重困倦，纳呆，泛恶，小便短少，舌苔白腻，脉象濡缓。

治法：健脾化湿，通阳利水。

方药：五皮饮合胃苓汤加减。若肿甚而喘，合葶苈大枣泻肺汤泻水而平喘。

4. 湿热内蕴证

症状：浮肿明显，肌肤绷急，腹大胀满，胸闷烦热，口苦，口干，大便干结，小便短赤，舌红苔黄腻，脉沉数或濡数。

治法：清热利湿，利水消肿。

方药：疏凿饮子加减。气粗喘满，倚息不得卧，肿势严重，可用四苓散、五皮饮等合葶苈大枣泻肺汤；若湿热久留，化燥伤阴，可用猪苓汤加减。

5. 脾虚湿困证

症状：浮肿，按之凹陷不易恢复，腹胀纳少，面色萎黄，神疲乏力，尿少色清，大便或溏，舌质淡，苔白腻或白滑，脉沉缓或沉弱。

治法：温运脾阳，利水消肿。

方药：实脾饮加减。

6. 肾阳衰微证

症状：面浮身肿，按之凹陷不起，心悸，气促，腰部冷痛酸重，小便量少或增多，形寒神疲，面色晦滞，舌质淡胖，苔白，脉沉细或沉迟无力。

治法：温肾助阳，化气行水。

方药：济生肾气丸合真武汤加减。

临证时，在上述传统辨证论治的基础上，除外感证外，其他证型均应加入活血化瘀通络之品，如桃红四物汤加水蛭、地龙、乌梢蛇等。

（二） 常用中药制剂

1. 肾炎消肿片 功效：健脾渗湿，通阳利水。用于肾病综合征脾虚湿困证。用法：每次 5 片，每日 3 次口服。

2. 雷公藤总苷片 功效：祛风解毒，除湿消肿，舒筋通络。用于肾病综合征激素抵抗及激素依赖型。用法：按每千克体重每日 1～1.5mg，分 3 次饭后服用。

3. 黄芪注射液 功效：益气扶正健脾。用于肾病综合征正气不足者。用法：静脉滴注，20～40mL 加入 5% 葡萄糖注射液 250mL，每日 1 次。

【预后】

NS 的个体差异很大。决定预后的主要因素包括：①病理类型：一般情况下，微小病变型肾病和轻度系膜增生性肾小球肾炎的预后好，膜性肾病次之，系膜毛细血管性肾小球肾炎、局灶性节段性肾小球硬化及中度系膜增生性肾小球肾炎预后差，易出现慢性肾衰竭。②临床因素：大量蛋白尿、高血压和高血脂均可促进肾小球硬化，成为预后不良的重要因素。③并发症：如反复感染、血栓栓塞等常影响预后。

【预防与调护】

NS 患者有明显水肿和高血压时需卧床休息，水肿基本消退、血压平稳后，可以适当地活动。病情基本缓解后，可适当增加活动量，以增强体质及抵抗力。但要避免过度劳累，以免加重病情或使病情反复。饮食以清淡易消化为宜，合理采用补益精血的食物。水肿甚时应限制盐和水的摄入。

第四节 IgA 肾病

IgA 肾病（IgA nephropathy）又称为 Berger 病，指肾小球系膜区以 IgA 或 IgA 沉积为主的原发性肾小球疾病。IgA 肾病以肾小球源性血尿为主要表现，是我国最常见的肾小球疾病，占我国原发性肾小球肾炎的45%~50%，成为导致慢性肾衰竭重要的原因之一。IgA肾病发病率有明显的区域特点，在原发性肾小球疾病中，北美洲及欧洲发病率分别为8%~12%、20%，亚太地区发病率最高，为40%~50%。男女比例为2∶1~6∶1。

本病与中医学中的"肾风"相似，可归属于"尿血""水肿"等范畴。

【病因病理】

一、西医病因病理

1. 病因及发病机制 IgA肾病的病因目前尚不明了，可能与感染有关。多数患者发病前有呼吸道或消化道感染，之后出现血尿。IgA肾病患者血清中IgA_1较正常人显著升高，肾小球系膜区有IgA免疫复合物或多聚IgA_1的沉积，IgA免疫复合物及多聚IgA_1与肾小球系膜细胞有较高亲和力，与系膜细胞结合后，诱导其分泌炎性因子、活化补体，导致IgA肾病的发生。另外，不同族群中IgA肾病发病率，病情进展速度和临床表现有较大差异，提示遗传因素可能参与IgA肾病的发病。

2. 病理 IgA肾病病理变化可表现为增生性肾小球肾炎的所有病理类型，病变程度轻重不一，病变程度差异很大，主要病理类型为系膜增生性肾小球肾炎。轻者病变轻微，呈局灶性，仅少数肾小球有轻度系膜增宽和节段性增生，局灶性增生性改变可发展为局灶性硬化。有些病变较明显，可有弥漫性系膜增生，偶尔可有新月体形成。就病理类型而言，可表现为轻微病变性、局灶增生性、毛细血管内增生性、系膜毛细血管性、新月体性、局灶节段性肾小球硬化和增生硬化性肾小球肾炎。其病理损伤程度以往常用Lee氏分级法，近年来采用Oxford分类法或Haas分类。

免疫荧光检查显示IgA沉积于系膜区及毛细血管壁，呈颗粒或团块状，常伴有补体C_3沉积。电镜下可见电子致密物沉积于系膜区，有时可见基底膜病变。

二、中医病因病机

本病以尿血为特征，是由于感受外邪、饮食不节、劳倦过度等因素导致邪热入内、迫血妄行，阴虚火旺、灼伤络脉，脾失统摄、血溢脉外，肾失封藏、精微下泄而发病。

1. 风热扰络 外感风热或感受风寒入里化热，或外感湿热等，由皮毛、口鼻而入，热郁于内，灼伤脉络，则见尿血等。

2. 胃肠湿热 过食辛甘肥辣，酿生湿热，或外感湿热由口入内，导致中焦热盛，脉络受损。

3. 下焦湿热 下阴不洁，湿热上扰；或嗜食肥甘，饮酒过度，湿热下注；或外感风热，热移小肠，损伤脉络而致尿血。

4. 气不摄血 素体脾胃虚弱，或起居不当，劳作失调，或饮食失宜，或久病，导致脾气亏虚，失于统摄，血溢脉外。

5. 阴虚火旺 素体阴虚，或热病或病久阴伤，阴虚火旺，灼伤脉络而尿血。

6. 瘀血阻络 情志不畅，气郁血阻；或久病入络，导致脉络瘀阻，血不循常道而外溢。

本病病位在肾，与肺、脾关系密切。为本虚标实之证，肺脾肾亏虚为本，其中气虚最为关键；风、湿、热、瘀为标，其中湿热与瘀血是最重要的病理产物。急性发作期多为风热犯肺，或火热炽盛，或湿热瘀阻，导致络伤血溢，以邪实为主；慢性持续阶段多因脾肾亏虚，或阴虚火旺，失于统摄封藏，精微、血液外溢。本病持续不已，可进展为"癃闭"。

【临床表现】

1. 发作性肉眼血尿　常于上呼吸道感染、急性胃肠炎、泌尿道和皮肤感染后出现，与呼吸道感染间隔时间很短（24~72 小时，偶可更短）即可出现肉眼血尿，一般持续数小时或数天。肉眼血尿消失后，尿中红细胞可消失，或转为镜下血尿。尿中红细胞以变形红细胞为主。肉眼血尿可反复发作。

2. 镜下血尿伴或不伴无症状性蛋白尿　常在体检时发现，多见于儿童及青年人。

3. 蛋白尿　不同程度的蛋白尿，以轻中度蛋白尿为主，一般 24 小时尿蛋白定量1~2g 为多，少数患者可表现为肾病综合征。有蛋白尿者预后较差。

4. 高血压　多发生于成年 IgA 肾病患者，随病情进展，高血压的发生率增高。

5. 肾功能减退　成人多于儿童，部分 IgA 肾病患者发病 10~20 年后进入慢性肾衰竭。尿蛋白 2g 以上伴高血压患者易演变为肾衰竭。急性肾衰竭较少，部分患者因肉眼血尿发作，导致红细胞管型阻塞肾小管而致急性肾小管坏死，此类患者肾小球病变较轻，多可恢复。因弥漫性新月体形成或伴毛细血管祥坏死者，则应积极治疗并配合透析疗法。

【实验室及其他检查】

IgA 肾病尚缺乏特异性的血清学或实验室诊断性检查。

1. 尿液检查　尿常规检查提示不同程度的血尿和蛋白尿，相差显微镜显示变形红细胞增多。

2. 血清免疫学检查　部分患者血清 IgA 升高。补体 C_3、C_4 正常。

3. 肾穿刺活检　免疫荧光检查是确诊 IgA 的主要手段，可见 IgA 或以 IgA 为主的免疫球蛋白在肾小球系膜区弥漫沉积，融合成块状或散在颗粒状。

【诊断与鉴别诊断】

一、诊断

1. 年轻患者出现镜下血尿和（或）蛋白尿，尤其是与上呼吸道感染有关的血尿，临床上应考虑 IgA 肾病的可能。

2. IgA 肾病的确诊需要肾组织免疫荧光检查。典型表现是肾小球系膜区或伴毛细血管壁以 IgA 为主的免疫球蛋白呈颗粒状或团块状沉积。

3. 除外过敏性紫癜、系统性红斑狼疮、肝硬化等所导致的继发 IgA 沉积的疾病方可成立。

二、鉴别诊断

1. 过敏性紫癜性肾炎　临床表现可见镜下甚至肉眼血尿，肾活检免疫病理与原发性 IgA 肾病相同，但有典型的肾外表现，如皮肤紫癜、关节肿痛、腹痛与黑便等，可鉴别。

2. 链球菌感染后急性肾小球肾炎　部分 IgA 肾病表现为急性肾炎综合征，但前者潜伏期长，有自愈倾向，实验室检查有补体 C_3 的下降，血清 IgA 正常。IgA 肾病潜伏期短，反复发作。

NOTE

3. 薄基底膜肾病 临床表现为持续性镜下血尿，多有阳性家族史。肾活检免疫荧光检查阴性，电镜检查可见肾小球基底膜弥漫性变薄。

4. 慢性酒精性肝硬化 半数以上酒精性肝硬化患者肾活检可见以 IgA 为主的免疫球蛋沉积，依据肝硬化存在进行鉴别。

5. 其他 狼疮性肾炎、强直性脊柱炎等肾脏免疫病理也可显示 IgA 沉积，可结合其各自临床特点进行鉴别。

【治疗】

一、治疗思路

IgA 肾病是肾脏免疫病理相同，但临床表现、病理改变和预后差异很大的原发性肾小球疾病，治疗时根据不同的临床表现和病理特征合理用药。对于单纯血尿者，避免感冒、感染，减少发作；少量蛋白尿者用 ACEI/ARB 和鱼油治疗，若治疗 3~6 个月病情不能缓解者，可用小剂量激素治疗。大量蛋白尿病理表现为肾小球系膜细胞增生、球囊粘连、间质炎性细胞浸润明显者给以糖皮质激素或配合细胞毒类药物；血压高者，积极控制高血压，保护肾功能。中医药治疗 IgA 肾病以祛邪扶正为治则，急性发作期以邪实为主，根据风热、火热、湿热、瘀血的偏盛用药；慢性持续阶段以正虚为主，当辨气、血、阴、阳的不足及脏腑定位。虚实夹杂者标本兼治。中西医结合治疗大量蛋白尿者可参照肾病综合征，慢性持续阶段可参照慢性肾炎治疗。

二、西医治疗

1. 单纯性血尿或（和）少量蛋白尿

（1）蛋白尿>0.5g/d ［儿童>0.5g/（d·1.73m²）］ 时，给予 ACEI 或 ARB 治疗，可逐渐增加剂量直至能耐受。蛋白尿<1g/d 时，血压目标为 130/80mmHg，蛋白尿>1g/d 时，血压目标值为 125/75mmHg。

（2）经 3~6 个月 ACEI/ARB 治疗，如蛋白尿>1g/d 时可用鱼油治疗。

（3）经过 3~6 个月 ACEI/ARB 治疗，蛋白尿>1g/d 时，且 GRF>50mL/（min·1.73m²），建议用 0.5mg/（kg·d）的强的松治疗。

2. 大量蛋白尿 尿蛋白超过 3.5g/d 或表现为肾病综合征患者，若肾功能正常，肾脏病理改变轻微者，给以糖皮质激素常可以缓解；肾功能受损，病理改变明显者，需要配合细胞毒类药物。病理损伤程度较重者，疗效较差，易进展为慢性肾衰竭。

3. 新月体型 IgA 肾病 IgA 肾病出现肾功能急剧恶化，肾活检证实≥50%肾小球有细胞型新月体，采用激素和 CTX 冲击治疗，治疗方案同抗中性粒细胞胞质抗体（ANCA）相关性血管炎。

4. 合并 AKI IgA 肾病出现肾功能急剧恶化，肾活检证实为 AKI 和肾小管内有红细胞管型，给予一般对症治疗，必要时进行透析。

三、中医治疗

（一）辨证论治

1. 风热扰络证

症状：发热，咽痛，咳嗽，尿血，舌尖红，苔薄黄，脉浮数。

治法：疏风清热，凉血止血。

方药：银翘散加减。

2. 胃肠湿热证

症状：尿血，腹痛腹泻，脘闷，纳呆食少，烦热口渴，小便短赤，舌红，苔黄腻，脉濡数。

治法：清热利湿。

方药：泻心汤加减。身重倦怠，身热不扬，暑湿甚者，用新加香薷饮加味；恶心呕吐，头身重者，藿香正气散加减。

3. 下焦湿热证

症状：尿血，尿赤，或尿频不爽，口干，舌红，苔黄腻，脉滑数。

治法：清热利湿，泻火止血。

方药：小蓟饮子加减。尿频、尿急、尿痛、腰痛者，用八正散加减。

4. 气不摄血证

症状：神疲乏力，面色无华，气短懒言，纳呆食少，镜下血尿，劳累后加重，舌淡体胖，有齿痕，苔薄白，脉沉细弱。

治法：健脾补虚，益气摄血。

方药：归脾汤加减。

5. 阴虚火旺证

症状：尿血色淡，或镜下血尿，腰酸乏力，手足心热，舌红少苔，脉细数。

治法：滋阴降火，化瘀止血。

方药：知柏地黄汤合二至丸加减。若阴病及阳，见畏寒肢冷者，合右归丸加减治疗。

6. 瘀血阻络证

症状：病程日久，腰部刺痛，面色晦滞，肢体麻木，舌边瘀紫，脉沉涩。

治法：活血化瘀止血。

方药：桃红四物汤合二至丸加减。气血瘀滞显著者用血府逐瘀汤。

（二）常用中药制剂

1. 黄葵胶囊　功用：清热利湿，解毒消肿。用于 IgA 肾病湿热证。用法：每次 5 粒，每日 3 次，口服。

2. 血尿安胶囊　功用：清热利湿，凉血止血。用于 IgA 肾病以血尿为主要表现，属中医湿热证者。用法：每次 4 粒，每日 3 次，口服。

3. 肾炎康复片　功用：益气养阴，健脾益肾。用于 IgA 肾病气阴两虚，脾肾不足，毒热未清者。用法：每次 5 片，每日 3 次，口服。

4. 雷公藤多苷片　功用：祛风除湿。用于 IgA 肾病表现为大量泡沫尿属风湿者。用法：每次 20mg，每日 3 次，口服。

【预后】

IgA 肾病既往被认为是预后良好的疾病，但随后的临床研究发现，本病自然病情和预后差异很大，仅 20% 的患者能达到临床完全缓解，发病 20 年后，20%~30% 的患者进展为终末期肾病，近年来统计 IgA 肾病导致慢性肾衰竭的比例逐渐增多。IgA 肾病患者，有以下因素者，预后较差：男性患者，起病年龄较大者；持续性镜下血尿伴有蛋白尿等；中、重度蛋白尿患者；伴有高血压，尤其是难以控制的高血压，病理改变为较多的肾小球硬化和（或）间质纤维化等。

【预防与调护】

积极消除诱发因素及易感因素，如呼吸道、肠道、皮肤及泌尿道感染。一旦出现炎症感染，要积极治疗。因劳累过度、剧烈运动等可导致血尿发生或加重，应做到起居有节，注意休息，避免熬夜、过度疲劳和剧烈运动。适度锻炼身体，增强体质，预防感冒。饮食注意清淡，避免辛辣肥甘之品，平素多饮水。

第五节　肾小管间质疾病及药物性肾损害

急性间质性肾炎

急性间质性肾炎（acute interstitial nephritis，AIN）又称急性肾小管间质性肾炎，是肾间质炎性细胞浸润、肾小管呈不同程度变性为特征的一组病理综合征，也是急性肾衰竭的重要原因之一。临床表现复杂多样，常表现为不明原因的肾功能突然下降，肾小管功能损害和尿沉渣异常，甚至出现肾衰竭。根据病因可分为药物过敏性 AIN、感染相关性 AIN 及病因不明的特发性 AIN。文献报道，在有肾脏病临床表现的肾活检患者中，急性间质性肾炎占 1%~22%。

本病根据其临床表现，可归属于中医学"腰痛""尿血""淋证""关格"等范畴。

【病因病理】

一、西医病因病理

1. 病因及发病机制　急性间质性肾炎的发病原因很多，但最常见的是药物和感染导致免疫反应引起肾脏损害。继发于全身疾病者少见，部分患者病因不明。

急性间质性肾炎的免疫致病机制已得到普遍认可，但其具体机制尚不完全清楚，目前已肯定的主要有细胞免疫和体液免疫两种。药物（半抗原）与机体组织蛋白结合，诱发机体超敏反应，导致肾小管-间质炎症。

2. 病理　急性间质性肾炎的病理特征是：光镜下可见肾间质水肿，并有大量单核细胞和嗜酸性粒细胞浸润，偶见多形核细胞浸润，肾小管上皮细胞呈严重空泡及颗粒变性。免疫荧光检查多为阴性，有时可见肾间质和（或）肾小管基底膜有免疫球蛋白及（或）补体成分沉积。在非甾体消炎药引起肾小球微小病变时，电镜下可见肾小球足细胞足突广泛融合。间质炎症浸润范围与肾功能损害程度呈正相关。

二、中医病因病机

急性间质性肾炎多因感受药毒、湿热之邪，蕴结三焦，导致肾失开阖，膀胱气化失司而发病。

1. 热毒炽盛 热毒之邪内侵脏腑，或药毒损及肾脏，肾与膀胱气化失司，则小便不利；热入营血，则扰动神窍，迫血妄行，见高热、神昏、出血诸症。

2. 湿热蕴结 感受湿热之邪，或素体湿热内盛，感受外邪，湿热弥漫三焦，气化不利，传导失司，见小便赤涩不利，腹胀呕恶，大便秘结或滞涩不爽等。

3. 阴虚火旺 年老体虚，或病久阴伤，或热毒伤阴，导致肾阴亏虚，虚火内盛，上扰清窍则头晕耳鸣，灼伤肾络则尿血。

4. 脾肾气虚 素体脾胃虚弱，或年高肾亏，或久病耗气，导致脾肾亏虚，脾虚不能运化，肾虚不司开阖，则见面色无华，腰膝酸软，小便频多。

本病病位主要在肾，与膀胱、脾、三焦相关。病性多属本虚标实，早期以邪实为主，多表现为热毒炽盛、湿热内蕴，后期则以本虚为主，见气阴亏虚，日久不愈可进展为关格、癃闭。

【临床表现】

一、症状

1. 腰痛 腰痛是本病的主要症状，常突然发作，多呈持续性酸痛或胀痛，亦有出现剧痛者。症状典型者两肋脊角压痛明显，两肾区有明显叩击痛。

2. 排尿异常 患者常在感染或使用某些药物后数日或数周出现肾脏损害表现，突出表现为少尿或无尿，进入多尿期则尿量可以超过每日2500mL，甚至尿量可达每日4000mL或更多。肾小管功能减退者则以口渴多饮、多尿、夜尿增多为主要表现。药物损害所致者则以肉眼血尿多见。

3. 消化系统症状 食欲不振，便秘，病情严重者可出现恶心呕吐。药物同时损害肝脏时可出现黄疸、右胁痛或腹痛。

4. 全身症状 严重感染所致者常有突发高热寒战、面色灰白等败血症中毒症状。药物过敏所致者则以发热、全身出现红色皮疹、关节酸痛为主，高热可占病例的70%~90%。

二、体征

1. 皮疹 药物过敏所致，30%~50%的患者全身可出现斑片状红色药疹，以面部、颈部、胸部、腹部、背部及四肢近心端皮肤多见。指压可退色，亦可伴有皮肤瘙痒、脱屑。

2. 淋巴结肿大 感染和药物损害所致者多伴有浅表淋巴结肿大，以颈下和腋下淋巴结为主。

三、并发症

主要有急性肾衰竭、呼吸道感染、尿路感染等。

【实验室及其他检查】

1. 尿常规检查 多数病人尿中只有少量蛋白，24小时尿蛋白定量一般不超过1.5g，但非甾体抗炎药所致者尿蛋白定量可大于3.5g。尿沉渣检查可以正常，或含有少量红细胞、白细胞，部分患者尿中可见脱落的肾小管细胞。甲氧苯青霉素、利福平、别嘌呤醇所致者常可见镜下或肉眼血尿，部分病人尿沉渣中可见嗜酸性粒细胞增多。若嗜酸性粒细胞超过白细胞总数的1%，则是诊断急性间质性肾炎的重要依据。

2. 尿液聚丙烯酰胺凝胶电泳　显示以低分子区带为主，尿溶菌酶及 β_2 微球蛋白（β_2-MG）增多为主，属于肾小管性蛋白尿。尿放射免疫试验，以 β_2-MG 异常增多为主，而白蛋白及 IgG 增加不显著。

3. 尿渗量测定　急性间质性肾炎多有肾小管浓缩功能障碍，尿液比重降低，禁水 12 小时尿液渗透量小于 $500\sim600mOsm/（kg \cdot H_2O）$。

4. 滤过钠分数测定　大多数病人尿钠排泄量增加，滤过钠分数多大于 1%，有助于诊断。

5. 血液检查　急性间质性肾炎可引起不同程度的肾功能减退，血肌酐、血尿素氮异常升高，并可出现难以纠正的酸中毒，二氧化碳结合力明显下降，白细胞（尤其是中性粒细胞）增高，核左移。还可以引起各种类型的电解质紊乱，特别是低钾血症或高钾血症。急性间质性肾炎常伴有近端肾小管性酸中毒。

6. 免疫球蛋白测定　部分急性间质性肾炎血清 IgE 升高，有助于本病的诊断。

7. 肾穿刺活组织检查　对部分病因不明，症状不典型，临床表现隐匿，肾功能突然下降的病人，肾组织学检查可提供可靠的诊断依据。

【诊断与鉴别诊断】

一、诊断

典型病例有：①近期用药史；②药物过敏表现；③尿检异常；④肾小管及肾小球功能损害。一般认为有上述表现中前两条，再加上后两条中任何一条，即可临床诊断本病。但非典型病例常无第二条，必须依靠肾穿刺病理检查确诊。临床怀疑感染相关性 AIN 者需尽快进行可疑病原体的检查，可以通过体液微生物抗原或抗体检测、病原微生物的抗原 DNA 检测等方法进行筛查。

二、鉴别诊断

肾小球肾炎感染史以上呼吸道感染者居多，一般不合并皮疹，无嗜酸性粒细胞增高等全身过敏性表现。肾小球肾炎也可有肾小管功能损害，但都以肾小球功能障碍为主，主要表现为血肌酐、尿素氮升高等。肾小球肾炎可伴有酸中毒，但酸中毒的程度较少超过血肌酐、尿素氮潴留的程度，肾穿刺活检以肾小球病理改变为主，可资鉴别。

【治疗】

一、治疗思路

急性间质性肾炎起病急，病情危重，应积极采用中西医结合措施，去除病因，可根据病情使用糖皮质激素治疗。若出现重症呈少尿或无尿型急性肾衰竭表现或伴有多脏器衰竭者，应尽早按照急性肾衰竭治疗原则给予肾脏替代治疗。中医药重点在于减轻西药副作用及保护肾功能。急性期以邪实为主，治以清热解毒，凉血止血，清利湿热；缓解期以正虚为主，治以滋阴降火，健脾补肾。

二、西医治疗

主要目标是根治，为达此目标，早期治疗、积极治疗、综合治疗是三个主要原则。具体治疗方法如下：

1. 停用致敏药物　去除过敏原后，多数轻症病例即可自行缓解。

2. 抗感染治疗　对全身性细菌、病毒感染和败血症等引起的急性间质性肾炎，应积极治疗原发病，控制感染。尽早做痰、血、尿等细菌培养，有针对性地选择使用抗生素。如对溶血性链球菌、金黄色葡萄球菌、肺炎双球菌等革兰阳性菌感染，可选用青霉素、红霉素治疗，而革兰阴性菌所致的败血症，则以大肠杆菌、变形杆菌、产气杆菌、绿脓杆菌最多见，且常夹杂其他细菌感染，因此，应选用三代头孢菌素、碳青霉烯等肾毒性小的药物，清除感染病灶。

3. 糖皮质激素治疗　对过敏性肾损害以及重症病例者宜用糖皮质激素。如泼尼松口服，每日30~40mg，病情好转后逐渐减量。

4. 血管扩张剂与利尿剂治疗　血管扩张剂包括莨菪类药物、酚妥拉明。利尿剂如呋塞米。

5. 血液透析治疗　对于出现急性肾衰竭者，宜尽早做血液透析治疗。

三、中医治疗

（一）辨证论治

1. 热毒炽盛证

症状：寒战高热，腰痛，头痛神昏，口干喜饮，皮肤斑疹，小便短赤热涩，大便秘结，舌红绛，苔黄燥，脉弦滑数。

治法：清热解毒，凉血化斑。

方药：清瘟败毒饮加减。若便秘腹痛，或黄疸者，加大黄通腑退黄。

2. 湿热蕴结证

症状：腰痛，脘闷纳呆，渴不思饮，小便黄赤灼热，或涩痛不利，便溏不爽，苔黄腻，脉濡数或滑数。

治法：清热利湿，泻火通淋。

方药：八正散加减。有瘀血者，加桃仁、红花、川芎以活血化瘀。

3. 阴虚火旺证

症状：腰膝酸痛，五心烦热，头晕耳鸣，盗汗，口干咽燥，大便干结，小便短赤带血，舌红少苔，脉细数。

治法：滋阴降火，凉血止血。

方药：知柏地黄汤合小蓟饮子加减。

4. 脾肾气虚证

症状：面色萎黄无华，神疲乏力，腰膝酸软，足跟痛，腹胀纳差，或恶心呕吐，夜尿频多，或小便清长，舌淡胖，苔薄白，脉沉细无力。

治法：健脾益肾。

方药：四君子汤合济生肾气丸加减。

（二）灌肠疗法

1. 生大黄30g，六月雪30g，煅牡蛎30g，煎成300mL，保留灌肠，每日1次。用于呕吐频

NOTE

繁，不能进药者。

2. 大黄 20g，草果 15g，加水 250mL，煎至 60mL，每次取 20mL，加 5% 碳酸氢钠 5mL，经肛管于 5 分钟内快速由肛门点滴灌入结肠，每日 3~4 次。

【预后】

急性间质性肾炎患者一般预后较好，病因去除后病情好转较快，肾功能可得到完全恢复或部分缓解。药物（或毒物）性急性间质性肾炎，在即刻停用有关药物（或毒物）后，症状可缓解，病情较稳定。此外，解除尿路梗阻、纠正代谢异常和控制感染等病因治疗，均有利于病情控制和肾功能恢复。但若误诊误治，延误病机，亦可致病情恶化，出现不可逆的肾间质纤维化，导致慢性肾功能不全如不能去除继续侵犯的因素，可能进展到终末期肾衰竭。

【预防与调护】

1. 预防

（1）感染引起的急性间质性肾炎，可根据感染的途径和特点加以预防。首先查清由何种细菌所致，选择敏感的抗生素治疗，使感染及早得到治愈，可以减少小管间质性肾炎的发病率。已有小管间质性肾病的患者亦能阻止其病情进展，保护肾功能。

（2）为了防止药物过敏引起的急性间质性肾炎，在服用有可能导致过敏的药物期间，应定期做血、尿检查，发现异常，立即停药，同时也应注意限制水和盐的摄入。

2. 调护

（1）注意休息，避免劳累，注意个人卫生，避风寒，防外感。

（2）禁食辛辣刺激之品，忌烟酒，忌食温热性食品，如狗肉、羊肉等。

（3）保持乐观态度，避免不良精神刺激。

慢性间质性肾炎

慢性间质性肾炎（chronic interstitial nephritis，CIN），又称为慢性肾小管-间质性肾病（chronic tubular-interstitial nephropathy，CTIN），是一种由多种原因引起，临床以肾小管功能异常及进展性肾损害，病理以肾小管萎缩及肾间质炎性细胞浸润和纤维化为主要表现的慢性疾病。CTIN 在终末肾脏疾病中因地区不同而所占比例差异很大，在苏格兰地区为 42%，在美国仅为 3%。本病不同于急性间质性肾炎，起病隐匿，进展缓慢，常为原发疾病所掩盖，但间质纤维化的程度常较严重，至疾病后期表现为慢性进展性肾衰。

本病根据其临床表现可归属于中医学"消渴""劳淋""腰痛"等范畴。

【病因病理】

一、西医病因病理

1. 病因及发病机制　慢性间质性肾炎的病因很广泛，机体本身的代谢性、免疫性疾病，药物毒素，尿路梗阻等均可导致本病。部分病因不明者，称为特发性慢性间质性肾炎。

本病的发病机制目前公认的有以下几种：①感染、毒物等致病因素对肾脏的直接损害；②免疫因素：有细胞介导免疫、免疫复合物沉积和抗 TBM 抗体三种机制；③多种因素造成的肾间质血流量下降，部分肾小管功能丧失导致残存肾单位代偿性高代谢，一方面加速了病变进展，另一方面氨合成增加，激活补体系统，引起炎性细胞浸润，免疫介质的生成和肾小管细胞胶原合成增加。

2. 病理 本病的病理表现为：双肾大小不一，表面不规则，常见瘢痕形成，部分与包膜粘连，或见肾盏黏膜增厚。光镜下见肾间质大片状纤维化，伴或不伴单核细胞浸润，肾小管变形、上皮细胞萎缩，早期肾小球无明显改变，或可出现缺血性皱缩，晚期常被纤维组织包绕，最终演变为肾小球硬化。免疫荧光检查阴性。电镜检查在肾间质中可见大量胶原纤维。

二、中医病因病机

慢性间质性肾炎的形成多由五脏柔弱，肾亏精少，加之感受湿热、毒邪，以致肾失开阖，气化失调，清浊不分而发病。肾病及脾，水谷精微不能化生精血，升降输布失调，则精微物质外泄无度。肾病及肝，肝血不藏，筋脉失养。病延日久，则正气亦伤，湿浊化生。如湿热伤肾，耗气伤阴，肾气不固，则见多尿、夜尿、口渴多饮，病似"劳淋""消渴"。虚火灼伤肾络或气虚不能摄血，故尿中夹血。也可因气虚及阳，精微外泄，尿中混有蛋白。精血亏耗，筋脉失养，则肢体麻木、痿废。病延日久，脾肾阳虚，湿毒内蕴，病陷晚期，发为关格，可出现面色晦滞、恶心呕吐、尿少尿闭等症。

故本病病位主要在肾，与肝、脾相关，其病性总属本虚标实。初期为湿热下注，或毒邪伤肾，或他脏病及于肾，以邪实为主；病至后期，肾脏虚损较甚，累及肝、脾，而致封藏失司，肝风内动，气血虚衰，湿浊化生，转以正虚邪实为主。

【临床表现】

一、症状

1. 泌尿系统症状 夜尿增多，多尿或遗尿，或尿频、尿急、尿痛、尿灼热，腰酸腰痛（大部分患者有腰酸或腰痛，呈持续性，轻重不一，严重者两肾区可有明显叩击痛，当肾乳头坏死时，可突然发生肾区或上腹部绞痛），肉眼血尿，尿中可见坏死组织排出。

2. 消化道症状 口干，多饮，食欲减退，腹胀便秘等，严重者可出现恶心呕吐。

3. 循环系统症状 可出现各种心律失常，肢体湿冷。

4. 神经系统症状 表情淡漠，嗜睡，严重者可出现神志不清，或烦躁不安，或抽搐，或肢体麻痹、软瘫等。

二、体征

1. 肌无力 部分患者有肌张力不同程度的减退，四肢麻木，甚至软瘫。

2. 心律失常 部分患者可出现心动过缓、室性早搏、心室颤动等，甚至肢体湿冷，心脏停搏。

3. 贫血 贫血貌是晚期肾衰竭时的体征，可伴有口唇和甲床苍白。

4. 水肿 早期和中期多无水肿，至晚期肾衰竭时可见双下肢不同程度水肿。

5. 高血压 早期和中期多无高血压，尿毒症时部分患者可出现高血压。

三、常见并发症

主要有上呼吸道感染、尿路感染、急性低血压发作、电解质紊乱（高钾血症、高氯血症、低钠血症）。

【实验室及其他检查】

1. 尿常规检查 多数病人尿中只有少量蛋白、白细胞，常无管型和红细胞。还可测出尿糖、氨基酸等。当肾小管浓缩功能障碍时，尿比重显著下降；当肾小管酸中毒时，尿 pH 值降低或升高。

2. 24 小时尿蛋白定量测定 多数病人 24 小时尿蛋白定量不超过 1.5g，且常小于 0.5g。

3. 尿液聚丙烯酰胺凝胶电泳试验 显示以低分子区带为主，尿溶菌酶及尿 β_2-MG 等肾小管性小分子蛋白增多为主。

4. 尿蛋白放射免疫试验 尿白蛋白及 IgG 增加不显著，以尿 β_2-MG 异常增多为主。

5. 血、尿渗量测定 尿液比重降低，禁水 12 小时尿渗量浓度小于 $500 \sim 600 mOsm/$（kg·H_2O）者提示有肾小管浓缩功能障碍；若尿液/血浆的渗透量比值经常相等（Uosm/Posm = 1），则提示肾脏的浓缩与稀释功能严重损害。

6. 血生化测定 血液生化检测血肌酐、血尿素氮异常升高，二氧化碳结合力明显下降，并有低血钠、低血氯、低血钾或高血钾等电解质紊乱者，可作为慢性间质性肾炎肾功能减退的检测指标。

7. 血气分析 慢性间质性肾炎时 HCO_3^- 减少，剩余碱（BE）呈负值，pH 值下降，是肾小管性酸中毒的基本指征。

8. 静脉肾盂造影 当显示肾盂积水、肾盂扩张和变钝时，提示有尿路梗阻性肾病；当显示双侧肾脏大小不等，肾外形不规则，肾盏杯口变钝或肾乳头缺损时，则应考虑慢性间质性肾炎的可能。但此检查对早期病变不敏感，且有导致造影剂肾损害的风险，故应谨慎使用。

9. 肾组织穿刺检查 对部分病因不明，症状不典型，临床表现隐匿，肾功能逐渐下降的病人，可做肾组织穿刺检查。

10. 其他检查 肾 CT、肾图、氯化铵负荷试验等也可酌情选用。

【诊断与鉴别诊断】

一、诊断

1. 有慢性肾盂肾炎伴膀胱输尿管反流，或机械性尿路梗阻病史；长期接触肾脏毒性物质或用药史，或存在肾小管功能不全的疾病。

2. 出现间质性肾炎的相应症状和体征。

3. 有肾功能损害但无高血压；轻度蛋白尿；尿 β_2 微球蛋白排泄增加；影像学检查提示双肾大小有差异，肾脏缩小甚至萎缩。

4. 肾活检呈慢性肾小管-间质性炎症伴肾小球硬化。

二、鉴别诊断

1. 慢性肾小球疾病 慢性肾小球疾病一般早期常有水肿和高血压；慢性间质性肾炎早期

多无水肿和高血压。慢性肾小球疾病尿蛋白以中分子、大分子等肾小球性蛋白尿为主且常伴有各种管型尿，24小时尿蛋白定量多大于1.5g；慢性间质性肾炎以肾小管性小分子蛋白尿为主，24小时尿蛋白定量多小于1.5g，且常在0.5g以下，尿沉渣仅有少量白细胞，管型少见。慢性肾小球疾病的肾小球功能损害显著，至晚期才出现肾小管功能不全；慢性间质性肾炎则以肾小管功能损害为主，且其发生早于氮质血症。

2. 慢性肾盂肾炎　慢性肾盂肾炎和慢性间质性肾炎临床上虽然均可有尿路刺激征，但慢性肾盂肾炎必须在病史和细菌学上有确凿的尿路感染证据，且很少引起慢性肾功能减退，而慢性间质性肾炎多伴有尿路梗阻，或膀胱输尿管反流，且常伴有肾功能进行性减退。

【治疗】

一、治疗思路

慢性间质性肾炎应以中医药治疗为主，改善临床症状，保护肾功能，必要时配合西药对症处理。中西医结合治疗以稳定内环境平衡，改善和恢复肾小管功能，去除病因，治疗原发病，保护肾功能为原则。若出现慢性肾衰竭，则与其他原因所致慢性肾衰竭的治疗相同。

二、西医治疗

主要目标是根治，其次是改善病情，延长生存期，减轻痛苦。为达此目标，应遵循病因治疗、综合治疗、替代治疗三个原则。具体方法有：

1. 病因治疗　对于细菌感染引起的慢性间质性肾炎，须用抗生素抗感染。有梗阻的原因则需解除梗阻，同时控制感染，保存肾功能。药物引起的中毒性肾病，应立即停用该药，控制和去除病因，即可使慢性间质性肾炎停止发展。对于患有慢性疼痛、关节炎等疾病需要长期使用药物的易感人群需加强监测，定期复查尿常规、肾小管功能等，发现异常即停药，有助于防止肾功能的恶化。

2. 综合治疗

（1）纠正体液平衡紊乱。

（2）纠正电解质紊乱。

（3）纠正酸碱平衡紊乱。

（4）支持治疗。

3. 替代治疗　如慢性间质性肾炎已发展至肾衰竭终末期，则宜进行透析治疗或做肾移植术。

三、中医治疗

（一）辨证论治

1. 阴虚热恋

症状：尿频，尿急，尿痛，尿血，口干，多饮，夜尿频多，腰酸乏力，手足心热，舌红，苔黄，脉沉细。

治法：清利湿热，滋阴补肾。

方药：知柏地黄丸合小蓟饮子加减。若湿热盛而阴虚不著者，用八正散清热利湿。

2. 肝肾阴虚证

症状：头晕头痛，口渴多饮，五心烦热，四肢麻木甚或微颤，形体消瘦，大便干结，小便短赤，舌红苔少，脉弦细。

治法：养血柔肝，滋阴益肾。

方药：三甲复脉汤加减。

3. 脾肾气阴两虚证

症状：面色无华，气短乏力，腰膝酸软，口干而不多饮，尿少色黄，夜尿清长，舌淡有齿痕，或舌偏红，少苔，脉沉细或细数。

治法：补益脾肾，益气养阴。

方药：六味地黄丸合补中益气汤加减。脾虚湿困，胸满体倦者，加苍术、木香以健脾燥湿理气。

4. 脾肾阳虚证

症状：倦怠乏力，纳差腹胀，腰膝酸软，形寒肢冷，大便溏软，夜尿清长，舌淡有齿痕，脉沉细。

治法：温补脾肾。

方药：金匮肾气丸加减。若肢体浮肿，小便不利者，五皮饮合真武汤以利湿消肿，温阳理气。

（二） 常用中药制剂

金水宝胶囊 功效：补肾保肺，补精益气。用于肺肾两虚，精气不足。口服，每次 3~5 粒，每日 3 次，饭后服用。

【预后】

由于慢性间质性肾炎起病隐匿，早期多无症状，且常伴发于其他肾脏疾病之中，易被忽视，所以一经发现往往有一定程度的肾功能损害。本病的关键在于早期确诊。去除原发病因，同时纠正水、电解质及酸碱平衡紊乱，控制感染，纠正高血压及贫血等，及时改善和稳定肾功能，否则易发展为不可逆性慢性肾衰竭。有部分药物（镇痛药）性肾病尚可引发泌尿道移行上皮癌。

【预防与调护】

1. 预防 本病病因众多，有些原因不明，发病隐匿，直至出现肾功能不全才就诊，较难预防，至今尚无良好疗法。因此，定期体检很重要，对长期使用某些药物或接触环境毒物者更应注意。发病后要避免促使肾功能恶化的因素，如劳累、外感、失水和饮食不洁等。

2. 调护

（1）慎起居，避风寒，调情志。可适当进行太极拳、气功等健身运动，但应避免剧烈运动。

（2）宜食清淡、富含汁水的食物，或流质、半流质饮食。多进食各种新鲜水果、蔬菜和汤类。忌辛辣刺激、海鲜发物，戒烟酒。

（3）保持乐观态度，避免不良情绪刺激。

药物性肾损害

药物性肾损害，又称药物相关性肾损害，通常指由于药物不良反应或药物不良事件所导致的药源性肾脏病，由各类中西药物引起，具有不同的临床表现和病理类型。肾脏是机体主要的排泄器官，人体服用的各种药物大部分是通过肾脏以原形或其代谢产物形式排出体外的。因此，药物与肾组织充分接触可对其产生毒性损害作用。临床上肾毒性药物品种繁多，但总是以一种或几种方式作用于肾脏造成肾脏损害，主要表现为肾毒性反应及过敏反应。近年来由于各种抗菌药物的广泛应用或非合理性地滥用药物，药物引起的急慢性肾衰的报道日益增多，其中急性肾衰约占 34.3%，老年人及原有肾脏疾病者发生率更高。因此了解药物对肾脏的毒性作用，并合理用药，对最大限度地降低药物性肾损害的发生具有重要的临床意义。

本病根据临床表现可归属于中医学"尿血""淋证""腰痛""癃闭""关格"等范畴。

【病因病理】

一、西医病因病理

肾脏是机体对药物高集聚、高代谢、高排泄的主要脏器之一，具有特殊的解剖和生理特点：①肾脏血流旺盛，药物容易到达肾脏；②肾脏具有极为丰富的毛细血管，内皮细胞面积大，药物和肾组织的接触表面积也大；③近曲小管细胞对多种药物成分有分泌和重吸收作用；④肾髓质的逆流倍增系统使肾髓质和乳头部的药物浓度显著增加、局部毒性作用增强；⑤当药物排泄时，许多肾实质细胞的酶系统被抑制或灭活；⑥肾脏浓缩尿液；⑦肾组织代谢活性高，含酶丰富，容易受代谢抑制药损害；⑧肾小管上皮的多种酶类、有机溶质和离子转运体可参与药物的吸收和代谢，使药物及其代谢产物易在肾小管上皮细胞内集聚。基于上述特点，肾脏特别容易招致药物的毒性作用。

药物可通过以下几种方式引起肾脏损害：①直接毒性作用；②免疫反应；③缺血性损害；④机械性梗阻；⑤药物对全身的毒性作用，继而累及肾脏。

最常见、最主要的肾毒性药物和毒物有氨基糖苷类、头孢菌素类、青霉素类和其他抗生素约 40 种，其次为造影剂、非甾体抗炎药、镇痛药、利尿剂、抗尿路感染药、抗肿瘤药、免疫抑制剂、金属制剂等。最常见的肾毒性毒物有重金属和类金属、有机溶剂、农药、盐类、酚类等。

我国 1988 年颁布《医疗用毒性药品管理办法》中已明确规定的毒性药物品种共有 28 种。除西药外，国内外文献均有报道应用中草药导致的肾损害。中草药导致肾损害最突出的组织学改变是肾间质广泛纤维化和肾小管损伤，无明显细胞增生或细胞浸润，间质血管病变明显。肾小球病变相对较轻，多数肾小球存在缺血征象（毛细血管袢轻度塌陷，基底膜皱缩），无系膜扩张或毛细血管内血栓形成。一些研究表明，广防己、关木通、马兜铃等中草药中所含有的马兜铃酸是导致肾脏损害的主要物质，其发生机理尚不十分明确。

二、中医病因病机

本病多因药物使用不当，而致火热毒邪内生，灼伤肾络，闭阻水道；或热毒耗液，致精亏

NOTE

血少，肾脏空虚；或药毒久伤，暗耗肾气，渐至肾元衰败而发病。本病病因与邪毒关系密切，所以主因为药毒伤肾，其病理性质属邪实伤正。一般初发之期多由药毒内伤，生热化火，伤津灼络，以邪实为主；病至后期，肾气受损，遂转为正虚为主；另由于素体禀赋差异，药毒入内，化火生风，可产生过敏反应。

肾主水，是调节水液代谢平衡的重要脏器，一旦肾毒性药物用量过大，或者素体肾气不充，即使常规剂量，亦可损伤肾脏，肾功能受到损害，气化失司，小便开阖失常，阖多开少或不开只阖，则湿浊留于体内而发病。湿浊内停，邪气壅塞三焦，气机不畅，小便不得排泄导致"癃闭"。湿浊内留，客于中焦，胃失和降而上逆，而致小便闭、呕吐并见之"关格"。湿性黏滞，易阻塞气机，气滞而血瘀，并且湿为阴邪，易伤肾阳，终成肾气不化、瘀血阻络之证。肾阳虚弱，不能温煦脾土，发展为脾肾阳气俱伤。阴为阳之基，阳为阴之用，阳损日久伤阴，而成阴阳两虚之证候。

【临床表现】

一、症状和体征

药物导致的急性肾损害临床表现为一次或连续用药数日后出现的肾衰竭，大多数患者表现为肾实质性急性肾损伤，少部分可表现为功能性（肾前性）或梗阻性（肾后性）急性肾衰竭。药物导致的慢性肾损害常在长期持续或反复间断用药后缓慢起病，患者若进行肾脏病理检查可见不同程度的慢性肾小管间质病变。某些药物对肾脏的某些部位有特殊的亲和力，从而引起了特异性的病理变化及临床表现；但很多药物引起的肾脏病理变化相同，并出现相同的临床综合征表现。常见有以下几种：

1. 急性肾衰综合征 药物肾毒性所致的急性肾衰综合征常为非少尿型。当药物引起急性肾衰后，每日平均尿量常大于 1000mL，而无少尿表现，但血肌酐、尿素氮迅速升高，肌酐清除率下降，尿比重及尿渗透压降低，并伴有代谢性酸中毒及电解质紊乱。停药后肌酐清除率可逐渐升高，血肌酐及尿素氮可降至正常范围。肾小管上皮细胞的功能和结构恢复正常则需半年至一年时间。重症、病情复杂的老年患者肾功能常不可恢复，而逐渐演变成慢性肾功能不全。

2. 急性过敏性间质性肾炎综合征 因药物过敏所致，临床表现为用药后出现：①全身过敏反应，包括药物热、药疹、全身淋巴结肿大及关节酸痛、血嗜酸性粒细胞计数升高、血 IgE 升高。②肾脏过敏反应，表现为无菌性白细胞尿，尿沉渣见嗜酸性粒细胞占 1/3 以上。③肾小管功能减退，重症可导致急性肾衰。④及时停药，应用泼尼松等免疫抑制剂或脱敏药物，可使肾功能恢复，尿检正常。

3. 急性肾炎综合征或肾病综合征 由于药物所致免疫反应导致肾小球肾炎，临床表现为蛋白尿、血尿、血压升高及浮肿，并出现肾小球功能减退，表现为肌酐清除率下降，血肌酐及尿素氮升高。少数病例可因大量尿蛋白排出而出现高度浮肿、血浆白蛋白水平下降，呈肾病综合征表现。

4. 急性梗阻性肾病综合征 由于药物导致尿路梗阻，致使突然发生无尿及血尿素氮迅速升高，同位素肾图检查示梗阻性图形，一旦梗阻解除，尿量将增多，血尿素氮可降至正常。

此外，由于药物、毒物性质的不同，也可表现为慢性肾小管功能障碍、慢性间质肾炎等损害。

二、并发症

常见的并发症有感染，以呼吸道及泌尿道感染为多，另有急性左心衰等。

【实验室及其他检查】

1. 尿液检查　因造成肾损害药物种类不同，尿检结果也不尽相同。一般有蛋白尿，有时可有大量蛋白尿，可伴管型尿，或血尿、脓尿及肾小管上皮细胞碎片。尿钠降低，如尿钠值低于 20mmol/L，有助于鉴别造影剂肾损害与其他原因所致的肾小管损伤。尿中 N-乙酰-β-氨基葡萄糖苷酶（NAG）、γ-谷氨酰转肽酶（γ-GT）、碱性磷酸酶、α-岩藻糖苷酶等增多。约半数病人有尿中嗜酸性粒细胞增多。

2. 血嗜酸性粒细胞检测　过敏性损害的病人，周围血象中嗜酸性粒细胞增多，可达 19%，计数可达 2000/mm^3 左右（正常为 30~700/mm^3）。嗜酸性粒细胞的增多与肾功能损害之间无平行关系。

3. 肾功能检查　血清肌酐、尿素氮升高。造影剂所致的损害一般在 24 小时内显示出来，最常见表现是接受造影剂后患者出现无症状性的血清肌酐值增高，3~5 天达高峰，7~10 天回到基础值。一般认为血清肌酐值较基础值增加 50% 即有诊断意义。

4. 形态学检查　X 线摄片上持续存在较稠密的肾显影，是造影剂肾中毒的一个敏感指标，但缺乏特异性。B 超显示双肾体积对称性增大，在药物所致的急性间质性肾炎中常见。

5. 药物特异性淋巴细胞转化试验（LTS）　依据淋巴细胞对药物抗原应答水平的高低，以鉴别是否对此种药物过敏。一般刺激指数≥2 为阳性，<2 为阴性。

【诊断与鉴别诊断】

一、诊断

1. 有肾毒性药物或毒物接触史。

2. 临床表现为急性肾衰综合征、急性间质性肾炎综合征、急性肾炎综合征、肾病综合征、梗阻性肾病等，多种多样。共同的表现是血尿、蛋白尿、少尿、无尿、全身浮肿、腰痛等，还可有发热、皮疹等全身性药物反应。

3. 实验室检查：尿液检查有红细胞、白细胞、蛋白、管型，早期 NAG 酶升高，肾功能不全者血尿素氮、肌酐升高。

4. 停药后肾脏病变可完全或部分恢复。

二、鉴别诊断

1. 非药物性急性肾衰　药物性肾损害可以表现为急性肾衰综合征，应与其他原因导致的急性肾衰相鉴别。一般从病史上可以鉴别。药物性肾损害都有明显的使用药物病史，药物使用前肾功能正常或基本正常，使用药物后出现明显肾功能损害。其他急性肾衰各有其病因，如肾缺血、肾小球疾病、各种原因所致的尿路梗阻等。

2. 急性肾小球肾炎　药物性肾损害有时可表现为急性肾炎综合征，出现蛋白尿、血尿、血压升高及浮肿，与急性肾小球肾炎临床表现相似。但急性肾炎常出现于感染后，且好发于儿

NOTE

童。药物性肾炎损害有明显的药物使用史，如青霉素、保泰松等，可发于任何年龄。

3. 良性小动脉肾硬化   有些药物如止痛药的肾损害常有轻度蛋白尿、尿浓缩功能减退和血压偏高，应与高血压引起的良性小动脉肾硬化鉴别。良性小动脉肾硬化先有高血压史，起病慢，高血压 5~10 年后才出现肾损害，多见于中老年患者。止痛药等引起的肾损害应有长期的服药史，药物累积至一定的剂量才出现肾损害。

【治疗】

一、治疗思路

药物性肾损害由于药物种类、用量大小、使用时间长短等差别，临床表现各异，肾损害程度不一，所以治疗应按不同的临床表现和不同阶段进行。本病中医首当明辨是药毒初袭还是邪毒久入，以明邪实与正伤之主次。疾病初发，当以药邪内侵所致，宜辨火毒内生，瘀血痹阻，以邪实为主。药邪入久或素体不足，则辨证应以内伤致虚为主。西医治疗以促进药物排泄、对症处理为主，中医药治疗重在保护肾功能。

二、西医治疗

预防为主，认真观察，及时治疗。具体的治疗方法如下。

1. 老年人和已有肾功能损害的病人应慎重选择抗生素，高危人群尽可能避免造影检查，多种肾损因素应尽可能避免重叠，必须应用时也应采取防治措施（如避免失血、失水，减少造影剂剂量，选择非离子型非低渗性造影剂等）。

2. 一旦发生药物性肾损害，应立即停用该药物，并可以用水化支持治疗，保持充分的尿量，有助于促进药物的排泄。应用大剂量造影剂时，为了避免或减轻肾损伤，也可采用 20% 甘露醇 500mL 及速尿 100mg 静脉滴注，速尿为 20mg/h，于造影前 1 小时开始滴入，直至造影后 6 小时。

3. 应用糖皮质激素可以迅速改善药物性肾损害患者的肾功能。但多数药物引起的急性间质性肾炎者不用激素，停药后即能很快得到恢复，因此对激素的应用要权衡利弊。

4. 对因使用肾毒性药物而发生急性肾衰竭者，应立即使用血液疗法，清除血中肌酐和尿素氮以挽救生命，同时加强支持疗法和护理，促使病人康复。

5. 治疗期间应避免应用其他可能过敏或有肾毒性的药物，以免加重病情。

三、中医治疗

1. 药毒伤络证

症状：发热，肌肤斑疹，瘙痒，肌肉酸痛，关节痛楚，尿血（色鲜红），心烦口干，小便灼热，大便干结，甚者可见晕厥，舌偏红，苔薄白或薄黄，脉弦滑兼数。

治法：祛风解毒，清热凉血。

方药：消风散加减。若心烦口干，小便灼热短赤，可合用导赤散化裁；若尿血明显，宜用小蓟饮子凉血止血；若气机受阻，清窍不利，而发眩晕，昏仆，面色苍白，呼吸微弱，汗出肢冷，脉沉细微者，宜用四味回阳饮加减；若症见突然昏倒，不省人事，牙关紧闭，面赤唇紫，舌红，脉沉弦者，宜用通瘀煎加减。

2. 肾络瘀阻证

症状：腰痛如绞或固定不移，恶心呕吐，尿血，尿中夹有小血块，尿少尿闭，或有水肿，胸闷，腹胀，或尿色混浊，甚者小便不畅，尿中有砂石，舌质暗，有瘀点，苔薄黄，脉细涩。

治法：活血化瘀，清热利湿。

方药：血府逐瘀汤合三妙丸加减。若尿中有砂石或排尿不畅，可合用八正散化裁。

3. 肾阳衰惫证

症状：小便不通或点滴不爽，排出无力，面色㿠白，神气怯弱，纳差，不欲饮食，或食后腹胀甚，恶心呕吐，畏寒，腰膝酸软，全身乏力，舌质淡，苔白，脉沉细而尺弱。

治法：温阳益气，补肾利水。

方药：济生肾气丸加减。若阳损及阴，气阴两伤，口干欲饮，自汗或盗汗，手足心热，舌红，脉细弱，可合用二至丸加减；若邪毒所伤日久不愈，阴阳俱损，可合用青娥丸加减。

4. 气阻浊闭证

症状：尿少或尿闭，全身浮肿，恶心呕吐，纳呆厌食，口中尿臭，头痛烦躁，甚则神昏，舌苔腻，脉实有力或弦滑。

治法：疏通气机，利湿化浊。

方药：木香流气饮加减。

【预后】

药物引起的肾损害大多预后良好。但若患者原有肾功能不全病史，药物引起的肾衰竭相当严重，甚至导致终末期肾功能衰竭。也有一些抗癌药等可产生不可逆或进行性肾损害。

【预防与调护】

1. 预防　对婴幼儿、老年人和原有肾功能不全的病人在使用肾毒性药物时应慎重，严格掌握用药指征，确定合理用药方式，监测药物浓度，用药期间观察尿量、血液、肾功能等的变化，防止血容量减少。

2. 调护　注意休息，避风寒，以免外邪入侵加重病情。饮食宜清淡，心情保持平静。

第六节　尿路感染

尿路感染（urinary tract infection，UTI），又称泌尿道感染，是由各种病原微生物入侵泌尿道引起的尿路感染性疾病。细菌是尿路感染中最多见的病原微生物（多指大肠杆菌），其他如病毒、支原体、霉菌及寄生虫等也可以引起尿路感染。本节主要讨论由细菌引起的尿路感染。根据感染部位可分为上尿路感染（肾盂肾炎）和下尿路感染（膀胱炎），上尿路感染又分为急性和慢性。上、下尿路感染易合并存在。根据有无尿路功能和结构的异常，又可分为复杂性、非复杂性尿路感染。复杂性尿路感染是伴有尿路引流不畅、结石、畸形、膀胱输尿管反流等结构或功能的异常，或在慢性肾实质性疾病基础上发生的尿路感染。不伴有上述情况者称为非复杂性尿路感染。本病为常见的感染性疾病，可发生于所有人群，女性多于男性，女性患者约为男性的 10 倍，尤其以育龄期妇女最为常见。

NOTE

本病与中医学的"热淋""劳淋"等相似，可归属于"淋证""腰痛""虚劳"等范畴。

【病因病理】

一、西医病因病理

（一）病因及发病机制

1. 病因　任何致病菌侵入尿路都可引起尿路感染，其中由革兰阴性菌属引起的尿路感染约占75%，阳性菌属引起的约占25%。革兰阴性菌属中以大肠杆菌最为常见，约占80%，其次是副大肠杆菌、变形杆菌、产气杆菌、产碱杆菌、绿脓杆菌等。大肠杆菌多见于初次尿路感染、无症状性菌尿和单纯性尿路感染。革兰阳性菌属中以葡萄球菌最为常见，亦可见粪链球菌和肠球菌。尿路感染可由一种或多种细菌引起，偶可由真菌、病毒引起。

2. 易感因素　①尿路梗阻：各种原因引起的尿路梗阻，如肾及输尿管结石、尿道狭窄、泌尿道肿瘤、前列腺肥大等均可引起尿液潴留，从而使细菌容易繁殖而发生感染；②尿路损伤：导尿、尿路器械检查等造成机械性损伤，同时易将细菌带入尿路；③尿路畸形：肾发育不全、肾盂及输尿管畸形等，均易使局部组织对细菌抵抗力降低；④性别因素：女性尿道口与肛门接近，尿道直而宽，且长度较男性短，尿道括约肌作用较弱，故细菌易沿尿道口上行；且女性在月经期或发生妇科疾病（阴道炎、宫颈炎等）时，阴道、尿道黏膜改变而利于致病菌侵入，故女性易发本病；⑤机体抵抗力下降：全身性疾病，如糖尿病、高血压、慢性肾脏疾病、慢性腹泻、长期服用肾上腺皮质激素等，使机体抵抗力下降，尿路感染的发病率较高；⑥遗传因素：因遗传所致尿路黏膜局部抗感染能力缺陷（如尿路上皮细胞菌毛受体的数目多），易发生尿路感染。

3. 感染途径　①上行感染：为尿路感染的主要途径。绝大多数尿路感染由粪源性病原体上行经尿道、膀胱、输尿管、肾盂而到达肾脏髓质，累及单侧或双侧而发病，约占尿路感染的95%，常见的病原菌为大肠杆菌；②血行感染：体内局部感染灶的细菌入血，通过血液循环到达肾脏而引发感染，并不多见，不足3%，多发生于患有慢性疾病或接受免疫抑制剂治疗的患者，常见的病原菌为金黄色葡萄球菌、沙门菌属等；③淋巴道感染：腹部、盆腔有感染时，细菌从淋巴道感染肾脏，此种情况极为罕见；④直接感染：细菌从邻近器官的病灶直接入侵肾脏导致的感染，此情况亦极少见。

4. 机体抗病能力　并非细菌进入膀胱后都引起尿路感染，这是因为人体对细菌入侵尿路有一定的自卫能力。①当尿路通畅时，尿液可将绝大部分细菌冲走；②男性在排尿终末时排泄于后尿道的前列腺液对细菌有杀灭作用；③尿路黏膜可通过其分泌有机酸和IgG、IgA及吞噬细胞的作用，起到杀菌效果；④尿液pH值低，含有高浓度尿素及有机酸，都不利于细菌生长；⑤感染出现后，白细胞很快进入膀胱上皮细胞和尿液中，起到清除细菌的作用；⑥输尿管膀胱连接处的活瓣具有防止尿液、细菌进入输尿管的功能。

5. 细菌致病力　细菌进入膀胱后，是否发病，还与其致病力有关。细菌对尿路上皮细胞的吸附能力，决定了该菌引起尿路感染的致病力。如大肠杆菌，并不是所有的菌株都能引起症状性尿路感染，能引起症状性尿路感染的仅是其少数菌株，如O、K和H血清型菌株，它们具有特殊的致病力。

（二）病理

尿路感染的部位不同，病理解剖改变的差异很大。急性肾盂肾炎病变可为单侧或双侧，肾盂肾盏黏膜充血水肿，表面有脓性分泌物，黏膜下可散在细小的炎症病灶，严重者炎症可融合呈小脓疡。镜下可见病灶内肾小管上皮细胞肿胀、坏死、脱落，间质内有白细胞浸润和小脓肿形成；肾小球形态一般正常。慢性肾盂肾炎双侧肾脏病变常不一致，肾脏体积缩小，表面不光滑，有肾盂肾盏粘连、变形，肾乳头瘢痕形成，肾小管萎缩，肾间质淋巴-单核细胞浸润等慢性炎症表现。下尿路感染的病理变化主要表现为膀胱黏膜血管扩大、充血，上皮细胞肿胀，黏膜下组织充血、水肿及炎性细胞浸润，重者可有点状或片状出血，甚至黏膜溃疡。

二、中医病因病机

尿路感染主要与湿热毒邪蕴结膀胱及脏腑功能失调有关。外阴不洁，秽浊之邪入侵膀胱；饮食不节，损伤脾胃，蕴湿生热；情志不遂，气郁化火或气滞血瘀；年老体弱、禀赋不足、房事不节及久淋不愈引起脾肾亏虚等，均可导致本病的发生。

1. 膀胱湿热 风寒湿邪外感，入里化热，下注膀胱；或过食肥甘辛辣厚味，脾胃健运失司，湿热内生，下注膀胱；或下阴不洁，秽浊之邪上犯膀胱；或病由他脏转入，如胃肠积热、肝胆郁热及心移热于小肠等，均可传入膀胱，湿热蕴结膀胱，邪气壅塞，气化失司，水道不利，故发为淋证。热伤血络则见尿血，发为血淋。

2. 肝胆郁热 足厥阴肝经"环阴器，抵少腹"，若恼怒怫郁，肝失条达，气机郁结化火，疏泄不利，水道通调受阻，膀胱气化失司，或气郁化火，气火郁于下焦，均可引起小便滞涩，余沥不尽，发为淋证。

3. 脾肾亏虚，湿热屡犯 劳倦过度，房事不节，或久病体虚，年老体衰，或淋证日久失治，均可导致脾肾亏虚。正虚之后，复感外邪，即可发病，或遇劳即发，而成劳淋。

4. 肾阴不足，湿热留恋 湿热久稽，肾阴受损，膀胱气化不利，而呈虚实夹杂之肾虚膀胱湿热之候。

总之，本病主要病机为湿热蕴结下焦，肾与膀胱气化不利。病位在肾与膀胱，与肝、脾密切相关。本病以肾虚为本，膀胱湿热为标。早期以实为主，表现为膀胱湿热或肝胆郁热，日久则虚实夹杂，湿热与脾肾亏虚并见，迁延日久可进展为癃闭、关格。

【临床表现】

一、膀胱炎

占尿路感染的60%以上。主要表现为尿频、尿急、尿痛（即膀胱刺激征）、排尿困难、下腹部疼痛等。尿液多混浊，并有异味，部分患者可出现血尿。一般无全身症状，少数患者可有腰痛、发热，体温多在38℃以下。多见于中青年妇女，常于性生活后发生，亦可见于妇科手术、月经后和老年妇女。原发性膀胱炎罕见，多继发于尿道炎、阴道炎、子宫颈炎或前列腺炎。

二、肾盂肾炎

1. 急性肾盂肾炎 本病可见于任何年龄，育龄期妇女最多见，起病急骤，主要有下列症状：①全身症状：高热、寒战、头痛、周身酸痛、恶心、呕吐，体温多在38℃以上，热型多呈弛张热，亦可呈间歇热或稽留热；②泌尿系统症状：尿频、尿急、尿痛、排尿困难、下腹疼痛、腰痛（多为腰酸痛或钝痛），少数还有剧烈的腹部阵发性绞痛，沿输尿管向膀胱方向放射；③体格检查：体检时在肋腰点（腰大肌外缘与第 12 肋交叉点）有压痛，肾区叩击痛。

2. 慢性肾盂肾炎　临床表现较为复杂，泌尿系统及全身表现均不太典型，半数以上患者有急性肾盂肾炎病史，可间断出现尿频、排尿不适、腰酸痛等，部分患者有不同程度的低热以及肾小管功能受损表现（夜尿增多、低比重尿等）。病情持续可进展为慢性肾衰竭。感染严重时可呈急性肾盂肾炎表现。

三、无症状性菌尿

患者无尿路感染的症状，但尿培养有细菌生长。

四、并发症

1. 肾乳头坏死　本病为肾盂肾炎的严重并发症之一，多于严重的肾盂肾炎伴有糖尿病或尿路梗阻时发生，可并发革兰阴性杆菌败血症，或导致急性肾衰。其主要临床表现为高热、剧烈腰痛和血尿等，可有坏死组织脱落从尿中排出，发生肾绞痛。行静脉肾盂造影时于肾乳头区见"环形征"。

2. 肾周围脓肿　多因严重肾盂肾炎直接扩展而致，其致病菌多为革兰阴性杆菌，患者多有糖尿病、尿路结石等易感因素。除原有肾盂肾炎症状加剧外，多有明显的单侧腰痛，向健侧弯腰时疼痛加重。严重的肾盂肾炎，于治疗后病情仍加重者，应考虑本病的可能，可应用超声显像、X 线腹部平片、CT 等检查以帮助诊断。

【实验室及其他检查】

1. 尿常规检查　可有白细胞尿、血尿、蛋白尿。尿沉渣镜检白细胞>5 个/HP 称为白细胞尿，对尿路感染诊断意义较大，部分肾盂肾炎患者尿中可见白细胞管型。

2. 尿白细胞排泄率　准确留取 3 小时尿液，立即进行尿白细胞计数，所得白细胞数按每小时折算，正常人白细胞计数<$2×10^5$/h，白细胞计数>$3×10^5$/h 为阳性，介于（2~3）×10^5/h 为可疑。

3. 尿涂片细菌检查　清洁中段尿沉渣涂片，用高倍镜检查，若每个视野下可见 1 个或更多细菌，提示尿路感染。本法设备简单，操作方便，检出率达 80%~90%，可初步确定是杆菌还是球菌，是革兰阴性细菌还是革兰阳性细菌，对及时选择有效抗生素有重要参考价值。

4. 尿细菌培养　可采用清洁中段尿、导尿及膀胱穿刺尿做细菌培养，其中膀胱穿刺尿培养结果最可靠。中段尿细菌定量培养≥10^5/mL，称为真性菌尿，可确诊尿路感染；尿细菌定量培养 10^4~10^5/mL，为可疑阳性，需复查；如<10^4/mL，可能为污染。

5. 亚硝酸盐还原试验　此法诊断尿路感染的敏感性在 70% 以上，特异性高达 99.5%。其原理为大肠杆菌等革兰阴性细菌可使尿内硝酸盐还原为亚硝酸盐。

6. 血常规　急性肾盂肾炎时血白细胞常升高，中性粒细胞增多，核左移。

7. 肾功能　尿路感染，一般情况下肾功能是正常的。慢性肾盂肾炎肾功能受损时可出现肾小球滤过率（GFR）下降，血肌酐（Cr）升高等。

8. 影像学检查　影像学检查如 B 超、X 线腹平片、静脉肾盂造影（IVP）、排尿期膀胱输尿管反流造影、逆行性肾盂造影等，目的是了解尿路情况，及时发现有无尿路结石、梗阻、反流、畸形等导致尿路感染反复发作的因素。尿路感染急性期不宜做静脉肾盂造影，可做 B 超检查；对于反复发作的尿路感染或急性尿路感染治疗 7~10 天无效的女性应行 IVP；男性患者无论首发还是复发，在排除前列腺炎和前列腺肥大之后均应行尿路 X 线检查以排除尿路解剖和功能上的异常。

9. 其他检查　急性肾盂肾炎可出现尿 N-乙酰-β-D-氨基葡萄糖苷酶（NAG）升高。慢性肾盂肾炎可有肾小管功能异常，表现尿比重下降。

【诊断与鉴别诊断】

一、诊断

1. 尿路感染诊断标准

（1）正规清洁中段尿（要求尿停留在膀胱中 4~6 小时以上）细菌定量培养，菌落 $\geq 10^5$/mL。

（2）清洁离心中段尿沉渣白细胞数 ≥ 10 个/高倍视野，或有尿路感染症状者。

具备上述（1）、（2）即可确诊。如无（2）则应再做尿菌落计数复查，如仍 $\geq 10^5$/mL，且两次的细菌相同者，可以确诊。

（3）做膀胱穿刺尿培养，如细菌阳性（不论细菌数多少）也可确诊。

（4）做尿细菌培养计数有困难者，可用治疗前清晨清洁中段尿（尿停留于膀胱 4~6 小时以上）离心尿沉渣革兰染色找细菌，如细菌 >1 个/油镜视野，结合临床尿路感染症状，亦可确诊。

（5）尿细菌数在 10^4~10^5/mL 之间者，应复查，如仍为 10^4~10^5/mL，需要结合临床表现来诊断或做膀胱穿刺尿培养来确诊。

（6）若有明显的泌尿系感染的临床表现，尿常规有白细胞，多次清洁中段尿培养阴性者，怀疑 L 型菌株，可用血培养管做清洁中段尿培养。

2. 尿路感染的定位诊断

（1）根据临床表现定位　上尿路感染（急性肾盂肾炎）常有发热、寒战，甚至出现毒血症症状，伴明显腰痛、输尿管点和（或）肋脊点压痛、肾区叩击痛等；下尿路感染（膀胱炎）则常以膀胱刺激征为突出表现，一般少有发热、腰痛等。

（2）根据实验室检查定位　出现下列情况提示上尿路感染：①膀胱冲洗后尿培养阳性；②尿沉渣镜检有白细胞管型，并排除间质性肾炎、狼疮性肾炎等疾病；③尿 NAG 升高、尿 β_2-MG 升高；④尿渗透压降低。

（3）慢性肾盂肾炎的诊断　反复发作的尿频、尿急、尿痛 1 年以上，多次尿细菌培养为阳性，影像学检查见肾外形不规则或肾盂肾盏变形，并有持续性肾小管功能损害。

3. 尿路感染复发的诊断　应具备下列两条：

（1）经治疗症状消失，尿菌阴转后在 6 周内症状再现。

（2）尿细菌数 $\geq 10^5$/mL，而菌种与上次相同（菌种相同而且为同一血清型，或者药敏谱相同者）。

4. 重新发生的尿路感染（再感染）　应具备下述两条：

（1）经治疗后症状消失，尿菌阴转后，症状再次出现（多在停药 6 周后）。

（2）尿菌落数≥10^5/mL，但菌种（株）与上次不同。

二、鉴别诊断

1. 急性发热性疾病 伤寒、流感等均有寒战、高热等，容易与急性肾盂肾炎混淆。通过肋腰点压痛和肾区叩击痛的体征以及尿常规和尿细菌学检查，多可鉴别。

2. 肾结核 少数尿路感染以血尿为主，容易误诊为肾结核，同时在肾结核基础上也可发生尿路感染。鉴别要点在于尿细菌学检查。若尿路感染经积极合理的抗菌治疗后，其症状及尿变化不能消除者，应考虑为结核。肾结核多并发生殖道结核或有其他器官结核病史，血尿多与尿路刺激征同时发生，而膀胱炎时，血尿为终末血尿且抗生素治疗有效。尿结核菌阳性或结核菌素试验和静脉肾盂造影等有助于诊断。

3. 肾小球肾炎 有时肾盂肾炎病例缺乏急性期感染史，尿蛋白排出量较多，甚至可有浮肿或肾病综合征的表现，此时要与肾小球肾炎相鉴别。一般而言，肾盂肾炎尿蛋白量<2g/d，若尿蛋白量>3g/d多为肾小球病变。此外，仔细询问病史，若病人有尿路刺激症状及间歇出现脓尿或菌尿史，小管功能受损先于小球功能受损等，也有助于肾盂肾炎的诊断。肾活体组织检查有助于确诊。

4. 尿道综合征 尿道综合征患者有明显的排尿困难、尿频，但无发热等全身症状，血常规检查白细胞不增高，亦无真性细菌尿。本病可分为感染性尿道综合征和非感染性尿道综合征，其中感染性尿道综合征约占3/4，是一种性病，患者多有不洁性交史，有白细胞尿；非感染性尿道综合征约占1/4，无白细胞尿，病原体检查亦阴性，病因未明，可能与精神焦虑有关。

【治疗】

一、治疗思路

尿路感染是一种常见病和多发病，西医治疗以抗菌消炎为主，同时注意给予足够的水分。中医认为尿路感染多属下焦湿热，实证居多，治宜清热解毒、利湿通淋，病情日久或年老体弱，正气不足者还应兼以扶正祛邪。中西医综合治疗尿路感染有退热迅速、膀胱刺激症状消失早、尿常规阴转快的优点，比单用西药见效快，是比较理想的治疗方法。

二、西医治疗

1. 一般治疗 患病后，宜休息3~5天，待症状消失后可恢复工作。宜流质饮食或半流质饮食，鼓励病人多饮水、勤排尿。

2. 碱化尿液 可减轻膀胱刺激征，同时增强某些抗生素的疗效。可用碳酸氢钠1g，每日3次。

3. 抗菌治疗 用药原则：①选用致病菌敏感的抗生素。无病原学结果前，一般首选对革兰阴性杆菌有效的抗生素，尤其是首发尿路感染。治疗3天症状无改善，应按药敏结果调整用药。②所选抗生素在尿和肾内的浓度要高。③选择肾毒性小、副作用少的抗生素。④单一药物治疗失败、严重感染、混合感染、耐药菌株出现时应联合用药。⑤对不同类型的尿路感染给予不同治疗时间。

（1）**急性膀胱炎** ①单剂量疗法：常用环丙沙星0.75g，氧氟沙星0.4g，复方磺胺甲噁唑

5片（每片含 SMZ 0.4g，TMP 0.08g），阿莫西林 3.0g，任选其一，一次顿服；②三日疗法：可用磺胺类、喹诺酮类、半合成青霉素或头孢菌素等抗菌药物，任选一种，连用 3 天，约 90% 的患者可治愈。目前更推荐此法，与单剂量疗法相比，三日疗法更有效，耐药性并无增高，可减少复发，增加治愈率。停服抗生素 7 天后，需进行尿细菌定量培养。如结果阴性表示急性细菌性膀胱炎已治愈；如仍有真性细菌尿，应继续给予 2 周抗生素治疗。对于妊娠妇女、老年患者、糖尿病患者、机体免疫力低下及男性患者不宜使用单剂量及三日疗法，应采用较长疗程。

（2）肾盂肾炎　①病情较轻者：可在门诊以口服药物治疗，疗程 10~14 天。常用药物有喹诺酮类（如氧氟沙星 0.2g，每日 2 次；环丙沙星 0.25g，每日 2 次）、半合成青霉素类（如阿莫西林 0.5g，每日 3 次）、头孢菌素类（如头孢呋辛 0.25g，每日 2 次）等。治疗 14 天后，通常 90% 可治愈。如尿菌仍阳性，应参考药敏试验选用有效抗生素继续治疗 4~6 周。② 严重感染全身中毒症状明显者：需住院治疗，应静脉给药。常用药物，如氨苄西林 1~2g，q4h；头孢噻肟钠 2g，q8h；头孢曲松钠 1~2g，q12h；左氧氟沙星 0.2g，q12h 等，必要时联合用药。氨基糖苷类抗生素肾毒性大，应慎用。经过上述治疗若好转，可于热退后继续用药 3 天再改为口服抗生素，完成 2 周疗程。治疗 72 小时无好转，应按药敏试验结果更换抗生素，疗程不少于 2 周。慢性肾盂肾炎治疗的关键是积极寻找并消除易感因素，急性发作时治疗同急性肾盂肾炎。

（3）再发性尿路感染　再发性尿路感染包括复发和重新感染（再感染）。① 重新感染（再感染）：治疗方法与首次发作相同。对半年内发生 2 次以上者，可用长程低剂量抑菌治疗，即每晚临睡前排尿后服用小剂量抗生素 1 次，如复方磺胺甲噁唑 1~2 片，或呋喃妥因 50~100mg，或氧氟沙星 200mg，每 7~10 天更换药物一次，连用半年。② 复发：复发且为肾盂肾炎者，特别是复杂性肾盂肾炎，在去除诱发因素（如结石、梗阻、尿路异常等）的基础上，应按药敏试验结果选择强有力的杀菌性抗生素，疗程不少于 6 周。反复发作者，给予长程低剂量抑菌疗法。

（4）无症状性菌尿　是否治疗目前有争议，一般认为有下述情况者应予治疗：①妊娠期无症状性菌尿；②学龄前儿童；③曾出现有症状感染者；④肾移植、尿路梗阻及其他尿路有复杂情况者。根据药敏试验结果选择有效抗生素，主张短疗程用药，如治疗后复发，可选长程低剂量抑菌疗法。

三、中医治疗

（一）辨证论治

1. 膀胱湿热证

症状：小便频数，灼热刺痛，色黄赤，小腹拘急胀痛，或腰痛拒按，或见恶寒发热，或见口苦，大便秘结，舌质红，苔薄黄腻，脉滑数。

治法：清热利湿通淋。

方药：八正散加减。

2. 肝胆郁热证

症状：小便不畅，少腹胀满疼痛，小便灼热刺痛，有时可见血尿，烦躁易怒，口苦口黏，或寒热往来，胸胁苦满，舌质暗红，脉弦或弦细。

治法：疏肝理气，清热通淋。

NOTE

方药：小柴胡汤合石韦散加减。

3. 脾肾亏虚，湿热屡犯证

症状：小便淋沥不已，时作时止，每于劳累后发作或加重，尿热，或有尿痛，面色无华，神疲乏力，少气懒言，腰膝酸软，食欲不振，口干不欲饮水，舌质淡，苔薄白，脉沉细。

治法：健脾补肾。

方药：清心莲子饮加减。脾虚气陷，肛门下坠，少气懒言者，可用补中益气汤；若腰膝酸软，畏寒肢冷者，用金匮肾气丸合二妙散。

4. 肾阴不足，湿热留恋证

症状：小便频数，滞涩疼痛，尿黄赤混浊，腰膝酸软，手足心热，头晕耳鸣，四肢乏力，口干口渴，舌红少苔，脉细数。

治法：滋阴益肾，清热通淋。

方药：知柏地黄丸加减。若小便灼热刺痛，可加萹蓄、瞿麦、滑石；若见骨蒸潮热者，可加青蒿、鳖甲；气阴两虚，气短乏力者，加人参、白术。

（二）常用中药制剂

1. 三金片 功效：清热解毒，利湿通淋，益肾。适用于尿路感染属肾虚湿热下注证者。用法：口服，每次 5 片，每日 3 ~ 4 次。

2. 缩泉丸 功效：补肾固摄，理气缩泉。适用于因肾气不固引起的尿频、尿急等慢性泌尿系感染疾患。用法：口服，每次 10g，每日 3 次。

【预后】

急性非复杂性尿路感染经治疗后，绝大多数可治愈；急性复杂性尿路感染治愈率低，除非纠正了易感因素，否则很难治愈，多数患者治疗后仍持续有细菌尿或多次复发。

【预防与调护】

应注意休息，多饮水，多排尿，保证每日尿量在 1500mL 以上；饮食宜清淡，忌辛辣刺激饮食；女性患者应注意预防，保持会阴清洁，大便后手纸由前向后擦，避免污染，洗澡应以淋浴为主；性生活后注意排尿等等。

第七节 急性肾损伤

急性肾损伤（acute kidney injury，AKI），是由于各种原因导致肾功能在短期内（数小时或数天）迅速减退，氮质废物堆积，水、电解质、酸碱平衡失调，血肌酐和血尿素氮呈进行性升高的临床综合征。急性肾损伤的定义为：48 小时之内血肌酐升高超过 26.5μmol/L（0.3mg/dL）或血肌酐较原水平增高 50% 和（或）尿量<0.5mL/（kg·h）持续 6 小时以上（除外尿路梗阻及脱水状态等导致尿量减少的原因）。急性肾损伤可见于各种疾病，尤其常见于内科、外科及妇产科疾患，不同病因所致急性肾损伤发病机制不同，临床表现和治疗、预后也不相同。

急性肾损伤可归属于中医学"癃闭""关格"等范畴。

【病因病理】

一、西医病因病理

1. 病因及发病机制 急性肾损伤的病因常见以下三类：①肾前性急性肾损伤（肾脏低灌注）：由低血容量、心排出量减少、有效血浆容量减少、肾血管阻塞、肾血管动力学的自身调节紊乱等因素，引起有效循环血容量不足，肾血灌注量减少，肾小球滤过率降低，肾小管内压低于正常，尿量减少，血氮质废物增高，从而出现的急性肾衰。②肾性急性肾损伤（肾脏本身疾病）：由于肾小球、肾小管−间质、肾血管等各种肾实质疾患所致，或肾前性因素未能及时去除使病情发展所致。③肾后性急性肾损伤（尿路梗阻）：结石、肿瘤、血块、坏死肾组织或前列腺肥大、腹膜后纤维化等各种原因导致尿路梗阻，使肾实质受压，肾脏功能急剧下降引起的急性肾损伤。

急性肾损伤是多种因素综合作用的结果，目前尚无一种学说能完全解释各种急性肾损伤。其机制研究大多侧重于肾缺血和（或）肾中毒引起肾小管损伤。其主要发病机制：①肾小管损伤：当肾小管急性严重损伤时，因肾小管阻塞和肾小管基底膜断裂引起的肾小管内液反漏入间质，从而引起急性肾小管上皮细胞变性、坏死，肾间质水肿，肾小管阻塞，肾小球有效滤过压降低。②肾小管上皮细胞代谢障碍：肾小管上皮细胞的损伤及代谢障碍，导致肾小管上皮细胞死亡。③肾血流动力学变化：肾缺血和肾毒素的作用致使肾素−血管紧张素系统、前列腺素、儿茶酚胺、内皮素、心钠素、抗利尿激素、血管内皮生长因子、肿瘤坏死因子等血管活性物质释放，引起肾血流动力学变化，导致肾血液灌注量减少，肾小球滤过率下降。④缺血再灌注损伤：实验证实肾缺血再灌注损伤主要为氧自由基及细胞内钙超负荷，使肾小管上皮细胞内膜脂质过氧化增强，导致细胞功能紊乱，以致细胞死亡。⑤表皮生长因子：实验研究表明，肾脏是体内合成表皮生长因子的主要部位之一，急性肾损伤时由于肾脏受损，使表皮生长因子减少，在恢复期，肾小管上皮细胞的表皮生长因子及其受体数目明显增多，血肌酐及钠滤过分数下降，提示表皮生长因子与肾脏的修复及再生有关。

2. 病理 由于病因不同，病理改变差异显著。一般肉眼可见肾脏增大而质软，剖面髓质呈暗红色，皮质肿胀，因缺血而呈苍白色。典型的缺血性急性肾损伤病理特征是：光镜下见肾小管上皮细胞片状和灶性坏死，从基底膜上脱落，小管腔管型堵塞。管型由未受损或变性上皮细胞、细胞碎片、Tamm−Horsfall 黏蛋白和色素组成。坏死最严重的部位常在近端肾小管直部，也可在髓袢升支厚壁段。肾缺血者肾小管基底膜常遭破坏，如基底膜仍完整存在，则肾小管上皮细胞可在 1 周内恢复；如基底膜已遭破坏，则上皮细胞不能再生而形成结缔组织瘢痕。

二、中医病因病机

本病发生多与外感六淫疫毒、饮食不当、意外伤害、失血失液、中毒虫咬、药毒伤肾等因素有关。

1. 热毒炽盛 外感六淫疫毒，邪热炽盛，肺热壅滞，膀胱湿热，邪气入气入血，损伤肾络，气化失司，而见少尿、血尿或衄血。

2. 火毒瘀滞 外感温热疫毒，邪热内盛，热入营血，闭窍扰神，迫血妄行，热阻于肾，气化失司而发病。

3. 湿热蕴结 误食毒物，邪毒入里，湿毒中阻，气机升降失常，内犯于肾，经络气血瘀阻，气化不行，而见少尿或尿闭。

4. 气脱津伤 失血伤液，或热毒耗液，致精亏血少，肾脏空虚，使肾元衰竭而发病。

总之，本病病位在肾，涉及肺、脾（胃）、三焦、膀胱。病机主要为肾失气化，水湿浊瘀不能排出体外。初期主要为火热、湿毒、瘀浊之邪壅滞三焦，水道不利，以实热居多，后期以脏腑虚损为主。

【临床表现】

一、症状

急骤性地发生少尿（<400mL/24h），个别严重病例可无尿（<100mL/24h）。但也有无少尿表现的，尿量在 400mL/24h 以上，称为非少尿型 AKI，其病情大多较轻，预后较好。对于少尿或无尿者，若处理恰当，数日至数周后会出现多尿期。此外，不论尿量是否减少，随着肾功能减退，可出现以下的一系列临床表现。

（一）各系统症状

1. 消化系统 食欲减退、恶心、呕吐等，严重者可出现消化道出血。

2. 呼吸系统 除感染外，主要是因容量负荷过多导致的急性肺水肿，表现为呼吸困难、咳嗽等症状。

3. 循环系统 多因少尿和未控制饮水，以致体液过多，出现高血压及心力衰竭表现；也可因毒素蓄积、电解质紊乱、贫血及酸中毒引起各种心律失常及心肌病变。

4. 神经系统 出现意识障碍、躁动、谵妄、抽搐、昏迷等尿毒症脑病症状。

5. 血液系统 可有出血倾向及轻度贫血表现。

（二）水、电解质和酸碱平衡紊乱

1. 代谢性酸中毒 主要因为肾排酸能力减低，同时又因合并高分解代谢状态，使酸性产物明显增多。

2. 高钾血症 除肾脏排钾减少外，酸中毒、组织分解过快也是原因之一。

3. 低钠血症 多为水潴留引起的稀释性低钠。

二、体征

由于少尿期水钠潴留，患者可出现水肿，甚则全身浮肿，高血压；合并肺水肿者，可出现两肺满布湿啰音；高钾血症者，可见心率缓慢、心律不齐，甚至心室纤颤、停搏；酸中毒者可见深大呼吸。

三、主要并发症

1. 感染 是急性肾损伤的常见并发症，也是主要死亡原因之一。尿路感染最为常见，其次为肺部感染和败血症。

2. 循环系统并发症 常见心律失常、心力衰竭、心包炎、高血压甚至心包填塞。

3. 电解质紊乱 常见高钾血症或低钾血症。

【实验室及其他检查】

1. 血液检查 可有轻度贫血，血清钾浓度升高，血清钠浓度正常或偏低，血钙降低，血磷升高；血 pH 值和碳酸氢根离子浓度降低。

2. 肾功能 急骤发生并与日俱增的氮质血症。①血尿素氮进行性升高，每日可上升 3.6 ~ 10.7mmol/L。血肌酐每日上升 44.2 ~ 176.8μmol/L。②电解质紊乱：少尿期可出现高钾血症，血钾可超过 6.5mmol/L，并可伴低钠血症及高磷血症。多尿期可出现低血钾、低血钠等电解质紊乱。③酸碱平衡紊乱：可出现酸中毒、二氧化碳结合力下降。

3. 尿液检查 尿比重降低且较固定，多在 1.015 以下，即呈等张尿（比重 1.010 ~ 1.016），蛋白尿（常为+ ~ ++），尿沉渣常有颗粒管型、上皮细胞碎片、红细胞和白细胞；肾前性急性肾衰时，尿渗透浓度>500mOsm/L，急性肾小管坏死时，尿渗透浓度<350mOsm/L，尿与血渗透浓度之比低于 1.1。

4. 滤过钠排泄分数（filtration sodium excretion fraction，FE_{Na}） $FE_{Na} = \dfrac{尿钠/血钠}{尿肌酐/血肌酐} \times 100\%$。急性肾小管坏死及肾后性急性肾损伤时 FE_{Na} 多大于 1%；肾前性急性肾损伤、急性肾小球肾炎和血管炎时 $FE_{Na} < 1\%$。

5. 肾损伤指数（renal injury index，RII） $RII = \dfrac{尿钠}{尿肌酐/血肌酐}$。用于鉴别肾前性急性肾损伤和急性肾小管坏死，一般认为肾前性急性肾损伤 RII<1，急性肾小管坏死时多见 RII>1。

6. 影像学检查 双肾超声显像可用于与慢性肾衰竭相鉴别。怀疑尿路梗阻时，尿路超声显像、腹部平片、CT 检查有助于诊断。判断肾血管堵塞等疾患时，X 线、放射性核素检查、血管造影等对诊断有帮助，但需注意造影剂对肾脏的毒性作用。

7. 肾穿刺活检 为明确肾实质性急性肾衰的病因，可进行肾穿刺活检，并可判断治疗的有效性。在排除了肾前性及肾后性原因后，没有明确致病原因（肾缺血或肾毒素）的肾性 AKI 亦符合肾活检要求。此外，原有肾脏疾病出现 AKI 以及肾功能持续不能恢复等情况，也需行肾活检明确诊断。但需严格掌握适应证，注意病情严重、有出血倾向时不宜做此检查。

【诊断与鉴别诊断】

一、诊断

1. 常继发于各种严重疾病所致的周围循环衰竭或肾中毒后，但亦有个别病例可无明显的原发病。

2. 急骤地发生少尿（<400mL/24h），在个别严重病例（肾皮质坏死）可无尿（<100mL/24h），但非少尿型者无少尿表现。

3. 急骤发生和与日俱增的氮质血症，肾功能在 48 小时内突然减退，血清肌酐绝对值升高≥ 0.3mg/dL（26.5μmol/L），或 7 天内血清肌酐增至 1.5 倍基础值，或尿量<0.5mL/（kg·h），持续时间>6 小时。血肌酐每日上升 44.2 ~ 176.8μmol/L，尿素氮每日上 3.6 ~ 10.7mmol/L。根据血清肌酐和尿量 AKI 可分为 3 期（见表4-1）。

NOTE

表 4-1　AKI 的分期

分期	血清肌酐	尿量
1 期	增至基础值 1.5~1.9 倍或升高 ≥0.3mg/dL（26.5μmol/L）	<0.5mL/（kg·h），持续 6~12 小时
2 期	增至基础值 2.0~2.9 倍	<0.5mL/（kg·h），时间 ≥12 小时
3 期	增至基础值 3 倍 或升高至 ≥4.0mg/dL（353.6μmol/L） 或开始肾脏替代治疗 或 <18 岁患者 eGFR<35mL/（min·1.73m²）	<0.3mL/（kg·h），时间 ≥24 小时或无尿 ≥12 小时

4. 经数日至数周后，如处理恰当，会出现多尿期。

5. 尿常规检查：尿呈等张（比重 1.010~1.016），蛋白尿（常为 +~++），尿沉渣常有颗粒管型、上皮细胞碎片、红细胞和白细胞。

二、鉴别诊断

首先排除慢性肾衰，其次应明确肾性、肾前性还是肾后性急性肾衰，在明确为肾实质性后，需鉴别肾小管还是肾小球、肾间质、肾血管病变引起的急性肾损伤。

（一）急性肾损伤与慢性肾损伤

1. 病史　明确既往有无慢性肾脏病史或可能影响到肾脏的全身疾病的病史，或有无导致急性肾损伤的原发病因。

2. 临床表现　贫血、夜尿增多，常是慢性肾损伤较常见的临床症状。

3. 肾脏大小　慢性肾损伤患者的 X 线腹部平片或 B 超检查可发现双肾缩小，或形态上皮髓质分界不清，而急性肾损伤时肾脏大小正常或稍增大。

（二）肾前性 AKI 与急性肾小管坏死（acute tubular necrosis，ATN）

补液试验：发病前有容量不足、体液丢失等病史，体检发现皮肤和黏膜干燥、低血压、颈静脉充盈不明显者，应首先考虑肾前性少尿，可进行补液试验，以观察输液后循环系统负荷情况。如果补液后血压恢复正常，尿量增加，则支持肾前性 AKI 的诊断。低血压时间长，特别是老年患者伴心功能不全时，补液后无尿量增多者应怀疑肾前性 AKI 发展为 ATN。尿液检测对于区分 ATN 和肾前性 AKI 具有重要意义，同时结合血液检测结果，有助于两者的鉴别。但必须在输液、使用利尿剂或高渗药物前留取尿液标本，否则结果不可靠。

【治疗】

一、治疗思路

在本病初期应用西药利尿，抗感染，调节水、电解质、酸碱平衡紊乱，及时透析，救治休克、心衰等严重并发症，同时应用中医药进行辨证论治，整体调节，可改善症状，提高救治成功率。后期重点运用中医药辨证论治，促进肾功能恢复。

二、西医治疗

（一）一般治疗

1. 纠正可逆因素　对于引起急性肾损伤的原发可逆因素，如严重外伤、心力衰竭、急性大出血等应积极治疗，处理好感染、休克、血容量不足等。停用影响肾灌注或具有肾毒性的药物。

2. 营养支持 补充营养以维持整体的营养状况，有助于损伤细胞的修复和再生，提高存活率，首先要保证每日足够的热量供给。AKI 患者每日所需能量应为 1.3 倍基础能量消耗（basal energy expenditure，BEE），一般需要量为每日 105～126KJ/kg（25～30kcal/kg）。

3. 积极控制感染 一旦出现感染迹象，应尽早使用有效抗生素治疗。根据细菌培养和药敏试验选择对肾无毒性或毒性小的药物，并按 GFR 调整用药剂量。

4. 维持水、电解质和酸碱平衡 少尿期应严格记录 24 小时液体出入量，量出为入，即每日入液量应为前日的尿量加上显性失水量再加上非显性失水量（约 400mL），纠正高血钾及酸中毒。多尿期则须防止脱水及低血钾。

（二）对症治疗

1. 高钾血症 血钾超过 6.5mmol/L，心电图表现为 QRS 波增宽等变化，应该给予紧急处理：①静脉推注 10% 葡萄糖酸钙 10mL，于 5～10 分钟注完，如果需要，可在 1～2 分钟后再静脉推注 1 次；5% 碳酸氢钠 100～200mL 静脉滴注；50% 葡萄糖溶液 50～100mL 加入 6～12U 胰岛素缓慢静脉滴注。②口服阳离子交换树脂，如聚苯乙烯磺酸钙，每日 15～30g，分 2～3 次服用。以上措施无效，血液透析是最佳的治疗方式。

2. 代谢性酸中毒 应及时治疗，轻度酸中毒可用 5% 碳酸氢钠 100～250mL 静脉滴注。对于严重酸中毒患者，应该立即选择透析治疗。

3. 感染 是常见的并发症。应尽早使用抗生素。应根据细菌培养和药物敏感试验选择对肾脏无毒性或毒性低的药物。

（三）透析疗法

对保守治疗无效，出现下列指征的急性肾损伤患者，应考虑进行急诊透析：①少尿或无尿 2 天；②尿毒症症状明显；③肌酐清除率较正常下降超过 50%，或血尿素氮升高达 21mmol/L，血肌酐升高达 442μmol/L；④血钾超过 6.5mmol/L；⑤代谢性酸中毒，$CO_2CP \leqslant 13mmol/L$；⑥脑水肿、肺水肿或充血性心力衰竭。透析疗法包括血液透析、腹膜透析以及连续性肾脏替代疗法（continuous renal replacement therapy，CRRT）等。如达到急诊透析的参考指标则应采用透析疗法，可使患者度过少尿期，降低病死率和缩短病程。

三、中医治疗

（一）辨证论治

1. 少尿期

（1）热毒炽盛证

症状：尿量急骤减少，甚至闭塞不通，发热不退，口干欲饮，头痛身痛，烦躁不安，舌质红绛，苔黄干，脉数。

治法：泻火解毒。

方药：黄连解毒汤加减。

（2）火毒瘀滞证

症状：尿点滴难出，或尿血、尿闭，高热谵语，吐血，衄血，斑疹紫黑或鲜红，舌质绛紫，苔黄焦或芒刺遍起，脉细数。

治法：清热解毒，活血化瘀。

方药：清瘟败毒饮加减。若热扰心营，烦躁谵语，另服安宫牛黄丸；肺热壅盛，以桃仁承气汤加减。

（3）湿热蕴结证

症状：尿少尿闭，恶心呕吐，口中尿臭味，发热，口干而不欲饮，头痛烦躁，严重者可神昏抽搐，舌苔黄腻，脉滑数。

治法：清热利湿，降逆泄浊。

方药：黄连温胆汤加减。

（4）气脱津伤证

症状：尿少或无尿，汗出湿冷，气微欲绝，或喘咳息促，唇黑甲青，脉细数或沉伏，多见于吐泻失水或失血过多之后。

治法：益气养阴，回阳固脱。

方药：生脉散合参附汤加减。失血血虚者，以当归补血汤加减。

2. 多尿期

（1）气阴两虚证

症状：面色萎黄，全身疲乏，咽干思饮，手足心热，尿多清长，舌红少津，或舌淡有齿痕，脉细。

治法：益气养阴。

方药：参芪地黄汤加减。

（2）肾阴亏损证

症状：腰膝酸软，尿多不禁，口干欲饮，手足心热，舌红苔少，脉细。

治法：滋阴补肾。

方药：六味地黄丸加减。

（二）常用中药制剂

生脉注射液 功效：益气固脱，养阴生津。适用于急性肾损伤休克阶段及多尿期的患者。40mL 加入 10% 葡萄糖注射液 250mL 中，静脉滴注，每日 1 次。

【预后】

及早诊断及救治，可提高患者存活率。AKI 预后与病因及并发症严重程度有关。肾前性因素导致的 AKI，如能早期诊断和治疗，肾功能多可恢复至基线值，死亡率小于 10%。肾后性 AKI 如果能及时解除梗阻，肾功能也大多恢复良好。肾性 AKI 预后存在较大差异，无并发症者死亡率在 10%～30%，合并多脏器衰竭时，死亡率高达 30%～80%。有些患者虽然肾功能恢复，但遗留肾小管酸化功能及浓缩功能减退。特别是老年人及存在潜在肾脏疾病或病变严重的患者，预后较差。

【预防与调护】

积极治疗原发病，控制和消除诱发因素。尽量避免使用具有肾毒性的中西药物。

注意卧床休息，避免劳累。饮食宜清淡，保证足够热量，避免辛辣刺激之品。少尿期水钠摄入应"量出为入"，多尿期要防止脱水及低血钾。鼓励患者保持乐观、愉快的心情。

第八节　慢性肾衰竭

慢性肾衰竭（chronic renal failure，CRF，简称慢性肾衰）是在各种原发或继发性慢性肾脏病（chronic kidney disease，CKD）的基础上，缓慢地出现肾功能减退而至衰竭。临床以代谢产物和毒素潴留，水、电解质和酸碱平衡紊乱以及某些内分泌功能异常等表现为特征。近年来CKD尤其是终末期肾衰竭（end stage of renal disease，ESRD）患者的发病率、住院率均有明显升高，严重威胁人类的健康与生命。据国际肾脏病协会统计，本病自然人群年发病率为 98~198 例/百万人口，其中经济发达国家发病率明显增加。我国近年的流行病学调查显示，成人CKD 的患病率为 10.8%，CKD 的年发病率为 2‰~3‰，每年每百万人口中约有 300 人死于肾衰竭。

慢性肾衰根据其临床表现可归属于中医学"癃闭""关格""溺毒""肾劳"等范畴。

【病因病理】

一、西医病因病理

（一）病因

任何泌尿系统疾病能破坏肾的正常结构和功能者，均可引起慢性肾衰。原发性肾病中，慢性肾小球肾炎最为常见，其次为肾小管间质性肾炎。而继发性肾病为全身系统性疾病和中毒等因素导致的肾脏继发性损害，如糖尿病、高血压、系统性红斑狼疮、过敏性紫癜、痛风，以及多种药物性肾损害等。我国常见的病因依次为肾小球肾炎、糖尿病肾病、高血压肾病、多囊肾、狼疮性肾炎等，近年来因糖尿病肾病和高血压肾病引起的慢性肾衰竭呈明显增高趋势。但有些患者起病隐匿，到肾衰晚期才就诊，此时双肾已固缩，往往不能确定其病因。

（二）发病机制

1. 慢性肾衰竭进行性恶化的机制　其机制尚未完全清楚。肾功能恶化与基础疾病的活动性相关。但基础疾病停止活动时，肾功能仍会继续不停地通过一个共同的途径减退。目前多数学者认为，肾单位毁损至一定数量，剩余健存肾单位的代谢废物排泄负荷增加，代偿性地引起肾小球毛细血管的高压力、高灌注、高滤过（肾小球内"三高"）。肾小球内"三高"可引起：①肾小球上皮细胞足突融合，系膜细胞和基质显著增生，肾小球肥大，继而发生硬化；②肾小球内皮细胞损伤，诱发血小板聚集，导致微血栓形成，损伤肾小球而促进硬化；③肾小球通透性增加，使蛋白尿增多而损伤肾小管间质。如此恶性循环，使肾功能不断恶化，这是CKD发展至尿毒症的共同途径。

慢性肾衰竭肾组织内一些细胞因子和生长因子如血管紧张素Ⅱ（angiotensinⅡ，AⅡ）、白细胞介素-1、内皮素-1等参与了肾小球和肾小管间质的损伤过程，并对细胞外基质的产生起重要作用。其中AⅡ在慢性肾衰进行性恶化中起重要作用。它是强有力的血管收缩物质，肾小球内"三高"时，肾素-血管紧张素轴的活性升高，全身循环AⅡ增多引起高血压，以及肾脏局部AⅡ增多，均可导致肾小球毛细血管压力增高，引起肾小球肥大，继而肾小球硬化。此外AⅡ还具有下列作用：①参与细胞外基质（ECM）的合成，ECM过度蓄积会导致肾小球硬化；

NOTE

②A Ⅱ会增加生长因子、炎症因子和纤维化因子的表达，如转化生长因子 β₁（TGF-β₁）是肾脏 ECM 合成和纤维化的决定性介质，会促使肾小球硬化。

肾小球毛细血管血压增高，引起肾小球通透性增加，过多的蛋白从肾小球滤出，近曲小管细胞通过胞饮作用将其吸收后，可引起肾小管损害、间质炎症及纤维化，以致肾单位功能丧失。研究显示，在培养中的近曲小管细胞吸收蛋白后，可使细胞因子、炎症因子、纤维化因子的表达增加。目前认为蛋白尿是肾衰进行性恶化的一个重要因素。

近年来认为肾衰恶化速度与遗传有关，如血管紧张素转换酶基因与肾功能减退的速度有重要关系。

2. 尿毒症各种症状的发生机制　①水、电解质、酸碱平衡失调有关：肾脏排泄和代谢功能下降，导致水、电解质和酸碱平衡失调，如水、钠潴留，酸中毒等。②与尿毒症毒素有关：尿毒症毒素包括小分子含氮物质、中分子毒性物质、大分子毒性物质。由于残余肾单位不能充分排泄代谢废物，不能降解某些内分泌激素，致使这些物质积蓄在体内产生毒性作用，引起尿毒症症状。③与肾的内分泌功能障碍有关。如肾衰时不能产生促红细胞生成素（erythropoietin, EPO）、骨化三醇等，也可产生某些尿毒症症状。

二、中医病因病机

本病是由于感受外邪、饮食不当、劳倦过度、药毒伤肾、劳伤久病等导致肾元虚衰，湿浊内蕴而发病。

1. 脾肾亏虚　先天不足，后天失养，或劳累过度，或饮食不节，导致脾肾气虚，脾气虚不能运化则水湿内聚或外溢；肾气亏虚，失于蒸腾气化，或失于固摄，则小便量少或小便频频，或精微下泄。若素体阳虚，或久病脾肾俱受损，或过用苦寒，导致脾肾阳虚。脾阳虚不能运化水湿，肾阳虚则水液失主，阳虚不能温煦形体则形寒肢冷，气化失司则小便不利。

2. 气阴两虚　素体气阴亏虚，或病久气虚，由气及阴，气阴俱亏，气虚则面色无华，神疲乏力，阴虚则虚火内扰，潮热盗汗，烦热口干，或灼伤络脉而见尿血。

3. 肝肾阴虚　年老体衰，肝肾亏虚；或病久耗伤肝肾之阴，导致肝肾阴虚。肝肾阴亏，水不涵木，肝阳上亢，则头晕目眩，耳鸣健忘；阴虚生内热，故五心烦热，盗汗。

4. 阴阳两虚　年高体衰，或生育不节，房劳过度，或久病阴损及阳，致阴阳两虚。阳虚则不能温养，不能运化水湿，水液内停，湿浊中阻，而成肾劳、关格之证。阴虚则肝木失养，阳亢风动，遂致肝风内扰。

5. 湿浊内蕴　肾脏疾患日久，肾元亏虚，脾运失健，气化功能不足，开阖升降失司，则水液内停，泛溢肌肤而为肿，积于胸腹之间，而成胸水、腹水；肾失固摄，精微下泄，而成蛋白尿、血尿；湿蕴成浊，升降失司，浊阴不降，则见少尿、恶心、呕吐。

6. 瘀血阻络　久病入络，或气虚血瘀，或湿阻致瘀，而见水瘀互结，或络脉瘀阻。

总之，本病病位主要在肾，涉及肺、脾（胃）、肝等脏腑，其基本病机是肾元虚衰，湿浊内蕴，为本虚标实之证，本虚以肾元亏虚为主，标实见水气、湿浊、湿热、血瘀、肝风之证。发病初起脾肾亏虚与湿浊并见，日久累及多脏。如水湿、浊毒之邪凌心射肺，则见胸闷、心悸、气促，甚则不能平卧；如肾病及肝，肝肾阴虚，虚风内生，则见手足搐动，甚则抽搐；若肾病及心，邪陷心包，则见神志昏迷；若正不胜邪，则见阴盛阳衰，阴阳离决等危证。

【临床表现】

一、症状

早期往往无特异性临床症状，仅表现为基础疾病的症状。只有当病情发展到残余肾单位不能适应机体的最低要求时，才会逐渐出现肾衰的症状。症状无特异性，可出现腰部酸痛、倦怠、乏力、夜尿增多等，晚期可有少尿或无尿。

二、体征

1. 高血压 很常见，可为原有高血压的持续或恶化，也可在肾衰竭过程中发生，有些患者血压较高，且常规降压药效果欠佳。

2. 水肿或胸腹水 患者可因水液代谢失调出现水肿，甚则可见胸腹水。

3. 贫血 本病患者当血清肌酐超过 $300\mu mol/L$ 以上，常出现贫血表现，如面睑苍白，爪甲色白。

三、并发症

1. 水、电解质、酸碱平衡失调 常有水、钠潴留，高钾血症，代谢性酸中毒，高磷血症，低钙血症等。

2. 各系统并发症 ①心血管系统：患者可并发尿毒症性心肌炎、心肌病，也可因水液代谢失调出现心力衰竭。②血液系统：可出现肾性贫血，即由于各种因素造成肾脏促红细胞生成素产生不足，或尿毒症血浆中一些毒性物质干扰红细胞的生成和代谢而导致的贫血。此外还可发生出血倾向、白细胞异常等。③神经肌肉系统：出现疲乏、失眠、抑郁或兴奋、精神异常等症状。周围神经病变者表现为肢体麻木、疼痛，不宁腿综合征等。④胃肠道：食欲不振、恶心、呕吐是常见症状。⑤皮肤症状：皮肤瘙痒是常见症状，可能与继发性甲状旁腺功能亢进有关。⑥肾性骨营养不良症（简称肾性骨病）：包括高转化性骨病、低转化性骨病（骨软化症和骨再生不良）和混合性骨病，以高转化性骨病最常见，表现为纤维囊性骨炎、骨折及骨质疏松等。⑦内分泌失调：骨化三醇降低，促红细胞生成素降低，性功能障碍。⑧感染：易并发严重感染，这与尿毒症患者机体免疫功能低下、白细胞功能异常有关。免疫功能下降可能与尿毒症毒素、酸中毒、营养不良有关。以肺部感染为最常见。透析患者可发生动静脉瘘或腹膜入口感染、肝炎病毒感染。⑨代谢失调及其他：如体温过低、碳水化合物代谢异常、高尿酸血症、脂代谢异常等。

【实验室及其他检查】

1. 肾功能检查 血尿素氮（BUN）、血肌酐（Scr）上升，Scr>$133\mu mol/L$，内生肌酐清除率（Ccr）<80mL/min，二氧化碳结合力下降，血尿酸升高。

2. 尿常规检查 可出现蛋白尿、血尿、管型尿或低比重尿。

3. 血常规检查 常出现不同程度的贫血。

4. 电解质检查 常表现为高钾、高磷、低钙等。

5. B超检查 多数可见双肾明显缩小、结构模糊。

NOTE

【诊断与鉴别诊断】

一、诊断

1. 诊断要点 肾小球滤过率（GFR）<90mL/（min·1.73m²），或 Ccr<80mL/min，cr>133μmol/L，有慢性原发或继发性肾脏疾病病史。临床应注意慢性肾衰竭常隐匿起病，因肾脏具有很强的代偿能力，早期症状往往不易引起重视，各系统症状均可成为首发症状。如有条件，可在发病早期行肾活检以明确导致慢性肾衰竭的基础疾病。不少患者就诊时已进入晚期，失去药物治疗机会，因此早期诊断以及病因诊断非常重要。

2. CKD 分期 2002 年美国肾脏基金会（The National Kidney Foundation，NKF）组织撰写的《慢性肾脏病及透析的临床实践指南》（K/DOQI）正式提出 CKD 的定义和分期。CKD 是指：①肾脏损伤（肾脏结构或功能异常）≥3 个月，可以有或无肾小球滤过率（GFR）下降。临床上表现为病理学检查异常或肾损伤（包括血、尿成分异常或影像学检查异常）。②GFR<60mL/（min·1.73m²）≥3 个月，有或无肾脏损伤证据。根据 GFR 水平将 CKD 分为 1~5 期。其中 1 期肾功能正常，GFR≥90mL/（min·1.73m²），2 期为肾功能轻度下降，GFR60~89mL/（min·1.73m²），3 期为肾功能中度下降，GFR30~59mL/（min·1.73m²），4 期为肾功能重度下降，GFR15~29mL/（min·1.73m²），5 期为肾衰竭，GFR<15mL/（min·1.73m²）。目前我国也采用 CKD 分期方法评估肾功能，慢性肾衰竭主要对应 CKD3~5 期。

二、鉴别诊断

慢性肾衰竭需与急性肾衰竭鉴别。如有慢性肾脏疾病史，伴有贫血、夜尿增多，B 超见双肾缩小或皮髓质分界不清，即可诊断为慢性肾衰竭。若有导致急性肾衰竭的肾前性、肾性、肾后性的原发病因，肾脏大小常正常或稍增大，则首先考虑急性肾衰竭。必要时可行肾活检明确诊断。

确定为慢性肾衰竭后，应尽快查出引起慢性肾衰竭的基础疾病。在肾衰早期，由于影像学检查和肾活检的危险性较小，故其基础疾病诊断较容易。晚期肾衰竭诊断则较难，但由于有些基础疾病仍有治疗价值，如狼疮性肾炎、肾结核、缺血性肾病等，所以基础疾病诊断仍很重要。

还有一些轻度慢性肾衰竭的病人，或肾功能随年龄自然减退的老年人，若遇到某些促使肾功能恶化的因素，则可能出现急性肾功能减退，表现为尿毒症的症状。促使肾功能恶化的因素有：①血容量不足：可见于急性大出血、大量脱水等情况，使肾小球滤过率下降，加重肾衰；②感染：常见肺部感染、尿路感染；③尿路梗阻：常见的是尿路结石、前列腺增生；④心力衰竭和严重心律失常；⑤肾毒性药物：如使用氨基糖苷类抗生素；⑥应激状态：如严重创伤、大手术后；⑦高血压：严重高血压或降压过快过剧；⑧高钙血症、高磷血症或转移性钙化等。这些因素如果及时去除或治疗，肾功能则可有不同程度恢复的可能。这种在慢性肾衰竭基础上重叠急性肾衰竭的情况应与晚期肾衰竭相鉴别。

【治疗】

一、治疗思路

由于本病常见高血压，甚至严重高血压，并可伴有少尿、水肿、电解质及酸碱平衡失调，西药在病因治疗、控制血压、利尿、纠正电解质及酸碱平衡失调等方面具有较好的作用，特别应重视可逆因素的治疗，对晚期尿毒症患者则需选择透析治疗或肾移植术。而中药在延缓慢性肾衰竭病程进展，保护残余肾功能，改善临床症状，提高生存质量等方面具有优势。病程早期一般以辨证论治、整体调理的中药汤剂治疗，中晚期可配合静脉滴注中药针剂和中药灌肠，以及药浴等中医综合治疗。多途径的中医药综合治疗，其疗效通常优于单纯口服方药。

二、西医治疗

（一）一般治疗

1. 治疗基础疾病及去除促使慢性肾衰竭恶化的因素　有些慢性肾衰在治疗基础疾病后具有可逆性。如狼疮性肾炎的尿毒症，若肾活检提示活动性指标较高者，则经治疗后肾功能会有所改善。此外，纠正某些使肾功能恶化的因素，亦可使肾功能获得改善。如及时控制感染，积极控制血压，纠正电解质紊乱，治疗心力衰竭，停用肾毒性药物等。

2. 延缓慢性肾衰竭的发展

（1）饮食治疗　在慢性肾衰竭早期开始饮食治疗，可以减轻慢性肾衰竭症状，延缓健存肾单位的破坏速度。给予低蛋白饮食应个体化，注意营养指标检测，避免营养不良的发生。①限制蛋白饮食：蛋白质的摄入量宜根据 GFR 作适当调整，一般认为 GFR 降至 50mL/min 以下时，需限制蛋白质摄入（0.5~0.6g/kg·d），其中 50%~60% 必须是富含必需氨基酸的蛋白质（即高生物效价优质蛋白），如鸡蛋、鱼、瘦肉、牛奶等。因植物蛋白含非必需氨基酸较多，故富含植物蛋白的食物应少食，如花生及豆制品等，可部分采用麦淀粉（澄面）作主食，以代替大米、面粉。在高热量的前提下，每天给予 0.6g/kg 的蛋白质，大多数患者可以满足机体的基本需要，而不至于发生蛋白质营养不良。血白蛋白、白蛋白前体、转铁蛋白的测定是简便的营养监测指标。②高热量摄入：高热量饮食可使低蛋白饮食的氮得到充分利用，减少体内蛋白质的分解消耗。热量每日至少需要 125.6kJ/kg（30kcal/kg），消瘦或肥胖者酌情加减。可多摄入植物油和食糖，感觉饥饿可进食甜薯、芋头、马铃薯等。食物应富含 B 族维生素、维生素 C 和叶酸等。③其他：给予低磷饮食，每日不超过 600mg。此外，有水肿、高血压和少尿者要限制食盐，有尿少、水肿、心力衰竭者应严格控制进水量，尿量每日少于 1000mL 者要限制钾的摄入。

（2）必需氨基酸（essential amino acids，EAA）的应用　GFR≤10mL/min 时，患者因食欲差、蛋白质摄入少，会发生蛋白质营养不良，必须加用 EAA 或 EAA 及 α-酮酸混合制剂，才可使肾衰竭患者维持较好的营养状态。α-酮酸在体内与氨结合成相应的 EAA，EAA 在合成蛋白质过程中可以结合一部分尿素，故可减少血中尿素氮的水平。EAA 的适应证是肾衰竭晚期患者，一般用量为每日 0.1~0.2g/kg，分 3 次服用。

（3）控制全身性高血压和（或）肾小球内高压力　全身性高血压不仅会促使肾小球硬化，而且能增加心血管并发症，故必须控制。首选血管紧张素Ⅱ抑制剂，包括血管紧张素转换酶抑制剂（ACEI）和血管紧张素Ⅱ受体拮抗剂（ARB）。肾小球内高压力亦会促使肾小球硬化，故虽无全身性高血压，亦宜使用 ACEI 或（和）ARB。因 ACEI 和 ARB 能扩张出球小动脉、入球小动脉，但扩张出球小动脉的作用强于入球小动脉，故能降低肾小球内高压力，此外，ACEI 和 ARB 还能减少蛋白尿和抑制肾组织细胞炎症反应和硬化的过程，从而延缓肾功能减退。可选用依那普利 10~20mg，每日 1 次，或氯沙坦 50~100mg，每日 1 次。使用 ACEI 和 ARB 愈早，

NOTE

时间愈长，效果愈明显。对于血肌酐>350μmol/L者，是否使用 ARB 目前仍有争议。若需使用，在治疗初期 2 个月内，应每 2 周观察血肌酐水平，如较基础水平升高超过 30%，应停药。钙通道拮抗剂控制肾小球内高压力的作用不如 ACEI 和 ARB，但除了有头痛、面部潮红、水肿等副作用外，降压作用较好，对肾功能无影响，常用的有硝苯地平、氨氯地平、拉西地平等。其他药有可乐定、甲基多巴、美托洛尔等，可酌情联合应用。对于容量依赖性高血压，首先要限制水钠摄入，同时可以较大剂量呋塞米口服(40~60mg/d)，必要时静脉注射（200~400mg）。当利尿效果不理想时，及时透析超滤脱水至干体重。

（二） 并发症的治疗

1. 纠正水、电解质紊乱

（1）维持水平衡　在慢性肾衰竭早期，病人可呈渗透性利尿，因多尿、夜尿多而出现脱水，因此无需限制水分摄入。到终末期出现尿少，甚至尿闭，就应该严格限制水的摄入（含饮食中水分），即使已经开始透析治疗，透析的间歇日也应该适当限制水分摄入，每次透析体重的增长以 2~3kg 为宜，不能超过体重的 5%。每日入水总量=尿量+不显性失水（约 500mL/d）+其他丧失（含汗、大便、透析超滤脱水）。假如摄入水过多，就会出现血压增高，甚至导致高容量性心力衰竭，危及生命。若控制过严，则会造成脱水、低血压休克。

（2）维持钾平衡　慢性肾衰竭早期因多尿常可出现低血钾现象。到终末期可有高血钾，因此应避免输库存血，避免应用含钾量高的中草药、大剂量青霉素钾盐、螺内酯、氨苯喋啶；若服用 ACEI 制剂，如卡托普利、贝那普利、西拉普利等时，易诱发高血钾，需定期监测血钾的变化。如果血钾>6.5mmol/L，出现心电图高钾表现，需紧急处理：10% 葡萄糖酸钙 20mL，稀释后缓慢静脉注射；5% 碳酸氢钠 100mL 静脉滴注；25%~50% 葡萄糖注射液 100~250mL 加普通胰岛素（6g 糖：1U 胰岛素）静脉滴注；口服聚磺苯乙烯钠散，每次 15~30g，每日 1~2次或口服聚苯乙烯磺酸钙散，每日 15~30g，分 2~3 次服用；急诊透析（首选血液透析）。

（3）慢性肾脏病-矿物质和骨异常（chronic kidney disease-mineral and bone abnormalities，CKD-MBD）的治疗　若已出现高磷血症，则口服磷结合剂如碳酸钙或醋酸钙，并在饮食中减少磷的摄入，高磷伴高钙血症患者适合服用不含钙的磷结合剂如司维拉姆、碳酸镧，可有效减少血磷水平而不增加血钙水平。若已有血甲状旁腺激素（PTH）增高，应口服活性维生素 D_3 0.25μg/d 或 α-D_3（肝功能正常者）；若 2~4 周后 PTH 仍居高不降，可用冲击治疗，用活性维生素 D_3 2~3μg，每周 3 次。使用中注意观察有无引起高钙血症的副作用。PTH 增高伴高钙血症可选择使用新型拟钙剂盐酸西那卡塞。如 ECT 发现肿大的甲状旁腺腺体，有异位钙化，对以上药物治疗无效，则可以选择甲状旁腺全切除术或次全切除术。

2. 代谢性酸中毒的治疗　轻度酸中毒时，可口服碳酸氢钠，若严重酸中毒，尤其伴深大呼吸或昏迷时（HCO_3^-<13.5mmol/L），应静脉补碱。当合并高血压心力衰竭时，静注碳酸氢钠要严密观察，控制剂量。严重酸中毒应选择透析治疗。

3. 肾性心力衰竭的治疗　与一般心力衰竭处理不同，其特殊性有：①对利尿剂多数反应较差。②对洋地黄制剂反应差，且易蓄积中毒，加重病情引起心律失常、传导阻滞，因此需慎用，必要时试用洋地黄毒苷 0.125mg 或毛花苷 C 0.1~0.2mg 静脉注射。③高容量高血压性心力衰竭可用硝普钠、酚妥拉明静脉滴注。④对高容量性心力衰竭，应紧急透析超滤脱水。⑤对心力衰竭、有容量负荷，但又合并循环、呼吸功能不全者，以 CRRT、血滤脱水更合适。

4. 肾性贫血的治疗　①促红细胞生成素（EPO）：当 Hb<100g/L，红细胞比积（HCT）<

30%时，就应使用，剂量为2000~3000U，皮下注射2~3次/周，用4~8周HCT升至35%时，减量维持，副作用有高血压、血黏度增高。②补充铁剂和叶酸：铁缺乏是影响EPO疗效的重要因素，故EPO常需与铁剂并用，如硫酸亚铁口服，或蔗糖铁、葡萄糖酸铁、右旋糖酐铁静脉滴注，注意观察铁代谢。③输全血或红细胞：在严重贫血时，可小量输血，但需注意库存血可导致高血钾，输血过多过快可增加容量负荷，诱发心力衰竭。

5. 并发感染的处理 主要是抗生素的选择，禁用有肾毒性的药物，如氨基糖苷类抗生素、一代和二代头孢菌素、二性霉素等，无肾毒性的药物有青霉素族、第三代头孢菌素如头孢曲松、头孢哌酮等，注意需根据GFR调整剂量。

（三）替代治疗

肾脏替代治疗包括血液透析、腹膜透析和肾移植。透析疗法可替代肾脏的排泄功能，但不能替代其内分泌和代谢功能，血液透析（简称血透）和腹膜透析（简称腹透）的疗效相近，但各有其优缺点，在临床应用上可互为补充。当血肌酐高于$707\mu mol/L$，或非糖尿病患者$eGFR<10mL/(min\cdot1.73m^2)$、糖尿病患者$eGFR<15mL/(min\cdot1.73m^2)$，且患者开始出现尿毒症临床表现，经治疗不能缓解时，应选择透析治疗。在此前应让患者做好思想准备，对血透、腹透或肾移植做出选择。

1. 血液透析 血透前2~3月，应预先建立动静脉内瘘，位置一般在前臂，选择桡动脉或肱动脉与头静脉吻合，使前臂浅静脉"动脉化"，作为长期血液透析的血管通路。一般每周血透3次，每次4~5小时。在开始规范血液透析后，贫血和尿毒症症状可逐渐好转，如能坚持合理的透析，不少患者能存活20年以上。但血肌酐和尿素氮不会下降到正常水平，肾性骨病也可能在透析后仍会有所发展。

2. 腹膜透析 持续性不卧床腹膜透析疗法（continuous ambulatory peritoneal dialysis，CAPD）最为常用。腹膜透析操作易掌握，设备简单，安全有效，且可在家中自行操作，适用于绝大多数患者。目前多数CAPD剂量为每次2L，留腹4~6小时，白天交换3~4次，夜间交换1次，留腹12小时。CAPD对尿毒症的疗效与血液透析相同，但在保存残存肾功能方面优于血透，对心血管系统的保护也较好。此外，CAPD医疗费用也较血透低。CAPD特别适用于老人、有心血管合并症的患者、糖尿病患者、小儿患者或做动静脉内瘘有困难者。等待肾移植的患者也可做CAPD。

3. 肾移植 成功的肾移植会恢复正常的肾功能（包括内分泌和代谢功能），可使患者几乎完全康复，相比于透析患者生活质量更佳、维持费用更低、存活率更高。但肾移植后需长期使用免疫抑制剂，以抑制排异反应，常用的药物为糖皮质激素、环孢素、硫唑嘌呤和（或）麦考酚吗乙酯（mycophenolatemofetil，MMF）等。因单一的免疫抑制剂无法完全抑制或防止免疫应答的各个机制，因此需要联合免疫抑制剂治疗。据文献报道，移植肾的一年存活率约为85%，五年存活率约为60%。HLA配型佳者，移植肾的存活时间较长。接受肾移植患者，第一年死亡率约为5%。肾移植后要使用大量免疫抑制剂，因而并发感染者增加，恶性肿瘤的发病率也增加。

三、中医治疗

（一）辨证论治

1. 本虚证

（1）脾肾气虚证

症状：倦怠乏力，气短懒言，纳呆腹胀，腰酸膝软，大便溏薄，口淡不渴，舌淡有齿痕，

NOTE

苔白或白腻，脉象沉细。

治法：补气健脾益肾。

方药：六君子汤加减。

（2）脾肾阳虚证

症状：面色㿠白或黧黑晦暗，下肢浮肿，按之凹陷难复，神疲乏力，纳差便溏，或五更泄泻，口黏淡不渴，腰膝酸痛或腰部冷痛，畏寒肢冷，夜尿频多清长，舌淡胖嫩，齿痕明显，脉沉弱。

治法：温补脾肾。

方药：济生肾气丸加减。

（3）气阴两虚证

症状：面色少华，神疲乏力，腰膝酸软，口干唇燥，饮水不多，或手足心热，大便干燥或稀，夜尿清长，舌淡有齿痕，脉象沉细。

治法：益气养阴，健脾补肾。

方药：参芪地黄汤加减。

（4）肝肾阴虚证

症状：头晕头痛，耳鸣眼花，两目干涩或视物模糊，口干咽燥，渴而喜饮或饮水不多，腰膝酸软，大便易干，尿少色黄，舌淡红少津，苔薄白或少苔，脉弦或细弦，常伴血压升高。

治法：滋肾平肝。

方药：杞菊地黄汤加减。

（5）阴阳两虚证

症状：周身乏力，畏寒肢冷，或手足心热，口干欲饮，腰膝酸软，或腰部酸痛，大便稀溏或五更泄泻，小便黄赤或清长，舌胖润有齿痕，舌苔白，脉沉细，全身虚弱症状明显。

治法：温扶元阳，补益真阴。

方药：金匮肾气丸或全鹿丸加减。

2. 标实证

（1）湿浊证

症状：恶心呕吐，胸闷纳呆，或口淡黏腻，口有尿味。

治法：和中降逆，化湿泄浊。

方药：小半夏加茯苓汤加减。

（2）湿热证

症状：中焦湿郁化热常见口干口苦，甚则口臭，恶心频频，舌苔黄腻。下焦湿热可见小溲黄赤或溲解不畅，尿频、尿急、尿痛等。

治法：中焦湿热宜清化和中，下焦湿热宜清利湿热。

方药：中焦湿热者以黄连温胆汤加减，下焦湿热以四妙丸加减。

（3）水气证

症状：面、肢浮肿或全身浮肿，甚则有胸水、腹水。

治法：利水消肿。

方药：五皮饮或五苓散加减。若气虚水湿内停者，用防己黄芪汤补气健脾利水；肾阳不足，用济生肾气丸、真武汤加减。

（4）血瘀证

症状：面色晦暗或黧黑，或口唇紫暗，腰痛固定，或肢体麻木，舌紫暗或有瘀点瘀斑，脉涩或细涩。

治法：活血化瘀。

方药：桃红四物汤加减。

（5）肝风证

症状：头痛头晕，手足蠕动，筋惕肉瞤，抽搐痉厥。

治法：镇肝息风。

方药：天麻钩藤饮加减。

以上本虚证与标实证根据患者具体情况而综合辨证论治。

（二）常用中药制剂

1. 尿毒清颗粒　功效：通腑降浊，健脾利湿。适用于慢性肾衰竭。每次1包，每日3次，睡前加服2包。

2. 肾衰宁胶囊　功效：益气健脾，活血化瘀，通腑泄浊。适用于慢性肾衰竭。每次4~6粒，每日3~4次。

【预后】

慢性肾衰竭通常是进行性的肾功能损害，随着肾功能的逐渐减退，最终演变为尿毒症。慢性肾衰竭的进展速度与原发病有关，并常受到诱发因素的影响，而出现肾功能的急剧恶化。积极治疗原发病，控制诱因，保护残余肾单位，有助于延缓肾功能的恶化。晚期尿毒症，则需配合透析治疗，或选择肾移植。慢性肾衰竭肾移植患者术后1年存活率95%以上，5年存活率80%，而10年存活率达60%以上，远高于其他治疗手段。

【预防与调护】

预防主要是及早发现肾脏病或可能累及肾脏的原发疾病，积极控制，以防发生慢性肾衰竭。首先要提高对慢性肾脏病的认识，即使正常人群也要每年一次常规体检，重视对肾脏病的筛查，早发现早诊断。对已出现慢性肾衰竭者，要积极控制诱发加重的因素，治疗原发病，纠正高血压及水、电解质、酸碱平衡失调，以延缓肾衰竭进展。对尿毒症晚期患者，需防治高钾血症、心衰等严重尿毒症并发症。

生活上注意适当休息，避免劳累，防止感冒。宜优质低蛋白、低磷饮食。忌生冷辛辣、肥甘厚味、暴饮暴食，戒烟忌酒。对血钾偏高者注意避免水果、红枣等高钾食物，对严重水肿及合并心衰患者应减少盐的摄入。此外，应保持大便通畅，减少氮质潴留，以保持每日大便2~3次为宜，以利于毒性物质排出。

第五章　血液系统疾病

第一节　总　论

　　造血系统包括血液、骨髓、胸腺、肝、脾、淋巴结及分散在全身各处的淋巴组织和单核-巨噬细胞系统。造血系统疾病即血液病，是指原发或主要累及血液和造血器官的疾病。血液系统疾病包括红细胞疾病、粒细胞疾病、单核巨噬细胞疾病、淋巴细胞及浆细胞疾病、造血干细胞疾病及出血性和血栓性疾病等；最常见的有各种贫血、白血病、淋巴瘤、紫癜、白细胞减少症和粒细胞缺乏症、弥散性血管内凝血等。

【血液的组成与血细胞的生成】

　　1. 血液的组成　血液是由细胞成分和非细胞成分组成。血细胞包括红细胞、白细胞和血小板；非细胞成分指血浆。血浆的化学组成包括水、电解质、蛋白质及其他无机物和有机物。

　　2. 血细胞的生成　造血干细胞（hemapoietic stem cell，HSC）是各种血细胞与免疫细胞的起源细胞，可以增殖分化为各种淋巴细胞、浆细胞、单核细胞、红细胞、血小板及各种粒细胞等。胚胎及胎儿时期的造血器官是中胚层卵黄囊、肝、脾、淋巴结、骨髓，出生后肝、脾、淋巴结等器官逐渐不再生成血细胞，但在应激状态下，它们可重新恢复造血功能，称为髓外造血。出生后骨髓是主要的造血器官，HSC 主要存在于其中。

　　血细胞的生成经历了细胞增殖、分化、成熟和释放的过程，是在骨髓造血微环境中由多种调节因子的作用下完成的。骨髓造血微环境由基质细胞、细胞因子及细胞外基质组成。基质细胞指骨髓中的网状细胞、成纤维细胞、内皮细胞、脂肪细胞和巨噬细胞。细胞因子是由这些细胞所产生的一组具有生物学活性的物质，它们参与机体的免疫调节，并调节血细胞的生成与分化（称为造血生长因子或造血细胞因子）。造血细胞因子包括造血正调控因子和造血负调控因子，前者作用是刺激造血，如促红细胞生成素（EPO）、集落刺激因子（CSF）、多数白细胞介素（IL）等，后者作用是抑制造血，如干扰素（IFN）、肿瘤坏死因子（TNF）等。基质细胞除分泌细胞因子外，还提供 HSC 营养和黏附的场所。细胞外基质是指骨髓中胶原、蛋白多糖及糖蛋白，它们构筑造血空间，选择性结合细胞因子，促进细胞黏附，控制细胞移动，以保证 HSC 在骨髓增殖池中分化、增殖和成熟。

【血液病的诊断方法】

　　1. 询问病史　血液病的常见症状有贫血，出血倾向，发热，肝、脾、淋巴结肿大，骨痛等，对每一个患者应了解这些症状的有无及其特点。还应注意询问有无引起血液病的常见病因，如感染史、使用药物史、放射性物质接触史、手术史、孕产史、家族史及其他病史。如肝炎、使用氯霉素、接触放射线等可引起再障；钩虫病、营养不良或偏食、胃大部切除术等可引起缺铁性贫血；海洋性贫血等与遗传性因素有关等。

2. 体格检查　要进行全面的体格检查，注意皮肤黏膜有无黄染、出血点，胸骨有无压痛尤其要注意肝、脾、淋巴结及与造血系统疾病相关的体征。如皮肤苍白见于贫血；皮肤出血点或紫癜见于出血性疾病；淋巴结肿大可见于白血病、淋巴瘤；胸骨压痛可见于急性白血病；脾肿大可见于白血病、淋巴瘤等。

3. 实验室检查　实验室检查是诊断血液系统疾病的重要手段。血红蛋白测定、红细胞计数、网织红细胞计数、白细胞计数及分类和血细胞形态学检查是血液病的最基本诊断方法。骨髓穿刺液涂片及骨髓活体组织检查对于血液病的诊断必不可少，骨髓形态学改变是急性白血病、巨幼细胞贫血和粒细胞缺乏症等疾病诊断的主要依据，淋巴结和肿块的病理检查是淋巴瘤等疾病的确诊依据。细胞化学方法可将细胞内核酸、糖原、脂类、各种酶做半定量染色，用以协助确定细胞性质。流式细胞仪和免疫酶标法检测细胞表型、免疫荧光原位杂交、染色体畸变和分带检查、PCR检测融合基因可用于协助白血病、淋巴瘤的分型。

其他实验室检查还有：溶血试验及血红蛋白电泳用于诊断各种溶血性贫血；凝血因子测定、纤溶及抗凝系统活力测定用于了解凝血功能；血清铁、血清铁蛋白、骨髓铁染色检查用于了解体内铁代谢和储存铁，可用于诊断缺铁性贫血；放射性核素用以测定红细胞寿命；红细胞酶测定用于诊断红细胞酶缺陷疾病，如红细胞葡萄糖-6-磷酸脱氢酶缺乏症；抗人球蛋白试验、红细胞血型测定、酶标法测定各种细胞因子，免疫电泳测定单株免疫球蛋白等免疫学检查。

4. 影像学检查　放射性核素、超声显像可用于了解脾及全身淋巴系统；核磁共振（MRI）、电子计算机体层扫描（CT）、正电子发射计算机体层扫描（PETCT）等检查对不同血液病都有极其重要的诊断价值，可用于了解血液病累及全身器官情况，并为了解病变性质提供帮助。

【血液病的治疗】

一、去除病因

应使患者脱离致病因素的作用，如禁用影响骨髓造血功能的药物；避免接触放射线；及时治疗能引起血液病的一些相关疾病，如防治钩虫病治疗缺铁性贫血；积极治疗肝炎，防止肝炎后再障的发生等。

二、抗感染及输血疗法

1. 感染的防治　血液病，尤其是粒细胞缺乏症和恶性血液病极易合并感染，且致病菌广泛，用抗生素控制感染是提高血液病疗效的关键。在感染灶及菌种尚未查清之前，可经验性选用广谱抗生素或联合使用抗生素；病原菌明确后，应积极采取针对某些菌种的有效抗菌治疗。

2. 输血疗法　主张成分输血，如输注红细胞治疗重度贫血或失血，输注血小板可用于血小板计数低下又伴严重出血倾向的患者，血友病A有活动性出血时补充凝血因子Ⅷ。

三、抗贫血药、升白细胞药及止血药的应用

1. 补充造血所需的营养物质　如补充叶酸或维生素 B_{12} 治疗营养性巨幼细胞性贫血，补充

铁剂治疗缺铁性贫血等。

2. 升白细胞药 对白细胞减少者，可用鲨肝醇、维生素 B_4、维生素 B_6 等。

3. 止血药 安络血、维生素 K 等可应用于出血性疾病。

四、化疗药物的应用

化疗药物可杀灭白血病细胞或淋巴瘤细胞，可用于白血病、淋巴瘤的治疗。目前化疗已使白血病、淋巴瘤的完全缓解率有了很大提高。

五、激素与免疫抑制疗法

对免疫性血液病（如自身免疫性溶血性贫血、原发免疫性血小板减少症）以及与免疫有关的血液病（如再障等），可采用肾上腺皮质激素、环孢素（CsA）等进行免疫抑制治疗。抗淋巴细胞球蛋白（ALG）或抗胸腺细胞球蛋白（ATG），可减少有异常免疫功能的淋巴细胞的数量，抑制其异常功能，可用于治疗重型再障、自身免疫性溶血性贫血等；骨髓移植中采用免疫抑制疗法，骨髓移植才可能成功。雄激素有刺激造血作用，可用于慢性再障的治疗。

六、造血细胞因子疗法

由于 DNA 重组技术的发展，已能大量生产高纯度的细胞因子，在血液病的治疗上得到广泛应用，并取得了相当的成就。如促红细胞生成素（EPO）可治疗肾性贫血；粒-巨噬细胞集落刺激因子（GM-CSF）及粒细胞集落刺激因子（G-CSF）可使白细胞迅速上升，用于治疗白细胞减少症和粒细胞缺乏症；干扰素治疗某些类型的白血病也有肯定疗效。近年来血小板生长因子（TPO）已广泛应用于临床。

七、切脾疗法

切脾可减少抗体的产生，减少血细胞的破坏，可用于治疗遗传性球形红细胞增多症、原发免疫性血小板减少症、脾功能亢进等。

八、放射疗法

利用 γ 射线、X 线等电离辐射杀灭白血病及淋巴瘤细胞。通常仅用局部放疗形式治疗各种实体瘤，如对慢性粒细胞性白血病的脾区照射，对中枢神经系统白血病进行预防或治疗。对造血干细胞移植的准备可做全身性照射。

九、造血干细胞移植及骨髓移植

这是可能根治血液系统恶性肿瘤疾病的综合性治疗方法，先去除异常的骨髓造血组织，然后植入健康的造血干细胞，使之重建造血与免疫系统。骨髓移植已有了很多成功的经验，近年来又开展了外周血造血干细胞移植，使白血病、淋巴瘤等疾病的缓解率和治愈率有了很大的提高。

十、诱导分化

三氧化二砷和全反式维 A 酸能诱导 M_3 型白血病细胞凋亡，并促使其分化为成熟粒细胞，但不对正常细胞造成影响。

十一、靶向治疗

靶向治疗是在细胞分子水平上，针对已经明确的致癌位点（如一个基因片段）来设计相应的治疗药物。如酪氨酸激酶抑制剂治疗慢性髓细胞白血病等。

十二、治疗性血液成分单采

通过血细胞分离器选择性地去除血液中某一成分，可用于治疗骨髓增殖性疾病、白血病等。如血浆置换术可用于血栓性血小板减少性紫癜。

十三、抗凝及抗栓治疗

如弥散性血管内凝血，采用肝素抗凝以防止凝血因子进一步消耗；原发性血小板增多症，应用阿司匹林或双嘧达莫等药物抑制血小板聚集。

【中医对血液病的认识】

一、血液的生成、贮藏和调节

1. 血液的生成 中医认为水谷精微是造血的原料，"五谷之精液，和合而为血"，"血者，谷之精也"。而心、肝、脾、肾、胃等脏腑均与造血有关，任何一脏有病变，都可影响造血，与脾肾关系最密切。

2. 血液的贮藏和调节 肝有贮藏血液的功能，对全身的血量和分布起到调节作用；脾能统摄全身的血液，既是生血之脏，又能统摄血液而不流于脉外。"夫脾健则能摄血，肝平则能藏血。"肝的藏血功能发生障碍，既会影响血量的调节，还会发生出血。脾气虚弱，则气不摄血，血失所统，而妄行于血脉之外。

二、血液病的病因病机

血液病的致病因素很多，先天多因禀赋异常，后天多因外感六淫、疫疬毒邪、内伤七情、饮食不节、劳倦过度、痰浊瘀血等致病。

血液病病种多，发病机制各有不同。

1. 贫血的病机 贫血属"血虚""虚劳""髓枯"等范畴。以上各种致病因素伤及人体，可以造成：①脾胃虚弱，气血生化无源；②肾精亏虚，精血不能相生；③肝失封藏，脾失统摄，血溢脉外，营血耗伤；④毒热内盛，或相火妄动，伤精耗髓；⑤痰浊瘀血阻滞，髓海无以化生气血，所谓"瘀血不去，新血不生"。以上因素均可以导致营血亏虚，不能濡养脏腑经络。

2. 出血的病机 出血属"血证"范畴。以上各种致病因素造成脉络损伤或血液妄行，就会引起出血：①火热之邪侵及血脉，灼伤脉络，迫血妄行而出血；②或因阴血亏虚，虚火妄动，损伤血络；③或因气不摄血，血溢脉外；④或因瘀血阻滞，血不循经而致出血。反复出血还可以造成营血亏虚。

3. 发热的病机 发热分为外感发热和内伤发热。①外感发热：外感六淫邪气、疫疬毒邪，正不胜邪，由表及里，或伏气化热，由里外发，均可出现发热。毒热炽盛，伤及营血，迫血妄行，可见出血；伤及骨髓，髓海燔灼，发热不已，如急性白血病等；若湿热相合，熏蒸肝胆，胆汁外溢，还可见到黄疸，如溶血性贫血等；若热灼津液，炼液为痰，阻滞经络，还可出现瘰疬痰核，如恶性淋巴瘤等。②内伤发热：脏腑功能失调，气血阴阳亏虚可出现虚证发热；气郁化火、饮食积滞化热、瘀血郁久化热均可导致发热，为实证发热。

三、血液病的治则

血液病的中医治疗既要体现辨证论治的基本精神，又要遵循相应的原则。

1. 辨明标本，权衡缓急 急则治其标，缓则治其本，标本兼治，以本为首要。

2. 调整阴阳，以平为期 损其有余，补其不足。对阴阳偏盛的证候，可采用"损其有余"的方法治之；而阴阳两虚的证候，则应阴阳俱补，以求平衡。

3. 扶正祛邪，以正为本 "实则泻之"，"虚则补之"。以正虚为主者，应以扶正为主，兼顾祛邪；以邪实为主者，则以祛邪为主，兼顾扶正。

4. 防重于治 血液病的发生多是有明确病因的，防止各种病因对造血系统的侵袭，是避免和减少血液病发生的重要方法。如杜绝化学品的污染，加强对药物使用的监测，避免超标准的电离辐射等，对预防血液病的发生具有实际意义。

第二节 缺铁性贫血

缺铁性贫血（iron deficient anemia，IDA）是指缺铁所引起的小细胞低色素性贫血及相关的缺铁异常，是血红蛋白合成异常性贫血的一种。其特点是骨髓、肝、脾等器官组织中缺乏可染色性铁，血清铁浓度、转铁蛋白饱和度和血清铁蛋白降低。本病为贫血中最常见的类型，也是最常见的营养素缺乏症，至今仍是世界各国尤其是发展中国家普遍而严重的健康问题。据WHO调查报告，全世界有10%~30%的人群有不同程度的缺铁。男性发病率约10%，女性大于20%。本病发生在各年龄段，尤以婴幼儿和妊娠期妇女多见。

缺铁性贫血与中医"血劳"相似，可归属于"萎黄""黄胖""虚劳"等范畴。

【铁的代谢】

一、铁的分布

铁是制造血红蛋白的原料，在体内分布很广，几乎所有组织均含有铁。健康成人体内所存在的铁为3~5g，按体重计算，男性含铁总量为50~55mg/kg，女性为35~40mg/kg。人体内铁分功能状态铁和贮存铁。前者包括血红蛋白铁（占体内铁67%）、肌红蛋白铁（占体内铁15%）、转铁蛋白铁、乳铁蛋白、酶和辅因子结合的铁；后者包括铁蛋白和含铁血黄素，贮存于单核-巨噬细胞系统中。

二、铁的来源和吸收

体内铁主要来源于食物。含铁量较高的食品有海带、发菜、紫菜、木耳、香菇、动物肝等，其次为豆类、肉类。胎儿所需铁来自母体。在非生理情况下，大量铁可随药物或输血进入体内。正常普通饮食中所供给的铁为每天 10~15mg，其中 5%~10% 被吸收，吸收量每天为 1~1.5mg。动物食物中的铁约 20% 能被吸收，而植物食物中的铁吸收率为 1%~7%。铁的吸收部位主要在十二指肠和空肠上段。食物中的铁大多与有机物结合，必须变为游离铁才能被吸收，而且亚铁比高铁易于吸收。胃酸、维生素 C、动物蛋白分解后的多肽或氨基酸可促进其吸收，茶叶、咖啡则抑制其吸收。

三、铁的转运

小肠黏膜细胞内的铁与血浆转铁蛋白结合后被输送到骨髓和其他组织中。转铁蛋白是一种 β_1 球蛋白，主要由肝脏合成。正常人转铁蛋白血浆浓度为 2.5~3g/L，临床称为总铁结合力，即血浆中能与铁结合的 β_1 球蛋白的总量。正常情况下转铁蛋白仅以其总量的 1/3 与铁结合，这部分称为总铁结合力，2/3 未与铁结合的转铁蛋白称为未饱和铁结合力。转铁蛋白饱和度 = 血清铁/总铁结合力×100%。

四、铁的贮存

体内多余的铁或不能被利用的铁贮存于肝、脾、骨髓等器官的单核-巨噬细胞系统中。当机体需铁量增加或排铁量过多时，可由贮存铁给予补充。贮存铁的形式主要为铁蛋白，其次是含铁血黄素，临床常用铁蛋白测定来衡量铁的贮存量。含铁血黄素是变性或部分去蛋白质的铁蛋白，骨髓中可染铁即是分布于骨髓小粒的含铁血黄素。

五、铁的再利用和排泄

体内血红蛋白和其他含铁化合物经代谢分解后，释放出的铁并不被排泄出体外而是仍进入全身的铁代谢池，被重新利用。排出铁量每天约 1mg，主要随脱落的胃肠道、泌尿道细胞及皮肤上皮细胞排出。女性由于月经、妊娠、哺乳等原因，排泄铁量较男性为多。

【病因病理】

一、西医病因和发病机制

（一）病因

任何原因使铁的损耗大于体内所能供给的量时，即可引起缺铁性贫血。

1. 损失过多　慢性失血是引起缺铁性贫血的主要原因。因体内总铁量的 2/3 存在于红细胞内，每毫升血含铁 0.5mg，故反复多次失血可显著消耗铁贮存量。常见于消化道出血（男性最常见），如消化性溃疡、消化道肿瘤、钩虫病、痔疮等；月经过多（如子宫肌瘤等，是女性缺铁最多见的原因）；还可见于阵发性睡眠性血红蛋白尿（PNH）、人工心脏瓣膜引起的机械性溶血等，均可因长期尿内失铁而致缺铁性贫血。

2. 摄入量不足　生长期婴幼儿、青少年和月经期、妊娠期或哺乳期妇女需铁量较大，一般食物中铁含量不能满足机体需要而缺铁；饮食中缺乏足够的铁或饮食结构不合理，导致铁吸收和利用减低，亦可发生缺铁。

3. 铁的吸收不良　游离铁主要在十二指肠及小肠上 1/4 段黏膜吸收，吸收不良可导致缺铁性贫血。如胃大部切除术及胃空肠吻合术后，由于食物迅速通过胃至空肠，不经过十二指肠，影响了正常铁的吸收；萎缩性胃炎因长期缺乏胃酸，导致铁的吸收不良；长期腹泻不但影响铁吸收，且随着大量肠上皮细胞脱落而失铁。

（二）发病机制

缺铁使血红蛋白合成减少，引起低色素性贫血，严重时粒细胞、血小板生成也受影响。同时导致含铁酶的活性降低，引起脂类、蛋白质及糖类在幼红细胞内合成障碍及成熟红细胞的内部缺陷，红细胞寿命缩短，易在脾内破坏；体内含铁酶类的缺乏，引起肌肉、脑、心、肝、肾脏等多脏器的活力降低，组织细胞内线粒体肿胀，临床上出现肌肉疲劳，神经、循环及消化系统等功能紊乱。幼儿可影响生长发育。

二、中医病因病机

中医学认为，本病的形成多由饮食不节、长期失血、劳倦过度、妊娠失养、病久虚损、虫积等引起脾胃虚弱，血少气衰所致。

1. 脾胃虚弱 偏食或长期饥饿，少食节食等导致脾胃虚弱，或长期慢性胃肠疾患，久治未愈，脾胃虚弱，影响水谷精微的吸收，化血无源，出现贫血。

2. 气血亏虚 呕血、便血、咯血、鼻衄治疗不及时，或崩漏，或产后失血，调护不当等慢性失血，气随血脱，气血两虚，发为贫血。

3. 脾肾亏虚 长期慢性疾病，劳倦过度，损及脾肾两脏，脾胃虚弱，无以化生精血。精血同源，肾精亏虚进而无以化生血液，久而发为血虚。

4. 虫积 各种寄生虫，如钩虫侵入人体，虫积日久，引起脾胃受损，同时又大量吸收人体精微，导致生化乏源，引起贫血。

缺铁性贫血病位在脾胃，与肝、肾相关。脾胃虚弱，运化失常，虫积及失血导致气血生化不足，是本病发生的基本病机。本病多属虚证，但也有虚实夹杂者。

【临床表现】

缺铁性贫血多数起病缓慢，除导致缺铁的原发病表现外，临床表现分为两类：一类为贫血本身的表现，另一类为组织中含铁酶类减少，引起细胞功能紊乱而产生的症状和体征。

一、贫血本身的表现

贫血早期没有症状或症状轻微，常见症状有皮肤黏膜苍白，疲乏无力，头晕头痛，耳鸣，眼花，记忆力减退，严重者可出现眩晕或晕厥，活动后心悸、气短，甚至心绞痛、心力衰竭。尚有恶心呕吐、食欲减退、腹胀、腹泻等消化道的症状。也可引起肾功能变化，性欲减退，月经失调等。

二、组织缺铁症状

缺铁性贫血的有些症状不一定都是贫血本身所引起，而是组织中缺铁或含铁酶类减少引起细胞功能改变的表现。

1. 精神和行为改变 疲乏、烦躁和头痛在缺铁的妇女中较多见；缺铁可引起患儿发育迟缓和行为改变，如烦躁、易激惹、注意力不集中等；部分患者有异食癖，如嗜食泥土、石屑、生米、粉笔、冰块等怪癖。

2. 消化道黏膜病变　表现为口腔炎，舌炎，唇炎，胃酸分泌缺乏，缺铁性吞咽困难（称 Plummer-Vinson 综合征）及萎缩性胃炎；常见食欲减退、腹胀、嗳气、便秘等。

3. 外胚叶组织病变　皮肤干燥，毛发干枯脱落，指甲缺乏光泽，脆薄易裂甚至反甲等。

【实验室及其他检查】

1. 血象　呈小细胞低色素性贫血。红细胞平均体积（MCV）<80fl，红细胞平均血红蛋白浓度（MCHC）<32%，红细胞平均血红蛋白量（MCH）<27pg。血片中可见红细胞大小不一，体积小，中心淡染区扩大。白细胞和血小板计数一般正常或轻度减少。网织红细胞计数大多正常或轻度升高。

2. 骨髓象　红细胞系增生活跃，幼红细胞比例增多，以中、晚幼红细胞增生为主。幼红细胞体积较小，核染色质致密，胞质较少，血红蛋白形成不良，边缘不整齐（呈"核老浆幼"现象）。粒细胞及巨核细胞多无显著改变。骨髓铁染色显示骨髓小粒可染铁消失，幼红细胞内铁小粒消失或减少（<15%）。骨髓铁染色可反映体内铁贮存情况，是诊断缺铁较为敏感和可靠的方法。

3. 血清铁、总铁结合力及铁蛋白　血清铁常<8.95μmol/L（50μg/dL），总铁结合力>64.44μmol/L（360μg/dL），转铁蛋白饱和度<15%。贮铁下降是血清铁蛋白降低的唯一原因，故血清铁蛋白可作为贮铁缺乏的指标，也是反映缺铁较敏感的指标，可用于早期诊断和人群铁缺乏症的筛选。诊断单纯缺铁，一般认为血清铁蛋白<20μg/L 表示贮铁减少，<12μg/L 为贮铁耗尽。

4. 红细胞内游离原卟啉（FEP）和锌原卟啉（ZPP）　进入幼红细胞的铁在线粒体中与原卟啉结合形成血红素，由于铁的缺乏，血红素的合成减少，故缺铁性贫血时红细胞中 FEP 浓度增高，大于 0.9μmol/L（50μg/dL），FEP/Hb>4.5μg/gHb，ZPP>0.96μmol/L。

【诊断与鉴别诊断】

一、诊断

缺铁性贫血诊断包括三个方面：

1. 小细胞低色素性贫血　男性 Hb<120g/L，女性 Hb<110g/L，孕妇 Hb<100g/L，MCV<80fl，MCH<27pg，MCHC<32%。

2. 缺铁依据　符合贮存铁耗尽（ID）或红细胞内铁缺乏（IDE）的诊断。

ID：①血清铁蛋白<12μg/L；②骨髓铁染色显示骨髓小粒可染铁消失，铁粒幼红细胞少于15%。二者符合一条即可诊断。

IDE：①符合 ID 诊断标准；②血清铁<8.95μmol/L，总铁结合力>64.44μmol/L，转铁蛋白饱和度<15%；③FEP/Hb>4.5μg/gHb。

3. 存在铁缺乏的病因，铁剂治疗有效。

二、鉴别诊断

1. 海洋性贫血　有家族史，慢性溶血性贫血表现，周围血片可见多量靶形红细胞，网织红细胞增高达 5% 以上；血清铁蛋白及骨髓可染铁和铁饱和度均不低且常增多；血红蛋白电泳异常。

2. 慢性病性贫血　为慢性炎症、感染或肿瘤等引起的铁代谢异常性贫血。多为正色素性小细胞性贫血，偶见低色素小细胞性贫血；血清铁和总铁结合力均可减低，但血清铁蛋白可正常或增多；骨髓幼粒细胞常有中毒性改变。

3. 铁粒幼细胞性贫血　由于血红素在幼红细胞线粒体内的合成发生障碍而引起的铁失利用性贫血，较罕见，多见于中年和老年人；外周血片上可见双型性贫血表现（有的红细胞为正色素性，有的为低色素性）；血清铁增高，总铁结合力不低，转铁蛋白饱和度增高；骨髓铁染色可见典型的环状铁粒幼细胞。

【治疗】

一、治疗思路

缺铁性贫血治疗原则是根除病因，补足贮铁。用西药铁剂治疗有肯定的疗效，但副作用较多，配合中药可减轻或消除铁剂的副作用；对于不能服用铁剂的患者，可肌注铁剂，中医可以健脾和胃、益气养血或温补脾肾为法，谨防劫阴耗液，酌加含铁较高的中药。

二、西医治疗

（一）病因治疗

病因治疗相当重要，因为缺铁性贫血是一个症候群，不能只顾补铁治疗，而忽略其基础疾病的治疗。如防治寄生虫病如驱除钩虫等；积极治疗慢性失血；积极治疗慢性胃肠疾病；改变偏食习惯；婴幼儿及时添加辅食；对生长期儿童、孕妇及哺乳期妇女宜给予含铁较多的食物。

（二）铁剂治疗

1. 口服铁剂　是治疗缺铁性贫血的主要方法。

（1）硫酸亚铁片　成人每次 0.3g，每日 3 次，饭后服用。疗效较好，安全，且价格低廉，但有胃肠道副作用。

（2）多糖铁复合物　每次 150~300mg，每日 1 次。其效果与硫酸亚铁片相当，无胃肠道副作用。

（3）富马酸亚铁片　每次 0.2g，每日 3 次。含铁量较高，奏效较快。

口服铁剂要先从小剂量开始，渐达足量。进餐时或饭后吞服，可减少恶心、呕吐、上腹部不适等胃肠道不良反应。口服铁剂有效者 3~4 天后网织红细胞开始升高，1 周后血红蛋白开始上升，一般 2 个月可恢复正常。贫血纠正后仍需继续治疗 3~6 个月，以补充体内应有的贮存铁。

2. 注射铁剂　适用于口服铁剂消化道反应严重而不能耐受者、口服铁剂不能奏效者以及需要迅速纠正缺铁者。

（1）右旋糖酐铁　首次 25~50mg，如观察 1 小时后无不良反应，可给足量治疗，以后每日 50mg，深部肌肉注射。

（2）山梨醇枸橼酸铁　每日用量不超过 100mg，每日 1 次，直至总需量。

注射铁剂总量可按下列公式计算：铁注射剂量（mg）=［需达到的血红蛋白浓度-患者 Hb］（g/L）×患者体重（kg）×0.33。

肌肉注射铁剂毒性反应较多，局部注射处皮肤可有铁污染而发黑，5%病人有全身反应，严重者可有过敏性休克。近年来蔗糖铁注射液和葡萄糖酸铁注射液用于临床，稳定性好，过敏反应少。

（三）辅助治疗

1. 输血或输入红细胞　缺铁性贫血一般不需输血，仅适用于严重病例，血红蛋白在60g/L以下，症状明显者。

2. 饮食调理　适当补充高蛋白及含铁丰富的饮食，促进康复。

三、中医治疗

（一）辨证论治

1. 脾胃虚弱证

症状：面色萎黄，口唇色淡，爪甲无泽，神疲乏力，食少便溏，恶心呕吐，舌质淡，苔薄腻，脉细弱。

治法：健脾和胃，益气养血。

方药：香砂六君子汤合当归补血汤加减。

2. 气血两虚证

症状：面色苍白，倦怠乏力，头晕目眩，心悸失眠，少气懒言，食欲不振，毛发干脱，爪甲裂脆，舌淡胖，苔薄，脉濡细。

治法：益气补血，养心安神。

方药：八珍汤加减。

3. 脾肾阳虚证

症状：面色苍白，形寒肢冷，腰膝酸软，神倦耳鸣，唇甲淡白，或周身浮肿，甚则腹水，大便溏薄，小便清长，男子阳痿，女子经闭，舌质淡或有齿痕，脉沉细。

治法：温补脾肾。

方药：八珍汤合无比山药丸加减。

4. 虫积证

症状：面色萎黄少华，腹胀，善食易饥，恶心呕吐，或有便溏，嗜食生米、泥土、茶叶等，神疲肢软，气短头晕，舌质淡，苔白，脉虚弱。

治法：杀虫消积，补益气血。

方药：化虫丸合八珍汤加减。

（二）常用中药制剂

归脾丸　功效：益气健脾，养血安神。适用于心脾两虚、气血虚弱型缺铁性贫血。用法：每次6~9g，每日2次，口服。

【预后】

缺铁性贫血的预后，取决于原发病因，病因消除后服用铁剂，预后一般良好。

【预防与调护】

1. 预防　防治寄生虫病，特别是钩虫病；孕妇、哺乳期妇女要额外补给适量的铁；及早根治各种慢性出血性疾病。

2. 调护　改变不良饮食习惯，不挑食，不偏食；注意饮食补益，进食富含营养而又易于消化的食物和含铁量高的食物，以保证气血化生。

第三节　再生障碍性贫血

再生障碍性贫血（aplastic anemia，AA）简称再障，是由多种病因引起的骨髓造血功能衰竭，出现以全血细胞减少为主要表现的一组综合征。临床表现为较严重的贫血、感染和出血。我国年发病率为 0.74/10 万人，各年龄组均可发病，以青壮年和老年人多见，男女发病率无明显差别。根据病情、临床表现、血象及骨髓象等，分为非重型和重型两型。

从病因上再障分为先天性和获得性两种。先天性再障是常染色体遗传性疾病，最常见的是范科尼（Fanconi）贫血，伴有先天性畸形。获得性再障约半数以上原因不明，称为原发性再障；能查明原因者称为继发性再障。

再障与中医的"髓劳"相似，可归属于"虚劳""血虚""血证"等范畴。

【病因病理】

一、西医病因及发病机制

（一）病因

本病发病原因不明，可能与以下因素有关：

1. 病毒感染　肝炎病毒与再障有肯定的关系，称为病毒性肝炎相关性再障。另外人类微小病毒 B_{19} 和 EB 病毒也有报道与再障有关。

2. 药物与化学毒物　氯霉素、磺胺类、解热镇痛药如保泰松和氨基比林、有机砷等，与剂量无关且难以逆转；各种抗肿瘤药物与剂量有关且停药后可逆转。其中氯霉素是最常见引起再障的药物，化学毒物则以苯及其衍生物最常见。有报道认为杀虫剂、农药、染发剂也与再障有关。

3. 电离辐射　X 线、γ 线或中子可穿过或进入细胞，直接损害造血干细胞和骨髓微环境。长期超允许量放射线照射（如放射源事故）可致再障。

4. 免疫因素　胸腺瘤、系统性红斑狼疮、类风湿性关节炎和嗜酸性筋膜炎等风湿免疫性疾病可继发再障，患者血清中可找到抑制造血干细胞的抗体。

5. 其他因素　阵发性睡眠性血红蛋白尿（PNH）和再障关系密切，PNH 伴再障或再障伴 PNH 都可称再障-阵发性睡眠性血红蛋白尿综合征。此外，妊娠期可发生再障，再障也可继发于慢性肾衰竭、严重甲状腺或腺垂体功能减退症。

（二）发病机制

1. 造血干细胞减少或有缺陷　大量实验研究证实造血干细胞缺乏或有缺陷是再障的重要发病机制。至少有一半以上的再障系造血干细胞缺乏所致。

骨髓内存在造血干细胞，称为多能干细胞（CFU-S），既能自我复制，又能分化为多能祖细胞及淋巴系祖细胞。多能祖细胞又能分化为：①粒-巨噬（单）祖细胞（CFU-GM、CFU-

C），在集落刺激因子（CSF）的作用下，可分化为原粒和原单核细胞；②红系祖细胞（较不成熟者为 BFU-E、较成熟者为 CFU-E），以后再分化为原红细胞，此过程都需要促红细胞生成素刺激；③巨核系祖细胞（CFU-MEG 或 CFU-MK），在血小板生成素作用下，可分化为血小板。再障患者骨髓增生低下，造血干细胞缺乏，导致红细胞、粒细胞、血小板减少。人类骨髓细胞体外培养发现大多数再障病人骨髓中 CFU-C、BFU-E 及 CFU-E 均减少，说明再障与造血干细胞缺乏有关。

再障患者 CD_{34}^+ 细胞较正常人明显减少，减少程度与病情相关，其中具有自我更新及长期培养启动能力的"类原始细胞"明显减少。

2. 骨髓造血微环境缺陷　造血微环境包括造血组织中支持造血的结构成分及影响造血的调节因素。骨髓微环境由骨髓中基质细胞、神经、血管等组成，其功能是向造血组织输送营养物质，排出代谢产物，以利于造血干细胞的更新。造血微环境为造血细胞的增殖分化提供适当的条件，若骨髓中无良好的造血微环境，造血干细胞就无法生存。再障患者存在骨髓"脂肪化"、静脉窦壁水肿、出血、毛细血管坏死。部分患者骨髓基质细胞体外培养生长差，分泌各类造血调控因子异于常人。

3. 免疫机制异常　重型再障中 40%~50% 由免疫异常引起，与免疫有关的细胞主要是 T 淋巴细胞等。体外骨髓培养证实部分再障病人的骨髓中能分离出 T 淋巴细胞，其导致抑制因子分泌增强，从而抑制骨髓造血。部分再障患者的 T 淋巴细胞可抑制正常造血干细胞的生长，因此骨髓移植虽未获成功，但应用大量免疫抑制剂后，自身造血功能却获得恢复。继发于系统性红斑狼疮和类风湿关节炎的再障患者，血清中存在抗自身造血干细胞抗体。凡此都说明部分再障的发病机制存在有抑制性 T 淋巴细胞的作用。近年来有学者主张再障主要发病机制是免疫异常。T 淋巴细胞功能异常，细胞毒性 T 淋巴细胞直接杀伤和淋巴因子介导造血干细胞过度凋亡，从而出现骨髓衰竭。

二、中医病因病机

中医认为本病的发生主要因先天不足、七情妄动、外感六淫、饮食不节、邪毒外侵，或大病久病之后，伤及脏腑气血，元气亏损，精血虚少，气血生化不足而致。

1. 肾脏亏虚　多因先天禀赋薄弱，如《订补明医指掌》曰："小儿之劳，得于母胎。"《虚劳心传》说："有童子患此病，则由于先天禀赋不足，肾精亏虚，精血不足。"或因七情妄动，伤及五脏，五脏受损，阴精气血亏损，气血生化乏源。或因外感六淫，邪毒入内，伤及肾脏，发为本病。肾脏亏虚可分为肾阴虚、肾阳虚及肾阴阳两虚等证。

2. 肾虚血瘀　肾虚则精血不生，血少则气衰，气血亏虚进而血行不畅，瘀血内生；或因大病久病，失于调养，久虚不复，气血不畅，瘀血阻滞，新血不生，发为本病。

3. 气血两虚　多因饮食不节，或久病大病，失于调养，伤及脾胃，脾胃虚弱，气血生化无源；或七情妄动，伤及五脏，脏腑受损，阴精气血亏虚而致本病。

4. 热毒壅盛　多因外感六淫，邪毒入里化热，或感受热邪，热毒入血伤髓，而发为髓劳。

总之，本病多为虚证，也可见虚中夹实。阴阳虚损为本病的基本病机，病变部位在骨髓，发病脏腑为心、肝、脾、肾，肾为根本。《黄帝内经》曰："精气内夺则积虚成损，积损成劳。"说明髓劳是由于精气内夺而引起。而《类证治裁》曰："凡虚损多起于脾肾。"强调脾肾两脏为虚损之关键。虚劳损及于肾，必影响多脏腑阴阳，涉及肝之阴血、脾之阳气，而致肝肾

NOTE

阴虚或脾肾阳虚。

【临床表现】

一、重型再障（SAA）

起病急，进展迅速，常以出血和感染发热为首发主要表现。几乎所有病人均有出血倾向，皮肤黏膜广泛出血而严重，且不易控制，皮肤瘀点、瘀斑。60%以上有内脏出血，主要表现为消化道出血、血尿、女性月经过多、眼底出血和颅内出血。颅内出血是本病的主要死亡原因。感染及发热严重，病程中几乎均有发热，体温常在39℃以上，常见皮肤感染、肺部感染、口咽部感染等，严重的可导致败血症。感染的细菌以大肠杆菌、绿脓杆菌等革兰阴性杆菌、金黄色葡萄球菌及真菌为主。感染是本病的另一死亡原因。贫血初期不明显，但呈进行性加重。

二、非重型再障（NSAA）

起病和进展缓慢，以贫血为首发和主要表现。若治疗得当，可能长期缓解以至痊愈。出血较轻微，多限于皮肤黏膜，内脏出血较少见。可并发感染，但常以呼吸道为主，一般较轻，出现较晚，容易控制。少数到后期出现SAA表现。

【实验室及其他检查】

1. 血象　多呈全血细胞减少，发病早期可一系或二系减少。贫血一般呈正细胞正色素性，一般无幼红细胞出现，绝对无幼粒细胞出现。网织红细胞明显减少。

2. 骨髓象　重型再障呈多部位增生减低或重度减低，三系造血细胞明显减少；非造血细胞增多，尤其淋巴细胞增多。非重型再障不同部位骨髓象不一致，可以由增生不良到增生象；如增生良好，则晚幼红细胞比例增多，但巨核细胞明显减少。骨髓涂片肉眼观察油滴增多，骨髓小粒镜检非造血细胞和脂肪细胞增多，一般在60%以上。

3. 骨髓活检　再障病人做骨髓穿刺不易获得骨髓成分，而骨髓活检对估计增生情况优于骨髓涂片，可提高诊断正确性。骨髓活检再障患者造血组织减少，脂肪组织增加。重型再障几乎均变成脂肪髓，非重型再障在脂肪组织中可见造血灶。三系细胞均减少，其中幼稚红细胞和巨核细胞减少更明显。

【诊断与鉴别诊断】

一、诊断

（一）诊断要点
根据1987年第四届全国再障学术会议修订的再障诊断标准进行诊断。

1. 全血细胞减少，网织红细胞绝对值减少，淋巴细胞相对增多。

2. 一般无肝脾肿大。

3. 骨髓检查显示至少一部位增生减低或重度减低（如增生活跃，巨核细胞应明显减少），骨髓小粒成分中应见非造血细胞增多（有条件者应做骨髓活检等检查）。

4. 能除外其他引起全血细胞减少的疾病，如阵发性睡眠性血红蛋白尿、骨髓增生异常综合征、急性造血功能停滞、骨髓纤维化、急性白血病、恶性组织细胞病等。

5. 一般抗贫血药物治疗无效。

（二）分型标准

1. SAA 发病急，贫血进行性加重，严重感染和出血。血象具备下述三项中两项：①网织红细胞绝对值 $<15\times10^9/L$；②中性粒细胞 $<0.5\times10^9/L$；③血小板 $<20\times10^9/L$。骨髓增生广泛重度减低。

2. NSAA 指达不到 SAA 诊断标准。

二、鉴别诊断

1. 阵发性睡眠性血红蛋白尿（PNH） 本病可伴有全血细胞减少，但出血和感染较少见，脾脏可能肿大，骨髓可增生减低，溶血发作时出现黄疸及酱油色尿；网织红细胞高于正常，骨髓或外周血可发现 CD55⁻、CD59⁻ 的各系血细胞。再障与本病有时可同时存在或互相转化。

2. 骨髓增生异常综合征（MDS） 本病分为五型，常有慢性贫血，可有全血细胞减少，但本病骨髓增生活跃或明显活跃。血象和骨髓象三系中均可见到病态造血，表现为粒细胞系核分叶过多，核异常等；红细胞系核浆成熟分离，有核异常，呈多核、核破裂；巨核细胞系有小巨核细胞，分叶过多的巨核细胞和巨大血小板。MDS 早期髓系细胞相关抗原（CD_{13}、CD_{33}、CD_{34}）表达增多，造血祖细胞培养集簇增多，集落减少，染色体核型异常。

3. 低增生性白血病 本病多见于老年人，常有贫血、出血和发热，血象有全血细胞减少，骨髓增生减低，肝、脾一般不肿大，血象中可有幼稚细胞，但骨髓象有原始或幼稚细胞增多，原始细胞的增多达到白血病诊断标准。

4. 其他疾病 如血小板减少性紫癜、粒细胞缺乏症、脾功能亢进等，经仔细检查及骨髓检查一般不难鉴别。

【治疗】

一、治疗思路

再障治疗难度较大，轻者可以先用中医药治疗，疗效不明显时再加西医治疗。西医治疗主要是促进骨髓造血功能的恢复，对重型再障，应尽早使用免疫抑制剂及造血干细胞移植等，非重型再障以雄激素治疗为主，辅以免疫抑制剂及改善骨髓造血微环境药物。中医药治疗非重型再障以滋肾阴、温肾阳或阴阳双补为主，兼顾健脾、活血化瘀；重型再障多以清热凉血解毒法施治。同时要加强支持疗法，感染应使用敏感抗生素；贫血及出血明显者应予成分输血。提倡中西医结合治疗以提高疗效，缩短病程，减少西药不良反应。

二、西医治疗

1. 一般治疗 防止患者与任何对骨髓造血有毒性的物质接触；禁用对骨髓有抑制作用的药物；注意休息，避免过劳；防止交叉感染，注意皮肤及口腔卫生。

2. 支持疗法

（1）控制感染 加强护理，尽可能减少感染的机会，对于白细胞低的病人应注意室内消毒，甚至保护隔离。对于再障病人感染，处理的基本原则是及早应用强有力的抗生素治疗，并尽可能查明致病微生物。

NOTE

（2）止血 出血者一般可用酚磺乙胺、止血芳酸、维生素 K 等，对非胃肠道出血者可适当用糖皮质激素。严重出血尤其内脏出血者，可输入浓集血小板或新鲜全血，是控制出血的最有效办法。

（3）输血 严重贫血血红蛋白<60g/L 患者，可输入浓集红细胞，尽量少用全血，避免滥用或多次输血。

3. 刺激骨髓造血功能的药物

（1）雄激素 为治疗非重型再障的首选药物。其作用机理是刺激肾脏产生更多的促红细胞生成素（EPO），并加强造血干细胞对 EPO 的反应性，刺激巨噬细胞产生粒-巨噬细胞集落刺激因子，促使造血干细胞的增殖和分化。因此，雄激素必须在有一定量残存的造血干细胞基础上，才能发挥作用，急性重型再障常无效，非重型再障有一定的疗效。常用药物有：①丙酸睾酮：每次 50~100mg，每日 1 次，肌注；②司坦唑醇：每次 2~4mg，每日 3 次，口服。这类药物起效慢，用药剂量要大，至少连续用药 3~6 个月，才能判断疗效。药物副作用有：男性化，表现为痤疮、毛发增多、声音变粗、女性闭经、儿童骨骼成熟加速等，易出现肝功能损害。

（2）造血生长因子 特别适用于 SAA，一般在免疫抑制后使用，维持 3 个月以上。重组粒-单核细胞集落刺激因子（rhGM-CSF）及重组粒细胞集落刺激因子（rhG-CSF）可使白细胞迅速上升，剂量为每日 5μg/kg；促红细胞生成素（EPO）、巨核细胞集落刺激因子（TPO）及白介素-3（IL-3）等治疗再障均有一定疗效。

4. 免疫抑制剂 免疫抑制剂主要用于重型再障，适用于年龄大于 40 岁或无合适供髓者。

（1）抗胸腺球蛋白（ATG）和抗淋巴细胞球蛋白（ALG） ATG 和 ALG 分别是用人胸腺细胞和人胸导管淋巴细胞免疫兔、马、猪等获得的一种抗血清，主要为 IgG，用前先做皮试。马 ATG 或 ALG 每次 15mg/kg 加氢化可的松 100mg，溶于 0.9%氯化钠注射液或 5%葡萄糖注射液 500mL 中缓慢静滴，每日 1 次，连用 5 天为一疗程，间隔 2~3 周后可重复应用。

（2）环孢素 A（CsA） 每日 3~5mg/kg，分 2 次口服，出现疗效多数病人需减量维持，一般 2 年以上。副作用有肝毒性作用，如转氨酶升高；肾毒性作用，血清肌酐增高；高血压；神经系统症状如震颤、感觉异常、癫痫发作。

5. 造血干细胞移植（HSCT） HSCT 是治疗造血干细胞缺陷引起重型再障的最佳方法，且能达到根治的目的。造血干细胞移植应严格选择适应证。对 40 岁以下、无感染及其他并发症、有合适供体的 SAA 患者可考虑。

三、中医治疗

（一）辨证论治

1. 肾阴虚证

症状：面色苍白，唇甲色淡，心悸乏力，颧红盗汗，手足心热，口渴思饮，腰膝酸软，出血明显，便结，舌质淡，舌苔薄，或舌红少苔，脉细数。

治法：滋阴补肾，益气养血。

方药：左归丸合当归补血汤加减。

2. 肾阳虚证

症状：形寒肢冷，气短懒言，面色苍白，唇甲色淡，大便稀溏，面浮肢肿，出血不明显，舌体胖嫩，舌质淡，苔薄白，脉细无力。

治法：补肾助阳，益气养血。

方药：右归丸合当归补血汤加减。

3. 肾阴阳两虚证

症状：面色苍白，倦怠乏力，头晕心悸，手足心热，腰膝酸软，畏寒肢冷，齿鼻衄血或紫斑，舌质淡，苔白，脉细无力。

治法：滋阴助阳，益气补血。

方药：左归丸、右归丸合当归补血汤加减。

4. 肾虚血瘀证

症状：心悸气短，周身乏力，面色晦暗，头晕耳鸣，腰膝酸软，皮肤紫斑，肌肤甲错，胁痛，出血不明显，舌质紫暗，有瘀点或瘀斑，脉细或涩。

治法：补肾活血。

方药：六味地黄丸或金匮肾气丸合桃红四物汤加减。

5. 气血两虚证

症状：面白无华，唇淡，头晕心悸，气短乏力，动则加剧，舌淡，苔薄白，脉细弱。

治法：补益气血。

方药：八珍汤加减。

6. 热毒壅盛证

症状：壮热，口渴，咽痛，鼻衄，齿衄，皮下紫癜，瘀斑，心悸，舌红而干，苔黄，脉洪数。

治法：清热凉血，解毒养阴。

方药：清瘟败毒饮加减。壮热不退，心烦神昏者，灌服安宫牛黄丸，以清热开窍，豁痰解毒。

（二）常用中药制剂

1. 六味地黄丸　功效：滋阴补肾。适用于肾阴虚为主的再障。用法：每次 6~9g，每日 2 次，口服。

2. 金匮肾气丸　功效：补肾助阳。适用于肾阳虚为主的再障。用法：每次 6~9g，每日 2 次，口服。

3. 益肾生血片　功效：补肾生髓，益气生血。适用于再障肾阴虚兼气血两虚者。用法：每次 4g，每日 3 次，口服。

4. 再障生血片　功效：滋阴补肾，补气生血。适用于再障气血两虚，虚劳失血诸证。用法：每次 5 片，每日 3 次，口服。

【预后】

非重型再障感染、出血症状不严重，经治疗可使大部分患者缓解，有效率 80%，预后良好；但若治疗不及时，可迁延不愈，甚至可转为重型再障，约 1/3 患者病情恶化或死亡。重型再障常伴内脏出血、严重感染，病情进展快，预后不良，1/3~1/2 患者于数月至 1 年内死亡；但如骨髓移植成功则有望痊愈。再障患者的死因主要为感染及出血，尤其是颅内出血。

【预防与调护】

1. 预防

（1）对能影响造血系统的药物，要严格掌握适应证，尽量避免使用。必须使用这类药物时，要严密监测血象变化，及早发现问题。

（2）要加强防护措施，避免接触对造血系统有害的化学物质和放射性物品，相关人员要严格掌握操作规程，定期做健康检查。

（3）加强宣教，提高人群的自我保护意识，避免滥用家用化学溶剂、染发剂；保护环境，防止有害物质污染环境。

2. 调护 注意饮食卫生，饮食宜清淡，勿食辛辣食品；加强饮食营养，进食易消化、高蛋白、高维生素、低脂饮食。加强体育锻炼，增强机体抵抗力。防止感染，重型再障有条件者可住层流室或隔离病房。

附 输血及输血反应

输血是不同于药物治疗的一种特殊治疗措施，输血治疗可以补充血液成分的丢失，恢复患者携氧能力，增强抗感染能力，补充血容量等。目前由于血细胞分离机的问世，成分输血已普及应用，即所谓治疗性输血。输血可能产生各种副作用，应严格掌握输血的适应证与禁忌证，合理用血，减少输血反应。

一、输血的适应证与禁忌证

（一）全血输注

1. 适应证

（1）急性出血 外伤、大手术或产后出血。输血量多少取决于血容量丢失的程度和速度，以及患者对失血的耐受性及治疗的反应等，采用需多少补多少的原则。应选用新鲜全血，至少用贮存5天内的血液。输血速度可根据收缩压变化粗略估计，血压为90mmHg时，1小时输血500ml；血压为80mmHg时，1小时输血可为1000mL；血压为60mmHg时，1小时可输血1000mL以上，必要时加压输注，输血速度可达100mL/min。

（2）新生儿溶血病换血治疗 可用全血，为防止移植物抗宿主病（GVHD），应将全血照射后再输注。

（3）心肺旁路手术 采用体外循环可应用全血。

2. 禁忌证 有严重输血反应史者；免疫性疾病引起的贫血；某些血液病患者不能输用全血者；贫血伴有心力衰竭者；尿毒症、高钾血症及酸中毒患者。

（二）红细胞输注

临床上需要输血的患者，约80%可以不用输全血，单用红细胞就足以代替。凡血容量正常的贫血，药物治疗无效而需要输血者，原则上都应输注红细胞；即使是各种外科手术，亦可用红细胞加上适量胶体液与盐溶液以补充其失血量。

贫血时强调输血个体化，通常无缺血危险因素。血红蛋白在60~80g/L，无需预防性输注红细胞；手术患者血红蛋白低于80g/L应输注红细胞；老人、儿童及有心肌缺血、心肌梗死、心力衰竭、慢性肺部疾患、慢性肾病者，输血阈值为100~110g/L。

1. 适应证 红细胞制剂种类不断增多，各种制剂临床适应证如下：

（1）浓集红细胞（CRC） 新鲜全血静置24小时以上待其自然沉降，或经离心后，移去上层血浆，剩下的即为浓集红细胞。适应证：①内科各种急慢性贫血，特别是血液系统疾病、恶性肿瘤及肾功能不全等；②手术前后及术中有出血者；③尿毒症、酸中毒及高钾血症等。

（2）少白细胞的红细胞（LPRC） 标准的少白细胞的红细胞不应含有活性的白细胞和血小板凝集物。适应证：①长期反复输血的病人，如海洋性贫血；②有严重发热性输血反应史者；③器官移植前输血。

（3）洗涤红细胞（WRC） 是将红细胞用 0.9%氯化钠注射液至少洗涤 3 次后制备而成。适应证：①有严重的发热、过敏等输血反应史者；②各种自身免疫因素引起的贫血；③阵发性睡眠性血红蛋白尿；④新生儿溶血病的换血等。

（4）冰冻红细胞（FTRC） 除去白细胞、血小板及血浆的浓集红细胞，加入甘油保护剂置-80℃以下温度可以保存 10 年。适应证：①稀有血型红细胞，如 Rh 阴性者；②自身输血；③阵发性睡眠性血红蛋白尿；④重型再障患者，在等待骨髓移植时，如需要输血宜用本品。

（5）年轻红细胞 指介于网织红细胞与成熟红细胞之间的红细胞，它输入体内的存活时间比普通红细胞时间长。适应证：①骨髓功能不全；②需长期反复输血者，如海洋性贫血。

2. 禁忌证 ABO 与 Rh 血型不合者禁用红细胞输注。但在特殊情况下，如抢救大出血，一时没有同血型血，不得已可允许将 O 型供血者浓集红细胞输给非 O 型血病人。

（三）血小板输注

血小板输注用于治疗和预防与血小板减少或与血小板功能有关的出血。血小板输注可使由于血小板减少引起出血患者的死亡率下降，尤其是急性白血病及其他实体瘤患者接受强烈化疗、放疗后骨髓受抑制，血小板减少而引起的致命的颅内出血。主要有以下两种情况：

（1）治疗性血小板输注 凡有血小板计数低下又伴有出血倾向时，可即刻输注，直至血小板上升或出血停止，为暂时性的支持治疗措施。

（2）预防性血小板输注 目前临床上应用广泛，尤其是在血液病领域，约80%的血小板输注为预防性措施。再障患者伴发热、感染，急性白血病或其他恶性肿瘤患者进行化疗、放疗后，血小板下降至$20\times10^9/L$ 以下时应考虑输注血小板。

（四）粒细胞输注

1. 适应证 输注粒细胞的目的是增强机体抗感染能力。粒细胞减少患者，主要是在大剂量化疗或放疗后粒细胞减少，输注粒细胞，可明显减少感染病死率。一般认为中性粒细胞低于$0.5\times10^9/L$，并有严重感染发热，经用高效抗生素治疗 24~48 小时无效的病人，应及时输注粒细胞。一般连续输注 5~7 天，若为严重败血症患者应连续输注7~15 天。

2. 副作用 粒细胞输注有发热反应、输血有关的急性肺损伤、巨细胞病毒感染、移植物抗宿主病等副作用。因输注的粒细胞数量很难达到所需要的水平，疗效不十分确切，因而粒细胞输注临床应用不多。近年来多采用粒细胞集落刺激因子（G-CSF）及粒-巨噬细胞集落刺激因子（GM-CSF）刺激机体产生和释放中性粒细胞代替粒细胞输注。

二、输血反应及处理

输血后引起的一切不良反应统称为输血反应，发生率2%~10%。

（一）常见的输血反应

1. 发热反应 较常见，主要症状为寒战、发热，有时可有恶心、呕吐、皮肤潮红等。发生原因有：①单纯致热原；②输入细菌污染血；③免疫反应。目前同种异体抗体引起的发热反应成为主要原因。发热反应的处理：应立刻停止输血并观察，对症处理如保暖、降温、肌注非那根或应用糖皮质激素。预防比治疗更为重要，应严格掌握输血适应证，减少输血次数，可用少白细胞的血液制品。

2. 过敏反应　常以荨麻疹、颜面部血管神经性水肿为特征，少数可表现为下肢腓肠肌疼痛、腹泻、支气管痉挛，严重者出现咽部水肿，甚至过敏性休克。发生原因：①多发生于过敏体质者；②少数是供者体内含有恰是受者过敏原的物质，引起过敏反应；③多次输血产生抗血清免疫球蛋白。单纯荨麻疹可用非那根等抗组胺类药物。重者应停止输血，应用糖皮质激素，皮下或肌注 1∶1000 肾上腺素 0.4mL。若有咽部水肿，应立即做气管插管或切开以防窒息。有休克者，按过敏性休克治疗。

3. 溶血性输血反应　输入体内的红细胞遭到急剧破坏引起的症状称为溶血反应。表现为寒战、发热、心悸、胸痛、腰背痛、呼吸困难，严重者可发生休克，常合并 DIC 及急性肾衰竭。发生原因：①免疫性溶血性输血反应，多为 ABO 血型不合或 Rh 血型不合；②非免疫性溶血性输血反应，如输用的红细胞本身有损伤或缺陷，或受血者为阵发性睡眠性血红蛋白尿患者等。如受者血浆游离血红蛋白和血清胆红素升高，结合珠蛋白降低，反应后第一次尿标本呈浓茶色或酱油色提示血管内溶血，确定其为血红蛋白尿有助于诊断急性溶血性输血反应。一旦发现溶血立即停止输血，积极组织抢救，严密观察患者生命体征、维持水电解质平衡及监测尿量；注意抗休克，维持循环功能，防止肾衰竭；注意检查溶血原因。

4. 输血传播疾病　输血有传播疾病的潜在危险。①病毒性肝炎：主要为丙型肝炎，其次为乙型肝炎。②获得性免疫缺陷综合征（AIDS）：目前献血者与受血者中发现人类免疫缺陷病毒（HIV）感染者明显增加，因此要加强预防。③梅毒、疟疾及成人 T 淋巴细胞病毒感染也应受到重视。④巨细胞病毒（CMV）感染。输血感染 CMV 的相对危险性比其他途径传染高 5~6 倍，其中与白细胞的关系最密切。

5. 输入细菌污染血的反应　输入有细菌污染繁殖的血液可引起严重反应，甚至可危及生命。若有发生，立即给予抗感染、抗休克及预防 DIC 等治疗措施。

6. 输血后出血倾向　多由于短时间内输入大量库存血，库存血中血小板质与量下降，凝血因子活性降低，因此患者出现严重的出血倾向。故在输大量库存血的同时应补充血小板和凝血因子。

7. 血容量剧增引起肺水肿　血容量急剧增加，心脏和血循环负荷加重，引起急性充血性心力衰竭和肺水肿是重要的输血致死原因。一旦出现循环负荷过重，立即停止输血，按肺水肿和急性充血性心力衰竭处理。

（二）输血诱导免疫抑制作用

1. 输血引起的移植物抗宿主病（TA-GVHD）　是输血中较少见的合并症，多发生在新生儿、有严重疾病及严重免疫功能缺陷的病人。由于受血者免疫功能严重低下，使供血者具有免疫活性的 T 淋巴细胞在受者体内增殖且不能排除，而引起组织损伤。表现为低热、皮肤潮红或红斑、皮疹、恶心、呕吐、黄疸、腹痛、腹泻、脾肿大、全血细胞减少及肝功能异常等。GVHD 往往在输血后 1 周内呈急性发作，病情险恶，死亡率达 90% 以上。本病主要在于预防，供血应在输注前照射。治疗可选用糖皮质激素及免疫抑制剂。

2. 输血引起的急性肺损害（TRALI）　是一种少见的严重输血合并症，多发生于输粒细胞或反复多次输血小板的受血者。由于粒细胞与血小板配型不合而发生抗原-抗体反应；或供血者与受血者之间白细胞凝集，滞留于肺毛细血管床，引起微栓塞，致急性呼吸功能不全。表现为发热、呼吸困难、咳嗽、气喘、心悸、发绀、低血压，两肺可闻及湿性啰音，胸片显示双肺浸润，无心力衰竭表现。应立即停止输血，给氧，甚至加压给氧或用呼吸机给氧；静脉滴注糖皮质激素。

第四节　溶血性贫血

溶血性贫血（hemolytic anemia，HA）是由于红细胞的破坏加速、增多，超过造血补偿能力时所发生的一类贫血。根据临床表现分为急性和慢性两型。急性溶血性贫血临床表现为寒战、高热、腰背肢体酸痛、黄疸，严重者可有休克和急性肾衰竭。慢性溶血性贫血表现为贫血、黄疸、肝脾肿大三大特征。

本病与中医"血劳""黄疸""急黄"相似。第七届中西医结合血液病学术会议经过讨论将 HA 中医病名定为"血疸"。

【病因病理】

一、西医病因及发病机制

（一）病因

溶血性贫血可分为先天性（或遗传性）和后天获得性两大类。按发病机制也可分为红细胞内异常和红细胞外因素引起的溶血性贫血两大类。临床上多按发病机制分类。溶血性贫血的分类见表 5-1。

表 5-1　溶血性贫血的分类

主要因红细胞内异常引起的溶血性贫血	主要因红细胞外因素引起的溶血性贫血
1. 红细胞膜结构与功能缺陷 　遗传性 　遗传性球形细胞增多症 　遗传性椭圆形细胞增多症 　遗传性口形细胞增多症 　遗传性棘细胞增多症 　获得性血细胞膜糖化肌醇磷脂锚连膜蛋白异常 　（如阵发性睡眠性血红蛋白尿）	1. 代谢因素 　无 β 脂蛋白血症 2. 免疫因素（存在有破坏红细胞的抗体） 　新生儿溶血性贫血 　血型不符的输血反应 　自身免疫性溶血性贫血 　药物性免疫性溶血性贫血（奎尼丁、左旋多巴等）
2. 红细胞内酶缺陷 　无氧糖酵解途径酶缺陷（丙酮酸激酶等缺陷） 　磷酸戊糖旁路酶和谷胱甘肽代谢酶缺陷（葡萄 　糖-6-磷酸脱氢酶缺陷、谷胱甘肽合成酶缺陷等） 　核苷代谢酶缺陷（嘧啶 5'-核苷酸酶缺陷） 3. 珠蛋白的异常（血红蛋白分子病） 　珠蛋白肽量的异常（海洋性贫血） 　珠蛋白肽质的异常（镰形细胞性贫血、血红蛋 　白 M、不稳定血红蛋白病等）	3. 感染因素 　见于疟疾、传染性单核细胞增多症、支原体肺炎以 　及溶血性链球菌、葡萄球菌、产气荚膜杆菌等细菌 　感染 4. 化学因素 　苯肼、砷化氢、蛇毒等 5. 物理和机械因素 　大面积烧伤、心脏瓣膜异常、人造瓣膜、血管病 　变、微血管病性溶血性贫血、行军性血红蛋白尿
4. 血红素异常 　先天性红细胞卟啉代谢异常（红细胞生成性血 　卟啉病） 　铅中毒	

NOTE

（二）发病机制

正常人体内的红细胞寿命平均为 120 天，主要是因衰老而消失。衰老的红细胞，其结构和功能发生改变，主要被单核-巨噬细胞系统所识别而被清除。另有极少数红细胞可因其他因素导致红细胞的变形性下降或细胞表面性质改变而过早破坏。

溶血性贫血发生的主要机制是红细胞寿命缩短，易于破坏，不同病因导致的溶血性贫血红细胞破坏的场所不同。

1. 红细胞破坏的机制

（1）红细胞膜的异常　溶血性贫血很多是由于红细胞膜的缺陷所致。红细胞膜的异常有以下四种：①红细胞膜支架异常，使红细胞形态发生改变，如遗传性球形细胞或椭圆形细胞增多症等。这类异形红细胞易在单核-巨噬细胞系统内遭到破坏。②红细胞膜对阳离子的通透性发生改变，使红细胞的稳定性发生破坏，如丙酮酸激酶缺乏症有红细胞内 K^+ 漏出和 Na^+ 渗入增加等。③红细胞膜吸附有免疫性物质，如凝集抗体、不完全抗体和补体吸附于红细胞膜，使红细胞易在单核-巨噬细胞系统内被破坏，如自身免疫性溶血性贫血等。④红细胞膜化学成分的改变，如无 β 脂蛋白血症，因红细胞胆固醇含量增加而卵磷脂含量降低，使红细胞成棘状。

（2）血红蛋白的异常　由于血红蛋白分子结构的异常（如 HbS、HbC 等），使分子间易发生聚集或形成结晶，导致红细胞硬度增加，无法通过直径比它小的微循环而被单核-巨噬细胞系统所吞噬。不稳定血红蛋白病和磷酸戊糖旁路的酶缺陷等，由于氧化作用破坏血红蛋白，导致海因小体形成。这种含有坚硬珠蛋白变性小体的红细胞，极易被脾索阻滞而清除。

（3）机械因素　如病理性瓣膜（钙化性主动脉瓣狭窄等）、人工瓣膜等对红细胞的机械性损伤。弥散性血管内凝血时纤维蛋白条索在微血管内形成，当循环的红细胞被黏附到网状结构的纤维蛋白条索上后，由于血流不断冲击，引起破裂。如红细胞强行通过纤维蛋白条索间的网孔时，也可受到机械性损伤而溶血，临床称为微血管病性溶血性贫血。

2. 红细胞破坏的场所

（1）血管内溶血　指红细胞在血液循环中被破坏，释放游离血红蛋白形成血红蛋白血症。游离血红蛋白能与血浆中的结合珠蛋白结合，因其分子量大，不能通过肾小球滤过排出，需经肝细胞摄取并在肝内进行胆红素代谢（同血管外溶血）。未被结合的血红蛋白从肾小球滤过，形成血红蛋白尿。其中部分血红蛋白被近曲小管重吸收，并分解为卟啉、珠蛋白及铁。若反复发生血管内溶血，铁以铁蛋白或含铁血黄素的形式沉积于肾小管上皮细胞内，并可随尿排出，形成含铁血黄素尿。常见于血型不合的输血、输注低渗溶液、阵发性睡眠性血红蛋白尿等。

（2）血管外溶血　指红细胞被脾脏、肝脏等单核-巨噬细胞系统吞噬破坏。释出的血红蛋白分解为珠蛋白和血红素。后者被分解为铁和卟啉，卟啉进一步分解为游离胆红素。游离胆红素入血后经肝细胞摄取，与葡萄糖醛酸结合形成结合胆红素随胆汁排入肠道，经肠道细菌作用还原为粪胆原并随粪便排出。少量粪胆原又被肠道重吸收入血并通过肝细胞重新随胆汁排泄到肠道中，即"粪胆原的肠肝循环"；其中小部分粪胆原通过肾脏随尿排出，称为尿胆原。当溶血程度超过肝脏处理胆红素的能力时，会发生溶血性黄疸。血管外溶血常见于遗传性球形细胞增多症和温抗体型自身免疫性溶血性贫血等。

骨髓内的幼红细胞在释入血液循环之前已在骨髓内被破坏，称为原位溶血或无效性红细胞生成，见于巨幼细胞性贫血和骨髓增生异常综合征等，也属于血管外溶血。

3. 红系代偿性增生　溶血后会引起骨髓红系代偿性的增生，表现为网织红细胞计数增加，外周血涂片可见到有核红细胞，骨髓涂片显示骨髓增生活跃，红系比例增高，以中幼和晚幼红细胞为主，粒系红系比例可倒置。

二、中医病因病机

本病病因主要为先天禀赋不足，或后天感受湿热毒邪、饮食不节、劳倦过度、内伤七情、痰浊瘀血等。

1. 湿热内蕴　胎孕期间母体脏气有湿热邪气熏蒸于胎，或后天感受湿热毒邪，或被药毒所伤，或饮食劳倦七情所伤，造成湿热毒邪蕴于体内。湿热蒸腾，可见发热；阻滞脾胃气机，可见恶心呕吐；湿热阻滞经络故见腰背肢体酸痛；湿热熏蒸肝胆，造成胆汁外溢，泛溢肌肤，下注膀胱，则见身、目、小便俱黄，出现黄疸；湿热熏蒸营血，造成"血气败"，败血下注膀胱而见尿色呈酱油色，败血瘀积于胁下而见癥积；湿热内蕴耗伤营血，故见心悸气短等营血亏虚之象；湿热败血不解，还可出现蒙闭清窍、伤精动血之危候。湿热内蕴多见于溶血发作期，以黄疸、血虚为特征。

2. 气血两虚　胎儿禀赋虚弱；或后天失养气血生化无源；或湿热毒邪耗伤气血，造成气虚血弱。气虚则见头晕乏力，血虚则见面色苍白不华。气血两虚多见于贫血为主伴有轻微黄疸的患者。

3. 脾肾两虚　先天禀赋不足，或后天失养，或久病耗伤，造成脾虚不运，气血生化无源，肾精亏虚，髓海不充，无以化血，出现营血虚弱；脾肾亏虚，水湿停聚，阻滞气机，肝胆不疏，胆汁外溢，发为黄疸。患病日久，阴损及阳，还可出现畏寒肢冷等脾肾阳虚之象。脾肾两虚多见于贫血为主的阶段，病程较长。

4. 气滞血瘀　情志不遂、肝气郁滞，或败血、痰湿阻滞，气机不畅，造成肝胆不疏，胆汁外溢，发为黄疸。气行不畅，血脉瘀滞，或"败血"淤积，结于胁下，故见癥积。气滞血瘀多见于出现栓塞或伴有肝脾肿大的患者。

总之，本病多为本虚标实证。本虚可见气血阴阳虚损，标实多为湿、为瘀。脏腑涉及肝胆和脾肾，肝胆多为实证，脾肾为虚证。在溶血发作期以邪实（湿热、败血）为主，非溶血发作期则以正虚（气血、脾肾）为主。

【临床表现】

溶血性贫血的临床表现，取决于溶血过程的缓急和溶血的主要场所。

一、急性溶血

多为血管内溶血。常起病急骤，短期大量溶血可出现寒战、高热，伴头痛、呕吐，腰背肢体酸痛，面色苍白，血红蛋白尿和黄疸。严重者可出现周围循环衰竭。由于溶血产物引起肾小管阻塞和肾小管细胞坏死，最终导致急性肾衰竭。

二、慢性溶血

多为血管外溶血。起病缓慢，症状轻微，有贫血、黄疸、肝脾肿大三大特征。由于长期的高胆红素血症，可并发胆石症和肝功能损害等表现。

【实验室及其他检查】

一、反映红细胞破坏过多的实验室检查

1. 胆红素　大量溶血时，血清游离胆红素（又称非结合胆红素、间接胆红素）增高为主，因此结合胆红素（又称直接胆红素）常少于血清总胆红素的15%。肝脏清除胆红素的能力很强，通常黄疸仅是中度或轻度的，总胆红素一般不超过85.5μmol/L。慢性溶血性贫血由于长期高胆红素血症，可导致肝功能损害，合并肝细胞性黄疸。

2. 尿胆原　急性溶血性贫血时，尿胆原排出量可明显增多。慢性溶血性贫血患者，仅在肝功能损害时，尿中尿胆原才会增多。

3. 粪胆原　通常增高，但临床较少应用。

4. 血浆游离血红蛋白　正常血浆中游离的血红蛋白为10～40mg/L。当大量溶血时，主要是急性血管内溶血，可高达1000mg/L以上。

5. 血清结合珠蛋白　血清结合珠蛋白正常含量为0.5～1.5g/L。血管内溶血和血管外溶血均可致结合珠蛋白降低。急性溶血停止3～4天后，结合珠蛋白才能复原。血清结合珠蛋白降低也见于巨幼细胞性贫血、髓内溶血和肝病，而在感染及恶性肿瘤时升高。

6. 血红蛋白尿　游离血红蛋白与结合珠蛋白结合的产物，不能通过肾小球排出。但当血浆中游离血红蛋白超过了结合珠蛋白所能结合的量时，多余的血红蛋白即从肾小球滤出，并可在近端肾小管中被重吸收。一般血浆游离血红蛋白量大于1.3g/L时，临床可出现血红蛋白尿。当尿中没有红细胞而隐血阳性时，可认为有血管内溶血。

7. 含铁血黄素尿　被肾小管重吸收的游离血红蛋白，在肾曲小管上皮细胞内被分解为卟啉、铁及珠蛋白。超过肾小管上皮细胞所能输送的铁，以铁蛋白或含铁血黄素的形式沉积在上皮细胞内，当细胞脱落随尿排出时，即成为含铁血黄素尿。含铁血黄素尿主要见于慢性血管内溶血。急性血管内溶血，几天后含铁血黄素尿才能阳性，并可持续一段时间。

二、反映红细胞寿命缩短的实验室检查

1. 红细胞的形态改变　血片中畸形红细胞增多。球形红细胞在正常人血片中偶见，其增多的原因有遗传性红细胞膜的缺陷或后天获得因素，如自身免疫、化学中毒、烧伤等。红细胞畸形还可有靶形、镰形、椭圆形、口形、棘形等。

2. 红细胞寿命缩短　红细胞寿命缩短是诊断溶血的最可靠指标。目前常用 ^{32}P-DFP 或 ^{3}H-DFP（二异丙基氟磷酸）标记红细胞法，能检出轻微红细胞寿命缩短。

3. 海因小体　经体外活体染色后，在光学显微镜下可见分布于红细胞膜上的1～2μm 大小的颗粒状折光小体，即为海因小体。电镜观察，海因小体使红细胞膜变形并有皱纹，原有双层膜消失。海因小体是受损红细胞内的一种包涵体，是红细胞内变性血红蛋白的沉淀物。见于不稳定血红蛋白病、葡萄糖-6-磷酸脱氢酶缺乏症等所致的溶血性贫血。

4. 红细胞渗透性脆性增加　红细胞渗透性脆性表示红细胞面积与体积的比例关系，如红细胞面积与体积比例缩小则脆性增加，比例增大则脆性减低。球形红细胞渗透性脆性增加，导致对低渗盐水的抵抗力减低。靶形和镰形红细胞则相反，导致对低渗盐水的抵抗力增强。无论抵抗力减低或增强都提示有溶血。

三、反映红细胞代偿性增生的实验室检查

1. 骨髓幼红细胞增生　溶血性贫血时，粒红比例常倒置，幼红细胞显著增生，以中幼和晚幼细胞最多，形态多正常。常见于海洋性贫血、镰形细胞性贫血，有时也可见于遗传性球形红细胞增多症。

2. 网织红细胞增多　溶血性贫血时，骨髓幼红细胞代偿性增生，网织红细胞一般可达 5%~20%。

3. 周围血液中出现幼红细胞　约 1%，主要是晚幼红细胞。在严重溶血性贫血时尚可见豪-焦小体（Howell-Jolly bodies）和幼粒细胞。

【诊断与鉴别诊断】

一、诊断

患者有溶血性贫血的临床表现，实验室检查提示有红细胞破坏，骨髓中幼红细胞代偿性增生及红细胞寿命缩短的证据，即可肯定溶血性贫血的诊断。

二、鉴别诊断

（一）不同类型溶血性贫血的鉴别

1. 蚕豆病　进食蚕豆后引起的急性溶血性贫血。本病多发生在蚕豆成熟季节，病前有食新鲜蚕豆或接触蚕豆花粉史；患者大多数为儿童，男性显著多于女性；起病突然，贫血严重，黄疸显著，有重度血红蛋白尿；实验室检查葡萄糖-6-磷酸脱氢酶减低或缺乏，即可确诊。

2. 海洋性贫血　是由于血红蛋白的珠蛋白链合成速率降低，血红蛋白产量减少所引起的一组遗传性溶血性贫血。诊断主要依据血红蛋白分析和基因诊断。多见于小儿，起病缓慢；轻重不一的贫血，小细胞低色素性红细胞、靶形红细胞多见；黄疸，肝脾肿大，或发育障碍；红细胞渗透性脆性降低；骨髓红系增生，铁粒幼细胞增多；HbA_2 轻度增多或有异常血红蛋白；家庭调查中，父母有遗传证据。

3. 阵发性睡眠性血红蛋白尿（PNH）　是红细胞膜的获得性缺陷引起的对激活补体异常敏感的慢性血管内溶血。贫血，黄疸，发作性血红蛋白尿，常在睡眠时加重；热溶血试验、蛇毒因子溶血试验、糖水溶血试验和酸溶血试验阳性；流式细胞术检测中，粒细胞、红细胞表面 $CD59^-$ 及 $CD55^-$ 细胞的检出对 PNH 的诊断具有重要价值大多数 PNH 骨髓增生程度为活跃，红系代偿性增生，巨核细胞不少；不发作时骨髓增生低下和全血细胞减少。

4. 自身免疫性溶血性贫血（AIHA）　是体内免疫反应发生紊乱，产生自身抗体吸附在红细胞膜上，红细胞破坏加速而引起的一组溶血性贫血。温抗体型 AIHA，有慢性溶血性贫血表现，继发性患者有原发病表现，Coombs 试验阳性，即可诊断。冷凝集素综合征（CAS）者，遇冷有耳郭、鼻尖、手足发绀，但升高温度即可消失，有溶血性贫血表现，直接 Coombs 试验阳性，冷凝集素试验阳性，即可诊断。阵发性冷性血红蛋白尿（PCH），多数受寒后即有急性发作，全身反应及血红蛋白尿多在几小时内消失，发作期直接 Coombs 试验阳性，冷溶血试验阳性，即可诊断。

（二）溶血性贫血与其他疾病鉴别

1. 失血性、缺铁性或巨幼细胞贫血这些疾病的恢复早期　可有贫血及网织红细胞增多。失血

NOTE

性、缺铁性贫血一般无黄疸。巨幼细胞贫血因无效造血可有黄疸，用叶酸和维生素 B_{12} 治疗有效。

2. 家族性非溶血性黄疸（Gilbert 综合征） 患者有非胆红素尿性黄疸，间接胆红素增多，自幼发病，有家族遗传史，而无贫血可帮助鉴别。

3. 骨髓转移瘤 有幼粒-幼红细胞性贫血、成熟红细胞畸形、轻度网织红细胞增多。

以上情况虽然部分临床表现类似溶血性贫血，但本质不是溶血，缺乏实验室诊断溶血的证据，故容易鉴别。

【治疗】

一、治疗思路

溶血性贫血治疗的目的在于控制溶血及纠正贫血，西医及中医在治疗方面各有其特点。西医多从去除病因、输血、应用肾上腺皮质激素、切除脾脏等方面进行治疗；中医辨证论治确有良效，但溶血严重发作者，单用中医药治疗难以控制溶血和纠正贫血。对急性溶血发作期宜中西医结合治疗，在西医治疗同时，中医以清利湿热为主，补虚为辅；非发作期以补虚扶正为主，佐以清热活血药；后期有癥积形成者，当加用活血化瘀及软坚散结药。

二、西医治疗

1. 一般治疗

（1）去除病因 停止接触引起溶血的各种因素，如药物、化学物品等。

（2）补充造血物质 溶血性贫血患者应额外补充叶酸，适当补充铁剂。但阵发性睡眠性血红蛋白尿患者补铁应慎重。

（3）对症治疗 及早防治由溶血引起的急性肾衰竭、休克、心力衰竭等；注意对高胆红素血症的处理，降低血清非结合性胆红素，以防止黄疸的发生。

2. 肾上腺糖皮质激素 肾上腺糖皮质激素是治疗自身免疫性溶血性贫血的首选药物，也可用于阵发性睡眠性血红蛋白尿，但对其他溶血性贫血无效。常用泼尼松，每日 1~1.5mg/kg，分次口服，红细胞恢复正常后，维持治疗 1 个月，逐渐减量，小剂量泼尼松（5~10mg/d）持续至少 6 个月。急重患者可用地塞米松，每日 10~15mg，静脉滴注。

3. 免疫抑制剂 对自身免疫性溶血性贫血有一定疗效，当糖皮质激素无效或需大量维持时，应考虑加用或改用免疫抑制剂。常用硫唑嘌呤，每日 2~2.5mg/kg；环磷酰胺，每日 1~2mg/kg。近年来也有报道应用大剂量丙种球蛋白输注，或使用抗淋巴细胞球蛋白、抗胸腺球蛋白、环孢素 A 和利妥昔单抗治疗者。

4. 脾切除 脾切除适用于异常红细胞主要在单核-巨噬细胞系统破坏者，如遗传性球形红细胞增多症、自身免疫性溶血性贫血及某些血红蛋白病。临床上有下列情况者可考虑脾切除：①经体表放射性测定探明红细胞主要在脾破坏者；②遗传性球形红细胞增多症；③需大剂量肾上腺糖皮质激素维持或药物治疗无效的溶血性贫血；④有中重度贫血的遗传性椭圆形红细胞增多症及遗传性口形红细胞增多症；⑤某些类型的珠蛋白生成障碍性贫血。

5. 输血 输血可改善患者一般情况，但可能加重自身免疫性溶血性贫血，也可诱发阵发性睡眠性血红蛋白尿。要严格掌握输血指征，避免血色病等发生。必须输注时宜用洗涤红细胞。

三、中医治疗

（一）辨证论治

1. 湿热内蕴证

症状：身目发黄，面色萎黄，尿色黄赤或酱油色，或有发热，腹胀纳差，大便干结或便溏，舌质红，苔黄腻，脉濡数。

治法：清热利湿，补益气血。

方药：茵陈蒿汤、茵陈五苓散加减。气血两虚者，加归脾汤以益气补血。

2. 气血两虚证

症状：面色萎黄，气短乏力，头晕心悸，神疲懒言，口唇色淡，尿黄目黄，舌质淡，苔薄白，脉细。

治法：益气养血，利湿退黄。

方药：归脾汤加减。黄疸未净者，加茵陈五苓散以利湿退黄。

3. 脾肾两虚证

症状：面色无华，头晕耳鸣，腰膝酸软，纳少便溏。偏阴虚者五心烦热，舌红少苔，脉细数；偏阳虚者畏寒肢冷，舌体胖，边有齿痕，苔白，脉细弱。

治法：补益脾肾。

方药：十全大补汤加减。偏阴虚者加六味地黄丸以滋补肝肾；偏阳虚者加金匮肾气丸以温阳助肾。

4. 气滞血瘀证

症状：面色晦暗，腹内积块，固定不移，腹胀腹痛，舌质暗，或有瘀斑，苔薄白，脉细涩。

治法：理气活血。

方药：膈下逐瘀汤加减。

（二）常用中药制剂

1. 六味地黄丸　功效：滋阴补肾。适用于肾精亏虚、精血不足者。用法：大蜜丸，口服，一次 1 丸，一日 2 次；浓缩丸，口服，一次 8 丸，一日 3 次。

2. 金匮肾气丸　功效：温补肾阳。适用于肾阳亏虚所致的精血不足证。用法：大蜜丸，口服。一次 1 丸，一日 2 次；水蜜丸，口服。一次中 4~5g（20~25 粒），一日 2 次。

【预后】

由于引起溶血性贫血的疾病种类不同，预后有所差异。红细胞膜缺陷性溶血性贫血多数患者经脾切除后，病情迅速好转，少数因并发肾衰竭、颅内出血、心力衰竭而死亡；蚕豆病多数患者经及时治疗，病情很快好转，少数如出现急性肾衰竭因抢救不及时而死亡；自身免疫性溶血性贫血多数病例病程较长，溶血反复发作，应用肾上腺糖皮质激素、免疫抑制剂、脾切除后，死亡率明显下降，常见死亡原因为心力衰竭、急性肾衰竭、严重感染等。继发性病例如继发于各类感染者预后良好，继发于各类恶性疾病，如淋巴瘤等，大部分死于原发病。

【预防与调护】

1. 预防

（1）广泛有效地开展遗传咨询与产前诊断，以预防红细胞膜缺陷性溶血性贫血和海洋性贫血等。在蚕豆病的高发地区应在儿童中进行普查。

（2）对有阳性家族史或葡萄糖-6-磷酸脱氢酶缺乏者，禁用磺胺类、解热镇痛药、抗疟药等可引起溶血的药物，禁食蚕豆。慎用对肾脏有损害的药物，以免加重肾功能损害。

2. 调护

（1）注意避风寒，适寒温，尽量减少伤风感冒。

（2）生活有规律，积极锻炼身体，保持心情舒畅，避免精神刺激。

第五节　白细胞减少和粒细胞缺乏症

外周血白细胞数持续低于正常值（成人 $4.0×10^9/L$）时称为白细胞减少（leukopenia）。当中性粒细胞绝对数低于 $2×10^9/L$ 时称为粒细胞减少症（granulocytopenia）；低于 $0.5×10^9/L$ 时称为粒细胞缺乏症（agranulocytosis）。中性粒细胞数减少的程度与感染的危险性有明显相关：中性粒细胞在 $1.0×10^9/L～2.0×10^9/L$ 时，容易感染；低于 $0.5×10^9/L$ 时具有很大的感染危险性。

本病归属中医"虚劳"、"虚损"或"温病"等范畴。

【病因病理】

一、西医病因病理

结合中性粒细胞的细胞动力学，根据病因和发病机制可大致分为三类：中性粒细胞生成缺陷，破坏或消耗过多，分布异常。

1. 中性粒细胞生成缺陷

（1）生成减少　①细胞毒类药物、化学毒物、电离辐射是引起中性粒细胞减少的最常见原因。可直接作用于干细胞池和分裂池，破坏、损伤或抑制造血干/祖细胞及早期分裂细胞。某些药物可干扰蛋白质合成或细胞复制，作用呈剂量依赖性，另一些药物的作用与剂量无关，可能是由于过敏或免疫因素引起。可导致中性粒细胞减少的药物见表5-2。②影响造血干细胞的疾病如再生障碍性贫血，骨髓造血组织被白血病、骨髓瘤及转移瘤细胞浸润等，抑制骨髓正常造血功能，引起白细胞生成减少。③异常免疫和感染致中性粒细胞减少是通过综合性机制起作用的，异常免疫因素（如抗造血前体细胞自身抗体）及感染时产生的负性造血调控因子的作用是其中重要的机制。周期性粒细胞减少和家族性良性粒细胞减少症均属白细胞生成减少。

表5-2　可引起白细胞减少的常用药物

类别	药物
细胞毒类药	烷化剂、抗代谢药、蒽环类抗生素、长春花属类生物碱、拓扑异构酶抑制剂等
解热镇痛药	阿司匹林、氨基比林、安乃近、吲哚美辛、布洛芬等
抗生素	氯霉素、磺胺类、甲硝唑、青霉素及其他β内酰胺类等
抗结核药	异烟肼、对氨基水杨酸、氨硫脲、利福平、乙胺丁醇等
抗疟药	氯喹、伯氨喹、乙胺嘧啶等
抗病毒药	更昔洛韦等
抗甲状腺药	甲硫氧嘧啶、丙硫氧嘧啶、甲巯咪唑（他巴唑）等
降血糖药	甲苯磺丁脲（D_{860}）、氯磺丙脲等

续表

类别	药物
抗惊厥/癫痫药	苯妥英钠、苯巴比妥、卡马西平（酰胺咪嗪）等
抗组胺药	苯海拉明、氯苯吡胺等
降压药	利血平、肼屈嗪、甲基多巴、卡托普利等
抗心律失常药	普鲁卡因胺、奎尼丁、普萘洛尔、阿普林定（苄丙胺）等
免疫调节药	硫唑嘌呤、左旋咪唑、麦考酚吗乙酯等
抗精神病药	氯丙嗪、三环类抗抑郁药等
利尿药	乙酰唑胺（醋唑磺胺）、氢氯噻嗪等
其他	砷剂、沙利度胺及衍生物、硼替佐米、西咪替丁、青霉胺、甲氧普胺等

（2）成熟障碍　维生素 B_{12}、叶酸缺乏或代谢障碍，急性白血病，骨髓增生异常综合征等，由于粒细胞分化成熟障碍，造血细胞阻滞于干细胞池或分裂池，且可以在骨髓原位或释放入血后不久被破坏，出现无效造血。

2. 粒细胞破坏或消耗过多

（1）免疫性因素　中性粒细胞与抗粒细胞抗体或抗原抗体复合物结合而被免疫细胞或免疫器官破坏，见于各种自身免疫性疾病（如系统性红斑狼疮、类风湿关节炎、Felty 综合征）及同种免疫性新生儿中性粒细胞减少。某些非细胞毒药物或病原微生物（如肝炎病毒）进入机体形成的半抗原能与粒细胞的蛋白质结合为全抗原，从而诱发产生针对该抗原的抗体使粒细胞被破坏。

（2）非免疫性因素　病毒感染或败血症时，中性粒细胞在血液或炎症部位消耗增多。脾肿大导致脾功能亢进，中性粒细胞在脾内滞留、破坏增多。

3. 中性粒细胞分布异常

（1）中性粒细胞附于血管壁增多导致血液循环中的粒细胞相对减少，但粒细胞总数并不减少，故多称为假性粒细胞减少。可见于异体蛋白反应、内毒素血症。

（2）粒细胞滞留循环池其他部位，如血液透析开始后 2~15 分钟滞留于肺血管内，脾肿大时，滞留于脾脏。

二、中医病因病机

本病病因多为先天不足、饮食不节及毒物损伤，导致气血两虚、脾肾亏虚而成。

1. 先天不足　因父母体虚，胎气不足，或胎中失养，临产受损等，致使婴儿脏腑不健，生机不旺，外邪从口鼻而入，损及五脏而罹患此病。

2. 饮食不节　饮食不节，损伤脾胃，脾胃功能失调，不能化生精微，气血生化乏源而气血不足，脏腑四肢失于濡养，从而出现一派虚损的征象。

3. 毒物损伤　内服药物、毒物或外感毒邪，暴伤人体正气或脏腑，致使肾精亏虚，无以化血，或脾虚土亏，生化乏源。

总之，本病病机以肝、脾、肾及气血亏虚为本。病位在骨髓，与肝、脾、肾关系密切，病性以虚损证候为主。急性者则可表现为正虚邪犯之虚实夹杂证。

【临床表现】

根据中性粒细胞减少的程度可分为轻度（≥$1.0×10^9$/L）、中度 [$(0.5~1.0)×10^9$/L] 和重

NOTE

度（<0.5×10^9/L），重度减少者即为粒细胞缺乏症。轻度减少的患者临床上不出现特殊症状，多表现为原发病症状。中度和重度减少者易发生感染和出现疲乏、无力、头晕、食欲减退等非特异性症状。常见的感染部位是呼吸道、消化道及泌尿生殖道，可出现高热、黏膜坏死性溃疡及严重的败血症、脓毒血症或感染中毒性休克。粒细胞严重缺乏时，感染部位不能形成有效的炎症反应，常无脓液；X线检查可无炎症浸润阴影；脓肿穿刺可无脓液。

【实验室及其他检查】

1. 血常规及骨髓检查　白细胞减少，中性粒细胞减少，淋巴细胞百分比相对增多，红细胞及血小板大致正常。因粒细胞减少原因不同，骨髓象各异，可显示成熟障碍或再生障碍。

2. 肾上腺素试验　肾上腺素可促使边缘池中性粒细胞进入循环池，从而鉴别假性粒细胞减少。

3. 中性粒细胞特异性抗体测定　包括白细胞聚集反应、免疫荧光粒细胞抗体测定，以判断是否存在抗粒细胞自身抗体。

【诊断与鉴别诊断】

一、诊断

白细胞减少症：外周血白细胞绝对计数持续<4.0×10^9/L；粒细胞减少症：中性粒细胞绝对计数<2.0×10^9/L；粒细胞缺乏症：外周血中性粒细胞绝对值<0.5×10^9/L。骨髓象显示粒细胞成熟受阻或再生障碍，一般诊断不难。由于白细胞生理性变异较大，必须反复定期查血象方能确定有无白细胞减少症。

二、鉴别诊断

详细询问病史，体格检查及骨髓检查，有助于鉴别白细胞减少和中性粒细胞减少的原因。有感染史，随访血常规检查数周后白细胞恢复正常，骨髓检查无特殊发现者要考虑感染引起的反应性白细胞减少。肾上腺素试验阳性者提示有粒细胞分布异常的假性粒细胞减少的可能。有家族史，怀疑周期性中性粒细胞减少者，成人应每周检查血象2次，连续6~9周；儿童每周检查血象1次，连续4周，以明确中性粒细胞减少的发生速度、持续时间和周期性。有药物、毒物或放射线接触史或放化疗史者应考虑相关疾病诊断。有类风湿关节炎及风湿性疾病史，存在抗白细胞自身抗体者，可能是自身免疫性粒细胞减少。伴脾大，骨髓粒系增生者，有脾功能亢进的可能。淋巴结、肝脾肿大，胸骨压痛者，要注意外周血象和骨髓象有无白血病、转移瘤等细胞浸润。如伴有红细胞和血小板减少，应考虑各种全血细胞减少性疾病可能，如巨幼细胞贫血、再生障碍性贫血和骨髓增生异常综合征等。

【治疗】

一、治疗思路

去除致病原因，积极治疗原发病，控制感染，并使用提高白细胞的药物。中医辨证施治对白细胞减少有较好的疗效，不但对各种继发性白细胞减少症有效，而且对一些原因不明的白细胞减少症也可标本兼治，起到防止复发的作用。

二、西医治疗

1. 病因治疗 若病因已明确，如药物引起者立即停药，停止与损伤因素接触（如毒物等），感染引起者积极控制感染。继发于其他疾病者，积极治疗原发病。

2. 防治感染 轻度减少者不需特别的预防措施。中度减少者感染率增加，应减少出入公共场所，并注意保持皮肤和口腔卫生，去除慢性感染病灶。粒细胞缺乏者应急诊收入院治疗，采取无菌隔离措施，防止交叉感染。感染者应行血、尿、痰及感染病灶分泌物的细菌培养和药敏试验及影像学检查，以明确感染部位。在致病菌尚未明确之前，可经验性应用广谱抗生素治疗，待病原和药敏结果明确后再调整用药。若3~5天无效，应改用更强有力的广谱抗生素，如抗菌治疗无效，应考虑真菌感染的可能。可加用抗真菌药物。病毒感染可加用抗病毒药物。静脉用免疫球蛋白有助于重症感染的治疗。

3. 生物治疗及锂剂 重组人粒细胞集落刺激因子（rhG-CSF）和重组人粒细胞-巨噬细胞集落刺激因子（rhGM-CSF）治疗粒细胞缺乏患者疗效明确，可缩短粒细胞缺乏的病程，促进中性粒细胞增生和释放，并增强其吞噬杀菌及趋化功能。常用剂量为 $2~10\mu g/$（$kg \cdot d$）。常见的副作用有发热、肌肉骨骼酸痛、皮疹等。

碳酸锂有刺激骨髓生成粒细胞的作用，常用量 $0.6~0.9g/d$，副作用为轻度胃灼热感、恶心、乏力等，肾脏病患者慎用。维生素 B_4、利血生也可应用。

4. 免疫抑制剂 自身免疫性粒细胞减少和免疫介导机制所致的粒细胞缺乏可用糖皮质激素等免疫抑制剂治疗。其他原因引起的粒细胞减少，则不宜采用。

三、中医治疗

（一）辨证论治

1. 气血两虚证

症状：面色萎黄，头晕目眩，倦怠乏力，少寐多梦，心悸怔忡，纳呆食少，腹胀便溏，舌质淡，苔薄白，脉细弱。

治法：益气养血。

方药：归脾汤加减。脾虚纳呆明显者，加怀山药、炒麦芽以补脾消食；舌质紫暗，或舌有瘀斑、瘀点，并有瘀血征象者，加丹参、益母草、赤芍以凉血止血。

2. 脾肾亏虚证

症状：神疲乏力，腰膝酸软，纳少便溏，面色㿠白，畏寒肢冷，大便溏薄，小便清长，舌质淡，舌体胖大或有齿痕，苔白，脉沉细或沉迟。

治法：温补脾肾。

方药：黄芪建中汤合右归丸加减。腹胀呕恶，内有寒湿者，加砂仁、半夏、陈皮温中和胃降逆；肾虚遗精者，加金樱子、桑螵蛸收涩固精；水湿内停而见浮肿尿少者，加猪苓、茯苓、泽泻利水消肿。

3. 气阴两虚证

症状：面色少华，疲倦乏力，头昏目眩，五心烦热，失眠，盗汗或自汗，舌红，苔剥，脉细弱。

治法：益气养阴。

方药：生脉散加减。心悸胸闷，加丹参、枳壳、牡蛎、龙骨活血理气，重镇安神；疲乏明显，短气懒言者，加黄芪、山茱萸以补益脾肾。

4. 肝肾阴虚证

症状：腰膝酸软，头晕耳鸣，五心烦热，失眠多梦，遗精，低热，口干咽燥，舌红少苔，脉细数。

治法：滋补肝肾。

方药：六味地黄丸加减。大便干燥，加柏子仁、麻仁以润肠通便；失眠多梦，加酸枣仁、龙齿以养心镇静安神；纳差食少，加山楂、砂仁、陈皮以行气调中开胃。

5. 外感温热证

症状：发热不退，口渴欲饮，面赤咽痛，头晕乏力，舌质红绛，苔黄，脉滑数或细数。

治法：清热解毒，滋阴凉血。

方药：犀角地黄汤合玉女煎加减。高热不退，加生石膏、知母以清热泻火；发热恶寒并见者，加荆芥、防风、金银花祛风解表；温热伤及气阴，疲乏而自汗出者，加西洋参、五味子养阴生津敛汗。

（二）常用中药制剂

1. 贞芪扶正胶囊 功效：益气养阴，扶助正气。适用于气阴两虚之白细胞减少症。用法：每次4粒，每日3次。

2. 参芪颗粒 功效：益气补血，扶正固本。适用于气血两虚证。用法：每次10g，每日3次。

3. 参麦注射液 功效：补益中气。用于脾肾亏虚证。用法：静脉滴注，每次20~100mL，用5%葡萄糖注射液250~500mL稀释后应用，或遵医嘱。

4. 地榆升白片 功效：益气养阴。适用于气阴两虚证。用法：口服，每次2~4片，每日3次。

【预后】

与粒细胞减少的病因及程度、持续时间、进展情况、能否及时去除以及控制感染、恢复中性粒细胞数量的治疗措施有关。轻、中度者，若不进展则预后较好。粒细胞缺乏者病死率较高。

【预防与调护】

1. 预防 放射线及苯等化学毒物接触者和使用易引起粒细胞减少的药物者，需定期检查血常规，以便及时诊治。有药物过敏史或发生过用药后粒细胞减少者，应避免服用同类药物。

2. 护理 注意口腔、皮肤清洁护理；注意隔离消毒，防止交叉感染；多进高蛋白食物如鱼、蛋，以及高维生素食物如新鲜蔬菜、水果；消除焦虑不安及恐惧心理。

第六节　白血病

概　述

白血病（leukemia）是一类造血干细胞的恶性克隆性疾病。因白血病细胞自我更新增强、增殖失控、分化障碍、凋亡受阻而停滞在细胞发育的不同阶段。在骨髓和其他造血组织中，白血病细胞大量增生积聚，并浸润其他器官和组织，而正常造血细胞受抑制。

根据白血病细胞的成熟程度和自然病程，白血病可分为急性和慢性两大类。急性白血病（AL）的细胞分化停滞在较早阶段，多为原始细胞及早期幼稚细胞，病情发展迅速，自然病程仅数个月。慢性白血病（CL）的细胞分化停滞在较晚阶段，多为较成熟幼稚细胞和成熟细胞，病情发展慢，自然病程为数年。其次，根据主要受累的细胞系列可将急性白血病分为急性髓细胞白血病（简称急粒白血病或急粒，AML）和急性淋巴细胞白血病（简称急淋白血病或急淋，ALL）。慢性白血病则分为慢性髓细胞白血病（简称慢粒白血病或慢粒，CML）、慢性淋巴细胞白血病（简称慢淋白血病或慢淋，CLL）及少见毛细胞白血病（HCL）、幼淋巴细胞白血病（PLL）等。我国白血病发病率与亚洲其他国家相近，低于欧美国家，约为 2.76/10 万。在恶性肿瘤死亡率中，白血病居第 6 位（男性）和第 8 位（女性），儿童及 35 岁以下成人中则居第 1 位。

本病可归属于中医学"急劳""热劳""血证""瘟毒""虚劳""癥积"等病证范畴。

【病因病理】

一、西医病因病理

白血病的病因及发病机制尚未阐明。其发病可能与生物、物理、化学等因素有关。

1. 生物因素　主要是病毒和免疫功能异常。成人 T 细胞白血病/淋巴瘤（ATL）是由人类 T 淋巴细胞病毒 I 型（human T lymphocytotrophic virus-I，HTLV-I）所致。病毒感染机体后，作为内源性病毒整合并潜伏在宿主细胞内，一旦在某些理化因素作用下，即被激活表达而诱发白血病；或作为外源性病毒由外界以横向方式传播感染，直接致病。部分免疫功能异常者，白血病危险度会增加。

2. 物理因素　包括 X 射线、γ 射线等电离辐射。日本广岛及长崎受原子弹袭击后，幸存者中白血病发病率比未受照射的人群高数十倍。此外，过去对强直性脊椎炎用放射治疗，真性红细胞增多症用^{32}磷治疗，其白血病发病率也较对照组高。研究表明，大面积和大剂量照射可使骨髓抑制和机体免疫力下降，DNA 突变、断裂和重组，导致白血病的发生。

3. 化学因素　苯的致白血病作用已经肯定。多年接触苯以及含有苯的有机溶剂与白血病发生有关。早年制鞋工人（接触含苯胶水）的发病率高于正常人群 3~20 倍。抗肿瘤药中的烷化剂被公认有致白血病作用。乙双吗啉是乙亚胺的衍生物，具有极强的致染色体畸变和致白血病作用，与白血病的发生有明显关系。氯霉素、保泰松亦可能有致白血病作用。

4. 遗传因素　家族性白血病约占白血病的 7‰。单卵孪生子，如果一人发生白血病，另一人的发病率达 1/5，比双卵孪生子高 12 倍。Downs 综合征（唐氏综合征）有 21 号染色体 3 体改变，其白血病发病率达 50/10 万，比正常人群高 20 倍。先天性再生障碍性贫血（Fanconi 贫血）、Bloom 综合征及先天性免疫球蛋白缺乏症等白血病发病率均较高，表明白血病与遗传因素有关。

5. 其他血液病　某些血液病最终可能发展为白血病，如骨髓增生异常综合征（MDS）、淋巴瘤、多发性骨髓瘤、阵发性睡眠性血红蛋白尿等。

一般来说，白血病发生至少有两个阶段：①各种原因所致的单个细胞原癌基因决定性的突变，导致克隆性的异常造血细胞生成；②进一步的遗传学改变可能涉及一个或多个癌基因的激活和抑癌基因的失活，从而导致白血病。通常理化因素先引起单个细胞突变，而后因机体遗传易感

NOTE

性和免疫力低下，病毒感染、染色体畸变等激活了癌基因，并使部分抑癌基因失活（如 p53 突变或失活）及凋亡，抑癌基因（如 bcl-2）过度表达，导致突变细胞凋亡受阻，恶性增殖。

二、中医病因病机

中医对本病病因的认识包括热毒和正虚两方面，多因热毒久蕴、浊邪内结、正气虚衰而致精髓被扰、瘀血内阻而成。

1. 热毒久蕴，精髓被扰 热毒有外来和内生之分。外来邪毒多为时令温毒之邪，如湿毒、火毒等。内生热毒一是因为脏腑功能失调，气血阴阳失衡，浊热内滞，郁久蕴毒。或母体罹患热病，热毒内着于胎，蕴蓄不散，深伏胎儿精血骨髓，消灼人体精血。热毒深伏体内，一旦热毒渐盛或正气被郁，便随之病发。热毒蕴结，损伤脏腑，攻注骨髓，精髓被扰，阴阳气血失调，因而致病。

2. 正气虚衰 禀赋不足、七情内伤、饮食劳倦、房劳过度，损伤人体正气，五脏虚损，正气衰弱，是白血病发病的内在因素。或因机体阴精不足，或因热毒蕴久，消灼阴液，阴虚火旺，扰乱精髓，生化失常；或脾胃受损，生化不足，气血亏虚，不胜邪扰，虚风贼邪伤肾损骨伤髓。

3. 浊邪内结，瘀血内阻 邪毒内蕴，与气血互结，导致气滞血瘀，或邪毒损伤脏腑，留饮成痰，痰瘀互结，渐成癥积等证。

总之，中医学认为白血病的主要病因为热毒和正虚，病性为本虚标实。正气亏虚为本，温热毒邪肆虐为标，多以标实为主。病位在骨髓，表现在营血，与肾、肝、脾有关。白血病的成因与正气不足，邪毒内陷血脉，阻碍气血生化；或因有害物质伤及营血、肾精，累及骨髓，气血生化失常等有关。以发热、出血、血亏、骨痛、癥块等为临床特征；病性多属虚实夹杂，病情危重，预后差。

急性白血病

急性白血病（acute leukemia，AL）是造血干细胞的恶性克隆性疾病，发病时骨髓中异常的原始细胞及幼稚细胞（白血病细胞）大量增殖并广泛浸润肝、脾、淋巴结等各脏器组织，抑制正常造血细胞。主要表现为贫血、出血、感染和浸润等征象。

【分类】

国际上常用的法美英（FAB）分类法将急性白血病（AL）分为急性髓细胞白血病（AML）及急性淋巴细胞白血病（ALL）两大类。这两类还可分成多种亚型。

1. 急性髓细胞白血病（AML） 共分 8 型。

M_0（急性髓细胞白血病微分化型）：骨髓原始细胞>30%，无嗜天青颗粒及 Auer 小体，核仁明显，光镜下髓过氧化物酶（MPO）及苏丹黑 B 阳性细胞<3%；在电镜下 MPO（+）；CD_{33} 或 CD_{13} 等髓系标志可呈阳性，淋系抗原通常为阴性，血小板抗原阴性。

M_1（急性粒细胞白血病未分化型）：原粒细胞（I 型+ II 型，原粒细胞浆中无颗粒为 I 型，出现少数颗粒为 II 型）占骨髓非红系有核细胞（NEC，指不包括浆细胞、淋巴细胞、组织嗜碱细胞、巨噬细胞及所有红系有核细胞的骨髓有核细胞计数）的 90% 以上，其中至少 3% 以上细胞为 MPO（+）。

M_2（急性粒细胞白血病部分分化型）：原粒细胞占骨髓 NEC 的 30%～89%，单核细胞<20%，其他粒细胞>10%。

M_3（急性早幼粒细胞白血病）：骨髓中以多颗粒的早幼粒细胞为主，此类细胞在 NEC 中>30%。

M_4（急性粒-单核细胞白血病）：骨髓中原始细胞占 NEC 的 30%以上，各阶段粒细胞占 30%～80%，各阶段单核细胞>20%。

M_4E_0 除上述 M_4 型各特点外，嗜酸性粒细胞在 NEC 中≥5%。

M_5（急性单核细胞白血病）：骨髓 NEC 中原单核、幼单核及单核细胞≥80%。如果原单核细胞≥80%为 M_5a，<80%为 M_5b。

M_6（红白血病）：骨髓中幼红细胞≥50%，NEC 中原始细胞（Ⅰ型＋Ⅱ型）≥30%。

M_7（急性巨核细胞白血病）：骨髓中原始巨核细胞≥30%，血小板抗原阳性，血小板过氧化酶阳性。

2. 急性淋巴细胞白血病（ALL）共分 3 型。

L_1：原始和幼淋巴细胞以小细胞（直径≤12μm）为主。

L_2：原始和幼淋巴细胞以大细胞（直径>12μm）为主。

L_3：原始和幼淋巴细胞以大细胞为主，大小较一致，细胞内有明显空泡，胞浆嗜碱性，染色深。

WHO 髓系和淋巴肿瘤分类法（2001）将患者临床特点与形态学（morphology）和细胞化学、免疫学（immunology）、细胞遗传学（cytogenetics）和分子生物学（molecularbiology）结合起来，形成 MICM 分型。

【临床表现】

AL 起病急缓不一。发病急者可以是突然高热，类似"感冒"，也可以是严重的出血。缓慢者常为脸色苍白、皮肤紫癜、月经过多或拔牙后出血难止而就医时被发现。

一、正常骨髓造血功能受抑制表现

1. 贫血 部分患者因病程短可无贫血。半数患者就诊时已有重度贫血。

2. 发热 半数的患者以发热为早期表现。可低热，亦可高达 39℃～40℃以上，伴有畏寒、出汗等。虽然白血病本身可以发热，但高热往往提示有继发感染。感染可发生在各个部位，口腔炎、牙龈炎、咽峡炎最常见，可发生溃疡或坏死；肺部感染、肛周炎、肛旁脓肿亦常见，严重时可致败血症。最常见的致病菌为革兰阴性杆菌，长期应用抗生素者，可出现真菌感染。因伴免疫功能缺陷，可有病毒感染。

3. 出血 急性白血病以出血为早期表现者近 40%。出血可发生在全身各部，以皮肤瘀点瘀斑、鼻出血、牙龈出血、月经过多为多见。眼底出血可致视力障碍。急性早幼粒细胞白血病易并发生凝血异常而出现全身广泛性出血。颅内出血时有头痛、呕吐、瞳孔大小不对称，甚至昏迷而死亡。有资料表明，急性白血病死于出血者占 62.24%，其中 87%为颅内出血。

二、白血病细胞增殖浸润的表现

1. 淋巴结和肝脾肿大 淋巴结肿大以急淋白血病较多见。纵隔淋巴结肿大常见于 T 细胞急淋白血病。白血病患者可有轻至中度肝脾肿大，除慢粒白血病急性变，巨脾很罕见。

2. 骨骼和关节　患者常有胸骨下段局部压痛。可出现关节、骨骼疼痛，尤以儿童多见。发生骨髓坏死时，可以引起骨骼剧痛。

3. 眼部　粒细胞白血病形成的粒细胞肉瘤（granulocytic sarcoma）或称绿色瘤（chloroma）常累及骨膜，以眼眶部位最常见，可引起眼球突出、复视或失明。

4. 口腔和皮肤　急单和急性粒-单细胞白血病时，白血病细胞浸润可使牙龈增生、肿胀，皮肤可出现蓝灰色斑丘疹，局部皮肤隆起、变硬，呈紫蓝色结节。

5. 中枢神经系统白血病（CNSL）　由于化疗药物难以通过血脑屏障，隐藏在中枢神经系统的白血病细胞不能有效被杀灭，因而引起 CNSL。CNSL 可发生在疾病各个时期，但常发生在治疗后缓解期。以急淋白血病最常见，儿童尤甚。临床上轻者表现头痛、头晕，重者有呕吐、颈项强直，甚至抽搐、昏迷。

6. 睾丸　睾丸受浸润，出现无痛性肿大，多为一侧性，另一侧虽无肿大，但活检时往往也有白血病细胞浸润。睾丸白血病多见于急淋白血病化疗缓解后的幼儿或青年，是仅次于 CNSL 的白血病髓外复发的根源。

【实验室及其他检查】

1. 血象　大多数患者白细胞增多，超过 $10 \times 10^9/L$ 以上者称为白细胞增多性白血病。也有白细胞计数正常或减少者，低者可 $<1.0 \times 10^9/L$，称为白细胞不增多性白血病。血涂片分类检查可见数量不等的原始和幼稚细胞，但白细胞不增多型病例血片上很难找到原始细胞。患者常有不同程度的正常细胞性贫血，少数患者血片上红细胞大小不等，可找到幼红细胞。约50%的患者血小板低于 $60 \times 10^9/L$，晚期血小板往往极度减少。

2. 骨髓象　是诊断 AL 的主要依据和必做检查。FAB 协作组提出原始细胞≥骨髓有核细胞（ANC）的 30% 为 AL 的诊断标准，WHO 分类将骨髓原始细胞≥20% 定为 AL 的诊断标准。绝大多数呈增生明显活跃或极度活跃，以原始细胞为主，而较成熟中间阶段细胞缺如，并残留少量成熟粒细胞，形成所谓"裂孔"现象。M_3 以多颗粒的异常早幼粒细胞为主，此类患者的原始细胞也可能<30%，正常的巨核细胞和幼红细胞减少。在原始和幼稚红细胞≥50%时，若非红系有核细胞（NEC）中原始细胞≥30%，即可诊断为 EL，不管这些原始细胞在 ANC 中是否大于 30%。少数骨髓增生低下但原始细胞仍占 30% 以上者称为低增生 AL。Auer 小体仅见于 AML，有独立诊断意义。

3. 细胞化学　主要用于协助形态学鉴别各类白血病。常见白血病的细胞化学反应见表5-3。

表5-3　常见急性白血病细胞化学鉴别

	急淋白血病	急粒白血病	急单白血病
过氧化物酶（MPO）	（-）	分化差的原始细胞（-）~（+） 分化好的原始细胞（+）~（+++）	（-）~（+）
糖原染色（PAS）	（+），成块或颗粒状	（-）或（+），弥漫性淡红色	（-）或（+），呈弥漫性淡红色或颗粒状
非特异性酯酶（NEC）	（-）	（-）或（+），NaF 抑制<50%	（+），NaF 抑制≥50%
中性粒细胞碱性磷酸酶（NAP）	增加	减少或（-）	正常或增加

4. 免疫学检查　根据白血病细胞表达的系列相关抗原，确定其系列来源。造血干/祖细胞表达 CD_{34} 抗原，其他常用的免疫分型标志见表5-4。APL除 CD_{13} 和 CD_{33} 阳性外，还表达 CD_9 和 CD_{68}，而 HLA-DR 阴性。急性淋巴细胞白血病的亚型见表5-5。急性混合细胞白血病包括急性双表型（白血病细胞同时表达髓系和淋系抗原）、双克隆（两群来源各自干细胞的白血病细胞分别表达髓系和淋系抗原）或双系列（除白血病细胞来自同一干细胞外余同双克隆型）白血病，其髓系和一个淋系积分均>2（表5-4）。

表5-4　白血病免疫学积分系统（EGIL，1998）

分值	B 系	T 系	髓系
2	CD_{79a}	CD_3	CyMPO
	$CyCD_{22}$	TCR-αβ	
	CyIgM	TCR-γδ	
1	CD_{19}	CD_2	CD_{13}
	CD_{20}	CD_5	CD_{33}
	CD_{10}	CD_8	CDw_{65}
		CD_{10}	
0.5	TdT	TdT	CD14
	CD_{24}	CD_7	CD15
		CD_{1a}	CD64
			CD_{117}

表5-5　急性淋巴细胞白血病亚型和分布

	免疫分型	儿童（%）	成人（%）	FAB 分型
B 系	TdT^+，CD_{19}^+，$HLA-DR^+$	88	76	
早期 B-ALL	CD_{10}^-	5	11	L_1、L_2
普通 B-ALL	CD_{10}^+	65	51	L_1、L_2
前 B-ALL	CD_{10}^+，$CyIg^+$	15	10	L_1
成熟 B-ALL	$TdT^{\pm}$，$CD_{10}^{\pm}$，SIg^+	3	4	L_3
T 系	TdT^+，$CyCD_3^+$，CD_7^+	12	24	
前 T-ALL	CD_2^-，CD_{1a}^-，sCD_3	1	7	L_1、L_2
T-ALL	CD_2^+，$CD_5^{\pm}$，$CD_8^{\pm}$，$CD_4^{\pm}$	11	17	L_1、L_2

5. 染色体和基因改变　白血病常伴有特异的染色体和基因改变。例如90%的 M_3 有 t（15；17）（q22；q21），该易位使15号染色体上的 PML（早幼粒白血病基因）与17号染色体上 RARa（维 A 酸受体基因）形成 PML-RARa 融合基因，这是 M_3 发病及用全反式维 A 酸治疗有效的分子基础。常见 AML（急粒白血病）的染色体异常见表5-6。

表5-6　AML 常见的染色体异常和预后

预后	染色体异常	融合基因	常见白血病亚型
低危	t（8；21）（q22；q22）	AML1-ETO	M_2
	t（15；17）（q22；q21）	PML-RARa	M_3
	inv（16）（p13；q22）	CBFβ-MYH11	M_4Eo
	t（16；16）（p13；q22）	CBFβ-MYH11	M_4Eo
	del（16）		

续表

预后	染色体异常	融合基因	常见白血病亚型
中危	正常核型		
	t（9；11）（p22；q23）		
	del（9q）、del（11q）、del（20q）		
	-Y、+8、+11、+13、+21		
高危	复杂核型		
	int（3）（q21；q23）/t（3；3）（q21；q26）		
	t（6；9）（p23；q34）、t（6；11）（q27；q23）		
	del（5q-）、-5、del（7q）、-7		

6. 血液生化改变　血清尿酸浓度增高，特别在化疗期间。尿中尿酸排泄量增加，甚至出现尿酸结晶。患者发生 DIC 时可出现凝血机制障碍。出现中枢神经系统白血病时，脑脊液压力升高，白细胞数增多，蛋白质增多，而糖定量减少。涂片中可找到白血病细胞。

【诊断与鉴别诊断】

一、诊断

根据临床表现、血象和骨髓象特点，诊断一般不难。由于白血病类型不同，治疗方案及预后亦不尽相同，因此诊断明确后，应进一步分亚型。

二、鉴别诊断

1. 类白血病反应　通常有病因（感染、中毒、肿瘤等）可查。白细胞分类中以成熟细胞为主，可见中毒颗粒，NAP 积分明显增高，一般无贫血和血小板减少，病因去除后血象即恢复正常。

2. 再生障碍性贫血　少数白细胞不增高的白血病（尤其是 M_3），低增生性白血病，周围血象易与之混淆。AL 常有胸骨压痛，多有肝、脾、淋巴结肿大，骨髓检查可准确鉴别。

3. 骨髓增生异常综合征（MDS）　该病除病态造血外，外周血中有原始和幼稚细胞，全血细胞减少和染色体异常，易与白血病相混淆。但骨髓中原始细胞小于 20%。

4. 某些感染引起的白细胞异常　如传染性单核细胞增多症，血象中出现异型淋巴细胞，但形态与原始细胞不同，血清中嗜异性抗体效价逐步上升，病程短，可自愈。百日咳、传染性淋巴细胞增多症、风疹等病毒感染时，血象中淋巴细胞增多，但淋巴细胞形态正常，预后较好，多可自愈，骨髓象原始幼稚细胞均不增多。

5. 急性粒细胞缺乏症恢复期　在药物或某些感染引起的粒细胞缺乏症的恢复期，骨髓中原、幼粒细胞明显增加。但该症多有明确病因，血小板正常，原、幼粒细胞中无 Auer 小体及染色体异常。短期内骨髓成熟粒细胞恢复正常。

【治疗】

一、治疗思路

近 20 年来急性白血病治疗取得显著进展，经过现代治疗，已有不少患者获得病情缓解以至长期存活。治疗措施包括以下几个方面：①化学治疗：抗白血病治疗的第一阶段是诱导缓解治疗，化学治疗是此阶段白血病治疗的主要方法，可使白血病缓解，延长患者生存时间。②采用有效的支持治疗，保证化疗的顺利进行，防止并发症。③造血干细胞移植（HSCT）：达到完全缓解后进入抗白血病治疗的第二阶段，即缓解后治疗，主要方法为化疗和造血干细胞移植（HSCT）。④中西医结合治疗：结合中医辨证论治规律，诱导期以化疗为主，中药为辅，可减少化疗的毒副作用，增强机体对化疗的耐受性，促进造血功能的恢复；延长生存期，提高患者的生活质量。中医治疗本病的原则是补其不足损其有余，即扶正祛邪，根据不同的时期和临床表现辨证论治。完全缓解或在造血干细胞移植后应以中药扶正培本为主，使化疗对机体的损伤得到恢复，增强机体的免疫功能，清除体内残留白血病细胞，提高白血病缓解率和无病生存率。

二、西医治疗

（一）一般治疗

1. 高白细胞血症紧急处理　当循环血液中白细胞>$200×10^9$/L 时，患者可产生白细胞淤滞症，表现为呼吸困难，呼吸窘迫，低氧血症，反应迟钝，言语不清，颅内出血等，可增加死亡率和髓外白血病的复发率，因此当白细胞>$100×10^9$/L 时，应立即使用血细胞分离机单采清除过高白细胞（M_3 型不首选），同时予以化疗和水化，预防白血病细胞溶解诱发的并发症。

2. 防治感染　白血病患者常伴有粒细胞减少，特别在化疗、放疗期间出现的粒细胞缺乏持续相当长时间。严重感染是急性白血病主要的死亡原因，故防治感染甚为重要。

3. 成分输血支持　严重贫血可吸氧、输浓缩红细胞维持 Hb>80g/L，白细胞淤滞时，不宜马上输红细胞以免进一步增加血黏度。如果因血小板计数过低而引起出血，最好输注单采血小板悬液。在输血时为防止异体免疫反应所致无效输注和发热反应，可以采用白细胞滤器去除成分血中的白细胞。

4. 防治高尿酸血症肾病　由于白血病细胞大量破坏，特别在化疗时更甚，血清和尿中尿酸浓度增高，积聚在肾小管，引起阻塞而发生高尿酸血症肾病。应鼓励患者多饮水并碱化尿液。高白细胞性白血病在化疗同时给予别嘌醇，每次 100mg，每日 3 次，以抑制尿酸合成。对少尿和无尿患者，应按急性肾衰竭处理。

5. 维持营养　白血病系严重消耗性疾病，特别是化、放疗的副作用引起患者消化道黏膜炎及功能紊乱。应注意补充营养，维持水、电解质平衡，给患者高蛋白、高热量、易消化食物，必要时经静脉补充营养。

（二）抗白血病治疗

1. 化疗治疗策略　抗白血病治疗的第一阶段是诱导缓解治疗，化学治疗是此阶段白血病治疗的主要方法，目标是使患者迅速获得完全缓解（complete remission，CR），所谓 CR，即白血病的症状和体征消失，外周血中性粒细胞绝对值≥$1.5×10^9$/L，血小板≥$100×10^9$/L，白细胞分类中无白血病细胞，骨髓象原始粒Ⅰ型+Ⅱ型（原单核+幼单核细胞或原淋巴+幼淋巴细胞）≤5%，M_3 型原粒+早幼粒≤5%，无 Auer 小体，红细胞及巨核细胞系列正常，无髓外白血病。理想的 CR 为白血病免疫学、细胞遗传学和分子生物学异常标志消失。

达到 CR 后进入抗白血病治疗的第二阶段，即缓解后治疗，主要方法为化疗和造血干细胞移植（HSCT）。去除异常的骨髓造血组织，然后植入健康的造血干细胞，使之重建造血与免疫系统，这是一种可能根治血液系统恶性肿瘤和遗传性疾病的综合性治疗方法。诱导缓解获 CR 后，体内仍有残留的白血病细胞，称之为微小残留病灶（MRD）。此时，AL 体内白血病细胞的数量大约由发病时的 $10^{10} \sim 10^{12}$ 降至 $10^8 \sim 10^9$，同时中枢神经系统、眼眶、睾丸及卵巢等髓外组织器官中，由于常规化疗药物不易渗透，也仍可有白血病细胞浸润。为争取患者长期无病生存（DFS）和痊愈，必须对 MRD 进行 CR 后治疗，以清除这些复发和难治的根源。

目前多采用联合化疗，药物组合应符合以下各条件：①作用于细胞周期不同阶段的药物；②各药物间有相互协同作用，以最大限度地杀灭白血病细胞；③各药物副作用不重叠，对重要脏器损伤较小。目前常用的化疗药物及联合化疗方案参阅表 5-7 及表5-8。

白血病细胞增殖周期大致为 5 天。由于有些抗白血病药物作用于周期中的特定阶段，所以每一疗程化疗需持续 7~10 天，使各增殖期的白血病细胞都有机会被药物杀灭。每一疗程结束后，间歇 2 周再用第二疗程，其目的是使正常造血恢复，且诱使休止期（G_0 期）白血病细胞进入增殖周期，有利于下一疗程化疗药物对其的杀灭。

表 5-7 急性白血病常用化疗药物用法和毒性

药　名	给药途径	常用剂量（mg）	给药期	毒性作用
环磷酰胺（CTX）	口服	100	每日 1 次	骨髓抑制、恶心呕吐、脱发、出血性膀胱炎、
	静脉滴注	400~600	每周 2 次	肝损害
巯嘌呤（6-MP）	口服	100~150	每日 1 次	骨髓抑制、肝损害
甲氨蝶呤（MTX）	口服	5	每周 2 次	口腔及胃肠道黏膜溃疡、恶心、呕吐、肝
	静脉滴注	10~20	每 3~5 天 1 次	损害、恶心、呕吐、肝损害
	鞘内注射	5~10	每 3~5 天 1 次	
阿糖胞苷（Ara-C）	静脉滴注皮下注射或	100~150	每日分 2 次，共 5~7 日	口腔溃疡、消化道反应、脱发、骨髓抑制、巨幼变
	鞘内注射	50	每 3~5 天 1 次	
羟基脲	口服	2000~3000	每日或每 3~5 天 1 次	胃肠道反应、口腔溃疡骨髓抑制、巨幼变
长春新碱（VCR）	静脉滴注	1~2	每 7 日 1 次	末梢神经炎、消化道反应
高三尖杉酯碱(H)	静脉滴注	2~6	每日 1 次，共 5~7 日	骨髓抑制、消化道反应、心脏毒性
	肌肉注射	1~2	每日 1 次，共 5~7 日	
柔红霉素（DNR）	静脉滴注	40~60	每日 1 次，共 2~4 日	骨髓抑制、心肌损害、消化道反应、局部刺激
阿霉素（ADM）	静脉滴注	40~60	每日 1 次，共 2~4 日	骨髓抑制、心肌损害、胃肠道反应、口腔黏膜炎
米托蒽醌	静脉滴注	10~15	每日 1 次，共 3 日	骨髓抑制、期前收缩、肝功能损害
依托泊苷(VP-16)	静脉滴注	100~150	每日 1 次，共 5~7 日	骨髓抑制、消化道反应
安吖啶（AMSA）	静脉滴注	100~150	每日 1 次，共 5~7 日	骨髓抑制、消化道反应、肝功能损害
门冬酰胺酶（L-ASP，左旋门冬酰胺酶）	静脉滴注	5000~10000（U）	每日或隔日 1 次，共1~16 次	发热等过敏反应、高尿酸血症、低血浆蛋白、出血、白细胞少、高血糖、胰腺炎、氮质血症
泼尼松（P）	口服	40~60	每日分次	类库欣综合征、高血压、高尿酸血症、糖尿病
维 A 酸（ATRA）	口服	60~100	每日分 3~4 次	皮肤干燥、口角破裂、恶心呕吐、肝功能损害

表5-8 成人急性白血病诱导缓解的几种联合化疗方案

方案简称		药物	剂量（mg）	用法	备注
急性淋巴细胞白血病	VP	VCR	1~2	第1天，每周1次，静脉滴注	CR50%，至少2~3周，如
		P	40~60	每日分次，口服	病情未改善，改用下列方案
	DVLP	VCR	1~2	第1天，每2周3次，静脉滴注	小儿CR为92%，成人CR
		DNR	45	第1~3天，每周3次，静脉滴注	为77.8%
		L-ASP	5000~10000（U）	第16天开始，每天1次，静脉滴注	
		Pred	40~60	每日分次，共35日，口服	
急性髓细胞白血病	DA	DNR	40	第1~3天，每日1次，静脉滴注	每一疗程7日，间歇1~2
		Ara-C	150	第1~7天，每日1次，静脉滴注	周，CR为35%~85%
	HOAP	HH	3~6	第1~5天或7天，静脉滴注	每一疗程5~7日，间歇1~2
		VCR	2	第1天，静脉注射	周，国内报告CR为60%
		Ara-C	150	第1~5天或7天，静脉滴注	
		Pred	40~60	每日分次，口服	
	ATRA	ATRA	25~45	25~45mg/（m² · d）口服	M₃（APL）首次CR为 70%~90%

注：上述各项药物简称的全名参阅表5-7；CR：完全缓解率。

2. 急性淋巴细胞白血病的治疗 随着支持治疗的加强、多药联合方案的应用、大剂量化疗和HSCT的推广，成人ALL的预后已有很大改善，CR率可达到80%~90%。ALL治疗方案选择需要考虑年龄、ALL亚型、治疗后的MRD和耐药性、是否有干细胞供体及靶向治疗的药物等。

（1）诱导缓解治疗 常用长春新碱（VCR）加泼尼松（P）组成的VP方案，儿童完全缓解率高达80%~90%，成人的完全缓解率仅50%，而且容易复发。因此成人急淋常需在VP方案上加蒽环类药物（如柔红霉素，DNR）组成DVP方案或加左旋门冬酰胺酶（L-ASP）为VLP方案或四种药物同时应用的DVLP方案。

（2）缓解后治疗 缓解后强化巩固、维持治疗和中枢神经系统白血病（CNSL）防治十分必要。如未行异基因HSCT，ALL巩固维持治疗一般需3年。定期检测MRD并根据亚型决定巩固和维持治疗强度和时间。左旋门冬酰胺酶（L-ASP）和大剂量甲氨蝶呤（HD MTX）已广为应用并明显改善了治疗结果。HD MTX的主要副作用为黏膜炎、肝肾功能损害，故在治疗时需要充分水化、碱化和及时亚叶酸钙解救。大剂量蒽环类、依托泊苷和Ara-C在巩固治疗中作用，尤其是远期疗效仍待观察。对于ALL，即使经过强烈诱导和巩固治疗，仍需维持治疗。巯嘌呤（6MP）和MTX联合是普遍采用的有效维持治疗方案。一般控制白细胞在$3×10^9$/L以下，以控制MRD。为预防中枢神经系统白血病，鞘内注射甲氨蝶呤10mg，每周1次，至少6次。

髓外白血病复发中，中枢神经系统白血病最为常见，以急淋白血病尤为突出。单纯髓外复发者多能同时检出骨髓MRD。血液学复发会随之出现。因此在进行髓外局部治疗的同时，需行全身化疗。对CNSL预防有颅脊椎照射和腰穿鞘注两种方法。颅脊椎照射疗效确切，但其不良反应如继发肿瘤、内分泌受损、认知障碍和神经毒性限制了应用。现在多采用早期强化全身治疗和鞘注预防CNSL发生，以省略颅脊椎照射，将其作为CNSL发生时的挽救治疗。对于睾丸白血病患者，即使仅有单侧睾丸白血病也要进行双侧照射和全身化疗。

HSCT对治愈成人ALL至关重要。异基因HSCT可使40%~65%的患者长期存活。主要适应证为：①复发难治ALL；②CR二期ALL；③CR一期高危ALL：如染色体为t（9；22）、t

NOTE

（4；11）、+8 者；白细胞>30×10^9/L 的前 B-ALL 和 100×10^9/L 的 T-ALL；获 CR 时间>4~6 周，CR 后 MRD 偏高，在巩固维持期持续存在或仍不断增加。

3. 急性髓细胞白血病的治疗 近年来，由于强烈化疗、HSCT 及有力的支持治疗，60 岁以下 AML 患者的预后有很大改善，30%~50%的患者可望长期生存。

（1）诱导缓解治疗 目前常用标准的诱导缓解方案是 DA 方案，缓解率可达 85%。国内常用方案之一是 HOAP，平均缓解率约 60%。HOAP 方案中不用 VCR 及泼尼松即成 HA 方案，缓解率可接近 DA 方案。但总的缓解率不如急淋白血病，且诱导过程中一定要通过粒细胞极度缺乏时期后，才有可能进入缓解期。

我国血液病学者发现全反式维 A 酸可使 M$_3$ 白血病诱导缓解，其缓解率可达 85%。缓解后单用维 A 酸巩固强化治疗易复发，故宜与其他化疗联合治疗或交替维持治疗。此外，据报道临床试用含砷中药（或砷制剂）对 M$_3$ 型诱导完全缓解率可达 65%~98%，对复发的患者也有很好的疗效，M$_3$ 有合并 DIC 倾向者要使用肝素治疗。

（2）缓解后治疗 诱导 CR 是 AML 长期无病生存关键的第一步，但此后若停止治疗，则复发几乎不可避免。复发后不行 HSCT 则生存者甚少。AML 缓解后治疗的特点为：①AML 的 CNSL 发生率仅 2%，初诊高白细胞、伴髓外病变、M$_4$/M$_5$、t（8；21）或 inv（16）、CD$_7^+$ 或 CD$_{56}^+$ 者应在 CR 后做脑脊液检查并鞘内预防性用药。国内多数单位在 AML CR 后仍将 CNSL 预防列为常规，鞘内注药至少 1 次，但较 ALL 预防次数明显减少。②AML 比 ALL 治疗时间明显缩短，APL 用 ATRA 获得 CR 后采用化疗与 ATRA 或砷剂交替维持治疗 2~3 年较妥。

（3）复发和难治 AML 的治疗 ①大剂量阿糖胞苷（HD Ara-C）联合化疗：对年龄 55 岁以下，支持条件较好者，可选用。②新方案：如福达拉滨、Ara-C 和 G-CSF±IDA（FLAG±I）。③对于年龄偏大或继发性 AML，可采用预激化疗。④HSCT：除 HLA 相合的 HSCT 外还包括 HLA 部分相合或半相合的移植。⑤免疫治疗：非清髓性干细胞移植（NST）、供体淋巴细胞输注（DLI）、抗 CD$_{33}$ 和 CD$_{45}$ 单抗也显示了一定的疗效。

三、中医治疗

（一）辨证论治

1. 热毒炽盛证

症状：壮热，口渴多汗，烦躁，头痛面赤，身痛，口舌生疮，咽喉肿痛，面颊肿胀疼痛，或咳嗽，咯黄痰，皮肤、肛门疖肿，便秘尿赤，或见吐血、衄血、便血、尿血、斑疹，或神昏谵语，舌质红绛，苔黄，脉大。

治法：清热解毒，凉血止血。

方药：黄连解毒汤合清营汤加减。夹湿者可加茵陈、藿香、苡仁以清利湿热；骨、关节疼痛，加五灵脂、乳香、没药、蒲黄以活血化瘀止痛；出血，加仙鹤草、柏叶、小蓟以凉血止血。另外在上方中常规加入白花蛇舌草、蒲公英等清热解毒之品，则效果更佳。

2. 痰热瘀阻证

症状：腹部癥积，颌下、腋下、颈部有痰核，单个或成串，痰多，胸闷，头重，纳呆，发热，肢体困倦，心烦口苦，目眩，骨痛，胸部刺痛，口渴而不欲饮，舌质紫暗，或有瘀点、瘀斑，舌苔黄腻，脉滑数或沉细而涩。

治法：清热化痰，活血散结。

方药：温胆汤合桃红四物汤加减。可酌情加白花蛇舌草、山慈菇、夏枯草、胆南星、蒲黄等以清热化痰散结。若腹部癥块坚硬，可选用鳖甲、穿山甲、昆布、海藻、三棱、莪术等化瘀软坚消癥之品。

3. 阴虚火旺证

症状：皮肤瘀斑，鼻衄，齿衄，发热或五心烦热，口苦口干，盗汗，乏力，体倦，面色晦滞，舌质红，苔黄，脉细数。

治法：滋阴降火，凉血解毒。

方药：知柏地黄丸合二至丸加减。可酌情加青蒿、地骨皮、银柴胡以退虚热。若火毒较甚，加白花蛇舌草、半枝莲、蒲公英清热解毒；虚火灼络，迫血妄行，加石膏、知母、仙鹤草、小蓟以凉血止血。

4. 气阴两虚证

症状：低热，自汗，盗汗，气短，乏力，面色不华，头晕，腰膝酸软，手足心热，皮肤瘀点、瘀斑，鼻衄，齿衄，舌淡，有齿痕，脉沉细。

治法：益气养阴，清热解毒。

方药：五阴煎加味。如兼夹瘀血，骨痛，胸痛，腹部癥块，加桃仁、红花、三棱、莪术、鳖甲、归尾等活血散结；若兼有痰核者，加入贝母、山慈菇、黄药子、海藻、生牡蛎、海蛤壳以化痰散结；若热毒甚，加白花蛇舌草、半枝莲、蒲公英以清热解毒。

5. 湿热内蕴证

症状：发热，有汗而热不解，头身困重，腹胀纳呆，大便不爽或下利不止，肛门灼热，小便黄赤而不利，关节酸痛，舌红，苔黄腻，脉滑数。

治法：清热解毒，利湿化浊。

方药：葛根芩连汤加味。如三焦热甚，高热不退，加栀子、龙胆草以清热泻火利湿；如表湿不解，肢体酸楚，加羌活、寄生、藿香以利湿化浊；若小便不利，淋沥涩痛，加车前草、木通清热通淋利湿。可在上方中酌情加入半枝莲、黄药子清热化湿解毒。

（二）常用中药制剂

1. 六神丸 功效：清热解毒，化瘀止痛。适用于白血病热毒炽盛证。用法：成人每天30~180粒，分2~3次口服，小儿酌减，15~20天为一疗程。

2. 犀黄丸 功效：解毒消痈，化痰散结，活血化瘀。适用于白血病痰热瘀阻证。用法：口服，每次1丸，每日3次，温水化服。

3. 贞芪扶正胶囊 功效：益气养阴补肾。适用于白血病气阴两虚证。用法：口服，每次3粒，每日3次。

【预后】

急性白血病未经特殊治疗者平均生存期仅3个月左右。经过现代治疗，大部分患者可长期缓解或长期存活。由于影响疗效的因素较多，获得缓解的机会不尽一致，影响预后的因素有：①患者年龄与性别：一般婴幼儿、儿童、中青年和成年人预后差；60岁以上的老人预后更差；男性比女性预后差。②肝脾明显肿大或髓外白血病浸润明显者预后差。③对化疗反应差，骨髓白血病细胞减少缓慢者预后差。④继发性AL、复发及有多药耐药者以及需较长时间化疗才能缓解者，预后均较差。

NOTE

【预防与调护】

白血病病因及发病机理未明，预防措施应当是多方面的。首先应加强锻炼，增强体质；尽量减少各种病毒感染的机会；加强劳动防护，严格遵守有关操作规程，避免接触有害化学物品及遭受电离辐射；严禁滥用对骨髓有影响的药物等。

慢性髓细胞白血病

慢性髓细胞白血病（chronic myelocytic leukemia，CML）简称慢粒白血病或慢粒，是一种发生在多能造血干细胞上的恶性骨髓增生性疾病（获得性造血干细胞恶性克隆性疾病），主要涉及髓系。其临床特点是外周血粒细胞显著增多并有不成熟性，在受累的细胞系中可找到 Ph 染色体和 BCR-ABL 融合基因。病程较缓慢，脾脏肿大。由慢性期（chronic phase，CP）、加速期（accelerated phase，AP）最终发展至急变期（blastic phase or blast crisis，BP/BC）。CML 在我国占全部白血病的 18%~20%，居白血病第 3 位，发病率随年龄而增加，50~60 岁为高峰，男性略高于女性。

【临床表现】

慢性髓细胞白血病国内比较多见，可发生于任何年龄，但以中年居多，男性多于女性。起病缓慢，早期可无自觉症状，往往在偶然情况下发现血象异常或脾肿大而被确诊。

一、慢性期（CP）

CP 一般持续 1~4 年。患者有乏力、低热、多汗或盗汗、体重减轻等代谢亢进表现。由于脾大而自觉左上腹坠胀感，常以脾脏肿大为最显著体征。往往就医时脾脏常已达脐平面上下，质地坚实，表面光滑，无压痛，脾梗死时可有明显压痛，并有摩擦音。肝脏明显肿大较少见。部分患者胸骨中下段压痛。当白细胞显著增高时，可有眼底充血及出血。白细胞极度增高时，可发生白细胞淤滞症。

二、加速期（AP）

常有发热、虚弱、进行性体重下降、骨骼疼痛，逐渐出现贫血和出血。脾持续或进行性肿大。对原来治疗有效的药物无效。AP 可持续几个月到数年。

三、急变期（BP/BC）

为 CML 的终末期，临床与 AL 类似。多数急粒变，少数为急淋变或急单变，偶有混合性白血病等类型。预后极差，往往在数月内死亡。

【实验室检查】

一、慢性期（CP）

1. 血象 白细胞数明显增高，常超过 $20 \times 10^9/L$，可达 $100 \times 10^9/L$ 以上。血片中粒细胞显

著增多，可见各阶段粒细胞，以中性中幼、晚幼和杆状核粒细胞居多，原始（Ⅰ+Ⅱ）细胞<10%；嗜酸性及嗜碱性粒细胞增多，后者有助于诊断。血小板多在正常水平，部分患者增多；晚期血小板渐减少，并出现贫血。

2. 中性粒细胞碱性磷酸酶（NAP）测定 活性减低或呈阴性反应。治疗有效时 NAP 活性可以恢复，疾病复发时又下降，合并细菌性感染时可略升高。

3. 骨髓 骨髓增生明显至极度活跃，以粒细胞为主，粒：红比例明显增高，其中中性中幼、晚幼及杆状核粒细胞明显增多，原始细胞小于10%。嗜酸性和嗜碱性粒细胞增多。红细胞相对减少。巨核细胞增多或正常，晚期减少。

4. 细胞遗传学及分子生物学改变 95%以上 CML 细胞出现 Ph 染色体（小的 22 号染色体），显带分析为 t（9；22）（q34；q11）。9 号染色体长臂上的 C-ABL 原癌基因易位到 22 号染色体长臂的断裂点簇集区（BCR），形成 BCR-ABL 融合基因。其编码的蛋白主要为 P_{210}，P_{210} 具有络氨酸激酶活性，导致 CML 发生。Ph 染色体可见于粒、红、单核、巨核及淋巴细胞中。

5. **CFU-GM** 与正常骨髓相似或明显增加。

6. 血液生化 血清及尿中尿酸浓度增高。血清乳酸脱氢酶增高。

二、加速期（AP）

不明原因的发热、贫血、血小板进行性减少或增加。外周血或骨髓原始细胞≥10%。外周血嗜碱性粒细胞>20%。脾脏进行性增大。对传统的抗 CML 药物无效。骨髓中有显著的胶原纤维增生。出现 Ph 以外的其他染色体异常。P_{53} 基因重排，P_{53} 基因点突变或过量表达。CFU-GM 增殖和分化缺陷，集簇增多，集簇和集落的比值增高。

三、急变期（BP/BC）

外周血中原粒+早幼粒细胞>30%；骨髓中原粒细胞或原淋+幼淋或原单+幼单>20%；髓中原粒+早幼粒细胞>50%；出现髓外原始细胞浸润，CFU-GM 培养呈小簇生长或不生长。

【诊断与鉴别诊断】

一、诊断

凡有不明原因的持续性白细胞数增高，根据典型的血象、骨髓象改变，脾肿大，Ph 染色体阳性，BCR-ABL 融合基因阳性，即可作出诊断。Ph 染色体尚可见于 2% AML、5% 儿童 ALL 及 25% 成人 ALL，应注意鉴别。

二、鉴别诊断

1. 其他原因引起的脾大 血吸虫病、慢性疟疾、黑热病、肝硬化、脾功能亢进等均有脾大，但各病均有各自原发病的临床特点，并且血象及骨髓象无 CML 的典型改变。Ph 染色体及 BCR-ABL 融合基因均阴性。

2. 原发性骨髓纤维化 但骨髓纤维化外周血白细胞数一般比 CML 少，多不超过 $30 \times 10^9/$L，且波动不大。NAP 阳性。此外幼红细胞持续出现于外周血中，红细胞形态异常，特别是泪滴状红细胞易见。Ph 染色体及 BCR-ABL 融合基因阴性。多次多部位骨髓穿刺干抽。骨髓活检网状纤维染色阳性。

3. 类白血病反应　常并发于严重感染、恶性肿瘤等基础疾病，并有相应原发病的临床表现。类白血病反应一般白细胞数可达 $50×10^9/L$，粒细胞胞浆中常有中毒颗粒和空泡。嗜酸性粒细胞和嗜碱性粒细胞不增多。NAP 反应强阳性，Ph 染色体及 BCR-ABL 融合基因阴性。血小板和血红蛋白大多正常。原发病去除后，类白血病反应亦随之消失。

【治疗】

一、治疗思路

慢粒起病缓慢，病程长，化疗虽可使大多数慢粒趋向稳定，但多年来，慢粒病人中位数存活期并未改善，且慢粒出现多药耐药者增加。异基因造血干细胞移植（Allo-SCT）是公认的根治方法，5 年无病生存率可达到 60%~80%，20%~30% 的患者死于移植相关病，现靶向药物伊马替尼作为慢粒的一线药物治疗，使慢粒死亡率明显下降，但长期服用有部分病人出现耐药和副作用。中医辨证论治针对不同的病期进行治疗，对化学治疗有增效减毒的作用。慢粒乃邪毒久恋血分，因毒致瘀，因而在整个治疗过程中，自始至终要贯穿解毒、祛瘀。基本法则为清热解毒，活血化瘀。晚期患者元气衰败，以调补正气为主，解毒祛瘀为辅。

二、西医治疗

CML 治疗应着重于慢性期早期，避免疾病转化，力争细胞遗传学和分子生物学水平的缓解（表 5-9），一旦进入加速期或急变期则预后很差。

1. 细胞淤滞症紧急处理　见急性白血病相关治疗，需并用羟基脲和别嘌醇。

表 5-9　CML 的疗效标准

	疗效水平	判定标准
血液学	完全血液学缓解（CHR）	全血计数和白细胞分类正常，无髓外浸润
细胞遗传学	完全细胞遗传学缓解（CCR）	至少检查 20 个分裂相，Ph⁺细胞 0
	主要细胞遗传学缓解（MCR）	Ph⁺细胞 0~35%
	部分细胞遗传学缓解	Ph⁺细胞 1%~35%
	次要细胞遗传学缓解	Ph⁺细胞 36%~65%
	微小细胞遗传学缓解	Ph⁺细胞 66%~95%
分子学	完全分子学缓解（CMR）	BCR-ABL 的 PT-PCR 阴性
	主要分子学缓解（MMR）	BCR-ABL 的 mRNA 降低 3 个对数级以上

2. 化学治疗　化疗虽可使大多数 CML 患者血象及异常体征得到控制，但中位生存期（40 个月左右）并未延长。化疗时宜保持每日尿量在 2500mL 以上和尿液碱化，加用别嘌醇 100mg，每 6 小时 1 次，防止高尿酸血症肾病，至白细胞数正常后停药。

（1）羟基脲（hydroxyurea，HU）　为周期特异性抑制 DNA 合成的药物，起效快，但持续时间较短。用药后两三天白细胞即下降，停药后又很快回升，降低肿瘤负荷效果好。常用剂量为每日 3g，分 2 次口服，待白细胞减至 $20×10^9/L$ 左右时，剂量减半，降至 $10×10^9/L$ 时，改为小剂量（0.5~1g/d）维持治疗。需经常检查血象，以便调整药物剂量。本药不良反应少，耐药性好，与烷化剂无交叉耐药性。对患者以后接受 HSCT 也无不良影响。为当前首选化疗药物。

（2）白消安（busulfan，BU，马利兰）　是一种烷化剂，作用于早期祖细胞，起效慢且后作用时间长，剂量不易掌握。初始每日 4~6mg，口服，白细胞降至 $20×10^9/L$ 时宜暂停药，待病情稳定后改 0.5~2mg/d 甚至更低，使白细胞保持在（7~10）$×10^9/L$。用药过量往往造成严重骨髓抑制，且恢复较慢。个别患者即使剂量不大也可出现骨髓抑制，应提高警惕。长期用药可出现皮肤色素沉着、精液缺乏、停经、肺纤维化等，现已较少使用。

（3）其他药物　Ara-C、高三尖杉酯碱（HHT）、靛玉红、异靛甲、环磷酰胺、砷剂及其他联合化疗亦有效，但多在上述药物无效时才考虑使用。

3. 干扰素-α（interferon-α，IFN-α）　该药通过直接抑制 DNA 多聚酶活性和干扰素调节因子（IRF）的基因表达，从而影响自杀因子（FAS）介导的凋亡。剂量为 300 万~500 万 U/（$m^2·d$），皮下或肌肉注射，每周 3~7 次，持续数月至数年不等。由于药物起效慢，对白细胞显著增多者，宜在第 1~2 周并用羟基脲或小剂量 Ara-C。常见毒副反应为流感样症状：畏寒、发热、疲劳、头痛、厌食、恶心、肌肉及骨骼疼痛。

4. 甲磺酸伊马替尼（imatinib mesylate，IM）　为 2-苯胺嘧啶衍生物，能特异性阻断 ATP 在 abl 激酶上的结合位置，使络氨酸残基不能磷酸化，从而抑制 BCR-ABL 阳性细胞的增殖。治疗剂量：CP、AP 和 BP/BC 分别为 400mg/d、600mg/d 和 600~800mg/d。初治 CML-CP，IM 治疗 1 年后 CHR、MCR 和 CCR 分别为 96%、85% 和 69%，随治疗时间延长疗效提高，5 年 CCR87%，总生存率达 90%。据推算，即使 CMR 时，白血病细胞数仍可达 10^6，若无充分理由，IM 不能停用。使用 IM 的患者10%~15%出现疾病进展，疗效欠佳和进展的患者在 IM 加量至 600~800 mg/d，部分也能获益。

5. 异基因造血干细胞移植（Allo-SCT）　是目前认为根治 CML 的标准治疗。骨髓移植应在 CML 慢性期待血象及体征控制后尽早进行，常规移植患者年龄<45 岁为宜。HLA 相合同胞间移植后复发率为 20%~25%，患者 3~5 年无病存活率为 60%~80%，无血缘关系的移植，患者长期无病生存率为 35%~57%。

移植后复发的主要治疗方法：①立即停止免疫抑制剂。②药物治疗。③供体淋巴细胞输注（DLI），缓解率65%~75%，并发症为 GVHD 和骨髓抑制。④非清髓性干细胞移植（NST）或二次移植。IM 不增加移植相关发病率和死亡率，对 Allo-SCT 后复发患者仍然有效，有研究提示 IM 与 DLI 有协同作用。

6. CML 晚期的治疗　晚期患者对药物耐受性差，缓解率低且缓解期很短。加速期治疗：①Allo-SCT：HLA 相合同胞间移植和非亲缘间或单倍型移植的长期无病生存（DFS）分别为30%~40%和15%~35%。②IM：CHR、MCR 和 CCR 分别为 34%、11%~25% 和 11%~19%。③其他：干扰素联合化疗药物或使用化疗方案等。

慢粒白血病急变期的治疗：①化疗：髓系急变可采用 ANLL 方案化疗，急淋变可按 ALL 方案治疗。②IM：CHR、MCR 和 CCR 分别为 8%、3%~8% 和 0~2%，且疗效维持短暂。③Allo-SCT：复发率高达 60%，长期 DFS 仅 15%~20%。对于重回慢性期后做移植者，其效果同 AP。

三、中医治疗

（一）辨证论治

1. 阴虚内热证

症状：低热，多汗或盗汗，头晕目眩，虚烦，面部潮红，口干口苦，膈下痞满，消瘦，手足心热，皮肤瘀斑或鼻衄、齿衄，舌质光红，苔少，脉细数。

治法：滋阴清热，解毒祛瘀。

方药：青蒿鳖甲汤加减。热甚者，加七叶一枝花、山豆根清热解毒；出血，加丹皮、茜草根、小蓟、仙鹤草等凉血止血。

2. 瘀血内阻证

症状：形体消瘦，面色晦暗，胸骨按痛，胁下癥块，按之坚硬、刺痛，皮肤瘀斑、鼻衄、齿衄、尿血或便血，舌质紫暗，脉细涩。

治法：活血化瘀。

方药：膈下逐瘀汤加减。胁下癥块甚者，加鳖甲、穿山甲、生牡蛎软坚消癥；出血明显，加三七粉化瘀止血。

3. 气血两虚证

症状：面色萎黄或苍白，头晕眼花，心悸心慌，胁下坠胀感，疲乏无力，气短懒言，自汗，食欲减退，舌质淡，苔薄白，脉细弱。

治法：补益气血。

方药：八珍汤加减。若气血亏虚、气不摄血而鼻衄、肌衄，可加黄芪、茜草根、仙鹤草、阿胶珠等摄血止血；若有低热及口干属阴液不足者，可加旱莲草、麦冬等以养阴。

4. 热毒壅盛证

症状：发热甚或壮热，汗出，口渴喜冷饮，衄血、发斑，或便血、尿血，身疼骨痛，左胁下积块进行性增大，硬痛不移，倦怠神疲，消瘦，舌红，苔黄，脉数。

治法：清热解毒为主，佐以扶正祛邪。

方药：清营汤合犀角地黄汤加减。加党参、当归益气补血，扶正祛邪。若壮热不退，加生石膏、知母；出血甚者，加紫草、白茅根、仙鹤草、大蓟、小蓟以凉血止血。

（二）常用中药制剂

1. 当归龙荟丸　功效：清热解毒泻火。用于热毒壅盛、肝胆实火型慢粒。用法：口服，每次 6g，每日 3 次。

2. 六神丸　功效：清热解毒，化瘀止痛。用于热毒炽盛型慢粒。用法：口服，每日 90~120 粒，每日 3~4 次。

3. 平消胶囊　功效：活血化瘀，止痛散结。用于瘀血内阻证型慢粒。用法：口服，一次 4~8 粒，一日 3 次。

【预后】

多数患者经化疗数生存期为 39~47 个月，25%~35% 的患者可存活 5 年或更长时间，个别可生存达 10~20 年。影响 CML 预后的主要因素：①初诊时预后风险积分；②治疗方式；③病程演变。IM 和 Allo-SCT 是目前优先采用的治疗方式。

【预防与调护】

同急性白血病。

慢性淋巴细胞白血病

慢性淋巴细胞白血病（chronic lymphocytic leukemia，CLL）简称慢淋白血病或慢淋，是一种单克隆性小淋巴细胞疾病，细胞以正常或高于正常的速度复制增殖，大量积聚在骨髓、血液、淋巴结和其他器官，最终导致正常造血功能衰竭的低度恶性疾病。其特点为成熟形态的淋巴细胞在体内积聚，使血液和骨髓中淋巴细胞增多，淋巴结、肝、脾肿大，最后累及淋巴系统以外的其他组织，95%以上的 CLL 为 CD_5^+ 的 B 细胞型，3%~5%为 T 细胞型。本病在欧美各国较常见，在我国及亚洲地区较少见。

【临床表现】

患者多系老年，90%的病人在 50 岁以上发病，中位年龄 65 岁，男女比例 2：1。起病缓慢，早期常无症状，或仅感乏力、体倦、体力活动时气促，中晚期可有食欲不振、发热、盗汗、消瘦等症状。晚期患者骨髓造血功能受损，可出现贫血、血小板减少和粒细胞减少。由于免疫功能减退，常易并发感染。也常出现自身免疫现象，如 Evans 综合征、自身免疫性溶血性贫血（AIHA）、免疫性血小板减少性紫癜（ITP）等。终末期可出现幼淋巴细胞白血病（PLL）、Richter 综合征（转化为弥漫大 B 细胞淋巴瘤等）和第二肿瘤。

1. 淋巴结肿大　60%~80%患者有无痛性淋巴结肿大，常见于颈部、锁骨上、腋下及腹股沟等处。增大的淋巴结较硬，无压痛，可移动。CT 扫描可发现肺门、腹膜后、肠系膜淋巴结肿大。

2. 肝脾肿大　脾肿大常见，占 40%，轻至中度肿大，晚期可达盆腔，偶可发脾梗死或脾破裂。肝肿大占 10%左右，轻度不如脾脏，当明显肿大伴肝功能损害时，常提示晚期。

3. 结外损害　10%患者有皮肤表现，较慢粒多见，呈散在性红色或紫红色斑丘疹，系白血病细胞的皮肤侵润所致。

4. 免疫缺陷表现　由于免疫异常致免疫功能减退而发生各种感染，最常见的感染有呼吸道、皮肤、胃肠道、泌尿系统及血液系统等，带状或单纯疱疹发生率较高。

【实验室及其他检查】

1. 血象　持续淋巴细胞增多，白细胞>10×10^9/L，淋巴细胞占 50%以上，绝对值≥5×10^9/L（持续 4 周以上）。大多数患者白血病细胞形态与成熟小淋巴细胞相同，胞浆少，胞核染色质呈凝块状；偶可见原始淋巴细胞。多数患者外周血涂片中可见破损细胞（涂抹细胞或"篮细胞"），该种细胞增多是 CLL 血象特征。可见少数幼稚淋巴细胞，常小于 2%，幼稚淋巴细胞增多与疾病进展、p53 基因异常和 12 号染色体三体有关。中性粒细胞比值降低。随病情发展，血小板减少，贫血逐渐明显。

2. 骨髓象　有核细胞增生明显活跃或极度活跃，淋巴细胞≥40%，以成熟淋巴细胞为主。红系、粒系及巨核系细胞均减少，有溶血时，幼红细胞可代偿性增生。骨髓活检白血病细胞对骨髓的浸润可呈弥漫型、结节型、间质型和结节间质混合型，后三种情况下骨髓内常残存部分正常造血。

3. 免疫学检查　40%~50%病例的正常免疫球蛋白减少，约 5%的病例血清中出现单克隆球蛋白高峰，IgM 型多见，可伴有高黏滞血症和冷球蛋白血症，抗人球蛋白实验阳性见于 20% 的病例，IgG 及 IgA 较少见。

4. 免疫表型 淋巴细胞具有单克隆性。源于 B 细胞者，其轻链只有 κ 或 λ 链中的一种，小鼠玫瑰花结试验阳性，SmIg 弱阳性，CD_5、CD_{19}、CD_{23}、CD_{43}、$CD_{79\alpha}$ 阳性，CD_{11c}、CD_{20}、CD_{22} 弱阳性，FMC_7、CD_{79B} 阴性或弱阳性，CD_{10}、$cyclinD_1$ 阴性。患者中 60% 有低 γ 球蛋白血症，20% 患者抗人球蛋白试验阳性，但出现自身免疫性溶血性贫血者仅 8%。

5. 染色体 研究表明，50%~80% 的患者有染色体异常。

6. 基因突变 50%~60% 的 CLL 发生免疫球蛋白重链可变区（IgVH）基因突变，IgVH 突变发生于经历了抗原选择的记忆 B 细胞（后生发中心），此类病例生存期长；无 IgVH 突变者预后较差，此类 CLL 起源于未经抗原选择的原始 B 细胞（前生发中心）。约 10% 的 CLL 存在 p53 缺失。

【诊断与鉴别诊断】

一、诊断

1. 诊断要点 结合临床表现，外周血中持续性单克隆性淋巴细胞大于 $5\times10^9/L$，骨髓涂片中小淋巴细胞 $\geq$40%，以及根据免疫学表面标志，可以做出诊断和分类。

2. 临床分期 分期之目的在于帮助选择治疗方案及估计预后。CLL 常用的分期标准包括 Rai 和 Binet 分期（表 5-10）。

表 5-10　CLL 的 Rai 和 Binet 分期

分期	标准	中数存活期
Rai 分期		
0	血和骨髓中淋巴细胞增多	>150 月
I	0+淋巴结肿大	101 月
II	I+脾脏肿大、肝脏肿大或肝脾均大	>71 月
III	II+贫血（Hb<110g/L）	19 月
IV	III+血小板减少（<100×10⁹/L）	19 月
Binet 分期		
A	血和骨髓中淋巴细胞增多，<3 个区域的淋巴组织肿大	>10 年
B	血和骨髓中淋巴细胞增多，≥3 个区域的淋巴组织肿大	7 年
C	与 B 期相同外，尚有贫血（Hb：男性<110g/L，女性<100g/L）	2 年
	或血小板减少（<100×10⁹/L）	

注：5 个区域包括头颈部、腋下、腹股沟、脾、肝；肝、脾肿大专指体检阳性

二、鉴别诊断

1. 病毒感染引起的淋巴细胞增多 是多克隆性和暂时性的，随感染控制，淋巴细胞数恢复正常。

2. 淋巴瘤细胞白血病 部分淋巴瘤转化为淋巴瘤细胞白血病，具有原发病淋巴瘤的病史，细胞常有核裂并呈多型性。病理活检显示明显滤泡结构，可帮助诊断。病情严重，缓解率低。

3. PLL 幼淋巴细胞白血病多发生于老年人，但病程较慢淋白血病为急，脾大明显，淋巴

结肿大较少，白细胞数往往很高，血及骨髓涂片上有较多的（>55%）带核仁幼淋巴细胞，此外其细胞表面免疫学标志与慢淋白血病不同。

4. 毛细胞白血病（HCL）　全血减少伴脾大者诊断不难，但有部分 HCL 的白细胞升高达（10~30）×10^9/L。HCL 细胞有纤毛状胞浆突出物，抗酒石酸的酸性磷酸酶染色反应阳性，CD_5 阴性，高表达 CD_{25}、CD_{11c} 和 CD_{103}。

【治疗】

一、治疗思路

根据临床分期、症状和疾病活动情况而定。慢淋白血病为一慢性惰性病程，随访结果表明早期治疗并不能延长患者生存期，早期（Rai 0~Ⅱ期或 Binet A 期）患者无需治疗，定期复查即可。如出现疾病高度活动应开始化疗。在疾病进展期（Ⅲ、Ⅳ期或 C 期）却无疾病进展表现者，有时也可"观察和等待"。近来研究发现，完全缓解（CR）患者生存期较部分缓解和无效者长，因此应致力于提高 CR 率和尽可能清除微小残留白血病。可根据病情采取中西医结合治疗，中医治疗应注重辨证与辨病相结合，达到减少化疗药物毒性，增加缓解率的目的。早期病人以中药扶正为主，辅以软坚散结。中晚期病人西药化疗祛邪，中药扶正培本，中西医合用，标本兼治。

二、西医治疗

1. 化学治疗　最常用的药物为：①苯丁酸氮芥（CLB）：是烷化剂，有连续和间断两种用法。连续用药剂量为 4~8mg/（m^2·d），连续 4~8 周。需每周检查血象，调整药物剂量，以防骨髓过度抑制。间断用药总量 0.4~0.7mg/kg，1 天或分成 4 天口服，根据骨髓恢复情况，每 2~4 周为一循环。对初治 CLL，烷化剂 CR 率不足 10%，总治疗反应率 50%~60%，预期中位生存期 50~70 个月。②氟达拉滨（fludarabine，Flu）：是嘌呤类似物，用量一般为 25~30mg/（m^2·d），连续 3 天静滴，每 4 周重复一次。Flu 的完全缓解率为 20%~30%。

2. 免疫治疗　①阿来组单抗（alemtuzumab，Campath-1H）：是人源化的鼠抗人 CD_{52} 单克隆抗体，几乎全部 CLL 细胞表面均有 CD_{52} 表达。p53 缺失者对烷化剂、嘌呤类似物及 CD_{20} 单抗耐药，而阿来组单抗对其仍有疗效。阿来组单抗能够清除血液和骨髓内的 CLL 细胞，也可考虑用于维持治疗。②利妥昔单抗（rituximab）：是人鼠嵌合型抗 CD_{20} 单克隆抗体，因 CLL 细胞表面 CD_{20} 表达较少，血浆中存在可溶性 CD_{20} 分子，利妥昔单抗在 CLL 患者体内清除过快，需加大剂量或密度才能有效。与阿来组单抗相比，利妥昔单抗骨髓抑制和潜在的细胞免疫抑制作用均较弱。

3. 化学免疫治疗　利妥昔单抗可以增强嘌呤类似物的抗肿瘤活性，rituximab+Flu 的 CR 率和生存率高于单用 Flu。Flu 联合环磷酰胺（FC）联合利妥昔单抗（FCR）治疗初治 CLL，获得 CR 率 70%，总反应率 95%，40% 以上 CR 患者的骨髓中 PCR 检测未发现微小残留病，4 年无治疗失败生存率为 69%。这是初治 CLL 迄今获得的最佳治疗反应。

4. 造血干细胞移植（HSCT）　在缓解期行自体干细胞移植治疗 CLL 效果优于传统化疗，患者体内的微小残留病可转阴，但随访至 4 年时，50% 复发。异基因造血干细胞移植（Allo-SCT）治疗 CLL，可使部分患者长期存活至治愈，但患者多为老年，常规方案的移植相关并发症多，近年非清髓性造血干细胞移植（NST）技术不断成熟，可望降低移植相关死亡率，提高存活比例。

5. 并发症治疗 由于低 γ 球蛋白血症、中性粒细胞缺乏以及患者年老，极易感染。严重感染常为致死原因，应积极治疗。反复感染者可用静脉注射免疫球蛋白。并发自身免疫性溶血性贫血或血小板减少性紫癜者可用糖皮质激素，疗效尚好。若仍无效且脾大明显者，可考虑切脾手术。

三、中医治疗

（一） 辨证论治

1. 痰瘀互阻证

症状：面色暗滞，颈部、腋下、腹股沟内痰核单个或成串状，坚实、固定或可移动的腹部癥块，痛或不痛，低热，乏力，皮肤瘀斑或鼻衄，舌质紫暗，或有瘀点瘀斑，舌苔厚腻，脉沉细涩。

治法：化痰祛瘀，软坚散结。

方药：桃红四物汤合柴胡疏肝散加减。痰核癥块明显者，可酌情加山慈菇、白花蛇舌草、夏枯草、生牡蛎、海藻、鳖甲等化痰、解毒、软坚、散结之品。

2. 气阴两虚证

症状：低热，乏力，气短懒言，面色不华，手足心热，皮肤瘀点、瘀斑，腰膝酸软，食欲减退，口干，舌淡，脉沉细。

治法：益气养阴。

方药：四君子汤合沙参麦冬汤加减。阴虚甚，可酌情加女贞子、旱莲草滋阴养血；热甚痰核明显，加半枝莲、白花蛇舌草、蒲公英清热解毒；气虚甚，加黄芪、黄精、山药以健脾益气。

（二） 常用中药制剂

1. 犀黄丸 功效：化瘀解毒，消痰散结。用于淋巴结肿大者。用法：每次 1 丸，每日 2 次，温水化服。

2. 小金丹 功效：散结消肿，化瘀止痛。用于淋巴结肿大者。用法：每次 1 丸，每日 2 次，黄酒送服。

3. 平消胶囊 功效：活血化瘀，止痛散结。用于痰瘀互阻证型慢淋。用法：口服，一次 4～8 粒，一日 3 次。

【预后】

病程长短不一，平均生存时间为 3～4 年，长者可达 10 年以上。主要死亡原因为骨髓衰竭导致的严重贫血、出血或感染，肺部感染多见。慢淋白血病急性变者罕见。

【预防与调护】

无特殊预防方法，一般人群应加强体质锻炼，提高抗病能力，预防感染，尤其是病毒感染。对于已患病、处于早期的患者应定期检查，无须立即化疗。

第七节 淋巴瘤

淋巴瘤（lymphoma）起源于淋巴结和淋巴组织，其发生大多与免疫应答过程中淋巴细胞增殖分化产生的某种免疫细胞恶变有关，是免疫系统的恶性肿瘤。按组织病理学改变淋巴瘤分为霍奇金淋巴瘤（Hodgkin lymphoma，HL）及非霍奇金淋巴瘤（non Hodgkin lymphoma，NHL）两大类。我国经标化后淋巴瘤的总发病率男性为 1.39/10 万，女性为 0.84/10 万，男性发病率明显高于女性，发病率明显低于欧美各国及日本。本病好发于 20~40 岁，城市发病率高于农村。我国淋巴瘤的死亡率为 1.5/10 万人口，居恶性肿瘤第 11~13 位，在本病两大类型中，HL仅占所有淋巴瘤的 8%~11%。

本病与中医"石疽"相类似，可归属于中医学"阴疽""瘰疬""失荣""恶核"等范畴。

【病因病理】

一、西医病因病理

（一）病因和发病机制

1. 病毒感染 淋巴瘤的病因和发病机制至今尚未阐明，但病毒学说颇受重视。用荧光免疫法检查 HL 患者的血清，可发现部分患者有高效价抗 Epstein-Barr（EB）病毒抗体。HL 患者的淋巴结在电镜下可见 EB 病毒颗粒。95% 的非洲 Burkitt 淋巴瘤和 20% 其他地区 Burkitt 淋巴瘤有 EB 病毒感染。可见 EB 病毒与 HL 的关系极为密切。

日本的成人 T 细胞白血病/淋巴瘤有明显的家族集中趋势，且呈地区性流行。20 世纪 70 年代后期，一种反转录病毒人类 T 淋巴细胞病毒 I 型（HTLV-I）被证明是成人 T 细胞白血病/淋巴瘤的病因；另一种反转录病毒 HTLV-II 近年来被认为与 T 细胞皮肤淋巴瘤（蕈样肉芽肿）的发病有关。

2. 细菌感染 幽门螺杆菌抗原的存在与胃黏膜相关性淋巴样组织结外边缘区淋巴瘤（胃 MALT 淋巴瘤）发病有密切的关系，抗幽门螺杆菌治疗可改善其病情，幽门螺杆菌可能是该类淋巴瘤的病因。

3. 免疫功能 免疫功能低下与淋巴瘤的易感性有关。遗传性和获得性免疫缺陷者淋巴瘤发病率显著增加，器官移植后长期应用免疫抑制剂而发生恶性肿瘤者，1/3 为淋巴瘤。干燥综合征患者中淋巴瘤的发病率比一般人高。

4. 环境因素及放射线接触 如日本原子弹爆炸后幸存者中淋巴瘤、白血病发病率升高。

5. 其他 与某些药物、油漆、重金属接触，如化疗药物环磷酰胺诱发第二肿瘤，且多为淋巴、造血组织来源的恶性肿瘤等。

（二）病理和分型

1. 霍奇金淋巴瘤（HL） R-S 细胞是 HL 的特点。R-S 细胞来源于被激活的生发中心后期 B 细胞。R-S 细胞大小不一，20~60μm，多数较大，形态极不规则，胞浆嗜双色性。核外形不规则，可呈"镜影"状，也可多叶或多核，偶有单核。核染色质粗细不等，核仁大而明显，可达核的 1/3。可伴各种细胞成分，毛细血管增生以及不同程度的纤维化。目前

NOTE

较普遍采用 1965 年 Rye 会议的 HL 分型方法，按病理组织的形态学特点将 HL 分为四类，见表 5-11。

表 5-11　霍奇金淋巴瘤的分型（1965 年 Rye 会议）

类型	病理组织学特点	临床特点
淋巴细胞为主型	结节性浸润，主要为中、小淋巴细胞，R-S 细胞少见	病变局限，预后较好
结节硬化型	交织的胶原纤维将浸润细胞分隔成明显结节，R-S 细胞较大，呈腔隙形。淋巴细胞、浆细胞、中性及嗜酸性粒细胞多见	年轻人多见，诊断时多 I 或 II 期，预后相对好
混合细胞型	纤维化伴局限性坏死，浸润细胞明显多型性，伴血管增生和纤维化。淋巴细胞、浆细胞、中性及嗜酸性粒细胞与较多的 R-S 细胞混同存在	有播散倾向，预后相对较差
淋巴细胞消减型	主要为组织细胞浸润、弥漫性纤维化及坏死，R-S 细胞数量不多，多型性	多为老年，诊断时已 III 或 IV 期，预后极差

国内以混合细胞型为最常见，结节硬化型次之，其他各型均较少见。各型并非固定不变，以淋巴细胞为主型的 2/3 可向其他各型转化，仅结节硬化型较为固定。

2. 非霍奇金淋巴瘤　NHL 组织学分型方法较多，目前应用较普遍的为 1982 年国际工作分型（IWF）方法，依据 HE 染色的形态学特征将 NHL 分为 10 型，见表 5-12。

表 5-12　非霍奇金淋巴瘤的国际工作分型（IWF）（1982 年）

恶性程度	病理组织学特点
低度恶性	A 小淋巴细胞型（SL）（可伴浆细胞样改变） B 滤泡性小裂细胞型（FSC） C 滤泡性小裂细胞和大细胞混合型（FM）
中度恶性	D 滤泡性大细胞型（FL） E 弥漫性小裂细胞型（DSC） F 弥漫性小细胞和大细胞混合型（DM） G 弥漫性大细胞型（DL）
高度恶性	H 免疫母细胞型（IBL） I 淋巴母细胞型（LBL）（曲折核型或非曲折核型） J 小无裂细胞型（SNC）（Burkitt 或非 Burkitt 淋巴瘤）
其他淋巴瘤	毛细胞型、皮肤 T 细胞型、组织细胞型、髓外浆细胞型、不能分型

2000 年 WHO 提出了淋巴组织肿瘤分型方案。该方案既考虑了形态学特点，也反映了应用单克隆抗体、细胞遗传学和分子生物学等新技术对淋巴瘤的新认识和确定的新病种，该方案包含了各种淋巴瘤和淋巴细胞白血病（表 5-13）

表 5-13　淋巴组织肿瘤 WHO（2001）分型

霍奇金淋巴瘤	B 细胞肿瘤	T 细胞和 NK 细胞肿瘤
结节性淋巴细胞为主型霍奇金淋巴瘤（NLPHL）	原始 B 细胞肿瘤	原始 T 细胞和 NK 细胞肿瘤
典型霍奇金淋巴瘤	B-原淋巴细胞白血病/淋巴瘤＊（B-ALL/LBL）	原始 T 淋巴细胞白血病/淋巴瘤（T-ALL/LBL）＊
结节硬化典型霍奇金	成熟 B 细胞肿瘤	原始 NK 细胞淋巴瘤

续表

霍奇金淋巴瘤	B 细胞肿瘤	T 细胞和 NK 细胞肿瘤
淋巴瘤＊（NSHL）	慢性淋巴细胞白血病/小淋巴细	成熟 T 细胞和 NK 细胞肿瘤
富淋巴细胞典型霍奇金	胞淋巴瘤＊（CLL/SLL）	T-幼淋巴细胞白血病（T-PLL）
淋巴瘤＊（LPHL）	B-幼淋巴细胞白血病（B-PLL）	T-大颗粒淋巴细胞白血病（T-
混合细胞典型霍奇金	淋巴浆细胞淋巴瘤（LPL）	LGL）
淋巴瘤＊（MCHL）	脾边缘区淋巴瘤（SMZL）	侵袭性 NK 细胞白血病（ANKCL）
淋巴细胞消减典型霍奇	毛细胞白血病（HCL）	成人 T 细胞白血病/淋巴瘤
金淋巴瘤＊（LDHL）	浆细胞骨髓瘤（PCM）＊	结外 NK/T 细胞淋巴瘤，鼻型
	骨孤立性浆细胞瘤	（NK/TCL）
	髓外浆细胞瘤	肠病型 T 细胞淋巴瘤（ITCL）
	黏膜相关性淋巴样组织结外边缘区	肝脾 T 细胞淋巴瘤
	淋巴瘤＊（MALT 淋巴瘤）	皮下脂膜炎样 T 细胞淋巴瘤
	淋巴结边缘区淋巴瘤（MZL）	蕈样肉芽肿
	滤泡性淋巴瘤（FL）	赛塞里（Sezary）综合征
	套细胞淋巴瘤＊（MCL）	原发皮肤型间变性大细胞淋巴瘤
	弥漫性大 B 细胞淋巴瘤＊（DL BCL）	（ALCL）
	纵隔（胸腺）大 B 细胞淋巴瘤	周围性 T 细胞淋巴瘤＊，无其他特
	血管内大 B 细胞淋巴瘤	征（PTCL）
	原发渗出性淋巴瘤（PEL）	血管原始免疫细胞 T 细胞淋巴瘤＊
	Burkitt 淋巴瘤/白血病＊（BL）	（AITCL）
		间变性大细胞淋巴瘤＊（ALCL）＊

注：＊为常见类型

二、中医病因病机

中医认为本病主要是由先天禀赋不足，内伤七情，饮食失调，脏腑亏虚，邪毒内侵所引起的痰毒凝结而致。

1. 寒痰凝滞　寒性凝滞收引，与湿相结可为痰。寒邪侵肺，肺失宣降，津液输布失调，水湿停聚而为痰；脾胃素虚，食少饮多，恣食生冷，均可阻遏阳气，虚寒内生，中焦失运，水湿内停，聚湿成痰；或肾阳素虚，温化无权，气不化水，水湿停蕴成痰。

2. 气郁痰结　因忧思恼怒，情志不舒而致肝气郁结，郁久化热，热灼津液成痰；肝气不疏，气滞血瘀，血行不畅，脉络瘀阻，痰瘀互结，形成痰核。

3. 肝肾阴虚　因先天不足或久病及肾，肾阴不足，水不涵木，致肝阴虚，肝肾阴亏，则虚火内动，灼津为痰，痰火相结而成"恶核"，若与邪毒胶结则为"失荣""石疽"。

总之，本病为本虚标实证，变化多端，涉及脏腑主要为肺、肝、脾、肾。脏腑亏损、气血两虚、阳气不足及气机郁滞、痰毒凝结是最基本的发病机制。

【临床表现】

无痛性进行性的淋巴结肿大或局部肿块是淋巴瘤共同的临床表现，具有以下两个特点：①全身性。淋巴结和淋巴组织遍布全身且与单核-巨噬细胞系统、血液系统相互沟通，故淋巴瘤可发生在身体的任何部位。其中淋巴结、扁桃体、脾及骨髓是最易受到累及的部位。此外，常伴全身症状，如发热、消瘦、盗汗，最后出现恶病质。②多样性。组织器官不同，受压迫或浸润的范围和程度不同，引起的症状也不同。当淋巴瘤浸润血液和骨髓时可形成淋巴细胞白血病，如浸润皮肤时则表现为蕈样肉芽肿或红皮病等。HL 和 NHL 的病理组织学变化不同也形成了各自特殊的临床表现。

1. 霍奇金淋巴瘤（HL）　多见于青年，儿童少见。首发症状常是无痛性颈部或锁骨上淋巴结进行性肿大（占 60%~80%），其次为腋下淋巴结肿大。肿大的淋巴结可以活动，也可互相粘连，融合成块，触诊有软骨样感觉。发热、盗汗、瘙痒及消瘦等全身症状较多见。30%~40%的 HL 患者以原因不明的持续发热为起病症状。随着诊疗技术的发展，该病有可能治愈。目前，HL 的五年生存率达 80%以上，其中部分病人已治愈。

2. 非霍奇金淋巴瘤（NHL）　相对 HL，NHL 的临床表现有如下两个特点：①随年龄增长而发病增多，男较女为多；除惰性淋巴瘤外，一般发展迅速。②NHL 有远处扩散和结外侵犯倾向，无痛性颈和锁骨上淋巴结进行性肿大为首发表现者较 HL 少。NHL 对各器官的压迫和浸润较 HL 多见，常以高热或各器官、系统症状为主要临床表现。约 20%的 NHL 患者在晚期累及骨髓，发展成急性淋巴细胞白血病。皮肤受累表现为肿块、皮下结节、浸润性斑块、溃疡等。NHL 的特定类型与选择性遗传学异常关系密切，可视为 NHL 不同亚型诊断的特异性标志。

【实验室及其他检查】

1. 血液和骨髓检查

（1）霍奇金淋巴瘤　常有轻或中度贫血，部分患者嗜酸性粒细胞升高。骨髓被广泛浸润或发生脾功能亢进时，血细胞减少。骨髓涂片找到 R-S 细胞是 HL 骨髓浸润的依据，活检可提高阳性率。

（2）非霍奇金淋巴瘤　白细胞数多正常，伴有淋巴细胞相对或绝对增多。部分患者的骨髓涂片中可找到淋巴瘤细胞。晚期并发急性淋巴细胞白血病时，可呈现白血病样血象和骨髓象。

2. 化验检查　疾病活动期有血沉加快，血清乳酸脱氢酶升高提示预后不良。如血清碱性磷酸酶活力或血钙增加，提示骨骼累及。B 细胞 NHL 可并发抗人球蛋白试验阳性或阴性的溶血性贫血，少数可出现单株 IgG 或 IgM。中枢神经系统累及时脑脊液中蛋白升高。

3. 影像学检查　B 超、CT、放射性核素显像可发现淋巴结肿大及与周围组织的情况。

4. 病理学检查　通常选取较大的淋巴结，完整地取出，避免挤压，进行细胞病理形态学、组织病理学检查，是诊断淋巴瘤与分类的基本方法。

5. 剖腹探查　一般不易被接受。但必须为诊断及临床分期提供可靠依据时，或准备单用扩大照射治疗 HL 前，为明确分期诊断，有时需要剖腹探查，同时切除脾并做活检。

6. 免疫表型检查　有助于分型和鉴别诊断，如全白细胞表达抗原 CD_{45} 可用于鉴别 NHL 与低分化非血液恶性肿瘤；全 T 细胞表达抗原（CD_2、CD_3、CD_5、CD_7）和全 B 细胞表达抗原（CD_{19}、CD_{20}、CD_{22}、CD_{24}）可间接提示是否恶性；区分 T 细胞亚群的抗原是 CD_4 和 CD_8。

7. 分子生物学及细胞遗传学检测　染色体异常，如 t（14；18）检测有利于病理分型和预后判断，PCR 检测 t（14；18）可用于检查 MRD，IgH 基因和 TCR 基因重排用于鉴别 T 细胞和 B 细胞淋巴瘤以及淋巴瘤增殖性疾病。

【诊断与鉴别诊断】

一、诊断

诊断应包括两个方面：一是肯定淋巴瘤的类型，二是确定病变累及的部位及范围，以制订治疗方案。

1. 诊断要点 进行性、无痛性淋巴结肿大者要考虑本病的可能，可做淋巴结穿刺物涂片、淋巴结印片及病理切片检查。根据组织病理学检查结果，作出淋巴瘤的诊断和分类分型诊断。如有血细胞数量异常、血清碱性磷酸酶增高或有骨骼病变时，可做骨髓活检和涂片以寻找 R-S 细胞或 NHL 细胞，了解骨髓受累情况。R-S 细胞对 HL 的病理组织学诊断有重要价值，近年报道 R-S 细胞可见于传染性单核细胞增多症、结缔组织病及其他恶性肿瘤。因此在缺乏 HL 其他组织学改变，单独见到 R-S 细胞时，不能确诊 HL。

2. 临床分期与分组 根据组织病理学作出淋巴瘤的诊断和分类分型诊断后，还需根据淋巴瘤的分布范围，按照 Ann Arbor（1966）提出的 HL 临床分期方案（NHL 也参照使用）分期。

Ⅰ期 病变仅限于一个淋巴结区（Ⅰ）；或单个结外器官局限受累（ⅠE）。

Ⅱ期 病变累及横膈同侧两个或更多的淋巴结区（Ⅱ）；或病变局限侵犯淋巴结以外器官及横膈同侧一个以上淋巴结区（ⅡE）。

Ⅲ期 横膈上下均有淋巴结病变（Ⅲ）；可伴脾累及（ⅢS）；或结外器官局限受累（ⅢE），或脾与局限性结外器官都受累（ⅢSE）。

Ⅳ期 病变广泛性或播散性侵犯一个或多个结外器官，如肺、肝、骨髓、胸膜、胃肠道、骨骼、皮肤、肾脏等，伴或不伴淋巴结肿大。肝或骨髓只要受到累及均属Ⅳ期。

各期按全身症状有无分为 A、B 两组。无症状者为 A 组，有症状者为 B 组。全身症状包括发热（体温连续 3 天以上高于 38℃，且无感染原因）、盗汗及消瘦（半年内体重减轻 10% 以上）。

二、鉴别诊断

淋巴瘤需与其他淋巴结肿大疾病相区别，如结核性淋巴结炎、淋巴细胞白血病、淋巴结癌肿转移等。以发热为主要表现的淋巴瘤，需与结核病、败血症、结缔组织病等鉴别。结外淋巴瘤需与相应器官的其他恶性肿瘤相鉴别。

【治疗】

一、治疗思路

目前淋巴瘤的主要治疗手段仍为以化疗为主的放化疗结合的综合治疗，对缩小肿大的淋巴结、杀灭肿瘤细胞效果显著。但因部分患者对化疗药物的耐药性等原因而导致治疗失败，充分发挥中医药在治疗中的作用将有助于增加疗效，提高生存质量，延长生存期。同时要根据本病的不同病期，采用中西医结合治疗的方法，如Ⅰ、Ⅱ期淋巴瘤，西医用手术、放疗结合化疗，中医治以祛邪为主，佐以扶正。Ⅲ、Ⅳ期淋巴瘤，西医以化疗为主，中医治以扶正为主，兼顾祛邪。本病的中医治疗以化痰、软坚、散结为基本原则，随不同症状、不同病期而施治。由于淋巴瘤病情顽固，难以速愈，故治疗过程中扶正培本是很重要的。

二、西医治疗

（一）以化疗为主的放化疗结合的综合治疗

1. 霍奇金淋巴瘤 HL 从原发部位向邻近淋巴结依次转移，但少数病例肿大的淋巴结区间有跳跃，因此放疗区域除累及的淋巴结和组织外，还应包括可能侵及的淋巴结和组织，实施扩大照射。1966 年，Kaplan 通过随机对照临床试验表明扩大照射可治愈早期局限性 HL。现用扩大照射治疗 HL 的 I A、II A 期（表 5-14）。

表 5-14 霍奇金淋巴瘤治疗方法的选择

临床分期	主要疗法
I A，II A	扩大照射：膈上用斗篷式，膈下用倒"Y"字式
I B，II B，III A，III B，IV	联合化疗+局部照射

对照研究表明联合化疗对 HL 的疗效不逊于放疗，甚至比放疗好，而且化疗不会影响儿童的发育，也避免了剖腹探查病理分期对患者的损害。故 HL 的 I B、II B 和 III~IV 期患者，即使纵隔有大肿块或属淋巴细胞消减型者，均应采用化疗。巨大肿块或化疗后残留的肿块，可加用局部放疗。

化疗采用 MOPP 方案，至少用 6 个疗程，或直到完全缓解，再额外给 2 个疗程，完全缓解率为 80%，五年生存率达 75%，长期无病生存率（DFS）达 50%，但是 MOPP 治疗延续 3 个月以上的患者第二种肿瘤的发生率为 3%~5%，不孕率高达 50%。20 世纪 70 年代提出了 ABVD 方案，对比研究表明其缓解率和五年无病生存率均优于 MOPP 方案。ABVD 方案对生育功能影响小，不引起继发性肿瘤，所以 ABVD 已替代 MOPP 方案成为 HL 的首选方案。霍奇金病的主要联合化疗方案见表 5-15。

表 5-15 霍奇金淋巴瘤的主要化疗方案

方案		药物	剂量用法	说明
MOPP	(M)	氮芥	$4mg/m^2$，静注，第 1 天及第 8 天	如氮芥改用环磷酰胺 $600mg/m^2$
	(O)	长春新碱	1~2mg，静注，第 1 天及第 8 天	静注，即为 COPP 方案。疗程间休息
	(P)	丙卡巴肼	$70mg/（m^2·d）$，口服，第 1~14 天	2 周
	(P)	泼尼松	40mg/d，口服，第 1~14 天	
ABVD	(A)	阿霉素	$25mg/m^2$，静注，第 1 及第 15 天	疗程间休息 2 周
	(B)	博莱霉素	$10mg/m^2$，静注，第 1 及第 15 天	
	(V)	长春碱	$6mg/m^2$，静注，第 1 及第 15 天	
	(D)	甲氮咪胺	$375mg/m^2$，静注，第 1 及第 15 天	

2. 非霍奇金淋巴瘤 NHL 多中心发生的倾向使 NHL 临床分期的价值和扩大照射的治疗作用不如 HL，决定了其治疗策略应以化疗为主。

（1）惰性淋巴瘤 发展缓慢，化、放疗有效但不易缓解。该组 I、II 期放疗或化疗后存活达 10 年，部分患者有自发性肿瘤消退。III、IV 期患者化疗后虽会多次复发，但中位生存时间也可达 10 年。故主张观察和等待的姑息治疗原则，尽可能推迟化疗，如病情有进展或发生并发症，可给予 COP 或 CHOP 方案治疗。

（2）侵袭性淋巴瘤 侵袭性淋巴瘤不论分期均应以化疗为主，对化疗残留肿块、局部巨大肿块或中枢神经系统累及者，可行局部放疗扩大照射（25Gy）作为化疗的补充。CHOP 为治疗侵袭性 NHL 的标准治疗方案，与其他化疗方案相比，疗效高而毒性较低。CHOP 方案每 2~3 周为一疗程，4 个疗程不能缓解者，应改变化疗方案。完全缓解后巩固 2 个疗程，就可结束治疗，但化疗不应少于6个月。长期维持治疗并无好处。非霍奇金淋巴瘤的主要联合化疗方案见表5-16。

表5-16 非霍奇金淋巴瘤的主要联合化疗方案

方案	药物	剂量用法	说明
COP	（C）环磷酰胺	400mg/（m²·d），口服，第1~5天	3周一疗程
	（O）长春新碱	1.4mg/m²，静注，第1天	
	（P）泼尼松	100mg/（m²·d），口服，第1~5天	
CHOP	（C）环磷酰胺	750mg/m²，静注，第1天	2周或3周一疗程
	（H）阿霉素	50mg/m²，静注，第1天	
	（米托蒽醌）	（12~14mg/m²，静注，第1天）	
	（O）长春新碱	1.4mg/m²，静注，第1天	
	（P）泼尼松	100mg/（m²·d），口服，第1~5天	

血管原始免疫细胞性T细胞淋巴瘤及Burkitt淋巴瘤进展较快，如不积极治疗，几周或几个月即会死亡，应采用强烈的化疗方案予以治疗。大剂量环磷酰胺组成的化疗方案对Burkitt淋巴瘤有治愈作用，应考虑使用。

全身广泛散布的淋巴瘤或有向白血病发展倾向者或已转化成白血病的患者，可试用治疗淋巴细胞白血病的化疗方案，如VDLP方案。

（二）生物治疗

1. 单克隆抗体 NHL大部分为B细胞性，后者90%表达CD$_{20}$。HL的淋巴细胞为主型也高密度表达CD$_{20}$。凡CD$_{20}$阳性的B细胞淋巴瘤，均可用CD$_{20}$单抗（利妥昔单抗）治疗。已有临床研究报告，方案前使用一次利妥昔单抗（375mg/m²）的R-CHOP、R-EPOCH等方案均可明显提高惰性或侵袭性B细胞淋巴瘤的CR率并可延长无病生存时间。B细胞淋巴瘤在造血干细胞移植前用利妥昔单抗做体内净化，可以提高移植治疗的疗效。

2. 干扰素 对蕈样肉芽肿和滤泡性小裂细胞型有部分缓解作用。

3. 抗幽门螺杆菌的药物 胃MALT淋巴瘤经抗幽门螺杆菌治疗后部分患者症状改善，淋巴瘤消失。

（三）造血干细胞移植

55岁以下，重要脏器功能正常，且如属缓解期短、难治易复发的侵袭性淋巴瘤，4个CHOP方案能使淋巴结缩小超过3/4者，可考虑全淋巴结放疗及大剂量联合化疗后进行异基因或自身骨髓（或外周造血干细胞）移植，以期最大限度杀灭肿瘤细胞，取得较长期缓解和无病存活。

（四）手术治疗

合并脾功能亢进者如有切脾指征，可行脾切除术以提高血象，为以后化疗创造有利条件。

三、中医治疗

（一）辨证论治

1. 寒痰凝滞证

症状：颈项腋下有多个肿核，不痛不痒，皮色如常，坚硬如石，面色苍白，神疲乏力，形寒肢冷，纳呆便溏，舌质淡，苔薄白，脉细弱。

NOTE

治法：温化寒痰，软坚散结。

方药：阳和汤加减。神疲乏力明显者，可加党参、白术；恶寒甚者，可加附子、细辛。

2. 气郁痰结证

症状：颈项腋下有多个肿核，皮色不变，按之结实，不痛不痒，畏寒发热，口苦咽干，头晕耳鸣，心烦善怒，便干尿黄，舌质红，苔微黄，脉弦数。

治法：疏肝解郁，化痰散结。

方药：柴胡疏肝散加减。便干者，可加大黄；面赤喜怒者，可加栀子、丹皮。

3. 肝火犯肺证

症状：胸胁疼痛，痞满胀痛，咳嗽气逆，胸闷气短，烦躁易怒，心悸喘息，口苦咽干，头晕乏力，舌质红，苔薄白或微黄，脉弦数。

治法：清肝泻肺，解郁散结。

方药：黛蛤散合泻白散加减。胸闷者，可加瓜蒌；气逆咳嗽者，可加旋覆花。

4. 肝肾阴虚证

症状：头晕目眩，胁痛耳鸣，颈项肿核累累，坚硬如石，口干咽燥，五心烦热，腰膝酸软，遗精或月经不调，舌红，苔少，脉细数。

治法：滋补肝肾，软坚散结。

方药：杞菊地黄汤加减。阴虚火旺，手足心热者，可加知母、黄柏；盗汗甚者，可加牡蛎、浮小麦。

5. 血瘀癥积证

症状：消瘦腹胀，颈项腋下有肿块或胸腹内有包块，腹痛纳呆，或有时咳嗽气逆，恶心呕吐，胸闷，午后潮热，便干或黑便，舌质暗或有瘀斑，脉沉弦。

治法：活血化瘀，软坚散结。

方药：鳖甲煎丸合三棱汤加减。腹痛甚者，可加白芍、甘草；伴呕吐者，可加半夏、竹茹；出血明显者，可加仙鹤草、三七。

6. 气血两虚证

症状：头晕眼花，心悸失眠，面色苍白，气短乏力，颈项腋下肿核累累，坚硬如石，或腹内肿块，纳呆，唇色淡白，舌质淡，苔薄白，脉细弱。

治法：益气养血。

方药：八珍汤加减。贫血明显者，可加阿胶；心悸失眠甚者，可加枣仁、生龙骨、生牡蛎；纳差者，可加焦三仙。

（二）常用中药制剂

1. 夏枯草膏　功效：清泻肝火，化痰散结。用于肝火犯肺证。用法：口服，每次15g，每日2次。

2. 小金丹　功效：散结消肿，化瘀止痛。用于气郁痰结证。用法：口服，每次0.6g，每日2次。

3. 鳖甲煎丸　功效：活血化瘀，软坚散结。用于肝肾阴虚证。用法：口服，每次6~9g，每日2次。

4. 平消胶囊　功效：活血化瘀，止痛散结。用于血瘀癥积证。用法：口服，每次4~8粒，一日3次。

【预后】

淋巴瘤的治疗已取得了很大进步，HL 已成为化疗可治愈的肿瘤之一。霍奇金淋巴瘤以淋巴细胞为主型预后最好，5 年生存率为 94.3%，其次是结节硬化型，混合细胞型较差，而淋巴细胞消减型最差，5 年生存率仅为 27.4%。霍奇金淋巴瘤 I 期与 II 期 5 年生存率在 90% 以上，IV 期为 31.9%。伴有全身症状的霍奇金淋巴瘤患者比无全身症状者预后差；儿童及老年预后一般比中青年要差；女性预后较男性为好。

【预防与调护】

加强体育锻炼，提高机体对疾病的抵抗力，增强免疫功能，预防病毒感染。早期可适当活动，晚期应卧床休息。

放、化疗期间，加强饮食调养，给予高热量、高蛋白及富含维生素的食品，并选用适当的食疗。

注意放、化疗的副作用及保护性隔离，注意皮肤清洁，加强呼吸道、消化道护理，避免继发性感染。

第八节　紫　癜

过敏性紫癜

过敏性紫癜（Henoch-Schonlein purpura，HSP）是一种常见的血管变态反应性疾病，主要以小血管炎为病理改变的全身综合征。HSP 临床表现为非血小板减少性可触性皮肤紫癜，伴或不伴腹痛、胃肠出血、关节痛、肾脏损害等症状。多数呈良性自限性过程，但也可出现严重的胃肠道、肾脏及其他器官损伤。本病多见于儿童，男性发病略多于女性，春秋冬季发病较多。

本病归属于中医"血证"范畴，与古代医籍中的"紫癜""紫癜风""葡萄疫""肌衄"等病证相似。第七届全国中西医结合血液病学术会议经过讨论将 HSP 中医病名定为"紫癜风"。

【病因病理】

一、西医病因病理

（一）病因

1. 感染　细菌主要为 β 溶血性链球菌，以呼吸道感染最为多见。病毒多见于发疹性病毒感染，如麻疹、水痘、风疹等。其他如寄生虫感染等。

2. 食物　主要见于动物性食物。是人体对异体蛋白过敏所致，如鱼、虾、蟹、蛋、鸡、牛奶及其他食物。

3. 药物　抗生素类如青霉素（包括半合成青霉素如氨苄西林等）及头孢菌素类抗生素等。

解热镇痛药如水杨酸类、保泰松、吲哚美辛及奎宁类等。其他如磺胺类、阿托品、异烟肼及噻嗪类利尿药等。

4. 其他　花粉、尘埃、菌苗或疫苗接种、虫咬、受凉及寒冷刺激等，目前还发现 HSP 存在遗传好发倾向。

（二）发病机制

目前认为该病是一种免疫因素介导的全身性小血管炎症。

1. 体液免疫　致敏原进入机体激活淋巴细胞及浆细胞，产生 IgA 与抗原结合形成抗原抗体复合物，沉积于小血管壁-小动脉、小静脉、毛细血管（皮肤、胃肠道、肾及关节腔等部位），随之中性粒细胞在此处聚集，释放一系列炎性介质，导致血管壁通透性增加，组织水肿。血管壁的损伤激活血小板形成微血栓，导致局部出血水肿。大分子的 IgA1-IgG 循环免疫复合物沉积于肾脏可能是导致紫癜性肾炎（HSPN）的重要发病机制。

2. 细胞免疫及其他　T 细胞功能改变、细胞因子和炎症介质的参与、凝血与纤溶机制紊乱、易感基因等因素在 HSP 发病中也起着重要作用。

二、中医病因病机

本病主要是由外感风、热、湿、毒等邪气或食毒、药毒所伤，导致经脉壅遏，火热熏灼，迫血妄行，发为紫癜；或素体禀赋不足，饮食不节、劳倦过度、七情所伤，或患病日久，耗伤气血，造成阴虚火旺，灼伤脉络，或气虚不摄，血溢脉外，使得紫癜缠绵难愈。

1. 邪毒内蕴，迫血妄行　外邪入侵，是引起紫癜的重要原因。风热湿毒等邪气侵犯腠理，或直中胃肠，由浅入深，深入营血，熏灼血脉，迫血妄行，血溢肌表，发为紫癜；热扰胃肠，阻滞气机，灼伤肠络，故见腹痛、便血；湿热阻滞经络关节，故见关节肿痛；热毒深入下焦，灼伤肾（膀胱）络，故见血尿，肾失封藏，精微外泄，则见蛋白尿。若热毒内蕴，稽留不去，可耗气伤津。

2. 阴虚内热，迫血妄行　由于饮食劳倦七情所伤，或房劳过度，久病伤肾，或热毒炽盛及反复出血，使阴血亏耗，均可导致阴虚火旺，虚火伤及脉络，血溢于肌肤之间而形成紫斑，肾络受损，血随溺出，故可见尿血。

3. 脾胃失健，气不摄血　久病不愈，长期反复出血，失血过多，气随血去，以致气血亏耗，或后天调养失宜，脾胃受损，统摄失职，血不循经而溢于脉外致皮肤紫癜、胃肠出血、尿血。严重者，可气损及阳，出现脾肾阳虚之候。

4. 瘀血阻滞　热毒内炽，营阴被灼，血液黏滞难行；或血溢脉外，离经之血即为瘀，瘀血停滞经络；久病入络，致血脉瘀阻，血行不畅，瘀血停滞于四肢关节、脏腑脉络，可致关节疼痛、腹痛。

由此可见，本病病位在脉络，热、瘀之邪贯穿整个发病过程，早期多以邪热内蕴，迫血妄行为主，后期多兼血脉瘀阻、气阴不足等虚实夹杂之候。

【临床表现】

多数患者发病前 1~3 周有全身不适、低热、乏力及上呼吸道感染等前驱症状，随之出现典型的临床表现。

1. 单纯型（紫癜型）　为最常见类型。主要表现为皮肤紫癜，局限于四肢，尤其是下肢及臀部，躯干极少受累及。紫癜常成批反复出现，对称分布，可同时伴有皮肤水肿、荨麻疹。紫癜大小不等，初呈深红色，按之不退色，可融合成片形成瘀斑，数日内紫癜由紫色渐次变为黄褐色、淡黄色，经7~14日逐渐消退。

2. 腹型（Henöch 型） 除皮肤紫癜外，因消化道黏膜及腹膜脏层毛细血管受累，而产生一系列消化道症状及体征，如恶心、呕吐、呕血、腹泻及黏液便、便血等。其中腹痛最为常见，常为阵发性绞痛，多位于脐周、下腹或全腹，发作时可因腹肌紧张及明显压痛、肠鸣音亢进而误诊为外科急腹症。在幼儿可因肠壁水肿、蠕动增强等而致肠套叠。腹部症状、体征多与皮肤紫癜同时出现，偶可发生于紫癜之前。

3. 关节型（Schönlein 型） 除皮肤紫癜外，因关节部位血管受累出现关节肿胀、疼痛、压痛及功能障碍等表现。多发生于膝、踝、肘、腕等大关节，呈游走性、反复性发作，经数日而愈，不遗留关节畸形。

4. 肾型 过敏性紫癜肾炎的病情最为严重，发生率可高达 12%~40%。在皮肤紫癜基础上，因肾小球毛细血管祥炎症反应而出现血尿、蛋白尿及管型尿，偶见水肿、高血压及肾衰竭等表现。肾损害多发生于紫癜出现后 1 周，亦可延迟出现。多在 3~4 周内恢复，少数病例因反复发作而演变为慢性肾炎或肾病综合征。

5. 混合型 皮肤紫癜合并上述两种以上临床表现。

6. 其他 除以上常见类型外，少数本病患者还可因病变累及眼部、脑及脑膜血管，而出现视神经萎缩、虹膜炎、视网膜出血及水肿、中枢神经系统相关症状和体征。

【实验室检查】

1. 尿常规检查 肾型或混合型者可有血尿、蛋白尿、管型尿。

2. 血小板计数、功能及凝血检查 均正常。出血时间 BT 可能延长。

3. 肾功能 肾型和合并肾型的混合型，可有程度不等的肾功能受损，如血尿素氮升高、内生肌酐清除率下降等。

4. 免疫学检查 部分患者血清 IgA 升高。

【诊断与鉴别诊断】

一、诊断

1. 发病前 1~3 周有低热、咽痛、全身乏力或上呼吸道感染史。
2. 典型四肢皮肤紫癜，可伴腹痛、关节肿痛和（或）血尿。
3. 血小板计数、功能及凝血检查正常。
4. 排除其他原因所致之血管炎及紫癜。

二、鉴别诊断

1. 单纯皮肤型过敏性紫癜与血小板减少性紫癜 两者均可见皮下紫癜，但血小板减少性紫癜皮疹不高出皮肤表面，无瘙痒，血小板计数低于正常，出凝血时间延长，骨髓检查有巨核细胞异常。

2. 关节型过敏性紫癜与风湿性关节炎 前者的关节症状若出现于皮肤紫癜之前，易误诊为风湿性关节炎。后者除有发热、关节红肿热痛外，关节症状产生的前后可见皮下结节及皮肤环形红斑，咽拭子培养乙型溶血性链球菌阳性，C反应蛋白阳性。

3. 腹型过敏性紫癜与外科急腹症　腹型过敏性紫癜的腹痛呈阵发性绞痛，多发生在脐周围，上、下腹部或全腹，无反跳痛及肌紧张，白细胞计数一般正常。急腹症腹痛为持续性疼痛进行性加剧，并有压痛、反跳痛及肌紧张，全身中毒症状明显，白细胞计数增高。

【治疗】

一、治疗思路

过敏性紫癜的治疗应以寻找及去除致病因素，消除病灶为根治之法。一般轻型或单纯型皮肤紫癜给予对症治疗即可。肾型或腹型等使用激素对缓解严重的血管神经水肿、关节痛、腹绞痛有效，对皮肤紫癜及肾损害无效，亦不能改善肾脏受累的发病率及病程或结局。现代研究表明，早期应用凉血化瘀中药可以阻断变态反应直接或间接造成组织成分破坏，调节免疫功能紊乱，恢复免疫平衡。故应用凉血解毒、活血化瘀法能加速局部组织缺血、出血、水肿及炎症浸润等病理性改变的恢复，提高治愈率。对于难治性紫癜性肾炎主张中西医结合治疗，西药免疫抑制剂、激素与中医活血化瘀、凉血解毒类药物等联合使用，可提高疗效。本病病机关键是"热"、"瘀"，因此凉血解毒、活血化瘀为该病治疗大法。宜根据病情变化及邪毒火热、瘀血症状的轻重，调整凉血解毒、活血化瘀药比重，早期以凉血解毒为主，热证消除后则以活血化瘀为主，疾病反复发作，气阴耗伤者当补益气阴。

二、西医治疗

1. 消除致病因素　防治感染，清除局部病灶（如扁桃体炎等），驱除肠道寄生虫，避免可能致敏的食物及药物等。

2. 一般治疗

（1）抗组胺药　盐酸异丙嗪、氯苯那敏（扑尔敏）、阿司咪唑（息斯敏）、去氯羟嗪（克敏嗪）、西咪替丁及静脉注射钙剂等。

（2）改善血管通透性药物　维生素C、曲克芦丁等。维生素C大剂量（5~10g/d）静脉注射疗效较好，持续用药5~7天。

3. 糖皮质激素　糖皮质激素有抑制抗原抗体反应、减轻炎性渗出、改善血管通透性等作用。适用于HSP胃肠道症状、关节炎、血管神经性水肿、肾损害较重及表现为其他器官的急性血管炎患者。由于其对于HSP皮疹、病程长短和复发的频率没有任何明显的影响，因此不推荐其用于单纯皮疹的治疗。一般用泼尼松30mg/d，顿服或分次口服。胃肠症状较重者、关节炎、血管神经性水肿及其他器官的急性血管炎病情较重者推荐静脉使用糖皮质激素：如氢化可的松琥珀酸钠、甲泼尼龙等，症状控制后应改口服，并逐渐减量，总疗程推荐2~4周，肾型者可酌情延长。

4. 对症治疗　腹痛较重者可予阿托品或山莨菪碱口服或肌肉注射；关节痛可酌用止痛药；呕吐严重可用止吐药；伴发呕血、便血者，可用抑制胃酸分泌药等治疗。

5. 其他　以上治疗疗效不佳，或近期反复发作者，可酌情使用：①免疫抑制剂：如硫唑嘌呤、环孢素、环磷酰胺等；②抗凝疗法：适用于肾型患者，初以肝素100~200U/（kg·d）

静脉滴注或低分子肝素皮下注射，4 周后改用华法林 4~15mg/d，2 周后改用 2~5mg/d，维持治疗 2~3 个月。

三、中医治疗

（一）辨证论治

1. 热毒炽盛证

症状：急性起病，皮肤斑点或斑块，色红或红紫，皮肤瘙痒，以下肢多见，发热面赤，咽喉肿痛，口干口渴，便秘溲赤，或有尿血、腹痛、便血、关节肿痛，舌质红，苔薄黄，脉弦数或滑数。

治法：清热解毒，凉血止血。

方药：犀角地黄汤合清营汤加减。腹痛，加延胡索、金铃子、赤芍以活血行气止痛；关节肿痛，可加忍冬藤、知母、秦皮、防己、秦艽等以清利湿热而止痛。

2. 阴虚火旺证

症状：皮肤斑点或斑块，时轻时重，反复发作，色红或紫红，伴颧红，心烦少寐，手足心热，或有潮热盗汗，舌红少苔，脉细数。

治法：滋阴降火，宁络止血。

方药：茜根散加味。

3. 湿热内蕴证

症状：皮肤紫斑，以下肢及臀部多见，紫癜时轻时重，伴倦怠乏力，脘闷纳呆，尿赤浮肿，舌红，苔黄腻，脉濡数。

治法：清热化湿，凉血止血。

方药：小蓟饮子加减。脘闷纳呆，可加苍术、草豆蔻、佩兰；便血，可加黄连、地榆；腹痛，可加川楝子、延胡索。

4. 气不摄血证

症状：皮肤紫癜反复发作，迁延不愈，紫斑色淡，呈散在性，遇劳加重，伴有心悸，气短乏力，面色萎黄，舌质淡，苔薄白，脉细弱。

治法：健脾益气摄血。

方药：归脾汤加减。

5. 瘀血阻络证

症状：病程长，皮肤紫斑色青，出没迟缓，面色黧黑，下眼睑青紫，肌肤甲错，可伴关节疼痛、腹痛，或口渴但不欲饮，舌质紫暗或有瘀斑、瘀点，脉涩。

治法：行气化瘀，和络止血。

方药：血府逐瘀汤加减。

（二）常用中药制剂

黄葵胶囊 功效：清利湿热，解毒消肿。适用于湿热内蕴证。用法：口服，每次 5 粒，每日 3 次，8 周为一疗程。

【预后】

本病病程一般 2 周左右。多数预后良好，少数肾型患者可转为慢性肾炎或肾病综合征。

NOTE

【预防与调护】

加强体质锻炼，增强抗病能力；防止外邪侵入，积极寻找和去除致病因素，避免再次接触。注意少食易诱发本病的海鲜、虾类食品。防止蚊虫、螨虫等叮咬。

原发免疫性血小板减少症

原发免疫性血小板减少症（primary immune thrombocytopenia，ITP），既往称特发性血小板减少性紫癜，是一种获得性自身免疫性出血性疾病。约占出血性疾病总数的1/3。该病的发生是由于患者对自身血小板抗原的免疫失耐受，产生体液免疫和细胞免疫介导的血小板过度破坏和血小板生成受抑，出现血小板减少，伴或不伴皮肤黏膜出血的临床表现。ITP发病率为5～10/10万人口，65岁以上老年发病率有升高趋势，男女患者之比为1：2，育龄期女性发病率高于同年龄段男性。

本病归属于中医"血证"范畴，与中医古籍中的"紫癜""葡萄疫""阴阳毒""发斑""肌衄""紫斑"等病证相似，部分严重病例并发脑出血者可归属于"中风"范畴。第七届全国中西医结合血液病学术会议经过讨论将ITP中医病名定为"紫癜病"。

【病因病理】

一、西医病因病理

1. 感染 细菌或病毒感染与ITP发病有密切关系。急性ITP患者，在发病前2周左右有上呼吸道感染史；慢性ITP患者，常因感染而致病情加重。

2. 免疫因素

（1）体液免疫和细胞免疫介导的血小板过度破坏 50%～70%的ITP患者血浆和血小板表面可检测到血小板膜糖蛋白特异性自身抗体。自身抗体致敏的血小板被单核巨噬细胞系统过度破坏。另外，ITP患者的细胞毒T细胞可直接破坏血小板。

（2）体液免疫和细胞免疫介导的巨核细胞数量和质量异常，血小板生成不足 自身抗体还可损伤巨核细胞或抑制巨核细胞释放血小板，造成ITP患者血小板生成不足；另外，CD_8^+细胞毒T细胞可通过抑制巨核细胞凋亡，使血小板生成障碍。

3. 脾 是自身抗体产生的主要部位，也是血小板破坏的重要场所。

4. 其他因素 鉴于ITP在女性多见，且多发于40岁以前，推测本病发病可能与雌激素有关。现已发现，雌激素可能有抑制血小板生成和（或）增强单核-巨噬细胞系统对与抗体结合之血小板的吞噬作用。

二、中医病因病机

本病病因多为热毒之邪内伤脏腑，气血阴阳失调，导致血不循经，溢于脉外。

1. 热盛迫血 外感风热燥邪，深入血分，伤及脉络；或因阴阳失衡，阳气内盛，内热蕴生，热盛迫血；或阳气内盛，复感时邪，或饮食内伤，脏腑功能失调，蕴生内热；或七情所伤，情志郁结，气郁化火，火盛迫血。脉为血府，血行脉中，火热内盛，均可致血脉受火热熏灼，血热妄行而溢于脉外。

2. 阴虚火旺 久病或热毒之后，耗伤阴液；或忧思劳倦，暗耗心血，阴液耗损；或饮食不节，胃中积热伤阴，致胃阴不足；或恣情纵欲，耗损肾阴。阴液不足，虚火内炽，灼伤血脉，迫血妄行而发为紫斑。同时疾病后期，出血日久，耗伤阴血，也可加重阴虚火旺之证，故使紫斑迁延难愈。张景岳有"衄血虽多由于火，而唯以阴虚者为尤多"的论述。

3. 气不摄血 先天禀赋不足，后天调养失宜，导致肾气不足，累及精髓，脾气虚衰，气血匮乏；或因病久不复，气血耗伤；或反复出血，气随血脱，致气虚不能统摄血液，血溢肌肤而为紫斑。《景岳全书·血证》说："损者多由于气，气伤则血无以存。"疾病后期可气损及阳，出现脾肾阳虚之候。

4. 瘀血阻滞 久病入络，或离经之血不能排出体外，留积体内，蓄积成瘀。瘀血阻滞，血行不畅，致血不循经，溢于脉外而为紫斑或便血、尿血、衄血等。

总之，本病的病因病机有血热伤络、阴虚火旺、气不摄血及瘀血之不同。病位在血脉，与心、肝、脾、肾关系密切。病理性质有虚实之分，热盛迫血为实，阴虚火旺、气不摄血为虚。若病久不愈，导致瘀血阻滞者，则表现为虚实夹杂。

【临床表现】

1. 起病 成人 ITP 一般起病隐匿。

2. 出血倾向 多数较轻而局限，但易反复发生。可表现为皮肤、黏膜出血，如瘀点、紫癜、瘀斑及外伤后止血不易等，鼻出血、牙龈出血亦很常见。严重内脏出血较少见，但月经过多较常见，在部分患者可为唯一的临床症状。患者病情可因感染等而骤然较重，出现广泛、严重的皮肤黏膜及内脏出血。部分患者通过偶然的血常规检查发现血小板减少，无出血症状。

3. 乏力 乏力是 ITP 的临床症状之一，部分患者表现的更为明显。

4. 其他 长期月经过多可出现失血性贫血。

【实验室及其他检查】

1. 血小板 ①血小板计数减少；②血小板平均体积偏大；③出血时间延长，血小板功能一般正常。

2. 骨髓象 ①骨髓巨核细胞数量正常或增加；②巨核细胞发育成熟障碍，表现为巨核细胞体积变小，胞质内颗粒减少，幼稚巨核细胞增加；③有血小板形成的巨核细胞显著减少（＜30%）；④红系及粒、单核系正常。

3. 血小板抗体的检测 可以鉴别免疫性与非免疫性血小板减少，有助于 ITP 的诊断，不能鉴别疾病的发生是原发还是继发。

4. 血小板生成素（TPO）水平 TPO 不作为 ITP 的常规检测。可以鉴别血小板生成减少（TPO 水平升高）和血小板破坏增加（TPO 正常），有助于 ITP 与不典型再生障碍性贫血（AA）或低增生性骨髓增生异常综合症（MDS）的鉴别。

5. 其他 可有程度不等的正常细胞或小细胞低色素性贫血，少数可发现自身免疫性溶血证据（Evans 综合征）。

NOTE

【诊断与鉴别诊断】

一、诊断要点

1. 至少 2 次化验血小板计数减少，血细胞形态无异常。
2. 体检脾脏一般不增大。
3. 骨髓检查巨核细胞数正常或增多，有成熟障碍。
4. 排除其他继发性血小板减少症。

二、鉴别诊断

本病确诊需排除继发性血小板减少症，如自身免疫性疾病、甲状腺疾病、药物诱导的血小板减少、同种免疫性血小板减少、淋巴系统增殖性疾病、骨髓增生异常（AA 和 MDS）、恶性血液病、慢性肝病脾功能亢进、血小板消耗性减少、妊娠血小板减少、感染等所致的继发性血小板减少、假性血小板减少以及先天性血小板减少等。

三、分型与分期

1. 新诊断的 ITP　确诊后 3 个月以内的 ITP 患者。

2. 持续性 ITP　确诊后 3~12 个月血小板持续减少的 ITP 患者，包括没有自发缓解和停止治疗后不能维持完全缓解的患者。

3. 慢性 ITP　血小板减少持续超过 12 个月的 ITP 患者。

4. 重症 ITP　PLT<$10×10^9$/L，且就诊时存在需要治疗的出血症状或常规治疗中发生了新的出血而需要加用其他升高血小板药物治疗或增加现有治疗药物剂量。

5. 难治性 ITP（RITP）　指满足以下所有 3 个条件的患者：①脾切除后无效或者复发；②仍需要治疗以降低出血的危险；③排除其他原因引起的血小板减少症，确诊为 ITP。

【治疗】

一、治疗思路

本病的治疗目的在于预防及控制出血。西医及中医在治疗方面各有其特点。对于血小板计数高于 $30×10^9$/L，无明显出血倾向者，目前西医建议以观察为主，此时可采用单纯中药治疗。对于重症 ITP 及难治性 ITP 建议采用中西医结合治疗。对于血小板减少的急性期，中医辨证以血热等实证居多，治疗以清热凉血为主。出血控制后，血小板相对稳定，如联合西药治疗，此时往往处于西药减量阶段，体虚症状常常逐渐显露，中医证型以虚实夹杂证为多，治疗上宜攻补兼施，常在清热凉血的基础上联合益气养阴、健脾补肾之品。由于瘀血阻滞贯穿疾病始终，在出血控制后应逐渐加用活血化瘀之品使得离经之血归于正道。

二、西医治疗

（一）一般治疗

出血严重者应注意休息。血小板低于 $20×10^9$/L 合并有出血倾向者，应严格卧床，避免外伤。

（二）治疗原则

1. 观察　ITP 患者如无明显出血倾向，血小板计数高于 $30×10^9/L$，无手术、创伤，且不从事增加出血危险的工作或活动，发生出血的风险较小，可嘱临床观察暂不进行药物治疗。

2. 下列因素增加出血风险　①随着患者年龄增加和患病时间延长，出血风险加大；②血小板功能缺陷；③凝血因子缺陷；④未被控制的高血压；⑤外科手术或外伤；⑥感染；⑦必须服用阿司匹林、非甾体类抗炎药、华法林等抗凝药物。

3. 若患者有出血症状，无论此时血小板减少程度如何，都应该积极治疗。

（三）首次诊断 ITP 的一线治疗

1. 糖皮质激素　是治疗本病的首选药物，近期有效率为 80%。作用机制：①减少自身抗体生成及减轻抗原抗体反应；②抑制单核-巨噬细胞系统对血小板的破坏；③改善毛细血管的通透性；④刺激骨髓造血及血小板向外周血的释放等。常用泼尼松 1mg/（kg·d），分次或顿服。待血小板升至正常或接近正常后，1 个月内快速减至最小维持量 5~10mg/d，无效者 4 周后停药。也可使用口服大剂量地塞米松，40mg/d×4 天，口服用药，无效患者可在半月后重复一次。应用时，注意监测血压、血糖的变化，预防感染，保护胃黏膜，预防骨质疏松。

2. 静脉输注丙种球蛋白　主要用于：①ITP 的急症处理；②不能耐受糖皮质激素或者脾切除前准备；③合并妊娠或分娩前；④部分慢作用药物（如达那唑或硫唑嘌呤）发挥疗效之前。常用剂量 400mg/（kg·d）×5 天；或 1.0g/（kg·d）×2 天。作用机制与单核巨噬细胞 Fc 受体封闭、抗体中和及免疫调节等有关。

（四）ITP 的二线治疗

1. 脾切除　适应证：①正规糖皮质激素治疗无效、病程迁延 6 个月以上；②泼尼松治疗有效，但维持量大于 30mg/d；③有使用糖皮质激素的禁忌证。脾切除治疗的近期有效率为 70%~90%，长期有效率为 40%~50%。

2. 药物治疗　①抗 CD20 单克隆抗体：$375mg/m^2$ 静脉滴注，每周一次，连用 4 周。可有效清除体内 B 淋巴细胞，减少自身抗体生成。②血小板生成药物（如重组人血小板生成素）：此类药物耐受性良好，副作用轻微，但骨髓纤维化、中和性抗体的产生以及血栓形成的风险等尚待进一步观察。一般用于糖皮质激素治疗无效或难治性 ITP 患者。③长春新碱：每次 1mg，每周一次，静脉注射，4~6 周为一疗程。④环孢素 A：主要用于难治性 ITP 的治疗。常用剂量为 5 mg/（kg·d），分 2 次口服，根据血药浓度调整剂量。用药期间应监测肝肾功能。⑤其他：如硫唑嘌呤、环磷酰胺、霉酚酸酯等免疫抑制剂，以及达那唑等药物。

（五）急症的处理

适用于①血小板低于 $10×10^9/L$ 重症 ITP 患者；②出血严重、广泛者；③疑有或已发生颅内出血者；④近期将实施手术或分娩者。

1. 血小板输注　成人按 10~20 单位/次给予，根据病情可重复使用。有条件的地方尽量使用单采血小板。

2. 静脉输注丙种球蛋白　1.0g/（kg·d）×2 天。

3. 大剂量甲泼尼龙　1g/d，静脉注射，3~5 次为一疗程。

三、中医治疗

（一）辨证论治

1. 血热妄行证

症状：皮肤紫癜，色泽新鲜，起病急骤，紫斑以下肢最为多见，形状不一，大小不等，有的甚至互相融合成片，发热，口渴，便秘，尿黄，常伴有鼻衄、齿衄，月经过多，甚则尿血、便血，舌质红，苔薄黄，脉弦数或滑数。

治法：清热凉血。

方药：犀角地黄汤加减。

2. 阴虚火旺证

症状：紫斑较多，颜色紫红，下肢尤甚，时发时止，头晕目眩，耳鸣，低热颧红，心烦盗汗，齿衄鼻衄，月经量多，舌红少津，脉细数。

治法：滋阴降火，清热止血。

方药：茜根散或玉女煎加减。

3. 气不摄血证

症状：斑色暗淡，多散在出现，时起时消，反复发作，过劳则加重，可伴神情倦怠，心悸，气短，头晕目眩，食欲不振，面色苍白或萎黄，舌质淡，苔白，脉弱。

治法：益气摄血，健脾养血。

方药：归脾汤加减。若气损及阳，可合用保元汤益气温阳摄血。

4. 瘀血内阻证

症状：肌衄，斑色青紫，鼻衄、吐血、便血，血色紫黯，月经有血块，毛发枯黄无泽，面色黧黑，下睑色青，舌质紫暗或有瘀斑、瘀点，脉细涩或弦。

治法：活血化瘀止血。

方药：桃红四物汤加减。

（二）常用中药制剂

1. 人参归脾丸　功效：健脾益气，养血止血。适用于气不摄血证。用法：口服，每次1丸，每日3次。

2. 八珍颗粒　功效：补气益血。适用于气不摄血证。用法：开水冲服，每次1袋，每日2次。

【预后】

1. 急性ITP虽起病急骤，出血症状严重，但治疗后，80%的患者可在6个月内缓解。大多数患者不再复发，少数在下次感染后复发，10%~20%的患者病程超过6个月。个别患者可因颅内出血而死亡，病死率在1%左右。

2. 慢性ITP一般病程较长，常发作与缓解交替出现，有的患者呈周期性发作。一般来说慢性型不能自发缓解，但危及生命者少。只有当本病急性发作、血小板极度减少时，才有颅内出血或内脏出血的危险，此为本病的主要致死原因。

【预防和调护】

预防病毒感染是防止复发和病情恶化的关键。慢性型患者应注意避免过劳和外感。尽量避免与过敏食物、药物接触，注意防止细菌和寄生虫等感染，慎用阿司匹林之类药物。急性发作或出血严重时，应绝对卧床休息。给予易消化食物，注意口腔和皮肤护理。

第九节　弥散性血管内凝血

弥散性血管内凝血（disseminated intravascular coagulation，DIC）是一种发生在许多疾病基础上，由致病因素激活凝血系统，导致全身微血栓形成，凝血因子和血小板被大量消耗并继发纤溶亢进，引起全身出血及微循环衰竭的综合征。其特点是先有短暂的高凝状态，血液中血小板和凝血因子功能亢进，在微循环中发生血小板聚集及纤维蛋白沉着，形成广泛的微血栓；继之血液中大量血小板和凝血因子消耗，引起低凝状态和出血；然后体内发生继发性纤维蛋白溶解亢进，造成低纤维蛋白原血症，进一步加重出血并导致微循环障碍，在临床上引起出血、休克、器官损害、溶血等一系列表现。急性 DIC 病势凶险多变，如不及时进行治疗，往往危及生命。

本病可归属于"血证"等范畴。

【病因病理】

一、西医病因病理

（一）病因与发病机制

诱发 DIC 的病因很多，临床常见的病因以感染性疾病为最多，其次为恶性肿瘤、组织损伤和产科疾病等。不同因素引起 DIC 的方式不尽相同，但发病机制主要有如下五个环节。

1. 血管内皮细胞损伤　病原体（细菌、病毒、螺旋体等）感染、高热中暑、抗原-抗体复合物沉积、长时间休克、酸中毒以及败血症时细菌内毒素作用等均可造成血管内皮细胞广泛损伤，基底膜胶原纤维暴露而激活凝血因子Ⅻ，启动内源性凝血系统。

2. 大量组织因子进入血液　外科大手术、严重创伤、产科意外（如胎盘早期剥离、宫内死胎等）、恶性肿瘤或实质性脏器严重坏死等，因组织严重破坏导致大量组织因子进入血液，从而激活外源性凝血系统。

3. 血细胞受损　各种病原体及其代谢产物、某些毒素、各种化学药物中毒、抗原-抗体复合物沉积、酸中毒、体外循环及各种原因引起的溶血反应，均可导致血小板、红细胞、白细胞等血细胞破坏，使其释出类似组织因子的磷脂类物质，激活内源性或外源性凝血系统。血小板损伤，可诱发血小板聚集及释放反应，通过多种途径激活凝血机制。

4. 外源性促凝物质进入血液　羊水、转移的肿瘤细胞、蛇毒、虫毒、细菌、病毒等物质进入血液，可损伤血管内皮、组织、红细胞及血小板，诱发 DIC；同时，还可以作为一种凝血反应激活物直接作用于凝血因子，引起微血栓的形成。

5. 纤溶系统激活　上述致病因素通过直接或间接方式激活纤溶系统，致凝血-纤溶平衡进一步失调。

DIC 的发病机制在一个具体患者中，往往是由多种原因、多种机理同时及相互作用而引起的，其发生机制十分复杂。DIC 的发展过程按其病理生理学变化大体上可分为三期：高凝血

NOTE

期、消耗性低凝血期和继发性纤溶亢进期。

（二）病理

微血栓形成是 DIC 基本和特征性病理变化，发生部位广泛，主要为纤维蛋白血栓及纤维蛋白-血小板血栓。早期为高凝期，继而为消耗性低凝期，最后发展为纤溶亢进期，且一般有微循环障碍。

二、中医病因病机

中医认为，本病因感受外邪、外伤、大病久病或热病之后，血脉瘀滞，脉络受损而出现气血逆乱，诸脏受损而致。不同患者或疾病不同阶段，表现为热入营血，瘀滞脉络，气虚、阳虚或阴虚夹瘀等证。

1. 热入营血　感受风热、热毒之邪或燥邪，煎熬津液，阴津耗伤，不足以载血运行而血行不畅，瘀血阻络而血溢脉外。

2. 瘀滞脉络　感受寒邪，寒性收引，使筋脉拘挛，血行不畅而成瘀；或外伤闪扑、重度烧伤、大型手术，脉管受损，瘀血内生，血溢脉外。此外，虚可致瘀，大病久病、热病之后，正气虚衰，推动血行无力，或阳气虚衰，不能温煦血液，血液凝滞，或阴津耗伤，不足以载血运行而血行不畅，瘀血阻络而血溢脉外，均可发为本病。

可见，外感、内伤均可引起本病，病位在血脉，与心、肝、脾相关，基本病机为血脉瘀滞，脉络损伤，气血逆乱，诸脏同病。

【临床表现】

DIC 的临床表现可因原发病、DIC 类型及分期不同而有较大差异。最常见的表现有出血倾向、休克、栓塞及微血管病性溶血等。

1. 出血倾向　发生率为 84%～95%。特点为自发性、多发性出血，部位可遍及全身，多见于皮肤、黏膜、伤口及穿刺部位；其次为某些内脏出血，如咯血、呕血、尿血、便血、阴道出血，重者可发生颅内出血。

2. 休克或微循环衰竭　发生率为 30%～80%。为一过性或持续性血压下降，早期即出现肾、肺、大脑等器官功能不全，表现为肢体湿冷、少尿、呼吸困难、发绀及意识改变等。

3. 微血管栓塞　微血管栓塞分布广泛，发生率 40%～70%。可为浅层栓塞，表现为皮肤发绀，进而发生坏死、脱落，多见于眼睑、四肢、胸背及会阴部，黏膜损伤易发生于口腔、消化道、肛门等部位，呈灶性或斑块状坏死或溃疡形成。栓塞也常发于深部器官，多见于肾、肺、脑等脏器，可表现为急性肾衰竭、呼吸衰竭、意识障碍、颅内高压综合征、顽固性休克等。

4. 微血管病性溶血　较少发生，可表现为进行性贫血，贫血程度与出血量不成比例。偶见发热，皮肤、巩膜黄染，血红蛋白尿等。外周血出现较多的红细胞碎片或（和）畸形红细胞。

5. 引起 DIC 的各种原发性疾病的临床表现　疾病不同，表现各异。

【实验室检查】

DIC 表现缺乏特异性，常与基础病表现重叠，因此多数 DIC 的判断需实验室检查支持。由于多项检查缺乏特异性，须结合临床动态观察。超过 90% 的患者通过血小板计数、活化的部分凝血活酶时间（APTT）、凝血酶原时间（PT）、纤维蛋白原（FIB）定量、血浆鱼精蛋白副凝固试验（3P 试验）纤维蛋白降解产物（FDP）及 D-二聚体检查可确诊。

1. 有关消耗性凝血障碍的检查

（1）血小板计数　约 95% 的病例有血小板减少，一般低于 $100 \times 10^9/L$，在动态观察中可发现有血小板持续下降。如血小板数在 $150 \times 10^9/L$ 以上，表示 DIC 的可能性不大。如 DIC 发生前已有血小板下降，则无助于诊断。

（2）凝血酶原时间（PT）及活化的部分凝血活酶时间（APTT）测定　由于内、外源系统凝血因子被大量消耗，血浆中有纤维蛋白降解产物或抗凝物质增多时，两种测定时间均可延长，APTT 的测定比 PT 更敏感。如两者同时延长 DIC 的可能性更大。

（3）纤维蛋白原测定　70% 的病例纤维蛋白原减少，一般低于 1.5g/L，但纤维蛋白原正常并不能排除 DIC 的诊断，因为感染、妊娠、恶性肿瘤或创伤、休克等应急状态时纤维蛋白原含量可显著增加，对这些患者进行动态观察有助于诊断。

2. 有关纤维蛋白溶解亢进的检查

（1）凝血酶时间测定　由于纤维蛋白原明显减少或纤维蛋白降解产物（FDP）增多，凝血酶时间往往延长，但其测定结果可受到肝素的影响。

（2）血浆蛇毒致凝时间　与凝血酶时间测定的意义相类似，优点是不受肝素的影响。

（3）纤维蛋白降解产物的检查　血清中 FDP 含量明显增高，表示纤维蛋白溶解亢进。血清 FDP>20mg/L 对继发性纤溶有诊断价值。

（4）3P 试验及乙醇胶试验　两者主要用以检出血浆中的可溶性纤维蛋白单体。3P 试验敏感性高而特异性差，乙醇胶试验特异性较高而敏感性差。两种方法均可出现假阳性和假阴性，如果同时进行，则诊断价值较大。

（5）D-二聚体　D-二聚体升高表明体内有纤维蛋白形成及继发性纤溶，其敏感性和特异性均较高，是目前诊断 DIC 最有价值的指标之一。

3. 有关微血管病溶血的检查　血涂片中的破碎红细胞>2% 时有参考价值。

【诊断与鉴别诊断】

一、诊断

DIC 病因繁多，临床表现复杂，有关的检验结果特异性及敏感性不高，不可单凭实验室检查的某项结果阳性或阴性给予肯定或否定，必须根据原发病、临床表现、实验室检查结果进行全面分析，方可做出诊断。诊断要点如下：

1. 存在易于引起 DIC 的基础疾病　有原发病基础。

2. 具备下列两项以上临床表现　①突发性反复、严重出血或多发性出血倾向；②不易用原发病解释的微循环衰竭或休克；③多发性微血管栓塞的症状和体征，如皮肤、皮下、黏膜栓塞性坏死及与原发病不符合的急性肾、肺、脑等脏器功能不全；④抗凝治疗有效。

3. 实验室检查有下列三项以上异常　①血小板计数低于 $100 \times 10^9/L$，或呈进行性下降，肝病、白血病患者血小板低于 $50 \times 10^9/L$；②纤维蛋白原低于 1.5g/L，或高于 4g/L，并进行性下降，白血病及其他恶性肿瘤小于 1.8g/L，肝病小于 1.0g/L；③3P 试验阳性，或 FDP 高于 20mg/L，肝病 FDP 大于 60mg/L，或 D-二聚体升高或阳性；④PT 缩短或延长 3 秒以上，肝病

PT 延长 5 秒以上，或 APTT 缩短或延长 10 秒以上。

对于疑难或特殊病例有下列一项以上异常：①纤溶酶原含量及活性降低；②凝血酶（AT）含量、活性及 vWF 水平等降低（不适用于肝病）；③血浆因子Ⅷ:C 活性<50%（与严重肝病出血时有鉴别价值）；④血浆凝血酶-抗凝血酶复合物（TAT）或凝血酶原碎片 1+2（F_{1+2}）水平升高；⑤血浆纤溶酶-纤溶酶抑制复合物（PIC）浓度升高；⑥血（尿）纤维蛋白肽（FPA）水平升高。

（二）鉴别诊断

1. 重症肝炎　重症肝炎常具有出血倾向、黄疸、意识障碍等临床表现，实验室检查常出现纤维蛋白原减少、凝血酶原时间延长及其他凝血因子水平降低。这些变化都与 DIC 十分相似，两者鉴别比较困难。但以下两方面特点有助于两者区别：①临床鉴别：重症肝炎微循环衰竭发生率低，约为 20%；而 DIC 微循环衰竭发生率高达 70%~80%。重症肝炎的出血主要为凝血因子合成不足所致，发生率高，但程度较轻，主要表现为皮肤紫癜、牙龈出血等；而 DIC 的出血系血管损伤和血小板、凝血因子异常等复合性因素引起，出血部位多，出血程度比较重，且以内脏出血多见。重症肝炎一般在晚期才累及肝外脏器，且以脑、肾为主；而 DIC 常较早出现多脏器功能障碍，呼吸衰竭十分常见。重症肝炎几乎 100% 出现肝细胞性黄疸，程度严重；而 DIC 主要是微血管病性溶血性黄疸，发生率低于 25%，程度轻微。②实验室检查鉴别：重症肝炎除肝硬化所致者外，血小板减少较少见，且减少程度较轻，一般在 $50×10^9$/L 以上；而 DIC 患者血小板减少发生率高达 95%，减少程度严重，一般在 $50×10^9$/L 以下。重症肝炎时 3P 试验、血清 FDP 测定一般均正常；而 DIC 患者中 70% 左右 3P 试验阳性，95% 以上的病例有 FDP 升高。

2. 原发性纤维蛋白溶解症　本病罕见，主要见于肝移植后的无肝期及严重肝病时，亦具有出血倾向、凝血因子水平低下及纤溶亢进的改变，主要是由于纤溶酶原活化素的活力增强，使大量纤溶酶原转化为纤溶酶而致出血。虽然本病出血严重，但脏器功能障碍不明显，一般不引起肾衰竭和休克等。实验室检查血小板计数一般正常或轻度减少，3P 试验或乙醇胶试验始终阴性。若治疗得当，用纤维蛋白溶解抑制剂治疗效果显著，但单用肝素无效。

【治疗】

一、治疗思路

DIC 是一种严重的病理生理综合征，为许多疾病发展过程中出现的病理过程，因此 DIC 的治疗最关键的是治疗原发病并消除诱因，同时根据其病理生理特点，纠正微循环障碍并重新建立凝血和纤溶间的动态平衡。中医治疗应针对热毒、瘀阻、虚损、动血等基本病机，采用清热毒、行瘀滞、补虚损、固气血等不同的治法，以达到标本同治、气血兼顾的治疗目的。中医药治疗本病有一定的疗效，活血化瘀应贯穿于疾病的始终。

二、西医治疗

1. 治疗基础疾病及消除诱因　如控制感染，治疗肿瘤，产科及外伤处理，纠正缺氧、缺血及酸中毒等。

2. 抗凝治疗　抗凝治疗是终止 DIC 病理过程、减轻器官损伤、重建凝血-抗凝平衡的重要措施。但应注意该治疗是在处理基础病变的前提下，与凝血因子补充同步进行。

（1）肝素钠　急性 DIC 每日 10000～30000U，一般每日 12500U 左右，每 6 小时用量不超过 5000U，静脉点滴，根据病情可连续使用 3～5 天。

（2）低分子肝素　与肝素钠相比，其抑制 FX_α 因子的作用较强，较少依赖抗凝血酶Ⅲ（AT-Ⅲ），较少引起血小板减少，出血并发症较少，半衰期较长，因而近年来逐渐得到广泛应用。常用剂量每日为 75～150IUAXa（抗活化 X 因子国际单位）／（kg·d），皮下注射，连用 3～5 天。

适应证：DIC 早期（高凝期）；血小板及凝血因子呈进行性下降，微血管栓塞表现明显者；消耗性低凝期但病因短期内不能去除者，在补充凝血因子情况下使用；除外原发病因，顽固性休克不能纠正者。

有如下情况应慎用肝素：①手术后或损伤创面未经良好止血者；②近期有大咯血之结核病或有大量出血之活动性消化性溃疡；③蛇毒所致 DIC；④DIC 晚期，患者有多种凝血因子缺乏及明显纤溶亢进。

肝素监护最常用者为 APTT，正常值为（40±5）秒，肝素治疗使其延长为正常值的 1.5～2 倍为最佳剂量。肝素过量可用鱼精蛋白中和，鱼精蛋白 1mg 可中和肝素 100U。低分子肝素无需严格监测。

3. 补充血小板及凝血因子　适用于有明显血小板或凝血因子减少的证据和已进行病因及抗凝治疗 DIC 未能得到良好控制者。

（1）新鲜血浆　优于全血，凝血因子含量较全血增加 1 倍。每次 10～15mL/kg，需肝素化，新鲜全血已少用。

（2）血小板悬液　血小板计数低于 $20×10^9$/L，疑有颅内出血或其他危及生命之出血者，需输入血小板悬液。

（3）纤维蛋白原　首次剂量 2～4g，静脉滴注。24 小时内给予 8～12g，可使血浆纤维蛋白原升至 1g/L。纤维蛋白原半衰期较长，一般每 3 天用药 1 次。

（4）FⅧ及凝血酶原复合物　偶在严重肝病合并 DIC 时考虑应用。

4. 纤溶抑制药物　临床一般不用，仅适用于：①DIC 的基础病因及诱发因素已经去除或控制；②有明显纤溶亢进的临床及实验室证据；③DIC 晚期，继发性纤溶亢进已成为迟发性出血的主要原因。常用的药物有氨基己酸（EACA）、氨甲苯酸（PAMBA）、抑肽酶等。

5. 溶栓疗法　因 DIC 形成微血栓，多伴有纤溶亢进，原则上不使用。

6. 其他治疗　糖皮质激素不作常规应用，但下列情况可予以考虑：①基础疾病需糖皮质激素治疗者；②感染中毒性休克并 DIC 已经抗感染治疗者；③并发肾上腺皮质功能不全者。积极抗休克治疗，纠正酸碱、水电解质平衡紊乱。

三、中医治疗

（一）辨证论治

1. 热入营血证

症状：身热夜甚，心烦不寐，甚或神识模糊，渴不多饮，斑疹隐隐，甚或吐血、衄血、便血，尿黄便结，舌绛，脉细滑数。

治法：清热凉血化瘀。

方药：犀角地黄汤加减。若热毒炽盛，发热，出血广泛者，加生石膏、龙胆草、紫草以清热

NOTE

凉血止血，冲服紫雪丹；若腑热重，大便秘结，腹胀满，脉实者，可加大承气汤以泄热通腑。

2. 瘀滞脉络证

症状：肢体出现斑疹、紫斑，唇紫，眩晕，头痛，舌暗或有瘀点、瘀斑，脉涩。

治法：行气化瘀通络。

方药：血府逐瘀汤加减。

3. 气虚血瘀证

症状：皮肤瘀斑色淡，或伴有鼻衄、齿衄、呕血，血色暗淡，神疲乏力，气短懒言，舌质紫暗或有瘀点、瘀斑，脉虚涩。

治法：益气活血化瘀。

方药：补阳还五汤加减。

4. 阴虚夹瘀证

症状：全身或局部刺痛，皮肤瘀斑，色暗，或有尿血、鼻衄，手足心热，低热，头晕目眩，口干，舌淡或有瘀点、瘀斑，脉细涩。

治法：补阴化瘀。

方药：圣愈汤加味。

5. 阳虚血瘀证

症状：皮肤瘀斑，或伴有鼻衄、便血等，疲倦乏力，畏寒肢冷，气短自汗，语言低微，舌质紫暗，或有瘀斑，脉微欲绝。

治法：温阳化瘀。

方药：回阳救急汤加减。若出血较甚者，可加三七、丹参、紫草以化瘀止血。

（二）常用中药制剂

1. 清开灵注射液 功效：清热解毒，醒脑安神。适用于热毒炽盛或热入营血者。用法：静脉滴注，每次 30~40mL，每日 1~2 次。

2. 生脉注射液 功效：益气养阴，复脉固脱。适用于气阴亏虚、气不摄血或气虚血瘀者。用法：静脉滴注，每次 30~50mL，每日 1~2 次。

3. 复方丹参注射液 功效：活血化瘀。适用于脉络瘀滞、因瘀出血者。用法：静脉滴注，每次 20~40mL，每日 1~2 次。

【预后】

DIC 的预后取决于原发病能否及时控制、DIC 的临床类型和病期、临床表现的轻重和治疗措施是否得当等诸多因素。能及时控制原发病和消除诱因者，预后良好，反之则严重。急性型 DIC 起病急骤，病情凶险，出血性休克及多脏器衰竭严重，疗效差，死亡率高；亚急性型和慢性型病势相对较缓，用肝素治疗效果好，预后较好。早期 DIC 如治疗及时，预后好；晚期 DIC 则预后差。临床有严重内脏出血而发生相应脏器功能衰竭者，预后差；及时诊断并得到早期正确治疗者，预后好。

【预防与调护】

引起 DIC 的病因很多，为了防止或消除这些因素，必须有效地治疗原发病，如积极控制感染，尽早清除子宫内异物（死胎、胎盘等），抗肿瘤治疗等。同时消除对 DIC 不利的发病因素，如防治休克和纠正酸中毒，补充血容量，改善缺氧等。

第六章 内分泌系统疾病

第一节 总 论

内分泌系统是由人体内分泌腺体及位于某些脏器中的内分泌组织所构成的一个体液调节系统。生物个体的各种生命现象和活动均在神经、体液和免疫的调节下进行，三种调节机制的相互配合与密切联系是完成所有细胞、组织、器官功能的必备条件。内分泌系统的主要功能是在神经调节支配下和物质代谢反馈调节的基础上合成和释放激素，从而调节机体的代谢，影响人体的生长发育及生殖与衰老等诸多生理活动，维持人体内环境的相对稳定性并使之适应复杂多变的体内外环境。激素是指在某器官生成，分泌进入血液中或进入另一器官（或器官的某部分），改变其功能和（或）形态结构的微量化学物质。它的本质可以是蛋白质、小分子肽类、胺类或类固醇类化合物。内分泌系统除其固有的内分泌腺（垂体、甲状腺、甲状旁腺、肾上腺、性腺和胰岛）外，尚有分布在心、肺、肝、胃肠、肾、脑的内分泌组织和细胞。它们所分泌的激素，可通过血液传递（内分泌），也可通过细胞外液局部或邻近传递（旁分泌），也可直接作用于自身细胞（自分泌），更有细胞内的化学物质直接作用在自身细胞称为胞内分泌。内分泌系统辅助神经系统将体液性信息物质传递到全身各细胞组织，包括远处的和相近的靶细胞，发挥其对细胞的生物作用。激素要对细胞发挥作用，靶细胞必须具有识别微量激素的受体，并在与激素结合后，改变受体的立体构象，进而通过第二信使在细胞内进行信号放大和转导，促进蛋白合成和酶促反应，表达其生物学活性。

内分泌学就是研究上述各内分泌器官、组织和细胞的结构、功能和相关激素的调节作用异常时所导致的各种疾病的一门科学，主要阐述疾病的病因、发病机制、病理、临床表现、诊断、治疗、预后以及预防等。常见疾病主要包括多种原因引起的内分泌腺体或组织细胞增生或瘤（癌）变等导致的激素合成、分泌过多，从而使其功能亢进；或是各种原因引起内分泌腺体和组织的破坏，导致激素分泌障碍、不足或缺乏，从而产生内分泌功能的减退；或是先天发育异常导致内分泌的功能异常；以及由此导致的各种并发症等。同时内分泌疾病的首发表现可为其他系统的症状，所以了解内分泌系统的相关知识有助于临床各个学科疾病的诊疗。

【人体的主要激素】

1. 下丘脑神经激素 主要有抗利尿激素及催产素、下丘脑释放激素和下丘脑释放抑制激素。下丘脑释放激素包括促甲状腺激素释放激素（thyrotropin-releasing hormone，TRH）、黄体生成激素释放激素（luteinizing hormone-releasing hormone，LR-RH，LRH）、促肾上腺皮质激素释放激素（corticotropin releasing hormone，CRH）、生长激素释放激素（growth hormone-releasing hormone，GH-RH）、泌乳素释放因子（prolactin-releasing factor，PRL-RF，PRF）、促性腺激素释放激素（gonadotropin-releasing hormone，GnRH）等。下丘脑释放抑制激素有生长激素释放抑制

NOTE

激素（GHIH，somatostatin，SS）、泌乳素释放抑制因子（prolactin inhibiting factor，PIF）等。

2. 垂体激素 垂体激素一般受下丘脑神经激素及相应靶腺激素的调节。垂体激素主要有促甲状腺激素（thyroid stimulating hormone，TSH）、促黑（素细胞）素（melanocyte stimusating factor，MSH）、促肾上腺皮质激素（adrenocorticotrophic hormone，ACTH）、黄体生成激素（luteinizing hormone，LH）、卵泡刺激素（follicule-stimulating hormone，FSH）、生长激素（growth hormone，GH）、泌乳素（prolactin，PRL）。

3. 甲状腺激素 甲状腺腺泡细胞分泌甲状腺素（T_4）及三碘甲状腺原氨酸（T_3），主要促进热能代谢及参与蛋白质代谢的调节。甲状腺腺泡旁 C 细胞分泌降钙素。

4. 甲状旁腺激素（parathyroid hormone，PTH） 由甲状旁腺分泌，在维持人体钙、磷代谢平衡中起着非常重要的作用。

5. 肾上腺激素 分皮质及髓质激素两部分。

（1）肾上腺皮质激素 可分为下列两组：①糖皮质激素：主要由肾上腺皮质束状带分泌，以皮质醇为代表；②盐皮质激素：主要由肾上腺皮质球状带所分泌，以醛固酮为代表。

（2）肾上腺髓质激素 分泌肾上腺素及去甲肾上腺素。

6. 性激素 指女性的卵巢激素和男性睾丸分泌的睾酮。其中卵巢激素包括雌激素和孕激素两类。雌激素主要为雌二醇，在 FSH 和 LH 刺激下由卵泡分泌；孕激素主要为黄体分泌的黄体酮。

7. 胰岛激素 胰岛细胞分泌胰岛素和胰高糖素。

8. 其他 包括胃肠激素（胃泌素、胰酶泌素、胰液泌素等）、肾脏激素［促红细胞生成素、1,25-$(OH)_2D_3$ 等］、松果腺素、胸腺素等。

【激素的分类及作用机理】

根据化学结构，激素可分为多肽类和蛋白质类、氨基酸及其衍生物类、胺类和类固醇类四大类。一般激素需与其专一的受体蛋白结合后才出现生物效应，上述四类激素主要通过以下两种方式发挥作用：

1. 与细胞膜上相应受体蛋白结合 如肽类、蛋白质、氨基酸及其衍生物以及花生四烯酸代谢产物等。激素与靶细胞膜上专一性的受体结合后激活细胞内腺苷酸环化酶，在 Ca^{2+} 或 Mg^{2+} 存在下促进细胞中 ATP 转化成 cAMP，后者与蛋白质激酶中调节亚单位结合，释放出催化亚单位激活蛋白质酶，从而再激活靶细胞浆中多种酶原而起生理效应。

2. 与细胞内的相应受体蛋白结合 如类固醇激素、维生素 D 族和甲状腺激素。激素通过弥散进入胞浆，与胞浆内特异性受体蛋白结合，形成类固醇激素受体复合物。此复合物再进入细胞核，与亲和力较高的染色质特异部分结合形成复合物，通过转录过程形成 mRNA，再由mRNA 自核逸出回到胞浆，经翻译过程形成多种特异性蛋白，其中大部分为酶或酶原。

【内分泌系统的调节】

1. 神经和内分泌系统的相互调节 神经和内分泌系统不仅控制着体内各脏器的生理功能与物质代谢，而且调节着整个生命过程和生殖过程。二者相互调节，关系非常密切，其中下丘脑是重要的环节和枢纽。下丘脑含有重要的神经核，具有神经分泌细胞的功能，又可以合成释放激素，故称为神经内分泌组织。它所分泌的各种释放或抑制激素可通过门脉系统而调节相应垂体激素，再通过靶腺激素影响全身。但它也受中枢神经系统其他各部位的调控。下丘脑尚有自主神经中枢，通过自主神经调节周围腺体或组织，如下丘脑有调节血压、胰岛素及汗液的分泌等作用，均与自主神经调节有关。同样，内分泌系统对中枢神经系统包括下丘脑的调节也非常重要，如甲状腺功能减退症、甲状腺功能亢进症等出现许多精神异常的症状，低血糖症时高级神经功能紊乱及交感神经兴奋现象等均为临床上常见现象。

2. 下丘脑-垂体-靶腺之间相互调节（反馈学说）　下丘脑、垂体与靶腺（甲状腺、肾上腺皮质和性腺）之间存在反馈调节，垂体前叶在下丘脑释放兴奋或抑制激素的调节下分泌相应垂体激素，对其周围靶腺起刺激作用，引起靶腺分泌激素，靶腺激素又反馈作用于下丘脑及垂体，对其相应的释放激素及垂体激素起抑制或兴奋作用，称为反馈作用。通过先兴奋后抑制达到相互制约、保持平衡的机制称为负反馈；共同兴奋，相互促进称为正反馈。反馈控制是内分泌系统的主要调节机制，使相处较远的腺体之间相互联系，彼此配合，保持机体内环境的稳定性，并克服各种病理状态。在生理状态下，释放激素对垂体激素的调节、垂体激素对靶腺激素的调节和靶腺激素对下丘脑-垂体的反馈作用处于相对平衡状态，形成下丘脑-垂体-靶腺轴。在病理状态下有以下四种可能：①当下丘脑-垂体机能减退时，靶腺机能亦减退而腺体萎缩，分泌减少，对下丘脑-垂体的反馈作用减弱而相应促激素分泌增多；②当下丘脑-垂体机能亢进时，靶腺机能亦亢进而分泌增多，于是反馈抑制加强而使相应的促激素分泌减少；③当靶腺机能减退时对下丘脑-垂体反馈抑制减弱而相应促激素增多；④当靶腺机能亢进或长期大量激素治疗时，则通过反馈抑制加强，使相应促激素分泌减少。

3. 靶腺之间的相互关系　各种靶腺之间也存在着错综复杂的关系，如甲状腺功能亢进症中月经减少甚至闭经，功能减退时月经增多，说明甲状腺和卵巢之间存在相互关系等，且各靶腺之间的相互关系不论在生理或病理情况下均存在。

4. 神经-内分泌系统与物质代谢的相互调节　人体内许多物质代谢受神经-内分泌系统的调节，而神经-内分泌系统也受许多物质代谢的影响和调节。如低血糖症发生时，可刺激胰岛 α 细胞分泌胰高糖素及交感神经和肾上腺髓质分泌肾上腺素，促进糖原分解而使血糖上升；当进食后血糖上升时，通过迷走神经及肠道激素等刺激胰岛 β 细胞分泌胰岛素，同时又抑制胰岛 α 细胞中胰高糖素分泌而使血糖恢复正常。神经-内分泌系统和物质代谢之间常处于既依存又制约的密切关系中。大脑可通过下丘脑-垂体-靶腺轴和自主神经系统而调节各脏器功能和物质代谢，靶腺及物质代谢也可通过反馈作用而调节大脑-下丘脑-垂体，使人体内环境常处于动态平衡状态。

5. 免疫系统和内分泌调节　内分泌、免疫和神经三个系统之间可通过相同的肽类激素和共有的受体相互作用，形成一个完整的调节环路。如淋巴细胞膜表面有多种神经递质及激素的受体，表明神经内分泌系统通过其递质或激素与淋巴细胞膜表面受体结合，介导免疫系统的调节；而免疫系统在接受神经内分泌系统调节的同时，亦有反向调节作用。近年发现，神经内分泌细胞膜上有免疫反应产物如白细胞介素、胸腺素等细胞因子的受体，说明免疫系统也可通过细胞因子对神经内分泌系统的功能发生影响。内分泌系统不但调控正常的免疫反应，在自身免疫反应中也起作用，如内分泌系统常见的自身免疫病桥本甲状腺炎、Graves 病、1 型糖尿病、Addison 病等。

【内分泌疾病的分类】

广义的内分泌疾病分五类。

NOTE

1. 原发于内分泌腺或组织的疾病　按功能状态，可分为功能减退、亢进和功能正常但组织异常三类。功能状态异常者又可根据其病变发生在下丘脑、垂体或周围靶腺分为原发性和继发性两种。

2. 继发于非内分泌疾病的内分泌腺或组织功能异常　如继发于肾衰竭的甲状旁腺功能亢进症等。

3. 非内分泌肿瘤引起的异源性激素综合征　如肺癌、胰癌等多种癌引起的异源性促肾上腺皮质激素综合征或抗利尿激素分泌过多症等。

4. 受体功能失常引起的内分泌病　如肾源性尿崩症、假性甲状旁腺减退症等。

5. 医源性内分泌腺病变　如长期肾上腺皮质激素治疗引起的垂体-肾上腺皮质功能减退及萎缩。

【内分泌疾病的诊断和治疗】

1. 诊断原则和检查方法　完整的诊断应包括功能诊断、病理诊断（性质及部位）和病因诊断三个方面。诊断的依据有：

（1）**病史、症状和体征**　内分泌疾病如临床症候群非常典型不难作出诊断，如皮质醇增多症、肢端肥大症、突眼性弥漫性甲状腺肿伴功能亢进症等。但早期轻症、症状不明显而又无典型病史者则须详查，结合其生活条件、环境、家族史和实验室检查等详细分析判断。

（2）**实验室检查**　包括代谢紊乱的证据、鉴定激素分泌异常的证据。如有关血、尿生化和尿激素代谢产物、血浆激素含量测定；内分泌腺动态功能试验，有兴奋试验和抑制试验两类；免疫学检查等。

（3）**影像学检查**　包括 X 线摄片、CT、MRI、超声检查和放射性核素扫描等。

（4）**细胞学和病理组织活检**　如阴道涂片、精液检查、穿刺组织细胞形态学检查和切除标本的病理切片检查等。

（5）**基因检测**　如 DNA 杂交技术应用于内分泌肿瘤样本基因检测、性腺疾病的诊断等。

2. 内分泌疾病防治原则　随着对内分泌系统和内分泌疾病认识和研究的不断深入，不少内分泌疾病是可防可治的。一些内分泌疾病是可以预防的，如地方性甲状腺肿、呆小病；一些临床上严重的并发症如甲状腺危象、肾上腺危象、垂体性昏迷、低血糖等也是可以避免的，关键是及早诊断和治疗。

内分泌病的治疗原则以根除病因为主，但对病因未明者只能立足于纠正疾病所造成的功能和代谢紊乱。对功能亢进者常用的治疗方法有：①手术切除导致功能亢进的肿瘤或增生组织；②放射治疗，毁坏肿瘤或增生组织，减少激素的分泌；③药物治疗，抑制激素合成和释放，可以是作用于合成和释放过程中某一环节的药物，也可以是利用内分泌系统中的负反馈调节机制，以靶腺激素来抑制促激素的合成和分泌，对内分泌癌肿也可用化学药物抗癌治疗；④对功能减退者一般采用替代疗法，补充生理需要量的激素或进行内分泌腺组织移植。

虽然已知部分内分泌疾病在分子生物学水平上的病因，一些自身免疫性内分泌疾病的发病机制也已有所阐明，但尚未能从基因水平进行干预治疗，针对自身免疫进行干预的治疗仍在尝试之中，未能肯定其治疗效果。随着人类基因组计划的完成，后基因组计划的实施，转基因技术和器官移植技术的成熟，将有可能为这类疾病找到一种根治途径。

【中医学认识】

在我国的医学文献中，有关内分泌疾病的研究与临床资料十分丰富。约在公元前 16 世纪，商朝的甲骨文中已有关于动物阉割的记载。两千五百多年以前，《黄帝内经》就已记述了阉人丧失第二性征的临床表现。至公元 6 世纪，我们的祖先已经认识到"诸山水黑土中，出泉流者，不可久居，常食令人作瘿病"的地方性甲状腺肿的流行病学特点，并创立了诸如海藻玉壶汤、四海舒郁丸等行之有效的方剂。

人体内的每一种激素几乎都伴有生理作用与之相对抗的另一种激素存在，体现了人体是阴阳对立的统一体。在中医基本理论的现代研究中，激素水平以及作为激素发挥生理作用必需环节的第二信使的含量变化被用来作为反映阴阳消长的指标。如甲状腺激素主要促进热能代谢及参与蛋白质代谢的调节，研究证实阳虚病人往往伴有隐潜型的甲状腺功能低下；在肾阳虚证的研究中发现该证型的患者有隐潜的肾上腺皮质功能的减退；阴虚火旺证的客观研究发现，阴虚伴心火旺的患者其交感-肾上腺髓质系统有功能亢进的表现。

中医的辨证论治在许多内分泌疾病的治疗中有一定的疗效，如甲状腺功能亢进症、甲状腺功能减退症、亚急性甲状腺炎、皮质醇增多症、慢性肾上腺皮质机能减退症、功能性子宫出血、部分性尿崩症等均可单独或配合使用中医药治疗以提高疗效、缩短病程。此外，放疗、手术及药物治疗产生的各种并发症、副作用，也可通过中药的调理而得以减轻。

即使是进入了分子生物学水平的研究，也不能脱离生物体整体的宏观环境和外部环境。基因、个体与环境之间存在着密切的相互作用，人们不能忽视整体研究，不能忽视社会环境与自然环境对机体（尤其是体内调节系统）的影响。而中医药在调整人体内在功能的整体平衡和自稳状态方面有着独特的不可替代的优势。应用先进的现代方法与技术，发掘中医药在内分泌疾病发病机制认识及临床治疗方面的整体观经验，将更有利于促进我国内分泌学事业的发展与提高。

第二节 尿崩症

尿崩症（diabetes insipidus）是指精氨酸加压素（arginine vasoperssin，AVP）［又称抗利尿激素（antidiuretic hormone，ADH）］严重缺乏或部分缺乏（称中枢性尿崩症），或肾脏对 AVP 不敏感（称肾性尿崩症），致肾小管重吸收水的功能障碍，从而引起多尿、烦渴、多饮与低比重尿和低渗尿为特征的一组综合征。尿崩症可发生于任何年龄，但以青少年多见，男女之比约为 2∶1。本节主要介绍中枢性尿崩症。

本病可归属于中医学"消渴"范畴。

【病因病理】

一、西医病因病理

病因和发病机制 中枢性尿崩症是由于多种原因影响了 AVP 的合成、转运、储存及释放所致。按病因可分为继发性、特发性尿崩症。

NOTE

（1）继发性　多为下丘脑神经垂体及附近部位的病变引起。如分泌抗利尿激素的神经元遭破坏，输送抗利尿激素的通道垂体柄受损，储存抗利尿激素的垂体后叶受破坏，都可引起尿崩症。约50%患者为下丘脑神经垂体及附近部位的肿瘤，如颅咽管瘤、松果体瘤、第三脑室肿瘤、转移性肿瘤、白斑病等所引起。10%由头部创伤所致（严重脑外伤、垂体下丘脑部位的手术）。少数由脑部感染性疾病（脑膜炎、结核、梅毒）、Langerhans组织细胞增生症或其他肉芽肿病变、血管病变等引起。少数患者有家族史，遗传方式可为X连锁隐性遗传、常染色体显性或隐性遗传。本症可能因为渗透压感受器缺陷所致。任何破坏下丘脑正中隆突（漏斗部）以上部位的病变，常可引起永久性尿崩症；若病变在正中隆突以下的垂体柄至神经垂体，可引起暂时性尿崩症。

（2）特发性　约占30%，在临床上无明显病因可寻，少数有家族史。此型患者的下丘脑视上核与室旁核神经细胞明显减少或几乎消失。近年有报告患者血中存在下丘脑室旁核神经核团抗体，即针对AVP合成细胞的自身抗体。

二、中医病因病机

本病病因多与素体阴虚、妊娠孕产、邪热外侵、情志不舒、饮水不节、跌仆损伤等诸因素有关。

1. 肺胃热盛　素体阴虚或热邪外袭，以致火热内扰，伤及肺胃，肺主气，为水之上源，敷布津液，燥热伤肺，不能敷布津液而直趋于下。胃为水谷之海，主腐熟水谷，燥热伤胃，一则不能游溢精气，转输水谷精微，二则水液不能敷布上承，降而无升。

2. 阴虚燥热　素体阴虚，或情志失调，或饮食偏嗜，过食肥甘厚味，致燥热内生，火热灼伤阴津，阴液亏耗，水津不能敷布，故烦渴饮水自救。

3. 气阴两虚　情志失调，或饮食偏嗜，或跌仆损伤而致精气耗损；病程迁延，日久伤气耗精，热灼伤阴，阴液亏损，水失敷布。

4. 脾肾阳虚　先天禀赋不足，肾精不充，肾失濡养，阳虚则津液不布；或情志不遂，肝气郁结，横逆乘脾，水失健运，敷布失衡，阴液耗损，阴损及阳；若颅脑损伤，致使元神受损，肾气受戕，则进一步阻遏气机，而成脾肾阳虚，水失敷布之情形。

5. 阴阳两虚　病至晚期，阴损及阳，脾肾阳气衰微，而致阴阳两虚之候。

综上所述，本病的主要病机为阴虚燥热，肾精不足。本病的性质是本虚标实，阴虚为本，燥热为标。病位主要在肾，与肺、脾关系密切。上述诸多病因，不论六淫七情，还是饮食、外伤，均导致脏腑虚弱而成尿崩症。本病初起大都偏于阴虚燥热，火热内扰，使肺胃燥热津亏，阴液亏耗，水津不能敷布，烦渴饮水以自救；肺燥金枯，金水不能相生，有开无阖，饮一溲一；或因中焦受寒，运化失常，不能气化津液，水津不能上承，降而不升，口干多饮，多尿。然病久阴损及阳，可致阴阳两虚之候。若颅脑创伤或手术后，元神受损，肾气受戕，则进一步阻遏气机，而成脾肾阳虚，水失敷布之情形，后期则酿至阴阳两虚之候，导致永久恶性尿崩症而成难治之症。

【临床表现】

尿崩症发病较急，一般起病日期明确。最显著的症状就是多尿，尿量可达5~10L/d，甚至更多，一般不超过18L/d，尿比重多在1.001~1.005，尿渗透压常为50~200mOsm/（kg·

H_2O），尿色淡如清水。失水严重，口渴、多饮使病人不能安眠，工作和休息受到影响，久之可出现精神症状，如虚弱、头痛、失眠、困倦、情绪低落等。

由于低渗性多尿，血浆渗透压常轻度升高，从而兴奋下丘脑口渴中枢，患者因烦渴而大量饮水。如有足够的水分供应，患者一般健康可不受影响。但当病变累及口渴中枢时，口渴感丧失，或患者处于意识不清状态，如不及时补充大量水分，出现严重失水，出现高钠血症，表现极度衰弱、发热、精神症状、谵妄，甚至死亡，多见于继发性尿崩症。继发性尿崩症除上述表现外，尚有原发病的症状体征。

【实验室及其他检查】

1. 尿液检查　尿量超过 2500mL/d 称为多尿，尿崩症患者尿量多在 4～10L/d，比重常在 1.005 以下，尿渗透压常低于 200mOsm/（kg·H_2O）[正常值为 600～800mOsm/（kg·H_2O）]。

2. 血浆渗透压　患者血浆渗透压正常或稍高[血浆渗透压正常值为 290～310mOsm/（kg·H_2O）]。

3. 禁水-加压素试验　比较禁水前后与使用血管加压素前后的尿渗透压变化。禁水一定时间，当尿浓缩至最大渗透压而不能再上升时，注射加压素。正常人此时体内已有大量 AVP 释放，已达最高抗利尿状态，注射外源性 AVP 后，尿渗透压不再升高，而尿崩症患者体内 AVP 缺乏，注射外源性 AVP 后，尿渗透压进一步升高。

方法：禁水时间视患者多尿程度而定，一般 6～16 小时不等，禁水期间每 2 小时排尿一次，测尿量、尿比重或渗透压，当尿渗透压达到高峰平顶，即连续两次尿渗透压差<30mOsm/（kg·H_2O），而继续禁水尿渗透压不再增加时，抽血测血浆渗透压，然后立即皮下注射加压素 5U，注射后 1 小时和 2 小时测尿渗透压。对比注射前后的尿渗透压。

结果：正常人禁水后尿量明显减少，尿比重超过 1.020，尿渗透压超过 800mOsm/（kg·H_2O），不出现明显失水。尿崩症患者禁水后尿量仍多，尿比重一般不超过 1.010，尿渗透压常不超过血浆渗透压。注射加压素后，正常人尿渗透压一般不升高，仅少数人稍升高，但不超过 5%。精神性多饮、多尿者接近或与正常相似。尿崩症患者注射加压素后，尿渗透压进一步升高，较注射前至少增加 9% 以上。AVP 缺乏程度越重，增加的百分比越多，完全性尿崩症者，1 小时尿渗透压增加 50% 以上；部分性尿崩症者，尿渗透压常可超过血浆渗透压，注射加压素后，尿渗透压增加在 9%～50% 之间。肾性尿崩症在禁水后尿液不能浓缩，注射加压素后仍无反应。本法简单、可靠，但也须在严密观察下进行，以免在禁水过程中出现严重脱水。如患者排尿多、体重下降 3%～5% 或血压明显下降，应立即停止试验，让患者饮水。

4. 血浆抗利尿激素的测定　正常人血浆抗利尿激素为 2.3～7.4pmol/L，尿崩症患者抗利尿激素水平低于正常，禁水后不增多或增加不多。

5. 影像学检查　头颅、下丘脑-垂体部位的蝶鞍摄片、视野检查、CT 或 MRI 以及脑血管造影等检查可以对病因学作出诊断，尤其是颅内肿瘤。

【诊断与鉴别诊断】

一、诊断

典型的尿崩症诊断不难，凡有持续多尿、烦渴、多饮及尿比重低者均应考虑本病，血浆、

NOTE

尿渗透压测定及禁水加压素试验可明确诊断。

尿崩症的诊断依据：①尿量多，一般4~10L/d；②低渗尿，尿渗透压<血浆渗透压，一般低于200mOsm/（kg·H₂O），尿比重多在1.005以下；③禁水试验不能使尿渗透压和尿比重增加，而注射加压素后尿量减少，尿比重增加，尿渗透压较注射前增加9%以上；④加压素（AVP）或去氨加压素治疗有明显效果。

满足上述①、②、③条标准，即可确诊尿崩症。

中枢性尿崩症诊断一旦成立，应进一步明确部分性还是完全性。无论是部分性还是完全性中枢性尿崩症，都应该努力寻找病因学依据，可测定视力、视野，进行脑部包括下丘脑-垂体部位CT和MRI检查。如果确实没有确切的脑部和下丘脑-垂体部位器质性病变的依据，才可以考虑原发性中枢性尿崩症的诊断。

二、鉴别诊断

尿崩症应与其他常见内科疾病所致的多尿相鉴别。

1. 糖尿病 血糖升高，尿糖阳性，易鉴别。需注意有个别病例既有尿崩症，又有糖尿病。

2. 精神性烦渴 主要表现烦渴、多饮、多尿、低比重尿，但AVP并不缺乏，上述检查有助鉴别。

3. 肾性尿崩症 是家族性X连锁遗传病，肾小管对AVP不敏感，出生后即出现症状，多为男孩，注射加压素后尿量不减少，尿比重不增加，血浆AVP浓度正常或升高，易与中枢性尿崩症鉴别。

【治疗】

一、治疗思路

轻度尿崩症患者，只需及时饮水。尿量超过4000mL/d的患者，都应接受积极的药物治疗。目前西医以病因治疗和替代治疗为主，中医以辨证论治为前提，注重固涩缩尿药如桑螵蛸、山茱萸、芡实、金樱子等常用药的应用，能有效控制症状，又能减轻许多西药的副作用，且停药后尿量稳定。

二、西医治疗

完全性尿崩症以激素替代治疗为主，部分性尿崩症以药物治疗为主，继发性尿崩症应尽量针对病因治疗。

1. 激素替代疗法

（1）去氨加压素 [1-脱氨-8右旋精氨酸加压素（DDAVP）] 目前为治疗该病的首选药。鼻吸入剂：成人每次10~20μg，每日1~2次；口服片剂：每次0.1~0.4mg，每日2~3次；肌注制剂：每次1~4μg，每日1~2次。剂量应个体化，严防水中毒的发生。

（2）鞣酸加压素注射液 5U/mL。首次0.1~0.2mL，肌肉注射，根据病情调整剂量。一般每次0.2~0.5mL，肌肉注射，可维持3~4天。用量过大可引起水中毒。

（3）垂体后叶素水剂 皮下注射，每次5~10U，作用仅能维持3~6小时，每日须多次注射，长期应用不便。

2. 其他抗利尿药

（1）氢氯噻嗪 每次 25mg，每日 2~3 次，必要时加倍。长期服用可引起低血钾、高尿酸血症、糖耐量减低，应适当补充钾盐。

（2）氯磺丙脲 每日剂量不超过 0.2g，早晨一次口服。可增加肾小管对抗利尿激素的敏感性。副作用为白细胞减少、肝损害、低血糖及水中毒。

（3）卡马西平 可兴奋下丘脑分泌抗利尿激素，增加抗利尿激素对肾小管的作用。每次 0.2g，每日 2~3 次。

3. 病因治疗 继发性尿崩症尽量治疗其原发病。

三、中医治疗

本病治疗重在滋补肺肾，调其肺、胃（脾）、肾脏腑功能，以清热泻火、益气养阴、固肾摄津为主要治疗方法，滋阴清热治其标，培补脾肾治其本。

（一）辨证论治

1. 肺胃热盛证

症状：烦渴多饮，消谷善饥，多食，尿频量多，尿色浑黄，舌红苔燥，脉滑数。

治法：清解阳明，润养肺胃。

方药：白虎加人参汤加减。

2. 阴虚燥热证

症状：烦渴多饮，尤喜冷饮，但饮而不解其渴，尿频量多，尿清长，咽干舌燥，皮肤干燥，无汗或盗汗，头痛头晕，耳鸣目眩，心悸烦乱，夜寐不安，手足心热，大便干结，数日一次，舌红，苔少或见黄苔，舌面干燥，脉虚细而数或兼弦。

治法：养阴清热，生津止渴。

方药：知柏地黄丸加减。

3. 气阴两虚证

症状：乏力，自汗，气短，腰酸，五心烦热，多饮，多尿，大便秘结，舌淡红，苔薄白少津或少苔，脉细弱。

治法：益气养阴，生津止渴。

方药：六味地黄丸加减。

4. 脾肾阳虚证

症状：烦渴多饮，冷热不限，尿清长频多，尤以夜尿为甚，形体消瘦，神疲乏力，气短懒言，食欲不振，纳少便溏，形寒肢冷，面色萎黄或面白无华，舌淡红干涩，苔白，脉沉细。

治法：温阳化气，健脾助运。

方药：真武汤加减。

5. 阴阳两虚证

症状：渴而多饮，尿频量多，口干舌燥，腰膝酸痛，畏寒，性欲减退，头晕乏力，五心烦热，形体消瘦，纳差，大便溏或秘结，舌淡苔干，脉沉弦细。

治法：温阳滋阴，缩泉生津。

方药：金匮肾气丸加减。

NOTE

（二） 常用中药制剂

缩泉丸　功效：补肾缩尿。适用于小便频数、夜间遗尿。用法：口服，每次3~6g，每日2~3次。

【预后】

预后取决于基本病因，轻度脑损伤及感染引起的尿崩症可完全恢复，肿瘤等所致尿崩症预后欠佳。特发性和遗传性尿崩症常属永久性，须坚持服药治疗，在饮水充足和适当的抗利尿治疗下，通常可以基本维持正常的生活，对寿命影响也不大，一些女病人即使怀孕和生育也能安全度过。

【预防与调护】

加强防护意识，防止颅脑损伤。积极控制感染，防止累及脑部。

患者应保持精神舒畅，思想开朗，戒烟，少食肥甘厚味或辛辣炙煿之品。避免劳累及情绪波动。保持充分的饮水供应，防止脱水或水中毒的发生，慎饮茶、咖啡等饮料。

第三节　甲状腺功能亢进症

甲状腺功能亢进症（hyperthyroidism，简称甲亢）是指由于多种原因引起甲状腺功能增高、甲状腺激素分泌过多所致的一种内分泌疾病。甲状腺可呈弥漫性、结节性、混合性肿大或为甲状腺炎。临床上以甲状腺肿大，食欲亢进，形体消瘦，体重减轻，心动过速，情绪激动，怕热汗出，手指颤抖，突眼等症状为主要表现。根据病因的不同，甲亢可分为甲状腺性甲亢、垂体性甲亢、异位性 TSH 综合征、卵巢甲状腺肿伴甲亢等类型，其中甲状腺性甲亢又包括毒性弥漫性甲状腺肿（又称 Graves 病）、多结节性甲状腺肿伴甲亢、自主性高功能甲状腺结节或腺瘤、碘源性甲亢、滤泡性甲状腺癌等多种类型。在各种类型的甲亢中，以 Graves 病最为常见，因而在本节中以此为重点进行阐述。

Graves 病（GD）是一种自身免疫性疾病，占所有甲亢的80%~85%，在普通人群中的患病率约为1%，女性的患病率显著高于男性，男女之比为 1∶4~1∶6，各组年龄均可发病，以20~40 岁的中青年多见。

本病可归属于中医的"瘿病"。

【病因病理】

一、西医病因病理

1. 病因及发病机制　Graves 病的病因和发病机制尚未完全阐明。近年来研究认为本病主要是在遗传的基础上，因精神刺激、感染等应激因素而诱发，属于抑制性 T 淋巴细胞功能缺陷所致的自身免疫性疾病。

本病的特征之一是患者的血清中存在有对甲状腺组织起刺激作用的自身抗体，即促甲状腺激素（TSH）受体抗体（TSH－receptor antibodies，TRAb），又称为甲状腺刺激免疫球蛋白

（thyroid stimulating immunoglobulin，TSI）或甲状腺激素受体刺激抗体（thyroid stimulating anti-bodies，TSAb）。目前认为自身抗体的产生主要与基因缺陷相关的抑制性 T 淋巴细胞功能降低有关。由于遗传基因的缺陷，在某些因素的诱发下，抑制性 T 淋巴细胞功能降低，辅助性 T 淋巴细胞功能增强，致使 B 淋巴细胞产生抗自身甲状腺的抗体。

TSI 和 TSH 一样具有刺激和兴奋甲状腺的作用，其作用于甲状腺细胞上的 TSH 受体，引起甲状腺组织增生和功能亢进，对血中碘的摄取明显增多，产生、分泌过多的甲状腺激素，从而导致甲状腺肿大和甲亢。

2. 病理　甲状腺呈不同程度弥漫性肿大，血管丰富，充血扩张，腺外有包膜，表面光滑。滤泡上皮细胞增生，呈柱状，泡壁增生呈乳头状突入滤泡腔内，滤泡腔内胶质减少。细胞核位于底部，有时有分裂相，胞内多囊泡，高尔基器肥大，内质网发育良好，有较多核糖体，线粒体数目增多。滤泡间组织中有弥漫性淋巴细胞浸润，甚至出现淋巴组织生发中心。浸润性突眼患者的球后组织中，含有较多黏多糖与透明质酸而水肿，加以淋巴细胞及浆细胞浸润。镜下示眼球肌纤维增粗，纹理模糊，脂肪增多，肌细胞内黏多糖亦增多，以致肌力减退。骨骼肌、心肌有类似情况但较轻。胫前黏液性水肿较少见，局部可见黏蛋白样透明质酸沉积，伴有肥大细胞、巨噬细胞、成纤维细胞浸润。

二、中医病因病机

瘿病的发生，主要与情志失调及体质因素有关。由于素体阴虚等因素，加之忧思恼怒、精神创伤等，引起肝郁气滞，疏泄失常，气滞痰凝，壅于颈前，气郁化火，耗气伤阴所致。

1. 情志失调　由于长期忧思恼怒，致使肝郁气滞，疏泄失常，则津液失于输布而凝聚成痰，气滞痰凝，壅于颈前而形成瘿病，其消长常与情志变化有关。正如《诸病源候论·瘿候》中所说："瘿者，由忧恚气结所生。"《济生方·瘿瘤论治》云："夫瘿瘤者，多由喜怒不节，忧思过度而成斯疾焉。"

2. 体质因素　妇女由于经、带、胎、产、乳等生理特点与肝经气血密切相关，如遇有情志不畅等因素，常可导致气滞痰结，肝郁化火等病理改变，故女性易患本病。素体阴虚者，在痰气郁滞时，则易于化火，火旺更伤阴，常使疾病缠绵难愈。

由上可见，瘿病形成的内因是体质因素，情志失调则是瘿病发病的主要诱因。基本病机为气滞痰凝，气郁化火，耗气伤阴。病位主要在颈前，而与肝、肾、心、胃等脏腑关系密切。本病初起多属实，以气滞痰凝、肝火旺盛为主；随着病情的发展，火旺伤阴，虚实夹杂。其火旺既可损及肝肾，上扰心神，又可横逆犯胃。病久阴损气耗，多以虚为主，表现为气阴两虚之证。病程中常由于气滞痰阻、火旺阴伤、气虚等因素，导致气血运行不畅，血脉瘀滞。

此外，在患本病过程中，若病情尚未得到控制，而复感外邪，或遭受精神刺激，情绪骤变，或因严重创伤，以及大手术等，可致病情急剧恶化，出现火热炽盛，气阴耗竭，甚至阴竭阳亡等危候。

【临床表现】

本病女性多见，男女比例约为 1∶（4~6），多起病缓慢，发病日期常不易确定，仅少数患者因精神创伤或严重感染等应激因素而急性起病。临床表现轻重不一，老年及儿童患者临床表现常不典型。典型的症状、体征主要有以下几个方面。

NOTE

一、主要症状

1. 高代谢症群　怕热多汗，平时常有低热，心悸，食欲亢进，大便次数增多，体重下降，疲乏无力，危象时可有高热、心动过速。

2. 眼征　Graves病在眼部的临床表现可分为非浸润性突眼和浸润性突眼两种。

（1）**非浸润性突眼**　又称为良性突眼，占大多数，一般呈对称性。主要是由于交感神经兴奋，眼外肌群和提上睑肌张力增高所致，其改变主要为眼睑和眼外部的表现，球后组织变化不大。

（2）**浸润性突眼**　又称为内分泌性突眼或恶性突眼等，临床上较少见，主要是因为眼外肌和球后组织体积增加、淋巴细胞浸润所致。表现为眶内、眶周组织充血，眼睑水肿，畏光流泪，复视，视力减退，有异物感，眼球胀痛，眼肌麻痹，眼球活动受限。由于高度突眼，上下眼睑不能闭合，结膜及角膜经常暴露，引起充血、水肿、角膜溃疡，甚至角膜穿孔。少数患者由于眶内压增高而影响了视神经的血液供应，可引起视神经乳头水肿、视神经炎或球后视神经炎，甚至视神经萎缩，导致失明。

3. 精神神经系统　神经过敏，兴奋，易激动，烦躁多虑，失眠紧张，多言多动，思想不集中，有时有幻觉，甚至发生亚躁狂症。也有部分患者表现为寡言、抑郁。

4. 心血管系统　心悸，胸闷，气促，稍活动后加剧，严重者可导致甲亢性心脏病。心动过速，常为窦性，休息和睡眠时心率仍加快。心律失常以早搏最为常见，阵发性或持续性心房纤颤或心房扑动、房室传导阻滞等也可发生。

5. 消化系统　食欲亢进，易饥多食。肠蠕动增快，大便次数增多，甚至可出现慢性腹泻。

6. 血液和造血系统　周围血中白细胞总数可偏低，而淋巴细胞及单核细胞均相对增加，血小板寿命较短，有时可出现紫癜。

7. 肌肉骨骼系统　主要表现为肌肉软弱无力。少数患者可出现甲亢性肌病。不少病例伴有周期性瘫痪，发作时血钾降低，但尿钾不多，可能是由于钾转移到细胞内所致。甲亢尚可伴重症肌无力，主要累及眼部肌群，表现为眼睑下垂，眼球运动障碍和复视，朝轻暮重。此外，甲亢还可影响骨骼引起脱钙和骨质疏松，尿钙增多，但血钙一般正常。

8. 生殖系统　两性生殖系统功能均减退，女性患者常见月经减少，周期延长，甚至闭经，但部分患者仍能受孕。男性患者则常出现阳痿，偶见乳房发育。

9. 皮肤及肢端表现　小部分病人有胫前黏液性水肿，典型者为对称性、局限性皮肤损害，多见于小腿胫前下段，有时也可见于足背和膝部。

二、体征

1. 皮肤温暖湿润，尤以手掌、脸、颈、胸前、腋下等处较为明显。

2. 甲状腺一般呈弥漫性肿大，双侧对称，质软，可随吞咽运动上下移动，少数呈非对称性甲状腺肿，部分患者可有甲状腺结节。由于甲状腺血流增多，其左右叶上下极可触及震颤，听诊可闻及"嘤嘤"的血管杂音，声如海鸥鸣叫，尤以上极为多见。

3. 眼征　非浸润性突眼：①眼裂增宽，瞬目减少，凝视；②上眼睑挛缩，向下看时上眼睑不能随眼球向下转动；③看近物时眼球内侧聚合不良；④向上看时前额皮肤不能皱起。浸润性突眼：眼球突出明显，突眼度多在18mm以上，且两侧常不对称，有时仅一侧突眼，上下眼睑不能闭合。

4. 心音常增强，心尖区第一心音亢进，可闻及收缩期杂音。收缩压上升，舒张压稍降，脉压差增大，有时可出现水冲脉与毛细血管搏动征。

5. 舌、手伸出时可有细震颤，腱反射活跃，反射时间缩短。

6. 小部分病人有胫前黏液性水肿，呈非凹陷性水肿。

7. 其他　由于营养障碍和激素的直接毒性作用，还可导致消瘦、贫血貌、肌力下降、黄疸及肝脏肿大等。

三、并发症

1. 甲状腺危象　甲状腺危象（thyroid crisis）是甲状腺毒症急性加重的一个综合征，发生原因可能与循环内 FT_3 水平增高、心脏和神经系统的儿茶酚胺激素受体数目增加、敏感性增强有关。主要诱因包括感染、手术、放射碘治疗、创伤、严重的药物反应、心肌梗死等。临床表现原有的甲亢症状加重，包括高热（39℃以上）、心动过速（140~240 次/分）、伴心房颤动或心房扑动、烦躁不安、呼吸急促、大汗淋漓、厌食、恶心呕吐、腹泻等，严重者出现虚脱、休克、嗜睡、谵妄、昏迷，部分患者有心力衰竭、肺水肿。

2. 甲状腺功能亢进性心脏病　多发生在老年患者，临床症状不典型，主要表现为心房颤动和心力衰竭，长期患严重甲亢的青年患者也可以发生。

【实验室及其他检查】

1. 血清甲状腺激素的测定

（1）**血清总甲状腺素（TT_4）**　是判定甲状腺功能最基本的筛选指标。用放射免疫法测定，正常值为 64~154nmol/L（5~12μg/dL）（不同实验室及试剂盒有差异）。其结果受甲状腺激素结合球蛋白（thyroxine-binding globulin，TBG）的影响，在 TBG 浓度和结合力正常的情况下，TT_4 增高，提示患有甲亢。

（2）**血清总三碘甲状腺原氨酸（TT_3）**　是诊断甲亢较敏感的指标，并且是诊断 T_3 型甲亢的特异性指标。用放射免疫法测定，正常值为 1.2~2.9nmol/L（80~190μg/dL）（不同实验室及试剂盒有差异）。其结果也受 TBG 的影响，患本病时 TT_3 增高，且增高的幅度常大于 TT_4。

（3）**血清游离甲状腺素（FT_4）和游离三碘甲状腺原氨酸（FT_3）**　FT_4、FT_3 是血液循环中甲状腺激素的活性成分，其测定结果不受 TBG 的影响，能直接且准确地反映甲状腺功能状态，敏感性和特异性明显优于 TT_4、TT_3。用放射免疫法测定，正常值：FT_4 为 9~25pmol/L（0.7~1.9ng/dL），FT_3 为 2.1~5.4pmol/L（0.14~0.35ng/dL）（检测 FT_3、FT_4 不同方法及实验室数值差异较大）。本病患者结果增高，其中以 FT_3 增高更为明显。

2. 血清 TSH 测定　甲亢时 TSH 较 T_3、T_4 灵敏度高，用灵敏度高的检测法检测，价值更大。用放射免疫法测定，其正常值为 0.3~5.0mIU/L（不同实验室及试剂盒有差异）。一般甲亢时 TSH 结果降低，垂体性甲亢患者则 TSH 水平不降低或增高，对亚临床甲亢和亚临床甲减的诊断及治疗监测均有重要意义。

3. 甲状腺摄 [131] 碘率测定　正常值：3 小时为 5%~25%，24 小时为 20%~45%，高峰在 24 小时出现。甲亢时甲状腺摄 [131] 碘率增高，3 小时大于 25%，24 小时大于 45%，且高峰前移。此项检查诊断符合率高，但受含碘食物及多种药物等因素的影响，且孕妇及哺乳期妇女禁用。

NOTE

4. 甲状腺抗体检查 未经治疗的 GD 患者血 TSAb 阳性检出率可达 80%~100%，有早期诊断意义，对随访疗效、判断能否停药及治疗后复发的可能性等有一定的指导意义，但是因为 TSAb 测定条件复杂，未能在临床广泛使用，而 TRAb 测定已有商业试剂盒，可以在临床开展。GD 患者甲状腺球蛋白抗体（TgAb）、甲状腺过氧化酶抗体（TPOAb）等测定均可呈阳性，但滴度不如桥本甲状腺炎高。

5. 影像学检查 超声、CT、放射性核素检查有一定的诊断价值。

【诊断与鉴别诊断】

一、诊断

（一）诊断要点

典型病例诊断不困难。患者有诊断意义的临床表现，如怕热、多汗、易激动、易饥多食、消瘦、手颤、腹泻、心动过速及眼征、甲状腺肿大等。在甲状腺部位听到血管杂音和触到震颤，则更具有诊断意义。对一些轻症或临床表现不典型的病例，常需借助实验室检查，才能明确诊断。在确诊甲亢的基础上，排除其他原因所致的甲亢，结合患者眼征、弥漫性甲状腺肿、TRAb 阳性，即可诊断为 GD。

（二）特殊类型

1. 淡漠型甲状腺功能亢进症（apathetic hyperthyroidism） 多见于老年患者。起病隐匿，高代谢综合征、眼征和甲状腺肿均不明显。主要表现为明显消瘦、心悸、乏力、头晕、昏厥、神经质或神志淡漠、腹泻、厌食。可伴有心房颤动、震颤和肌病等体征，70%患者无甲状腺肿大。临床上易被误诊。老年人不明原因的突然消瘦、新发生心房颤动时应考虑本病。

2. 三碘甲状腺原氨酸（T_3）型和甲状腺素（T_4）型甲状腺毒症 仅有血清 T_3 增高的甲状腺毒症称为 T_3 型甲状腺毒症，仅占甲亢病例的 5%。实验室检查发现血清 TT_3、FT_3 水平增高，但是 TT_4 和 FT_4 的水平正常，TSH 水平减低，[131]碘摄取率增加，在碘缺乏地区和老年人群中常见。仅有血清 T_4 增高的甲状腺毒症称为 T_4 型甲状腺毒症，主要发生在碘致甲亢和伴全身性严重疾病的甲亢患者中。

3. 亚临床甲状腺功能亢进症 在排除其他能够抑制 TSH 水平的疾病前提下，依赖实验室检查结果才能诊断，表现为血清 T_3、T_4 正常，TSH 水平减低。

4. 妊娠期甲状腺功能亢进症 妊娠期由于 TBG 增高导致 TT_4、TT_3 增高，故妊娠期甲亢的诊断必须依赖 FT_4、FT_3、TSH 测定。妊娠期甲亢包括：①一过性妊娠呕吐甲状腺功能亢进症：人绒毛膜促性腺激素（HCG）与 TSH 有相似或相同的结构，过量或变异的 HCG 刺激 TSH 受体，可致妊娠期甲状腺功能亢进症；②新生儿甲状腺功能亢进症：母体的 TRAb 可以透过胎盘刺激胎儿的甲状腺引起新生儿甲亢；③产后 GD：产后免疫抑制解除，易产生产后 GD；④产后甲状腺炎：甲状腺滤泡炎性破坏，甲状腺程度释放入血，早期可有甲亢表现。

二、鉴别诊断

1. 单纯性甲状腺肿 除甲状腺肿大外，无甲亢的症状和体征，虽然测甲状腺摄[131]碘率有时可增高，但高峰不前移，且 T_3 抑制试验可被抑制。TRH 兴奋试验正常，血清 T_3、T_4 水平正常。

2. 神经官能症　神经官能症的患者由于自主神经调节紊乱，也可出现心悸、气短、易激动、手颤、乏力、多汗等症状，与本病患者临床表现相似，但无突眼，甲状腺不肿大，血清 T_3、T_4 水平及甲状腺摄 ^{131} 碘率等检查结果正常。

3. 其他　部分不典型患者，常以心脏症状为主，如早搏、心房纤颤或充血性心力衰竭等，易被误诊为心脏疾病；以低热、多汗为主要表现者，需与结核病鉴别；老年甲亢的临床表现多不典型，常有淡漠、厌食等症，且消瘦明显，应与癌症相鉴别；甲亢伴有肌病时，应与家族性周期性麻痹和重症肌无力相鉴别。

【治疗】

一、治疗思路

西医的治疗以减少甲状腺激素合成、改善症状、避免并发症发生为基本原则。根据患者病情特点，选择合适的治疗方法。

中医药疗法对本病患者也有一定的疗效，能明显减轻症状，且无明显副作用，但目前多主张慎用含碘的中药进行辨证施治。整合患者四诊情况，辨证用方，并根据不同症状，进行加减。

中西医结合治疗能较好改善临床症状，减少或避免不良反应及并发症的出现，减少复发。

二、西医治疗

1. 一般治疗　患者应注意休息，消除精神压力，避免精神刺激和劳累过度。加强支持疗法，合理饮食，以补充足够的热量和营养物质，如糖、蛋白质和多种维生素等，纠正本病由于代谢增高而引起的过多消耗。忌食辛辣及含碘丰富的食物，少喝浓茶、咖啡。

2. 抗甲状腺药物治疗　目前抗甲状腺药物治疗分为硫脲类和咪唑类，药物有丙基硫氧嘧啶（propylthiouracil，PTU）、甲基硫氧嘧啶（methylthiouracilum，MTU）、甲巯咪唑（methimazde，MM）、卡比马唑（carbimazole，CMZ）。其作用机理主要为阻抑甲状腺内过氧化酶系，抑制碘离子转化为新生态碘或活性碘，从而使甲状腺激素合成减少。其中丙基硫氧嘧啶还有抑制 T_4 在周围组织中转化为 T_3 的作用。

（1）**适应证**　①症状较轻，甲状腺轻度或中度肿大的患者；②25 岁以下的青少年、儿童、妊娠妇女、年老体弱患者；③甲状腺次全切除术后复发，又不适宜 ^{131} 碘治疗者；④手术前准备；⑤用作 ^{131} 碘治疗术后的辅助治疗。

（2）**剂量及疗程**　治疗时应根据病情轻重决定用药剂量，本病的疗程具有明显的个体差异，一般总疗程为 1.5~2 年或更长。①初治期：MM 或 CMZ 每日 30~45mg 或每日 PTU 或 MTU 300~450mg，分 3 次口服，每 8 小时用药一次，MM 半衰期长，可以每天单次服用。初治期需 1~3 个月，如用药 3 个月症状仍未见明显改善，应检查有无不规则服药、服用碘剂及精神刺激或感染等干扰因素。②减量期：当患者临床症状显著改善，体重增加，心率降至每分钟 80~90 次，T_3、T_4 恢复正常时，可根据病情逐渐减少药量，一般每 2~4 周减量一次，PTU 或 MTU 每次减 50mg，MM 或 CMZ 每次减 5mg，递减剂量不宜过快，减量过程中应注意观察患者症状、体征的变化，尽量保持甲状腺功能正常，病情稳定。减量期需 2~3 个月。③维持量期：PTU 或 MTU 每日用量为 50~100mg，MM 或 CMZ 每日用 5~10mg，停药前药量可再分别减至 25~

NOTE

50mg 和 2.5~5mg。维持量期 1~1.5 年或更长。在治疗期间应定期随访，避免不规则或间断服药，如遇严重感染或精神刺激等应激情况病情加重时，应酌增药量，待病情稳定后再逐渐减量。本病一般疗程愈长，停药后的复发率愈低。长程应用抗甲状腺药物治疗，可恢复抑制性 T 淋巴细胞的功能，减少甲状腺自身抗体的产生，疗效优于短程疗法，且停药后的复发率较小。

（3）药物副作用　主要的副作用有：①白细胞减少：严重时可出现粒细胞缺乏症，在使用甲硫氧嘧啶治疗时最多见，而以丙基硫氧嘧啶最少见，多发生在用药后 2~3 个月期间，也可见于治疗过程中任何时间。因此，在初治期应每 1~2 周复查白细胞总数和分类，减量及维持量期可每 2~4 周检测一次。白细胞低于 $4.0×10^9/L$ 时应密切观察，同时给予升白细胞药物治疗，如利血生、鲨肝醇等，必要时可短期内加用强的松，每次 10mg，每日 3 次。粒细胞缺乏症的表现有发热、咽痛、乏力、关节酸痛等症，一旦出现，应立即停药，并做紧急处理。②药疹：多病情较轻，一般予以抗组胺药物治疗或改用其他抗甲状腺药物即可。极少数严重者可出现剥脱性皮炎，应立即停药抢救。③其他：部分患者可出现血清谷丙转氨酶升高或黄疸，一般可加用保肝药物或改用其他抗甲状腺药物，病情严重者应停药处理。此外还可出现头晕、头痛、关节疼痛及恶心、呕吐等症。

3. 辅助药物治疗

（1）β 受体阻滞剂　能改善交感神经兴奋性增高的表现，如心悸、心动过速、精神紧张、多汗等，还能阻断外周组织 T_4 转化为 T_3。常用制剂为盐酸普萘洛尔（心得安）。由于抗甲状腺药物不能迅速地控制甲亢患者的症状，因此在开始治疗的 1~2 个月可联合使用心得安，每次 10~20mg，每日 3 次。此外，心得安还可用于甲亢危象的治疗及紧急甲状腺手术或 ^{131} 碘治疗前的快速准备。但对有支气管哮喘、房室传导阻滞、充血性心力衰竭的患者和在妊娠的第 1~3 个月和分娩时禁用。

（2）甲状腺激素　可调节下丘脑-垂体-甲状腺轴功能，避免突眼及甲状腺肿进一步加重。还有报道认为，联用甲状腺激素治疗或在停用抗甲状腺药物后，仍应继续服用甲状腺激素，可减少甲状腺自身抗体的产生，降低甲亢的复发率。

（3）碘化物　可抑制甲状腺激素释放，但作用时间短暂，数周后即失效，且长期服用碘剂还可使甲亢症状加重，仅用于抢救甲亢危象和甲亢的手术治疗前准备等。

4. 放射性 ^{131} 碘治疗　甲状腺具有高度选择性摄取 ^{131} 碘的功能，^{131} 碘在核衰变时能放射出 β 射线和 γ 射线，其中以 β 射线为主（占 99%），β 射线能量低，射程短，仅约 2mm，使部分甲状腺滤泡上皮细胞被破坏，产生炎症、坏死和萎缩，导致功能丧失，从而减少甲状腺激素的合成及分泌，达到治疗甲亢的目的。

（1）适应证　①年龄在 25 岁以上，甲状腺肿及病情为中等程度的病人。②使用抗甲状腺药物治疗效果差或治疗后复发的患者。③对抗甲状腺药物过敏者。④因为各种原因，不能长期坚持服药者。⑤甲亢手术治疗后复发者。⑥合并心脏病、糖尿病及严重肝、肾功能不全等有手术禁忌证者。⑦甲亢伴有浸润性突眼者。

（2）禁忌证　①妊娠及哺乳期的病人。②年龄在 20 岁以下者。③有活动性肺结核及较严重的肝肾疾病。④周围血中白细胞总数少于 (2~2.5) ×$10^9/L$ 者。⑤结节性甲状腺肿并甲亢，结节扫描显示为"冷结节"者。⑥甲状腺明显肿大，有压迫症状，或向胸骨后延展者。

（3）治疗方法和剂量　治疗剂量的决定通常以甲状腺的重量和对 ^{131} 碘的最高吸收率作为参考指标，多数学者主张每克甲状腺组织一次用 ^{131} 碘 2.6~3.7MBq（70~100μCi），一般按下列公式计算：

$$^{131}\text{碘剂量}\left[\text{MBq}\left(\mu\text{Ci}\right)\right] = \frac{(2.6\sim3.7)\ \text{MBq}\ (70\sim100\mu\text{Ci})\times\text{甲状腺重量}\ (\text{g})}{24\ \text{小时甲状腺最高吸}^{131}\text{碘率}}$$

剂量确定后于空腹一次口服，如剂量过大（超过 740 MBq 或 20mCi）时，可分次给药，一般先给总剂量的 2/3，观察 1.5~2 个月，再决定是否给予剩余的 1/3 量。

（4）疗效及并发症 ^{131}碘治疗在服药后 3~4 周开始起效，症状逐渐减轻，甲状腺缩小，体重增加，总有效率在 90% 以上，约 60% 的患者在 3~6 个月后可达到完全缓解，其余为部分缓解。使用 ^{131}碘治疗的近期反应一般较轻，远期并发症主要为甲状腺功能减退。

5. 手术治疗 外科手术是治疗甲状腺功能亢进症的有效手段之一，手术的方式主要是甲状腺次全切除术。甲亢患者经手术治疗后，90% 以上的患者可获得痊愈，但手术也可引起一些并发症，且属不可逆性的破坏性治疗，应慎重选择。

（1）适应证 ①甲状腺肿大明显，压迫邻近器官者。②甲状腺较大，抗甲状腺药物治疗无效，或停药后复发者。③结节性甲状腺肿伴甲亢。④毒性甲状腺腺瘤。⑤胸骨后甲状腺肿伴甲亢。⑥不能长期使用抗甲状腺药物治疗者。

（2）禁忌证 ①已做过甲状腺手术，局部粘连较明显者。②患有严重的浸润性突眼，术后有可能加重。③年老体弱或有其他严重的全身性疾病，如心、肝、肾功能不全等，不能耐受手术者。④妊娠早期（3 个月以前）及晚期（6 个月以后）。

（3）术前准备 一般先用抗甲状腺药物控制病情，待心率降至 80~90 次/分以下，血清 T_3、T_4 浓度恢复正常，然后加服复方碘溶液，每日 3 次，开始时每次 3~5 滴，可减少伤口出血。近年来使用心得安联合碘化物做术前准备，见效快，2~3 天后心率即明显下降，一般于术前用 1 周，每次 20~40mg，每 6~8 小时一次，术后仍需巩固 1 周。

（4）手术并发症 ①局部出血，可引起窒息，这是甲亢手术治疗较危急的并发症，应及时处理，必要时须行气管切开。②甲亢危象。③喉返或喉上神经损伤，导致声音嘶哑。④永久性的甲状腺功能减退症。⑤甲状旁腺被损伤或被完全切除，导致暂时性或永久性的手足抽搐。⑥突眼加重。⑦局部伤口感染。

6. 甲状腺危象的治疗 首先针对诱因治疗，如控制感染等。抑制甲状腺素的合成与释放，常首选 PTU 600mg 口服，以后每 8 小时给予 200mg，待症状缓解后逐步减至常规治疗量。还可联合使用碘剂，如复方碘剂每次 5 滴，每 6 小时 1 次。碘过敏者，改用碳酸锂。使用盐酸普萘洛尔，可减轻交感神经兴奋症状，抑制 T_4 转化为 T_3，常用 20~40mg，每 6 小时 1 次。氢化可的松 50~100mg，加入 5%~10% 葡萄糖注射液中静滴，6~8 小时 1 次。同时予以降温和改善循环等对症支持治疗，避免使用乙酰水杨酸类药物。

三、中医治疗

（一）辨证论治

1. 气滞痰凝证

症状：颈前肿胀，烦躁易怒，胸闷，两胁胀满，善太息，失眠，月经不调，腹胀便溏，舌质淡红，舌苔白腻，脉弦或弦滑。

治法：疏肝理气，化痰散结。

方药：逍遥散合二陈汤加减。若气滞血瘀者，加香附、郁金、益母草；痰浊内盛者，加竹茹、生姜；脾失健运者，加陈皮、砂仁、薏苡仁、茯苓。

2. 肝火旺盛证

症状：颈前肿胀，眼突，烦躁易怒，易饥多食，手指颤抖，恶热多汗，面红烘热，心悸失眠，头晕目眩，口苦咽干，大便秘结，月经不调，舌质红，舌苔黄，脉弦数。

治法：清肝泻火，消瘿散结。

方药：龙胆泻肝汤加减。若胃火炽盛者，加石膏、知母、玉竹；肝阳上亢者，加白蒺藜、菊花、钩藤。

3. 阴虚火旺证

症状：颈前肿大，眼突，心悸汗多，手颤，易饥多食，消瘦，口干咽燥，五心烦热，急躁易怒，失眠多梦，月经不调，舌质红，舌苔少，脉细数。

治法：滋阴降火，消瘿散结。

方药：天王补心丹加减。若肝阴不足者，加枸杞子、沙参、龟板；肝风内动者，加白芍、钩藤、白蒺藜；肝血不足者，加玄参、阿胶、益母草。

4. 气阴两虚证

症状：颈前肿大，眼突，心悸失眠，手颤，消瘦，神疲乏力，气短汗多，口干咽燥，手足心热，纳差，大便溏烂，舌质红或淡红，舌苔少，脉细或细数无力。

治法：益气养阴，消瘿散结。

方药：生脉散加味。若气虚不能摄津者，加黄芪、党参、白术、浮小麦；阴虚燥热者，加玄参、女贞子、龟板、地骨皮；瘀血阻滞者，加丹参、桃仁、红花、三七等。

（二）常用中药制剂

1. 甲亢灵片　功效：平肝潜阳，软坚散结。适用于具有心悸、汗多、烦躁易怒、咽干、脉数等症状的甲状腺功能亢进症。用法：每次 6~7 片，每日 3 次，口服。

2. 抑亢丸　功效：育阴潜阳，豁痰散结，降逆和中。适用于瘿病（甲状腺机能亢进）引起的突眼，多汗心烦，心悸怔忡，口渴，多食，肌体消瘦，四肢震颤等。用法：每次 1 丸，每日 2 次，口服。

【预后】

本病如能正确选择适当的方法，积极治疗，坚持足够疗程用药，多数患者病情可得到缓解，预后良好。部分患者虽经治疗，但仍有复发，病程长，迁延难愈。一些患者还可出现各种并发症，甚至甲亢危象，预后不良。

【预防与调护】

保持心情舒畅，避免精神刺激。预防和积极控制各种感染。在行手术或^{131}碘治疗前应有效控制病情，以防病情加重。宜进食高热量及富含维生素的饮食，忌辛辣、香燥、醇酒等刺激之品。定期复查，坚持合理的治疗，避免不规则服药和随意停药或减药。

第四节　甲状腺功能减退症

甲状腺功能减退症（hypothyroidism，简称甲减），是由各种原因导致的低甲状腺激素血症或甲状腺激素抵抗而引起的全身性低代谢综合征，其病理特征是黏多糖在组织和皮肤堆积，表现为黏液性水肿（myxedema）。按发病年龄可分为以下三型：起病于胎儿或新生儿者，称呆小病；起病于儿童者，称幼年型甲减；起病于成年者，称成年型甲减。

本病与中医学中的"瘿劳"相似，可归属于"虚劳""瘿病""水肿"等范畴。

【病因病理】

一、西医病因病理

1. 病因及发病机制　病因复杂，90%以上为原发性，垂体性和下丘脑性约占10%，其他少见。发病机制随病因和类型不同而异。根据病变发生的部位分三类：

（1）原发性甲减（primary hypothyroidism）　由于甲状腺腺体本身病变引起的甲减，占全部甲减的95%以上，且90%以上原发性甲减是由自身免疫、甲状腺手术和甲亢[131]碘治疗所致。

（2）中枢性甲减（central hypothyroidism）　由下丘脑和垂体病变引起的促甲状腺激素释放激素（TRH）或者促甲状腺激素（TSH）产生和分泌减少所致的甲减，垂体外照射、垂体大腺瘤、颅咽管瘤及产后大出血是其较常见的原因，其中由于下丘脑病变引起的甲减称为三发性甲减（tertiary hypothyroidism）。

（3）甲状腺激素抵抗综合征（resistance to thyroid hormones）　由于甲状腺激素在外周组织实现生物效应障碍引起的综合征。

2. 病理

（1）甲状腺　依病因不同可分为：①萎缩性病变：多见于桥本甲状腺炎、萎缩性甲状腺炎等。甲状腺组织明显萎缩，广泛纤维化，残余滤泡上皮细胞矮小萎缩，滤泡内胶质减少。继发性甲减亦有腺体缩小，滤泡萎缩，但滤泡腔充满胶质。呆小病者腺体萎缩、发育不全或缺如。放疗和手术后患者的甲状腺也明显萎缩。②甲状腺肿：甲状腺肿伴大小不等结节者常见于因缺碘所致的地方性甲状腺肿；慢性淋巴细胞性甲状腺炎后期也可伴有结节；药物所致者，甲状腺肿可呈代偿性弥漫性肿大。

（2）垂体　原发性甲减者，腺垂体增生肥大，甚或发生腺瘤，或同时伴高催乳素血症。垂体性甲减患者的垂体萎缩，但亦可发生肿瘤或肉芽肿等病变。

（3）其他　多量的透明质酸、黏多糖、硫酸软骨素和水分等在组织和皮肤堆积，引起皮肤、内脏等黏液性水肿、浆膜腔黏液性积液等，骨骼肌、平滑肌、心肌可有间质水肿。脑细胞萎缩，胶质化和灶性蜕变。肾小球和肾小管基底膜增厚，内皮及系膜细胞增生。胃肠黏膜萎缩以及动脉粥样硬化等。

二、中医病因病机

本病多由于先天不足，久病伤肾，情志内伤，饮食不节等，致正气内伤，阴阳失衡，脏腑功能失调而发病。

1. 先天不足，禀赋薄弱　肾为先天之本，主骨生髓。先天禀赋不足，则肾精亏虚，致五脏形体失养，脑髓失充，故见形体发育迟缓，智力发育迟滞，严重者可出现"五迟"、"五软"的表现。

2. 饮食不节，脾失健运　忧愁思虑，饮食不节，损伤脾土，或外感邪气，耗伤中气，以致脾失健运，水湿内停，而出现纳呆腹胀、面浮肢肿；气血生化乏源，则见倦怠乏力、少气懒言、语声低微等。

3. 久病伤肾，肾气衰微　久病伤肾，或素体虚弱，致肾精亏损，肾气虚衰，肾阳不足，致形体失温，脑髓失充，见神疲短气、畏寒肢冷、智能下降等。肾阳不足，可致心阳亏虚，心失所养，可见心慌心悸、胸闷气短。病久渐至阳气衰竭，而见嗜睡、神昏等危重情况。

综上所述，本病乃由先天不足，后天久病失调，脏气亏虚，正虚邪留而致。本虚是本病的基本病机，气血阴阳皆虚，尤以气虚、阳虚为甚，病变日久，正虚留邪，可出现虚实夹杂之证。病位在颈前，与肾、脾、心、肝相关。

【临床表现】

甲状腺功能减退症的临床表现取决于起病年龄。成年型甲减主要影响代谢及脏器功能，发生于胎儿或婴幼儿时，大脑和骨髓的生长发育受阻，患儿身材矮小、智力低下。

一、成年型甲状腺功能减退症

中年女性多见，男女之比为 $1:5\sim1:10$。多数起病隐匿，进展缓慢，有时可十余年后始有典型表现。

1. 一般表现　易疲劳、怕冷、少汗、动作缓慢、食欲减退而体重增加。记忆力减退，智力低下，反应迟钝，嗜睡，精神抑郁。典型黏液性水肿的临床表现为：表情淡漠，面色苍白，眼睑浮肿，唇厚舌大，全身皮肤干燥、增厚、粗糙、多脱屑，毛发脱落，指甲增厚变脆、多裂纹，踝部可出现非凹陷性浮肿。

2. 肌肉与骨关节　肌肉无力，收缩与松弛均迟缓，暂时性肌痛，肌强直、痉挛，咀嚼肌、胸锁乳突肌、股四头肌、手部肌肉进行性萎缩。腱反射的弛缓期特征性延长。关节也常疼痛，偶有关节腔积液。

3. 心血管系统　心肌黏液性水肿导致心肌收缩力损伤、心动过缓、心排血量下降。由于心肌间质水肿、非特异性心肌纤维肿胀、左心室扩张和心包积液导致心脏增大，有学者称之为甲减性心脏病。冠心病在本病中高发，但因心肌耗氧量减少，心绞痛在甲减时减轻。

4. 消化系统　厌食、腹胀、便秘常见，甚至发生麻痹性肠梗阻或黏液水肿性巨结肠。

5. 内分泌系统　性欲减退，男性阳痿，女性多有月经过多或闭经、不孕、溢乳等。如本病伴发自身免疫性肾上腺皮质功能减退和 1 型糖尿病，则称为多发性内分泌功能减退综合征（Schmidt 综合征）。

6. 血液系统　由于下述四种原因发生贫血：①甲状腺激素缺乏引起血红蛋白合成障碍；②肠道吸收铁障碍引起铁缺乏；③肠道吸收叶酸障碍引起叶酸缺乏；④恶性贫血是与自身免疫性甲状腺炎伴发的器官特异性自身免疫病。

7. 黏液性水肿昏迷　临床表现为嗜睡，低体温（$<35^\circ\text{C}$），呼吸徐缓，心动过缓，血压下降，四肢肌肉松弛，反射减弱或消失，甚至昏迷、休克、肾功能不全而危及生命。常见于病情严重者，诱因为严重躯体疾病、中断 TH 替代治疗、寒冷、感染、手术和使用麻醉、镇静药等。

二、呆小病

主要表现为患儿体格、智力发育均较同龄人迟缓，起病越早病情越严重。初生时体重较重，不活泼，不主动吸奶，哭声低弱，逐渐发展为典型呆小病，表情呆钝，声音低哑，面色苍白，眼周浮肿，眼距增宽，鼻梁扁塌，唇厚流涎，舌大外伸，前后囟增大、关闭延迟，出牙、换牙延迟，身材矮小，四肢粗短，行走摇摆且呈鸭步，腹饱满膨大伴脐疝，性器官发育延迟。

三、幼年型甲减

介于呆小病与成人型之间。幼儿多表现为呆小病，但体格、智能发育迟缓和面容改变不如呆小病显著，较大儿童则和成年型相似，但伴有不同程度生长迟滞，青春期延迟。

【实验室及其他检查】

1. 血红蛋白　常为轻、中度贫血，多为正常细胞正常色素性贫血。

2. 血液生化　血糖正常或偏低，胆固醇、甘油三酯和 β 脂蛋白均增高。

3. 甲状腺激素及 TSH 测定　血清 TSH 增高、FT_4 降低是诊断原发性甲减的必备指标。TT_3 和 FT_3 可在正常范围，严重甲减时也可见降低；只有 TSH 升高而 T_3、T_4 正常，为亚临床甲减；如 TSH 无明显升高而 T_3、T_4 降低，则表示垂体 TSH 储备功能降低，属垂体或下丘脑性甲减。采脐血、新生儿血，或妊娠第 22 周采羊水测 sTSH 有助于新生儿和胎儿甲减的诊断。

4. 甲状腺摄 ^{131}碘率　降低。

5. TRH 兴奋试验　主要用于原发性甲减及继发性甲减的鉴别。静注 TRH 后，血清 TSH 无升高反应者提示垂体性甲减，延迟升高者为下丘脑性甲减；如血清 TSH 在增高的基值上进一步增高，提示原发性甲减。

6. 甲状腺自身抗体　如甲状腺过氧化物酶抗体（TPOAb）、甲状腺球蛋白抗体（TgAb）等增高，表明甲减由自身免疫性甲状腺炎所致。

7. X 线检查　可见心脏向两侧增大，可伴心包积液和胸腔积液。部分患者有蝶鞍增大。

【诊断与鉴别诊断】

一、诊断

1. 甲减的症状和体征。

2. 实验室检查血清 TSH 增高，FT_4 减低，原发性甲减即可以成立，应进一步寻找甲减的病因。如果 TPOAb 阳性，可考虑甲减的病因为自身免疫甲状腺炎。

3. 实验室检查血清 TSH 减低或者正常，TT_4、FT_4 减低，考虑中枢性甲减，应做 TRH 刺激试验证实，再进一步寻找垂体和下丘脑的病变。

二、鉴别诊断

1. 水肿　主要与特发性水肿相鉴别，甲状腺功能测定有助鉴别。

2. 贫血　与其他疾病引起的贫血相鉴别。

3. 低 T_3 综合征　也称为甲状腺功能正常的病态综合征（euthyroid sick syndrome，ESS），指非甲状腺疾病原因引起的伴有低 T_3 的综合征。严重的全身性疾病、创伤和心理疾病等都可导致甲状腺激素水平的改变，它反映了机体内分泌系统对疾病的适应性反应。主要表现血清 TT_3、FT_3 水平减低，血清 T_4、TSH 水平正常。

NOTE

4. 蝶鞍增大 应与垂体瘤鉴别。原发性甲减时 TRH 分泌增加可以导致高泌乳素（PRL）血症、溢乳及蝶鞍增大，酷似垂体催乳素瘤，可行 MRI 鉴别。

5. 心包积液 需与其他原因的心包积液鉴别。

【治疗】

一、治疗思路

治疗目的是保证患儿的正常发育，改善甲减的症状、体征，提高患者的生活质量。TH 替代治疗疗效确切，是西医治疗甲减的主要方法。中医辨证根据"虚则补之"、"损者益之"的理论，当以补益为基本原则，可以减轻 TH 替代治疗的副作用，还可以明显改善患者的症状，提高患者的生活质量。替代治疗与中医辨证论治有机结合，常可取得最佳疗效。本病应及早处理，长期坚持治疗，甚至终生服药。黏液性水肿昏迷者需及时积极抢救。

二、西医治疗

1. 替代治疗 不论何种甲减，均需 TH 替代治疗，永久性者需终身服用。

治疗的目标是将血清 TSH 和甲状腺激素水平恢复到正常范围内。治疗的剂量取决于患者的病情、年龄、体重和个体差异。成年患者左甲状腺素（L-T$_4$）替代剂量 50~200μg/d，平均 125μg/d。按照体重计算的剂量是 1.6~1.8μg/（kg·d）；儿童需要较高的剂量，大约 2.0μg/（kg·d）；老年患者则需要较低的剂量，大约 1.0μg/（kg·d）；妊娠时的替代剂量需要增加 30%~50%；甲状腺癌术后的患者需要剂量大约 2.2μg/（kg·d）。T$_4$ 的半衰期是 7 天，所以可以每天早晨服药一次。甲状腺片是动物甲状腺的干制剂，因其甲状腺激素含量不稳定和 T$_3$ 含量过高已很少使用。

服药方法：起始剂量和达到完全替代剂量的时间要根据年龄、体重和心脏状态确定。小于 50 岁，既往无心脏病史患者可以尽快达到完全替代剂量，50 岁以上患者服用 L-T$_4$ 前要常规检查心脏状态。一般从 25~50μg/d 开始，每 1~2 周增加 25μg，直到达到治疗目标。患缺血性心脏病者起始剂量宜小，调整剂量宜慢，防止诱发和加重心脏病。补充甲状腺激素，重新建立下丘脑-垂体-甲状腺轴的平衡一般需要 4~6 周，所以治疗初期，每 4~6 周测定激素指标。然后根据检查结果调整 L-T$_4$ 剂量，直到达到治疗的目标。治疗达标后，需要每 6~12 个月复查一次激素指标。

2. 亚临床甲减的处理 近年来受到关注。因为亚临床甲减引起的血脂异常可以促进动脉粥样硬化的发生、发展。部分亚临床甲减发展为临床甲减。目前认为在下述情况需要给予 L-T$_4$ 治疗：高胆固醇血症，血清 TSH>10mU/L。

3. 对症治疗 有贫血者补充铁剂、维生素 B$_{12}$、叶酸等。胃酸不足者给予稀盐酸。但所有对症治疗的措施都必须在替代疗法的基础上进行才可获效。

4. 黏液性水肿昏迷的治疗

（1）即刻补充 TH，首选左三碘甲腺原氨酸（L-T$_3$）静脉注射，首次 40~120μg，以后每 6 小时 5~15μg，至病人清醒后改为口服；或首次静注 L-T$_4$ 300μg，以后每日注射 50μg，病人清醒后改口服。如无注射剂可以 T$_3$ 片剂每次 20~30μg，每 4~6 小时 1 次，或 T$_4$ 片剂（量同前），经胃管给药，清醒后口服。有心脏病者，起始量为一般用量的 1/5~1/4。

（2）氢化可的松，每天200~300mg，静脉滴注，病人清醒及血压稳定后减量。

（3）保温，供氧，保持呼吸道通畅，必要时行气管切开。

（4）根据需要补液，但补液量不宜过多。

（5）控制感染，防治休克，治疗原发病。

经以上治疗，24小时左右病情如有好转，则1周后可逐渐恢复。如24小时后不能逆转，多数不能挽救。

三、中医治疗

（一）辨证论治

1. 脾肾气虚证

症状：神疲乏力，少气懒言，纳呆腹胀，面色萎黄，腰膝酸软，小便频数而清，白带清稀，大便溏，舌质淡，脉沉弱。

治法：益气健脾补肾。

方药：四君子汤合大补元煎加减。脾虚胃气上逆者，加陈皮、半夏；阳虚者，加肉桂、炮姜；气虚为主者，加黄芪；肾虚失摄者，加菟丝子、五味子、益智仁。

2. 脾肾阳虚证

症状：神疲乏力，畏寒肢冷，记忆力减退，头晕目眩，耳鸣耳聋，毛发干燥易落，面色苍白，少气懒言，厌食腹胀，便秘，男子可见遗精阳痿，女子可见月经量少，舌淡胖有齿痕，苔白，脉弱沉迟。

治法：温补脾肾。

方药：以脾阳虚为主者，附子理中丸加减；肾阳虚为主者，右归丸加减。阳虚水泛者，加茯苓、泽泻、车前子；命门火衰者，加四神丸。

3. 心肾阳虚证

症状：形寒肢冷，心悸，胸闷，怕冷，汗少，身倦欲寐，浮肿，表情淡漠，女性月经不调，男性阳痿，舌质淡暗或青紫，苔白，脉迟缓微沉。

治法：温补心肾，利水消肿。

方药：真武汤合苓桂术甘汤加减。心脉瘀阻者，加川芎、丹参、三七；阳虚较甚者，加淫羊藿、巴戟天、鹿茸。

4. 阳气衰微证

症状：畏寒蜷卧，腰膝酸冷，小便清长或遗尿，喜热饮，眩晕耳鸣，视物模糊，男子阳痿、遗精、滑精，女子不孕、带下量多，舌质淡红，舌体胖大，舌苔薄白，尺脉弱。

治法：温补肾阳。

方药：金匮肾气丸加味。

（二）常用中药制剂

1. 金匮肾气丸 功效：温补肾阳，化气行水。适用于肾虚水肿，腰膝酸软，小便不利，畏寒肢冷等。口服，每次1丸，每日2次。

2. 补中益气丸 功效：健脾补气。适用于脾气虚弱，体倦乏力，食少腹胀，便溏久泻。口服，每次1丸，每日2~3次。

3. 附子理中丸 功效：温中健脾。适用于脾阳虚，脘腹冷痛，肢冷便溏。口服，每次1

丸，每日 3 次。

【预后】

呆小病及幼年型甲减，如不及时治疗，可影响患儿体格及智能的发育，造成不可逆性损害。成人甲减，经适当的治疗，症状和体征可有不同程度的缓解和改善。永久性甲减，目前尚不能完全治愈。

【预防与调护】

本病的预防极为重要，对防止先天性和医源性甲减尤为重要。

1. 在地方性甲状腺肿流行地区应坚持食用碘化盐，孕妇尤需供应足够碘化物。

2. 成人甲减不少是由于自身免疫性甲状腺炎、手术切除或使用放射性[131]碘治疗甲亢引起，因此，必须及早治疗甲状腺炎，严格掌握手术适应证及甲状腺切除的多少，恰当掌握放射治疗的剂量。对成人甲亢应用抗甲状腺药物治疗时，必须掌握药物剂量和疗程，并随时据病情调整。对胎儿、新生儿甲减，应大力推广应用现代筛查诊断方法，进行宫内或出生后的早期治疗，将明显减少新生儿先天性甲减的发生及改善其不良预后。

第五节 甲状腺炎

甲状腺组织发生变性、渗出、坏死、增生等炎症改变所致的一系列临床病症称为甲状腺炎。临床上常见的有亚急性甲状腺炎、慢性淋巴细胞性甲状腺炎。

亚急性甲状腺炎

亚急性甲状腺炎（subacute thyroiditis）又称 de Quervain 甲状腺炎、巨细胞性甲状腺炎或肉芽肿性甲状腺炎。本病是较为常见的甲状腺疾病，多发于 20~50 岁的成人，男女之比为 1 : 3~1 : 4。

本病与中医学中的"瘿痈"相似，可归属于"瘿病""瘿瘤"等范畴。

【病因病理】

一、西医病因病理

1. 病因及发病机制 目前多数学者认为本病与病毒感染有关，起病前 1~3 周常有上呼吸道感染或病毒性腮腺炎。发病时在许多患者血中可检测到某些高滴度的病毒抗体，最常见的是柯萨奇病毒，其次是腮腺炎病毒、流感病毒及腺病毒等。此外，本病尚与人类白细胞相容性抗原 HLA-B$_{35}$相关。

2. 病理 甲状腺多呈双侧肿大。呈斑块状炎性浸润，早期滤泡细胞被破坏，滤泡内激素漏出，几周后，滤泡内激素耗竭。组织内多核巨细胞浸润，肉芽肿形成，纤维化。

二、中医病因病机

本病的发生，乃因内伤七情，或外感六淫邪毒，以致气血不畅，痰凝血瘀，壅结于颈前而致。

1. 外感六淫邪毒　风热等邪毒侵袭机体，客于肺胃，又内有郁火，积热循经上扰，夹痰蕴结，壅聚颈前，经脉阻隔，不通则痛，而发为本病。

2. 内伤七情　本病与情志因素关系密切，宋代《太平圣惠方》指出："夫瘿气咽喉肿塞者，由人忧患之气在于胸膈，不能消散，搏于肺脾故也。"肝气抑郁，郁久化火，既可炼液成痰，又可耗伤阴液，以致痰气凝滞或阴虚火旺；肝郁气滞，气滞则血瘀，痰瘀互结；肝郁犯脾，脾失健运，日久伤及脾阳，脾阳不振，水湿运化失常，聚而成痰，痰瘀互结，壅聚颈前而发病。

总之，本病病位在颈前，与肝、胆、肺、脾等相关，主要病机是痰、热、气、瘀壅结。早期病性多属实，邪留日久，损伤正气，则可见虚实夹杂之证。

【临床表现】

起病多急骤，初起常有发热、畏寒、全身不适等症状，继而出现特征性的甲状腺部位疼痛，常向下颌、耳部及枕后放射，少数可无疼痛。可有一过性甲状腺毒症表现。甲状腺轻度结节性肿大，质地中等，压痛明显，常位于一侧，或一侧消失后又在另一侧出现。

【实验室及其他检查】

本病实验室检查结果可随病程而异。

1. 血沉　早期血沉常明显增快，有时可达 100mm/h 以上。

2. 甲状腺功能检查　甲状腺滤泡破坏阶段，滤泡贮存的 T_3、T_4 漏入血液循环，血清 T_3、T_4 水平一过性增高，甲状腺摄^{131}碘率显著降低，呈特征性分离现象。这是因为 T_3、T_4 增高，反馈性抑制垂体分泌 TSH，使甲状腺摄^{131}碘率减低。此后甲状腺滤泡内激素减少，T_3、T_4 下降，TSH 增高。随病情好转，以上检查恢复正常。

3. 彩超　急性期受累增大的甲状腺组织没有血运增加，超声显示低回声区，恢复期超声显示为伴轻微血运增加的等回声区。

【诊断与鉴别诊断】

一、诊断

根据急性起病、发热等全身症状及甲状腺疼痛、肿大且压痛，结合 ESR 显著增快、血清甲状腺激素浓度升高与甲状腺摄^{131}碘率降低的双向分离现象可诊断本病。

二、鉴别诊断

1. 急性化脓性甲状腺炎　甲状腺局部或邻近组织红、肿、热、痛，全身显著炎症反应，有时可找到邻近或远处感染灶；白细胞明显增高，核左移；甲状腺功能及摄^{131}碘率多数正常。

2. 慢性淋巴细胞性甲状腺炎　非典型病例应与慢性淋巴细胞性甲状腺炎相鉴别，后者少数病例可以有甲状腺疼痛、触痛，活动期血沉可轻度增快，并可出现短暂甲状腺毒症和摄^{131}碘率降低，但是无全身症状，血清 TgAb、TPOAb 滴度增高。

【治疗】

一、治疗思路

西医治疗能较快缓解临床症状，但不能防止复发。中医治疗疗效确切，对防止复发有帮助，但起效较缓，病情重者不能迅速缓解临床症状。所以轻症病例以中医辨证论治为主，症状较重者可采用中西医结合治疗，以期提高疗效。

二、西医治疗

轻症患者，可予非甾体抗炎药，如阿司匹林或吲哚美辛，疗程 2 周左右。症状较重者，给予泼尼松 10~15mg，每日 3~4 次，维持 1~2 周，症状及血沉改善后可逐渐减量，维持 4~6 周。停药后如有复发，再予泼尼松治疗仍有效。若伴一过性甲状腺毒症者，予 β 受体阻滞剂；伴一过性甲减者可适当补充甲状腺激素。

三、中医治疗

（一）辨证论治

1. 外感风热

症状：起病急，高热寒战，头痛咽痛，鼻塞流涕，颈部肿痛，肤色微红，舌淡红，苔薄黄，脉浮数。

治法：疏风解表，清热解毒

方药：银翘散加减。热毒炽盛者，加牛蒡子、玄参、板蓝根、浙贝母。

2. 肝胆郁热证

症状：颈前肿胀疼痛，发热恶寒，口苦咽干，或心悸易怒，多汗口渴，颜面潮红，小便短赤，大便秘结，舌质红，苔薄黄，脉浮数或弦数。

治法：清肝泻胆，消肿止痛。

方药：龙胆泻肝汤加减。兼有风热表证者，加金银花、连翘；瘀血阻络者，加延胡索、赤芍。

3. 阴虚火旺证

症状：颈前肿块或大或小，质韧，疼痛，口燥咽干，潮热盗汗，心悸，失眠多梦，舌质红，苔少或无苔，脉细数。

治法：滋阴清热，软坚散结。

方药：清骨散加减。热扰心神者，加酸枣仁、麦门冬；瘀血阻络者，加生牡蛎、延胡索、赤芍。

4. 痰瘀互结证

症状：颈前肿块坚硬，疼痛不移，入夜尤甚，情绪不畅，口干不欲饮，舌质紫暗，或有瘀点瘀斑，脉细涩。

治法：理气活血，化痰消瘿。

方药：海藻玉壶汤加减。瘀血阻络者，加延胡索、赤芍；肝郁气滞者，加香附、郁金。

5. 脾阳不振证

症状：颈前肿块，疼痛不甚，面色无华，疲乏无力，头晕多梦，畏寒肢冷，纳呆，腹胀便溏，舌质淡，苔白腻，脉沉细。

治法：温阳健脾，化气行水。

方药：实脾饮加减。痰浊阻滞者，加海藻、夏枯草。

（二）常用中药制剂

1. 银翘解毒片　功效：疏风解表，清热解毒。适用于风热感冒，症见发热头痛、咳嗽口干、咽喉疼痛。用法：口服，每次 4 片，每日 2~3 次。

2. 小金丸　功效：散结消肿，化瘀止痛。适用于痰气凝滞所致的瘰疬、瘿瘤等。用法：口服，每次 1.2~3g，每日 2 次。

【预后】

本病多能在数周内自行或经治疗后缓解，但易复发。整个病程一般为 6~12 个月，少数迁延至 1~2 年，发生永久性甲减者罕见。

【预防与调护】

在日常生活和工作中应注意起居有度，劳逸结合，保持心情愉快；加强体育锻炼，增强体质和抗病能力。积极防治上呼吸道感染，对防止本病的发生具有重要意义。

慢性淋巴细胞性甲状腺炎

慢性淋巴细胞性甲状腺炎（chronic lymphocytic thyroiditis）又称自身免疫性甲状腺炎，是以自身甲状腺组织为抗原的自身免疫性疾病。包括桥本甲状腺炎（Hashimoto thyroiditis，HT）及萎缩性甲状腺炎（atrophic thyroiditis，AT），二者有相同的甲状腺自身抗体，不同点为前者甲状腺肿大，后者甲状腺萎缩且血中的 TSH 受体抗体（TRAb）检出率更高。本病多见于 30~50 岁的中年妇女，且呈不断上升的趋势。

本病可归属于中医学"瘿病""瘿瘤"等范畴。

【病因病理】

一、西医病因病理

1. 病因及发病机制　目前公认本病是自身免疫性甲状腺疾病，其发病机制尚未完全阐明，主要认为受遗传与环境因素共同影响所致。HT 与 HLA-B$_8$ 相关，AT 与 HLA-DR$_3$ 相关，两者血清中存在高滴度的甲状腺过氧化物酶抗体（TPOAb）及甲状腺球蛋白抗体（TgAb）。碘的摄入量增加，可显著增加 HT 与 AT 的患病率，是影响其发病的重要环境因素。可能的发病机制是因免疫监测系统遗传性缺陷，抑制性 T 淋巴细胞功能普遍丧失，不能正常抑制 B 淋巴细胞而形成自身抗体，导致甲状腺自身抗体形成。抗原–抗体复合物沉积在细胞基底膜上，激活 K 杀伤细胞而发挥作用，引起甲状腺组织的破坏。

2. 病理　桥本甲状腺炎患者甲状腺呈弥漫性肿大，质地坚实。光镜下见明显的浆细胞及

NOTE

淋巴细胞浸润，伴纤维化，大多数病例有淋巴滤泡形成，可伴有生发中心，滤泡上皮细胞被破坏。AT 患者甲状腺萎缩，光镜下见广泛的纤维化和淋巴细胞浸润。

二、中医病因病机

本病的发生，乃因先天禀赋不足，复因情志内伤及饮食水土失宜，以致气滞痰凝，血行瘀滞，壅聚于颈前而成。

1. 痰瘀凝结 先天禀赋不足，复因饮食失节或水土失宜，一则影响脾胃的功能，使脾失健运，不能运化水湿，聚而生痰；二则影响气血的正常运行，气机运行不畅，痰气瘀交阻，凝结于颈前，瘿肿乃成。

2. 肝郁脾虚 本病发生与情志的关系极为密切，如《诸病源候论》载："瘿者，由忧恚气结所生。"长期忿郁恼怒或忧思郁虑，使气机郁滞，肝气失于条达。肝气郁结，横逆乘土，土壅木郁，脾虚则酿生痰湿，气滞痰凝血瘀，结于颈前，发为本病。正如《济生方·瘿瘤论治》说："夫瘿瘤者，多由喜怒不节，忧思过度，而成斯疾焉。"

3. 肝肾阴虚或脾肾阳虚 原本肝旺，或素体阴虚之人，复加情志刺激，痰气郁结易于化火，更加伤阴，久则肝肾之阴不足。若年老体弱或久病体虚，脾肾阳气不足或命门火衰，或阴损及阳，气化无权，推动无力，痰湿瘀血内生，聚于颈前，病情缠绵。

气、痰、瘀壅结颈前，是本病发生的主要因素。病位在颈前，与肝、脾、肾等脏相关。病初以实为主，病久由实致虚，尤以阳虚、气虚为主，遂成本虚标实之证。以心肝阴虚及脾肾阳虚为本，气滞、痰凝、血瘀为标。

【临床表现】

本病多见于中年妇女，起病缓慢，病初大部分无症状。HT 患者双侧甲状腺弥漫性对称性肿大，质韧如橡皮，表面光滑，无触痛，常可扪及锥体叶，约半数伴甲减，部分患者可出现一过性甲亢表现。AT 患者的首发症状为甲减表现。

【实验室及其他检查】

1. 甲状腺抗体测定 血清中 TPOAb 及 TgAb 常明显增高，是诊断本病最有意义的指标。

2. 血清甲状腺素和 TSH 测定 早期血清 FT_3、FT_4 正常或降低，但 TSH 增高，后期 FT_3、FT_4 常低于正常。

3. 甲状腺 ^{131} 碘摄取率 早期可正常或增高，但可被 T_3 抑制，可与 Graves 病相鉴别，后期常降低。

4. 甲状腺核素扫描 表现为甲状腺增大，可呈均匀弥漫性摄碘功能减低，但也可显示"冷结节"或分布不均。

5. 甲状腺细针穿刺活检（FNAC）或切取活检 是诊断本病的最可靠依据。病理学检查可见大量淋巴细胞和浆细胞浸润。

【诊断与鉴别诊断】

一、诊断

1. 桥本甲状腺炎 凡中年妇女，出现甲状腺弥漫性对称性肿大，特别是伴锥体叶肿大者，质地较坚实，无论甲状腺功能是否正常，均应疑为本病；如血清中 TPOAb 及 TgAb 明显增高，诊断可成立。

2. 萎缩性甲状腺炎 中年妇女，有甲状腺萎缩伴甲减，TPOAb 及 TgAb 明显增高，诊断可成立。

甲状腺穿刺活检，对 HT 与 AT 均有确诊价值。

二、鉴别诊断

1. 结节性甲状腺肿 有地区流行病史，甲状腺功能正常，甲状腺自身抗体阴性或低滴度。FNAC 检查有助鉴别。HT 可见淋巴细胞浸润，少量的滤泡上皮细胞表现为 Hurthle 细胞的形态；结节性甲状腺肿则为增生的滤泡上皮细胞，没有淋巴细胞浸润。

2. 甲状腺癌 甲状腺明显肿大，质硬伴结者需要与甲状腺癌鉴别。但是分化型甲状腺癌多以结节首发，不伴甲状腺肿，抗体阴性，FNAC 检查结果为恶性病变。HT 与甲状腺淋巴瘤的鉴别较为困难。

【治疗】

一、治疗思路

治疗目的是改善症状，防止或延缓甲减的发生。如果甲状腺功能正常，随访则是 HT 与 AT 处理的主要措施。一般主张每半年到 1 年随访 1 次，主要检查甲状腺功能，必要时可行甲状腺超声检查。

仅甲状腺肿大而无甲减，一般无须治疗。西医治疗有明显疗效，但存在药物副作用问题；中医药综合治疗，可明显改善症状，且药性温和，无明显的副作用。本病病程长，病情复杂，常需中西医结合治疗，取长补短，疗效优于单纯的中医或西医治疗。

二、西医治疗

1. 药物治疗 仅有甲状腺肿者一般不需要治疗，发生临床甲减或亚临床甲减（TSH 升高而 T_3、T_4 正常）给予甲状腺制剂治疗。若甲状腺迅速肿大伴疼痛、压迫症状，给予泼尼松 10mg，每日 3~4 次，症状缓解后逐渐减量。出现甲亢表现，予抗甲状腺药治疗，但剂量宜小，否则可能出现甲减。

2. 手术治疗 手术治疗可能加速甲减的发生，故一般不采用，只有当甲状腺明显肿大，产生压迫症状，经甲状腺制剂等药物治疗无效或不能除外甲状腺癌时，才考虑手术治疗。

三、中医治疗

（一）辨证论治

1. 痰瘀凝结证

症状：甲状腺肿大，质地较硬，或有疼痛，疲倦乏力，纳呆欲吐，舌质暗，或有瘀斑瘀点，苔白腻，脉细涩。

治法：行气化痰，活血消瘿。

方药：二陈汤合桃红四物汤加减。

NOTE

2. 肝郁脾虚证

症状：甲状腺肿大或萎缩，胸胁苦闷，善太息，纳差便溏，舌质淡暗，苔白腻，脉弦滑。

治法：疏肝健脾，行气化痰。

方药：逍遥散加减。

3. 肝肾阴虚证

症状：颜面潮红，口苦咽干，神疲乏力，伴心悸失眠，腰膝酸软，头晕目眩，舌质红，苔少，脉细数。

治法：滋补肝肾，软坚消瘿。

方药：杞菊地黄丸加减。痰湿内阻而致甲状腺肿大，加玄参、生牡蛎软坚散结。

4. 脾肾阳虚证

症状：面色㿠白，神疲嗜睡，纳呆便溏，畏寒肢冷，肢体浮肿，腰膝酸软，男子阳痿，女子闭经，舌质淡，舌体胖大，苔白腻，脉沉弱或沉迟。

治法：温补脾肾，化气行水。

方药：四逆汤合五苓散加减。肾阳虚甚者，加鹿茸、山茱萸；瘀血内阻者，加当归、川续断。

（二）常用中药制剂

1. 逍遥丸 功效：疏肝健脾。适用于肝郁脾虚证。用法：每次 9g，每日 2 次。

2. 六味地黄丸 功效：滋阴补肾。适用于肝肾阴虚证。用法：每次 9g，每日 2 次。

3. 小金丸 功效：散结消肿，化瘀止痛。适用于痰气凝滞所致的瘰疬、瘿瘤等。用法：每次 1.2~3g，每日 2 次。

【预后】

HT 患者预后良好，尤其是轻症与及早治疗病例，可预防或延缓甲减的发生。AT 患者预后则较 HT 差，大多发生甲减，须长期治疗。

【预防与调护】

在日常生活和工作中注意劳逸结合，保持心情愉快。加强体育锻炼，增强体质和抗病能力。避免摄入含碘高的食物或药物。患病后应做到及早诊断、及时治疗，以防止病变迁延不愈。

第六节　嗜铬细胞瘤

嗜铬细胞瘤（pheochromocytoma）是起源于肾上腺髓质、交感神经节或其他部位的嗜铬组织的肿瘤。由于肿瘤可间断性或持续性地释放大量儿茶酚胺，故临床上出现阵发性或持续性高血压和多个器官功能及代谢紊乱症候群。本病以 20~50 岁最多见，男女发病率无明显差异。

根据嗜铬细胞瘤的临床表现，可将其归属于中医"头痛""眩晕"的范畴。

【病因病理】

一、西医病因病理

嗜铬细胞瘤80%～90%位于肾上腺，大多为一侧性，少数为双侧性或一侧肾上腺瘤与另一侧肾上腺外瘤并存，多发性者较多见于儿童和家族性患者。肾上腺外嗜铬细胞瘤称为副神经节瘤，主要位于腹部，多在腹主动脉旁，其他部位少见。肾上腺外肿瘤可为多中心的，局部复发的比例较高。

在嗜铬细胞瘤内儿茶酚胺的合成和释放不尽相同，一般以分泌去甲肾上腺素（NE）为主，家族性者可以分泌肾上腺素（E）为主。由于肾上腺素合成时必须有高浓度的糖皮质激素存在，故只有肾上腺髓质及主动脉旁嗜铬体内的肿瘤细胞才可分泌肾上腺素。嗜铬细胞瘤还可分泌多肽类激素，如舒血管肠肽、胃动素、血管活性肠肽等，并引起不典型的临床表现（如面部潮红、腹泻等）。

二、中医病因病机

本病发生多由于先天禀赋不足、饮食劳倦、七情内伤所致。

1. 禀赋不足，肾精亏虚　先天禀赋不足，肾精亏虚，脑髓失养，发为本病。

2. 情志失调，肝阳上亢或肝肾亏虚　忧郁恼怒，情志不遂，肝失条达，气郁阳亢，发为本病。或肝郁化火，耗伤阴血，肝肾亏虚，精血不承，发为本病。

3. 饮食不节，痰湿中阻　饮食不节，嗜酒太过，或过食辛辣肥甘，脾失健运，痰湿内生，阻遏清阳，发为本病。

4. 劳倦久病，气血亏虚或瘀血阻络　劳倦久病，脾胃虚弱，气血乏源，发为本病。或久病入络，气血滞涩，瘀阻脑络，发为本病。

本病病位在肝肾，与脾胃关系密切，病性属本虚标实之证。

【临床表现】

一、心血管系统

1. 高血压　为最常见的症状。

（1）阵发性高血压型　发作时血压骤升，收缩压往往达200～300mmHg，舒张压亦明显升高，可达130～180mmHg（以释放去甲肾上腺素为主者更明显），伴剧烈头痛，面色苍白，大汗淋漓，心动过速（以释放肾上腺素为主者更明显），可有心前区不适、焦虑、恶心、呕吐、复视等。发作终止后，可出现面颊部及皮肤潮红，发热，流涎，瞳孔缩小等迷走神经兴奋症状。

（2）持续性高血压型　对常用降压药效果不佳，但对α受体拮抗药、钙通道阻滞剂有效；伴交感神经过度兴奋（多汗、心动过速），高代谢（低热、体重降低），头痛，焦虑，烦躁，伴直立性低血压或血压波动大。

2. 低血压及休克　可发生低血压甚至休克；或高血压和低血压交替出现。

3. 心脏表现　大量儿茶酚胺可引起儿茶酚胺性心肌病，伴心律失常。患者可因心肌损害发生心力衰竭或高血压引发的心肌肥厚，心脏扩大等心脏改变。

二、代谢紊乱

基础代谢增高，糖代谢紊乱，脂代谢紊乱，电解质代谢紊乱。

三、其他

1. **消化系统** 可见便秘、肠坏死、穿孔、胆石症等。
2. **泌尿系统** 可发生肾功能减退；膀胱内嗜铬细胞瘤可引起排尿时高血压发作。
3. **腹部肿块** 见于瘤体较大者，患者上腹部可触及肿块。
4. **血液系统** 大量肾上腺素作用下，血容量减少，血细胞重新分布，周围血中白细胞增多，有时红细胞也可增多。

【实验室及其他检查】

1. **一般生化检查** 患者血糖多正常或高于正常，糖耐量试验呈糖耐量减低或糖尿病曲线，血钾、钠、氯基本正常。部分病人因长期高血压致肾功能损害，可有血肌酐及尿素氮升高。

2. **血、尿儿茶酚胺及其代谢产物测定** 持续性高血压型患者尿儿茶酚胺及其代谢产物香草基苦杏仁酸（VMA）及甲氧基肾上腺素（MN）和甲氧基去甲肾上腺素（NMN）皆升高，常在正常高限的两倍以上，其中 MN、NMN 敏感性和特异性最高。阵发性者平时儿茶酚胺可无明显升高，而在发作后才高于正常，故需测定发作后血或尿儿茶酚胺，后者可以每毫克肌酐量或以时间单位计排泄量。

3. **药理试验**

常用的有胰高血糖素、组胺及酪胺试验等，因胰高血糖素试验副作用小，较另两种常用。试验时给患者静注胰高血糖素 1mg，注后 1~3 分钟内，如为本病患者，血浆儿茶酚胺将增加 3 倍以上，或升至 2000pg/mL。对阵发性高血压者，若一直等不到发作，可考虑此试验。

4. **影像学检查** 肾上腺 CT 扫描为首选，90% 以上可发现病变部位。磁共振显像（MRI）可显示肿瘤与周围组织的解剖关系及结构特征，有较高的诊断价值。B 超、^{131}I-间碘苄胍（MI-BG）、肾上腺静脉插管采血测定血浆儿茶酚胺等均可进行定位诊断。以上所有方法，均应在用 α 受体拮抗药控制高血压后进行。

【诊断与鉴别诊断】

一、诊断

根据中、青年发生阵发性及持续性高血压，并伴有相关临床表现，实验室检查异常，即可诊断。

二、鉴别诊断

与其他继发性高血压及高血压病进行鉴别。如肾性高血压、肾动脉狭窄、皮质醇增多症及原发性醛固酮增多症均可引起继发性高血压，但均缺乏阵发性血压波动，B 超及皮质醇、儿茶酚胺、醛固酮等检查有助于鉴别诊断。原发性高血压常有血压升高及其相应症状，但血、尿儿茶酚胺及其代谢产物无明显升高，药理试验阴性，无定位诊断依据，降压药治疗效果尚可，有助于鉴别。

【治疗】

一、治疗思路

本病若能及早正确地诊治，是可以治愈的，手术治疗为首选。中医药治疗以标本兼顾为要，治本重在滋补肝肾，治标则重在平抑肝阳，活血化瘀，能改善自觉症状，可作为辅助治疗。

二、西医治疗

1. 内科处理　以 α 受体阻滞剂常用，如哌唑嗪，首剂 0.5mg 或 1mg，以后逐渐增至每次 2~4mg，日服 2~3 次。β 受体阻滞剂有时可用于治疗心律不齐和心动过速，但应在 α 受体阻滞剂已起作用的基础上方可使用。如发生嗜铬细胞瘤所致高血压危象时应首先抬高床头，立即静脉注射酚妥拉明 1~5mg，密切观察血压，当血压降至 160/100mmHg 左右时停止注射，继之以 10~15mg 溶于 5% 葡萄糖氯化钠注射液 500mL 中缓慢滴注。也可舌下含服钙通道阻滞药硝苯地平 10mg。

2. 手术治疗　大多数嗜铬细胞瘤为良性，可通过手术切除得到根治，如为增生则应做次全切除。为了避免在麻醉诱导期、手术剥离、结扎血管和切除肿瘤时的血压波动以致诱发高血压危象和休克，应在术前 2 周做好准备工作：应用 α 受体阻滞剂（酚苄明：每次 10mg，每日 2 次）至手术前 1 天，也可以在使用 α 受体阻滞剂的情况下合用 β 受体阻滞剂，否则可导致严重的肺水肿、心力衰竭或诱发高血压危象等。在使用 α、β 受体阻滞剂做术前准备时，一般主张仅达到部分阻断 α 及 β 受体作用为好，其标志为：无明显的直立性低血压，阵发性高血压发作减少或减轻，持续性高血压降至接近正常。

3. 同位素治疗　对于恶性嗜铬细胞瘤手术切除困难者，可考虑给予 ^{131}I-MIBG 治疗，效果有待进一步观察。

三、中医治疗

1. 肝阳上亢证

症状：头胀痛，头晕，耳鸣，烦躁易怒，失眠多梦，面红目赤，口苦，便秘尿赤，舌红，苔薄黄，脉弦数或弦滑。

治法：平肝潜阳，清热降火。

方药：天麻钩藤饮加减。若阳化风动，表现为眩晕欲仆，头摇而痛，手足麻木，步履不正，方用镇肝息风汤。

2. 肝肾阴虚证

症状：头晕眼花，目涩而干，耳鸣乏力，腰酸腿软，足跟疼痛，舌质红或红绛，无苔或少苔，脉弦细，双尺脉弱。

治法：滋补肝肾。

方药：知柏地黄丸加减。

3. 痰浊中阻证

症状：头晕，头痛，头重如裹，心烦胸闷，纳差，多眠，恶心，呕吐，腹胀痞满，舌质

NOTE

淡，苔白腻，或舌质偏红，苔黄腻，脉弦滑。

治法：化痰降逆。

方药：半夏白术天麻汤加减。

4. 肾精亏虚

症状：头痛空痛，眩晕耳鸣，腰膝酸软，神疲乏力，遗精或带下，舌红少苔，脉细无力。

治法：补肾填精。

方药：大补元煎加减。若头痛而晕，头面烘热，颧红面赤，偏于阴虚，改用知柏地黄丸加减。若头痛畏寒，面色㿠白，四肢不温，腰膝酸冷，舌淡，脉细无力，偏于阳虚，改用右归丸加减。

5. 气血亏虚

症状：头痛隐隐，时时昏晕，心悸失眠，面色少华，遇劳加重，舌质淡，苔薄白，脉细弱。

治法：益气养血。

方药：归脾汤加减。

6. 瘀血阻络

症状：头痛经久不愈，痛处固定，痛如针刺，舌紫暗，或有瘀斑，苔薄白，脉细或细涩。

治法：活血化瘀，通窍止痛。

方药：通窍活血汤加减。

【预后】

良性嗜铬细胞瘤，术后大多数可治愈，复发率低于 10%。恶性嗜铬细胞瘤预后不良，5 年存活率小于 50%。

【预防与调护】

应增强对该病的认识，对于青年男性伴有阵发性高血压者应充分考虑是否有该病可能，明确诊断后，应注意减少引起该病发作的内、外诱因。做好病人心理护理，避免因情绪波动导致病情急性发作；密切观察血压变化及服用降压药后反应；避免感染、受伤及外界环境对病人刺激而引起高血压危象。

第七节　库欣综合征

库欣综合征（Cushing syndrome, Cushing 综合征），由多种病因引起肾上腺分泌过多糖皮质激素（主要为皮质醇）所致。主要临床表现为满月脸、多血质外貌、向心性肥胖、痤疮、紫纹、高血压、继发性糖尿病和骨质疏松等。

本病可归属于中医学"痰湿""眩晕""心悸"等范畴。

【病因病理】

一、西医病因病理

库欣综合征的病因可分为促肾上腺皮质激素（ACTH）依赖性和非 ACTH 依赖性两类。ACTH 依赖性是指下丘脑-垂体病变（包括肿瘤）或垂体以外某些肿瘤组织分泌过量 ACTH 和（或）ACTH 释放激素（CRH），使双侧肾上腺皮质增生并分泌过量皮质醇，皮质醇的分泌过多是继发的。非 ACTH 依赖性是指肾上腺皮质肿瘤或增生，自主分泌过量皮质醇。

1. 依赖垂体 ACTH 的库欣病 约占库欣综合征的 70%，多见于成人，青少年、儿童少见，女性多于男性。垂体病变中最多见者为 ACTH 微腺瘤（直径<10mm），约占库欣病的 80%，大部分病例切除微腺瘤后可治愈；ACTH 微腺瘤并非完全自主性，仍可被大剂量外源性糖皮质激素抑制，也可受 CRH（促 ACTH 释放激素）兴奋。约 10% 患者为 ACTH 大腺瘤，伴肿瘤占位表现，可有鞍外伸展。少数为恶性肿瘤，伴远处转移。少数患者垂体无腺瘤，而呈 ACTH 细胞增生，原因尚不清楚，可能由于下丘脑或更高级神经中枢的病变或功能障碍致促肾上腺皮质激素释放激素分泌过多，刺激垂体 ACTH 细胞增生，ACTH 分泌增多。导致双侧肾上腺皮质呈弥漫性增生，主要是束状带细胞肥大增生，有时也可见网状带细胞增生，部分患者呈结节性增生。

2. 异位 ACTH 综合征 垂体以外的许多肿瘤组织（大部分为恶性肿瘤）可分泌大量有生物活性的 ACTH，使肾上腺皮质增生，分泌过多皮质类固醇。临床上分为两型：①缓慢发展型：肿瘤恶性度较低如类癌，病史可数年，临床表现及实验室检查类似库欣病；②迅速进展型：肿瘤恶性度高、发展快，临床不出现典型库欣综合征表现，血 ACTH，血尿皮质醇升高明显。

3. 肾上腺皮质肿瘤 肿瘤有良性与恶性两种，其中肾上腺皮质腺瘤约占库欣综合征的 15%~20%，腺癌约占库欣综合征的 5%。这些肿瘤自主分泌过量皮质醇，反馈抑制下丘脑-垂体，使血浆 CRH、ACTH 水平降低，故肿瘤以外同侧肾上腺及对侧肾上腺皮质萎缩。腺瘤一般为单个，偶为双侧或多个，圆形或椭圆形，多数直径为 3~4cm，重 10~40g 有完整包膜，切面呈黄色或黄褐色，可有分叶。腺瘤体积小，生长较慢，不引起局部浸润或压迫症状。大多数腺癌的体积较大，直径常超过 6cm，重量多超过 100g，压迫周围组织，呈浸润性生长，晚期可转移至肺、肝、淋巴结和骨等处。

4. 不依赖 ACTH 的双侧小结节性增生 此病又称 Meador 综合征或原发性色素性结节性肾上腺病，是库欣综合征的罕见类型之一。此病患者双侧肾上腺体积正常或轻度增大，结节大小不等，多为棕色或黑色，由大细胞构成。一部分患者的临床表现同一般库欣综合征；另一部分呈家族显性遗传，称为 Carney 综合征，常伴面、颈、躯干皮肤及口唇、结膜、巩膜着色斑及蓝痣，还可伴皮肤、乳房、心房黏液瘤、睾丸肿瘤、垂体生长激素瘤等。血浆中 ACTH 很低，甚至测不出，大剂量地塞米松不能抑制。

5. 不依赖 ACTH 的肾上腺大结节性增生 双侧肾上腺增大，含有多个良性结节，直径在 5mm 以上，一般为非色素性。垂体的影像学检查常无异常发现。其病因现已知与 ACTH 以外的激素、神经递质的受体在肾上腺皮质细胞上异位表达有关。肾上腺 CT 或 MRI 示双侧增生伴结节。

NOTE

二、中医病因病机

本病的病因是情志不遂、饮食不节、劳倦体虚、久病阴阳两虚等。

1. 湿热内盛　情志失调，恼怒伤肝，肝失条达，郁而化火，加之肝木侮土，脾虚湿停，湿与火热之邪相夹；或劳倦伤脾，脾虚湿停，湿郁化热，湿热内盛；或饮食肥甘厚味、辛辣炙煿，酿生湿热；或外感六淫，湿热合邪，皆可发为本病。

2. 阴虚火热　素体阴虚，虚火内生，或久病湿热，耗气伤阴，阴虚阳亢，发为本病。

3. 久病肾虚　久病湿热，进而化火伤阴，最终阴损及阳，阴阳两虚，发为本病。亦有素体阴血不足者。

本病病位在肝、肾、脾，主要病机是情志失调，肝郁化火；或肝肾阴虚，虚火内生；或阴损及阳，阴阳两虚。病初热邪内蕴，以实为主，病久则肝肾阴虚或阴阳两虚，以虚为主。

【临床表现】

库欣综合征的临床表现主要是由于皮质醇过多分泌引起代谢紊乱及多脏器功能障碍所致。

1. 向心性肥胖、满月脸、多血质外貌　向心性肥胖为本病特征之一。满月脸、水牛背、悬垂腹和锁骨上窝脂肪垫是库欣综合征的特征性临床表现。多血质与皮肤菲薄、微血管易透见有时与红细胞数、血红蛋白增多有关。

2. 全身肌肉与神经系统　患者肌无力，下蹲后起立困难。常有不同程度的精神、情绪变化，轻者表现为欣快感、失眠、情绪不稳、记忆力减退等，重者可发生类偏狂、精神分裂症或抑郁症等。

3. 皮肤表现　皮肤变薄，毛细血管脆性增加，轻微损伤即可引起毛细血管破裂，出现瘀点或瘀斑；在下腹部、大腿等处出现典型的紫纹。手、脚、指（趾）甲、肛周常出现真菌感染。异位 ACTH 综合征及较重库欣病患者的皮肤色素明显加深，具有鉴别意义。

4. 心血管表现　高血压常见，同时常伴有动脉硬化和肾小球动脉硬化。长期高血压可并发左心室肥大、心力衰竭和脑血管意外。

5. 对感染抵抗力减弱　长期皮质醇增高可抑制体液免疫和细胞免疫，抑制抗体形成与炎症反应，患者对感染的抵抗力明显减弱，肺部感染多见；化脓性细菌感染可发生蜂窝织炎、菌血症、感染中毒症。患者在感染后炎症反应往往不显著，发热不高，易漏诊而造成严重后果。

6. 性功能障碍　女性患者出现月经减少、不规则或闭经，多伴不孕；痤疮、多毛常见，明显男性化（乳房萎缩、长须、喉结增大、阴蒂肥大）者少见，如出现，要警惕肾上腺癌。男性患者表现为阴茎缩小，睾丸变软，性欲减退或阳痿。

7. 代谢障碍　过量皮质醇拮抗胰岛素的作用，抑制外周组织对葡萄糖的利用，同时加强肝脏糖原异生，血糖升高，糖耐量减低。皮质醇有潴钠排钾作用，患者有轻度低钾血症，明显者有低血钾性碱中毒。病程久者出现骨质疏松，可致腰背疼痛，脊椎压缩畸形，身材变矮，甚至出现佝偻、病理性骨折。儿童患者生长发育受抑制。

【实验室及其他检查】

以下主要介绍各型库欣综合征所共有的检查异常，其余相关检查见表6-1。

1. 血浆皮质醇浓度测定　正常人血浆皮质醇水平有明显昼夜节律，早晨8时均值为（276

±66）nmol/L（范围 165~441nmol/L），下午 4 时均值为（129.6±52.4）nmol/L（范围 55~248nmol/L），夜间 12 时均值为（96.5±33.1）nmol/L（范围 55~138nmol/L）。患者血浆皮质醇水平增高且昼夜节律消失。

2. 尿游离皮质醇　在 304μmol/24h 以上［正常人尿排泄量为 130~304μmol/24h，均值为（207±44）μmol/24h］因其能反映血中游离皮质醇水平，且少受其他色素干扰，诊断价值优。

3. 小剂量地塞米松抑制试验　每 6 小时口服地塞米松 0.5mg，或每 8 小时口服 0.75mg，连续 2 天，第 2 天 24 小时尿 17-羟皮质类固醇不能抑制在基值的 50% 以下，或 UFC 不能被抑制在 55nmol/24 小时以下。

【诊断与鉴别诊断】

一、诊断

1. 诊断要点　有典型临床表现者，从外观即可作出诊断，但早期以及不典型病例，可无特征性表现，而以某一系统症状就医时易被漏诊。如实验室检查皮质醇分泌增多，失去昼夜分泌节律，且不能被小剂量地塞米松抑制，诊断即可成立。

2. 病因诊断　库欣综合征的病因诊断很重要，它是决定治疗方法的主要依据。应根据各型的临床特点，结合实验室检查、影像学检查作出正确的病因诊断。不同病因引起的库欣综合征的鉴别见表 6-1。

二、鉴别诊断

1. 部分肥胖症病人可有高血压、糖耐量减低、月经少或闭经、腹部有白色或淡红色的细小条纹等类似于库欣综合征的表现，另一方面，早期、较轻的库欣综合征病人，可呈不典型表现。本病易与单纯性肥胖症相混淆，但肥胖症患者尿游离皮质醇不高，血皮质醇昼夜节律保持正常。

2. 酗酒兼有肝损害者可出现假性库欣综合征，但在戒酒 1 周后，其临床症状、生化异常即消失。

3. 抑郁症患者尿游离皮质醇、17-羟皮质类固醇、17-酮皮质类固醇可增高，也不能被地塞米松所抑制，但无库欣综合征的临床表现。

表 6-1　不同病因致库欣综合征的实验室及影像学检查鉴别诊断

检查项目	垂体性库欣病	肾上腺皮质腺瘤	肾上腺皮质癌	异位 ACTH 综合征
尿 17-羟皮质类固醇	一般中度增多，55~83μmol/24h	同库欣病	明显增高，110~138μmol/24h	较肾上腺癌更高
尿 17-酮皮质类固醇	中度增多，69μmol/24h 左右	正常或增高	明显增高，可达 173μmol/24h 以上	明显增高，可达 173μmol/24h 以上
大剂量地塞米松抑制试验①	多数能被抑制，少数不能被抑制	不能被抑制	不能被抑制	不能被抑制，少数可被抑制
血浆 ACTH 测定	清晨略高于正常，晚上不像正常那样下降	降低	降低	明显增高，低度恶性者可轻度增高
ACTH 兴奋试验②	有反应，高于正常	约半数无反应，半数有反应	绝大多数无反应	有反应，少数异位 ACTH 分泌量特别大者无反应

续表

检查项目	垂体性库欣病	肾上腺皮质腺瘤	肾上腺皮质癌	异位 ACTH 综合征
蝶鞍 X 片	小部分患者蝶鞍扩大	不扩大	不扩大	不扩大
蝶鞍区断层摄片、CT 扫描、MRI	大多数显示微腺瘤，少数显示大腺瘤	无垂体瘤表现	无垂体瘤表现	无垂体瘤表现
放射性碘化胆固醇肾上腺扫描	两侧肾上腺显像，增大	瘤侧显像，增大	瘤侧显像，或不显影	两侧显像，增大
肾上腺超声检查、CT 扫描、MRI	两侧肾上腺增大	显示肿瘤	显示肿瘤	两侧肾上腺增大
血尿皮质醇	轻中度升高	轻中度升高	重度升高	较肾上腺癌更高
低血钾性碱中毒	严重者可有	无	常有	常有

注：

① 每次 2mg，每 6 小时口服 1 次，连续 2 天，第 2 天尿 17-羟皮质类固醇或尿皮质醇降至对照值的 50% 以下，表示被抑制。

② ACTH 25U，溶于 5% 葡萄糖注射液 500mL 中，静脉滴注 8 小时，共 2 天，正常人滴注日的尿 17-羟皮质类固醇或尿皮质醇较基础值增加 2 倍以上。

【治疗】

一、治疗思路

治疗目的是去除病因，治疗原发病，提高患者的生活质量。西医治疗主要有手术、放射和药物治疗，对不同的类型其疗效相差很大。中医辨证论治，对改善患者的症状或体征通常有较好的疗效。但本病病因复杂，病程较长，单纯的中、西医治疗常难以获得理想的疗效，宜中西医有机结合，综合治疗，以提高疗效。在病因病理未明确时，各种治疗不可盲目使用，对病情严重的患者应首先采取措施改善其症状。

二、西医治疗

1. 依赖垂体 ACTH 的库欣病

（1）经蝶窦切除垂体微腺瘤为目前治疗本病的首选疗法。该法治愈率高，手术创伤小，并发症较少，少数患者手术后可复发。手术时应在显微镜和电视监视下选择性切除微腺瘤，尽可能保留垂体的分泌功能，术后可发生一过性垂体-肾上腺皮质功能不足，需补充糖皮质激素，直至其功能恢复正常。

（2）若为垂体大腺瘤，应做开颅手术治疗，尽可能切除肿瘤。常不能完全切除，术后需常规辅以放射治疗，以免复发。

（3）如不能手术切除垂体腺瘤，或某种原因不能做垂体手术，病情严重者，宜做一侧肾上腺全切，另一侧肾上腺大部或全部切除术，术后做激素替代治疗。为防止复发及发生 Nelson 综合征（表现为皮肤黏膜色素加深，血浆 ACTH 明显升高，并可出现垂体瘤或原有垂体瘤增大），术后应做垂体放疗。

（4）影响神经递质的药物可用于辅助治疗，对于催乳素升高者，可试用溴隐亭治疗。此外，还可用血清素拮抗药赛庚啶、γ-氨基丁酸促效剂丙戊酸钠治疗本病以及 Nelson 综合征，可取得一些效果。

（5）如上述治疗不能获得满意疗效，可用阻滞肾上腺皮质激素合成的药物，必要时做双侧肾上腺切除术，但术后需终生激素替代治疗。

2. 肾上腺肿瘤 无论腺瘤或腺癌，均应尽早手术切除肿瘤。若是腺瘤，手术切除可获根治。

（1）肾上腺腺瘤 尽可能切除肿瘤，保留肿瘤以外的肾上腺组织。腺瘤大多为单侧性，术后需较长期激素替代治疗。在肾上腺功能逐渐恢复时，替代剂量也随之递减，大多数患者于6个月至1年内可逐渐停用替代治疗。

（2）肾上腺腺癌 应尽可能早期做手术治疗。未能根治或已有转移者用药物治疗，减少肾上腺皮质激素的产生量。

3. 不依赖 ACTH 小结节性或大结节性双侧肾上腺增生 做双侧肾上腺切除术，术后做激素替代治疗。

4. 异位 ACTH 综合征 明确 ACTH 起源，以治疗原发恶性肿瘤为主，视具体病情做手术、放疗和化疗。如能根治，库欣综合征可以缓解；如不能根治，则需要用肾上腺皮质激素合成阻滞药。

5. 阻滞肾上腺皮质激素合成的药物 有以下数种：①双氯苯二氯乙烷（米托坦，O，P′-DDD）：可使肾上腺皮质束状带及网状带萎缩、出血、细胞坏死，但不影响球状带。主要用于肾上腺癌。开始每天 2~6g，分 3~4 次口服，在治疗 1 个月后，大部分患者的尿 17-羟皮质类固醇、尿皮质醇排量下降。如疗效不明显，可增至每日 8~10g，继续服用 4~6 周，直到临床缓解或达到最大耐受量，以后再减少至无明显不良反应的维持量。用药期间可适当补充糖皮质激素，以免发生肾上腺皮质功能不足。主要不良反应有胃肠道不适、嗜睡、眩晕、头痛、乏力等。②美替拉酮（SU4885，metyrapone）：对皮质醇合成的酶有抑制作用，从而减少皮质醇的生物合成。每日 2~6g，分 3~4 次口服。不良反应较少，仅轻度头痛、头昏，可有食欲减退、恶心、呕吐等。观察疗效需以血皮质醇为指标，尿 17-羟皮质类固醇无意义。③氨鲁米特（aminoglutethimide）：能抑制胆固醇转变为孕烯醇酮，使皮质激素合成减少，对肾上腺腺癌不能根治的病例有一定疗效。每日用量为 0.75~1.0g，分次口服。④酮康唑（ketoconazole）：可使皮质类固醇产生量减少。开始时每日 1~1.2g，维持量每日 0.6~0.8g。不良反应有食欲减退、恶心、呕吐、发热、肝功能损害等，治疗过程中需定期观察肝功能。

6. 库欣综合征患者进行垂体或肾上腺手术前后的处理 因患者原来血浆皮质醇的水平甚高，一旦切除垂体或肾上腺病变，皮质醇分泌量锐减，有发生急性肾上腺皮质功能不全的危险，故手术前后需要妥善处理。于麻醉前静脉滴注氢化可的松 100mg，以后每 6 小时 1 次，每次 100mg，次日起剂量渐减，5~7 天可视病情改为口服生理维持剂量。剂量和疗程应根据疾病的病因、手术后临床状况及肾上腺皮质功能检查而定。

三、中医治疗

（一）辨证论治

1. 肝火上炎证

症状：面红目赤，眩晕耳鸣，心烦易怒，口干口苦，女性月经失调，白带量多色黄，外阴瘙痒，舌质红，苔黄，脉弦滑有力。

治法：清肝泻火。

方药：龙胆泻肝汤加减。

NOTE

2. 中焦湿热证

症状：恶心呕吐，胸闷腹胀，口淡或口甜，脘腹嘈杂，倦怠嗜卧，头重如裹，舌质红，苔黄腻或厚腻，脉濡数。

治法：化湿清热，燥湿健脾。

方药：藿朴夏苓汤加减。若中焦湿热从阳化燥，身热不扬，汗出而热不减，大便干结者，可改用大承气汤加味。

3. 肝肾阴虚

症状：满月脸，颜面潮红，口苦咽干，夜间尤甚，五心烦热，眩晕耳鸣，腰膝酸软，月经量少色红，或闭经，舌质红，苔少而干，脉细数或弦细。

治法：补肝益肾，滋阴清热。

方药：滋水清肝饮加减。

4. 脾肾阳虚证

症状：神疲乏力，动则气促，口干不欲饮，耳鸣耳聋，腰膝酸软，畏寒肢冷，女子经闭不孕，男子阳痿遗精，舌胖嫩，苔薄，脉沉细弱。

治法：温补脾肾。

方药：右归丸加减。

（二）常用中药制剂

1. 杞菊地黄丸 功效：滋肾养肝。用于眩晕耳鸣，视物昏花等症。用法：口服，每日2次，每次6~9g。

2. 金匮肾气丸 功效：温补肾阳。用于肾虚水肿，腰膝酸软，小便不利，畏寒肢冷等症。用法：口服，每日2次，每次4~5g。

【预后】

本病的预后取决于病变类型以及治疗是否及时、治疗方法是否得当等。病程较短者经有效治疗病情有望在数月后逐渐好转；如病程已久，肾的血管已有不可逆性损害者，则血压不易下降到正常范围。恶性肿瘤的疗效取决于是否早期发现及能否完全切除。腺瘤如早期切除，预后良好。

【预防与调护】

在日常生活和工作中注意生活规律，起居有度，劳逸结合，保持心情舒畅。本病部分患者有复发倾向，中断治疗后，应密切观察；部分患者需长期或终生皮质激素替代治疗，需严格掌握剂量，避免替代不足或出现严重的副作用。加强锻炼，增强体质，预防感冒。

第八节 原发性慢性肾上腺皮质功能减退症

慢性肾上腺皮质功能减退症（chronic adrenocortical hypofunction）是由各种原因使肾上腺皮质激素分泌不足所致，在大多数情况下糖皮质激素及盐皮质激素皆分泌不足，在少数情况下，可只有皮质醇或醛固酮分泌不足。临床上表现为色素沉着、疲劳乏力、食欲减退、血压下降等症候群。按病因可分为原发性与继发性。原发性者又称阿狄森病（Addison 病），由多种原因破坏双侧肾上腺的绝大部分所致；继发性者指下丘脑或垂体病变引起 CRH 或 ACTH 分泌减少所致。本节仅叙述 Addison 病。

本病可归属于中医的"黑疸""女劳疸""虚劳"等范畴。

【病因病理】

一、西医病因病理

1. 感染 肾上腺结核为常见病因。常先有或同时有其他部位结核病灶如肺、肾、肠等。肾上腺被上皮样肉芽肿及干酪样坏死病变所替代，继而出现纤维化病变，肾上腺钙化常见。其他感染见于肾上腺真菌感染、巨细胞病毒感染及脑膜炎球菌感染，也可见于艾滋病后期及严重败血症。

2. 自身免疫性肾上腺炎 两侧肾上腺皮质被毁，呈纤维化，伴淋巴细胞、浆细胞、单核细胞浸润，髓质一般不受毁坏。大多数患者血中可检出抗肾上腺的自身抗体。近半数患者伴其他器官特异性自身免疫病（称自身免疫性多内分泌腺病综合征），多见于女性；而不伴其他内分泌腺病变的单一性自身免疫性肾上腺炎多见于男性。

3. 其他 恶性肿瘤转移、淋巴瘤、白血病浸润、淀粉样变性、双侧肾上腺切除、放射治疗破坏、肾上腺抑制药如美替拉酮、酮康唑或细胞毒药物如米托坦的长期应用、血管栓塞等。

二、中医病因病机

本病属内伤范畴，"黑者羸肾"，"肾气过损，女劳黑疸"，中医认为本病的病因是先天肾气羸弱或后天肾气过损。

1. 禀赋不足 先天禀赋虚弱，体质不健，如父母体虚，先天缺陷，胎中失养，孕育不足等，均可导致五脏阴阳气血俱伤，发为本病。

2. 体虚劳倦 包括烦劳过度，饮食不节，饥饱不调，损伤脾胃，使后天化源匮乏，先天之精失后天气血所养，则肾精不足，脏腑气血阴阳日渐衰退；房事不节，纵情恣欲，使肾气耗散，肾精亏损，导致阴阳气血虚弱而致病。

3. 久病失治 大病久病治疗调护不当，迁延不愈，脏气损伤，或热病日久耗血伤阴，或瘀血内结，新血不生，或瘵虫久留耗伤正气，久则五脏受损，累及于肾，而成本病。

本病病位在肾，与肝、脾关系密切，涉及心、肺。脏腑虚损是本病的基本病机，早期以元气不足为主，气虚推动无力，引起血脉瘀滞，故气虚血瘀始终贯穿于各种证型之中，相兼为病，使病情趋于复杂严重。若病变进一步发展，总趋势是气血阴阳虚损日益加重，终至阴阳离决而危及生命。

【临床表现】

慢性肾上腺皮质功能减退症发病缓慢，早期表现为易于疲乏、衰弱无力、精神萎靡、食欲不振、体重明显减轻，酷似神经官能症。病情发展后可有以下典型临床表现：

1. 色素沉着 系本病的特征性表现，全身皮肤色素加深，暴露处、摩擦处、乳晕、瘢痕等处尤为明显，黏膜色素沉着见于齿龈、舌部、颊黏膜等处，系垂体 ACTH、黑素细胞刺激素分泌增多所致。

2. 神经、精神系统症状 乏力，淡漠，疲劳，重者嗜睡，意识模糊，可出现精神失常。

3. 消化系统症状 食欲不振为早期症状之一，重者可有恶心、呕吐、腹胀、腹泻、腹痛等。少数病人有时呈嗜盐症状，可能与失钠有关。

4. 心血管系统症状 血压低，有时低于 80/50mmHg，可呈体位性低血压而昏倒。心音低钝，心浊音界缩小。心电图呈低电压、T 波低平或倒置等。

5. 其他症状 糖代谢障碍，可出现低血糖症状；肾脏排泄水负荷的能力减弱，可出现稀释性低钠血症；生殖系统异常，如女性阴毛、腋毛减少或脱落、稀疏，月经失调或闭经，男性常有性功能减退；对感染等应激的抵抗力减弱，如病因为结核且病灶活跃或伴有其他脏器活动性结核者，常有低热、盗汗等症状，体质虚弱，消瘦严重。

6. 肾上腺危象 常发生于感染、创伤、手术等应激情况或激素治疗中断时，表现为高热、恶心、呕吐、腹泻、烦躁不安、血压下降、脉搏细数，严重者可昏迷，甚至死亡。

【实验室及其他检查】

一、激素检查

1. 基础血、尿皮质醇，尿 17-羟皮质类固醇（17-OHCS）测定 常降低，但也可接近正常。

2. 促肾上腺皮质激素试验（简称 ACTH 试验） ACTH 刺激肾上腺皮质分泌激素，可反映肾上腺皮质的贮备功能，具有诊断及鉴别诊断的价值，临床普遍采用。静脉滴注 ACTH 25U，维持 8 小时，观察尿 17-OHCS 和血皮质醇变化。皮质功能正常者在兴奋第一天较对照日增加 1~2 倍，第二天增加 1.5~2.5 倍。原发性肾上腺皮质功能不全者多无反应。

3. 血浆基础 ACTH 测定 原发性明显增高，超过 55pmol/L，常介于 88~440pmol/L（正常人低于 18pmol/L），继发性明显降低，甚至检测不出。

二、影像学检查

肾上腺 X 线、CT、MRI 检查可发现病灶。

【诊断与鉴别诊断】

本病需与一些慢性消耗性疾病相鉴别。最具有诊断价值者为 ACTH 兴奋试验，本病患者储备功能低下，而非本病患者经 ACTH 兴奋后，血、尿皮质类固醇明显上升（有时需连续兴奋 2~3 日）。对于急症患者有下列情况应考虑肾上腺危象：所患疾病不太重而出现严重循环虚脱，脱水、休克、衰竭，不明原因的低血糖，难以解释的呕吐，体检时发现色素沉着，白斑病，体毛稀少，生殖器发育差。

【治疗】

一、治疗思路

本病治疗原则是病因治疗，配合激素替代治疗以纠正代谢紊乱。本病一旦确诊，就应立即开始应用终身或长期的替代治疗，糖皮质激素与盐皮质激素可交替使用。中西医结合治疗本病疗效肯定，中医以补虚化瘀为治疗大法。中医药既能提高本病疗效，且无明显副作用，又能减轻西药激素的不良反应。同时，应避免应激，预防危象的发生。

二、西医治疗

1. 基础治疗　膳食中食盐的摄入量应多于正常人，每日至少 8~10g，即使在用皮质激素替代治疗的情况下，食盐量也不应减少。饮食中须富含糖类、蛋白质及维生素。大量维生素 C 长期治疗可使色素沉着减退。

2. 病因治疗　如有活动性结核病应积极抗结核治疗，在进行抗结核治疗中皮质激素应给全量（生理需要量），这样做不会造成结核的扩散，反而会改善病情。对于导致肾上腺皮质机能低下的其他疾病，给予相应疾病的治疗。

3. 激素替代治疗

（1）糖皮质激素（皮质醇类）治疗　根据患者的具体情况确定合适的生理剂量，并模仿激素的分泌规律，清晨睡醒时服全日量的 2/3，下午 4 时前服用余下的 1/3（最好在进食时服用，因糖皮质激素能升高胃内酸度，诱发消化性溃疡），有应激情况时应酌情增加剂量。于一般成人，每日剂量开始时氢化可的松 20~30mg 或可的松 25~37.5mg，以后可逐渐减量，氢化可的松 15~20mg 或相应量的可的松。

（2）盐皮质激素（醛固酮类）治疗　大部分患者在钠盐摄入量充分及氢化可的松的治疗下获得满意的效果，但仍有部分患者可能有头晕、乏力、血压低等，则需加用盐皮质激素。常用的有 9α-氟氢可的松，上午 8 时 1 次口服 0.05~0.1mg。治疗过程中如出现高血压、低血钾，提示剂量应减少；如有低血压、高血钾时，应增加剂量。

4. 危象治疗　危象为内科急症，一旦发生，必须予以积极抢救，否则会危及生命。抢救措施包括：

（1）糖皮质激素　立即静脉注射氢化可的松 100mg，使血皮质醇迅速达到正常人在发生严重应激时的水平。以后每 6 小时在输液中加入 100mg 静脉滴注，第 2、3 日减至 300mg，分次静脉滴注。如病情改善，继续减至每日 200mg，继而 100mg，无呕吐、能进食时，可改为口服，并逐渐恢复到平时替代量。

（2）补充液体　当危象发生后通常有大量的液体损失，补充液体以 0.9% 氯化钠注射液为主，第 1、2 日每日可补充 2000~3000mL，以后视病情而定。适当补充葡萄糖溶液以防低血糖。

（3）其他治疗　积极控制感染及其他代谢紊乱。

三、中医治疗

（一）辨证论治

1. 气虚血瘀证

症状：面色晦暗，肤色由棕黄渐至褐黑，神疲乏力，少气懒言，食欲不振，舌淡红，有瘀点、瘀斑，脉缓或涩。

治法：补益元气，兼以化瘀。

方药：十全大补汤加减。

2. 脾肾阳虚证

症状：周身皮肤黧黑，面部、齿龈、口唇、乳头、手纹等处尤甚，腰背酸痛，畏寒肢冷，周身浮肿，毛发失泽脱落，性欲减退，舌质淡胖嫩，苔白润而滑，脉沉细而迟或濡弱。

治法：补火生土，温肾健脾。

方药：右归丸加减。

3. 肝肾阴虚证

症状：周身皮肤黧黑，以面部、齿龈、乳头、手纹等处为甚，头晕耳鸣，腰膝酸痛，手足心热，或有低热，男子遗精，女子月经紊乱或闭经，舌质红少津，苔薄，脉弦细或细数。

治法：滋肾养肝，养血化瘀。

方药：六味地黄丸合四物汤加减。

4. 阴竭阳脱证

症状：阴竭：肌肤干瘪，眼眶深陷，汗出身热，烦躁昏谵，唇干齿燥，舌质干红，脉虚数或疾。阳脱：四肢厥冷，大汗淋漓，如珠如油，气息微弱，舌质淡，脉微欲绝。严重时昏迷。

治法：益气救阴，回阳固脱。

方药：阴竭者用生脉散加减；阳脱者用四味回阳饮加减。

（二）常用中药制剂

十全大补丸 功效：温补气血。用于面色苍白，气短心悸，头晕自汗，体倦乏力，四肢不温，月经量多。用法：每次 6g，每日 2~3 次。

【预后】

长期坚持合理的治疗，病人的寿命及劳动力均可接近正常。部分病人已可完全停用激素或减至很小维持剂量。个别病人能正常妊娠及生育，但在分娩期应注意防治危象发生。小儿产前产后生长发育完全正常。治疗中病人抵抗力低，易患呼吸道感染、胃肠功能紊乱，甚至发生危象，此时死亡率高，应予注意。

【预防与调护】

及早治疗各种结核病，尽量避免使用对垂体-肾上腺抑制的药物。

本病属慢性，教育病人及家属掌握本病的有关知识很重要，尤其是应终生使用肾上腺皮质激素作替代。尽量避免过劳、精神紧张、创伤、感染、暴冷、暴热等，饮食应富含糖类、蛋白质及维生素，适当增加钠盐摄入，少摄钾盐。病人应随身携带本病诊断治疗的病历，一旦出现休克、昏迷时，发现者能及时送医院并得到正确的治疗。

第七章　代谢疾病和营养疾病

第一节　总　论

新陈代谢是人体生命活动的基础和特征。人体通过新陈代谢即物质的合成和分解，使机体与环境之间不断地进行物质交换和转化，这种体内外物质的交换和转化过程，为个体的生长、发育、生殖等生理活动和生产劳动、日常生活、疾病康复等机能活动以及维持机体内环境恒定提供了必要的物质和能量基础。

营养物质不足、过多或比例不当，均可引起营养疾病。体内物质在合成和代谢过程中某一环节发生障碍就会引起代谢疾病。营养疾病和代谢疾病关系密切，通常合并存在，并且相互影响。如维生素 D 缺乏症属营养疾病，但常表现为钙磷代谢失常；糖尿病为代谢疾病，常伴有蛋白质-能量缺乏。

中医学无代谢疾病和营养疾病的论述，但对其中一些疾病有丰富的认识。如早在《黄帝内经》就认识到糖尿病与饮食有关，《素问·通评虚实论》说："凡治消瘅……气满发逆，肥贵人，则膏粱之疾也。"又如《诸病源候论》认识到脚气病与环境因素关系密切等。中医学认为，肾为先天之本，主藏五脏之精气，脾为后天之本，为气血生化之源，脾肾不足，则气血生化乏源。可见，本类疾病与脾、肾关系密切。

一、西医病因病理

【病因病理】

1. **营养病**　机体对各种营养物质均有一定的需要量、允许量和耐受量。营养病可因摄入不足、需要量增加或比例不当而发生，常见的病因有以下几个方面：

（1）原发性营养失调　由于摄取营养物质不足、过多或比例不当而引起，如蛋白质摄取不足引起蛋白缺乏症，能量摄取超过消耗引起单纯性肥胖。

（2）继发性营养失调　由器质性或功能性疾病所致。常见原因有进食障碍（如食道癌、厌食症）、消化吸收障碍（如消化道疾病）、机体对营养需求的改变（如甲状腺功能亢进、恶性肿瘤、发热）、物质合成障碍（如肝硬化失代偿期因白蛋白合成障碍引起的低蛋白血症）、排泄失常（如大量蛋白尿致低蛋白血症，长期腹泻或多尿致失钾、失水）等。

2. **代谢病**　代谢病是指物质代谢的过程中某个环节障碍为主所致的疾病。由于物质的代谢受许多因素的调控，几乎所有的系统和器官有严重功能障碍时均可引发，故代谢紊乱可见于许多疾病中，有时并无明确的界限。如糖尿病，可根据糖代谢异常归于代谢病，也可根据其胰岛素的分泌不足或作用缺陷而归于内分泌疾病。在导致代谢障碍的诸因素中，大致可分为遗传因素和环境因素两大类。

NOTE

（1）遗传因素　为先天性代谢缺陷，大多数是由于细胞内酶系缺陷或膜转运异常所致，具有遗传倾向，如痛风、高脂血症、半乳糖血症。

（2）环境因素　为获得性代谢缺陷，如不合理的食物、药物、理化刺激因素、创伤、感染、器官疾患、精神疾病等均是造成代谢紊乱的常见原因，例如大手术后的氮代谢负平衡、尿毒症时的钙磷代谢障碍等。

上述遗传因素和环境因素与许多代谢病的发病关系密切，并相互影响，环境因素常为一些先天性代谢疾病的诱发因素。例如痛风多数为多基因遗传性缺陷，高嘌呤食物的摄入可成为发病的促进因素。又如苯丙酮尿症，是由于苯丙氨酸羟化酶缺乏，如果能在出生后 3 周内确诊，限制摄入含苯丙氨酸食物，则可以不出现智能障碍。因此食物中富含苯丙氨酸可致高苯丙氨酸血症，使特异组织或器官受损，出现智能障碍。

二、中医病因病机

1. 体质因素　如"五脏皆柔弱者，善病消瘅"；先天禀赋不足，肾精匮乏，肾生髓不足以荣骨，而致骨解齿槁，易发"骨痿"；素体阳虚，易生痰生湿，则成肥胖等。

2. 外感因素　六淫之邪可为致病因素，也可为诱发因素。如脚气病，隋·巢元方《诸病源候论》有"凡脚气病皆由感受风毒所致"之说。

3. 环境因素　某些疾病的发生与地域饮食有关，如唐·孙思邈《千金方》载"晋朝大夫不习水土，所患皆脚弱之疾"。又如《素问·奇病论》有"此人必数食甘美而多肥也，肥者令人内热，甘者令人中满，故其气上溢，转为消渴"之说。

4. 情志因素　情志不遂，气机不畅，常可导致气血阴阳失调。如《临证指南医案·三消》说："心境愁郁，内火自燃，乃消证大病。"

5. 劳逸因素　劳逸不当也是常见的致病因素，如烦劳过度、房事不节、纵情恣欲使肾气耗散、肾精亏虚，以及思虑太过使心脾受损等，均可耗伤脏腑精气，引起气血阴阳不足而致病。如活动减少，气血运行不畅，水谷精微失于输布，化为脂膏，留滞于肌肉脏腑而成肥胖。

【临床特点】

1. 营养疾病多与营养物质的供应、饮食习惯、生活条件与环境、消化吸收功能等因素有关；代谢疾病则常有遗传倾向，如糖尿病、肥胖症、高脂血症、苯丙酮尿症等。

2. 营养和代谢病的早期，常先有生理生化改变，逐渐出现病理变化。如痛风早期仅有高尿酸血症，晚期则可出现痛风石沉积、痛风肾病；糖尿病早期仅有糖耐量异常，后期则并发多脏器损伤。早期治疗可能使病理变化逆转。

3. 营养性和代谢性疾病常常引起多个器官和系统的病理改变，但各种代谢紊乱和营养障碍因受累的器官和系统不同仍各有其特点。

4. 长期营养和代谢异常，将影响个体的生长、发育、成熟和衰老等过程，甚至影响下一代的健康。如甲状腺功能减退者智力发育显著落后，糖原累积病Ⅱ、Ⅳ、Ⅷ型常使婴儿夭折，维生素 A 缺乏症常可造成骨发育受阻，免疫、生殖功能下降等。

【预防与治疗】

一、西医预防与治疗

1. 预防　营养病首先要开展卫生宣传教育，养成定时、定量、定质的膳食习惯，纠正暴饮暴食、偏食、滥用滋补品或强化营养食品等不良习惯，提倡合理营养及正确的烹调方法，促进营养素的吸收和利用，以预防营养病的发生。

代谢病如肥胖症、高脂血症等应注意合理的饮食结构，适度的能量摄入。某些代谢病还应注意避免诱发因素，如痛风患者应限制高嘌呤饮食的摄入。

2. 治疗

（1）营养病的治疗　因膳食中营养素供给不足引起的营养缺乏病，应采取饮食治疗为主，营养素制剂补充为辅的原则。但对重症病人及消化功能严重衰竭者，应考虑采用全价合成营养制剂或胃肠道高营养。属于能量摄取过量者，则要限制热量的摄入，以保持理想体重。

（2）代谢病的治疗　有遗传因素的代谢病大多不能根治，早期诊断、早期治疗可预防其并发症的发生和发展，目前常用的疗法有以下几种：

1）酶的补充和与酶有关的治疗：如用葡萄糖苷酯酶治疗戈谢病。有些代谢病是由于酶反应辅助因子的维生素合成不足，或由于酶缺乏导致维生素辅酶因子亲和力降低，补充相应的维生素则可纠正代谢异常。

2）减少由于酶缺陷或代谢障碍而引起的某些底物积聚：多采用限制食物中某些物质成分摄入的方法，如痛风食用低嘌呤饮食，糖尿病限制糖类食物。

3）其他疗法：如用别嘌呤醇抑制尿酸生成治疗痛风，用青霉胺促进肝豆状核变性患者铜排出等。

二、中医预防与治疗

1. 预防　避免五志过极，保持心理健康，注意劳逸适度，养成良好的生活习惯，注意饮食，避免食用易诱发疾病的食物，去除疾病的诱发因素。

2. 治疗　营养和代谢病累及脏腑多，涉及范围广，治疗方法亦多，主要有补肾填精、健脾益胃、祛湿除痰、活血化瘀、解郁散结等。

第二节　糖尿病

糖尿病（diabetes mellitus，DM）是一组由多病因引起的以慢性高血糖为特征的代谢性疾病，是由于胰岛素分泌和（或）作用缺陷所引起。临床典型特征为多饮、多尿、多食及消瘦，同时伴有脂肪、蛋白质、水和电解质等代谢障碍，且可并发眼、肾、神经、心脑血管等多脏器和组织的慢性损害，引起其功能障碍乃至功能衰竭。病情严重或应激时可发生急性代谢紊乱，如酮症酸中毒、高渗性昏迷、乳酸性酸中毒等急性并发症而威胁生命。

糖尿病患病率、发病率和糖尿病患者数量急剧上升，现已成为发达国家继心血管病和肿瘤之后的第三位疾病死亡原因，据国际糖尿病联盟（IDF）统计：2011 年全球糖尿病患者数量已

NOTE

达 3.66 亿，较 2010 年的 2.85 亿增加近 30%。中国糖尿病患病率增加至 9.7%，中国糖尿病患者已高达 1.14 亿。因此，糖尿病及其并发症已成为严重威胁人类健康的世界性公共卫生问题。

糖尿病与中医学"消渴病"相类似，其并发症可归属于"虚劳""胸痹""中风"等范畴。

【病因病理】

一、西医病因病理

（一）病因及发病机制

病因和发病机制较为复杂，至今尚未完全阐明。不同类型其病因不尽相同，即使在同一类型中也存在着异质性。目前普遍认为糖尿病是复合病因所致的综合征，系遗传因素、环境因素及其相互作用而发生，在病理机制上与自身免疫反应、慢性炎症反应、胰岛素抵抗和胰岛素分泌不足等密切相关。生理状态下，胰岛素由胰岛 β 细胞合成和分泌，经血液循环到达体内各组织器官的靶细胞，与特异性受体结合，引起细胞内物质代谢效应，在胰岛素分泌和利用的整个过程中任何一个环节发生异常均可导致糖尿病。

1.1 型糖尿病　1 型糖尿病是以胰岛 β 细胞破坏、胰岛素分泌缺乏为特征的自身免疫性疾病。目前普遍认为，其病因与发病机制主要是病毒感染、化学物质作用于易感人群，导致主要由 T 淋巴细胞介导的胰岛 β 细胞自身免疫性损伤和凋亡。其发生发展可分为六个阶段。

第 1 期——遗传易感性：人类白细胞相关抗原（HLA）位于第 6 对染色体短臂上，是一组密切联系的基因群。人类染色体研究表明 1 型糖尿病患者第 6 对染色体短臂上 HLA 等位点上出现频率增减，且随种族而异。作为多基因病，易感基因只能赋予个体对该病的易感性，但其发病常依赖多个易感基因的共同参与及环境因素的影响。无论 1 型或 2 型糖尿病均有明显的遗传倾向。

第 2 期——启动自身免疫反应：目前认为某些环境因素可启动针对胰岛 β 细胞的自身免疫反应，病毒感染、化学物质是最重要的环境因素。已知柯萨奇 B_4 病毒、腮腺炎病毒、风疹病毒、巨细胞病毒、脑炎病毒和心肌炎病毒等病毒感染与 1 型糖尿病有关，病毒感染可直接损伤胰岛组织引起糖尿病，也可能损伤胰岛组织后诱发自身免疫反应，进一步损伤胰岛 β 细胞引起糖尿病。

第 3 期——免疫学异常：1 型糖尿病在发病之前常经过一短暂的糖尿病前期，这时患者的胰岛素分泌功能虽然正常，但由于处于自身免疫反应活动期，血液循环中出现一组自身抗体如胰岛细胞抗体（ICAs）、胰岛素自身抗体（IAA）、谷氨酸脱羧酶抗体（GAD_{65}），提示患者免疫学异常。

第 4 期——进行性胰岛 β 细胞功能丧失：这一期的长短在不同病例中差异较大，通常先有胰岛素分泌第 1 相降低，以后随着 β 细胞群减少，胰岛分泌功能下降，血糖逐渐升高，最终发展为临床糖尿病。

第 5 期——临床糖尿病：此期患者明显高血糖，出现糖尿病的部分或典型症状。在胰岛的病理学改变上，胰岛细胞主要剩下分泌胰升糖素的 α 细胞，分泌生长抑素的 D 细胞和分泌胰多肽的 PP 细胞，只残存少量 β 细胞（约剩 10%）分泌少量胰岛素。

第 6 期——胰岛 β 细胞功能完全丧失：1 型糖尿病发病后数年，多数患者胰岛 β 细胞完全破坏，胰岛素水平极低，失去对刺激物的反应，糖尿病临床表现明显。

2. 2 型糖尿病 2 型糖尿病发病有更强的遗传基础，并受到多种环境因素的影响，包括老龄化、不合理饮食及热量的过度摄入、体力活动不足以及其他不合理生活方式等。其发病与胰岛素抵抗和胰岛素分泌的相对性缺乏有关，两者均呈不均一性。2 型糖尿病的发生、发展可分为四个阶段。

第 1 期——遗传易感性：研究表明本病有明显的遗传倾向。目前认为 2 型糖尿病不是单一性疾病，而是多基因疾病，具有广泛的遗传异质性，临床表现差别也很大。而且，其发病更受环境因素的影响。

第 2 期——高胰岛素血症和（或）胰岛素抵抗：胰岛素分泌异常和胰岛素抵抗（胰岛素作用的缺陷）是 2 型糖尿病发病机制的两个基本环节和特征，并与动脉粥样硬化性心血管疾病、高血压、血脂异常、内脏型肥胖等有关，是所谓"代谢综合征"的组成之一。胰岛素抵抗是指机体对一定量的胰岛素的生物学效应低于正常水平的一种现象，它是 2 型糖尿病临床过程中的早期缺陷，在不同种族、年龄、体力活动程度的个体中差异很大。胰岛素抵抗所致的糖利用障碍刺激胰岛 β 细胞代偿性分泌胰岛素，促进高胰岛素血症的发展，进一步使胰岛素受体数目下降、亲和力降低，更加重胰岛素抵抗。

第 3 期——糖耐量减低（IGT）：目前认为，大部分 2 型糖尿病患者均经过 IGT 阶段。IGT 人群患高血压、冠心病的危险性也较正常葡萄糖耐量者高。

第 4 期——临床糖尿病：胰岛 β 细胞功能失代偿，血糖升高达到糖尿病的诊断标准。此期可无明显症状，也可以逐渐出现代谢紊乱症状群，或出现糖尿病并发症的表现。

3. 特殊类型糖尿病 是在不同水平上（从环境因素到遗传因素或两者间的相互作用）病因学相对明确的一些高血糖状态。如胰岛 β 细胞功能的基因缺陷，胰岛素作用的基因缺陷等。

4. 妊娠糖尿病（GDM） 指妊娠期间发生的不同程度的糖代谢异常。不包括孕前已诊断或已患糖尿病的患者，后者称为糖尿病合并妊娠。糖尿病患者中 T_2DM 最多见，占 90%~95%。T_1DM 在亚洲较少见，但在某些国家和地区则发病率较高；估计我国 T_1DM 占糖尿病的比例小于 5%。

（二）病理

1. 胰岛的病理改变 以自身免疫性胰岛炎为主。1 型糖尿病患者的病理改变尤为明显，占 50%~70%，胰岛周围有淋巴细胞和单核细胞浸润，胰岛细胞团块萎缩，胰岛 β 细胞空泡变性，90%以上的 β 细胞被破坏；2 型糖尿病患者胰岛病理改变相对较轻，主要的病理改变有胰岛玻璃样变、胰腺纤维化、细胞空泡变性和脂肪变性。

2. 血管病变 包括微血管病变和大血管病变。大血管有不同程度的动脉粥样硬化，主要侵犯主动脉、冠状动脉、脑动脉、肾动脉和肢体周围动脉等，引起冠心病、缺血性或出血性脑血管病、肾动脉硬化、肢体动脉硬化等。微血管壁内 PAS 阳性物质沉积于内膜下，毛细血管基底膜增厚，常见于视网膜、肾、心肌、横纹肌、神经及皮肤等组织，引起眼底病变、肾脏病变、神经病变、心肌病变等，成为影响患者预后的主要因素。另外，25%~44%的糖尿病患者并发糖尿病性肾小球硬化，按病理可分为结节型、弥漫型和渗出型三种；肝可见脂肪沉积和变性等病理变化；神经病变可出现"气球"样变，末梢神经纤维轴突变性，线粒体嵴断裂。

（三）病理生理

糖尿病的代谢紊乱主要由于胰岛素缺乏或生物作用障碍所引起。葡萄糖在肝、肌肉和脂肪组织的利用减少以及肝糖输出增多是发生高血糖的主要原因。由于胰岛素绝对或相对不足，周围组织摄取葡萄糖减少，脂肪组织大量动员分解，产生大量酮体。若超过机体对酮体的氧化利用能力时，大量酮体堆积形成酮症或发展为酮症酸中毒。蛋白质合成减少，分解代谢加速，导致氮负平衡。

二、中医病因病机

消渴病的病因比较复杂，禀赋不足、饮食失节、情志失调、劳欲过度或外感热邪等原因均可致阴虚燥热而发为消渴。

1. 禀赋不足　《灵枢·五变》曰："五脏皆柔弱者，善病消瘅。"五脏之精藏于肾，若禀赋不足，阴精亏虚，五脏失养，复因调摄失宜，终至精亏液竭而发病。

2. 饮食失节　《素问·奇病论》曰："此肥美所发也，此人必数食甘美而多肥也，肥者令人内热，甘者令人中满，故其气上溢，转为消渴。"长期过食肥甘，或醇酒厚味，酿成内热，热甚则阴伤，发为消渴。

3. 情志失调　长期精神紧张，五志过极，导致肝气郁结，郁而化火，上灼肺阴，中伤胃液，下竭肾精，发为消渴。《外台秘要·卷十一》谓："消渴病人，悲哀憔悴伤，肝失疏泄伤也。"《临证指南医案·三消》曰："心境愁郁，内火自燃，乃消证大病。"

4. 劳欲过度　素体阴虚之人，复因房事不节，恣情纵欲，损耗肾精，致使阴虚火旺，上蒸肺胃，发为消渴。

消渴病的基本病机为阴津亏损，燥热偏胜，而以阴虚为本，燥热为标，两者互为因果，燥热愈甚则阴愈虚，阴愈虚则燥热愈甚。病变的脏腑主要在肺、胃、肾，而以肾为关键。三者之中，虽可有所偏重，但往往又互相影响。肺主治节，为水之上源，如肺燥阴虚，津液失于输布，则胃失濡润，肾失滋源；胃热偏盛，则上灼肺津，下耗肾水；肾阴不足，阴虚火旺，上炎肺胃，终至肺燥、胃热、肾虚三焦同病，多饮、多食、多尿三者并见。

病情迁延日久，因燥热亢盛，伤津耗气，而致气阴两虚，或因阴损及阳，而致阴阳俱虚。亦可因阴虚津亏，血液黏滞或气虚无力运血而致脉络瘀阻。另外，阴虚燥热，常变证百出。如肺失滋润，日久可并发肺痨；肝肾阴亏，精血不能上承于耳目，可并发白内障、雀盲、耳聋；燥热内结，营阴被灼，蕴毒成脓，可发为疮疖、痈疽；燥热内炽，炼液成痰，瘀阻经络，蒙蔽心窍，可致中风偏瘫；阴损及阳，脾肾阳虚，水湿内停，泛溢肌肤，可成水肿；若阴液极度耗损，可导致阴竭阳亡，而见昏迷、四肢厥冷、脉微欲绝的危象。

【临床表现】

糖尿病病程长，呈进行性发展，除 1 型糖尿病起病较急外，其他类型糖尿病一般起病徐缓，病程较长。糖尿病早期轻症常无症状，但 1 型糖尿病或其他类型糖尿病病情较重者及有并发症者则症状明显且较典型。

一、代谢紊乱症候群

典型表现为"三多一少"，即多尿、口渴多饮、多食、体重减轻。血糖升高后因渗透性利尿引起多尿，继而口渴多饮；外周组织对葡萄糖利用障碍，脂肪分解增多，蛋白质代谢负平衡，故见乏力、消瘦，患者常有易饥多食。可有皮肤瘙痒，尤其外阴瘙痒。许多患者无任何症状，仅于健康检查或因各种疾病就诊化验时发现高血糖。

二、并发症

（一）急性并发症

1. 糖尿病酮症酸中毒（DKA） 是胰岛素不足和拮抗胰岛素激素过多共同作用所致的严重代谢紊乱综合征。以高血糖、酮症、酸中毒为主要表现，早期"三多一少"症状加重；酸中毒失代偿后，疲乏、恶心、呕吐、多尿、头痛、嗜睡、呼吸深快，呼气中有烂苹果味；后期严重失水，尿量减少，眼眶下陷，皮肤黏膜干燥，血压下降，心率加快，晚期不同程度意识障碍，昏迷。少数患者表现为腹痛，易误诊。

2. 高渗性非酮症糖尿病昏迷 系高血糖引起的血浆渗透压增高，以严重脱水和进行性意识障碍为特征的临床综合征。表现为烦渴、多尿，严重者出现脱水症状群，如皮肤干燥、口干、脉速、血压下降、休克、神志障碍、昏迷等。实验室检查血酮、尿酮正常。

（二）感染

糖尿病患者易感染，如皮肤感染、肺结核、尿路感染等。

（三）慢性并发症

糖尿病的慢性并发症可遍及全身各重要器官，并与遗传易感性有关。

1. 大血管病变 主要侵犯冠状动脉、脑动脉、外周动脉。

（1）糖尿病性冠心病 是影响糖尿病患者预后生活质量的重要原因，其发病率是非糖尿病病人的 $2 \sim 3$ 倍，50% 的 2 型糖尿病患者死于冠心病。部分糖尿病患者心肌梗死的部位与冠状动脉狭窄的部位不一致，这被认为是糖尿病对自主神经损害造成冠状动脉痉挛的结果。

（2）糖尿病性脑血管病 糖尿病性脑血管病以脑梗死居多，以多发性梗死病灶和中、小脑梗死为特点，少数呈现短暂性脑缺血发作，并发出血性脑血管疾病较少见。

（3）糖尿病下肢动脉硬化闭塞症 本病早期仅感下肢困倦、乏力、感觉异常、麻木、膝以下发凉，继之出现间歇性跛行、静息痛，严重时发生下肢溃疡、坏疽。

2. 微血管病变 主要有糖尿病肾病和视网膜病变等。

（1）糖尿病肾病 是 T_1DM 的主要死亡原因，常见于病史 10 年以上患者。糖尿病肾病可分为五期。Ⅰ期：肾脏体积增大，肾小球滤过率升高，入球小动脉扩张，肾小球内压增加；Ⅱ期：肾小球毛细血管基底膜增厚，尿白蛋白排泄率（UAER）多在正常范围，或间歇性升高；Ⅲ期：早期肾病，出现微量白蛋白，UAER 持续在 $20 \sim 200 \mu g/min$；Ⅳ期：临床肾病，尿蛋白逐渐增多，UAER>$200 \mu g/min$，即尿白蛋白排出量>$300mg/24h$，相当于尿蛋白总量>$0.5g/24h$，GFR 下降，可伴有高血压、水肿及肾功能减退；Ⅴ期：尿毒症，UAER 减低，Scr、BUN 升高，血压升高。

（2）糖尿病性视网膜病变 常发生于糖尿病病程超过 10 年者，是失明的主要原因之一。2002 年国际临床分级标准依据散瞳后检眼镜检查，将糖尿病视网膜病变分为两大类、六期。Ⅰ期：微血管瘤、小出血点；Ⅱ期：出现絮状渗出；Ⅲ期：出现棉絮状软性渗出；Ⅳ期：新生血管形成，玻璃体积血；Ⅴ期：纤维血管增殖，玻璃体机化；Ⅵ期：牵拉性视网膜脱离、失明。以上 Ⅰ-Ⅲ 期为非增殖期视网膜病变（NPDK），Ⅳ-Ⅵ 期为增殖期视网膜病变（PDR）。

3. 神经病变 病变部位以周围神经最为常见，通常为对称性，下肢较上肢严重，病情进展缓慢。临床表现为肢端感觉异常，分布如袜套或手套状，伴麻木、针刺、烧灼、疼痛，后期可出现运动神经受累，肌力减弱，甚至肌肉萎缩和瘫痪。自主神经病变也较为常见，并可较早出现，影响胃肠、心血管、泌尿系统和性器官功能，临床表现为瞳孔改变、排汗异常、胃排空延迟、腹泻、便秘、体位性低血压、心动过速以及尿失禁、尿潴留、阳痿等。

4. 糖尿病足　又称糖尿病性肢端坏疽，往往是下肢神经病变、血管病变和感染共同作用的结果，是糖尿病患者致残、死亡的主要原因之一。表现为下肢疼痛、感觉异常和间歇性跛行、皮肤溃疡、肢端坏疽等。

【实验室及其他检查】

1. 尿糖测定　尿糖阳性是诊断糖尿病的重要线索，但不能作为糖尿病的诊断依据。并发肾脏病变时，肾糖阈升高，此时虽血糖升高，而尿糖阴性。肾糖阈降低时，虽然血糖正常，但尿糖可阳性。

2. 血葡萄糖（血糖）测定　血糖升高是诊断糖尿病的主要依据，目前多用葡萄糖氧化酶法测定。空腹血糖正常范围为 3.9 ~ 6.0mmol/L（70 ~ 108mg/dL）。血糖测定又是病情变化观察、疗效追踪的关键性指标。

3. 葡萄糖耐量试验　血糖高于正常范围而又未达到诊断糖尿病标准者，须进行口服葡萄糖耐量试验（OGTT）。OGTT 应清晨进行，无摄入任何热量 8 小时后。WHO 推荐成人口服 75g 无水葡萄糖，溶于 250 ~ 300mL 水中，5 分钟饮完，于服糖前及服糖后 0.5、1、2、3 小时分别测静脉血浆葡萄糖，同时收集尿标本查尿糖。儿童按每千克体重 1.75g 计算，总量不超过 75g。

4. 糖化血红蛋白测定和糖化血浆白蛋白测定　血红蛋白中 2 条 β 链 N 端的缬氨酸与葡萄糖非酶化结合形成糖化血红蛋白（GHbA$_1$），且为不可逆反应，其中以 GHbA$_{1c}$ 为主，能较稳定地反映采血前 2 ~ 3 个月内平均血糖水平，可作为糖尿病的诊断依据之一。人血浆蛋白（主要为白蛋白）也可与葡萄糖发生非酶催化的糖基化反应而形成果糖胺（FA），其量与血糖浓度呈正相关，可反映糖尿病病人近 2 ~ 3 周内血糖总的水平。蛋白非糖基化指标为糖尿病病情与疗效监测的重要指标，而且在糖尿病并发症的研究中也有重要地位。正常人 GHbA$_1$ 为 8% ~ 10%，GHbA$_{1c}$ 为 3% ~ 6%，FA 为 1.7 ~ 2.8mmol/L。

5. 血浆胰岛素和 C 肽测定　血浆中的胰岛素测定主要用于了解胰岛细胞功能，协助判断糖尿病分型和指导治疗，也可协助诊断胰岛素瘤，但不能作为糖尿病的诊断依据。血浆胰岛素正常参考值：早晨空腹基础水平为 35 ~ 145pmol/L（5 ~ 20mU/L），餐后 30 ~ 60 分钟胰岛素水平上升至高峰，为基础值的 5 ~ 10 倍，3 ~ 4 小时恢复到基础水平。1 型糖尿病病人胰岛素分泌绝对减少，空腹及餐后胰岛素水平均明显低于正常，在进食后胰岛素分泌无明显增加（无峰值），2 型糖尿病病人胰岛素测定可以正常或呈高胰岛素血症的结果（胰岛素抵抗所致）。C 肽水平测定与血浆胰岛素测定意义相同。由于 C 肽清除率慢，肝对 C 肽摄取率低，周围血中 C 肽/胰岛素比例常大于 5，且不受外源胰岛素影响，故能较准确地反映胰岛 β 细胞功能，特别是糖尿病病人接受胰岛素治疗时更能精确判断 β 细胞分泌胰岛素的能力。正常人基础血浆 C 肽水平约为 400pmol/L，餐后 C 肽水平则升高 5 ~ 6 倍。

6. 胰岛自身抗体测定　谷氨酸脱羧酶抗体（GAD-Ab）和（或）胰岛细胞抗体（ICA）的检测阳性，对 1 型糖尿病的诊断有意义，上述两种抗体联合检测具有互补性，特别在成人迟发型自身免疫性糖尿病（LADA）或成人隐匿型自身免疫性糖尿病，GAD-Ab 有更大的诊断价值。1 型糖尿病者 GAD-Ab 阳性，但 ICA 可为阴性。

【诊断与鉴别诊断】

一、诊断

（一）诊断依据

糖尿病的诊断目前以葡萄糖代谢紊乱作为诊断依据。1999 年 10 月我国糖尿病学会决定采纳以下标准："三多一少"典型症状加上随机血糖≥11.1mmol/L（200mg/dL），或空腹血浆葡萄糖（FPG）≥7.0mmol/L（126mg/dL），或 OGTT 中 2hPG≥11.1mmol/L（200mg/dL）。

症状不典型者，需重复一次确认，诊断才能成立，不主张做第三次 OGTT。随机是指一天当中的任意时间而不管上次进餐的时间。空腹的定义是至少 8 小时没有热量的摄入。以上均为静脉血浆葡萄糖值。

糖尿病的诊断程序与其他内分泌疾病大致相同，首先是功能诊断，即糖尿病的确定；其次是糖尿病分型的确定，并对胰岛 β 细胞功能进行评估；然后是糖尿病并发症的诊断，并对相应器官的功能做出准确的评估。

（二）分型与分期

1. 分型　根据 1997 年第 16 届国际糖尿病联盟（IDF 会议，赫尔辛基）对糖尿病分型方案（美国糖尿病协会 1997 年分型方案）提出的新建议，分为四型，见表 7-1。

表 7-1　IDF（1997 年）建议的糖尿病分型方案

一、1 型糖尿病（β 细胞破坏，导致胰岛素绝对缺乏）

免疫介导　　　　特发性

二、2 型糖尿病（胰岛素抵抗为主伴胰岛素相对性缺乏，或胰岛素分泌受损为主伴胰岛素抵抗）

三、特殊类型

（一）β 细胞功能遗传性缺陷

第 12 号染色体，肝细胞核因子 HNF-1α（MODY3）

第 7 号染色体，葡萄糖激酶（MODY2）

第 20 号染色体，肝细胞核因子 HNF-4α（MODY1）

线粒体 DNA

其他

（二）胰岛素作用的基因异常

A 型胰岛素抵抗　　　　脂肪萎缩型糖尿病

Leprechaunism　　　　Rabson-Mendenhall

其他

（三）胰腺外分泌病

胰腺炎　　　　　　　　血色病

外伤（或）胰腺切除术　纤维钙化性胰腺病

肿瘤　　　　　　　　　囊性纤维化病　　　　其他

（四）内分泌疾病

肢端肥大症　　　　　　甲状腺功能亢进症

Cushing 综合征　　　　生长抑素瘤

胰高血糖素瘤　　　　　醛固酮瘤

嗜铬细胞瘤　　　　　　其他

NOTE

（五）药物或化学因素所致糖尿病

vacor（毒鼠药）	β 受体激动剂	
羟乙磺酸戊氧苯咪	噻嗪类利尿剂	
烟酸	苯妥英钠	
糖皮质激素	干扰素 α 治疗后	
甲状腺激素	二氮嗪	其他

（六）感染

先天性风疹	巨细胞病毒	其他

（七）非常见的免疫介导糖尿病

僵人（Stiffman）综合征	抗胰岛素受体抗体
胰岛素自身免疫综合征	其他

（八）其他可能与糖尿病相关的遗传性综合征

Doewn 综合征	Iaurence-Moon-Biedel 综合征
Klinefelter 综合征	强直性肌萎缩
Turner 综合征	卟啉病
Wolfram 综合征	Prader-Willi 综合征
Friedreich 共济失调	其他
Huntington 舞蹈病	

四、妊娠期糖尿病（GDM）

2. 分期　不论是 1 型、2 型还是其他类型的糖尿病，其发生与发展均有一定的阶段性。一般将血糖高于正常但未达到糖尿病诊断标准的血糖异常状况，分为葡萄糖耐量障碍（IGT）和空腹葡萄糖受损（IFG）两种，统称为糖尿病前期；糖尿病及其前期诊断标准见表 7-2。

表 7-2　糖尿病、IGT 和 IFG 诊断标准

	全血		血浆	
	静脉血	毛细血管血	静脉血	毛细血管血
糖尿病				
空腹	≥6.1（110）	≥6.1（110）	≥7.0（126）	≥7.0（126）
糖负荷后 2 小时	≥10.0（180）	≥11.1（200）	≥11.1（200）	≥12.1（220）
IGT				
空腹	<6.1（110）	<6.1（110）	<7.0（126）	<7.0（126）
糖负荷后 2 小时	≥6.7（120）	≥7.8（140）	≥7.8（140）	≥8.9（160）
	<10.0（180）	<11.1（200）	<11.1（200）	<12.1（220）
IFG				
空腹	≥5.6（100）	≥5.6（100）	≥6.1（110）	≥6.1（110）
	<6.1（110）	<6.1（100）	<7.0（126）	<7.0（126）
糖负荷后 2 小时	<6.7（120）	<7.8（140）	<7.8（140）	<8.9（160）

注：表中血糖单位为 mmol/L，括号内为 mg/dL。

二、鉴别诊断

注意鉴别其他原因所致的尿糖阳性，如肾性糖尿、甲状腺功能亢进症、胃空肠吻合术后、弥漫性肝病及急性应激状态。此外，大量维生素 C、水杨酸盐、青霉素、丙磺舒也可引起尿糖

假阳性反应，但血糖及 OGTT 正常。

【治疗】

一、治疗思路

目前强调早期治疗，长期治疗，综合治疗，治疗措施个体化，加强糖尿病教育、饮食控制、体育锻炼。治疗的目标是控制高血糖，纠正代谢紊乱，促进胰岛 β 细胞功能恢复，防止或延缓并发症。中医辨证论治在糖尿病的治疗中能起到降糖调脂、控制并发症、改善临床症状、提高生存质量的作用。有效的中药治疗能改善胰岛素抵抗，促进胰岛素分泌功能的改善。中西医药有机结合、合理应用能显著提高疗效。

二、西医治疗

（一）一般治疗

1. 糖尿病教育　是重要的基本治疗措施之一。让患者了解糖尿病的基础知识、糖尿病的病因、影响病情的因素、病情控制的方法及特殊情况的处理，取得病人和家属的主动配合，保证长期治疗方案的严格执行。

2. 饮食治疗　是另一项重要的基础治疗措施，其目的是维持标准体重，纠正已发生的代谢紊乱，减轻胰岛负担，使胰岛细胞功能获得恢复的机会，达到既保证血糖的控制又不降低病人生活质量和工作能力的标准。

（1）总热量的确定　根据患者的标准体重、性别、年龄、劳动强度和工作性质而定。查表或用简易公式算出理想体重［理想体重（kg）＝身高（cm）－105］，计算每日所需总热量。成年人休息状态下每日每千克理想体重 105~125kJ（25~30kcal），轻体力劳动 125.5~146kJ（30~35kcal），中度体力劳动 146~167kJ（35~40kcal），重体力劳动 167kJ（40kcal）以上。儿童、孕妇、乳母、营养不良和消瘦以及伴有消耗性疾病者应酌情增加，肥胖者酌减，使病人体重恢复至理想体重的 ±5%。

（2）合理分配三大营养素　糖尿病病人每日饮食中三大营养素占全日总热量的比例为：碳水化合物占饮食总热量的 50%~60%，蛋白质 15%，脂肪约 30%。饮食中蛋白质含量成人每日每千克理想体重 0.8~1.2g，儿童、孕妇、乳母、营养不良或伴有消耗性疾病者蛋白质宜增至每日每千克理想体重 1.5~2.0g；伴有糖尿病肾病者应酌减。根据生活习惯、病情，可按每日三餐分配为 1/5、2/5、2/5 或 1/3、1/3、1/3；也可按四餐分为 1/7、2/7、2/7、2/7。此外，粗纤维的食品在人体小肠不被消化，能促进唾液及胃液的分泌，带来饱感，从而达到减食减重的目的，还能推迟糖及脂肪吸收，降低餐后 1 小时血糖高峰，有利于改善血糖、血脂代谢，因此每日饮食中纤维素含量以不少于 40g 为宜。限制饮酒。

3. 运动治疗　应进行规律而又适宜的运动，应根据年龄、性别、体力、病情及有无并发症等选择，循序渐进，长期坚持。1 型糖尿病患者宜在餐后进行体育锻炼，运动量不宜过大，时间不宜过长。2 型糖尿病患者需要适当的文娱活动、体育运动和体力劳动，有利于减轻体重，减轻胰岛负担，提高胰岛素敏感性。

4. 监测血糖　应用便携式血糖计监测和记录血糖水平，在糖尿病的管理中占有重要地位，每 2~3 个月定期检查 $GHbA_{1c}$，了解糖尿病控制情况，指导药物调整。

（二）口服药治疗

1. 磺脲类（sulfonylureas，SUs） 属于促胰岛素分泌剂，此类药物主要作用于胰岛 β 细胞表面的受体，促进胰岛素释放，还可通过改善胰岛素受体和（或）受体后缺陷，增强靶组织细胞对胰岛素的敏感性，产生胰外降血糖作用。近年研究发现其具有抑制血小板凝聚、减轻血液黏稠度的作用。适用于 2 型糖尿病经饮食及运动治疗后不能使病情获得良好控制的病人。近年也试与胰岛素联合应用治疗糖尿病。治疗应从小剂量开始，于餐前 30 分钟口服。老年人尽量用短、中效药物，以减少低血糖的发生。1 型糖尿病、2 型糖尿病合并严重感染、酮症酸中毒、高渗性昏迷、进行大手术、肝肾功能不全以及合并妊娠者禁用。主要副作用是低血糖，特别是饮酒后，其他副作用有恶心、呕吐、消化不良、胆汁淤积、肝功能损害、贫血、皮肤过敏反应等。

SUs 有很多，第一代有甲苯磺丁脲（D860）、氯磺丙脲、氯磺丁脲等。第二代有格列本脲、格列吡嗪、格列齐特、格列喹酮等。目前没有证据表明某一种 SUs 比其他种类更优越，但其趋势是较多选用第三代药物如格列美脲。

2. 格列奈类 属于非磺脲类促胰岛素分泌剂。此类药物也作用于胰岛 β 细胞膜上的 K-ATP，但结合位点与 SUs 不同，是一类快速作用的胰岛素促分泌剂，主要通过刺激胰岛素的早时相分泌而降低餐后血糖，具有吸收快、起效快和作用时间短的特点，于餐前或进餐时口服。

3. 双胍类（biguanides） 目前广泛应用的是二甲双胍，作为 T_2DM 患者控制高血糖的一线用药和联合用药中的基础用药。主要药理作用是增加周围组织对葡萄糖的利用，抑制葡萄糖从肠道吸收，增加肌肉内葡萄糖的无氧酵解，抑制糖原的异生，增加靶组织对胰岛素的敏感性。糖尿病并发酮症酸中毒、肝肾功能不全、低血容量性休克或心力衰竭等缺氧情况下以及合并严重感染等应激状态时均应停用双胍类，以避免引起乳酸性酸中毒，也不宜用于孕妇、哺乳期妇女和儿童。双胍类的主要副作用为胃肠道反应和乳酸性酸中毒。

4. α-葡萄糖苷酶抑制剂（AGI） 其降糖机理为通过抑制 α-葡萄糖苷酶的活性，减少多糖及双糖的分解，延缓小肠葡萄糖的吸收，从而起到降糖的作用，故此类药的特点是降低餐后血糖，可作为 2 型糖尿病的一线药物，尤适用于空腹血糖正常而餐后血糖升高者。可与磺脲类、双胍类或胰岛素联合使用治疗 2 型糖尿病，与胰岛素联合使用治疗 1 型糖尿病。胃肠道功能障碍者、严重肝肾功能不全、儿童均不能应用。孕妇、哺乳妇女应用尚无详细资料，故应禁用。主要药物有阿卡波糖、伏格列波糖。主要有消化道副作用，表现为腹胀、腹泻、肠鸣音亢进、排气增多，从小剂量开始用药可减轻其发生率。

5. 噻唑烷二酮类（TZDs） 乃过氧化物酶增殖体激活受体 γ（PPARγ）激活剂，又称胰岛素增敏剂。通过增强靶组织对胰岛素的敏感性、减轻胰岛素抵抗而起作用。可单独使用，或与其他口服降糖药、胰岛素联合应用。主要品种有罗格列酮（RSG）和盐酸吡格列酮。体重增加和水肿是 TZDs 的常见副作用，还与骨折和心力衰竭风险增加相关。近年因发现罗格列酮可增加糖尿病患者心血管事件，其使用在我国受到较严格的限制，应权衡用药利弊后才决定是否使用。

6. 二肽基肽酶-Ⅳ（DPP-Ⅳ）抑制剂 通过抑制 DPP-Ⅳ而减少体内 GLP-1 的失活和降解，增加 GLP-1 在体内的水平。有口服制剂。

7. 钠-葡萄糖协同转运蛋白 2（SGLT2）抑制剂 通过降低肾脏葡萄糖重吸收而改善糖尿病患者高血糖状态，由于其不依赖胰岛 β 细胞功能以及胰岛素抵抗程度而发挥降糖作用，通过抑制互补从而发挥最大化降糖作用，引起越来越多关注。

（三） 胰高血糖素样肽-1 （GLP-1） 受体激动剂

通过激动 GLP-1 受体而发挥降血糖作用，以葡萄糖浓度依赖的方式增强胰岛素分泌，抑制胰高血糖素分泌并能延缓胃排空，中枢性抑制食欲而减少食量。需皮下注射。

（四） 胰岛素治疗

1. 适应证 1 型糖尿病的替代治疗；糖尿病酮症酸中毒（DKA）、高渗性昏迷和乳酸性酸中毒伴高血糖；2 型糖尿病口服降糖药治疗无效；妊娠糖尿病；糖尿病合并严重并发症；全胰腺切除引起的继发性糖尿病；因伴发病需外科治疗的围术期。

2. 常用类型 根据胰岛素来源不同，可分为动物胰岛素、人胰岛素和人胰岛素类似物；根据胰岛素作用时间，可分为短（速）效胰岛素、中效胰岛素、长（慢）效胰岛素和预混胰岛素。

3. 使用原则和方法 任何类型糖尿病的胰岛素治疗均应在一般治疗和饮食治疗的基础上进行，剂量及治疗方案应强调个体化，剂量的调整应以患者的血糖、尿糖检测结果和预定的控制目标为依据。效果不满意时可采用强化胰岛素治疗，但 2 岁以下幼儿、老年患者、已有晚期严重并发症者不宜采用强化胰岛素治疗。

（1）1 型糖尿病 所需胰岛素剂量平均为 35~40U/d，初剂量可按 20~25U/d 给予，治疗2~3日后根据血糖监测结果再作调整，多数病人上述初剂量偏小，逐步加量，一般每 3~5 日调整 1次，每次增减 2~4U，直至达到血糖控制目标为止。1 型糖尿病患者不能达到满意控制，需要强化胰岛素治疗，有以下几种方案供选择：①早餐前注射中效和速效胰岛素，晚餐前注射速效胰岛素，夜宵前注射中效胰岛素；②早、午、晚餐前注射速效胰岛素，夜宵前注射中效胰岛素；③早、午、晚餐前注射速效胰岛素，早餐前同时注射长效胰岛素（ultralente 或 PZI），或将长效胰岛素分两次于早、晚餐前注射，全日量不变。强化胰岛素治疗的另一种方法是持续皮下胰岛素输注（continuous subcutaneous insulin infusion，CSII，俗称胰岛素泵）。胰岛素泵治疗能模拟自身胰岛素的生理性分泌，使血糖控制更理想。常用的有 CSII 泵和腹腔内植入型胰岛素输注泵。

（2）2 型糖尿病 由于存在不同程度的胰岛素分泌缺陷和胰岛素抵抗，所需胰岛素剂量的个体差异更大，很难给出一个平均剂量值。治疗均需从小剂量开始，逐步增加。如与口服药联合治疗，白天服用磺脲类药（按原剂量或适度减量均可），睡前注射中效胰岛素，起始剂量一般为 8~12U。用单剂注射方案者，推荐起始剂量为 20U，老年或虚弱的病人初剂量应减至 10~15U。对于独居的老人则一律在早晨餐前给药，以避免夜间低血糖的发生。根据尿糖和血糖测定结果，每隔数天调整胰岛素剂量，每次增减以 2U 为宜，直至取得良好控制。

4. 注意事项 采用强化胰岛素治疗后，有时早晨空腹血糖仍然较高，可能的原因有：①夜间胰岛素作用不足；②"黎明现象"：即夜间血糖控制良好，也无低血糖发生，仅于黎明一段短时间出现高血糖，其机制可能为皮质醇、生长激素等胰岛素拮抗激素分泌增多所致；③Somogyi 现象：即在夜间曾有低血糖，在睡眠中未被察觉，但导致体内升血糖的激素分泌增加，继而发生低血糖后的反跳性高血糖。夜间多次（0、2、4、8 时）测定血糖，有助于鉴别早晨高血糖的原因。

5. 胰岛素抗药性与不良反应 胰岛素制剂含有少量杂质，对人体有抗原性和致敏性，能使机体产生抗胰岛素抗体。极少数患者可表现为胰岛素抗药性，即在无酮症酸中毒也无拮抗胰岛素因素存在的情况下，每日胰岛素需要量超过 100U 或 200U。此时应改用人胰岛素制剂，或

NOTE

加大胰岛素剂量，并可考虑应用糖皮质激素及口服降糖药联合治疗，但需警惕低血糖的发生。

主要不良反应是低血糖反应，与剂量过大和（或）饮食失调有关，多见于 1 型糖尿病患者，尤其是接受强化胰岛素治疗者。其他不良反应有过敏反应、胰岛素性水肿、屈光不正、注射部位脂肪营养不良等。

（五） 手术治疗

手术治疗包括胰腺移植、胰岛细胞或胰岛干细胞移植、胃旁路术等。

1. 胰腺移植 多用于治疗 1 型糖尿病患者，单独胰腺移植可解除对胰岛素的依赖，改善生活质量。1 型糖尿病患者合并糖尿病肾病肾功能不全可进行胰肾联合移植，但只限于在技术精良、经验丰富的中心进行，而且长期免疫抑制剂治疗带来一定毒副作用。

2. 胰岛细胞移植或胰岛干细胞移植 可用于 1 型糖尿病或 2 型糖尿病胰岛细胞分泌功能衰竭者，目前有较多临床中心开展了该手术，初步临床试验显示可喜的结果，但是该手术的远期疗效尚需进一步的临床试验进行验证，其费用昂贵也在一定程度上限制了应用范围。

3. 胃旁路术 目前试用于药物治疗难以控制并且肥胖程度高的 2 型糖尿病患者，能显著减轻患者体重，改善糖代谢，但是其确切疗效尚需进一步临床试验予以验证。

（六） 并发症的治疗

1. 糖尿病酮症酸中毒

（1）补液 是抢救 DKA 首要的、极其关键的措施。①补液途径：开始静脉输注 0.9% 氯化钠注射液或林格液，待血糖降至 14mmol/L 以下可改用 5% 葡萄糖，并用对抗量胰岛素。可同时进行胃肠道补液。②补液量：第一个 24 小时总量 4000~6000mL，严重脱水者可达 6000~8000mL，以后视脱水程度而定。③补液速度：先快后慢，最初 2 小时内输入 1000~2000mL，以后根据血压、心率、每小时尿量、末梢循环情况以及必要时根据中心静脉压调整补液量及速度。

（2）应用胰岛素 小剂量胰岛素疗法，每小时输注胰岛素 0.1U/kg，可使血中胰岛素浓度恒定在 100~200μU/mL，该浓度即可对酮体生成产生最大的抑制效应，并能有效地降低血糖。该方案简便、有效、安全，较少引起脑水肿、低血糖、低血钾。治疗初可加用普通胰岛素首次负荷量 10~20U。降糖的速度以每小时血糖下降幅度 3.9~6.1mmol/L（70~110mg/dL）为宜。

（3）纠酸 随着胰岛素的应用，脂肪分解得到抑制，酮体生成减少，酸中毒得以缓解，故轻、中度酸中毒可不必纠酸；当二氧化碳结合力降至 4.5~6.7mmol/L（10%~15%）时，应予以纠酸，可用 5% 碳酸氢钠 100~125mL 直接推注或稀释成等渗溶液静脉滴注。

（4）补钾 在整个治疗过程中，按病情变化定期监测血钾和（或）心电图，决定补钾方案。但须注意，治疗前由于失水量大于失盐量，且存在代谢性酸中毒，此时血钾水平不能真实反映体内缺钾程度。随着脱水和酸中毒的纠正，根据血钾和尿量变化，应注意及时补钾。

（5）处理诱发疾病和防治并发症 针对休克、感染、心衰、心律失常、肾衰竭等进行治疗。

2. 高渗性非酮症糖尿病昏迷

（1）补液 为抢救的重要措施之一，补液扩容，降低血浆渗透压。补液量 6000~8000mL/d，以 0.9% 氯化钠注射液为宜，滴注不宜过快，谨防溶血和脑水肿。胃肠道补液也是很重要的补液途径，尚未昏迷者，鼓励饮水；昏迷者用温白开水从胃管内注入，每次 200~300mL，胃管内补液量可占全日总补液量的 1/3~2/5，此法安全、可靠，尤适合心脏功能不良者。

（2）应用胰岛素 采用小剂量胰岛素疗法，可参照糖尿病酮症酸中毒的治疗，全日用量可以比酮症酸中毒时更少。

（3）补钾　同糖尿病酮症酸中毒。

（4）积极治疗诱发疾病和防治并发症　非常重要。

三、中医治疗

（一）辨证论治

1. 无症状期

症状：一般没有突出的临床症状，食欲旺盛，而耐劳程度减退，化验检查一般血糖偏高，但常无尿糖。应激情况下血糖可明显升高，出现尿糖，舌暗红，少苔，脉细数。

治法：滋养肾阴。

方药：麦味地黄汤加减。阴虚肝旺者，上方合四逆散加黄芩、山栀子、菊花等清肝调肝；阴虚阳亢，头晕目眩者，加生石决明、苦丁茶清肝潜阳。

2. 症状期

（1）阴虚燥热证

1）上消（肺热津伤证）

症状：烦渴多饮，口干舌燥，尿频量多，多汗，舌边尖红，苔薄黄，脉洪数。

治法：清热润肺，生津止渴。

方药：消渴方加减。可酌加葛根、麦冬以加强生津止渴作用。若脉虚数，烦渴不止，小便频数，乃肺肾气阴亏虚，可用二冬汤加减。

2）中消（胃热炽盛证）

症状：多食易饥，口渴多尿，形体消瘦，大便干燥，舌红苔黄，脉滑实有力。

治法：清胃泻火，养阴增液。

方药：玉女煎加减。如大便秘结不行，可用增液承气汤润燥通腑。

3）下消（肾阴亏虚证）

症状：尿频量多，混浊如脂膏，或尿有甜味，腰膝酸软，乏力，头晕耳鸣，口干唇燥，皮肤干燥、瘙痒，舌红少苔，脉细数。

治法：滋阴固肾。

方药：六味地黄丸加减。若尿量多而混浊者，加益智仁、桑螵蛸、五味子等；若气阴两虚，宜酌加党参、黄芪等补益正气或合用生脉散益气生津。

（2）气阴两虚证

症状：口渴引饮，能食与便溏并见，或饮食减少，精神不振，四肢乏力，体瘦，舌质淡红，苔白而干，脉弱。

治法：益气健脾，生津止渴。

方药：七味白术散加减。可合生脉散益气生津止渴。肺有燥热，加地骨皮、知母、黄芩清肺；口渴明显，加天花粉、生地黄养阴生津；汗多，加五味子、山茱萸收敛止汗生津。

（3）阴阳两虚证

症状：小便频数，混浊如膏，甚则饮一溲一，面色黧黑，耳轮焦干，腰膝酸软，形寒畏冷，阳痿不举，舌淡苔白，脉沉细无力。

治法：滋阴温阳，补肾固摄。

方药：金匮肾气丸加减。如阴阳气血俱虚，可用鹿茸丸。以上两方均可酌加覆盆子、桑螵蛸、金樱子等以补肾固摄。若烦渴，头痛，唇红舌干，呼吸深快，阴伤阳浮者，用生脉散加天门冬、鳖甲、龟板等育阴潜阳；如见神昏、肢厥、脉微细等阴竭阳亡危象者，可合参附龙牡汤益气敛阴，回阳救脱。

（4）痰瘀互结证

症状："三多"症状不明显，形体肥胖，胸脘腹胀，肌肉酸胀，四肢沉重或刺痛，舌暗或有瘀斑，苔厚腻，脉滑。

治法：活血化瘀祛痰。

方药：平胃散合桃红四物汤加减。可加地龙、丹参活血化瘀，黄芪益气养血，葛根生津止渴，瓜蒌、枳壳行气导滞。

（5）脉络瘀阻证

症状：面色晦暗，消瘦乏力，胸中闷痛，肢体麻木或刺痛，夜间加重，唇紫，舌暗或有瘀斑，或舌下青筋紫暗怒张，苔薄白或少苔，脉弦或沉涩。

治法：活血通络。

方药：血府逐瘀汤加减。胸闷痛甚，加檀香、砂仁、薤白；肢痛甚，加全蝎、乌梢蛇搜风通络止痛。

3. 并发症

（1）疮痈

症状：消渴易并发疮疡痈疽，反复发作或日久难愈，甚则高热神昏，舌红苔黄，脉数。

治法：清热解毒。

方药：五味消毒饮和黄芪六一散加减。神昏谵语者，加用安宫牛黄丸。

（2）白内障、雀目、耳聋

症状：初期视物模糊，渐至昏蒙，直至失明，或夜间不能视物，白昼基本正常，也可出现暴盲，或见耳鸣、耳聋，逐渐加重舌暗或有瘀斑，苔薄白或少苔，脉弦或沉涩。

治法：滋肝补肾，益精养血。

方药：杞菊地黄丸、羊肝丸、磁朱丸加减。

（二）常用中药制剂

1. 消渴丸 功效：益气，养阴，生津。用于气阴两虚型消渴病。用法：口服，每次 5~10 丸，每日 3 次。

2. 金芪降糖丸 功效：清热益气，生津止渴。用于气虚兼内热型消渴病。用法：口服，每次 7~10 片，每日 3 次。

【预后】

糖尿病现阶段无法完全治愈，需终身治疗，但经适当治疗，并注意调摄，血糖可控制在正常范围内，并能预防和延缓并发症的发生和发展。糖尿病并发的心脑血管疾病以及糖尿病肾病出现的肾衰竭等是患者死亡的主要原因。重症感染、视网膜病变、神经病变也是致死、致残的重要因素。近年来因酮症酸中毒而致死者明显减少。

【预防与调护】

加强糖尿病知识的宣传教育；参加适当体育活动，增强体质；合理安排饮食，生活起居有规律，戒烟限酒，预防各种感染。已病者定期复查血糖，避免不良刺激。

第三节 血脂异常和脂蛋白异常血症

血脂异常（dyslipidemia）指血浆中脂质量和质的异常，通常指血浆中胆固醇（TC）和（或）甘油三酯（TG）升高，也包括高密度脂蛋白胆固醇降低。由于脂质不溶于水或微溶于水，在血浆中与蛋白质结合以脂蛋白的形式存在，因此，血脂异常实际上表现为脂蛋白异常血症（dyslipoproteinemia）。血脂异常以及与其他心血管风险因素相互作用导致动脉粥样硬化，增加心脑血管病的发病率和死亡率。

本病可归属于中医学"脂浊"范畴。

【病因病机】

一、西医病因病理

1. 血脂、脂蛋白和载脂蛋白 脂质是中性脂肪（甘油三酯和胆固醇）和类脂（磷脂、糖脂、固醇、类固醇）的统称。临床上脂质主要指甘油三酯和胆固醇，血浆中的甘油三酯和胆固醇称为血脂。

脂蛋白是由成百个脂质和蛋白质分子组成的球形大分子复合体。脂蛋白中主要的脂质是胆固醇、甘油三酯和磷脂。含甘油三酯多者密度低，少者密度高。根据超速离心法及电泳法，可将血浆脂蛋白分为五大类：①乳糜颗粒（CM）；②极低密度脂蛋白（VLDL），即前β脂蛋白；③中间密度脂蛋白（IDL），即β脂蛋白；④低密度脂蛋白（LDL），即β脂蛋白；⑤高密度脂蛋白（HDL），即α脂蛋白。这五种脂蛋白的密度依次增加，而颗粒则依次变小。此外，还有脂蛋白（a）[Lp（a）]，其密度、颗粒均较LDL大。

脂蛋白的蛋白部分称为载脂蛋白（Apo），其在调节脂质运转和脂蛋白代谢方面起着关键作用。载脂蛋白在血浆中与脂质结合形成水溶性物质，成为转运脂类的载体，并参与酶活动的调节以及脂蛋白与细胞膜受体的识别和结合反应。主要的载脂蛋白有Apo A、Apo B、Apo C、Apo D、Apo E及Apo（a）等，每一型又可分为若干亚型，如Apo A可分Apo A I、Apo A II、Apo A IV；Apo B可分Apo B_{48}、Apo B_{100}。各种脂蛋白的分类及特性见表7-3。

表7-3 脂蛋白的分类和特性

类别	主要脂质成分	载脂蛋白	密度	直径（nm）	电泳表现	主要功能
CM	外源性甘油三酯	ApoA I、ApoA II	<0.95	80~500	原位	运送外源性甘油三酯到外周组织
VLDL	内源性甘油三酯、磷脂	ApoB100、ApoC II、ApoE、ApoC I	<1.006	30~80	β带之前	运送内源性甘油三酯到外周组织
LDL	内源性胆固醇	ApoB、ApoC	1.006~1.063	20~25	β带	运送内源性胆固醇到外周组织
HDL	磷脂、蛋白质、胆固醇	ApoA I、ApoA II、ApoC	1.006~1.21	5~12	α带	逆向转运胆固醇

NOTE

2. 参与脂蛋白代谢的主要酶

（1）脂蛋白酯酶（LPL） 分布于毛细血管内皮细胞表面，是清除富含甘油三酯的脂蛋白（如乳糜微粒和VLDL）重要的组织酶。Apo C Ⅱ 是LPL必需的激活物，Apo C Ⅲ 则抑制LPL。在LPL催化下，CM和VLDL中甘油三酯水解，产生游离脂肪酸和甘油，游离脂肪酸进入邻近组织而被燃烧产生能量或储存为脂肪。胰岛素刺激LPL的合成和分泌，糖尿病中LPL活性减低能导致甘油三酯清除受损。

（2）磷脂酰胆碱胆固醇转酰酶（LCAT） LCAT由肝合成，并分泌到血浆中，其中绝大部分与HDL结合。其作用底物是新生HDL。Apo A Ⅰ 和Apo C Ⅰ 激活LCAT，Apo A Ⅱ 则对其抑制，在LCAT催化下，游离胆固醇酯化成胆固醇酯。

3. 脂蛋白的代谢

脂蛋白有两条代谢途径：外源性代谢途径，指饮食摄入的胆固醇和甘油三酯在小肠中合成CM及其代谢过程。内源性代谢途径，是指由肝脏合成的VLDL转变为IDL和LDL，以及LDL被肝脏或其他器官代谢的过程。此外，还有一个胆固醇逆转运途径，即HDL将胆固醇从周围组织转运到肝脏进行代谢再循环。

（1）乳糜颗粒（CM） 颗粒最大，密度最小，富含甘油三酯。血液循环中的脂质有两大来源，即来自饮食的外源性脂质和来自肝脏的内源性脂质。食物中的脂质经肠黏膜吸收后成CM，CM中80%~95%为甘油三酯。在血浆中，乳糜微粒上的Apo C Ⅱ 将分布于毛细血管内皮细胞的LPL激活，在LPL的催化下，CM中的甘油三酯被水解成甘油和游离脂肪酸，或作为能源被组织细胞利用，或储存于脂肪组织。含胆固醇丰富的乳糜微粒残粒，被肝脏摄取代谢。由于CM颗粒大，不能进入动脉壁内，一般不致动脉粥样硬化，但易诱发胰腺炎。

（2）极低密度脂蛋白（VLDL） 颗粒比CM小，密度约为1，也富含甘油三酯。VLDL的主要功能是运送内源性甘油三酯到肝外组织。VLDL主要在肝脏合成，在血液循环中接受HDL转运来的Apo C，流经毛细血管时，通过受体与血管壁上的LPL结合，Apo C Ⅱ 把LPL激活，促使VLDL中的甘油三酯逐步水解，释放出游离脂肪酸。VLDL颗粒逐渐变小，形成胆固醇含量更高的IDL，IDL在肝脏被降解为LDL。血浆VLDL水平升高是冠心病的危险因素。

（3）低密度脂蛋白（LDL） LDL颗粒较VLDL更小，密度更高，是VLDL的降解产物。主要含内源性胆固醇，约占50%，是转运内源性胆固醇的主要因素。主要功能是将胆固醇转运到肝外组织，为导致动脉粥样硬化的重要脂蛋白。总的来说，小而致密的LDL颗粒较易被氧化，容易进入动脉壁内，因而有较强的致动脉粥样硬化作用。

（4）高密度脂蛋白（HDL） 颗粒最小，密度最高。主要功能是将外周组织包括动脉壁在内的胆固醇转运到肝脏进行代谢，这一过程称为胆固醇的逆转运，可能是HDL抗动脉粥样硬化作用的主要机制。HDL-C低水平是动脉粥样硬化和早发CVD风险的一个强烈、独立且负相关的预测因子。HDL主要在肝脏合成，小肠也可少量合成。HDL的载脂蛋白以Apo A Ⅰ 和Apo A Ⅱ 为主。HDL上的Apo A Ⅰ 可将周围细胞中的游离胆固醇转运出来，并与Apo A Ⅰ 形成复合物。在HDL上的LCAT被Apo A Ⅰ 激活，在LCAT的催化下，游离胆固醇酯化成胆固醇酯，从而阻止游离胆固醇在动脉壁和其他组织积聚。HDL也接受CM和VLDL分解过程中转移来的胆固醇、磷脂和载脂蛋白，并同样在LCAT的催化下使游离胆固醇转化为胆固醇酯，携带胆固醇酯的成熟的HDL最终在肝内分解。

（5）脂蛋白a [Lp（a）] Lp（a）是LDL颗粒与载脂蛋白Apo（a）以二硫键结合而成

的大分子糖蛋白。血浆 Lp（a）水平升高与动脉粥样硬化危险性的增加相关联，被认为是冠心病的一个危险因素。

二、中医病因病机

中医学认为本病由多种原因引起，常与饮食、情志、体质相关。

1. 体质因素　素体肥胖或素体阴虚，是造成本病原因之一。"肥人多痰"，痰浊中阻可致本病。阴虚者多肝肾不足，肝肾阴虚，肝阳偏亢，木旺克土，脾虚生湿，或劳欲过度，更伤肾脏，而致气化失调，发为本病。

2. 饮食因素　恣食肥甘厚腻，嗜酒无度，脾胃受损，脾失健运，水谷不正化，化生痰湿，痰湿中阻，精微物质输布失司，酿为本病。

3. 情志因素　长期情志抑郁不遂，肝失条达，疏泄失常，气血运行不畅，气滞血瘀，膏脂布化失度。伤及脾胃，内生痰湿，可导致本病。

本病多为本虚标实，本虚是指脏腑亏虚，标实是痰浊瘀血，与肝、脾、肾三脏关系最为密切，病变多延及全身脏腑经脉。其主要的病机是肝脾肾虚，痰浊瘀血，阻滞经脉，而致膏脂布化失度。

【临床表现】

血脂异常主要的临床表现有两方面，即脂质在皮下沉积引起的黄色瘤以及脂质在血管内皮沉积引起的心脑血管疾病、动脉粥样硬化和周围动脉疾病。部分患者体格检查可见角膜环和高脂血症眼底改变。但多数患者无明显的症状和异常体征，不少人是由于其他原因进行检查时才发现。

【实验室及其他检查】

1. 血脂　常规检查血浆总胆固醇（TC）和甘油三酯（TG）的水平。TC 是血清所有脂蛋白中胆固醇的总和，而 TG 是所有脂蛋白中甘油三酯的总和。TC 和 TG 可随年龄增长而升高，男性至 60 岁，女性至 70 岁达到最高峰。女性 TC 略高于男性，尤其在月经期、妊娠期和绝经期较平时为高。目前认为中国人血清 TC 的合适范围为<5.20mmol/L（200mg/dL），5.23～5.69mmol/L（201～219mg/dL）为边缘升高，>5.72mmol/L（220mg/dL）为升高。TG 的合适范围为<1.70mmol/L（150mg/dL），>1.70mmol/L（150mg/dL）为升高。

2. 脂蛋白　研究表明，测定低密度脂蛋白胆固醇（LDL-C）和高密度脂蛋白胆固醇（HDL-C）比测定总胆固醇更有意义。血浆总胆固醇的 50% 与 LDL 结合，25% 与 HDL 结合。若血清中无 CM，且血清 TG<4.5mmol/L（400mg/dL）时，可用公式计算：LDL-C=TC-HDL-C-TG/2.2（以 mmol/L 计，如以 mg/dL 计则为 LDL-C=TC-HDL-C-TG/5）。HDL-C>1.04mmol/L（40mg/dL）为合适范围，<0.91mmol/L（35mg/dL）为减低。LDL-C 的合适范围是<3.12mmol/L（120mg/dL），3.15～3.61mmol/L（121～139mg/dL）为边缘升高，>3.64mmol/L（140mg/dL）为升高。日常临床工作中不需要常规做脂蛋白电泳检查。若血浆胆固醇和甘油三酯明显升高或异常降低，运用电泳法结合血脂分析，大部分高脂蛋白血症类型可以确定。

【诊断】

应详细咨询病史和家族史，包括有无引起继发性高脂血症的相关疾病、个人生活、饮食习惯，引起高脂血症的药物史。体格检查的重点应放在心血管系统及各种黄色瘤、角膜环和高脂血症眼底改变。实验室检查以血脂测定为主。此外，还必须进行有关冠心病危险因素的评估。无论有无临床表现，血脂异常主要依据患者血脂水平作出诊断。

血脂异常有多种分类方法，主要有三种。

1. 高脂蛋白血症表型分类　根据各种血浆脂蛋白升高的程度不同，可分为五型，参考表7-4。

表 7-4　原发性高脂蛋白血症分型特点

类型	病名	血脂		脂蛋白				电泳
		TC	TG	CM	LDL	VLDL	HDL	宽 β 带
Ⅰ	家族性高乳糜微粒血症（家族性高甘油三酯血症）	常升高	升高	明显	降低	正常或降低	降低	无
Ⅱ	家族性高胆固醇血症（家族性高 β 脂蛋白血症）							
	Ⅱa	升高	正常	无	升高	正常或降低	正常	无
	Ⅱb	升高	升高	无	升高	升高	正常	无
Ⅲ	家族性异常 β 脂蛋白血症	升高	升高	无或少量		升高		有
Ⅳ	高前 β 脂蛋白血症	正常	升高	无	正常或降低	升高	正常或降低	无
Ⅴ	混合性高甘油三酯血症（混合性高脂血症）	升高	升高	有	降低	升高	降低	无

（1）Ⅰ型高脂蛋白血症　又称家族性高乳糜微粒血症、家族性高甘油三酯血症。以空腹高乳糜微粒血症为特征，血脂测定呈甘油三酯（TG）升高，而总胆固醇（TC）可正常或轻度增加。此型与 LPL 先天性缺乏或缺陷，或 Apo CⅡ缺陷有关。此型在临床并非罕见。

（2）Ⅱ型高脂蛋白血症　又称家族性高胆固醇血症、家族性高 β 脂蛋白血症。此型临床上较常见，发病原因与机体细胞缺乏 LDL 受体，致使 LDL 分解代谢降低有关。由于 LDL 是胆固醇和胆固醇酯进入血浆的主要运载工具，故本症病人血浆胆固醇呈中度至重度升高。本症又可分为两个亚型：Ⅱa 型血浆中仅 LDL 增加，血脂测定 TC 升高，TG 正常；Ⅱb 型血浆中VLDL 和 LDL 均增加，血脂测定 TC 和 TG 均升高。

（3）Ⅲ型高脂蛋白血症　又称家族性异常 β 脂蛋白血症，血浆中乳糜微粒残粒和 VLDL 残粒水平增加。血脂测定 TC 和 TG 明显升高。此型在临床上很少见。

（4）Ⅳ型高脂蛋白血症　又称高前 β 脂蛋白血症。血浆中 VLDL 增加，LDL 不增高且无乳糜微粒存在。血脂测定呈 TG 水平明显升高，TC 正常或偏高。

（5）Ⅴ型高脂蛋白血症　又称混合性高脂血症。血浆中 CM 和 VLDL 水平均升高。血脂测定 TG 和 TC 均升高，但以 TG 升高为主。LPL 酶活性不足可发生此型高脂血症。

表型分类法较繁琐。简易分型法将高脂血症分为高胆固醇血症、高甘油三酯血症和混合型高脂血症（TC 和 TG 均升高）。

2. 按是否继发于全身性疾病分类　分为原发性和继发性高脂血症。原发性高脂血症多由先天性基因缺陷所致，而继发性高脂血症的原因多为一些全身性疾病引起，如糖尿病、肾脏疾病、肝脏疾病、乙醇、某些药物等。在排除继发性后，可诊断为原发性高脂血症。常见继发性高脂蛋白血症有下列几种，见表7-5。

表 7-5 继发性高脂蛋白血症病因分类

高胆固醇血症
糖尿病、肾病综合征、甲状腺功能减退症、库欣综合征
高甘油三酯血症
糖尿病（未控制）、肾病综合征、尿毒症（透析时）、肥胖症、雌激素治疗、糖原贮积症（Ⅰ型）、饮酒、系统性红斑狼疮、异常 γ 球蛋白血症、痛风
高异常脂蛋白血症
各种原因引起的肝内外胆道梗阻、胆汁淤积性肝病（包括肝内淤胆性肝炎、胆汁性肝硬化）

（1）饮食 饮食引起的高脂血症与摄取过高热量、高胆固醇、高饱和脂肪酸有关，常同时伴有纤维素、植物蛋白的摄入不足。

（2）糖尿病 糖尿病病人由于 LPL 活性降低伴有高脂血症，可有空腹乳糜微粒血症，血清 TG、VLDL 水平升高，餐后尤为明显，HDL 水平降低。TG 严重升高者有发生急性胰腺炎的危险。

（3）甲状腺功能减退症（甲减） 甲减可影响脂蛋白代谢的各个环节，如 LPL 活力降低、IDL 代谢障碍、LDL 受体功能下降、血浆 LDL 清除减慢等。常表现为高胆固醇血症，伴或不伴有甘油三酯升高，即Ⅱa、Ⅱb 型。甲减致高脂血症的程度与病情有关，运用甲状腺激素制剂治疗后，可在短期内恢复正常。

（4）肾病 肾脏疾病可引起多种脂质异常。①肾病综合征时的高脂血症由脂蛋白降解障碍和合成过多双重机制引起。当尿蛋白排量少时，以降解障碍为主；而当尿蛋白>10g/d 时，以合成增多为主。主要呈混合型高脂血症，TC、TG 升高，呈Ⅱb 或Ⅳ型高脂血症。②肾衰竭的患者伴有血清 TG 升高和 HDL 降低。

（5）酗酒 由于乙醇抑制脂肪酸氧化和增加肝脂肪酸合成，过量脂肪酸酯化为甘油三酯，堆聚在肝内形成脂肪肝。每日大量酗酒可使 VLDL 轻至中度升高，产生高甘油三酯血症。

（6）药物 降血压药可影响血浆脂蛋白的代谢，利尿剂可升高 TC 和 TG 水平，β 受体阻滞剂可升高 TG，降低 HDL。雌激素使肝 VLDL、甘油三酯生成率增加。大量长期应用糖皮质激素治疗可促进脂肪分解，使血浆 TC 和 TG 水平上升。

（7）其他 血脂异常还可见于各种原因引起的胆道阻塞、胆汁性肝硬化、胰腺炎、急性肝炎等。

3. 按基因分类 相当一部分血脂异常患者存在一个或多个遗传基因缺陷，由基因缺陷所致的血脂异常有明显的遗传倾向，多具有家族聚集性，称为家族性脂蛋白异常血症，如家族性混合型高脂血症、家族性高甘油三酯血症、家族性高胆固醇血症等。原因不明的称为散发性或多基因性脂蛋白异常血症。

【治疗】

一、治疗思路

对于高脂血症的治疗，应坚持长期综合治疗。强调以饮食控制、运动锻炼为基础，根据病情、危险因素、血脂水平决定是否或何时开始药物治疗。继发性高脂血症应积极治疗原发病。目前降脂的西药虽然较多，但有一定的不良反应，服药期间应监测其副作用。在用西药治疗高脂血症的同时，根据中医辨证加用中药或其他非药物治疗，可减少西药用量，甚至可停用西药。中药治疗应结合现代药理研究，在辨证用药的基础上注意选用或加用经实验研究证实有较好调脂作用的中药，以提高疗效。

二、西医治疗

1. 治疗的首要目标 迄今包括基础实验研究、临床观察研究以及大样本的流行病学调查研究均支持低密度脂蛋白-胆固醇（LDL-C）升高是冠心病的主要病因。尤其是近年发表的临床试验结果也一致表明，降低 LDL-C 能明显减少冠心病的危险性。所以，在 2001 年度美国胆固醇教育计划（NCEP）成人治疗组第三次报告指南（ATP Ⅲ）中，明确指出降脂治疗的首要目标是降低 LDL-C 水平。

依据冠心病危险性高低而决定应用药物或采用治疗性生活方式改变（therapeutic lifestyle change，TLC）降低 LDL-C 的起始值和达标值（表7-6）。

表7-6 TLC 和药物降 LDL-C（mg/dL）起始值和达标值

危险分层	目标值	TLC 起始值	药物治疗起始值
冠心病或冠心病危症（10 年危险性>20%）	<100	≥100	≥130（100~129 可考虑用药）
2 项或 2 项以上的危险因素（10 年危险性≤20%）	<130	≥130	10 年危险性 10%~20%者≥130
0~1 项危险因素	<160	≥160	≥190（160~189 可考虑用药）

2. 饮食治疗 饮食治疗是血脂异常首要的基本治疗措施，应长期坚持。饮食治疗的目的是降低血浆胆固醇，保持均衡营养。对超重患者，应减除过多的总热量：脂肪入量<30%总热量，饱和脂肪酸占 8%~10%，每日胆固醇入量<300mg。如果效果不佳，应进一步将饱和脂肪酸入量限至 7%以下，胆固醇入量<200mg。Ⅰ型患者可按需要加用中链脂肪酸（MCT），但不宜用于糖尿病或肝硬化患者。对Ⅲ、Ⅳ、Ⅴ型高脂蛋白血症患者，应限制总热量和糖类入量。

在药物治疗前应先进行非药物治疗，包括改变不良生活方式、饮食调节（控制总热量，减少胆固醇和饱和脂肪酸的摄入）、减肥、戒烟及运动锻炼等措施。运动和降低体重除有利于降低胆固醇外，还可降低甘油三酯，增高 HDL-C。

3. 药物治疗 血脂异常的治疗重在冠心病的预防。若对象在临床上未发现冠心病或其他部位动脉粥样硬化性疾病者，属一级预防。在经过饮食治疗及体育锻炼治疗后，如仍存在下列情况之一者，应考虑使用调节血脂药治疗：①0~1 项冠心病危险因素，LDL-C≥190mg/dL；②2项或 2 项以上的危险因素，10 年危险性 10%~20%者 LDL-C≥130mg/dL，10 年危险性<10%者 LDL-C≥160mg/dL；③冠心病或冠心病危症（10 年危险性>20%）LDL-C≥130mg/dL（100~129mg/dL 可考虑用药）。

调脂药有多种，主要有以下几类：

（1）他汀类药 又称羟甲基戊二酸单酰辅酶 A（HMG-CoA）还原酶抑制剂。内源性胆固醇的合成过程受 HMG-CoA 还原酶的催化，他汀类药物可抑制该酶，导致肝细胞中 LDL 受体活性增强，数目增多，加速循环中 VLDL 残粒（或 IDL）和 LDL 的清除，而且还可抑制肝内 VLDL 的合成。这类药物降低 TC 和 LDL-C 作用较明显，同时也有降低 TG 和升高 HDL 的作用。此类药物适用于高胆固醇血症，对轻、中度高甘油三酯血症也有一定疗效，使用较高的剂量可达到较大幅度的降低。各种他汀类制剂及剂量为：洛伐他汀 20~80mg（常用量 20mg），辛伐他汀 10~80mg（常用量 20mg），普伐他汀 10~40mg（常用量 20mg），氟伐他汀 20~40mg（常用量

20mg），阿托伐他汀 10~80mg（常用量 10mg），瑞舒伐他汀 10~20mg（常用量 10mg）。除阿托伐他汀和瑞舒伐他汀可在任何时间服药外，其余均为每晚顿服。他汀类品种可根据实际情况选用。他汀类药物不良反应相对较少，在使用最大剂量时可有轻度血清转氨酶升高。肌病是他汀类药物一种罕见但可能是严重的不良反应，表现为肌肉疼痛，伴有血清肌酸磷酸激酶（CPK）升高（单用此药物<1%的患者出现），与其他调节血脂药（如烟酸、氯贝丁酯类等）合用时较常见（2%~3%的患者出现）。此类药不宜用于孕妇、哺乳期妇女及儿童。

（2）贝特类　又称为氯贝丁酯类和苯氧乙酸类或称纤维酸类（fibrates）。这类药物增加 LPL 活性和 Apo A I 的产生，并刺激过氧化物酶体的脂肪酸氧化，促进 VLDL、CM、IDL 等脂蛋白颗粒中甘油三酯的水解，并减少肝脏 VLDL 的合成和分泌。主要适用于高甘油三酯血症或以甘油三酯升高为主的混合型高脂血症。主要有以下制剂：氯贝丁酯每次 0.25~0.5g，每日 3 次；苯扎贝特每次 0.2g，每日 3 次；苯扎贝特缓释片每次 0.4g，每晚服 1 次；非诺贝特每次 0.1g，每日 3 次；微粒化非诺贝特每晚服 200mg；吉非贝齐（也称吉非罗齐）每次 0.6g，每日 2 次。这类药物有良好的耐受性，不良反应一般轻微，主要有恶心、腹胀、腹泻等反应，偶有一过性血清转氨酶升高。肝胆疾病、肾功能不全、孕妇、哺乳期妇女忌用。此类药物可加强抗凝药的作用，两药合用时，抗凝药剂量宜减少 1/3~1/2。

（3）胆酸螯合树脂类　又称胆酸隔置剂，能阻断胆酸的肠肝循环，使其随粪便排出，使肝细胞内游离胆固醇减少，并通过肝细胞自身调节机制，使肝细胞膜表面的 LDL 受体数目增多，活性增强，加速血中 LDL 分解代谢，降低 TC 和 LDL-C。适用于单纯高胆固醇血症，对任何类型的高甘油三酯血症均无效。对混合型高脂血症，需合用其他类型调节血脂药。主要制剂有考来烯胺，为季胺阴离子交换树脂，常用剂量每次 4~5g，口服，每日 3~4 次，总量不超过 24g/d。服药时从小剂量开始，不良反应有胃部不适、胀气、恶心、呕吐、便秘；注意该药可干扰叶酸、地高辛、华法林、甲状腺素、普罗布考、贝特类、噻嗪类利尿剂及脂溶性维生素（A、D、E、K）的吸收。同类药物还有考来替泊，每次 4~5g，口服，每日 3 次。

（4）烟酸类及其衍生物　烟酸（nicotinic acid，niacin）属 B 族维生素，作用机制尚未完全了解，其用量超过作为维生素作用的剂量时，有明显的调脂作用。可降低 TC、TG、LDL-C，还可升高血 HDL-C 水平。开始口服每次 0.1g，每日 3 次，以后酌情渐增至每次 1~2g，每日 3 次。主要不良反应有面部潮红、瘙痒、恶心呕吐、消化不良等胃肠道症状，严重的不良反应是使消化性溃疡恶化，偶见肝功能损害。虽然烟酸对控制糖尿病（DM）患者血脂异常有效，但它引起血糖升高，故 DM 患者应该谨慎使用烟酸。阿昔莫司（也称吡莫酸）为烟酸衍生物，不良反应较烟酸少，饭后服每次 0.25g，每日 3 次，适用于血 TG 水平明显升高、HDL-C 水平明显低者。

（5）鱼油制剂（ω-3 脂肪酸）　大剂量 ω-3 脂肪酸通过减少甘油三酯的产生而降低甘油三酯水平。例如二十碳五烯酸（EPA）和二十二碳六烯酸（DHA），可能通过抑制肝合成 VLDL 起作用，有轻度降低甘油三酯和升高 HDL-C 作用，主要适用于轻度的高甘油三酯血症，对 TC 和 LDL-C 无影响。

（6）肠道胆固醇吸收抑制剂　依折麦布口服后被迅速吸收，结合成依折麦布-葡萄醛甘酸，作用于小肠细胞刷状缘，抑制胆固醇和植物固醇吸收；促进肝脏 LDL 受体合成，加速 LDL 的清除，降低血清 LDL-C 水平。适应证为高胆固醇血症和以胆固醇升高为主的混合型高脂血症。常用剂量为 10mg，每天 1 次。常见副作用为胃肠道反应、头痛及肌肉疼痛，有可能引起

NOTE

转氨酶升高。

（7）普罗布考　通过渗入到脂蛋白颗粒中影响脂蛋白代谢，而产生调脂作用。可降低 TC 和 LDL-C，而 HDL-C 也明显降低。适应证为高胆固醇血症。常用剂量为 0.5g，每天 2 次口服。常见副作用为恶心。偶见心电图 Q-T 间期延长，为最严重的不良反应。

调节血脂药的选择可按高脂血症简易分型选药。如以 TC、LDL-C 增高为主者，可选用他汀类、胆酸螯合树脂类或使用烟酸类，但糖尿病患者一般不宜用烟酸。如以 TG 增高为主者，则可选用贝特类，也可选用烟酸、阿昔莫司等制剂。混合型高脂血症如以 TC 和 LDL-C 增高为主，可用他汀类；如以 TG 增高为主则用贝特类；如 TC、LDL-C 与 TG 均显著升高，可考虑联合治疗，可选择氯贝丁酯类加胆酸螯合树脂类，或烟酸加胆酸螯合树脂类。谨慎采用他汀类加贝特类或加烟酸的联合用药，其毒性、不良反应增强，可能出现严重的毒性反应如横纹肌溶解症。

4. 血浆净化疗法　此类方法是先将患者的血液抽出，从血浆中分离某些成分并将其除去（去除高浓度的脂蛋白），再输入新的血浆或代用品，所以又称为血浆置换。仅用于难治性高胆固醇血症患者，但极少使用。

三、中医治疗

（一）辨证论治

1. 痰浊中阻证

症状：四肢倦怠，胸脘痞满，腹胀纳呆，大便溏薄，形体肥胖，心悸眩晕，舌体胖，边有齿痕，苔腻，脉滑。

治法：化痰降浊。

方药：导痰汤加减。可酌加白术、泽泻、决明子等健脾利湿之品。咳嗽痰多，加瓜蒌、胆南星、竹茹以化痰降逆。

2. 肝郁脾虚证

症状：精神抑郁或心烦易怒，肢倦乏力，胁肋胀满窜痛，月经不调，口干，不思饮食，腹胀纳呆，舌苔白，脉弦细。

治法：疏肝解郁，健脾和胃。

方药：逍遥散加减。若气短乏力者，加黄芪、太子参健脾益气；如胸胁胀痛甚者，加青皮、丹参以理气化瘀止痛；眩晕者，加菊花、代赭石清肝泻火，镇肝潜阳。

3. 胃热滞脾证

症状：多食，消谷善饥，体胖壮实，脘腹胀满，面色红润，口干口苦，心烦头昏，舌红，苔黄腻，脉弦滑。

治法：清胃泄热。

方药：保和丸合小承气汤加减。胃热腹胀甚者，加石膏、枳壳以清热理气；若脘腹胀满，大便秘结者，加黄芩、黄连、知母滋阴清热，润肠通便。

4. 肝肾阴虚证

症状：头晕目眩，腰膝酸软，失眠多梦，耳鸣健忘，咽干口燥，五心烦热，胁痛，颧红盗汗，舌红少苔，脉细数。

治法：滋养肝肾。

方药：杞菊地黄汤加减。可酌加黄精、何首乌、菟丝子、麦门冬、沙参等以养阴生津，补养肝肾。如阴虚内热，失眠盗汗者，加知母、黄柏以滋阴降火；若眩晕重者，加桑寄生、生代赭石补益肝肾，镇肝潜阳。

5. 脾肾阳虚证

症状：畏寒肢冷，腰膝腿软，面色㿠白，大便稀溏，腹胀纳呆，耳鸣眼花，腹胀不舒，舌淡胖，苔白滑，脉沉细。

治法：温补脾肾。

方药：附子理中汤加减。畏寒肢冷者，加补骨脂、仙茅、益智仁温阳散寒；腹胀便溏者，加厚朴、陈皮、苍术、莱菔子健脾除湿；若气短自汗，加人参、黄芪益气固表。

6. 气滞血瘀证

症状：胸胁胀闷，胁下痞块刺痛拒按，心烦易怒，夜不能寐或夜寐不安，舌紫暗或见瘀斑，脉沉涩。

治法：活血祛瘀，行气止痛。

方药：血府逐瘀汤合失笑散加减。瘀热内结，心烦易怒，口干口苦，大便秘结者，加茵陈蒿、山栀子、大黄、黄芩等泻热通腑；性情急躁者，加郁金、黄芩疏肝清热；胸痛甚者，加瓜蒌、薤白通阳散结。

（二） 常用中药制剂

1. 脂必妥胶囊 功效：健脾消食，活血化瘀。用于高脂血症。用法：口服，每日3次，每次1粒。

2. 山楂降脂片 功效：降血脂。用于高脂血症。用法：口服，每日3次，每次1~2片。

【预后】

长期高脂饮食及持续血脂异常均增加动脉粥样硬化的危险性，并可导致脑血管病、心血管病尤其是冠心病及周围血管病的发生。

【预防与调护】

加强宣传教育，提倡科学膳食，均衡营养，注意膳食纤维的摄入；规律地开展体育锻炼，防止肥胖，戒烟酒，并与心血管疾病、肥胖症、糖尿病等慢性病防治的卫生宣教相结合。此外，定期健康检查有助于及早查出血脂异常，以便及时治疗。

第四节 肥胖症

肥胖症（obesity）是指体内脂肪堆积过多和（或）分布异常，体重增加，是遗传因素、环境因素等多种因素相互作用所引起的慢性代谢性疾病。2010年国际肥胖症研究协会报告显示，全球肥胖症患者4.75亿，每年至少有260万人死于肥胖及其相关疾病。我国肥胖症患病率也迅速上升，《2010年国民体质监测公报》显示，我国成人超重率为32.1%，肥胖率为9.9%。肥胖症作为代谢综合征的主要组分之一，与多种疾病如2型糖尿病、血脂异常、高血压、冠心病等密切相关。肥胖症分继发性和原发性两种，继发性者是由于下丘脑-垂体感染、肿瘤、创伤、皮质醇增多症等所致。原发性者主要由于不良的饮食习惯（摄食过多，尤其是摄入过多的

NOTE

脂肪类食物）以及静止少动的生活方式所致。本节主要叙述原发性肥胖症。

本病归属于中医学"肥胖"的范畴。

【病因病理】

一、西医病因病理

（一）病因及发病机制

肥胖症病因未完全明确，目前认为主要是遗传与环境因素等多种因素相互作用的结果。

1. 遗传因素　肥胖症具有家族聚集倾向。遗传在其发病中起着易发因素的作用，但遗传方式和分子机制尚未明确，也不排除共同饮食习惯、活动习惯、胰岛素反应以及社会心理因素的影响。

2. 神经精神因素　中枢神经系统控制饥饿感和食欲，影响能量消耗速率，调节与能量贮存相关激素的分泌，在体重调节中发挥重要作用。已知人类与多种动物的下丘脑中存在着两对与摄食行为有关的神经核，调节食欲及营养物质的消化和吸收。但在临床上单纯性肥胖病人不一定有下丘脑病变。食欲也受精神因素的影响，当精神过度紧张时，食欲受抑制，反之食欲亢进。

3. 内分泌因素　体内参与调节摄食行为的活性物质，有增加摄食的因子，如 α 去甲肾上腺素受体、神经肽 Y、增食因子等，有减少摄食的因子，如 β 肾上腺素受体、多巴胺、胰升糖素样多肽-1、瘦素等，这些活性物质的异常，可引起摄食行为的异常。近年来高胰岛素血症在肥胖发病中的作用引人注目，肥胖常与高胰岛素血症并存，两者的因果关系有待进一步探讨，但一般认为系高胰岛素血症引起肥胖。肥胖症患者中以女性为多，尤其是经产妇、绝经期后或长期口服避孕药者，提示可能与雌激素有一定的关系。

4. 生活方式与饮食习惯　坐位生活方式、体力活动不足使能量消耗减少；饮食习惯不良，如进食多、喜甜食或油腻食物等，使摄入能量增多。饮食构成也有一定影响，在超生理所需热量的等热量食物中，脂肪比糖类更容易引起脂肪积聚。

5. 其他　肥胖症还与生长因素及棕色脂肪功能异常有关。胎儿期母体营养不良，蛋白质缺乏，或者出生时低体重的婴儿，在成年期饮食结构发生变化时，也容易发生肥胖症。文化因素则通过饮食习惯和生活方式导致肥胖症的发生。

（二）病理

1. 脂肪细胞和脂肪组织　脂肪细胞是一种高度分化的细胞，不仅可以贮存和释放能量，而且是一个内分泌器官，能分泌数十种脂肪细胞因子、激素或其他调节物，影响局部或远处组织器官，在机体代谢及内环境稳定中发挥重要作用。脂肪组织块的增大可由于脂肪细胞数量增多（增生型）、体积增大（肥大型）或同时数量增多、体积增大（增生肥大型）。

2. 脂肪的分布　脂肪的分布具有性别差异。男性脂肪主要分布在内脏和上腹部皮下，称为腹型或中心型肥胖。女性脂肪主要分布在下腹部、臀部和股部皮下，称为外周型肥胖。中心型肥胖者发生代谢综合征的危险性较大，而外周型肥胖者减肥更为困难。

3. 调定点上调　人体内存在一套精细的监测及调控系统以维持体重稳定，称为调定点。由于体重调定点存在，短期体重增加将自动代偿，体重倾向于恢复到调定点水平；持续维持高体重可引起适应，体重调定点不可逆升高，即调定点上调。可逆性（轻度和短期）体重增加是现有脂肪细胞体积增大的结果，当引起脂肪细胞体积增大的原因去除后，脂肪细胞平均体积减小而体重恢复到原有水平。不可逆性（重度和持续）体重增加可能伴有脂肪数目增加，因而体重将是恒定的。

二、中医病因病机

肥胖的病因与饮食、年龄、先天禀赋、缺乏运动等多种因素相关。在病因作用下，酿生痰湿，导致气机运行不畅，血行瘀滞，郁遏生热，导致肥胖。

1. 胃热滞脾　阳热体质，胃热偏盛，或嗜烟好酒，或嗜食辛辣炙煿之品，致胃热亢盛，腐熟水谷力强，则食欲亢进，超过脾运化能力，导致脂膏痰湿堆积，形成肥胖。

2. 痰湿内盛　长期饮食不节，暴饮暴食，或过食肥甘，水谷精微不得运化；或长期喜卧好坐，缺乏运动，气血运行不畅，脾胃呆滞，运化失司，水谷精微失于输布，化为脂膏痰浊，聚于肌肤、经络、脏腑而致肥胖。妇女在妊娠期或产后由于营养过剩，活动减少，亦容易发生肥胖。

3. 脾虚不运　长期饮食不节，湿浊滞脾，损伤脾胃，或久病、劳倦、年老，损伤脾胃，复加过食肥甘，脾胃亏虚，不能运化水谷精微，水谷精微失于正常输布，化为脂膏，留滞体内，导致肥胖。

4. 脾肾阳虚　久病、年老体弱，生理机能由盛转衰；或脾虚久病及肾，肾阳衰微，不能化气行水，水液失于蒸腾气化，致水湿内停，而成肥胖。

肥胖的病机为胃强脾弱，酿生痰湿，导致气郁、血瘀、内热壅塞。病位主要在脾胃与肌肉，与肾虚关系密切，亦与心肺的功能失调及肝失疏泄有关。病理性质有虚、实之不同，总体实多虚少。实主要在于胃热、痰湿，其中胃热是痰湿之因，膏脂堆积而成痰湿是胃热多食之果。虚主要是脾气亏虚，运化不足而水谷精微积为痰湿。病变过程中，常发生虚实之间、各种病理产物之间的转化。另外，肥胖病变日久，常变生他病，或合并他病，如常合并消渴、头痛、眩晕、胸痹、中风、胆胀、痹证等。

【临床表现】

一、症状及体征

肥胖症可见于任何年龄，女性多见。多有进食过多和（或）运动不足病史。常有肥胖家族史。轻度肥胖症多无症状，中重度肥胖症可有气急短、体力活动减少、肌肉酸痛表现。

二、并发症

常见的并发症有高血压、动脉粥样硬化、冠心病、糖尿病，也容易伴发痛风和胆石症，慢性消化不良、脂肪肝、轻至中度肝功能异常也较常见，其他如癌症发生率也较非肥胖者高。

1. 心血管疾病　肥胖可导致心脏肥大，后壁和室间隔增厚，血容量、细胞内和细胞间液容量增加，心输出量和心搏量增高。

2. 内分泌-代谢紊乱　常有高胰岛素血症，脂肪、肌肉、肝细胞的胰岛素受体数目和亲和力降低，对胰岛素不敏感，导致胰岛素抵抗。肥胖者血清总胆固醇、甘油三酯、低密度脂蛋白常升高，高密度脂蛋白降低。

3. 消化系统疾病　胆石症、胆囊炎发病率高，慢性消化不良、脂肪肝、轻至中度肝功能异常也较常见。

4. 其他　癌症发生率升高。肥胖妇女子宫内膜癌比正常妇女高 2～3 倍，绝经后乳腺癌发生率随体重增加而升高，胆囊和胆道癌肿也较常见。肥胖男性结肠癌、直肠癌和前列腺癌发生率较非肥胖者高。

【诊断与鉴别诊断】

一、诊断

根据症状和体重（或体重指数），除外肌肉发达、水潴留所致的体重增加，并有脂肪堆积的证据，可作出诊断。以下指标有助于诊断。

1. 体重指数（BMI）　$BMI=$体重（kg）/身高（m）^{2}。BMI 是诊断肥胖症最重要的指标。2003 年《中国成人超重和肥胖症预防控制指南（试用）》以：$BMI \geqslant 24kg/m^2$ 为超重，$\geqslant 28kg/m^2$ 为肥胖。2010 年中华医学会糖尿病学分会建议代谢综合征中肥胖的标准定义为 BMI 值 $\geqslant 25kg/m^2$。应注意肥胖症并非单纯体重增加，若体重增加仅仅是肌肉发达，则不应认为是肥胖。

2. 腰臀比（WHR）　分别测量肋骨下缘至髂前上棘之间的中点的径线（腰围）与股骨粗隆水平的径线（臀围），再算出其比值。目前认为测定腰围更为简单可靠，是诊断腹部脂肪积聚最重要的临床指标。男性腰围 $\geqslant 85cm$ 和女性腰围 $\geqslant 75cm$ 为腹型肥胖。

3. 其他　CT 和 MRI 是诊断内脏型肥胖最精确的方法，但价格昂贵，不适宜群体调查。也有用皮肤皱褶卡钳测量皮肤皱褶厚度以了解皮下脂肪厚度，因有局限性而少用。

4. 体重　理想体重（kg）= 身高（cm）－105，或 =〔身高（cm）－100〕×0.9（女性 0.85）。实际体重超过理想体重 20% 以上者为肥胖，超过理想体重 10%～20% 者为超重。

二、鉴别诊断

在确定肥胖症后应鉴别是原发性还是继发性。后者有其原发病的临床表现和实验室检查特点，例如甲状腺功能减退病人有特殊外貌、黏液性水肿、畏寒、乏力、便秘、心率慢等症状；皮质醇增多症病人的肥胖呈向心性，并同时有高血压、满月脸、痤疮、皮肤紫纹；多囊卵巢综合征有多毛、月经减少或闭经、卵巢囊性增大，进行相关内分泌腺体激素测定和功能试验有助于鉴别诊断。

【治疗】

一、治疗思路

治疗的两个主要环节是减少热量摄取及增加热量消耗。肥胖症的治疗必须采取终身性的综合措施，反对饥饿疗法。首先要加强对肥胖症危害性及其防治策略的宣教，提倡建立科学的饮食习惯和生活方式，减少热量和脂肪的摄入，加强体育运动，预防肥胖的发生。原发性肥胖症在治疗上必须强调以行为、饮食治疗为主，药物治疗为辅的综合治疗措施，坚持长期控制体重，避免各种肥胖相关疾病的发生和发展。继发性肥胖症应针对病因进行治疗，并针对各种并发症及伴随病给予相应处理。

中医治疗当以补虚泻实为原则。补虚常健脾益气，泻实常祛湿化痰，结合行气、利水、消导、通腑、化瘀等法，以祛除体内病理性痰浊、水湿、瘀血、膏脂等。其中祛湿化痰法是治疗本病最常用的方法，贯穿本病的始终。

二、西医治疗

1. 一般治疗 肥胖症的预防应从幼年开始，正确理解现代健康理念，坚持体力劳动和运动锻炼，合理安排饮食。

2. 饮食治疗 通过限制饮食的摄入，使摄入总热量低于消耗量以减轻体重。应注意减肥并非简单地减轻体重，而是去除体内过多的脂肪，并防止其再积聚。低热量饮食（LCD）指每千克理想体重给予热量 62~84kJ（15~20kcal）。极低热量饮食（VLCD）指每千克理想体重给予热量少于 62kJ（15kcal）。目前趋向于根据患者的代谢率，算出其 24 小时热量需求，再扣除600kcal/d，使每周体重下降 0.5~1kg。每日蛋白质摄入量为 1g/kg，并应有足够维生素和其他营养素，适当增加膳食纤维、非吸收食物及无热量液体以满足饱腹感。应避免油煎食品、方便食品、快餐、零食、巧克力等食物，少吃甜食。热量过低可引起衰弱、脱发、抑郁，甚至心律失常，应严密观察并处理。

3. 运动治疗 对于肥胖症的治疗，运动治疗是重要组成部分，应与饮食治疗相互配合，并长期坚持，否则体重不易下降，或下降后又回升。运动应选择有氧运动，循序渐进，运动方式应视病人具体情况而定。

4. 药物治疗 上述治疗措施未能奏效时，选择药物做短期辅助治疗。

（1）**食欲抑制剂** 主要通过下丘脑调节摄食的神经递质如儿茶酚胺、血清素通路等发挥作用。包括拟儿茶酚胺类制剂，如苯丁胺等；拟血清素制剂，如氟西汀。可引起不同程度口干、乏力、心率加快、紧张、便秘和失眠等副作用。

（2）**肠道脂肪酶抑制剂** 饮食中的甘油三酯、游离脂肪酸、单硬脂酸甘油酯必须经胃肠道中的脂肪酶水解后才能通过黏膜被吸收。脂肪酶抑制剂奥利司他（orlistat）在结构上与甘油三酯相似，通过竞争性抑制作用，使甘油三酯的吸收减少30%。该药对胃肠道的其他酶系（如淀粉酶、胰蛋白酶、糜蛋白酶、磷酸酯酶）无抑制作用，不影响碳水化合物、蛋白质和磷脂的吸收。用量为 120mg，每日 3 次，餐前服。主要副作用是由于粪便中含脂肪多而呈烂便，脂肪痢有恶臭。

（3）**代谢增强剂** 常用的有甲状腺激素制剂，如甲状腺片，剂量为每次 40~60mg，每日2~3次；或三碘甲腺原氨酸（T_3）20μg，每日 2~3 次。因能导致药物性甲亢，故目前不主张用。

5. 手术治疗 手术疗法只限于反复使用保守疗法而不奏效的严重肥胖病人。手术方式有吸脂、切脂及空肠回肠分流术、小胃手术或垂直结扎胃成形术等。手术有一定效果，部分患者获得长期疗效，但手术可能并发吸收不良、贫血、管腔狭窄等，有一定风险。

三、中医治疗

（一）辨证论治

1. 胃热火郁证

症状：肥胖多食，消谷善饥，脘腹胀满，面红，口干苦，胃脘灼痛，嘈杂，得食则缓，舌红，苔黄，脉平或偏数。

治法：清胃泻火，佐以消导。

方药：白虎汤合小承气汤加减。食积化热，内阻肠胃，可用枳实导滞丸或木香槟榔丸。湿热郁于肝胆，可用龙胆泻肝汤。风火积滞壅积肠胃，表里俱实者，可用防风通圣散。

2. 脾虚不运证

症状：肥胖臃肿，神疲乏力，身体困重，胸闷脘胀，四肢轻度浮肿，晨轻暮重，劳累后明显，饮食如常或偏少，既往多有暴饮暴食史，舌淡胖，边有齿痕，苔薄白或白腻，脉濡缓。

治法：健脾益气，渗水利湿。

方药：参苓白术散合防己黄芪汤加减。肢肿甚，湿较重者，可用实脾散，待水肿消退后，再以参苓白术散或四君子汤调养脾胃。

3. 痰湿内盛证

症状：形盛体胖，身体重着，肢体困倦，胸膈痞满，痰涎壅盛，头晕目眩，呕不欲食，口干而不欲饮，嗜食肥甘醇酒，神疲嗜卧，苔白腻，脉滑。

治法：化痰利湿，理气消脂。

方药：导痰汤合四苓散加减。痰浊郁而化热，痰热内阻，可用黄连温胆汤。

4. 脾肾阳虚证

症状：形体肥胖，颜面虚浮，神疲嗜卧，气短乏力，腹胀便溏，自汗气喘，动则更甚，畏寒肢冷，下肢浮肿，舌淡胖，苔薄白，脉沉细。

治法：补益脾肾，温阳化气。

方药：真武汤合苓桂术甘汤加减。肾阳虚明显伴水肿者，可用济生肾气丸，以补肾阳利水湿。

5. 气滞血瘀证

症状：肥胖懒动，喜太息，胸闷胁满，面色紫红或暗红，胸闷胁胀，舌暗红或有瘀点、瘀斑，脉沉弦或涩。

治法：理气解郁，活血化瘀。

方药：血府逐瘀汤加减。

（二）常用中药制剂

1. 七消丸　功能：滋阴补肾，健脾益胃，利湿消肿。适用于脾肾阴虚，湿盛所致单纯性肥胖，浮肿，及月经不调等。用法：口服，每次 1 丸，每日 2 次。

2. 轻身减肥胶囊　功能：轻身减肥，益气健脾，活血化瘀，宽胸去积。用于单纯性肥胖。用法：口服，每次 4 粒，每日 3 次。

3. 降脂减肥胶囊　功能：滋补肝肾，养益精血，扶正固本，通络定痛，健脾豁痰，明目生津，润肠通便。用于单纯性肥胖，各型高脂血症，心脑血管硬化，习惯性便秘，痔疮出血。用法：口服，每次 4~6 粒，每日 3 次。

【预后】

轻度肥胖，预后较好。中、重度肥胖合并糖尿病、高血压、动脉粥样硬化等疾病时，预后较差，严重时可危及生命。

【预防与调护】

宜低糖、低脂、低盐饮食，提倡粗纤维饮食，适当补充蛋白质和维生素等必要的营养物质。临床可针对病情，配合药膳疗法。根据身体情况，进行适当运动，循序渐进，持之以恒。

第五节 水、电解质代谢和酸碱平衡失常

生物细胞的活动和代谢都必须在液态环境中进行。正常情况下，机体体液及其组分的波动范围很小，以保持体液容量、电解质、渗透压和酸碱度等的相对恒定；环境、疾病等因素可引起机体内环境变化，如机体代偿则内环境保持相对稳定，若失代偿则引起体液的代谢紊乱，造成水、电解质和酸碱平衡失调，重者可危及生命。

正常人的总体液量占体重的百分比随年龄增长而下降（新生儿占体重的76%~80%，成人为55%~60%），男性比女性约高5%。总体液分为细胞外液和细胞内液两种。细胞内液占体重的35%~40%，细胞内液的量和所含物质的交换在细胞外液进行；细胞外液占体重的20%~25%，包括血管内液和组织间液，两者维持动态平衡，其中血管内液是血容量的主要成分。

体液中的溶质分为电解质和非电解质两类。细胞外液的溶质以Na^+为主，主要电解质有Na^+、Cl^-、HCO_3^-；细胞内液的溶质以K^+、蛋白质和有机酸为主，主要电解质有K^+和HPO_4^{2-}。临床上，以$mOsm/L$或$mOsm/kg \cdot H_2O$表示体液的渗透压。血浆渗透压可用下列公式计算：血浆渗透压（$mOsm/L$）$= 2（Na^+ + K^+）$+葡萄糖+尿素氮（单位均为$mmol/L$），正常值范围为280~310$mOsm/L$，低于280$mOsm/L$为低渗，高于310$mOsm/L$为高渗。由于尿素氮能自由通过细胞膜，不能构成细胞外液的有效渗透压，因此，在计算时可省略。Na^+为血浆中的主要阳离子，占血浆阳离子总量的92%左右，占总渗透压比例的50%，是维持血浆渗透压平衡的主要因素。

人体维持体液容量和渗透压的相对恒定依靠完善的神经-内分泌-肾脏调节来完成。水摄入主要依赖于神经调节。当有效循环血容量减少、体液高渗或口腔黏膜干燥时，刺激下丘脑的渴感中枢，引起口渴而增加水的摄入，当摄入量达到一定程度后，渴感消失。成人日需水量约1500~2000mL，绝大部分来源于饮水及食物中产生的内生水，少量来源于体内代谢过程产生的内生水（300mL/L）。水的排泄主要依赖于抗利尿激素、醛固酮和肾的调节。肾的日排水量约800~1000mL，皮肤排出量约500mL，肠道排出量约100~150mL，呼吸道排出量约350mL。在上述调节机制作用下，机体每日水摄入量与排出量维持平衡。

生理状态下，血液中的氢离子浓度保持在一定的正常范围，血浆pH值为7.35~7.45，此种体液的稳定性称之为酸碱平衡，人体主要通过体液缓冲系统调节、肺调节、肾调节和离子交换调节四组缓冲对来维持及调节酸碱平衡。体液缓冲系统最敏感，包括碳酸氢盐系统、磷酸盐系统、血红蛋白及血浆蛋白系统，尤以碳酸氢盐系统最重要。正常时，碳酸氢盐［HCO_3^-］/碳酸［H_2CO_3］为20:1。肺调节一般在10~30分钟发挥作用，主要以CO_2形式排出挥发性酸。离子交换调节一般在2~4小时之后发挥作用。肾调节最慢，多数在数小时之后发生，但作用强而持久，且是非挥发性酸和碱性物质排出的唯一途径。如果体内产生或摄入的酸性或碱性物质过多过快，超过了其缓冲、中和、排出的速度和能力，引起血液氢离子浓度改变，使酸碱平衡发生紊乱，称为酸碱平衡失常。

水、钠代谢失常

水和钠是维持机体内环境稳定的重要组成部分，在体液中总是同时存在。失水或水过多必然影响钠浓度，导致血浆渗透压改变；反之，失钠或钠过多又导致血容量的改变。人体对于水和钠的平衡有相当完善的调节系统，在临床上常将水钠代谢失常分为容量障碍（失水和水过多）和渗透压调节障碍（主要为低钠血症和高钠血症）两大类型。

失　水

失水是指体内水分的排出量大于摄入量，导致体液量减少而引起的一组临床症候群。大多数伴有电解质尤其是 Na^+ 的丢失，单纯失水者少见。根据体液丢失的程度，可分为轻度失水（失水量占体重的 2%~3%）、中度失水（失水量占体重的 3%~6%）、重度失水（失水量超过体重的 6%）。根据水和电解质特别是 Na^+ 丢失的比例和性质，又可分为高渗性失水、等渗性失水和低渗性失水。

【病因病理】

1. 高渗性失水　水的丢失大于电解质的丢失，使细胞外液容量减少而渗透压增高，导致抗利尿激素、醛固酮分泌增加。主要见于下述情况：

（1）摄入不足　①饮水困难或无淡水供应致摄入不足。②脑外伤、脑卒中等致渴感中枢迟钝或渗透压感受器不敏感。

（2）排出过多　①经肾丢失：尿崩症引起单纯失水；糖尿病酮症酸中毒或非酮症高渗性昏迷、鼻饲高蛋白饮食等致溶质性利尿；使用脱水药物或非溶质性利尿。②肾外丢失：高温、剧烈运动、发热、大量出汗、烧伤开放性治疗等经皮肤失水；哮喘持续状态、气管切开、过度换气等经呼吸道失水。③水向细胞内转移：剧烈运动或惊厥等使细胞内小分子物质增多，渗透压增高，水转入细胞内。

2. 等渗性失水　水和电解质以血浆正常比例丢失，有效循环血容量减少。见于：

（1）经消化道丢失　呕吐、腹泻、胃肠引流（胃肠减压或造瘘等）或肠梗阻。常伴有电解质与酸碱平衡失调，是最常见的原因。

（2）经皮肤丢失　大面积烧伤早期或剥脱性皮炎等渗出性皮肤病变。

（3）体液积存在组织间隙　如大量放胸水、腹水等。

3. 低渗性失水　电解质的丢失大于水的丢失，水向细胞内转移，导致细胞内液低渗，细胞水肿。常见于：

（1）高渗性或等渗性失水的治疗中补水过多。

（2）经肾失水、失钠同时发生，但失钠大于失水，如：噻嗪类、呋塞米等排钠利尿剂的过度使用；肾小管存在大量不被吸收的溶质，抑制钠和水的重吸收；失盐性肾炎、急性肾衰竭。

【临床表现】

1. 高渗性失水　轻度失水，可见口渴、尿少；中度失水，见口渴严重，尿量更少，皮肤干燥，弹性下降，心率增快，血压下降；乏力、头晕、烦躁；重度失水，可见躁狂、谵妄、幻觉、晕厥，甚至昏迷，脱水热，失水量超过体重15%可出现高渗性昏迷、低血容量性休克、尿闭、急性肾衰竭。

2. 等渗性失水　表现为口渴、尿少、乏力、恶心、厌食，严重者血压下降。

3. 低渗性失水　无口渴感是低渗性失水的特征。轻度失水，每公斤体重缺钠 8.5mmol/L（血浆钠 130mmol/L 左右）时，乏力、尿量正常或增多；中度失水，每公斤体重缺钠 8.5～12.0mmol/L（血浆钠 120mmol/L 左右）时，恶心、呕吐、肌肉挛痛（以腓肠肌明显）、四肢麻木、静脉下陷、体位性低血压；重度失水，每公斤体重缺钠 12.8～21.0mmol/L（血浆钠 110mmol/L 左右）时，四肢发凉、体温低、脉细数等休克表现，神志淡漠、昏厥、木僵乃至昏迷等神经精神症状。

【实验室检查】

1. 高渗性失水　血钠>145mmol/L，血浆渗透压>310mOsm/L，尿比重增高，但肾脏疾患除外，尿钠增高或正常。

2. 等渗性失水　血钠及血浆渗透压正常，尿钠减少或正常。

3. 低渗性失水　血钠<130mmol/L，血浆渗透压<280mOsm/L，尿比重低于正常，尿钠明显减少。血细胞比容（每增高 3% 约相当于钠丢失 150mmol/L）、红细胞、血红蛋白、尿素氮均增高，血尿素氮/肌酐（单位均为 mg/dL）比值>20∶1（正常 10∶1）。

【诊断要点】

1. 有引起失水的病史，如水摄入不足、呕吐、腹泻、多尿、大量出汗等。

2. 有失水的临床表现，如口渴、尿少、皮肤黏膜干燥、血压下降等。

3. 有明确的实验室检查证据，如血钠、血浆渗透压、尿比重等，可据此推测失水的类型和程度。

【治疗】

一、治疗思路

治疗首先是补充有效循环血容量，使体内水钠平衡恢复正常，同时严密监测 24 小时液体出入量和患者的其他情况如心肾功能等，并密切观察治疗反应，及时调整治疗方案。补液的量、途径、速度和溶液种类应根据体液丢失的量、速度和种类决定。

二、西医治疗

1. 积极治疗原发病。

2. 轻度失水者可口服或鼻饲补液，中、重度失水者需静脉补液。重度急性失水者，需积极抢救，不宜等待血清电解质检查结果，应立即静脉滴注 5% 葡萄糖注射液 1000mL。于 1～2 小时内滴完，以后再按血电解质或临床情况估计补液量。

3. 补液总量　包括已丢失的液体量、目前继续损失液体量（如呕吐物、肠道引流液等）及每日生理必需的液体量（约 1500mL）。

（1）已丢失液体量　可以按以下方法估算：

①根据临床表现，以轻、中、重度失水的程度计算，如体重为 60kg 的成人，轻度失水，

NOTE

失水量占体重的2%，即约1200mL；中度失水（3%~6%）约1800~3600mL；重度失水（>7%）3600mL以上。

②根据血钠估计，适用于高渗性失水状态。

丢失量=K×现有体重（kg）×［实测血清钠值-正常血清钠值（mmol/L）］

其中，男性K=4，女性K=3。或，

丢失量=病人原有体重（kg）×0.6×［1-（142÷所测钠值）］

③按红细胞比容计算，适用于低渗性失水状态。

丢失量=（所测红细胞比容-正常红细胞比容）÷正常红细胞比容×体重（kg）×200

其中，正常红细胞比容男性48%，女性42%。

（2）继续丢失量　就诊后发生的继续丢失，如大量出汗、肺呼出、呕吐等。

（3）生理需要量　每日生理需要量按1500mL/d计算。

以上公式计算只能大体反映机体的失水量。临床实践中，应根据患者的实际情况适当增减。

4. 补液种类　高渗、等渗和低渗性失水均有失钠和失水，但程度不一，均需要补钠和补水。轻度失水一般补充0.9%氯化钠注射液或复方0.9%氯化钠注射液，机体可通过自身调节功能纠正代谢紊乱。中度以上失水则应按失水类型补液。

（1）高渗性失水　补水为主，补钠为辅。补液时，含钠液体约占1/3。经口、鼻饲者可直接补充水分，经静脉者先输给5%葡萄糖注射液，待血钠回降，尿比重降低，可输给5%葡萄糖氯化钠注射液。渗透压升高明显或血钠>150mmol/L者，可先使用0.45%氯化钠低渗溶液，以血钠每小时下降0.50mmol/L为宜，使血钠降至140mmol/L为目标。有酸中毒者酌加5%碳酸氢钠溶液。注意监测病情，避免发生溶血。

（2）等渗性失水　以补充等渗溶液为主。常用0.9%氯化钠注射液，为避免引起高氯性酸中毒，可用0.9%氯化钠注射液1000mL，加入5%葡萄糖注射液500mL及5%碳酸氢钠100mL配成溶液使用。

（3）低渗性失水　补充高渗性溶液为主。可在上述等渗性失水所配的溶液中，用10%葡萄糖注射液250mL替换5%葡萄糖注射液500mL。如缺钠明显（血钠<120mmol/L），为避免水分过多使心脏负担过重，在心肾功能允许的条件下，可静脉缓慢滴注3%~5%氯化钠注射液。但补充高渗液不能过快，一般以血钠每小时升高0.5mmol/L为宜。一般先补给补钠量的1/3~1/2，复查生化指标。补钠量可按以下公式计算：补钠量（mmol）=［142-所测血清钠值（mmol/L）］×体重（kg）×0.2。根据所需补钠量，按氯化钠1g含Na^+17mmol计算，即得所需氯化钠量，再换算为含Na^+溶液，如0.9%氯化钠注射液、高渗盐水等。

5. 补液的途径和速度　轻度失水一般可口服或鼻饲，中、重度失水或伴明显呕吐、腹泻以及急需扩容者可静脉补给。补液速度，原则是先快后慢。中、重度失水，一般在开始4~8小时内输入补液总量的1/2~1/3，其余1/2~2/3在24~48小时内补足，具体患者补液速度要考虑年龄，并根据病情及心、肺、肾功能予以调整。注意监测24小时出入量；补液过程中，密切监测体重、血压、脉搏、呼吸、皮肤弹性、尿量、血及尿的实验室检查结果，以作为衡量疗效的指标。急需大量快速补液时，宜采用鼻饲法补液、经静脉补充时宜监测中心静脉压（<120mmH_2O为宜）。补液过快可引起短暂的水中毒和抽搐，在重度失水时更应注意。

治疗过程中，应密切观察血钾和酸碱平衡状态的变化。当有效循环血容量明显不足引起尿量减少或代谢性酸中毒时，可表现为高血钾症；但随着容量补足、尿量增多和代谢性酸中毒的纠正，导致尿钾排泄增多，细胞外钾内移，可出现低钾血症，应注意补钾。在尿量>30mL/h后补钾，一般浓度3g/L，当尿量>500mL/d，日补钾量可达10~20g。

水过多和水中毒

水过多指水在体内积聚过多，以致细胞外液量增加、血浆渗透压下降所引起的一组临床症候群。如过多的水进入细胞内，细胞内水亦过多，可引起水中毒。水过多常伴有电解质比例失常，归属于稀释性低钠血症。

【病因病理】

原发性饮水过多症极少见。临床多因水调节机制障碍，而又未限制饮水或不恰当补液引起。

1. 抗利尿激素（ADH）分泌增多 ①抗利尿激素代偿性分泌增多，出血、休克、心功能不全及心包填塞、下腔静脉阻塞、门静脉阻塞、肾病综合征、低蛋白血症、肝硬化等导致的毛细血管静水压升高和（或）胶体渗透压下降，总容量过多，体液积聚在组织间隙，有效循环血容量减少，可刺激左心房、颈动脉窦及主动脉弓感受器，反射性引起ADH代偿性分泌增加。②抗利尿激素分泌失调综合征（SIADH）见于应激状态、脑部各种病变、药物刺激（吗啡、杜冷丁、环磷酰胺、长春新碱、氢氯噻嗪、巴比妥类、乙酰胆碱等）、肺部病变、癌肿、甲状腺功能减退、急性精神病等导致ADH不适当地分泌过多。③中枢性尿崩症治疗不当，ADH用量过多，其特征是体内水总容量明显过多，有效循环容量增加，细胞内液也增加，稀释性低钠血症明显，但高血压少见，很少出现浮肿。

2. 肾排水功能减低 多见于急性肾衰竭少尿期、慢性肾炎末期、严重充血性心衰、肝硬化腹水、肾病综合征等导致的肾血流量及肾小球滤过率下降引起排水困难，而摄入水分未加以控制，最终引起水潴留。也见于重度低钠血症患者，水、钠滤过率低，肾近曲小管对钠、水的重吸收增加，水、钠进入肾远曲小管减少，水的排出障碍。其特征是有效循环血容量大致正常。

3. 肾上腺皮质功能减退症 肾上腺皮质功能减退时皮质醇分泌不足，使肾小球滤过率下降，肾髓质血流量减少，对下丘脑分泌的抗利尿激素（ADH）抑制作用减弱，使肾小管对ADH的敏感性改变，因而导致水潴留。

4. 渗透阈重建 肾排泄水功能正常，但能兴奋ADH分泌的渗透阈降低（如孕妇），可能与绒毛膜促性腺激素分泌增多有关。

【临床表现】

1. 急性水过多及水中毒 起病急骤，病人有头痛、视力模糊、嗜睡、凝视、失语、定向力障碍、共济失调、肌肉抽搐、意识障碍或精神失常等神经精神症状，重者惊厥、昏迷。

2. 慢性水过多及水中毒 发展缓慢，轻者症状大多轻微，缺乏特异性表现，常被原发病所掩盖。当血浆渗透压低于260mOsm/L（血钠125mmol/L）时，有疲倦、肌肉挛痛，皮肤湿润、苍白，唾液及泪水增多，表情淡漠、恶心、食欲减退和凹陷性水肿等表现；当血浆渗透压降至240~250mOsm/L（血钠115~120mOsm/L）时，出现头痛、嗜睡、神智错乱、谵妄等神经精神症状；当血浆渗透压降至 230mOsm/L（血钠 110mmol/L）时，可发生抽搐或昏迷。血钠在 48 小时内迅速降至 108mmol/L 以下可致神经系统永久性损伤或死亡。

【实验室检查】

血浆渗透压和血钠明显降低，严重时血浆渗透压可<230mOsm/L，血钠<110mmol/L。血清钾、氯及血浆白蛋白降低。平均红细胞血红蛋白浓度（MCHC）、红细胞比容（HCT）均降低，平均红细胞体积（MCV）增大。

【诊断与鉴别诊断】

一、诊断

包括原发病的诊断、循环血容量状态的判断、血钠和渗透压变化的观察、伴随电解质和酸碱平衡紊乱的识别。应仔细了解近期出入量，有无肾、心和肝脏等疾病史，有无水肿和浆膜腔积液。血压、脉搏及其他血流动力学检查有助于了解循环血容量状态，血钠和渗透压检查对原发病的诊断和治疗均有重要帮助。

二、鉴别诊断

低渗性失水（即缺钠性低钠血症）　低渗性失水可有低钠血症及血浆渗透压下降，但是因其细胞外液容量不足，Hb、HCT、MCHC 增加，尿钠明显减少，尿比重下降较少。而水过多和水中毒时尿钠一般大于 20mmol/L。

【治疗】

一、治疗思路

主要是限制水钠摄入和增加水钠排出。有明显水肿和浆膜腔积液时，需要同时采取措施增加组织间液的回流，有效循环血容量不足时必须首先予以纠正。

二、西医治疗

预防和控制水过多，主要是积极去除病因，治疗原发病。

1. 轻、中度水过多　轻症者，限制入水量，形成水的负平衡状态；适当给予依他尼酸或呋塞米等袢利尿剂。

2. 急重症水过多和水中毒　保护心、脑功能，纠正低渗状态。严禁摄入水分。

（1）**高容量综合征**　以脱水为主，减轻心脏负荷。首选呋塞米或依他尼酸等袢利尿剂。如呋塞米 20~60mg，每天口服 3~4 次，急重者可用 20~80mg，每 6 小时静脉注射 1 次；依他尼酸 25~50mg，用 25% 葡萄糖液 40~50mL 稀释后缓慢静脉注射，必要时 2~4 小时后重复注射。有效循环血容量不足者要补充有效血容量，危急病例可采取血液超滤治疗，可用硝普钠、硝酸甘油等减轻心脏负荷。明确为抗利尿激素分泌过多者，除病因治疗外，可选用利尿剂、地美环素或碳酸锂治疗。

（2）**低渗血症**　应迅速纠正细胞内低渗状态，除限水、利尿外，应使用 3%~5% 氯化钠液，一般剂量 5~10mL/kg，严密观察心肺功能变化，调节剂量及滴速，一般以分次补给为宜。

治疗中注意纠正钾代谢失常及酸中毒。

（3）肾衰竭或难以处理的急性水中毒，可采用腹膜透析或血液透析治疗，疗效确切、迅速。

低钠血症

低钠血症（hyponatremia）指血清钠<135mmol/L，常伴有血浆渗透压下降。低钠只反映血浆中钠的浓度降低，并不代表体内总钠量的丢失。主要包括下列几种情况：缺钠性低钠血症、稀释性低钠血症、消耗性低钠血症。

【病因病理】

1. 缺钠性低钠血症　特点是总钠量减少，细胞内钠量减少，血清钠浓度降低。常见原因为大剂量利尿剂及肾上腺皮质功能减退，影响钠的重吸收，也可由于选择性醛固酮分泌不足，及经消化道、皮肤丢失钠等。

2. 稀释性低钠血症　特点是总钠量可正常或增加，细胞内液和血清钠浓度降低。多由于慢性心力衰竭、肝硬化腹水、肾病综合征等，有效循环血容量减少，致抗利尿激素和醛固酮分泌增多，水过多，血钠下降。也可见于肾脏滤过或稀释功能障碍致水的排泄减少。此外在高血糖或使用甘露醇等脱水剂时，可致细胞外液渗透压增高，水从细胞内移向细胞外，血钠被稀释。

3. 特发性低钠血症　也称消耗性低钠血症，见于慢性消耗性疾病晚期。机制未明，可能是细胞内蛋白质分解、消耗，细胞内渗透压降低，水由细胞内移向细胞外，造成稀释性低钠血症。

4. 转移性低钠血症　总体钠正常，细胞内液钠增多，血清钠减少，是由于机体缺钠时钠从细胞外移入细胞内所致。

5. 脑性盐损耗综合征　由于下丘脑或脑干损伤导致下视丘脑与肾脏神经联系中断，导致远曲小管出现渗透性利尿，血钠、氯、钾降低，尿中含量增高。

【临床表现】

有引起失钠失水的病因存在，出现神经系统的表现，如精神疲乏、表情淡漠，甚则精神错乱、谵语、昏迷；泌尿系统的表现，如尿少，甚则发生急性肾衰竭；心血管系统的表现如心动过速、体位性低血压，甚则血压下降、休克；皮肤弹性消失，重则口舌干燥、眼眶下陷等。

【实验室检查】

血清钠<135mmol/L。

【诊断】

需结合临床表现和实验室检查来判断，实验室检查血清钠<135mmol/L。

缺钠性低钠血症和稀释性低钠血症的诊断参见"失水"和"水过多和水中毒"节。消耗性低钠血症仅有原发病表现，无低钠引起的症状。

【治疗】

缺钠性低钠血症和稀释性低钠血症的治疗参见"失水"和"水过多"节。消耗性低钠血症的治疗在于对原发病处理。但临床上低钠血症常是复合性的，很少单一存在，应统筹考虑。

高钠血症

高钠血症（hypernatremia）指血清钠>145mmol/L，常伴有血浆渗透压升高。可因机体钠的增加或水分减少而引起，总钠量可以增加、正常或减少。临床上分为浓缩性高钠血症、潴钠性高钠血症和特发性高钠血症三类。

【病因病理】

1. 浓缩性高钠血症　见于各种原因引起的高渗性失水，由于水的丢失多于钠的丢失而致，是引起高钠血症的主要原因。

2. 潴钠性高钠血症　比较少见，主要因肾排钠减少和（或）摄入钠过多所致。见于肾性或肾前性少尿，皮质醇增多症、部分原发性醛固酮增多症等排钾保钠性疾病，右心衰竭、肾病综合征、肝硬化腹水、颅脑外伤、急慢性肾衰竭也可见于输入过多的高渗氯化钠溶液、碳酸氢钠溶液，或采用去氧皮质酮、甘草次醛等潴钠药物等。其特点是机体总钠量增多，细胞内液、血清钠浓度和渗透压均增高。

3. 特发性高钠血症　较少见，系由于释放抗利尿激素的"渗透压阈值"升高所致，只有体液达到明显高渗状态时才能释放抗利尿激素，因此体液一直处于高渗状态。

【临床表现】

浓缩性高钠血症的临床表现参阅"失水"节。此型高钠血症的症状及体征常被失水掩盖，以渗透性利尿所致失水症明显。潴钠性高钠血症以神经精神症状为主要临床表现，症状的轻重与血钠升高的速度和程度有关。急性高钠血症的临床表现比缓慢发展的高钠血症明显，初期症状不明显，病情进展则可出现神志恍惚，易激动，烦躁不安，或表情淡漠，嗜睡，肌张力增高，腱反射亢进，抽搐，癫痫样发作，昏迷甚至死亡。特发性高钠血症临床表现一般较轻，甚至可无症状。

【诊断与鉴别诊断】

一、诊断

血清钠浓度>150mmol/L即可诊断。

二、鉴别诊断

主要对高钠血症的原因及类型作鉴别。浓缩性高钠血症主要表现为高渗性失水症候群，其临床表现及实验室特点见"失水"节。潴钠性高钠血症主要表现为神经精神症状，其特点是机体总钠量增多，细胞内液和血清钠浓度、渗透压均增高。特发性高钠血症临床表现一般较轻，甚至可无症状，其特点是常伴有血浆渗透压的升高。

【治疗】

浓缩性高钠血症的治疗主要为补充水分，但在纠正高渗状态时不宜过急，以免引起脑水肿（参阅"失水"的治疗）；潴钠性高钠血症主要是治疗原发疾病，限制钠盐摄入，使用排钠利尿剂，可鼓励多饮水，或5%葡萄糖液稀释疗法。因细胞外容量增高，需严密监护心肺功能，防止输液过快过多导致肺水肿。如仍未见效或病情加重，可用8%葡萄糖溶液做透析疗法。特发性高钠血症给予氢氯噻嗪和氯磺丙脲可使症状改善。

钾代谢失常

钾是生命必需的矿物质之一，钾的生理作用主要有：①维持细胞的新陈代谢；②维持细胞内外液的渗透压及酸碱平衡；③维持神经、肌肉细胞膜的应激性；④维持心肌的正常功能。临床钾代谢紊乱是水与电解质平衡失常中的常见病、多发病，常继发于一些急慢性疾病，因而有些临床症状可能与原发疾病相混淆或被掩盖，如不及时进行化验检查，易被遗漏或延误。

正常人体钾的含量，在成年男性为每千克体重 50～55mmol，女性为每千克体重45～50mmol。绝大部分的钾（约占总量的98%）存在于细胞内，细胞外液钾占总钾量的2%，血浆钾仅占总量的0.3%。正常血浆钾浓度为 3.5～5.5mmol/L。

成人每日需钾约每千克体重0.4mmol，即 3～4g 钾。正常人钾的来源全靠从食物中获得，一般普通膳食每日可供给 50～1000mmol（2～4g）的钾。血钾水平的恒定是由多种机制综合决定的，肾脏是调节血钾的主要器官。肾是排钾的主要器官，尿钾占85%，粪和汗液分别排钾10%和5%。肾保钾能力差，即使不摄入，每日仍排钾 30～50mmol，尿钾排出量受钾的摄入量、远端肾小管钠浓度、血浆醛固酮和皮质醇的调节。细胞内液的钾约为细胞外液的30～50 倍，这主要依赖于细胞膜上的钠泵排钠保钾。因此，"钠泵"是维持细胞钾代谢平衡的重要因素。

钾缺乏和低钾血症

低钾血症（hypokalemia）是指血清钾<3.5mmol/L 的一种病理生理状态。造成低钾血症的主要原因是体内总钾量丢失，称为钾缺乏症。临床上，体内总钾量不缺乏，也可因稀释或转移到细胞内而导致血清钾降低；反之，虽然钾缺乏，但如血液浓缩，或钾从细胞内转移至细胞外，血钾浓度又可正常甚至增高。

【病因病理】

1. 缺钾性低钾血症　特点是机体总钾量及细胞内、血清钾浓度均减少。本质是钾缺乏，由钾的摄入不足或排出量增加所致。

（1）摄入钾不足　长期禁食、偏食、厌食、不能进食，每日钾摄入量<3g，并持续 2 周以上。

（2）排出钾过多　①胃肠液丢失：长期大量呕吐（如幽门梗阻）、腹泻（如 VIP 瘤、滥用泻药、霍乱）、胃肠胆道引流或造瘘等。②尿液中钾的丢失：a. 肾脏疾病：急性肾衰竭多尿期、肾小管性酸中毒、失钾性肾病、尿路梗阻解除后利尿、Liddle 综合征；b. 内分泌疾病：原发性或继发性醛固酮增多症、Cushing 综合征、异源性 ACTH 综合征等；c. 利尿药：如呋塞米、依他尼酸、布美他尼、氢氯噻嗪、美托拉宗、乙酰唑胺等排钾性利尿药，或甘露醇、山梨醇、高渗糖液等渗透性利尿药；d. 补钠过多致肾小管钠-钾交换加强，钾排出增多；e. 碱中毒或酸中毒恢复期；f. 某些抗生素，如青霉素、庆大霉素、羧苄西林、多黏菌素 B 等。③其他原因所致的失钾：如大面积烧伤、放腹水、腹腔引流、透析、长期高温作业等。

2. 转移性低钾血症 特点是机体总钾量正常，细胞内钾增多，血清钾浓度降低。由于钾在体内分布异常所致，即细胞外的钾转移到细胞内。常见于：①代谢性或呼吸性碱中毒或酸中毒的恢复期，血 pH 每升高 0.1，血钾均下降 0.7mmol/L；②使用大量葡萄糖液（特别是同用胰岛素时）；③周期性瘫痪，如家族性低血钾性周期性瘫痪，④应激状态，可致肾上腺素分泌增多，促进钾进入细胞内；⑤棉籽油或氯化钡中毒；⑥使用叶酸、维生素 B_{12} 治疗贫血；⑦反复输入冷存洗涤过的红细胞，因冷存过程中可丢失钾 50% 左右，进入人体后细胞外钾迅速进入细胞内；⑧低温疗法使钾进入细胞内。

3. 稀释性低钾血症 血清或细胞外液水潴留时，血钾浓度相对降低，但机体总钾量正常，细胞内钾正常，只是血清钾降低。见于水过多和水中毒，失水患者不适当地过多、过快补液而不注意补钾时。

【临床表现】

临床表现一般取决于低钾的程度，但又不呈平行关系。一般血清钾<3.0mmol/L 时出现症状。

1. 缺钾性低钾血症

（1）骨骼肌表现 软弱、乏力；血清钾<2.5mmol/L 时，全身肌无力，软瘫，腱反射减弱或消失，甚而膈肌、呼吸肌麻痹，呼吸困难、吞咽困难，重者可窒息。病程较长者常伴肌纤维溶解、坏死、萎缩和神经退变等病变。

（2）中枢神经系统表现 轻者表现为萎靡不振，重者反应迟钝，定向力障碍，嗜睡，甚至意识障碍、昏迷。

（3）消化系统表现 口苦、恶心、呕吐、厌食、腹胀、便秘、肠蠕动减弱或消失、肠麻痹等，严重者肠黏膜下组织水肿。

（4）循环系统表现 早期由于心肌应激性增强，可发生各种心律失常，严重者呈低钾性心肌病，肌纤维横纹消失，心肌坏死、纤维化。血管平滑肌麻痹可引起血压下降、休克。

（5）泌尿系统表现 长期缺钾可导致肾小管细胞变性、坏死，肾小管浓缩机能障碍，排出大量低比重尿，口渴多饮，夜尿多；进而发生失钾性肾病，出现蛋白尿、管型尿等。

（6）酸碱平衡紊乱表现 钾缺乏时细胞内缺钾，细胞外 Na^+ 和 H^+ 进入细胞内，肾远曲小管 K^+ 与 Na^+ 交换减少而 H^+ 与 Na^+ 交换增多，故导致代谢性碱中毒、细胞内酸中毒、反常性酸性尿。

2. 转移性低钾血症 亦称周期性瘫痪。常在半夜或凌晨突然起病，主要表现为发作性软瘫或肢体软弱乏力，多数以双下肢为主，少数累及上肢；重者累及颈部以上部位和膈肌。1~2 小时达高峰，一般持续数小时，个别可长达数日。

3. 稀释性低钾血症 主要见于水过多或水中毒时。（见"水过多和水中毒"一节）

【实验室及其他检查】

1. 血清钾测定 血清钾<3.5mmol/L。

2. 心电图检查　血钾降至 3.5mmol/L 时，T 波宽而低，Q-T 间期延长，出现 U 波；重者 T 波倒置，ST 段下降；出现多源性期前收缩或房、室性心动过速，甚至心室扑动、颤动，心脏骤停。

【诊断与鉴别诊断】

一、诊断

一般根据病史，结合血清钾测定可作出诊断。反复发作的周期性瘫痪是转移性低钾血症的重要特点，其他类型的低钾血症均缺乏特异的症状和体征。特异的心电图表现（如低 T 波、Q-T 间期延长和 U 波）有助于诊断。

二、鉴别诊断

病因鉴别时，要首先区分是肾性（一般尿钾 >20mmol/L）或肾外性失钾，并对可能病因做相应的检查，如疑为原发性醛固酮增多症，要测定血浆肾素活性和醛固酮水平。一般情况下，血清钾水平可大致反映缺钾性低钾血症的钾缺乏程度（血清钾 <3.5mmol/L 表示钾丢失达总量的 10% 以上）。

【治疗】

一、治疗思路

补充钾，及时治疗原发病，阻止钾的进一步丢失。有危及生命的紧急情况如严重的心律失常、呼吸肌麻痹时，需要及时处理。

二、西医治疗

1. 积极治疗原发病　这是治疗低钾血症的基础。

2. 补充钾

（1）补钾量　参照血清钾水平，大致估算：

①轻度缺钾 血清钾在 3.0~3.5mmol/L 水平，可补充钾 100mmol（相当于氯化钾 8g）；②中度缺钾 血清钾在 2.5~3.0mmol/L 水平，可补充钾 300mmol（相当于氯化钾 24g）；③重度缺钾 血清钾在 2.0~2.5mmol/L 水平，可补充钾 500mmol（相当于氯化钾 40g）。

（2）补钾方法

①种类：a 食物：轻度缺钾给予富含钾的食物。肉、青菜、水果、豆类含钾量高，100g 约含 0.2~0.4g，米、面约含 0.09~0.14g，蛋约含钾 0.06~0.09g。b 药物：口服补钾以氯化钾为首选，含钾 13~14mmol/g，为减少胃肠道反应，宜将 10% 氯化钾溶液稀释于果汁或牛奶中餐后服，或改用氯化钾控释片。10% 枸橼酸钾，含钾约 9mmol/L；醋酸钾，含钾约 10mmol/g。适用于伴有高氯血症者（如肾小管酸中毒）的治疗。谷氨酸钾，含钾约 4.5mmol/g，适用于肝衰竭伴低钾血症者。L-门冬氨酸钾镁溶液，含钾 3.0mmol/10mL、镁 3.5mmol/10mL，门冬氨酸和镁有助于钾进入细胞内。②速度：一般静脉补钾的速度以 20~40mmol/h 为宜，不能超过 50~60mmol/h。③浓度：静脉滴注法补钾，液体以含钾 20~40mmol/L 或氯化钾 1.5~3g/L 为宜。需要限制补液量及（或）不能口服补钾的严重低钾患者，可行深静脉穿刺或插管采用精确的静

NOTE

脉微量输注泵匀速输注较高浓度的含钾液体。④途径：轻者口服补钾，不能口服者可鼻饲补钾，严重者需静脉滴注补钾。⑤注意事项：补钾时须检查肾功能和尿量，尿量>700mL/d 或>30mL/h 则安全。先以氯化钾加入 0.9%氯化钠注射液静滴，血钾正常后，氯化钾加入葡萄糖液中静滴，可预防高血钾症和纠正钾缺乏症，如停止静脉补钾 24h 后血钾仍正常，可改为口服补钾（血钾 3.5mmol/L，仍缺钾约 10%）。对输注较高浓度钾溶液的患者，应持续心脏监护和每小时测定血钾。钾进入细胞内较为缓慢，细胞内外的钾平衡时间约需 15 小时或更久，应严密观察，完全纠正缺钾最少也要 4 日，故静脉滴注 1~2 日后能口服者宜改为口服，防止发生一过性高钾血症。难治性低钾血症需注意纠正碱中毒和低镁血症。低钾血症与低钙血症并存时，补钾后可加重原有的低钙血症而出现手足搐（搦），应及时补给钙剂。不宜长期使用氯化钾肠溶片，以免小肠处于高钾状态引发小肠狭窄、出血、梗阻等并发症。

高钾血症

高钾血症（hyperkalemia）是指血清钾浓度>5.5mmol/L。高钾血症基本上反映机体总钾量的增多（钾过多），但有时钾总量可以正常，甚至可以缺乏。

【病因病理】

1. 钾过多性高钾血症 其特征是机体钾总量潴留过多致血清钾过高，细胞内钾可以增多。虽然钾过多及高钾血症的原因常是综合性的，但主要由于摄入钾过多和（或）肾排钾减少。一般只要肾功能正常，尿量>500mL/d，很少引起高钾血症。

（1）肾排钾减少 主要见于肾小球滤过率下降和肾小管排钾减少。前者包括少尿型急性、慢性肾衰竭，后者包括肾上腺皮质功能减退症、低肾素性低醛固酮症、肾小管性酸中毒、氮质血症、长期使用潴钾性利尿药（螺内酯、氨苯蝶啶、阿米洛利）、β受体拮抗药、血管紧张素转换酶抑制剂、非甾体类抗炎药。

（2）摄入钾过多 在少尿的基础上，常因饮食钾过多、服用含钾丰富的药物、静脉补钾过多过快或输入较大量库存血或放射照射血等引起。

2. 转移性高钾血症 特征是机体总钾量可增多、正常或减少，常由细胞内钾释放或转移到细胞外所致，少尿或无尿诱发或加重病情。

（1）组织破坏 细胞内钾进入细胞外液，如重度溶血性贫血，大面积烧伤、创伤，肿瘤接受大剂量化疗，血液透析，横纹肌溶解症等。

（2）细胞膜转运功能障碍 ①代谢性酸中毒时钾转移到细胞外，H^+ 进入细胞内，血 pH 降低，血清钾升高；②严重失水、休克致组织缺氧；③剧烈运动、癫痫持续状态、破伤风等；④高钾性周期性瘫痪；⑤使用琥珀胆碱、精氨酸等药物。

3. 浓缩性高钾血症 见于严重失水、失血、休克等导致有效循环血容量减少，血液浓缩而钾浓度相对升高。但多同时伴有肾前性少尿，排钾减少。

4. 假性高钾血症 如试管内溶血、静脉穿刺技术不良、血小板增多、白细胞增多等导致细胞内钾外移引起。

【临床表现】

1. 原发病表现 有引起高钾血症的原发病表现。

2. 神经肌肉系统　有疲乏无力，四肢松弛性瘫痪，手足、口唇麻木，腱反射消失，也可出现动作迟钝、嗜睡等中枢神经症状。

3. 心血管系统　主要表现为对心肌的抑制作用，心肌收缩功能低下，心音低钝，可使心脏停搏于舒张期；各种心律失常，如心率减慢、室性期前收缩、房室传导阻滞、心室颤动甚至心跳停搏。血压早期升高，晚期降低，出现血管收缩的类缺血症：皮肤苍白、湿冷、麻木、酸痛等。

【实验室及其他检查】

1. 血生化检查　血清钾>5.5mmoL/L，常伴二氧化碳结合力降低，pH 值<7.35。

2. 心电图检查　是评价高钾血症程度的重要手段。血清钾>6mmol/L 时，可表现基底窄而高尖的 T 波；当血清钾>7～9mmol/L 时，P-R 间期延长，P 波消失，QRS 波群渐宽，R 波渐低，S 波渐深，ST 段与 T 波融合；当血清钾>9～10mmol/L 时，增宽的 QRS 波可与 T 波融合而呈正弦波，此时可出现各种心律失常的心电图表现，进而可发生心室颤动。

【诊断与鉴别诊断】

一、诊断

有导致血钾增高，特别是肾排钾减少的因素，血清钾>5.5mmol/L 可确诊。临床表现常与原发病表现混淆在一起，故仅供诊断参考。心电图所见可作为诊断、判定程度和观察疗效的重要指标。血钾水平和体内总钾含量不一定呈平行关系。钾过多时，可因细胞外液水过多或碱中毒而使血钾不高；反之，钾缺乏时，也可因血液浓缩和酸中毒而使血钾升高。确定高钾血症后，重要的是寻找和确定导致高钾的原因。

二、鉴别诊断

碱中毒、心室肥大、心肌缺血、心包炎、洋地黄中毒、束支传导阻滞可使高钾血症的心电图表现被掩盖；低血钙、低血钠、酸中毒可加重心电图的高钾表现；高镁血症可产生类似高血钾的心电图表现。抽血时试管内溶血，可使血清钾测定结果增高，造成"假性高钾血症"。

【治疗】

一、治疗思路

早期识别和积极治疗原发病，控制钾摄入。高钾血症对机体的重要威胁是心脏抑制，治疗原则是迅速降低血钾水平，保护心脏。

二、西医治疗

1. 对抗钾的心脏抑制作用

（1）乳酸钠或碳酸氢钠液　可碱化血液，促使钾进入细胞内；钠拮抗钾的心脏抑制作用；增加远端肾小管中钠含量和 Na^+-K^+交换，增加尿钾排出量；Na^+增加血浆渗透压，从而扩容稀释性降低血钾；Na^+有抗迷走神经作用，提高心率。血钾>6.0mmol/L 或心电图有典型高钾表现者急救措施：11.2%乳酸钠注射液 60～100mL 或 5%碳酸氢钠注射液 100～200mL 静脉滴注。注

NOTE

意事项：①防止诱发肺水肿；②肝病患者慎用；③碳酸氢钠不能与葡萄糖酸钙混合使用，以免出现碳酸钙沉积。

（2）钙剂　钙能减轻钾对心肌的毒性，但不能长期使用，对已用或拟用洋地黄治疗的患者不宜使用。常用10%葡萄糖酸钙或5%氯化钙10~20mL，加等量25%~50%葡萄糖注射液稀释，静脉缓慢注射。

（3）葡萄糖和胰岛素　使血清钾转移至细胞内。10%葡萄糖注射液500mL，按3~4g葡萄糖用1个单位普通胰岛素，充分混匀，持续静脉滴注。

（4）选择性 β_2 受体激动剂　可促使钾转入细胞内，如沙丁胺醇等。

2. 促进排钾

（1）经肾排钾　高钠饮食，或静脉输入高钠溶液。应用（呋塞米、依他尼酸、氢氯噻嗪等）排钾利尿剂，但肾衰竭时效果不佳。

（2）经肠排钾　聚磺苯乙烯交换树脂，口服，10~20g，每日2~3次；或40g加入温水或25%山梨醇液100~200mL灌肠，保留0.5~1小时，每日2~3次。可单独或并用25%山梨醇液口服，一次20mL，一日2~3次。

（3）透析疗法　血液透析和腹膜透析均可选用，以血液透析为最佳，特别适用于肾功能不全且排钾有困难者。

3. 减少钾摄入

①停止高钾饮食或含钾药物；②高糖高脂饮食或采用静脉营养，确保足够热量，减少分解代谢所释放的钾；③清除体内积血或坏死组织；④避免应用库存血；⑤控制感染，减少细胞分解。

酸碱平衡失常

在正常生理状态下，血液中氢离子浓度保持在一定的正常范围，血浆 pH 值为7.35~7.45，此种体液的稳定性称之为酸碱平衡。人体通过缓冲系统调节、肺调节、肾脏调节和离子交换等来维持和调节酸碱度。如果体内产生或摄入的酸性或碱性物质过多过快，超过了其缓冲、中和、排出的速度和能力，引起血液氢离子浓度改变，使酸碱平衡发生紊乱，称为酸碱平衡失常。临床上很多疾病都伴有酸碱失衡，及时诊断和正确治疗又常常是抢救成败的关键，故掌握判断酸碱平衡指标的非常必要。

以下介绍判断酸碱平衡常用的指标及正常值。

1. 酸碱度（pH）　pH 是溶液内 H^+ 浓度的负对数值，正常动脉血 pH 值7.35~7.45，平均7.40 比静脉血约高0.03，受呼吸和代谢双重因素的影响。pH>7.45 表示"碱血症"；pH<7.35 表示"酸血症"；pH 正常范围有三种可能：（1）酸碱平衡正常；（2）处于代偿期的酸碱平衡失常；（3）混合型酸碱平衡失常。单凭 pH 不能区别代谢性或呼吸性、单纯性或复合性酸碱平衡紊乱。

2. H^+ 浓度　正常动脉血的 H^+ 浓度为（40±5）mmol/L，H^+ 浓度与 pH 呈反对数关系。

3. 二氧化碳分压（$PaCO_2$）　指溶解于动脉血中的二氧化碳所产生的压力，正常动脉血 $PaCO_2$ 为35~45mmHg，平均为40mmHg，反映肺泡中的二氧化碳浓度，为呼吸性酸碱平衡的重要指标：增高表示通气不足，为呼吸性酸中毒；降低表示换气过度，属呼吸性碱中毒。代谢性因素可使 $PaCO_2$ 升高或降低，代谢性酸中毒时 $PaCO_2$ 降低，碱中毒时升高。

4. 标准碳酸氢盐（SB）　指血浆在标准条件下（37℃条件下，全血标本与 $PaCO_2$ 为 40mmHg 的气体平衡后，使血红蛋白完全氧和所测得的 HCO_3^- 含量。）所测得的 HCO_3^- 浓度。正常值为 22~26（平均 24）mmol/L。SB 不受呼吸因素的影响，反映 HCO_3^- 的储备量，是代谢性酸碱平衡的重要指标。SB 增加提示代谢性碱中毒，减低提示代谢性酸中毒。

5. 实际碳酸氢盐（AB）　指在实际条件下所测得的 HCO_3^- 含量，同时受呼吸代谢两种因素影响。正常情况下 SB＝AB，均为 22~26mmol/L。AB 与 SB 的差数反映呼吸因素对 HCO_3^- 影响的强度：AB＞SB 表示 CO_2 潴留；AB＜SB 表示 CO_2 排出增多；AB＝SB，AB 与 SB 均低，提示失代偿的代谢性酸中毒；若 AB 与 SB 均高，AB＝SB，提示失代偿的代谢性碱中毒。而 AB＜SB 则可能为代偿后的代谢性酸中毒或代偿后的代谢性碱中毒，也可能为代谢性酸中毒和呼吸性碱中毒并存；而 AB＞SB 则可能为代偿后的代谢性碱中毒或代偿后的呼吸性酸中毒，也可能为代谢性碱中毒合并呼吸性酸中毒。

6. 缓冲碱（BB）　是指血中能起缓冲作用的总碱量，包括开放性缓冲阴离子（碳酸氢盐）、非开放性缓冲阴离子（血红蛋白、血浆蛋白、磷酸盐等）的总和。BB 只受血红蛋白浓度的影响，不受呼吸因素影响是反映代谢性酸碱平衡的又一指标。BB 减少表示代谢性酸中毒，增加表示代谢性碱中毒。正常值为 45~55mmol/L。

7. 碱剩余（BD）　在标准条件下，将血液标本用酸或碱滴定至 pH7.4 时所消耗的酸量（称 BE）或碱量（称 BD）。正常值为 0±2.3。BE 为正值时，表示 BB 有剩余，提示存在代谢性碱中毒；BE 为负值时，表示 BB 不足，提示存在代谢性酸中毒。均不受呼吸因素影响。

8. 二氧化碳结合力（CO_2CP）　指血液中 HCO_3^- 和 H_2CO_3 中二氧化碳含量的总和。正常值为 22~29（平均 25）mmol/L。CO_2CP 受代谢和呼吸双重因素影响，减少可能为代谢性酸中毒或代偿后的呼吸性碱中毒，增多可为代谢性碱中毒或代偿后的呼吸性酸中毒。因此，不能单凭 CO_2CP 一项指标来判断酸碱中毒的类型。

9. 阴离子间隙（AG）　正常时，血浆中阴、阳离子数是相等的，但其中一部分阴离子用一般方法检测不出。临床上常用可测定的阳离子减去可测定的阴离子的差数表示未被检测出的阴离子，简化公式为：阴离子间隙（mmol/L）＝（$V_a^+ + K^+$）－（$HCO_3^- + Cl^-$）。正常值为 8~16（平均 12）mmol/L，＞16mmol/L 提示代谢性酸中毒，＜8mmol/L 可能是低蛋白血症所致。

代谢性酸中毒

代谢性酸中毒（metabolic acidosis）指原发性 HCO_3^- 减少而导致动脉血 pH＜7.35，$PaCO_2$ 代偿性下降。

【病因病理】

临床十分常见。可分为阴离子间隙（AG）正常和增大两类。

1. 阴离子间隙正常的代谢性酸中毒

（1）碱性物质丢失过多　因剧烈腹泻、呕吐及胆、胰、肠道引流，使胃肠道丢失大量 HCO_3^-，血清 Cl^- 升高。

（2）酸性物质过多　肾小管性酸中毒、排 H^+ 障碍或过量应用含盐酸性物质。

2. 阴离子间隙增大的代谢性酸中毒

（1）体内酸性物质产生过多　分解代谢亢进，如高热、感染、休克、惊厥、抽搐、缺氧等；糖尿病或饥饿性酮症、酒精中毒等使酮体产生增多；多种原因导致的组织缺氧，引起乳酸生成过多。

（2）体内酸性物质排泄障碍 肾脏疾病时，酸性物质排泄障碍，是慢性酸中毒的最常见原因。肾功能不全时，肾小管分泌 H^+ 和合成氨的能力减低，HCO_3^- 重吸收减少。

（3）摄入酸性物质过多 如服用大量水杨酸等。

【临床表现】

代偿阶段可无症状，只有化验值改变。失代偿后，除原发病表现外，轻者可感觉头痛、乏力，心率增快，呼吸加深，胃纳不佳。呼吸增强是代谢性酸中毒的重要临床表现，重者可出现呼吸深而快（Kussmaul 呼吸）、心律失常、烦躁、嗜睡、感觉迟钝，甚则引起呼吸衰竭、血压下降、昏迷，以致心力衰竭、呼吸停止。

【诊断】

有上述病因者，血气分析见血 pH 及 HCO_3^-、AB、SB 下降，BE 负值增加是代谢性酸中毒的典型表现。CO_2CP 降低，AG>16mmol/L，在排除呼吸因素后，可诊断代谢性酸中毒。对于高 AG 性代谢性酸中毒者，可根据有无糖尿病史、缺氧、营养不良、肾脏疾病、消化道疾病等，选择血糖、血酮、血乳酸、尿素氮、肌酐等检查来协助诊断。

【治疗】

一、治疗思路

代谢性酸中毒的治疗原则包括两个方面，即纠正水与电解质紊乱及纠正酸碱失衡，同时治疗原发病。

二、西医治疗

1. 碳酸氢钠 目前临床最常用，疗效确切，作用迅速，浓度有 1.25%、4%、5%。如补液量不宜太多，可用 4% 或 5% 溶液；1.25% 溶液适用于高渗性失水而需补液较多者。用量计算方法有以下几种：

（1）所需补碱量（mmol）=［欲达目标的 CO_2CP－实测 CO_2CP］（mmol/L）×0.3×体重（kg）。

（2）所需补碱量（mmol）=碱丢失（mmol/L）×0.3×体重（kg）。因不受呼吸因素影响，较上法准确。

说明：①欲达目标的 CO_2CP 一般认为达到 20mmol/L 即可；②0.3 即 20% 细胞外液加上10% 细胞内液，因部分钠要进入细胞内。

（3）估算法 欲提高血浆 CO_2CP 1mmol/L，可给 5% 碳酸氢钠约 0.5mL/kg。

2. 乳酸钠 需在有氧条件下经肝转化为 HCO_3^- 起作用。已不作为一线补碱药，主要用于伴高钾血症、心脏骤停及药物性心律失常的酸中毒患者。严重缺氧、肝肾功能不全及乳酸性酸中毒时不宜使用。11.2% 的溶液 1mL 相当于补碱量 1mmol，按上述所需补碱量，即为所需的11.2% 乳酸钠毫升数。使用时可用 5% 葡萄糖注射液或注射用水将溶液稀释成 1/6mmol/L 的等渗溶液静脉滴注。

3. 氨丁三醇（THAM，三羟甲基氨基甲烷）　为不含钠的碱性氨基缓冲剂，在体液中能与 H^+ 结合而增加 HCO_3^- 浓度，效力强于碳酸氢钠。可用于代谢性和呼吸性酸中毒特别需限钠的患者，因能迅速透过细胞膜，故更有利于纠正细胞内酸中毒。使用时勿过量、过快，否则易导致呼吸抑制、低血糖、低血压、低血钙伴高血钾；并注意勿漏至血管外，否则可致组织坏死。分 3.64% 等渗溶液和 7.28% 高渗溶液两种，欲补充的 3.64%THAM 溶液毫升数，相当于需补碱量的毫摩尔数。

注意事项：轻症病人可口服碳酸氢钠 1.2g，每日 3 次。难治性代谢性酸中毒可做透析治疗。纠正酸中毒后，钾离子则进入细胞内，故要注意发生低血钾的可能。酸中毒纠正后，血游离钙与蛋白结合增加，游离钙减少可发生手足搐搦，故原有低钙血症者，需预先注射 10% 葡萄糖酸钙 10mL。酸中毒所引起的代偿性过度换气，于酸中毒纠正后仍继续存在，可引起呼吸性碱中毒，应予注意。

代谢性碱中毒

代谢性碱中毒（metabolic alkalosis）是指体内酸性物质经胃肠、肾脏丢失过多，或进入体内的碱过多而导致肾小管 HCO_3^- 重吸收过多的原发性血 HCO_3^- 升高和 pH 值升高的一种酸碱平衡紊乱。

【病因病理】

1. 近端肾小管碳酸氢盐最大吸收阈增大

（1）容量不足性碱中毒　呕吐、胃肠减压致大量胃液丢失，胃液中含大量盐酸，H^+ 丢失，不能中和肠液中 HCO_3^- 而使其吸收入血，致使血中 HCO_3^- 增加；血容量不足，肾重吸收钠和 HCO_3^- 增加，出现反常性酸性尿，血 HCO_3^- 和 pH 升高，导致容量不足性碱中毒。

（2）缺钾性碱中毒　当血钾下降时，一方面 H^+ 转入细胞内，另一方面肾小管细胞内的 H^+ 排出增加，也使 HCO_3^- 重吸收增多，产生缺钾性代碱，多同时伴有 CL^- 缺乏。

（3）低氯性碱中毒　胃液丢失致 Cl^- 丢失，Cl^- 丢失使进入肾近曲小管的 Cl^- 减少，为了维持离子平衡，Na^+、K^+ 重吸收时带入大量的 HCO_3^-；使用排钾性利尿剂时，使排 Cl^- 多于排 Na^+，同时伴 HCO_3^- 生成过多；原发性及继发性醛固酮增多症，促进 H^+ 和 K^+ 的排泄，HCO_3^- 生成及 Na^+ 重吸收增加。上述情况经补氯后可纠正碱中毒，故称为"对氯有反应性碱中毒"。

2. 肾碳酸氢盐产生增加　进入终末肾单位的 Na^+ 增加，一方面促进肾泌酸，另一方面引起肾 HCO_3^- 产生增加，造成肾性代碱。

（1）使用排钾保钠类利尿药　使远端肾小管中的钠盐增加。另外，利尿药还可造成血容量减少，低钾血症和低氯血症。

（2）盐皮质激素增加　盐皮质激素过多促进肾小管 Na^+ 的重吸收，泌 H^+、泌 K^+ 增加可导致代碱。

（3）Liddle 综合征　造成潴钠、排钾，导致肾性代碱。

3. 有机酸的代谢转化缓慢　是一过性代碱的重要原因。常见于糖尿病酮症酸中毒胰岛素治疗后，血液透析造成醋酸大量摄入等。

NOTE

【临床表现】

代谢性碱中毒抑制呼吸中枢，表现为呼吸浅慢；组织中的乳酸生成明显增多，游离钙下降，常出现神经肌肉兴奋性增高，如面部及手足搐搦，口周及手足麻木；伴低血钾时，可有软瘫、腹胀；血红蛋白对氧的亲和力增加，使组织缺氧导致烦躁不安、头昏、嗜睡，严重者引起昏迷；有时伴室上性及室性心律失常或低血压。

【实验室检查】

①血 pH 值 >7.45 及 HCO_3^- 增加；②CO_2CP >29mmol/L（须除外呼吸因素影响）；③SB、AB、BB 均升高，BE 呈正值增大。④血清 Cl^-、血清 K^+ 常降低，血清 Na^+ 正常或升高；⑤尿 Cl^- 10~15mmol/L 为对氯化物反应性代谢性碱中毒，尿 Cl^- >20mmol/L 为对氯化物耐受性代谢性碱中毒。

【诊断】

HCO_3^-、AB、SB、BB、BE 增加即可考虑；如能除外呼吸因素的影响，CO_2CP 升高有助于诊断。还应积极寻找导致 H^+ 丢失或碱潴留的原因。

【治疗】

1. 原发病　避免碱摄入过多，应用排钾性利尿药或罹患盐皮质激素增多性疾病时注意补钾，积极处理原发病。

2. 轻症及中等程度碱中毒　治疗原发病为主，一般不需要特殊处理。对氯化物反应性代谢性碱中毒者，只需补给足够的 0.9% 氯化钠注射液即可使肾排出 HCO_3^- 而得以纠正；血钾低者，则需补充氯化钾，补钾量参阅"低钾血症"。

3. 重症病人（CO_2CP >40mmol/L）　首选 0.9% 氯化钠注射液扩容。其他药物：①氯化铵：可提供 Cl^-，且铵经肝转化后可提供 H^+。每次 1~2g，每日 3 次，口服；必要时静脉滴注，补充量按每提高细胞外液 Cl^- 1mmol，补给氯化铵 0.2mmol，每千克体重用 2% 氯化铵 1ml 计算，以 5% 葡萄糖注射液稀释成 0.9% 的等渗液，分 2~3 次静脉滴入。但不能用于肝功能障碍、心力衰竭和伴呼吸性酸中毒的患者。②稀盐酸：直接提供 Cl^- 和 H^+，一般 10% 盐酸 20ml 相当于氯化铵 3g，可稀释 40 倍，一日 4~6 次口服。③盐酸精氨酸：静滴氯化铵可引起失 K^+、失 Na^+，过量可引起酸中毒；如滴注速度太快，超过了肝脏转变氨为尿素的能力时，会发生氨中毒，故必要时可用精氨酸治疗。将 20g 精氨酸加入 500~1000ml 配液中缓慢静滴（持续 4 小时以上）。1g 精氨酸可补充 Cl^- 及 H^+ 各 4.8mmol，适合于肝功能不全所致的代谢性碱中毒。④乙酰唑胺：对体液容量增加或水负荷增加的患者，碳酸酐酶抑制剂乙酰唑胺可使肾排出 HCO_3^- 增加。主要适用于心力衰竭、肝硬化等容量负荷增加性疾病及噻嗪类利尿剂所致代谢性碱中毒的治疗，亦适合呼吸性酸中毒合并代谢性碱中毒者。但代谢性酸中毒伴低钾血症、肾上腺皮质功能减退、肝性脑病、肾功能不全、肾结石患者不宜使用。

呼吸性酸中毒

呼吸性酸中毒（respiratory acidosis）指原发性 H_2CO_3 潴留，导致血 $PaCO_2$ 升高和 pH<

7.35，血 HCO_3^- 代偿性升高。起病24小时以内为急性，超过24小时为慢性。

【病因病理】

1. 呼吸中枢受抑制或呼吸肌麻痹　多见于不恰当地使用镇静催眠或麻醉药物，或因中枢神经系统疾患（如中风、脑水肿及脑炎、睡眠呼吸暂停综合征等）直接抑制呼吸中枢。

2. 周围性肺通气或换气障碍　主要见于气管梗阻、肺部病变、神经肌肉病变、胸廓病变、心脏疾病等情况。

【临床表现】

除原发病特点外，多伴有低氧血症（发绀）及意识障碍。按起病缓急，可分为急性及慢性呼吸性酸中毒两种。

急性呼吸性酸中毒，病人因急性缺氧和二氧化碳潴留，表现为发绀、气促、躁动不安，呼吸常不规则或呈潮式呼吸，可因脑水肿而呼吸骤停。酸中毒和高钾血症可引起心律失常，甚则心室纤颤或心脏骤停。

慢性呼吸性酸中毒，临床表现常被原发性疾病所掩盖。病人感到倦怠、头痛、兴奋、失眠；若 $PaCO_2>75mmHg$ 时，出现二氧化碳麻醉，病人嗜睡、昏迷；可伴视神经乳头水肿、震颤、抽搐、瘫痪。

【实验室检查】

血 pH 值<7.35（急性呼吸性酸中毒时，由于肾脏代偿功能及时发挥作用，pH 值可在数分钟内降低至7.0；慢性呼吸性酸中毒时，血 pH 值可接近正常），$PaCO_2>48mmHg$，SB 及 AB 升高，AB>SB，血清钾升高，血清氯降低。

【诊断】

急性呼吸性酸中毒常伴有明确的原发病，呼吸加深加快，心率增快；慢性呼吸性酸中毒多存在慢性阻塞性肺疾病，结合实验室检查即可确诊。

【治疗】

1. 急性呼吸性酸中毒

（1）去除病因　保持呼吸道通畅，必要时气管插管或切开，建立人工气道，面罩加压给氧。神经肌肉病变可选用非侵入性机械通气。

（2）用药　呼吸中枢抑制者可适当选用可拉明、洛贝林等呼吸中枢兴奋剂。若出现严重心律失常，高钾血症，或血 pH<7.15，可斟酌给予小量碳酸氢钠静脉滴注，但需注意肺水肿、脑水肿。氨丁三醇不含钠，适用于呼吸性酸中毒伴心衰患者，但仅为应急措施，可起暂时的缓冲作用，需注意有可能产生呼吸抑制或引起代谢性酸中毒。

2. 慢性呼吸性酸中毒　可采用吸氧（氧浓度30%~40%，使 $PaO_2>60mmHg$）、排出二氧化碳（抗感染、祛痰、扩张支气管、补充有效循环血容量、改善循环）等治疗。必要时可使用呼吸兴奋剂、机械辅助呼吸。一般不主张使用碱性药物，因通气未改善时，用碱性药物将使 $PaCO_2$ 升高更明显，且增加肾脏重吸收 HCO_3^- 的负担，并使氧离曲线左移，因而加重组织缺氧。

呼吸性碱中毒

呼吸性碱中毒（respiratory alkalosis）指过度换气引起的动脉血 $PaCO_2$ 下降和 pH>7.45，血 HCO_3^- 代偿性下降。肾脏于 2~6 小时后发挥代偿作用，数天后达到最大代偿作用。

【病因病理】

1. 呼吸中枢兴奋 过度换气，可见于：癔症、焦虑（过度通气）；代谢性脑病，尤其是慢性肝病引起者；中枢神经病变，如脑肿瘤、脑炎、脑血管意外；水杨酸中毒刺激呼吸中枢；高温环境、高空缺氧等兴奋呼吸中枢等。

2. 肺功能异常 严重贫血、低血压、氨茶碱等亦使呼吸过速增快；各种肺病可能通过反射机制引起换气过度；呼吸机辅助呼吸不当。

【临床表现】

患者呼吸加快，换气增加。急性呼吸性碱中毒时，血钙总量虽属正常，但血浆中游离钙含量减少，神经肌肉兴奋性亢进，可出现口角周围感觉异常、手足发麻甚至手足搐搦等低钙血症表现。此外往往伴有呼吸困难及意识改变，但发绀可不明显。慢性呼吸性碱中毒时，血红蛋白对氧的亲和力大大增加，血氧饱和度虽属正常，但氧合血红蛋白在组织中难于解离，所以常见持续性低氧血症，一般神经系统症状不如急性者突出。

【实验室检查】

①血 pH 值>7.45；② 血 $PaCO_2$<35mmHg（4.7kPa）；③SB 降低，AB>SB；④CO_2CP<22mmol/L，除外代谢性酸中毒。

【诊断】

凡引起过度换气，出现上述表现者均应考虑，确诊有赖于实验室检查。

【治疗】

对一般轻型患者，常无需特殊治疗，可以在原发疾病的治疗过程中逐步恢复。对癔症患者须耐心解释，试用纸袋罩于患者口鼻，增加"无效腔"，使其吸回呼出的二氧化碳，症状可得到控制。

对器质性心脏病、神经系统疾病、热病等所致者，除治疗原发疾病外，可试用吸入含 5% 二氧化碳的氧气。严重者可用药物阻断自主呼吸，然后气管插管进行辅助呼吸，但须对血 pH 值及血 $PaCO_2$ 进行严密监测。

混合性酸碱平衡紊乱

临床上，因为疾病复杂及治疗的影响，某些患者可有两种或两种以上原发性酸碱失衡同时存在，称为混合性酸碱平衡紊乱。有互相加重型混合性酸碱平衡紊乱，如代谢性酸中毒并发呼吸性酸中毒、呼吸性碱中毒合并代谢性碱中毒；有互相抵消型混合性酸碱平衡紊乱，如代谢性酸中毒并发呼吸性碱中毒、代谢性碱中毒合并呼吸性酸中毒、代谢性酸中毒合并代谢性碱中毒。故需仔细分析病情，依靠病史、临床表现、实验室检查，结合治疗过程的动态分析，才能得到正确的诊断。

【分类】

1. 互相加重型混合性酸碱平衡紊乱

（1）代谢性酸中毒并发呼吸性酸中毒　如糖尿病或肾病患者合并肺部广泛性感染或伴发阻塞性肺气肿，实验室检查特征：①血 pH 值明显降低，表示重症酸中毒；②缓冲碱降低，碱剩余负值增大，表示代谢性酸中毒；③血 $PaCO_2$ 高于正常，表示呼吸性酸中毒。

（2）呼吸性碱中毒并发代谢性碱中毒　肾病患者长期使用噻嗪类利尿剂，发生低血钾、低氯性代谢性碱中毒，同时可并发癔症性过度换气，或者因心力衰竭、低盐饮食，又并发过度换气而合并呼吸性碱中毒。实验室检查特征：①血 pH 值极度升高，表示重症碱中毒；②缓冲碱增加，碱剩余正值增大，表示代谢性碱中毒；③血 $PaCO_2$ 偏低，表示呼吸性碱中毒。

2. 互相抵消型混合性酸碱平衡紊乱

（1）代谢性酸中毒并发呼吸性碱中毒　如糖尿病酮症酸中毒或肾功能不全患者，原有代谢性酸中毒合并感染、高热、换气过度。实验室检查特征：血液 pH 可正常，缓冲碱降低，碱剩余负值增大，$PaCO_2$ 明显降低。

（2）代谢性碱中毒合并呼吸性酸中毒　如肺源性心脏病患者原发呼吸性酸中毒，其血液 pH 下降，但因频繁应用利尿剂而发生代谢性碱中毒，以致 pH 又升高。血 pH 值基本正常，缓冲碱偏高，碱剩余正值增大，$PaCO_2$ 明显升高，CO_2CP 增高，SB 增高，血钾、血氯降低。

（3）代谢性酸中毒合并代谢性碱中毒　如肾衰竭或糖尿病患者严重呕吐或补碱过多。血 pH 值可在正常范围、偏低、偏高，缓冲碱、CO_2CP、$PaCO_2$ 可互相抵消。

【治疗】

混合性酸碱平衡紊乱的治疗，必须抓住主要矛盾先行处理，即先处理其中一种较严重而主要的酸碱平衡紊乱，同时还要注意及时治疗原发病。此外，注意处理合并的水、电解质失调。

NOTE

第八章 风湿性疾病

第一节 总 论

风湿性疾病（rheumatic diseases）简称风湿病，泛指影响骨、关节及周围软组织，如肌肉、滑囊、肌腱、筋膜、神经等的一组疾病。包括各种关节炎在内的弥漫性结缔组织病（connective tissues disease，CTD）是风湿病的重要组成部分，但风湿病不只限于弥漫性结缔组织病。就中医学而言，本系统疾病主要对应于肢体经络及其所累及的脏腑病证。

【分类】

风湿病大致分为 10 类，包括近 200 种疾病，简要介绍如下。

1. 弥漫性结缔组织病 包括类风湿关节炎、幼年类风湿关节炎、系统性红斑狼疮、多发性肌炎与皮肌炎、系统性硬化症、系统性血管炎、干燥综合征、重叠综合征及其他（包括风湿性多肌病、脂膜炎、嗜酸性筋膜炎等）。

2. 脊柱关节病 包括强直性脊柱炎、反应性关节炎、银屑病性关节炎、炎性肠病性关节炎及未分化脊柱关节炎等。

3. 退行性关节病 骨关节炎（原发性、继发性）。

4. 与感染因素有关的关节炎 包括细菌、病毒、真菌、寄生虫等直接感染引起的关节炎，由感染间接引起的反应性关节炎、风湿热等。

5. 与代谢和内分泌相关的风湿病 包括痛风、假性痛风、马方综合征、免疫缺陷病、淀粉样变等。

6. 肿瘤相关的风湿病 包括原发性（如滑膜瘤、滑膜肉瘤等）和继发性（如多发性骨髓瘤、转移瘤等）。

7. 神经血管疾病 包括神经性关节病、压迫性神经病变（周围神经受压、神经根受压等）、雷诺病等。

8. 骨与软骨病变 包括骨质疏松、骨软化、肥大性骨关节病、弥漫性原发性骨肥厚、骨炎等。

9. 非关节性风湿病 包括关节周围病变、椎间盘病变、特发性腰痛、其他疼痛综合征（如精神性风湿病）等。

10. 其他有关节症状的疾病 包括周期性风湿病、间歇性关节积液、药物相关的风湿综合征、慢性活动性肝炎等。

【病因病理】

目前多数风湿病的发病机制尚未完全明确，但很多风湿病属于自身免疫性疾病范畴，自身免疫异常是这些风湿病最主要的共同发病机制。正常机体的免疫系统功能相当完善，对自身的组织抗原处于自身免疫耐受状态，若机体自身免疫耐受破坏，则发生自身免疫性疾病。感染可能是风湿病重要的发病因素。感染可直接引起组织（关节）炎症；亦可使机体对病原体或其持续产生的抗原产生免疫反应，由免疫复合物介导引起骨、关节、肌肉炎症；此外，机体对病原体的特异反应可与自身抗原起交叉反应，或在感染后发生器官特异性免疫反应并与自身抗原起交叉免疫反应，导致组织损伤。很多风湿性疾病特别是结缔组织病都发生于一定的遗传背景人群中，遗传及患者的易感性与疾病发生密切相关。最早被发现且研究最多的是人类主要组织相容性复合体（major histocompatibility complex，MHC），研究提示，MHC 在免疫应答过程中起着非常关键的作用，它们表现出很大程度的结构变异（即多态性）及连锁不平衡，而其多态性及连锁不平衡则影响自身免疫应答的类型并与很多自身免疫病的易感性密切相关，如 HLA-DR4 与类风湿关节炎关系密切，而 HLA-B 27 与强直性脊柱炎有强关联。此外，代谢障碍、内分泌异常、肿瘤、创伤与劳损等也是风湿性疾病常见的病因。

风湿病的病理改变有炎症性和非炎症性病变。炎症性病变除晶体性关节炎是因尿酸盐、焦磷酸钙等结晶所致外，其余大部分因免疫反应引起，后者表现为局部组织出现大量淋巴细胞、巨噬细胞、浆细胞浸润和聚集。血管病变是风湿病的另一常见的共同病理改变，亦以血管壁炎症为主，导致血管纤维素样坏死和（或）肉芽肿形成，造成局部组织器官功能障碍，CTD 的多系统损害常与此有关。

【临床表现】

1. 疼痛 关节、软组织疼痛是风湿性疾病最常见的症状之一。几乎所有的风湿性疾病均可发生疼痛，类风湿关节炎、强直性脊柱炎、银屑病关节炎、骨关节炎、痛风性关节炎等均以疼痛为主症。

2. 关节肿胀 风湿病所致的关节炎大多可见关节肿胀，与关节局部软组织炎性水肿以及关节腔积液有关。

3. 发热 是风湿病常见的症状之一，表现形式多样，如寒热往来、壮热、长期低热或持续高热不退等，多见于系统性红斑狼疮、皮肌炎、风湿热、类风湿关节炎、成人斯蒂尔病等。中医认为发热多由感受外邪或脏腑阴阳失调所致。

4. 麻木 常见于风湿病导致的周围神经病变，亦可由颈椎、腰椎退行性变以及神经卡压所致。

5. 肢节屈伸不利 多由关节肿痛或肌腱挛缩或关节畸形脱位所致，以类风湿关节炎、强直性脊柱炎最多见，也可见于骨关节炎、痛风、银屑病关节炎等。

6. 皮肤红斑 多发于四肢、胸部及面部，主要见于系统性红斑狼疮、皮肌炎、风湿热、白塞病等。

7. 皮下结节 多发生在关节的隆突部位。皮下结节多见于类风湿关节炎、风湿性关节炎及痛风性关节炎等。

8. 晨僵 是患者早晨醒来后自觉关节僵硬、屈伸不利的一种症状，多见于类风湿关节炎、强直性脊柱炎、骨关节炎等。关节晨僵持续的时间与炎症程度成正比。

9. 畏寒恶风 是风湿性疾病常见的症状。畏寒恶风既可以表现为全身的症状，亦可表现为肢体关节局部的症状，类风湿关节炎、强直性脊柱炎、骨关节炎等尤多见此症。

风湿病是系统性疾病，除了皮肤、关节、肌肉受累出现的关节肌肉疼痛、麻木、斑疹等常见症状外，常常出现多系统损害，在疾病发生发展过程中，临床表现千差万别。但各种风湿病均有其各自的特征性表现，在临床中应通过详尽的病史采集、仔细的体格检查以及相应的辅助检查来进行诊断和鉴别诊断。如系统性红斑狼疮的特征是育龄期女性多发，有多系统损害以及多种自身抗体（抗核抗体、抗 dsDNA 抗体、抗 Sm 抗体等）阳性；脊柱关节炎是青年男性多发，有炎性腰背痛、下肢非对称性关节炎以及肌腱附着点炎；类风湿关节炎则表现为侵蚀性、对称性多关节炎，类风湿因子和（或）抗 CCP 抗体等阳性，后期可出现关节畸形；多发性肌炎通常是四肢近端肌群及颈部肌群受累出现肌痛、肌无力，肌酶升高；干燥综合征的口眼干燥症状明显，常伴腮腺肿大、猖獗性龋齿、肾小管性酸中毒、高球蛋白血症等。

【实验室及其他检查】

一、一般检查

1. 血常规　风湿性疾病患者均可出现不同程度的贫血，多数为正色素性贫血，部分为低色素性贫血。白细胞总数可增高或降低。白细胞总数及中性粒细胞升高多见于成人 Still's 病、风湿热、皮肌炎、白塞病等；白细胞总数减少多见于系统性红斑狼疮、干燥综合征等。血小板计数减少多见于系统性红斑狼疮、血小板减少性紫癜、干燥综合征等；血小板增多可见于多动脉炎、韦格纳肉芽肿，偶见于类风湿关节炎等。

2. 尿常规　许多风湿性疾病可累及肾脏而出现尿液的异常，如系统性红斑狼疮、系统性硬化病等均可有肾脏损害，出现蛋白尿、血尿及管型尿。因此，尿常规的检查对判断风湿性疾病有无肾脏损害以及治疗后的变化均有一定的意义。

3. 血沉和 C 反应蛋白　血沉和 C 反应蛋白虽不是风湿性疾病的特异性诊断指标，但在某些程度上可反映疾病的急性炎症程度和治疗效果。大多数风湿性疾病活动期都可有血沉增快和 C 反应蛋白升高，通过治疗病情缓解后血沉和 C 反应蛋白往往明显下降，甚至正常。

4. 血生化检查　当风湿性疾病影响肝脏、心脏及肌肉时可出现血清酶及肌酸的异常。而肝肾功能又为用药后可能出现的损害提供诊断依据。

二、特异性检查

包括关节液、血清自身抗体和补体水平。

1. 关节液的检查　主要是鉴别炎症性或非炎症性的关节病变，以及导致炎症性反应的可能原因，如尿酸盐结晶、焦磷酸盐结晶和细菌的存在。正常关节液是草黄色、清亮、透明的黏性液体，若滑液中的白细胞增多，可使关节液变混浊，严重时可呈脓性。非炎症性关节病变的关节液白细胞计数一般在 2000/mm³ 以下，当白细胞超过 3000/mm³ 以上，中性粒细胞比例大于 50%，提示炎症性关节炎。若考虑感染性关节炎，可行关节液涂片做革兰染色或做细菌培养检查。

2. 自身抗体的检测　自身抗体的检测是风湿性疾病诊断和提示预后的重要工具，也是对风湿病可疑患者的常规筛查手段。但任何抗体检测均存在一定的假阳性、假阴性率，应结合临床表现综合判断。现介绍几种应用于风湿性疾病临床的自身抗体。

（1）抗核抗体（ANAs）　早期 ANA 检测只是针对核内成分的特异性自身抗体，但随着荧光法 ANA 检测（FANA）的广泛开展，能够检测到针对整个细胞成分的自身抗体，当前 ANA 检测已经扩展到针对核成分和胞浆成分的各种特异性抗体谱。ANAs 阳性的患者要考虑结缔组织病的可能性，但需注意正常老年人或其他非结缔组织病患者，血清中可能存在低滴度的 ANAs。因为细胞核包含多种成分，所以 ANAs 是抗核内多种物质的抗体。对 ANAs 阳性的患者，除了检测其滴度外，还要分清是哪一类 ANAs，不同成分的 ANAs 有其不同的临床意义，具有不同的诊断特异性。

（2）类风湿因子（RF）　见于类风湿关节炎、干燥综合征、系统性红斑狼疮等多种结缔组织病，但亦出现于感染性疾病，肿瘤等其他疾病及约 5% 的正常人群。因此 RF 特异性较差，对风湿性关节炎（RA）诊断有局限性。但在诊断明确的 RA 中，RF 滴度可判断其活动性。

（3）抗中性粒细胞胞浆抗体（ANCA）　是诊断小血管炎的有效指标，可分为胞浆型（c-ANCA）和核周型（p-ANCA），其中 c-ANCA 的靶抗原主要是丝氨酸蛋白酶-3（PR3），p-ANCA 的靶抗原主要是髓过氧化酶（MPO），两者均与血管炎相关。其中 c-ANCA 与肉芽肿性多血管炎关系密切，而 p-ANCA 则与显微镜下多血管炎、嗜酸性肉芽肿性多血管炎关系密切。

（4）抗磷脂抗体　目前临床常检测的抗磷脂抗体包括抗心磷脂抗体、狼疮抗凝物和 β_2-GPI 抗体等。本抗体与血小板减少、狼疮脑病、血管栓塞、习惯性流产有关。

3. 补体　测定血清总补体（CH50）、C3 和 C4 有助于对系统性红斑狼疮和血管炎的诊断、活动性和治疗后疗效反应的判定。在系统性红斑狼疮病情活动时 CH50 降低往往伴有 C3 或 C4 的低下。除系统性红斑狼疮外其他 CTD 出现补体水平降低者少见。

4. 人类白细胞抗原（HLA）检测　人类白细胞抗原分子 B27（HLA-B27）与有中轴关节受累的脊柱关节炎存在密切的关联。在强直性脊柱炎患者中，HLA-B27 阳性率高达 90% 以上，亦见于反应性关节炎、银屑病关节炎等脊柱关节炎患者，但临床中不能仅依据 HLA-B27 阳性诊断脊柱关节炎，正常人群中也有 10% 的阳性率，因此脊柱关节炎的诊断需结合临床。此外，其他一些风湿病也与 HLA 有明显的相关性，如 HLA-B5 与白塞病，HLA-DR2、DR3 与系统性红斑狼疮，HLA-DR3 与干燥综合征，HLA-DR4 与类风湿关节炎，HLA-DR5、DR8 与少关节型幼年型关节炎等均有一定关联。

三、影像学检查

影像学检查是一个重要的辅助检测手段。有助于各种关节、脊柱病的诊断、鉴别诊断、疾病严重性分期、药物疗效的判断等。

1. X 线　在关节病变中应用广泛，可了解骨关节形态和结构的改变，其缺点是关节破坏较小的病灶不易发现，对关节周围软组织除肿胀和钙化点外很难发现其他病变，因此 X 线平片对早期的关节炎不敏感。

2. 电子计算机体层显像（CT）　用于检测有多层组织重叠的病变部位，如骶髂关节、股骨头、胸锁关节、椎间盘等，其敏感度较 X 线平片高。头颅 CT 亦用于系统性红斑狼疮中枢神经病变的诊断；高分辨率肺部 CT 可用于发现早期合并于结缔组织病的肺间质病变；多排螺旋 CT 也可用于对大动脉炎的血管进行检查。

3. 磁共振显像（MRI）　对脑病、脊髓炎、关节炎、骨坏死、软组织脓肿、肌肉外伤、肌炎急性期的诊断均有帮助。

4. 超声检查　超声检查有无创性、便携性、价格便宜、无离子辐射和易于重复检查等优

NOTE

点。医生可以在一次检查中对患者多个关节进行评价，超声的"实时"成像能力能够对关节和肌腱活动进行动态评价，彩色多普勒和能量多普勒成像还可用于评估血管组织和软组织的炎症，此外超声还可用于指导穿刺引流、活检和注射治疗等。近十余年来，肌肉骨骼系统超声成像在风湿性疾病的诊断和随访中日益发挥重要的作用。

5. 血管造影 对疑有血管炎者有帮助，在结节性多动脉炎、大动脉炎时血管造影可以明确诊断和病变范围。但它属创伤性检查，故临床应用有一定限制性。

四、病理学检查

活组织检查所见病理对诊断有决定性意义，并有指导诊疗的作用。如唇腺活检诊断干燥综合征、肌肉活检诊断多发性肌炎/皮肌炎肾组织活检了解狼疮性肾炎的病理类型并指导治疗等。

【治疗】

风湿性疾病多为慢性病，治疗目的是改善疾病预后，保持其关节、脏器的功能，解除有关症状，提高生活质量。目前治疗风湿性疾病的原则是控制病情进展，改善生活质量。

1. 药物治疗 药物治疗主要包括非甾体抗炎药、糖皮质激素、改变病情抗风湿药三大类。

（1）非甾体抗炎药（nonsteroidal anti-inflammatory drugs，NSAIDS） 是改善风湿病各类关节肿痛的对症药物。通过抑制环氧化酶（COX），使前列腺素合成减少，从而产生解热、镇痛、抗炎、抗凝血等作用。此类药物起效快，有较强的抗炎止痛作用，但不能控制风湿病的病情进展，临床应用需与 DMARDs 药物联合使用。使用时应关注其消化道、肾脏及心血管不良事件的发生风险，注意随访监测。

（2）糖皮质激素 有强大的抗炎、抗免疫作用，在 CTD 中应用广泛，但有较多的不良反应，尤其是长期服用者。不良反应有药源性肾上腺皮质功能亢进、医源性肾上腺皮质功能不全、诱发和加重感染、血糖升高、消化性溃疡、骨质疏松、无菌性股骨头坏死、生殖和发育的影响、行为和精神异常等，临床应用时须掌握适应证和药物剂量，同时监测其不良反应。

（3）改变病情抗风湿药（disease-modifying antirheumatic drugs，DMARDS） 包括非生物制剂和生物制剂，可以在一定程度上缓解病情或阻止疾病的进展。非生物制剂包括甲氨蝶呤、来氟米特、环磷酰胺、硫唑嘌呤、羟氯喹、柳氮磺吡啶、青霉胺、吗替麦考酚酯、他克莫司、西罗莫司等。此类药物起效较慢，通常在治疗 2~4 个月后才逐渐显效，病情缓解后还需长期维持。这些药物作用机制各不相同，选择时应当个体化，并注意患者的年龄、生育计划、合并用药及合并症。近年来，随着对风湿病发病机制认识的深入和生物技术的进展，生物制剂应运而生。目前用于临床的有肿瘤坏死因子-α（TNF-α）抑制剂（包括依那西普、英夫利昔单抗、阿达木单抗等）、白介素-1（IL-1）拮抗剂（如阿那白滞素）、白介素-6（IL-6）受体拮抗剂（托珠单抗）和抗 CD20 单克隆抗体（利妥昔单抗）等。这些药物通过拮抗特定的致病性靶分子，可以靶向性地阻断疾病的发生和发展进程，是未来用于治疗风湿性疾病的重要发展方向之一。生物制剂的主要不良反应是感染、过敏反应以及部分药物存在增高肿瘤发生率的风险，因此在使用前应常规排查感染，尤其是病毒性肝炎和结核。

2. 辅助性治疗 静脉用免疫球蛋白、血浆置换、血浆免疫吸附等有一定疗效。因价格昂贵又不能脱离上述三种主要药物，故一般用于有一定指征的风湿病患者。

3. 外科疗法 包括矫形手术、人工关节置换、滑膜切除等，但手术不能从根本上控制疾病的发展，只能改善关节功能和提高患者的生活能力。

【中医学认识】

本系统疾病在中医学中主要对应经络肢体病证为主。经络肢体疾病在生理上以"通"为顺，而保证"通"的前提是经络通畅和气血充足；若经络受邪，痹阻不通，或脏腑气血受伤，脉络失养，均可导致疾病发生，所以其病机不外"不通"与"不荣"两种。若疾病日久，病邪入里，耗伤气血，损及脏腑，常表现为痰瘀互结、五脏阴阳气血亏虚之虚实夹杂证。中医治疗主要采用辨病与辨证相结合的方法。中医治疗的优势在于分期基础上的具体辨证论治。风湿性疾病的活动期大多从热毒、湿热、寒湿、瘀热、虚热论治，缓解期从虚（气虚、血虚、阴虚、阳虚）、痰、瘀论治。

目前临床上多采用中西医结合的治疗方法。中医药在增强治疗效果、减少西药的毒副作用、减少激素用量、改善症状体征、提高患者生活质量等方面均有很好的疗效。

第二节 类风湿关节炎

类风湿关节炎（rheumatoid arthritis，RA）是以侵蚀性、对称性多关节炎为主要表现的全身性自身免疫病。其特征为慢性、对称性、进行性多关节炎，临床表现为受累关节疼痛、肿胀、功能障碍，病变呈持续、反复发作的过程。其病理改变为关节滑膜的慢性炎症、增生、形成血管翳，侵犯关节软骨、骨和肌腱等，导致关节破坏，最终造成关节畸形和功能丧失，严重者出现内脏器官损害。

本病分布广泛，欧美国家的患病率为1%，我国为0.32%～0.36%，是造成我国人群劳动力丧失和致残的主要病因之一。RA可发生于任何年龄，30～50岁女性多发，男女患病比例约为1:3。

本病与中医学的"痹证"相似，属于"顽痹""历节"等范畴。

【病因病理】

一、西医病因病理

（一）病因及发病机制

本病病因至今尚未完全明确，可能与下列多种因素有关。

1. 感染因素 尚未被证实有导致本病的直接感染因子，但目前认为一些感染因素（病毒、支原体、细菌等）可能通过分子模拟等机制导致自身免疫反应。

2. 遗传因素 流行病学调查显示，RA的发病与遗传因素密切相关。家系调查发现RA患者的一级亲属发生RA的概率为11%，单卵双生子同时患RA的概率为12%～30%，而双卵孪生子同患RA的概率仅为4%。许多地区和国家研究发现HLA-DR$_4$单倍型与RA的发病相关。

3. 免疫因素 免疫紊乱被认为是RA主要的发病机制，以活化的CD_4^+T细胞和MHC-Ⅱ型阳性的抗原递呈细胞（antigen presenting cell，APC）浸润关节滑膜为特点。关节滑膜组织的某些特殊成分或体内产生的内源性物质也可能作为自身抗原被APC呈递给活化CD_4^+T细胞，启动特异性免疫应答，T 细胞、巨噬细胞活化产生大量细胞因子如 TNF-α、IL-1、IL-6、IL-8 等，促进炎症反应，破坏关节软骨和骨，造成关节畸形。IL-1 是引起 RA 全身症状如低热、乏力、急性期蛋白合成增多的主要细胞因子，是造成 C 反应蛋白和血沉升高的主要因素。

另外，B 细胞激活分化为浆细胞，分泌大量免疫球蛋白。免疫球蛋白与类风湿因子（rheumatoid factor，RF）形成的免疫复合物，经补体激活后可以诱发炎症。RA 患者中过量的 Fas 分子或 Fas 分子与 Fas 配体比值的失调都会影响到滑膜组织细胞的正常凋亡，使 RA 滑膜炎症得以持续。

（二）病理

类风湿关节炎的基本病理改变是滑膜炎。急性期滑膜表现为渗出和细胞浸润，滑膜下层小血管扩张，内皮细胞肿胀，间质有水肿和中性粒细胞浸润。慢性期滑膜变得肥厚，形成绒毛样突起（又名血管翳，具有极大的破坏性，是造成关节破坏、畸形和功能障碍的病理基础），突向关节腔内或侵入到软骨和软骨下的骨质。滑膜下层有大量淋巴细胞，呈弥漫状分布或聚集成结节状，如同淋巴滤泡。还可出现新生血管和大量被激活的成纤维细胞以及随后形成的纤维组织。

血管炎可发生在类风湿关节炎患者关节外的任何组织。它累及中、小动脉和（或）静脉，管壁有淋巴细胞浸润、纤维素沉着，内膜有增生，导致血管腔的狭窄或堵塞。类风湿结节为血管炎后的一种肉芽肿性反应，常见于关节伸侧受压部位的皮下组织。结节中心为纤维素样坏死组织，周围有上皮样细胞浸润，排列成环状，外被以肉芽组织，组织间含大量淋巴组织和浆细胞。

二、中医病因病机

本病发病多因先天禀赋不足，或劳逸不当，正气亏损，风、寒、湿、热等外邪乘虚而入，痹阻经络、关节，导致气血运行不畅，经络阻滞，日久气滞致瘀，津停为痰，瘀血痰浊阻滞经络，深入关节筋骨，甚则危害脏腑。

1. 正气亏虚　因先天禀赋不足，或因劳逸不当，耗伤正气，或因产后气血亏虚，导致外邪乘虚而入。正如《济生方·痹》云："皆因体虚，腠理空疏，受风寒湿气而成痹也。"

2. 风寒湿侵　户外作业、冒雨涉水、久居阴冷、出入冷库、坐卧潮湿等导致风寒湿邪入侵，痹阻经络，留滞关节，发为本病。

3. 风湿热侵　外感风湿热邪，或风寒湿痹，郁久化热，痹阻经络关节，发为本病。

4. 痰凝血瘀　正气不足，卫外不固，风寒湿热之邪乘虚侵袭肢节、经络，导致气血运行不畅，经络阻滞，或饮食不节，伤及脾胃，脾失健运，水湿不化精微，反聚为痰，痰浊瘀血阻滞经络关节，深入筋骨，侵袭脏腑，发为本病。

总之，正气不足是本病发生的内在基础，外邪侵袭是本病发生的外在条件。病初以邪实为主，病久伤正则虚实夹杂，若正虚邪盛则病情进入难治阶段。病位在关节、经络，与肝、脾、肾密切相关。

【临床表现】

本病的临床表现个体差异大，从轻微的少关节炎到急剧发展的进行性多关节炎，以及全身性血管炎表现均可出现。本病多以缓慢隐匿的方式起病，常伴有晨僵、低热，也可见高热、乏力、贫血、全身不适、体重下降等症状，以后逐渐出现典型的关节症状。少数患者则急剧起病，在数天内出现对称性、多发性关节炎。

一、关节表现

1. 晨僵　晨起后病变关节感觉僵硬，日间静止不动后也可出现，持续时间至少 1 小时者意义较大。95% 以上的 RA 均有晨僵。晨僵常被作为观察本病活动指标之一，只是主观性很强。

2. 关节痛与压痛　关节痛往往是最早的关节症状，最常出现在腕、掌指关节、近端指间关节，其次是足趾、膝、踝、肘、肩等关节，为对称性、持续性疼痛，时轻时重。疼痛的关节往往伴有压痛。

3. 关节肿　多因关节腔内积液或关节周围软组织炎症引起。病程较长者可因滑膜慢性炎症后的肥厚而引起肿胀。凡受累的关节均可肿胀，常见部位为腕、掌指关节、近端指间关节、膝等关节，亦多呈对称性。

4. 关节畸形　多见于较晚期患者。因滑膜炎的绒毛破坏了软骨和软骨下的骨质结构，造成关节纤维性或骨性强直，又因关节周围的肌腱、韧带受损使关节不能保持在正常位置，出现手指关节的半脱位如尺侧偏斜、屈曲畸形、天鹅颈样畸形等。

5. 特殊关节受累的表现　颈椎的可动小关节及周围腱鞘受累出现颈痛、活动受限，有时因颈椎半脱位而出现脊髓受压；肩、髋关节受累最常见的症状是局部疼痛和活动受限，髋关节常表现为臀部及下腰部疼痛；有 1/4 的 RA 患者出现颞颌关节受累，早期表现为讲话或咀嚼时疼痛加重，严重者张口受限。

6. 关节功能障碍　关节肿痛和结构破坏都可引起关节的活动障碍。

美国风湿病学会将因本病而影响生活的程度分为四级：Ⅰ级：能照常进行日常生活和各项工作；Ⅱ级：可进行一般的日常生活和某种职业工作，但参与其他项目活动受限；Ⅲ级：可进行一般的日常生活，但参与某种职业工作或其他项目活动受限；Ⅳ级：日常生活的自理和参与工作的能力均受限。

二、关节外表现

有 20%~30% 的患者于关节隆突部位及受压部位的皮下出现类风湿结节；类风湿血管炎可出现在患者的任何系统；RA 肺部表现多为肺间质病变、结节样改变、胸膜炎；RA 是发生心血管事件的独立危险因素之一。类风湿血管炎累及冠状动脉时并发冠心病、心肌梗死、血管炎，而累及心脏微小血管时，其发病更为隐匿和凶险；RA 患者也可出现心包炎和心脏瓣膜病变；本病小血管炎可导致多发性单神经炎；本病引发寰枢椎半脱位则可导致脊髓受压；滑膜炎导致正中神经受压出现腕管综合征；偶有患者发生轻微膜性肾病、肾小球肾炎等表现；30%~40% 本病患者出现继发的干燥综合征；本病可出现小细胞低色素性贫血；Felty 综合征是指类风湿关节炎者伴有脾大、中性粒细胞减少，有的甚至有贫血和血小板减少。

【实验室及其他检查】

1. 血常规　常见轻至中度贫血，活动期患者血小板可增高。

2. 炎性标志物　血沉（erythrocyte sedimentation rate，ESR）和 C 反应蛋白（CRP）在疾病活动期常升高，并与病情活动度相关。

3. 类风湿因子（RF） 可分为 IgM 型、IgG 型、IgA 型 RF，70% 患者血清检测 IgM 型 RF 阳性。RF 是 RA 的非特异性抗体，诊断 RA 必须与临床表现结合。

4. 抗角蛋白抗体谱 抗核周因子（anti-perinuclear factor，APF）抗体、抗角蛋白抗体（anti-keratin antibody，AKA）、抗聚角蛋白微丝蛋白抗体（anti-filaggrin antibody，AFA）、抗环瓜氨酸肽（anti-cyclic citrullinated peptide，CCP）抗体等，对 RA 的诊断和预后评估有重要意义。

5. 关节滑液检查 正常人关节腔内的滑液不超过 3.5mL。在关节有炎症时滑液增多，滑液中的白细胞数明显升高，可达（2000~7500）×10^6/L，且以中性粒细胞占优势。

6. 影像学检查

（1）X 线检查 双手、腕关节以及其他受累关节的 X 线片对本病的诊断有重要意义。根据关节破坏程度可将 X 线改变分为四期：Ⅰ期，在关节两端可见骨质疏松、关节周围软组织肿胀影；Ⅱ期，由于软骨破坏出现关节间隙狭窄；Ⅲ期，出现骨质破坏，可见囊性变和骨侵蚀；Ⅳ期，出现关节半脱位、纤维性或骨性强直。

（2）磁共振成像（MRI） MRI 在显示关节病变方面优于 X 线，近年已越来越多地应用到 RA 的诊断中。MRI 可以显示关节炎性反应初期出现的滑膜水肿、骨髓水肿和轻度关节面侵蚀，有益于 RA 的早期诊断。

（3）超声检查 高频超声能清晰显示关节腔、关节滑膜、滑囊、关节腔积液、关节软骨厚度及形态等，彩色多普勒血流显像（CDFI）和彩色多普勒能量图（CDE）能直观地检测关节组织内血流的分布，具有很高的敏感性。

【诊断与鉴别诊断】

一、诊断

RA 的诊断一般参照 1987 年修订的美国风湿病学会（American College of Rheumatology，ACR）类风湿关节炎的分类标准：①晨僵至少 1 小时（≥6 周）；②3 个或 3 个以上关节肿（≥6 周）；③腕、掌指或近端指间关节至少一个关节肿胀（≥6 周）；④对称性关节肿（≥6 周）；⑤有皮下结节；⑥手 X 线片改变，包括骨侵蚀及脱钙；⑦类风湿因子阳性（滴度>1∶20）。有上述七项中四项者即可诊断为类风湿关节炎。

1987 年标准过多依赖类风湿结节和骨侵蚀等代表疾病严重度和活动性的特征，不利于早期诊断。骨质破坏为不可逆生理过程，因此治疗 RA 的主要目标之一即为预防骨质破坏。临床医师应尽早开始 RA 治疗以达上述目标，这意味着须在患者满足 1987 年标准前即开始早期治疗。

2009 年 ACR 和欧洲抗风湿病联盟（European League Against Rhumatism，EULAR）提出了新的 RA 分类标准和评分系统，即：至少 1 个关节肿痛，并有滑膜炎的证据（临床或超声或 MRI），同时排除其他疾病引起的关节炎，并有典型的常规放射学 RA 骨破坏的改变，可诊断为 RA。

另外，该标准对关节受累情况、血清学指标、滑膜炎持续时间和急性时相反应物四个部分进行评分，总得分 6 分以上也可诊断 RA。

（1）受累关节 1 个中大关节（0 分）；2~10 个中大关节（1 分）；1~3 个小关节（2

分）；4~10个小关节（3分）；超过10个关节，至少1个为小关节（5分）。

（2）血清学 RF和抗CCP均阴性（0分）；RF或抗CCP至少一项低滴度阳性，低滴度定义为超过正常上限，但不高于3倍正常值上限（2分）；RF或抗CCP至少一项高滴度阳性，高滴度定义为超过3倍正常上限（3分）。

（3）滑膜炎持续时间 少于6周（0分）；6周或更长的时间（1分）。

（4）急性时相反应物 CRP和ESR均正常（0分）；CRP或ESR增高（1分）。

注：在每个部分内，取病人符合条件的最高分。例如，患者有5个小关节和4个大关节受累，评分为3分。

二、鉴别诊断

1. 骨关节炎 多见于50岁以上者，主要累及膝、髋等负重关节。活动时关节痛加重，可有关节肿胀和积液。骨关节炎患者的ESR多为轻度增快，RF阴性或低滴度阳性。X线显示关节边缘增生或骨赘形成，晚期由于软骨破坏出现关节间隙狭窄。

2. 痛风性关节炎 多见于中年男性，常表现为关节炎反复急性发作。好发部位为第一跖趾关节，也可侵犯膝、踝、肘、腕及手关节。本病患者血清自身抗体阴性，而血尿酸水平大多增高。慢性重症者可在关节周围和耳郭等部位出现痛风石。

3. 银屑病关节炎 该病以手指或足趾远端关节受累更为常见，发病前或病程中出现银屑病的皮肤或指甲病变，可有关节畸形，30%~50%的患者表现为对称性指间关节炎，RF多为阴性。

4. 强直性脊柱炎 本病以青年男性多发，主要侵犯骶髂关节及脊柱，部分患者可出现以膝、踝、髋关节为主的非对称性下肢大关节肿痛。该病常伴有肌腱端炎，HLA-B27可阳性，而RF阴性。骶髂关节及脊柱的X线改变对诊断有重要意义。

5. 其他疾病所致的关节炎 SS及SLE等其他风湿病均可有关节受累。但是这些疾病多有相应的临床表现和特征性自身抗体，一般无骨侵蚀。不典型的RA还需要与感染性关节炎、反应性关节炎鉴别。

【治疗】

一、治疗思路

类风湿关节炎的治疗原则是早期、达标、个体化治疗。达标治疗是达到临床缓解（没有明显的炎症活动症状和体征）或疾病低活动度（防止结构损害，保持机体功能和社会角色，提高远期生活质量）。个体化治疗是通过阶段性评价疾病活动性，调整治疗方案，提高临床效果，从而使其疗效达标。中西医结合治疗在类风湿关节炎治疗中优势显著，根据病程及疾病类型不同，可选择以下治疗策略。

1. 发病初期（一般为病程3个月以内），可以中药治疗为主，按照中医辨证论治的原则，口服中药汤剂配合外治法，包括中药外敷、理疗等，同时可给予针灸治疗。治疗过程中，定期观察临床及实验室指标，随时调整治疗方案。关节症状严重者，可加用非甾体类抗炎药（NSAIDs）。病情进展迅速者，可加用抗风湿药（DMARDs）。雷公藤多苷适用于该阶段的非育龄期患者。

2. 病情进展迅速者，以 NSAIDs 控制关节肿痛的症状，以 DMARDs 控制病情的进展。此阶段病情按中医辨证以湿热瘀阻证为主，以清热解毒、疏风化湿、活血通络为治法。

3. 缓解期可用 DMARDs 与中药联合，以控制病情，防止复发。晚期有关节畸形者，配合理疗及其他康复治疗恢复关节功能，有贫血及脏器损害者，以中药扶助正气，调节免疫功能。

二、西医治疗

（一）一般性治疗

包括休息、关节制动（急性期）、关节功能锻炼（恢复期）、物理疗法等。卧床休息只适宜于发热、急性期以及内脏受累的患者。

（二）药物治疗

根据药物的性能，治疗 RA 的常用药物可分为四大类：非甾体类抗炎药（NSAIDs）、改善病情抗风湿药（DMARDs）、糖皮质激素和生物制剂。

1. 非甾体类抗炎药 NSAIDs 具有镇痛抗炎作用，是改善关节症状的常用药物，但不能改善病情进展，必须与改善病情药同服。①布洛芬：每日剂量为 1.2~3.2g，分3~4 次服用；②双氯芬酸：每日剂量为 75~150mg，分 2~3 次服用；③塞来昔布：每日剂量为 200~400mg，分 1~2 次服用；④美洛昔康：每日剂量为 7.5~15mg，分 1~2 次服用；⑤萘普生：每日剂量为 0.5~1.0g，分 2 次服用；⑥洛索洛芬：每日剂量 120mg，分 2 次服用。此类药物的不良反应包括胃肠道症状、肝肾功能损害以及可能增加的心血管不良事件。使用中应注意种类、剂量和剂型的个体化；尽可能用最低有效量、短疗程；一般先选用一种 NSAIDs，足量应用 1~2 周无效时再换用另一种制剂，避免同时服用 2 种或 2 种以上 NSAIDs；对有消化性溃疡病史者，宜用选择性COX-2 抑制剂或其他 NSAIDs 加质子泵抑制剂；心血管高危人群应谨慎选用 NSAIDs。

2. 改善病情抗风湿药 本类药物起效时间长，临床症状的明显改善需 1~6 个月，有延缓和改善病情进展的作用。

（1）甲氨蝶呤（methotrexate，MTX） 是目前治疗 RA 的首选药物。它可抑制细胞内二氢叶酸还原酶，抑制嘌呤合成，同时具有抗炎、免疫抑制作用。每周剂量为 7.5~20mg，以口服为主（1 日之内服完），亦可静注或肌注。4~6 周起效，疗程至少半年。不良反应有肝损害、肾损害、胃肠道反应、骨髓抑制等。

（2）柳氮磺胺吡啶（sulfasalzine，SSZ） 剂量为每日 2~3g，分 2 次服用，由小剂量开始，会减少不良反应。对磺胺过敏者禁用。

（3）来氟米特（leftunomide，LEF） 50mg，每日 1 次，口服，3 天以后 10~20mg，每日 1 次。主要用于病程较长、病情重及有预后不良因素的患者。主要不良反应有腹泻、瘙痒、高血压、肝酶增高、皮疹、脱发和白细胞下降等。因有致畸作用，故孕妇禁服。服药期间应定期查血常规和肝功能。

（4）羟氯喹 用于病程较短、病情较轻的患者。对于重症或有预后不良因素者应与其他 DMARDs 合用。该类药起效缓慢，2~3 个月见效。用法为羟氯喹 100~200mg，每日 2 次，不良反应为视网膜病变与心脏传导阻滞，应定期检查眼底和心电图。

3. 生物制剂 可治疗 RA 的生物制剂主要包括肿瘤坏死因子-α（TNF-α）拮抗剂、IL-1 和 IL-6 拮抗剂、抗 CD_{20} 单抗以及 T 细胞共刺激信号抑制剂等。

（1）TNF-α 拮抗剂 包括依那西普、英夫利西单抗和阿达木单抗。此类药起效快，能抑制骨破坏。依那西普的用法是 25mg，皮下注射，每周 2 次，或 50mg，每周 1 次。英夫利西单抗的用法是 3~10mg/kg，第 0、2、6 周各 1 次，之后每 4~8 周 1 次，剂量为 3mg/kg。阿达木单抗用法是每次 40mg，皮下注射，每 2 周 1 次。

（2）IL-6 拮抗剂　托珠单抗（tocilizumab）主要用于中重度 RA，对 TNF-α 拮抗剂反应欠佳的患者可能有效。推荐的用法是 4~8mg/kg，静脉输注，每 4 周 1 次。

（3）IL-1 拮抗剂　阿那白滞素（anakinra），推荐剂量为 100mg/d，皮下注射。

生物制剂可有注射部位反应或输液反应，有增加感染和肿瘤的风险，偶有药物诱导的狼疮样综合征以及脱髓鞘病变等。用药前应进行结核筛查，除外活动性感染和肿瘤。

4. 糖皮质激素　其强大的抗炎作用能迅速缓解关节症状及全身炎症，RA 使用糖皮质激素应采用中小剂量（强的松 <20mg/d）、短疗程，作为 DMARDs 起效前的"桥梁"。使用糖皮质激素必须同时应用 DMARDs，若伴有心、肺、眼和神经系统等器官受累的重症患者，可短期使用中到大量激素（强的松 30~40mg/d），一旦缓解迅速减至小剂量维持（强的松 <10mg/d）。关节腔注射糖皮质激素有利于减轻关节炎症状，但可能增加关节感染的风险，一年内不宜超过 3 次。使用糖皮质激素应注意补充钙剂和维生素 D 以防止骨质疏松，警惕感染、高血压、血糖增高等副作用。

（三）外科手术治疗

包括关节置换和滑膜切除手术，前者适用于较晚期有畸形并失去功能的关节。滑膜切除术可使病情得到一定的缓解，但当滑膜再次增生时病情又趋复发，所以必须同时应用 DMARDs。

三、中医治疗

（一）辨证论治

1. 风湿痹阻证

症状：肢体关节游走性疼痛，肿胀重着，屈伸不利。舌质淡红，苔白腻，脉濡或浮缓。

治法：祛风除湿，通络止痛。

方药：羌活胜湿汤加减。风邪偏盛、关节游走疼痛者，加桑枝；湿邪偏盛、关节肿胀者，加白芥子、茯苓。病在颈项上肢者，加姜黄、葛根，病在下肢者，加牛膝、木瓜。

2. 寒湿痹阻证

症状：肢体关节冷痛、肿胀，遇寒加重，得温痛减，关节拘急，屈伸不利，晨僵、畏寒。舌质淡，苔白或白腻，脉弦紧、弦缓或沉等。

治法：温经散寒，祛湿通络。

方药：乌头汤加减。关节疼痛剧烈者，加蕲蛇搜风通络，关节冷痛明显者，加附子、干姜。

3. 湿热痹阻证

症状：关节红肿热痛，晨僵，发热，口渴，纳呆，大便黏滞不爽，小便黄，舌质红，苔黄或黄腻，脉濡数或滑数。

治法：清热除湿，祛风通络。

方药：宣痹汤合三妙散加减。关节肿胀明显者，加海桐皮通络化湿，发热明显者，加金银花、白花蛇舌草、连翘。

4. 痰瘀互结证

症状：关节肿痛日久不消，屈伸受限，肢体顽麻，晨僵，皮下结节，肌肤紫暗，舌质暗红或有瘀斑、瘀点，苔白或厚腻，脉沉细涩或沉滑。

治法：活血化瘀，祛痰通络。

方药：身痛逐瘀汤合指迷茯苓丸加减。关节疼痛剧烈者，加乳香、延胡索、土鳖虫。伴见血管炎者，合用四妙勇安汤以清热解毒、活血养阴。

5. 肝肾亏虚证

症状：骨节顽疼僵硬，肿大变形，活动受限，筋脉拘急，肌肉萎缩，形体消瘦，腰膝酸软无力，舌质淡红，苔薄白，脉沉细。

治法：补益肝肾，蠲痹通络。

方药：独活寄生汤加减。气血亏虚者，加八珍汤补益气血；关节痛甚者，加全蝎、蜈蚣搜风通络。

（二）常用中药制剂

1. 雷公藤多苷片 功效：祛风解毒，除湿消肿，舒经通络，有抗炎及免疫抑制作用。用于风湿热瘀，毒邪阻滞所致的类风湿关节炎等疾病。口服，每次 10~20mg，每日 3 次，症状控制后，逐渐减量或间歇治疗。主要不良反应为性腺抑制，肝肾损伤等。

2. 青藤碱（正清风痛宁缓释片） 功效：祛风除湿，活血通络，消肿止痛，有镇静、抗炎、免疫调节作用，用于风寒湿痹证。饭前口服，每次 60~120mg，每日 2 次。常见不良反应为皮肤过敏等。

3. 白芍总苷胶囊 功效：养血柔肝，缓急止痛，具有抗炎、免疫调节作用。口服，常用剂量为 600mg，每日 2~3 次。主要不良反应为软便，大便次数增多等。

【预后】

RA 患者的预后与病程长短、病情程度及治疗有关。对具有多关节受累、关节外表现、血清中有高滴度自身抗体和 HLA-DR$_4$ 阳性以及早期出现骨破坏的患者应给予积极的治疗。大多数 RA 患者经规范内科治疗可以达到临床缓解。

【预防与调护】

1. 预防

（1）防范寒湿。潮湿是诱发本病的重要因素，忌汗出当风，或睡于风口，或卧于地上（尤其是水泥地及砖石之地），或露宿达旦。

（2）保持精神愉快和情绪乐观，对本病治疗有着积极的作用。

（3）加强体育锻炼，提高抗病能力，使全身气血流畅。调节体内阴阳平衡，是对本病巩固和提高疗效的根本保证。

2. 护理

（1）生活护理 疾病给患者生活带来诸多不便，需要帮助与指导。对肢体功能丧失、卧床不起者，要防止褥疮发生。对严重关节功能障碍者，还须防止跌仆、骨折等意外发生。

（2）姿态护理（体位护理） 由于本病患者姿态异常，往往会影响今后的生活和工作。姿态护理的目的是及时纠正患者的不良姿态、体位。

（3）功能锻炼护理 通过关节功能锻炼，避免出现僵直挛缩，防止肌肉萎缩，恢复关节功能，促进机体血液循环，改善局部营养状态。

第三节 系统性红斑狼疮

系统性红斑狼疮（systemic lupus erythematosus，SLE）是一种多因素（遗传、性激素、环境、感染、药物、免疫反应各环节）参与的特异性的自身免疫病，血清中出现以抗核抗体为代表的多种自身抗体和多系统受累是 SLE 的两个主要临床特征。肾衰竭、感染、中枢神经系统损伤是死亡的主要原因。本病好发于女性，尤其是 20~40 岁的育龄期妇女，男女之比为 1∶7~1∶9。有色人种比白人发病率高，我国患病率约为 30.13~70.4/10 万。

本病与中医学的"阴阳毒"相似，可归属于"鬼脸疮""红蝴蝶疮""蝶疮流注""痹证""水肿""虚劳"等范畴。

【病因病理】

一、西医病因病理

（一）病因及发病机制

SLE 的病因和发病机制尚未完全明确，根据目前的研究，认为与遗传因素、环境因素、体内激素水平的变化等因素有关。

1. 遗传 SLE 存在遗传的易感性，如 SLE 患者的第一代亲属中 SLE 的发病率较普通人群高约 8 倍，而同卵双胞胎的临床发病率比异卵双胞胎增加约 10 倍。近年对 SLE 遗传学的研究显示，SLE 与人类组织相容性复合体 HLA-DR 和 DQ 的某些基因位点关系密切，SLE 的易感基因如 HLA-DR2、HLA-DR3 等，在患者中的发生频率高于正常人。

2. 环境因素 日光、紫外线、某些化学药品（如肼苯达嗪、青霉胺、磺胺类等）、某些食物成分（如苜蓿芽）都可能诱发 SLE。

3. 性激素 SLE 以女性占绝对多数，月经初潮前及绝经期后女性发病率较少，而育龄期、妊娠期发病率明显增加。无论男性或女性 SLE 病人，其 $16-\alpha$-羟化雌酮和雌三醇水平均显著增高；女性避孕药有时可诱发狼疮样综合征；雌性 NZB-SLE 模型小鼠阉割卵巢可使病情缓解，而雄性 SLE 模型鼠阉割睾丸可使病情加重。研究表明，雌性激素可增加 B 细胞产生针对 DNA 的抗体，而雄激素可抑制此种反应。

4. 免疫学异常 免疫系统紊乱贯穿了 SLE 的整个发病过程，这是由于 T、B 淋巴细胞高度活化以及下调这些反应的多个调控通路失常引起的。遗传、性别等内在的易感因素加上外在的环境因素（也包括感染或其他不明抗原的刺激等），使人体持续存在异常的抗原表达，这些抗原通过 Toll 样受体（TLR）活化树突状细胞和 B 细胞，活化的细胞随之激活 T 淋巴细胞，而在 T 细胞活化的刺激下，B 细胞成熟为浆细胞并分泌大量自身抗体，自身抗体与相应的自身抗原结合形成免疫复合物，攻击组织引起补体活化和炎症反应，从而造成大量组织损伤。

（二）病理

本病的主要病理改变是炎症反应和血管异常。

患者的皮损处活检可见真皮与表皮交界处有免疫球蛋白沉积，基底层角质细胞受损，真皮表皮交界、血管周围和皮肤附属器存在以淋巴细胞浸润为主的炎症。

NOTE

肾脏活检发现，大多数 SLE 患者均存在轻重不等的肾脏损害。主要病变是肾小球内细胞的增殖与浸润，免疫复合物沉积以及肾小球毛细血管襻的坏死，此外肾小管-间质和血管也常受累。2003 年国际肾脏病协会（ISN）及肾脏病理学会工作组（PRS）将狼疮性肾炎分为六型：①轻微病变性狼疮性肾炎；②系膜增生性狼疮性肾炎；③局灶性狼疮性肾炎（累及<50%肾小球）；④弥漫性狼疮性肾炎（累及≥50%肾小球）；⑤膜性狼疮性肾炎；⑥终末期硬化性狼疮性肾炎。

脾脏可见小动脉周围有显著向心性纤维组织增生，呈"洋葱皮样"病变，尤以脾脏中央动脉为明显。心脏瓣膜的结缔组织反复发生纤维蛋白样变性可形成赘生物。

二、中医病因病机

中医认为本病起于先天禀赋不足，肝肾阴亏，精血不足，或因情志内伤，劳倦过度，或日光暴晒，或药物所伤等，导致热毒入里，燔灼阴血，瘀血阻络，血脉不通，皮肤受损，渐及关节、筋骨、脏腑而成本病。

1. 先天不足 本病好发于育龄期女性，女子以阴血为本，《灵枢·五音五味》篇有云："妇人之生，有余于气，不足于血，以其数脱血也。"女性多种生理活动，如月经、妊娠、哺乳等，均可伤及阴血，暗耗真阴，若先天禀赋不足，素有肾精亏虚者则易于发病。肾为先天之本，藏五脏六腑之精，先天不足，真阴亏耗，若遇后天失调，则命相火动，水亏于下，火炎于上，阴火燔灼，真阴愈亏，百病由生。《景岳全书·虚损》曰："肾水亏，则肝失所滋而血燥生；肾水亏，则水不归源而脾痰起；肾水亏，则心肾不交而神色败；肾水亏，则盗伤肺气而喘嗽频……故曰：虚邪之至，害必归肾；五脏之伤，穷必归肾。"病久阴损及阳，可致阴阳两虚，使病情加重。

2. 毒邪损伤 外感六淫邪气，邪气阻滞经络，气血运行不畅，可致肢节肿胀疼痛，久则内舍脏腑，损伤五脏。若为风、暑、火、燥四阳邪外袭，或日光曝晒，或五志过极，或恣食发物，或服药不当，均可蕴生热毒，毒邪消灼阴液，耗伤阴精，发斑动血，在临床上可见发热、面部红斑、皮肤斑疹、黏膜溃疡，甚至咳血、吐血、神昏谵妄等症。

3. 瘀血阻络 真阴不足，水亏火旺，复感外邪，热邪燔灼津血，耗伤营阴，则致血行滞涩，留而为瘀；邪气阻滞经络，血行不畅可致瘀；热毒炽盛，迫血妄行，血溢脉外亦可致瘀；此外病程日久，阴损及阳，气虚则血滞，亦容易导致瘀血形成。瘀热阻塞体表脉络，则瘀点满布，甚至肢痛难忍。瘀热阻塞上焦，水道不能通调，积而为饮，心肺受损；瘀热阻塞中焦，脾胃受损，气血不足，气不摄血，热逼血行，血不循经，溢于脉外则衄血紫斑，月经不调，或见血尿；瘀热闭塞下焦水道，肝肾受损，则见腰痛、浮肿、腹水等；瘀热上入清窍，则偏瘫瘛疭。

本病基本病机是素体不足，真阴亏虚，瘀毒阻络，内侵脏腑。病位在经络、血脉，与心、脾、肾密切相关，可累及于肝、肺、脑、皮肤、肌肉、关节等多个脏器组织。其病性属本虚标实，真阴不足为本，热毒、瘀血、积饮为标。

【临床表现】

一、主要症状

本病涉及多个系统损害，临床症状多样，患者间临床表现差异较大。

早期患者多无明显症状，可有疲倦、乏力、体重减轻等。活动期可有发热、关节痛、肌痛、脱发、口腔溃疡等临床表现。SLE 的皮损多样化，常见的有光过敏、面部蝶形红斑、盘状红斑、网状青斑、雷诺现象等。其中蝶形红斑是 SLE 特征性的皮肤改变。关节受累多为对称性、游走性、非侵蚀性的关节肿痛，多数患者可出现 Jaccoud 关节病；部分患者可出现肌痛和肌无力，但肌酸磷酸激酶明显增高者少见。累及心脏者可出现心包炎、心肌损害、心内膜炎或冠状动脉受累，有心悸、气促、心前区不适等临床表现，严重者可发生急性心肌梗死、心力衰竭甚至死亡。累及肺脏者以胸膜炎、胸腔积液多见，多为中小量、双侧性；亦可表现为肺间质的浸润和实质病变，出现气促、咳嗽等症；约 2% 合并弥漫性肺泡出血，病情凶险，临床主要表现为咳嗽、咯血、低氧血症、呼吸困难。累及肾脏者可表现为蛋白尿、血尿、管型尿、水肿、高血压等，乃至肾衰竭；对于进展至终末期肾病者，需长期以肾脏替代治疗维持生命；肾衰竭是 SLE 的主要死亡原因之一。累及消化系统者可出现肠系膜血管炎、蛋白丢失性肠炎、肝脏损害等，有食欲不振、腹痛、呕吐、腹泻等临床表现，少数可并发急腹症，如急性胰腺炎、肠坏死、肠梗阻，这些往往与 SLE 活动性相关。10% 患者可累及中枢神经系统，轻者仅有头痛、焦虑状态、性格改变、记忆力减退或轻度认知障碍，重者可表现为急性精神混乱状态、精神病、脑血管意外、癫痫、脊髓炎等。外周神经受累有多发性单神经炎、颅神经病变、神经丛病及自主神经病等。血液系统受累可出现三系减少，血小板减少明显者易发生各系统出血，约 10% 的贫血属于 Coombs 试验阳性的溶血性贫血。眼部受累可发生结膜炎、葡萄膜炎、视网膜血管炎及视神经病变等，严重者可在数日内致盲，需早期及时治疗。

二、体征

1. 皮肤 SLE 患者的皮肤损害表现多样，可分为狼疮特异性和非特异性，狼疮特异性皮损又可分为急性、亚急性及慢性皮疹三类。鼻梁和双颧颊部出现的呈蝶形分布的红斑是 SLE 特征性的急性皮损改变，此外还可出现全身红斑、大疱性病变等急性皮损；亚急性皮疹可表现为环形红斑或丘疹鳞屑型皮损；慢性皮损以盘状红斑、狼疮性脂膜炎、冻疮样皮损常见。SLE 的非特异皮损可见甲周红斑、多形红斑、荨麻疹、网状青斑和雷诺现象等。

2. 光过敏 部分 SLE 患者有光过敏，表现为在被日光或荧光中的 B 型紫外线（UVB）照射后可产生皮疹。

3. 黏膜 SLE 的黏膜病变不少见，如口唇、软腭、硬腭、齿龈、舌、鼻腔弥漫性潮红、点状出血、糜烂、水疱或溃疡等皆可出现。

4. 脱发 大多数狼疮患者可出现脱发，其特征是毛发稀疏且易断裂，常沿正面发际发生，严重程度与疾病活动度相关。

5. 关节、肌肉 常为对称性的多关节肿痛，手、腕、膝最常见。仅 10% 的患者会出现关节畸形，多是由关节周围肌腱受损引起的非侵蚀性关节半脱位所致，一般可维持正常的关节功能。肌肉受累可出现肌痛、肌无力，以四肢近端肌肉为主。

6. 心血管 心包炎常见，可有心包积液，但心包填塞或缩窄性心包炎少见，心包积液较多时听诊可出现心音遥远、低钝。发生心肌炎可见心律失常、心脏增大等。

7. 肺 胸腔积液常见，多为双侧、中小量；若胸腔积液较多，则听诊患侧呼吸音减弱。急性狼疮性肺炎在两肺底常闻及广泛湿啰音，而部分肺间质病变患者可闻及 velcro 啰音。肺动脉高压有肺动脉瓣区第二心音亢进，右心衰竭时可有三尖瓣关闭不全的杂音和出现右室奔马律。

8. 肾脏 早期多表现为无症状的尿异常；随着病程的发展，尿蛋白增多，血清白蛋白水平下降以及肾功能受损，患者可出现泡沫尿、水肿等。

9. 消化系统 肠系膜血管炎、腹膜炎可引起弥漫性腹痛。

10. 神经系统 除精神症状外，还可有神经系统的定位表现，如动眼神经、展神经麻痹，偏瘫，失语，或发生癫痫、高颅内压等。有些病人可出现周围神经病变，表现为感觉障碍，肌无力，腕或足下垂等。

11. 血液系统 贫血患者常见面色萎黄，呈贫血貌；若出现溶血性贫血，可致皮肤、巩膜黄染。有因血小板减少而出血者，视不同出血部位而出现相应体征。

12. 脾、淋巴结肿大 约20%患者有无痛性轻、中度淋巴结肿大，以颈部和腋下为多见，约15%患者有脾大。

三、主要并发症

1. 干燥综合征（SS） 有约30%的SLE伴有继发性干燥综合征，有外分泌腺受累，表现为口干、眼干，常有血清抗SSA、抗SSB抗体阳性。

2. 抗磷脂抗体综合征（APS） 在SLE活动期可发生抗磷脂抗体综合征，表现为动脉和（或）静脉血栓形成，习惯性自发性流产，血小板减少，血清中出现抗磷脂抗体。

【实验室及其他检查】

1. 一般检查 血沉在活动期常增高；C反应蛋白通常不高，合并感染或关节炎较突出者则可增高；活动期SLE的血细胞三系中可有一系或多系减少（需除外药物所致的骨髓抑制）；尿常规出现尿蛋白、红细胞、白细胞、管型等提示临床肾损害。

2. 自身抗体

（1）**抗核抗体（ANA）** 见于几乎所有的SLE患者，但特异性低，它的阳性不能作为SLE与其他结缔组织病的鉴别依据。

（2）**抗双链DNA（dsDNA）抗体** 为诊断SLE的标志抗体之一，多出现在SLE的活动期，抗dsDNA抗体的滴度与疾病活动性密切相关，尤其与狼疮性肾炎活动性相关。有些患者的抗dsDNA抗体升高预示着病情反复。

（3）**抗ENA抗体谱** 抗Sm抗体为诊断SLE的标志抗体之一，但它与狼疮病情活动性不相关。抗SSA（Ro）抗体和抗SSB（La）抗体对于SLE患者无疾病特异性，与SLE继发干燥综合征、新生儿狼疮、光过敏及中枢神经系统病变等有关。抗RNP抗体阳性常与SLE的雷诺现象和肌炎有关，但其他结缔组织病亦可阳性，因此对SLE的诊断特异性不高。抗rRNP抗体在诊断SLE时特异性较高，与SLE的神经精神表现（尤其是狼疮性精神病）相关。

（4）**抗磷脂抗体** 包括狼疮抗凝物、抗心磷脂抗体、抗β_2-糖蛋白1（β_2GP1）抗体、梅毒血清试验假阳性，其抗原均为自身不同的磷脂成分。结合患者多发性血栓形成、习惯性自发性流产以及血小板减少等特异的临床表现可诊断是否合并继发性APS。

（5）**其他自身抗体** 抗组蛋白、抗红细胞膜（与溶血有关）、抗血小板膜、抗淋巴细胞膜、抗神经元（与狼疮脑损害有关）等抗体均可阳性。此外，约15%的患者血清类风湿因子阳性。

3. 补体 CH50、C3、C4降低，有助于SLE的诊断，血清补体C3、C4水平与SLE活动度呈负相关。血清补体极度低下，提示疾病处于进展期，常伴有或即将出现严重的系统损害，是应用激素和免疫抑制剂的信号。

4. 肾活检病理检查　对狼疮肾炎的诊断、治疗和评估预后均有价值。肾组织示慢性病变为主，而活动性病变少者，对免疫抑制治疗反应差，反之，治疗反应好。肾组织活动性病变表现为肾小球细胞增殖，纤维蛋白样坏死，核破裂，细胞新月体，透明血栓，白金耳样改变，白细胞浸润，小管间质单核细胞浸润；慢性病变表现为肾小球硬化、纤维新月体、肾间质纤维化和肾小管萎缩等。

5. X 线及影像学检查　有助于早期发现器官损害。如头颅 CT、MRI 对患者脑部的梗死性或出血性病灶的发现和治疗提供帮助；高分辨率 CT 有助于早期肺间质性病变的发现。超声心动图对心包积液、心肌、心瓣膜病变、肺动脉高压等有较高敏感性而有利于早期诊断。

【诊断与鉴别诊断】

一、诊断

目前普遍采用美国风湿病学会（ACR）1997 年推荐的 SLE 分类标准（见表 8-1）。该分类标准的 11 项中，符合 4 项或 4 项以上者，除外感染、肿瘤和其他结缔组织病可以诊断为 SLE。需强调的是，患者病情的初始或许达不到诊断标准，但随着病情的进展，才逐渐出现相关的系统损害，因此对于免疫学异常和有高滴度抗核抗体的患者，即使临床诊断不够条件，也应密切随访，以便尽早作出诊断和及时治疗。

表 8-1　1997 年 ACR 修订的系统性红斑狼疮分类标准

1. 颊部红斑	固定红斑，扁平或高起，在两颧突出部位，常不累及鼻唇沟附近皮肤
2. 盘状红斑	片状高起于皮肤的红斑，黏附有角质脱屑和毛囊栓；陈旧病变可发生萎缩性瘢痕
3. 光过敏	对日光有明显的反应，引起皮疹，从病史中得知或医生观察到
4. 口腔溃疡	经医生观察到的口腔或鼻咽部溃疡，一般为无痛性
5. 关节炎	非侵蚀性关节炎，累及 2 个或更多的外周关节，有压痛、肿胀或积液
6. 浆膜炎	胸膜炎或心包炎
7. 肾脏病变	尿蛋白>0.5g/24h 或+++，或管型（红细胞、血红蛋白、颗粒或混合管型）
8. 神经系统病变	癫痫发作或精神病，除外药物或已知的代谢紊乱
9. 血液学疾病	溶血性贫血，或白细胞减少，或淋巴细胞减少，或血小板减少
10. 免疫学异常	抗 ds-DNA 抗体阳性，或抗 Sm 抗体阳性，或抗磷脂抗体阳性（包括抗心磷脂抗体、或狼疮抗凝物、或至少持续 6 个月的梅毒血清试验假阳性三者中具备一项阳性）
11. 抗核抗体	在任何时候和未用药物诱发"药物性狼疮"的情况下，抗核抗体滴度异常

二、鉴别诊断

1. 类风湿关节炎　类风湿关节炎和系统性红斑狼疮均可出现关节病变。但类风湿关节炎好发于中老年女性，则以慢性、对称性、进行性多关节炎为主要表现，腕、掌指及近端指间关节等小关节受累常见，晨僵明显，RF 滴度较高，还可有抗 CCP 抗体阳性，后期因关节软骨、骨侵蚀及肌腱受损，可导致关节畸形和功能丧失。而系统性红斑狼疮好发于育龄期女性，关节发生骨侵蚀罕见，有特征性的皮疹、口腔溃疡以及肾脏、血液、中枢神经等多系统的损害，抗 ds-DNA 抗体、抗 Sm 抗体阳性和高滴度的 ANA 阳性。

2. 白塞病　白塞病与系统性红斑狼疮均可有口腔溃疡和关节病变。白塞病多还伴有反复发作的生殖器溃疡和眼色素膜炎，皮肤针刺反应阳性或有皮肤结节红斑，少数患者也可出现血管及中枢神经系统损害，但抗 dsDNA 抗体及抗 Sm 抗体阴性，二者不难鉴别。

3. 肾小球肾炎与肾病综合征　对有面部蝶形红斑或颊部红色斑丘疹等典型皮损的狼疮性肾炎，临床不难鉴别。但对缺乏典型皮损的 SLE 患者，当累及肾脏出现水肿及尿蛋白时，应注意与慢性肾炎及肾病综合征相鉴别。SLE 除肾脏损害外，往往具有多系统和多脏器受累的表现，且某些免疫学检查，如抗核抗体、抗 dsDNA 抗体、抗 Sm 抗体、LE 细胞和 LBT 试验等均可呈阳性。对早期不典型临床难以确诊者，必要时可进行肾活检鉴别。

4. 原发性血小板减少性紫癜　部分 SLE 血液系统异常比较突出，贫血、白细胞减少、血小板减少，且伴发血管炎，酷似原发性血小板减少性紫癜，但原发性血小板减少性紫癜多有骨髓巨核细胞增多或正常，有成熟障碍，血小板生存时间缩短，PAIg、PAC3 阳性，对脾切除治疗有效，而 ANA、抗 dsDNA 抗体、抗 Sm 抗体等均为阴性，二者不难鉴别。

三、疾病活动度的评估

在明确了系统性红斑狼疮的诊断后，需要对其活动度进行评估以决定治疗策略。目前对于狼疮活动度的评估有多种标准，其中以系统性红斑狼疮疾病活动性指数（SLEDAI）较为简明实用，内容如下：癫痫发作（8分）、精神症状（8分）、器质性脑病（8分）、视觉障碍（8分）、颅神经病变（8分）、狼疮性头痛（8分）、脑血管意外（8分）、血管炎（8分）、关节炎（4分）、肌炎（4分）、管型尿（4分）、血尿（4分）、蛋白尿（4分）、脓尿（4分）、新出现皮疹（2分）、脱发（2分）、黏膜溃疡（2分）、胸膜炎（2分）、发热（1分）、血小板减少（1分）、白细胞减少（1分）；根据患者所出现的上述临床表现进行积分，若总积分在 0~4 分，则病情基本无活动，5~9 分为轻度活动，10~14 分为中度活动，≥15 分为重度活动。

【治疗】

一、治疗思路

本病目前还没有根治的办法，但恰当的治疗可以使大多数患者达到病情缓解。强调早期诊断和早期治疗，以避免或延缓不可逆的组织脏器的病理损害。治疗可以从四个方面着手：①去除诱因；②纠正免疫异常；③抑制炎症反应；④对脏器功能的代偿疗法。其中最重要的就是纠正免疫异常，减轻自身免疫反应造成的组织损伤。一般认为在急性活动期应用西药能迅速有效地控制病情，而中药在改善症状、减少西药的副作用、防止复发、保护脏器功能、提高生活质量、促进体质的恢复等方面具有一定的优势。对治疗后病情渐趋于稳定的患者，在激素减至半量以下时可逐渐以中药治疗为主，当减至最小维持量并获得长年缓解后可逐渐撤除或长期用维持量激素配合中药治疗。在治疗过程中，需重视原有疾病和药物副作用的预防和治疗，如动脉粥样硬化、高血压病、血脂异常、糖尿病等。

二、西医治疗

（一）一般治疗

应重视病情宣教，使患者树立乐观情绪，对于焦虑抑郁者应及时进行药物或心理干预。疾病活动期要注意卧床休息，在病情稳定后可适当工作，但需注意勿过劳。避免日光曝晒、紫外线照射以及服用可能诱发狼疮的药物和食物，如避孕药、苜蓿等。应避免使用活疫苗进行防疫注射。

（二）药物治疗

对于虽有病情活动性，但症状轻微，无明显内脏损害的轻型 SLE 患者，以对症治疗为主。关节肌肉疼痛，可予非甾体抗炎药消炎止痛；以皮疹为主者，可用羟氯喹等抗疟药治疗。小剂量糖皮质激素（泼尼松≤10mg/d）有助于控制病情，必要时可酌情使用甲氨蝶呤、硫唑嘌呤等口服免疫抑制剂。对于病情活动度高、有重要脏器损害的中重型 SLE 分为诱导缓解和维持治疗两个阶段，应使用糖皮质激素联合免疫抑制剂诱导缓解和巩固治疗。

1. 糖皮质激素（简称激素） 是治疗 SLE 的基础用药，具有强有力的抗炎作用和免疫抑制作用，临床使用强调个体化。在诱导缓解期，根据病情用泼尼松每日 0.5~1mg/kg，病情稳定后 2 周或疗程 6 周内，缓慢减量。如果病情允许，泼尼松维持治疗的剂量尽量<10mg/d。在出现重要脏器急性进行性损伤时（如肺泡出血、严重的狼疮性脑病、严重血液系统损害、急性肾衰竭等）可应用激素冲击治疗，即用甲泼尼龙 500~1000mg 静脉滴注，每天 1 次，连用 3~5 天为 1 疗程。如病情需要，1~2 周后可重复使用，从而较快控制病情活动，达到诱导缓解。若用大剂量激素未见效，宜及早加用免疫抑制剂。长期使用激素会出现不良反应，如肥胖、血糖升高、高血压、诱发感染、股骨头无菌性坏死、骨质疏松等，应予以密切观察。

2. 免疫抑制剂 活动程度较重的 SLE，应同时给予激素和免疫抑制剂治疗，加用免疫抑制剂有利于更好地控制 SLE 活动，减少 SLE 暴发，以及减少激素的需要量。

（1）环磷酰胺（CTX） 是治疗重症 SLE 有效的药物之一，它能有效地诱导疾病缓解，阻止和逆转病变的发展，改善预后。目前普遍采用的是 CTX 冲击疗法。除病情危重者每 2 周冲击 1 次外，通常每 4 周冲击 1 次，每次予 0.5~1.0g/m² 体表面积。多数患者 6~12 个月后病情缓解，而在巩固治疗阶段，常需要继续 CTX 冲击治疗，延长用药间歇期至约 3 个月 1 次，维持 1~2 年。由于患者对 CTX 的敏感性存在个体差异，年龄、病情、病程和体质使其对药物的耐受性有所差别，所以治疗时应根据患者的具体情况，掌握好剂量、冲击间隔期和疗程，既要达到疗效，又要避免不良反应。CTX 有性腺抑制、胃肠道反应、脱发、肝功能损害、骨髓抑制、诱发感染、远期致癌性等不良反应。

（2）霉酚酸酯（MMF） 可用于 SLE 和 LN 的诱导缓解和维持治疗，疗效与 CTX 相近，但不良反应总体低于 CTX。常用剂量为 1~2g/d，分 2 次口服。主要的副作用有胃肠道反应、骨髓抑制、感染、致畸等。值得注意的是随着 MMF 剂量的增加，感染风险也随之增加。

（3）甲氨蝶呤（MTX） 主要用于关节炎、肌炎、浆膜炎和皮肤损害为主的 SLE。剂量 7.5~15mg，每周 1 次。其不良反应有胃肠道反应、口腔黏膜糜烂、肝功能损害、骨髓抑制，偶见甲氨蝶呤导致的肺纤维化。

（4）环孢素 A（CsA） 由于没有骨髓毒性，常用于治疗 SLE 的血液系统损害。每日 3~5mg/kg，分 2 次口服。其主要不良反应为肝肾损害及高血压、高尿酸血症、高钾血症、多毛等，使用期间应予以监测。有条件者应测血药浓度，调整剂量。

（5）硫唑嘌呤（AZA） 常用于 SLE 的维持治疗。用法为每日口服 1~2.5mg/kg，常用剂量为 50~100mg/d。硫唑嘌呤不良反应主要是骨髓抑制、肝功能损害、胃肠道反应等。少数患者对硫唑嘌呤极度敏感，在用药短期内就可引起严重粒细胞和血小板缺乏症，故使用初期应注

NOTE

意密切监测血象变化，及时处理。

（6）来氟米特　常用于 SLE 的关节损害及增殖性 LN。常用剂量为 10~20mg/d。其不良反应主要有腹泻、肝功能损害、皮疹、脱发、白细胞下降、致畸等。

3. 静脉注射人免疫球蛋白（IVIG）　IVIG 一方面对 SLE 本身具有免疫治疗作用，另一方面具有非特异性的抗感染作用，可以对大剂量免疫抑制所致的免疫力挫伤起到一定的保护作用，是重症狼疮治疗的重要组成部分。一般每日 0.4g/kg，静脉滴注，连续 3~5 天为一个疗程。

4. 生物制剂　国内外的研究进展提示利妥昔单抗（抗 CD_{20} 单克隆抗体）对部分难治性重症 SLE 有效，并可望成为新的 SLE 诱导缓解药物。但目前的报道或研究多为小样本量，其在 SLE 治疗中的作用还需大规模、长期随访研究。

5. 血浆置换　通过清除血浆中循环免疫复合物、游离的抗体、免疫球蛋白及补体成分，使血浆中抗体滴度减低，并改善网状内皮系统的吞噬功能，对危重患者或经多种治疗无效的患者有时可迅速缓解病情。

6. 人造血干细胞移植　是通过异体或自身的造血干细胞植入体内而获得造血和免疫功能重建的医疗手段，可使传统免疫抑制剂治疗无效的患者病情得以缓解，但移植后复发是自体干细胞移植的突出问题，其远期疗效尚待长期随访后确定。

（三）**妊娠生育期 SLE 治疗**

妊娠可诱发或加重部分 SLE 病情，特别在妊娠早期和产后 6 周。非缓解期 SLE 易于流产、早产或死胎（发生率约 30%），故应避孕。但 SLE 已不是妊娠的绝对禁忌证，若无重要脏器损害，病情稳定 1 年或 1 年以上，细胞毒免疫抑制剂（环磷酰胺、甲氨蝶呤等）停药半年，激素仅用小剂量维持时方可怀孕。有习惯性流产病史或抗磷脂抗体阳性者，妊娠时应服低剂量阿司匹林 50~100mg/d 和（或）使用小剂量低分子肝素抗凝防止流产或死胎。激素通过胎盘时被灭活（但地塞米松和倍他米松例外），不会对胎儿有害，妊娠时及产后 1 个月内可按病情需要给予激素治疗，妊娠前 3 个月至妊娠期应用环磷酰胺、甲氨蝶呤等免疫抑制剂，可影响胎儿生长发育导致畸胎。现有研究表明，羟氯喹对妊娠影响较小，可在妊娠全程使用；若有病情活动，必要时硫唑嘌呤亦可用于妊娠期的 SLE 治疗。

三、中医治疗

（一）**辨证论治**

急性发病期，以热毒炽盛、热郁积饮、瘀热互结、经络痹阻等实证为主。待高热退后，或屡用激素类药物，则渐出现阴虚内热，或气阴两虚，肝肾阴虚，发病日久，阴损及阳，出现脾肾两虚，渐至阴阳俱虚。在治疗时，注意 SLE 本虚标实的病性，扶正与祛邪兼顾，标本兼治。

1. 热毒血瘀证

症状：起病急骤，高热持续不退，两颧红斑或手部红斑，斑色紫红，关节肌肉酸痛，口疮，烦躁口渴，甚则神昏、咯血、尿血或便血，小便短赤，大便秘结，舌红绛，苔黄，脉洪数或弦数。

治法：清热解毒，化瘀消斑。

方药：清瘟败毒饮加减。热伤血络者，加藕节炭、白茅根、水牛角粉凉血止血；热毒甚者，重用黄连、黄柏、大黄、贯众、板蓝根等清热解毒；肝风内动，头痛严重者，加全蝎、蜈蚣、白蒺藜；痰热内盛，引动肝风，有癫痫样抽搐者，加钩藤、制南星、石菖蒲；神志不清，痰热闭窍者，加服安宫牛黄丸。

2. 风湿痹阻证

症状：四肢关节疼痛，或伴肿胀，或痛无定处，关节屈伸不利，周身皮疹时现，肌肉酸痛，或见发热，恶风，关节重着僵硬，舌淡红，苔白，脉滑或弦。

治法：祛风除湿，通络止痛。

方药：大秦艽汤加减。若热入营血者，加生地黄、丹皮、赤芍清热凉血；湿热偏盛者，可用宣痹汤；热痹化火伤津者，加生地黄、玄参、麦冬养阴生津。

3. 肝肾阴虚证

症状：腰膝酸软，脱发，眩晕耳鸣，乏力，口燥咽干，视物模糊，或有低热，斑疹鲜红，盗汗，五心烦热，关节肌肉隐痛，月经不调或闭经，舌红，苔少或有剥脱，脉细或细数。

治法：滋养肝肾。

方药：左归丸加减。阴虚内热者，加女贞子、旱莲草、桑椹、何首乌等养阴清热；精血亏虚，闭经者，重用熟地黄，加何首乌、当归、阿胶、鸡血藤补益精血。

4. 脾肾阳虚证

症状：面部、四肢浮肿，面色无华，畏寒肢冷，神疲乏力，腰膝酸软，腹胀满，纳少，便溏，尿少或夜尿频多，舌淡胖，苔白，脉沉细弱。

治法：温补脾肾。

方药：附子理中汤合金匮肾气丸加减。如脾虚为主，可加薏苡仁、扁豆、砂仁、草豆蔻、诃子以温阳健脾、渗湿止泻；如阳虚鼓动无力，以致血行不畅，舌质淡暗者，加红花、丹参、泽兰；恶心呕吐，二便俱少，浊毒内盛者，加大黄、芒硝、木香、厚朴，也可用大黄、附子、牡蛎等水煎灌肠。

5. 气血两虚证

症状：神疲乏力，心悸气短，健忘失眠，多梦，面色无华，肢体麻木，月经量少色淡，或闭经，舌质淡，苔薄白，脉细弱。

治法：益气养血。

方药：八珍汤加减。红细胞减少者，加鹿角片、阿胶；血小板减少者，加羊蹄根、花生衣；白细胞减少者，加黄芪、白术、女贞子。

6. 水瘀互结证

症状：面浮肢肿，久不消退或反复发作，腰部刺痛或伴反复尿中隐血，面部有色素沉着，皮肤瘀点、瘀斑，或有关节疼痛，固定不移，入夜尤甚，肢端青紫，甲床暗黑，胸胁刺痛，月经不调，纳差不欲食，口干不欲饮，尿少，舌质暗，有瘀斑，脉弦涩。

治法：活血化瘀，化气利水。

方药：桃红四物汤合五苓散加减。如皮肤斑疹鲜红，兼有鼻衄、小便黄赤，大便秘结等血热表现者，加大小蓟、藕节、白茅根、仙鹤草、紫草、槐花等；反复尿中隐血者，加茜草根、炒蒲黄等；尿蛋白增多者，加鬼箭羽、金樱子、菟丝子等。

（二）常用中药制剂

1. 雷公藤多苷片 功效：祛风解毒，除湿消肿，舒筋通络。有抗炎及抑制细胞免疫和体液免疫等作用，用于风湿热瘀，毒邪阻滞所致的自身免疫性疾病。用法：口服，每日 1~1.

5mg/kg 体重，分 3 次饭后服用。

2. 黄葵胶囊　功效：清利湿热，解毒消肿。可用于狼疮性肾炎湿热偏盛者。用法：口服，每次 5 粒，一日 3 次，8 周为一疗程。

3. 尿毒清颗粒　功效：通腑降浊、健脾利湿、活血化瘀。可用于狼疮性肾炎所致的慢性肾功能衰竭氮质血症期，中医辨证属脾虚湿浊偏盛有血瘀者。用法：温开水冲服，每日 4 次，早中晚每次各 5g，睡前服 10g。

4. 六味地黄丸　功效：滋补肝肾。可用于系统性红斑狼疮肝肾阴虚证者。用法：口服，每次 6~9g，每日 2 次。

【预后】

随着早期诊断手段的增多和治疗水平的提高，SLE 预后已明显改善。目前 1 年存活率约 96%，5 年约 85%，10 年约 75%，20 年约 68%。急性期患者的死亡原因主要是 SLE 的多脏器严重损害和感染，尤其是伴有严重神经精神性狼疮和急进性狼疮性肾炎者；慢性肾功能不全和药物（尤其是长期使用大剂量激素）的不良反应、冠状动脉粥样硬化性心脏病等，是 SLE 远期死亡的主要原因。中西医结合治疗使预后进一步改善，有的患者可以达到恢复工作的程度。

【预防与调护】

1. 预防

（1）及时有效地控制感染，阻断引起不正常的免疫反应。

（2）慎用某些诱发狼疮的药物，以避免本病的发作。

（3）疾病未得控制时，不宜妊娠。

（4）避免日光暴晒及紫外线照射。

（5）内热重的患者，宜食凉性食物。羊肉、牛肉、狗肉、马肉、驴肉等温性食物，可能诱发和加重病情。水果也宜选用梨、西瓜等。菠菜能发疮，增加尿蛋白和管型，花菜能加重脱发，苜蓿能诱发狼疮发作，均应忌食。湿热偏盛或阴虚患者不宜饮酒，也不宜用药酒、补酒等治疗。

2. 护理

（1）常规护理　根据病情轻重，定时测体温、脉搏、呼吸、血压等，定期检查血常规、尿常规、心电图等。要避免日光照射，病室消毒不要用紫外线，可采用其他理化方法消毒。

（2）危重病护理　高热患者应定时测体温，并予物理降温，反复查血常规和血培养，仔细检查有无感染病灶。对肾功能不全者，要记 24 小时尿量或出入量，有腹水要记录腹围，低盐低脂饮食，控制蛋白质摄入，增加碳水化合物。肾功能、血清蛋白、电解质、血气分析、心电图等要随时检查。要防止褥疮发生，防治尿路感染、皮肤感染、口腔霉菌感染。

（3）辨证施护　阴虚内热证的患者畏热，但要注意保暖，用温水洗浴，否则会加重关节肌肉酸痛。要观察面部红斑和皮疹消退情况，不要用合成化妆品，防止刺激皮肤。热盛证者发汗退热时要及时擦干。有积饮患者若积液量少时可正常活动，大量胸腔积液心包积液以及伴心肌损害者，必须卧床休息。对脾肾两虚者要观察血象、血压变化，控制水钠摄入。对氮质血症、尿少者可用中药灌肠。口腔溃疡和口腔霉菌感染可局部应用珠黄散，肠道霉菌感染用白头翁汤或锡类散灌肠。昏迷患者禁食，中药可鼻饲。

第四节　干燥综合征

干燥综合征（sjogren syndrome，SS）是一种以侵犯泪腺、唾液腺等外分泌腺体，具有高度淋巴细胞浸润为特征的慢性炎症性自身免疫病。临床上主要表现为干燥性角、结膜炎及口腔干燥症，此外还可累及肺、肝、肾脏及血液系统等重要器官而出现多系统损害。本病分为原发性和继发性两类，后者是指与另一诊断明确的结缔组织病（connective tissue disease，CTD），如系统性红斑狼疮、类风湿关节炎等并存的干燥综合征。本节主要叙述原发性干燥综合征（primary sjogren syndrome，pSS）。PSS在我国人群的患病率为0.29%~0.77%，在老年人群中患病率为2%~4.8%，好发年龄为30~60岁女性患者明显多于男性。

本病与中医学的"燥痹"相似，可归属于"燥痹""燥证""痹证"等范畴。

【病因病理】

一、西医病因病理

1. 病因及发病机制　PSS的病因至今不明，大部分学者认为是多种病因相互作用的结果，例如感染因素、遗传背景及内分泌因素等都可能参与本病的发生和延续。某些病毒如EB病毒、丙型肝炎病毒和人类免疫缺陷病毒都可能与本病的发生和延续有关，但很可能是非直接性的。感染过程中病毒通过分子模拟交叉，使易感人群或其组织隐蔽抗原暴露而成为自身抗原，诱发自身免疫反应。流行病学调查证明患者家族中本病的发生率高于正常人群，但在基因检测调查中尚未发现公认的HLA易感基因。

PSS有复杂的体液免疫与细胞免疫功能异常，免疫功能紊乱为其发病及病变延续的主要基础。在某些免疫基因背景基础上，由于某些外界因素的作用，致使T、B淋巴细胞活化，在Th细胞作用下，B细胞增殖并分化为浆细胞，产生大量细胞因子、免疫球蛋白及多种自身抗体，导致腺体组织炎症损伤，分泌功能下降；而免疫复合物沉积于血管壁则可导致血管损伤。

2. 病理　本病主要累及由柱状上皮细胞构成的外分泌腺体，导致腺体功能受损。以唾液腺和泪腺的病理改变最为典型，表现为腺体间质有大量淋巴细胞浸润，腺体导管管腔扩张和狭窄等，小唾液腺的上皮细胞则有破坏和萎缩，功能受到严重损害。其他外分泌腺体有类似病变。血管受损也是本病的一个基本病变，包括小血管壁和血管周围炎症细胞浸润，有时管腔出现栓塞，局部组织供血不足。

二、中医病因病机

干燥综合征起病于"燥"，"燥盛则干"，"诸涩枯涸，干劲皴揭，皆属于燥"。由于感受风暑燥火之外邪，或先天不足，或年高体弱，或失治误治，或久病失养之内伤等，致使阴津耗损、气血亏虚，使诸窍、肢体、筋脉失养而成本病。

1. 淫邪伤津，机体失润　六淫中风、暑、燥、火为阳邪，阳热亢盛，则消灼津液；风寒伤人能化热，风热伤人能化燥，热则耗液，燥则伤津，津液受损，机体失润，而发为本病。

2. 津液失布，机体失濡 平素饮食不节，脾胃受损，或素体脾胃虚弱，脾胃运化失常，三焦气化不利，致使津液不能正常敷布，机体失濡，而发为本病。

3. 精血内夺，机体失养 或先天禀赋不足，或年高之人天癸将竭，或五志过极，或劳倦过度，或亡血失精，或久病失养，或误用汗、吐、下法，或过服辛温香燥之品等，皆可导致阴津不足，精血耗损，机体失养，发为本病。

本病的基本病机为津液耗伤、精血亏虚或津液输布障碍，导致机体失于濡润而致病。津液不足，脉道滞涩，气血运行不畅，或邪气阻滞，或津液输布障碍，燥结成痰，阻滞气血，可致瘀血阻络，出现皮肤紫癜、关节肌肉疼痛等症，久则内舍脏腑，出现干咳、气喘、乏力、纳呆、腹胀、尿多等症。其病位在口、眼、鼻、咽等清窍，亦可累及全身。病性属本虚标实，阴虚为本，燥热为标。

干燥综合征既可初起在口、眼等清窍，继而累及四肢肌肉、关节、筋骨（齿），甚则内舍脏腑；也可以首先出现肌肉、关节症状及脏腑损害，而后出现口眼干燥征象。

【临床表现】

本病起病多隐匿，临床表现多样，主要表现与腺体功能减退有关。初起患者仅觉口干、眼干，多不会引起重视，部分患者有眼睑反复化脓性感染、结膜炎、角膜炎等。

一、主要症状

1. 局部表现多为口干燥症、干燥性角结膜炎以及其他部位的干燥症。临床多见口干、唾液少，进食固体食物时需用流质送下，严重者进食困难；有猖獗性龋齿、腮腺炎；舌痛，舌面干，皲裂，舌乳头萎缩。眼部有眼干涩、异物感、少泪或无泪等症状；部分患者有眼睑缘反复化脓性感染、结膜炎、角膜炎等。其他部位的外分泌腺受累，可出现相应症状。如皮肤汗腺功能下降可致皮肤干燥、瘙痒；上、下呼吸道黏膜腺体分泌减少，可出现鼻干、鼻出血、咽干、干咳等症；消化道黏膜腺体受累，可致消化不良；外生殖器干燥可导致性交困难等。

2. 患者还可出现全身症状，如乏力、低热等。约1/3患者可出现其他的系统损害。紫癜样皮疹是SS常见的皮肤表现，主要与高球蛋白血症和冷球蛋白血症有关，荨麻疹样皮疹也可出现；部分患者有雷诺现象。关节痛较常见，多不严重，常呈一过性，多为非侵蚀性关节炎；3%~14%患者有肌炎表现。肾小球和肾小管均可受累，以肾小管受累多见，主要累及远端肾小管，导致肾小管酸中毒而引起周期性低钾性麻痹，严重者可出现肾钙化、肾性尿崩症。呼吸系统损害主要为小气道病变和肺间质病变，甚至出现肺动脉高压，引起干咳、呼吸困难、缺氧等症状，严重者可因呼吸衰竭死亡。消化系统受累可表现为吞咽困难、慢性腹泻等；萎缩性胃炎发生率高，20%患者出现肝损害，临床上可无相关症状，偶可出现慢性胰腺炎。神经系统受损因损害部位不同而表现各异，为多灶、复发、进展性神经系统疾病，损害与血管炎有关，临床以周围神经损害多见。血液系统损害表现为贫血，白细胞或（和）血小板减少，严重者可有出血倾向。本病淋巴瘤发生率显著高于正常人群。

二、体征

1. 猖獗性龋齿 见于约50%的患者，可出现多个难以控制发展的龋齿，表现为牙齿变黑，继而小片脱落，最终只留残根，是本病的特征之一。

2. 腮腺肿大 约50%患者表现有间歇性腮腺肿痛，累及单侧或双侧，10天左右可自行消退，少数持续性肿大。少数有颌下腺肿大，舌下腺肿大者较少见，有的伴有发热。对部分有腮腺持续性肿大者，应警惕有恶性淋巴瘤的可能。

3. 舌面干裂 舌乳头萎缩而光滑，舌面干裂，口腔可出现溃疡或继发感染。

4. 皮疹 特征性表现为紫癜样皮疹，多见于下肢，为米粒大小边界清楚的红丘疹，压之不退色，分批出现，每批持续时间约为10天，可自行消退而遗有褐色色素沉着。

5. 关节肿痛 关节痛较为常见，仅有小部分表示有关节肿胀，但多不严重。

【实验室及其他检查】

1. 一般检查 血常规可有轻度贫血，多为正细胞正色素性，可出现白细胞和（或）血小板减少；尿pH值多次>6则需注意进一步检查肾小管酸中毒相关指标；60%~70%患者血沉增快；C反应蛋白也可增高。

2. 血清免疫学检查 本病有多种自身抗体阳性，45.7%的患者有抗核抗体滴度升高，抗SSA、抗SSB的阳性率分别为70%和40%。5%~10%出现抗U_1RNP抗体和抗着丝点抗体。43%的患者类风湿因子阳性，约20%的患者出现抗心磷脂抗体。抗SSA及抗SSB抗体对本病诊断有重要价值，前者对本病的敏感性高，后者则特异性较强，尤其在有系统性损害的患者，两者阳性率增高。抗毒蕈碱受体3（M_3）抗体是诊断原发及继发性SS的新指标，可能参与pSS眼干发生。90%以上的患者有高免疫球蛋白血症，为多克隆性，以IgG增高为主；少数患者出现巨球蛋白血症或单克隆性高免疫球蛋白血症，出现这些情况需警惕淋巴瘤的可能。

3. 泪腺功能检测 泪液分泌试验（Schirmer试验）：≤5mm/5min为阳性；泪膜破碎时间（BUT试验）：<10秒为阳性；角膜染色试验：一侧角膜的着色点数>10个为不正常。

4. 涎腺功能检测 唾液流率：未经刺激下唾液分泌≤1.5mL/15min为唾液分泌减少；腮腺造影：腮腺导管不规则、狭窄或扩张，碘液淤积于腺体末端呈雪花状或葡萄状；涎腺放射性核素扫描：涎腺对核素^{99m}锝（Tc）的摄取、浓聚和排泄功能下降。

5. 唇腺组织活检 唇腺活检对于诊断SS敏感且特异。有≥50个淋巴细胞聚集则称为1个灶，在4mm²唇腺组织内有≥1个灶性淋巴细胞浸润即为阳性。需注意发现导管外周的淋巴细胞浸润病灶才有意义，对于散在的淋巴细胞浸润、纤维化或脂肪变性等非特异性改变，不能作为诊断依据。

【诊断与鉴别诊断】

若患者有口干和眼干表现，眼科检查有干燥性角结膜炎，口腔科检查有典型的干燥表现，血清抗SSA和（或）抗SSB抗体阳性，应考虑干燥综合征诊断。有些患者以周期性低钾性麻痹、肺间质病变、高球蛋白紫癜等来就诊，应警惕本病可能。

一、诊断

2002年修订的pSS国际分类标准（见表8-2）目前被普遍采用，但该分类标准稍显复杂，且含有主观项目，部分试验诊断特异性不高，重复性也不是非常好（如Schirmer试验）；因此

2012 年 ACR 提出了新的分类标准（见表 8-3），使 pSS 的分类更为客观，提高了诊断的特异性和敏感性。

表 8-2　2002 年干燥综合征国际分类标准

（1）腔症状：3 项中有一项或一项以上

　　①每日感到口干持续 3 个月以上

　　②成年后腮腺反复或持续肿大

　　③吞咽干性食物时需用水帮助

（2）眼部症状：3 项中有一项或一项以上

　　①每日感到不能忍受的眼干持续 3 个月以上

　　②有反复的沙子进眼或沙磨感觉

　　③每日需用人工泪液 3 次或 3 次以上

（3）眼部体征：下述检查任 1 项或 1 项以上阳性

　　①Schirmer 试验（+）（≤5mm/5min）

　　②角膜染色（+）（≥4van Bijsterveld 计分法）

（4）组织学检查：下唇腺病理示淋巴细胞灶≥1（指 $4mm^2$ 组织内至少有 50 个淋巴细胞聚集于唇腺间质者为一个灶）

（5）唾液腺受损：下述检查任 1 项或 1 项以上阳性

　　①液流率（+）（≤1.5mL/15min）

　　②腮腺造影（+）

　　③唾液腺放射性核素检查（+）

（6）自身抗体：抗 SSA 或抗 SSB（+）（双扩散法）

原发性干燥综合征：无任何潜在疾病的情况下，有下述 2 条之一则可诊断：具有上述 6 项中 4 项或 4 项以上并含有（4）和（或）（6）者，或（3）（4）（5）（6）中任意 3 项阳性。

继发性干燥综合征：患者有潜在的疾病（如任一结缔组织病），符合上述（1）（2）项中任意一项，同时符合（3）（4）（5）中任意 2 项。

必须除外：颈头面部放疗史，丙肝病毒感染，AIDS，淋巴瘤、结节病、移植物抗宿主病、抗乙酰胆碱药的应用（如阿托品、莨菪碱、溴丙胺太林、颠茄等）

表 8-3　2012 年 ACR 的干燥综合征分类标准

具有 SS 相关症状/体征的患者，以下 3 项客观检查满足 2 项或 2 项以上，可诊断为 SS

　　（1）血清抗 SSA 和（或）抗 SSB 抗体（+），或类风湿因子阳性同时伴 ANA≥1∶320

　　（2）唇腺病理示淋巴细胞灶≥1 个/$4mm^2$（$4mm^2$ 组织内至少有 50 个淋巴细胞聚集）

　　（3）干燥性角结膜炎伴 OSS（ocular staining score）：染色评分≥3 分（患者当前未因青光眼而日常使用滴眼液，且近 5 年内无角膜手术及眼睑整形手术史）

必须除外：颈头面部放疗史，丙型肝炎病毒感染，艾滋病，结节病，淀粉样变，移植物抗宿主病，IgG4 相关性疾病

二、鉴别诊断

1. 出现肾小管酸中毒表现时应与肾脏病变相鉴别，本病有多种自身特异性抗体阳性，并有口腔、眼等部位的干燥症状，不难鉴别。

2. 本病因出现多种血清自身抗体，如抗核抗体、类风湿因子、抗 RNP 抗体、抗 SSA、抗 SSB 等，应与系统性红斑狼疮、类风湿关节炎等相鉴别，根据本病外分泌腺分泌减少所致的特有临床表现可以鉴别。

3. 非自身免疫病的口干，如老年性腺体功能下降、糖尿病性或药物性口干，则有赖于病

史及各个疾病自身特点以鉴别。

4. IgG4 相关病亦可出现口眼干燥、唾液腺肿大等临床表现常与 pSS 相鉴别。IgG4 相关疾病是一组与 IgG4 升高有关的疾病，发病年龄多在 45 岁以上，有 1 个或多个器官特征性地肿大或肿块形成，可出现多器官损害，包括自身免疫性胰腺炎、原发性硬化性胆管炎、腹膜后纤维化等。诊断需血清 IgG4 > 135mg/dL，且组织中 IgG4$^+$ 浆细胞浸润伴典型纤维化。

【治疗】

一、治疗思路

SS 的西医治疗分为三部分：一是外部湿润替代疗法，这种方法适用于口腔、眼睛、鼻腔、皮肤和生殖道；二是促进体内内源性分泌；三是出现内脏损害时，则要给予糖皮质激素，必要时合用细胞毒性药物。而中医则根据患者的情况辨证论治，以滋阴润燥、益气养阴、清热解毒、活血化瘀、通络止痛为法，使患者的症状缓解。

二、西医治疗

原发性干燥综合征的治疗可分局部代替治疗及系统性治疗。治疗目的是预防因长期口、眼干燥造成局部损伤，密切随诊观察病情变化，防治本病的系统损害。

1. 干燥性角结膜炎的处理　可用泪液替代物如以 1% 甲基纤维素及人工泪液来使患者缓解症状，并可应用刺激泪液分泌的药物如毛果芸香碱等；为防止泪液丢失，可用电凝或激光封闭泪小点、泪小管；严重的 SS 伴有丝状角膜炎可戴角膜接触镜。除人工泪液外，告诉病人戴防护镜，避光避风，保持居室湿润，少到干燥场所也很重要。

2. 口腔干燥的处理　应尽量避免吸烟、饮酒、经口呼吸及避免使用引起口干的药物如阿托品等。保持口腔清洁，勤漱口，减少龋齿和口腔继发感染的可能。酌情使用人工唾液可减轻局部症状。近几年随着对毒蕈碱受体 3（M$_3$）在 pSS 中作用的不断认识，M$_3$ 受体激动剂已经成为新一代改善口干、眼干的药物。

3. 免疫抑制治疗　对于出现腺体外表现，如关节炎、肺间质改变、肝肾脏及神经等系统损害的患者，应予糖皮质激素、免疫抑制剂等药物积极治疗。具体用法和用量则根据不同病情而定。

4. 其他对症处理　纠正急性低钾血症以静脉补钾为主，平稳后改口服钾盐片，有的患者需终身服用，以防低血钾再次发生。非甾体抗炎药对肌肉、关节疼痛有一定疗效。出现恶性淋巴瘤者宜积极、及时地进行淋巴瘤的联合化疗。

5. 生物制剂　近年来在治疗结缔组织病中已经普遍开始使用的生物制剂，对 PSS 尚无肯定的适应证。

三、中医治疗

（一）辨证论治

1. 阴虚津亏证

症状：口、眼、鼻干燥少津，咽干，干咳无痰或痰少黏稠，难以咯出，头晕耳鸣，五心烦热，腰膝酸软，夜尿频数。舌红少苔或裂纹，脉细数。

治法：滋养阴液，生津润燥。

方药：沙参麦冬汤合六味地黄丸加减。兼有风热表证者，宜疏风润肺，方用桑杏汤。

2. 气阴两虚证

症状：口眼干燥，神疲乏力，心悸气短，食少纳呆，大便溏泄。舌淡少苔，脉细弱。

治法：益气养阴，生津润燥。

方药：当归补血汤合沙参麦冬汤加减。若脾虚津耗、肠液枯燥而致"脾约"证，见大便难者，宜用麻子仁丸。

3. 阴虚热毒证

症状：口干，眼干，咽干，咽痛，牙龈肿痛，鼻干鼻衄，目赤多眵，发颐或瘰疬，身热或低热羁留，大便干结，小便黄赤。舌质干红或有裂纹，苔少或黄燥苔，脉弦细数。

治法：清热解毒，润燥护阴。

方药：养阴清肺汤加减。若兼气虚者，加黄芪、黄精等；阴虚内热者，可加地骨皮、白薇、鳖甲等。

4. 阴虚血瘀证

症状：口干，眼干，关节肿痛，肌肤甲错，肢体瘀斑瘀点，肢端变白变紫交替，皮下脉络隐隐。舌质暗或瘀斑，苔少或无苔，脉细涩。

治法：活血通络，滋阴润燥。

方药：沙参麦冬汤合四物汤加减。关节肿痛，皮肤瘀斑且粗糙者，加水蛭、丹参、鸡血藤等。

（二）常用中药制剂

1. 雷公藤多苷片 功效：祛风解毒，除湿消肿，舒筋通络。适用于干燥综合征阴虚内热或热毒偏盛者。用法：口服，每次 10mg~20mg，每日 3 次。不良反应主要为对性腺的毒性，可发生停经、精子减少；此外尚有肝损害、胃肠道反应、白细胞减少等。

2. 杞菊地黄丸 功效：滋补肝肾。对本病肝肾阴虚所致的口眼干燥有一定疗效。用法：口服，每次 6~9g，每日 2 次。湿浊偏盛、脾虚泄泻者不宜服用。

3. 新癀片 功效：清热解毒，活血化瘀，消肿止痛。可用于本病热毒瘀血所致的腮腺肿痛。用法：口服，每次 2~4 片，每日 3 次。亦可外用，用冷开水调化，敷患处。胃及十二指肠溃疡者、肾功能不全者及孕妇慎用。

【预后】

病变局限于外分泌腺体者预后良好，有内脏损害者经恰当治疗后大多可以控制病情，但若出现进行性肺纤维化、中枢神经病变、肾功能不全、恶性淋巴瘤者预后较差。

【预防与调护】

1. 预防

（1）因本病病程长，病情易反复，故患者应增强战胜疾病的信心，保持心情愉快，适当休息，睡眠充足，避免精神紧张及过度疲劳。

（2）注意室内保持适宜的温度及湿度，避免风寒湿及燥热之邪的侵袭；有肺间质病变者尤应注意防止感冒。

（3）饮食宜进稀软、易于消化之品，注意保证充足的营养。有内热者，饮食宜清淡，忌食肥甘厚味及辛辣之品。

2. 护理

（1）病情较重者，定时检查血压、心率、呼吸，减少活动量。注意观察用药后可能出现的不良反应。

（2）对证属燥邪犯肺出现发热、腮腺肿大等症者，要注意体温变化，可用如意金黄散或仙人掌捣汁外敷腮腺。

（3）对证属气血瘀阻出现关节肿痛、屈伸不利者，应配合中药烫熨、理疗等外治法通络止痛。

第五节　骨关节炎

骨关节炎（osteoarthritis，OA）又称退行性关节病、骨关节病或肥大性关节炎，是以关节软骨的变性、破坏及骨质增生为特征的关节病。女性多于男性，中年以后多发。40 岁人群的患病率为 10%~17%，60 岁以上为 50%，而在 75 岁以上人群则高达 80%。本病按病因分为原发性 OA 和继发性 OA。原发性 OA 一般发病原因不明，与遗传和体质因素有关；继发性 OA 可继发于关节外伤、先天性或遗传学疾病、内分泌及代谢病、炎性关节病、地方性关节病及其他骨关节病等。

本病属中医学"痹病"范畴，与"骨痹"描述相似。

【病因病理】

一、西医病因病理

（一）病因及发病机制

骨关节炎的发病可能与患者自身易感性（即一般易感因素），以及导致特殊关节、部位的生物力学异常的环境因素（即机械因素）有关。

1. 一般易感因素　包括遗传因素、肥胖、性激素、骨密度、过度运动以及存在的其他疾病。

2. 机械因素　如创伤、关节形态异常、剧烈的竞技运动及长期从事反复使用某些关节的职业等。

骨关节炎的发病是多种外界因素对易感人群作用的结果，生物机械学、生物化学、炎症基因突变及免疫因素共同参与了本病的诱发，导致软骨下骨板损害使软骨失去缓冲作用、关节内局灶性炎症。

（二）病理

1. 关节软骨　软骨变性为本病的特征性病理改变，也是 OA 最基本的病理改变。早期关节软骨变黄，失去光泽，表面出现不规则压迹、麻点样小窝或线状沟，或呈天鹅绒样改变。软骨逐渐变薄、破裂，可自表面脱落于滑液中。显微镜下可见软骨裂隙沿基质中胶原纤维走向，软骨细胞肿胀、裂解或增生。

NOTE

2. 骨质改变　软骨糜烂变薄，甚或部分剥脱后，软骨下骨组织暴露。关节运动时，摩擦与刺激使骨小梁增厚，髓腔变窄，骨质逐渐变为致密、坚硬，称为"象牙质性变"。软骨边缘骨膜过度增生，产生新的软骨，形成软骨性骨赘。骨赘可破裂进入关节腔，形成关节内游离体。晚期关节间隙日益狭窄，甚或近于闭合，软骨下骨板出现大小不等的囊性变，实质为骨的侵蚀性破坏。

3. 滑膜改变　轻微的滑膜炎一般为继发性，由滑膜细胞吞噬了落入滑液的软骨小碎片所引起。早期可有充血、局限性淋巴细胞及浆细胞浸润。后期由于软骨及骨质病变严重，滑膜呈绒毛样增生并失去弹性，其内可见破碎软骨或骨质小块，并可引起异物巨细胞反应。

二、中医病因病机

本病发病与先天禀赋不足，或劳欲过度，年迈体衰，导致肾精不足，骨枯髓空，肝血不足，筋骨失养，发为本病。

1. 禀赋不足　先天禀赋不足，肝肾亏虚，气血耗伤，筋失濡润，骨失滋养，故发本病。

2. 外邪凑袭　感受风寒湿之邪，致经络、筋骨、关节瘀阻不通，导致筋骨肌肉关节疼痛。感受湿热之邪，或寒湿郁久化热，湿热蕴结，瘀阻经络，流注关节，不通则痛。

3. 气血失和　长期姿势不良，过度负重用力，劳损日久，致气血不和，经脉受阻，筋骨失养更甚，伤及筋骨，累及肝肾，使病变加重。

4. 气滞血瘀　腰部扭伤或膝、踝部挫伤等骨节外伤，失治误治，筋骨受损，气滞血瘀，不通则痛，易发本病。

5. 肝肾亏虚　嗜欲过度，或年高衰老，肝肾渐亏，精血耗伤，气血不足，致筋骨失滋，形体失养，易发本病。

总之，骨关节炎以经脉气血闭阻、筋骨关节失养为其基本病机。病性多为本虚标实，发作期以标实为主，缓解期以本虚为主。病位在骨，涉及筋、肉、关节，与肾、肝、脾等脏腑关系密切。

【临床表现】

起病隐匿，进展缓慢。症状多见于40岁以后，随年龄增长而发病增多，但也有青年发病者。女性患病率高于男性。

一、主要症状

1. 疼痛　特点为隐匿发作，持续钝痛，多于关节活动以后发生，负重时疼痛加重，休息后可以缓解。

2. 晨僵和黏着感　本病晨僵时间较短暂，一般不超过30分钟。黏着感指大关节静止一段时间后，关节活动时感到僵硬，如黏着一般。多见于老年人的负重关节，活动后症状可逐渐改善。

3. 活动障碍　随着病情进展，可出现关节畸形、活动障碍。

二、体征

1. 压痛和被动痛　受累关节可有压痛，伴滑膜炎性渗出时，则压痛更甚。关节被动运动时可发生疼痛。

2. 关节活动弹响（骨摩擦音）　以膝关节多见。检查方法：患者坐位，检查者一手活动踝关节，另一手按在膝关节上，膝关节活动时可听到咔嗒声或触及摩擦感。可能为软骨缺失或关节面欠光滑所致。

3. 关节肿胀和畸形　可因局部的骨性肥大或渗出性滑膜炎引起，严重者可见关节畸形、半脱位等。

【实验室及其他检查】

1. 一般检查　本病无特殊实验室指标。伴有滑膜炎的患者可出现 C 反应蛋白（CRP）和血沉（ESR）轻度升高，类风湿因子和自身抗体检查阴性。关节液呈黄色或草黄色，黏度正常，凝固试验正常，白细胞数低于 $2×10^6/L$，糖含量很少低于血糖水平的 50%。

2. 影像学检查　X 线检查：早期显示非对称性关节间隙狭窄，进而软骨下骨增生、硬化，关节边缘骨质增生、骨赘形成，并可见关节内游离体。CT、磁共振可发现关节软骨、椎间盘病变，关节腔积液等。磁共振还可显示韧带病变、半月板变性、滑膜病变等。超声波检查比 X 线更灵敏，可发现关节液渗出、滑膜病变、腘窝囊肿、肌腱炎、软骨病变等。

【诊断与鉴别诊断】

一、诊断

诊断 OA 主要根据患者的症状、体征、影像学检查及实验室检查。目前采用美国风湿病协会 1995 年修订的诊断标准，该标准包含临床和放射学标准。

1. 手骨关节炎的分类标准（临床标准）　①近 1 个月大多数时间有手痛，发酸，发僵；②10 个指间关节中，骨性膨大关节≥2 个；③掌指关节肿胀≤2 个；④远端指间关节骨性膨大 >2 个；⑤10 个指间关节中，畸形关节≥1 个。

满足①②③④条或①②③⑤条可诊断手骨关节炎。

注：10 个指间关节为双侧第二、三远端及近端指间关节，双侧第一腕掌关节。

2. 膝骨关节炎分类标准

（1）临床标准　①近 1 个月大多数时间有膝痛；②有骨摩擦音；③晨僵≤30 分钟；④年龄≥38 岁；⑤有骨性膨大。

满足①②③④条或①②⑤条或①④⑤条者可诊断膝骨关节炎。

（2）临床放射学标准　①近 1 个月大多数时间有膝痛；②X 线片示骨赘形成；③关节液检查符合骨关节炎；④年龄≥40 岁；⑤晨僵≤30 分钟；⑥有骨摩擦音。

满足①②条或①③⑤⑥条或①④⑤⑥条者可诊断膝骨关节炎。

3. 髋骨关节炎分类标准（临床+放射学+实验室标准）　①近 1 个月大多数时间有髋痛；②ESR≤20mm/h；③X 线示骨赘形成；④X 线髋关节间隙狭窄。

满足①②③条或①②④条或①③④条可诊断髋骨关节炎。

二、鉴别诊断

1. 类风湿关节炎　多为对称性小关节炎，以近端指间关节、掌指关节及腕关节受累为主，晨僵明显。可有皮下结节，类风湿因子阳性，X线以关节侵蚀性改变为主。

2. 强直性脊柱炎　多发于青年男性，临床表现以炎性下腰痛为特征，也可影响周围关节，如膝、踝、腕等关节。病理改变集中于肌腱、韧带、筋膜与骨连接的附着点，与 HLA-B$_{27}$ 密切关联，有家族聚集发病倾向。影像学检查中多有骶髂关节炎改变。

3. 银屑病关节炎　本病好发于中年人，起病较缓慢，以远端指（趾）间关节、掌指关节、跖关节及膝和腕关节等四肢关节受累为主。病程中可出现银屑病的皮肤和指（趾）甲改变。

4. 痛风性关节炎　本病多发于中年以上男性，常表现为反复发作的急性关节炎，最常累及第一跖趾关节和跗骨关节，也可侵犯膝、踝、肘、腕及手关节，表现为关节红、肿、热、痛，血尿酸水平升高，滑液中可查到尿酸盐结晶。

【治疗】

一、治疗思路

治疗目标是控制炎症，缓解疼痛，最大限度地阻止和延缓病变的进展，保护关节功能，降低致残风险，改善生活质量。中西医综合治疗在本病治疗中发挥重要作用，包括健康教育、药物治疗、物理治疗及外科治疗。

健康教育是指导患者建立良好的生活习惯，选择合理的锻炼方式，如游泳、散步、八段锦、五禽戏、太极拳。超重者减轻体重，可借助拐杖、避震鞋垫等缓冲关节压力。

骨关节炎在临床上按症状特征可分为急性期和缓解期。急性期以关节肿胀疼痛为特征，西药治疗以改善症状药物为主，按中医辨证多属湿热痹阻证，治则以清热化湿、活血止痛为大法，并采用中药贴剂、喷雾剂、外用药涂抹、中药外敷、熏蒸等缓解关节肿痛的症状。缓解期西药治疗以改善病情药及软骨保护剂为主，按中医辨证多属肝肾亏虚证，治则以补益肝肾、强筋壮骨为大法，推拿疗法对本阶段患者有很好的辅助治疗作用。外治法如远红外线、频谱、蜡疗，针灸治疗适用于骨关节炎的全程治疗，可根据患者体质、炎症阶段、中医证型选择个体化治疗方式。

二、西医治疗

（一）改善症状药

1. 非甾体类抗炎药（NSAIDs）　是关节肿痛急性发作期的首选药物，具有抗炎止痛作用，需根据患者胃肠道状况，选用不同药物。对于不合并胃肠道疾病者，可选用双氯芬酸、醋氯芬酸、布洛芬、美洛昔康等非选择性 NSAIDs，对于有胃肠道危险因素者，可选用选择性环氧化酶-2（COX-2）抑制剂塞来昔布。需定期观察血常规、肝功能、肾功能，并在症状缓解后及时减量或停用。尽量局部使用 NSAIDs 乳胶剂、膏剂等外用药，减少口服药导致的不良反应。

2. 曲马多　是一种麻醉性止痛药，用于非甾体抗炎药治疗无效或有禁忌证者，每日 100~300mg，分 2~3 次服用，从低剂量开始，缓慢增加剂量。该药有成瘾性，宜短期使用。

3. 糖皮质激素　关节腔注射长效糖皮质激素适用于滑膜炎有关节腔积液者，但同一关节不宜反复注射，间隔时间不少于 4~6 个月，每年关节腔注射不超过 4 次。

（二）改善病情药及软骨保护剂

1. 氨基葡萄糖　刺激软骨蛋白聚糖和透明质酸的合成，促进软骨基质的修复和重建。每日口服150mg，分2~3次服用，持续用药8周以上，使用1年疗效更稳定。

2. 硫酸软骨素 通过竞争性抑制降解酶的活性，减少软骨基质和关节滑液成分的破坏。每日1200mg，分2次口服。

3. 透明质酸钠 具有保护、润滑关节，维持软骨基层黏弹性的作用。关节腔注射每周一次，连续3~5次，间隔6~12个月可重复治疗。

4. 双醋瑞因 蒽醌类衍生物，是白细胞介素-1（IL-1）抑制剂，可抑制软骨降解、促进软骨合成。口服，每次50mg，每日1~2次，疗程6个月。

（三）外科疗法

内科治疗无效，出现严重关节功能障碍者，可考虑关节置换术等外科治疗。

三、中医治疗

（一）辨证论治

1. 风寒湿痹证

症状：肢体、关节冷痛，关节屈伸不利，局部皮色不红，触之不热，得热痛减，遇寒增剧，活动时疼痛加重，舌苔薄白或白滑，脉弦紧或涩。

治法：祛风散寒，除湿通络。

方药：乌头汤加减。上肢痹，可重用羌活、桂枝；下肢痹，重用防己、牛膝；湿热甚，加黄柏、胆南星、土茯苓。

2. 瘀血痹阻证

症状：痹痛日久，患处刺痛、掣痛，疼痛较剧，痛有定处，或痛且麻木，不可屈伸，反复发作，骨关节僵硬变形，关节及周围呈黯紫色，舌体暗紫或有瘀点、瘀斑，脉细涩。

治法：活血祛瘀，通络止痛。

方药：身痛逐瘀汤加减。痛在腰腿者，去羌活，加独活、乌梢蛇；痛在腰以上者，去牛膝，加青风藤。

3. 肝肾亏虚证

症状：骨关节疼痛日久不愈，时轻时重，或筋脉拘急牵引，屈伸运动而加剧，或关节变形，筋肉萎缩，腰膝酸软，形寒肢冷，尿多便溏，心悸气短，食少乏力，面色萎黄，或头晕耳鸣，烦热盗汗，舌淡白，或舌红少津，脉沉细或沉细而数。

治法：补益肝肾，强筋壮骨。

方药：独活寄生汤加减。腰痛甚者，加续断、狗脊、巴戟天；膝关节痛甚者，加鸡血藤、木瓜、乳香、没药。

4. 湿热痹阻证

症状：关节肿胀、积液（浮髌试验阳性），以下肢膝、踝关节为重，伴疼痛、灼热，周身困乏无力，下肢沉重酸胀（胶着感），舌胖，边有齿印，舌质红，苔黄腻，脉滑数。

治法：清热解毒，利湿通络。

方药：四妙散加减。关节明显红肿热痛者，须酌减祛湿药物而增清热药物，如金银花、蒲公英、板蓝根、虎杖等。

（二）常用中药制剂

1. 风湿骨痛胶囊 功效：温经散寒，通络止痛。用于骨关节炎寒湿痹阻证。口服，每次4

粒，每日 2 次。

2. 痹祺胶囊　功效：益气活血，通络止痛。用于骨关节炎气虚血瘀证。口服，每次 4 粒，每日 3 次。

3. 滑膜炎颗粒　功效：清热利湿，活血通络。用于骨关节炎急性期湿热瘀阻证。开水冲服，每次 1 袋，每日 3 次。

【预后】

本病尚不能根治，但疼痛症状大多能控制及缓解，应尽量控制在骨关节炎的早期阶段。若能经常进行功能锻炼，一般预后良好，较少出现关节强直，即使关节畸形，仍可进行功能范围内的活动。

【预防与调护】

尽量避免外伤、扭伤或挫伤，以免加重原有的病变。注意煎药、服药的方法和时间，注意对服药后疗效及不良反应的观察，切忌杂药乱投。经常保持关节于功能位置，视病情轻重进行适当的功能锻炼，有利于关节功能的恢复。

第六节　痛　风

痛风（gout）是由于尿酸盐累积过饱和而以晶体形式析出，进而诱发机体炎症反应的一种代谢性风湿病。痛风主要临床表现为高尿酸血症 [高尿酸血症（hyperuricemia，HUA）是嘌呤代谢障碍，尿酸生成增多或（和）尿酸排泄减少导致血清尿酸水平浓度高于 420μmol/L 的疾病]、急慢性关节炎、痛风石、尿酸性尿路结石等，主要病理改变为尿酸盐结晶沉积及炎症细胞的聚集。高尿酸血症不同人群患病率为 2.6%～47.2%，痛风患病率大体随年龄和血尿酸水平升高而升高，总体患病率为 1%～15.3%，男性多于女性。痛风分为原发性和继发性两类，前者少数由先天酶缺陷引起，多数发病原因不明；后者多继发于肾脏疾病、血液病、肿瘤等疾病发展或用药过程中。无症状高尿酸血症最长可持续 20 年，才发生痛风或肾结石。

本病与中医的"痹证"相似，属于中医"痛风""痹证""痛痹""白虎历节风"等范畴。

【病因病理】

一、西医病因病理

（一）病因及发病机制

尿酸是嘌呤代谢的最终产物，人体尿酸的来源有两个方面：从食物中分解而来的属外源性；在体内合成与分解代谢而来的属内源性。饮食习惯和生活方式可能影响痛风和高尿酸血症的发病。血清尿酸水平随动物内脏、海鲜等高嘌呤物质摄入增加而升高。饮酒会影响嘌呤物质排泄而使尿酸升高。痛风患者常有阳性家族史，与遗传性嘌呤代谢酶异常有关，属于多基因遗传缺陷。研究表明，痛风与磷酸核糖焦磷酸（5-phosphoribosyl-alpha-1-pyrophosphate，PRPP）合成酶（phosphoribosylpy-rophosphate synthetase，PRS）活性过高、次黄嘌呤-鸟嘌呤磷酸核糖转移酶（hypoxanthine-guanine phosphoribosyl transferase，HGPRT）活性低、腺嘌呤磷酸核糖转移酶（APRT）活性低、黄嘌呤氧化酶（xanthine oxidase，XOD）和腺苷脱氨酶（adenosine de-aminase，ADA）活性增高有关，其中 XOD 和 ADA 是调控尿酸生成的关键酶。嘌呤代谢及其反馈调节机制见图 8-1。

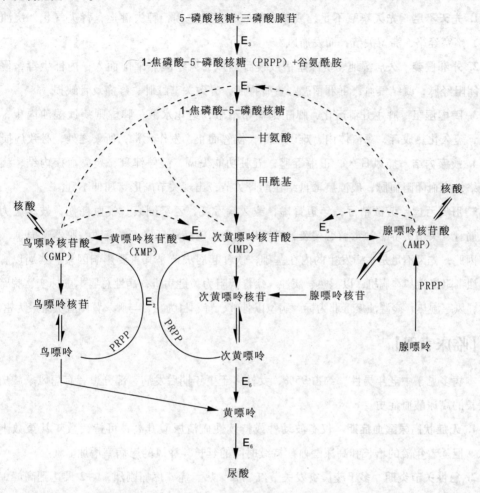

E_1：磷酸核糖焦磷酸酰胺移换酶；E_2：次黄嘌呤-鸟嘌呤磷酸核糖转移酶；E_3：PRPP 合成酶；E_4：次黄嘌呤核苷-5′-磷酸脱氢酶；E_5：腺苷酸代琥珀酸合成酶；E_6：黄嘌呤氧化酶；···→：表示负反馈控制

图 8-1　嘌呤合成和代谢途径及其反馈调节机制

尿酸盐饱和析出沉积于关节引起炎症反应，从而诱发痛风。一方面尿酸盐结晶激活单核/巨噬细胞，释放白介素 1（IL-1）等促炎因子，另一方面尿酸盐晶体与 IgG 结合激活补体，引发中性粒细胞趋化，释放白三烯、前列腺素等，引起血管扩张及通透性增加，导致关节炎症。高尿酸血症、持续性酸性尿和脱水性尿浓缩可以形成肾脏尿酸性结石。

（二）病理

1. 关节炎病理　急性发作期关节镜下可见滑膜衬里细胞炎性改变，大量中性粒细胞聚集、浸润，尿酸盐结晶沉积组织，巨噬细胞包绕，肉芽肿样改变，软骨细胞坏死、软骨基质丢失等。

2. 痛风石病理　痛风石是以尿酸盐结晶为核心，外包绕上皮细胞和巨细胞等形成的异物肉芽肿。最常见于皮下组织、关节内、关节周围和肾脏组织，多为同时多处出现，以耳轮部位最为典型。皮下痛风石是病程进入慢性期的标志。

3. 肾病病理　痛风性肾病是痛风特征性的病理变化之一，表现为肾髓质和锥体内有小的白色针状物沉积，周围有白细胞、巨噬细胞浸润。

二、中医病因病机

本病病因为先天不足或后天饮食不节、嗜酒、过食膏粱厚味，致脾胃受损，转运失职，湿浊内生，痰瘀内结，浊毒受气血鼓动而周流，滞留蓄积而致病。

1. 先天不足　先天禀赋不足，或年老体衰，正气虚损，脾失健运，肾失气化，痰浊湿毒蕴结，壅塞经络，滞留关节，而发痛风。

2. 外邪侵袭　久居湿地、贪凉露宿或夜卧当风，风寒湿热乘虚而入，内郁生毒，侵袭肌腠，闭阻经脉，凝结气血，毒邪留恋，食骨损肌，导致关节红肿、疼痛及骨缺损。

3. 脾虚湿阻　脾主升清运化，脾旺则输布精微，运化水液，脾虚则痰饮湿浊内生，阻碍气机，蕴久化热成毒，窜流体内，难以祛除，倏忽而止，发作无常，所聚之处，必致病损。

4. 痰瘀内结　痛风日久，正虚毒盛，五脏功能失调，湿停津聚，痰凝血瘀内结，痰饮留注经络，瘀血闭阻血脉，痰浊瘀毒盘结在筋骨关节，出现关节畸形，屈伸不利。

5. 肝肾亏虚　劳欲精亏，年迈肾虚，或久病亏耗，乙癸同衰，气血耗伤，鼓动乏力，肌肉、筋骨、关节失养，浊毒留恋侵袭，则难以向愈，疾病迁延，正气衰败，脏器衰损。

因此，先天不足是本病发生的内在基础，饮食起居失节是其重要影响因素。本病以脾肾失调、浊毒阻络为基本病机，以湿热、痰浊、瘀毒痹阻为关键病机，病性总属本虚标实，脾肾两虚为本，风寒湿热、痰湿浊瘀毒邪为标。病位以骨节、肾、目为主，与脾、肾两脏关系最为密切。

【临床表现】

本病多见于中老年男性，约占95%，女性多于更年期后发病，部分患者有痛风家族史，多有漫长的高尿酸血症史。

1. 无症状高尿酸血症期　仅有波动性或持续性血清尿酸升高，可持续数年甚至数十年无症状。但随着年龄的增长和高尿酸血症持续时间的延长，痛风的患病率增加。

2. 急性关节炎期　多于凌晨突发关节红、肿、热、痛，疼痛剧烈，1~2天达到高峰，数天或2周内缓解，多数发生在第一跖趾关节，其次为踝、膝、足跟、足背等处。常为饮酒、高嘌呤饮食、劳累、受寒、外伤、手术、感染等因素诱发。可伴发热等全身症状。

3. 间歇发作期　急性关节炎缓解后，无明显后遗症，仅表现为血尿酸浓度升高。但随着疾病的进展，痛风发作次数增多，症状持续时间延长，无症状期缩短，受累关节增多，症状逐渐不典型。

4. 痛风石　大量单钠尿酸盐晶体沉积于皮下、关节滑膜、软骨、骨质及关节周围软组织，沉积物被单核细胞等包绕，形成痛风石和痛风石性关节炎，多见于耳廓，也可见于足趾、跟腱、鹰嘴等处，破溃后排出白色糊状或者粉状赘生物，可造成骨质破坏，关节周围组织纤维化，继发退行性改变，表现为持续性关节肿痛、畸形、功能障碍，甚至骨折。

5. 肾脏病变　尿酸盐晶体沉积于肾间质，可导致间质性肾炎，严重者引起肾小球硬化，表现为尿浓缩功能减退、夜尿增多、低比重尿，进而出现肾功能衰竭、水肿等。超过20%的患者可出现尿路结石，因尿酸浓度升高呈过饱和状态析出沉积。结石较小者可随小便排出，较大者可阻塞尿路，导致肾积水、泌尿系感染。另外可见急性尿酸性肾病，多因尿酸水平急剧升高造成急性尿路梗阻，表现为少尿、无尿、急性肾功能衰竭等。

6. 眼部病变　肥胖痛风患者常反复发生睑缘炎，在眼睑皮下组织出现痛风石。有的逐渐长大、破溃形成溃疡而使白色尿酸盐向外排出。部分患者可出现反复发作性结膜炎、角膜炎与巩膜炎。在急性关节炎发作时，常伴发虹膜睫状体炎。眼底视盘往往轻度充血，视网膜可发生渗出、水肿或渗出性视网膜剥离。

【实验室及其他检查】

1. 血尿酸测定　正常男性为 150～380μmol/L（2.5～6.4mg/dL），女性为 100～300μmol/L（1.6～5.0mg/dL），绝经后更接近男性。

2. 24 小时尿尿酸测定　低嘌呤饮食 5 天后，每 24 小时尿酸排出量小于 3.57mmol，可认为尿酸排出减少型，大于 3.57mmol 可认为尿酸生成过多型，很多患者两种缺陷同时存在。

3. 滑液或痛风石内容物检查　滑液中或白细胞内在偏振光显微镜下可见负性双折光的针形尿酸盐结晶；痛风石内容物，可见同样形态的尿酸盐结晶。此项检查应视为痛风诊断的"金标准"。

4. X 线检查　急性期可见关节软组织肿胀，慢性关节炎期可见关节面不规整，特征性改变为穿凿样、虫蚀样圆形或弧形的骨质透亮缺损。

5. 超声检查　超声可发现关节滑液、滑膜增生、软骨及骨质破坏、痛风石、钙质沉积，还可发现尿酸性结石及肾损害的程度。

【诊断与鉴别诊断】

一、诊断

1. 高尿酸血症的诊断标准　国际上将 HUA 的诊断定义为：正常嘌呤饮食状态下，非同日两次空腹 SUA 水平：男性和绝经后女性血尿酸＞420μmol/L（7.0mg/dL），绝经前女性＞350μmol/L（5.8mg/dL）。

2. 痛风的诊断标准

（1）1977 年美国风湿病学会（ACR）的分类标准（表 8-4）。

表 8-4　1977 年 ACR 痛风性关节炎分类标准

1. 关节液中有特异性尿酸盐结晶，或
2. 用化学方法或偏振光显微镜证实痛风石中含尿酸盐结晶，或
3. 具备以下 12 项（临床、实验室、X 线表现）中 6 项
（1）急性关节炎发作＞1 次
（2）炎症反应在 1 天内达高峰
（3）单关节炎发作
（4）可见关节发红
（5）第一跖趾关节疼痛或肿胀
（6）单侧第一跖趾关节受累
（7）单侧跗骨关节受累
（8）可疑痛风石
（9）高尿酸血症
（10）不对称关节内肿胀（X 线证实）
（11）无骨侵蚀的骨皮质下囊肿（X 线证实）
（12）关节炎发作时关节液微生物培养阴性

NOTE

（2）1985 年 Holmes 标准（表 8-5）。

表 8-5　1985 年 Holmes 标准

具备下列 1 条者
1. 滑液中的白细胞有吞噬尿酸盐结晶的现象
2. 关节腔积液穿刺或结节活检有大量尿酸盐结晶
3. 有反复发作的急性单关节炎和无症状间歇期、高尿酸血症及对秋水仙碱治疗有特效者

二、鉴别诊断

1. 类风湿关节炎　类风湿关节炎与痛风均可见关节肿痛，但前者以中年女性多发，多为上肢小关节对称性肿痛，晨僵明显，类风湿因子或抗环瓜氨酸抗体阳性，血尿酸正常。

2. 假性痛风　假性痛风急性发作表现与痛风非常相似。但前者多见于老年患者，为关节软骨钙化所致，膝关节受累最常见，关节滑液检查可见焦磷酸钙结晶或磷灰石，X 线可见软骨呈线状钙化或关节旁钙化，血尿酸不高。

3. 肾结石　肾结石可能由草酸钙、尿酸、磷酸钙等导致。但尿酸结石在 X 线下不显影，而 B 超可显示肾石，因此可与普通肾结石鉴别。

【治疗】

一、治疗思路

无症状高尿酸血症是否需要治疗，尚缺乏统一观点。但高尿酸血症诊断后应积极寻找发病原因及相关因素。痛风的治疗目标为：控制高尿酸血症，促使组织中已沉积的尿酸盐结晶溶解，防止新结晶生成；迅速平稳缓解急发作；治疗或逆转加重病情的因素。

采取分期治疗，关节炎发作期，中医辨证多属湿热毒蕴证，治疗以清热解毒、利湿消肿为治疗大法，必要时予西药抗炎、镇痛，并可用清热解毒中药外洗或者喷雾剂外喷治疗，针灸治疗也具有良好效果；疼痛控制后，予降尿酸治疗，中医辨证多属脾虚湿浊证，治疗以健脾和中、利湿化浊为大法，现代药理研究确定土茯苓、萆薢、车前子、虎杖、玉米须、黄连、苍术、黄柏、山慈菇、金钱草等有降尿酸作用，可在辨证的基础上酌情选用。现代研究表明，中药除降尿酸外，还具有改善痛风患者肾功能的作用；西药降尿酸治疗，应避免尿酸的大幅波动导致疼痛的再次发作。

二、西医治疗

（一）非药物治疗

低嘌呤饮食，避免饮酒，每日饮水量 2000mL 以上。慎用抑制尿酸排泄的药物，如噻嗪类利尿药、阿司匹林等。适度运动，保持体重。伴发代谢综合征者，应进行调脂、控制血压，改善胰岛素抵抗等综合治疗。

（二）高尿酸血症和痛风间歇期的治疗

1. 抑制尿酸合成的药物　为黄嘌呤氧化酶抑制剂。通过抑制黄嘌呤氧化酶的活性（黄嘌呤氧化酶能使次黄嘌呤转化为黄嘌呤，再使黄嘌呤转化为尿酸），使尿酸生成减少。

（1）别嘌醇　初始剂量 100mg/d，每日分 2~3 次服用，一般最大剂量在 300mg/d 以内，严重者可用至 600mg/d, 不良反应包括皮疹、发热、肝毒性、胃肠道反应、骨髓抑制等。

（2）非布司他 为非嘌呤类黄嘌呤氧化酶选择性抑制剂, 40mg/d 或 80mg/d, 每日 1 次。且经肝脏代谢和肾脏清除, 不单纯依赖肾脏排泄, 可用于轻中度肾功能不全者。不良反应较轻, 可见一过性肝功能异常, 腹泻, 头痛等。

2. 促尿酸排泄药 通过抑制肾小管重吸收, 增加尿酸排泄, 降低血尿酸。适用于肾功能良好者。已有尿路结石、痛风肾病者不宜使用, 当肌酐清除率<20mL/min 时无效。常用药物苯溴马隆（Benzbromarone）: 初始剂量 25mg/d, 渐增至 50~100mg/d, 早餐后服用。服药期间需大量饮水增加尿量, 并需监测尿液酸碱度。不良反应较少, 对肝肾功能多无影响, 少数有皮疹、肾绞痛等。

3. 碱性药物 碱化尿液, 使尿酸石溶解, 将尿 pH 值维持在 6.5 左右。①碳酸氢钠片: 口服, 每次 0.5~2.0g, 每日 3 次。②枸橼酸钾钠颗粒: 口服, 早晨、中午各 2.5g, 晚上 5g, 饭后服用; 注意监测血钾。

（三）痛风急性发作期的治疗

1. 非甾体抗炎药（NSAIDs） 可用于缓解关节炎症, 可选择双氯芬酸钠肠溶片、氯诺昔康、洛索洛芬钠等。活动性消化道溃疡、消化道出血者禁用。

2. 秋水仙碱 首次剂量 1mg, 以后每 1~2 小时予 0.5mg, 总量不超过 6mg/d, 出现胃痛等胃肠症状或止痛后停药。不良反应: 有严重的胃肠道反应, 如恶心、呕吐、腹泻、腹痛等, 肝细胞损害、骨髓抑制、脱发等。肾功能衰竭者慎用。

3. 糖皮质激素 非首选用药, 多用于对 NSAIDs、秋水仙碱不敏感、不耐受或肾功能衰竭者。常予醋酸泼尼松 20~30mg, 3~4 天减量停用, 以防止不良反应。

三、中医治疗

（一）辨证论治

1. 湿热蕴结证

症状: 局部关节红肿热痛, 发病急骤, 病及一个或多个关节, 多兼有发热、恶风、口渴、烦闷不安或头痛汗出, 小便短黄, 舌红苔黄, 或黄腻, 脉弦滑数。

治法: 清热利湿, 通络止痛。

方药: 三妙丸合当归拈痛汤加减。热重者, 加知母、石膏; 阴伤重者, 加生地黄、玄参。

2. 脾虚湿阻证

症状: 无症状期, 或仅有轻微的关节症状, 或高尿酸血症, 或见身困倦怠, 头昏头晕, 腰膝酸痛, 纳食减少, 脘腹胀闷, 舌质淡胖或舌尖红, 苔白或黄厚腻, 脉细或弦滑等。

治法: 健脾利湿, 益气通络。

方药: 防己黄芪汤加减。水湿偏重者, 可加猪苓、车前子; 脾虚偏重者, 可加干姜、苍术。

3. 寒湿痹阻证

症状: 关节疼痛, 肿胀不甚, 局部不热, 痛有定处, 屈伸不利, 或见皮下囊肿或痛风石, 肌肤麻木不仁, 舌苔薄白或白腻, 脉弦或濡缓。

治法: 温经散寒, 除湿通络。

方药: 乌头汤加减。寒邪偏重者, 可加制附子; 湿邪偏重者, 加木瓜。

4. 痰瘀痹阻证

症状：关节疼痛反复发作，日久不愈，时轻时重，或呈刺痛，固定不移，关节肿大，甚至强直畸形，屈伸不利，皮下囊肿或痛风石，或皮色紫暗，脉弦或沉涩。

治法：化瘀祛痰，宣痹通络。

方药：双合汤加减。痛风石可加海金沙、鸡内金；关节疼痛严重者，加全蝎；肿痛严重者，可加汉防己；久病体弱者，可加人参、黄芪。

5. 脾肾亏虚证

症状：关节疼痛，经久不愈，时常反复发作，甚至关节变形，腰膝酸软，神疲乏力、气短懒言，面色无华，舌淡，苔白，脉细无力。

治法：补益气血，调补脾肾。

方药：参芪地黄汤加减。腰膝酸痛明显者，可加鹿角片、淫羊藿；关节痛甚者，可加蕲蛇、全蝎；血虚明显者，可加当归、阿胶；有结石形成者可加石韦、海金沙、鸡内金。

（二）常用中药制剂

1. 新癀片 功效：清热解毒，活血化瘀，消肿止痛。常用于湿热蕴结证。用法：口服，每次 2~3 片，每日 3 次。

2. 痛风舒片 功效：清热，利湿，解毒。用于湿热瘀阻所致的痛风。用法：口服，每次 2 片，每日 3 次，饭后服用。

3. 通滞苏润江胶囊 功效：开通阻滞，消肿止痛。用法：口服，每次 4 粒，每日 3 次。

4. 青鹏软膏 功效：止痛消肿。用法：外用，不可内服。

【预后】

痛风和高尿酸血症多数预后较好。如果及早确诊并进行合理治疗，多能保持工作和生活能力。如果起病年龄小且有阳性家族史、血清尿酸水平明显升高、痛风频繁发作者，则预后将较差。如果伴发肾功能衰竭、糖尿病等者，预后多属不良，严重者可危及生命。

【预防与调护】

（一）预防

1. 低嘌呤饮食 避免食用动物内脏、鸡汤、肉汤、沙丁鱼等高嘌呤食物。

2. 避免饮酒 酒精可导致尿酸排出减少。

3. 摄入充足的水分 利于尿酸的排出。

4. 居住环境 注意防潮保暖，避免冷热刺激。

（二）护理

1. 健康宣教 对各种食物的嘌呤含量及饮食与生活习惯的关系等进行宣教。

2. 姿态护理 急性发作期应抬高患肢，避免压迫患处。间歇期指导运动及功能锻炼。

3. 局部护理 在急性期可外敷金黄散等药物。

4. 病情观察 测量患者体温，监测血尿酸变化等。

第九章 神经系统疾病

第一节 总 论

神经病学是临床神经病学（clinical neurology）的简称，是临床医学一门分支学科。它是探索、研究中枢神经系统、周围神经系统及骨骼肌疾病的病因、发病机制、病理、临床表现、诊断、治疗、预后及预防的一门临床医学学科。

【分类】

神经病学是从内科学中派生出来的学科，它的发展与研究神经系统的结构与功能、病因与病理的诸多神经科学的基础学科的进步息息相关，它们之间互相渗透，互为推动。这些基础学科包括神经解剖学、神经组织胚胎学、神经生理学、神经生物化学、神经病理学、神经遗传学、神经免疫学、神经流行病学、神经影像学、神经药理学、神经眼科学、神经耳科学、神经心理学、神经内分泌学、神经肿瘤学、实验神经病学、神经生物学及神经分子生物学等。这些基础学科的新理论及医学仪器的发明也为神经疾病的诊断和治疗带来了革命性的变革。例如，由英国科学家、1979 年诺贝尔医学奖得主 Housfield 设计，于 1972 年应用于临床的电子计算机 X 线体层扫描（CT）仪，使颅脑疾病的诊断面目一新；获得 2000 年诺贝尔医学奖的瑞典科学家 Carlsson 因发现多巴胺的信号转导功能及大脑特定部位多巴胺缺乏可引起帕金森病，而促进了有效治疗药物左旋多巴的开发。2003 年诺贝尔医学奖得主 Lauterbur 在磁共振成像技术领域取得重大突破，直接导致了在临床诊断和医学研究上具有重大价值的磁共振成像的出现，并成为医学界最重要的诊断工具。而神经外科学早已从神经病学中分离出来而得到了迅速的发展，儿童神经病学、围生期神经病学、新生儿神经病学和老年神经病学也已经发展或正在发展成为独立的专业。

神经系统由中枢神经系统和周围神经系统两部分组成，前者包括脑和脊髓，后者包括脑神经与脊神经。

神经系统疾病有数百种，按病变部位分：①脑疾病：如脑血管病、脑炎、癫痫；②脊髓疾病：如急性脊髓炎、脊髓亚急性联合变性；③周围神经疾病：如多发性神经病、吉兰-巴雷综合征；④神经肌肉接头疾病：如重症肌无力；⑤骨骼肌疾病：肌营养不良，周期性瘫痪。按受累范围分：①局限性病变：指神经系统某一部分组织结构受损，如内囊出血；②弥散性或多发性病变：如多发性硬化；③系统性病变：如运动神经元病的锥体束损害和脊髓前角细胞损害等。

【病理生理与临床表现】

人类脑及周围神经系统由上千亿个神经细胞和 10^{14} 以上的突触组成，具有极为复杂精细的结构和功能。

中枢神经系统（central nervous system，CNS）和周围神经系统（peripheral nervous system，PNS）指挥和协调躯体的运动、感觉和自主神经功能，感受机体内外环境传来的信息并做出反应，参与人的意识、学习、记忆、综合分析等高级神经活动。神经病学研究内容包括 CNS 疾病、PNS 疾病和骨骼肌疾病。神经系统疾病的病因包括感染、血管病变、肿瘤、外伤、免疫损伤、变性、遗传、中毒、先天发育异常、营养缺陷和代谢障碍等。神经系统疾病临床表现，根据其发病机制可分为四类：①缺损症状：指神经结构受损使正常神经功能减弱或缺失，如主侧半球脑梗死导致对侧肢体偏瘫、偏身感觉障碍和失语，面神经炎时引起同侧面肌瘫痪等。②刺激症状：指神经结构受激惹后产生的过度兴奋表现，如大脑皮质运动区刺激性病变引起部分性运动性发作，腰椎间盘突出引起坐骨神经痛等。③释放症状：指高级中枢受损后，原来受其抑制的低级中枢因抑制解除而出现功能亢进，如上运动神经元损害而出现的锥体束征，表现为肌张力增高、腱反射亢进和 Babinski 征阳性。④断联休克症状：指中枢神经系统局部发生急性严重损害，引起与之功能相关的远隔部位的神经功能短暂缺失。如脑出血急性期，偏瘫肢体呈现肌张力减低、腱反射消失和 Babinski 征阴性，即所谓的脑休克。急性脊髓横贯性病变时，受损平面以下同样表现为如上的弛缓性瘫痪，即所谓的脊髓休克。休克期过后，逐渐出现神经缺损症状及释放症状。

【实验室及其他检查】

先进的检查仪器的问世及特殊检查方法的出现，为临床诊断提供了有力的手段和极大的便利。这些检查技术可以分为三大类：第一大类非常安全，多是无创性检查，如电子计算机体层扫描（CT）、脑电图（EEG）、经颅多普勒（TCD）、磁共振成像（MRI）、视觉、脑干听觉、体感诱发电位（VEP、BAEP、SEP）、事件相关电位（ERP）、脑电地形图（BEBM）、单光子发射计算机断层（SPECT）、正电子发射断层扫描（PET）；第二大类的各项检查都具有一定的潜在风险，有些是有侵袭性的，如 CT 血管成像（CTA）、数字减影血管造影（DSA）、肌肉和神经的活组织检查；第三大类是基因诊断技术，如基因突变检测、基因连锁分析、mRNA 检测、核酸分子杂交技术、聚合酶链反应（PCR）、DNA 测序等。

【诊断思路】

所有先进的技术都无法取代基本的临床方法，临床诊断的基本思路必须从完整详尽的病史和细致准确的神经系统检查开始，再经过周密的思索和合理的分析得出临床结论，辅助检查只能为临床诊断提供依据或佐证。概括地说，神经系统疾病的诊断不外依顺序包括以下五个步骤：①收集病史：尽可能详尽地搜集临床资料，着重神经系统检查；②分析病情：运用神经科学的基础理论知识来分析和解释有关的临床资料；③定位诊断：初步确定最能解释这些资料的病变解剖位置，即定位诊断；④定性诊断：联系起病方式、疾病的进展演变过程、有关的个人及家族史，以及临床检查资料，经过分析筛选出可能的病因性质，而后为澄清病因及证实初步的定位诊断而选择辅助检查，以期对该病例获得一个真实的全貌；⑤最后根据上述全部资料做出定位诊断及病因诊断。事实上，临床有许多神经疾病的诊断主要依靠病史及其表现而作出，如三叉神经痛、癫痫、偏头痛、短暂性脑缺血发作、晕厥、神经源性直立性低血压、周期性瘫痪等；还有些疾病的诊断主要依靠患者的体征，如帕金森病、肌张力障碍、小舞蹈病、小脑性共济失调、神经皮肤综合征、雷诺病、红斑肢痛症、进行性肌营养不良等。而脑脊液检查，包括常规、生化、细胞学、IgG 指数和寡克隆区带等仍然是神经系统疾病的常规检查，对许多神经疾病的诊断具有不可替代的，有时甚至是决定性的意义。

【治疗及预后】

神经系统疾病的治疗大致可分为三类：①可以完全或基本治愈的，例如大多数脑膜炎、脑炎、营养缺乏性疾病、良性肿瘤、特发性面神经麻痹、吉兰-巴雷综合征、轻症脑出血及脑梗死；②通过治疗可使患者的症状或病情完全得到控制或缓解，如多种类型的癫痫、帕金森病、帕金森综合征、三叉神经痛、多发性硬化、重症肌无力、偏头痛和周期性瘫痪等；③目前尚无有效的治疗方法，包括恶性肿瘤、神经变性病（如 Alzheimer 病、运动神经元病、脊髓空洞症等）、神经系统遗传性疾病（如 Friedreich 共济失调、脊髓小脑性共济失调、腓骨肌萎缩症、朊蛋白病、AIDS/HIV 所致神经系统损害等）。

【中医学认识】

心主神，为五脏六腑之大主，主宰精神、意识、思维活动，心主神离不开心主血脉的功能，心阴、心血为神志活动的物质基础，故《灵枢·营卫生会》说："血者，神气也。"心阴、心血不足，则濡养心神的功能减退，可见心悸、怔忡、健忘、少寐、神疲、目眩、面色萎黄、舌淡、脉细弱等症，治当补心阴、养心血，药用当归、白芍、阿胶等。

中医学对脑的认识可追溯到《黄帝内经》。《灵枢·海论》说："脑为髓海，其输上在于天盖，下在风府。髓海有余，则轻劲多力，自过其度；髓海不足，则脑转耳鸣，胫酸眩冒，目无所见，懈怠安卧。"指出视听、运动与脑有关。至明代，李时珍认为"脑为元神之府"，《本草备要》也说："人之记性，皆在脑中。"已认识到脑与精神思维活动有关，但仍划归于心的功能中。此外，肝主疏泄，调畅气机，调节人体情志活动，故神经系统疾病与肝有关。

中医认为外感六淫，七情内伤，饮食劳倦，久病失养，均可导致脏腑失调而发生神经系统疾病，但外感与风邪，内伤与肝肾关系密切。治疗上在补虚泻实的同时，应注意养心安神、醒神益智、补肾填精、活血化瘀法则的应用。

中西医结合在神经系统疾病的治疗上取得了可喜成果，重点体现在脑血管疾病和痴呆的治疗上。如运用活血化瘀药能保护神经细胞，改善患者的神经功能，调节凝血功能和血液流变，抗血栓形成，促进血管新生，改善脑组织血流供应，调节细胞因子分泌，减轻继发性炎症损伤，减轻自由基损伤，抗细胞凋亡等。

第二节　周围神经病

三叉神经痛

三叉神经痛（trigeminal neuralgia）是一种三叉神经分布区内短暂而反复发作的剧烈疼痛。三叉神经痛分为原发性与继发性两种，后者有明确的病因存在，前者病因不明。本节主要介绍原发性三叉神经痛。

三叉神经痛与中医学的"面风痛"相似，可归属于"面痛""头风"等范畴。

【病因病理】

一、西医病因病理

1. 病因及发病机制　原发性三叉神经痛多无明确病因。可能为三叉神经在脑桥被异行扭曲的微血管压迫后，局部产生脱髓鞘引起疼痛发作。此外，癫痫样神经病学说也可能是其发病的另一种解释。

2. 病理　一般原发性三叉神经痛无特殊病理改变。近年来对三叉神经痛患者做三叉神经感觉根切断术，活检时发现神经节内节细胞消失，神经纤维脱髓鞘或髓鞘明显增厚，轴突变细或消失；电镜下尚可见 Ranvier 结附近轴索内集结大量线粒体。部分患者颅后窝小的异常血管团压迫三叉神经根或延髓外侧面，手术解除压迫后可治愈。

二、中医病因病机

本病多为三阳经络受邪所致，病因主要有风、火、痰、瘀、虚，其中初起以风、火多见，病久则多兼夹痰、瘀、虚。

病因病机可分为外感和内伤两个方面。因头为"诸阳之会"，手足三阳经均会于此；且"高巅之上，惟风可达"，风为阳邪，易犯头面，故大凡外感致病，多系风邪为患。又常兼夹寒、火、痰，或风寒凝滞，或风火灼伤，或风痰壅阻，致三阳经络受阻而发为疼痛。风邪善行而数变，故疼痛可突然发作，反复无常。内伤致病，多与肝胆郁热、胃火炽盛、阴虚阳亢密切相关。风火攻冲头面，上扰清窍，而致头面疼痛，《证治准绳》有"面痛皆属火盛"之说；或因头面气血瘀滞，三阳经络阻滞不通所致。本病外感内伤常互为影响。外感致病，日久不愈，反复发作，可入里化热伤阴而成内伤；病久则血行迟涩，血瘀络痹而成顽疾，诚如《临证指南医案》所云："初为气结在经，久则血伤入络。"而内伤致病亦多易感受外邪，使病情加重。

总之，本病虽以风、火二邪为主因，亦常与寒、痰、瘀等兼夹为病。病机要点为三阳经络闭塞，不通则痛。病位主要在面部经络，与肝、胆、胃等脏腑密切相关。初发、暴痛为实，久病缠绵不愈则多虚、多瘀。

【临床表现】

1. 本病多发于中老年人，40 岁以上者达 70%~80%，女性略多于男性。

2. 以面部三叉神经一支或几支分布区内反复发作的短暂剧烈疼痛为特点。可长期固定在某一分支，尤以第二、三支为多见，亦可两支同时受累，多为单侧性。三叉神经痛发作前无先兆，呈电击、刀割、烧灼、撕裂、针刺样疼痛，以面颊、上下颌或舌部最明显。每次发作仅持续数秒钟至 1~2 分钟即骤然停止。口角、鼻翼、颊部、上唇外侧、舌等处最敏感，稍触动即可诱发，故称为"触发点"或"扳机点"。严重者刷牙、洗脸、说话、打呵欠、咀嚼、吞咽均可诱发，以致不敢做以上动作。

3. 严重患者伴有面部肌肉反射性抽搐，口角牵向患侧，称为痛性抽搐。

4. 病程可呈反复发作，间歇期完全正常。发作初期，发作次数较少，数日发作一次，间歇期亦长。大多随病程延长，发作渐频繁，间歇期变短。可呈周期性发作，每次发作可持续数天、数周至数月，缓解期数天至数年不等，很少自愈。一般神经系统检查无阳性体征。

【实验室及其他检查】

对继发性三叉神经痛，脑脊液检查，X 线、CT 及 MRI 等影像学的检查可能有助于查找病变部位，或明确病因。对原发性三叉神经痛，尽管有少量的电生理研究，但尚未取得肯定有助于诊断的证据。CT、MRI 观察颅底的神经孔道，可见神经管增大或破坏，或者神经血管周围脂肪垫消失。

【诊断与鉴别诊断】

一、诊断

根据疼痛的部位、性质、面部的扳机点及神经系统检查无阳性体征，一般诊断不难。

二、鉴别诊断

原发性三叉神经痛需与下列疾病鉴别：

1. 牙痛　三叉神经痛（第二、三支）早期易被误诊为牙痛。牙痛为持续性钝痛，其疼痛局限于牙根部，进食冷、热性食物时牙痛加剧，牙有叩击痛。口腔科检查及 X 线摄片可以鉴别。

2. 偏头痛　发作前多有视觉先兆，如暗点、亮点、异彩等，呈发作性、搏动性头痛。持续时间长，可达几小时或 1~3 天，多伴恶心、呕吐等。脑血流图、经颅多普勒检查有助于诊断。

3. 舌咽神经痛　发作性质相同，但疼痛部位不同，多为舌根部、软腭和咽部剧痛，可因进食、吞咽、说话诱发，在以上部位喷涂局麻药可止痛。

4. 继发性三叉神经痛　发作情况及特征与原发性三叉神经痛相似，检查可发现面部感觉减退、角膜反射迟钝、听力减弱等阳性体征。常见于多发性硬化、延髓空洞症、原发性或转移性颅底肿瘤等。

【治疗】

一、治疗思路

三叉神经痛由于病因不明，发病机制不十分清楚，治疗有一定的困难。而西药因毒副作用大，难以长期坚持治疗。若采取中医治疗，在临证中紧扣发病因素和病机演变规律，分析患者病变局部与整体之间的关系，据此进行治疗，进而达到调节阴阳、平衡气血的目的，则可获得良好的疗效。三叉神经痛中西医结合治疗的思路是发作期以消除和控制疼痛的发作为基本目标，即采取"急则治其标"的原则，运用中西药物、针灸、神经干封闭等综合治疗措施止痛。缓解期以治本为主，针对中医病因病机的不同，可采用疏风、清热、散寒、化痰、祛瘀、通络、补虚等治法，促使经脉畅通、气血和调，从而缓解症状和防止复发。

二、西医治疗

1. 药物治疗

（1）卡马西平（carbamazepine）　为首选药物，首次 0.1g，每日 2 次，以后每日增加

0.1g，直到有效，最大剂量可达每日 1.0g。疼痛控制后再逐渐减量，找出最小有效量维持，通常是每日 0.6~0.8g，约 70% 的病例有效。孕妇禁用。副作用可有眩晕、嗜睡、口干、恶心、行走不稳，但多在停药数天后消失；偶有皮疹、白细胞减少，需停药。

（2）苯妥英钠（phenytoin sodium）　开始每次 0.1g，每日 3 次，口服；数日后效果不佳时每日增加 0.1g（最大量不超过每日 0.6g），近半数病例有效。副作用有头晕、共济失调、眼球震颤、齿龈增生等。

（3）加巴喷丁（gabapentin）　开始剂量 0.1g，每天 3 次，可逐渐加大剂量，每日最大剂量 0.9g。可单独使用或与其他药物合用。常见副作用有头晕、嗜睡等，但可逐渐耐受。

2. 封闭疗法　一般用于服药无效或不适宜手术的患者。方法以无水酒精或甘油注射于疼痛的三叉神经分支或半月神经节上。操作简易安全，但疗效不持久。酒精封闭半月神经节，可达到较持久的效果，但易引起出血、角膜炎、失明等严重并发症。酒精封闭前宜用普鲁卡因封闭以观察效应。

3. 经皮半月神经节射频电凝疗法　在 X 线监视下或经 CT 导向，经皮将射频电极针插入半月神经节，通电加热至 65℃~75℃，维持 1 分钟。可选择性破坏三叉神经的痛觉纤维，损害触觉纤维，保存角膜反射。适用于年老体弱不宜手术者。

4. 手术治疗　适用于药物和封闭治疗无效者，可选用三叉神经感觉根部分切断术或伽马刀治疗。近年来较推行三叉神经微血管减压术，止痛同时不产生运动和感觉障碍，近期疗效可达 80% 以上。并发症有听力减退或丧失、气栓及滑车、外展、面神经暂时性麻痹。

三、中医治疗

（一）辨证论治

针对外感与内伤致病之因，结合兼夹邪气为患的特点，一般分为风寒袭络、风火伤络、风痰阻络、胃火上攻、肝胆火炽、阴虚阳亢、瘀血内阻等证型，各型在临床上均常见。本病无论何种证型，疼痛是其主症，且常兼有面部肌肉抽搐等症，故治疗时应注意：一是以止痛为首要，二是勿忘治风，故常配用搜风通络止痛药物，如全蝎、蜈蚣、僵蚕、地龙等。

1. 风寒袭络证

症状：颜面短暂性刀割样剧痛，遇寒而诱发或加重，发作时面部有紧束感，局部喜温熨，恶风寒，口不渴，苔薄白，脉浮紧。

治法：疏风散寒，通络止痛。

方药：川芎茶调散加减。头身疼痛重者，加重羌活、细辛用量；寒凝痛甚，加藁本、生姜；鼻塞流涕，加苍耳子、辛夷花；若风寒郁久化热者，加菊花、蔓荆子。

2. 风火伤络证

症状：颜面短暂烧灼或刀割样疼痛，遇热加重，得凉稍减，痛时面红、汗出，伴发热，恶风，口干咽痛，舌边尖红，苔薄黄，脉浮数。

治法：疏风清热，通络止痛。

方药：芎芷石膏汤加减。

若风热甚，加金银花、连翘；大便秘结，加大黄、芒硝；小便短赤，加淡竹叶、莲子心、木通；咽痛明显，加牛蒡子、胖大海、玄参；口渴甚，加天花粉、芦根。

3. 风痰阻络证

症状：颜面抽搐疼痛，麻木不仁，眩晕，胸脘痞闷，呕吐痰涎，形体肥胖，苔白腻，脉弦滑。

治法：祛风化痰，解痉止痛。

方药：芎辛导痰汤加减。若面颊麻木，加鸡血藤、蜈蚣；兼畏寒肢冷等阳虚证者，去生姜，加干姜、吴茱萸；痰浊化热，去细辛，南星宜用胆南星，另加竹沥。

4. 胃火上攻证

症状：颜面阵发灼热剧痛，前额胀痛，面红目赤，口臭咽干，牙龈肿痛，喜喝冷饮，便秘溲赤，舌质红，苔黄，脉滑数。

治法：清胃泻火。

方药：清胃散加减。若胃热津伤甚，加知母、麦冬。大便秘结，加大黄、芒硝；牙龈肿痛、衄血，加川牛膝、白茅根；心烦不寐，加山栀子、莲子心、夜交藤；面部抽搐，加钩藤、僵蚕、全蝎。

5. 肝胆火炽证

症状：颜面阵发性电击样剧痛，面颊灼热，面红目赤，眩晕，烦躁易怒，口苦咽干，胸胁满闷，便秘尿赤，舌质红，苔黄燥，脉弦数。

治法：清肝泄热，降火止痛。

方药：龙胆泻肝汤加减。若兼头晕目眩，加菊花、钩藤、白芍；心烦失眠，加酸枣仁、合欢皮；面肌抽搐，加全蝎、蜈蚣、天麻；胸闷胁痛，加郁金、川楝子、延胡索；大便秘结，加草决明、大黄；口干而渴，加天花粉、麦冬。

6. 阴虚阳亢证

症状：颜面阵发抽搐样剧痛，头晕目胀，失眠，心烦易怒，咽干口苦，腰膝酸软，舌红少津，脉弦细而数。

治法：滋阴潜阳，息风通络。

方药：镇肝息风汤加减。夹痰者，加胆南星、贝母。若面肌抽搐甚者，加蜈蚣、地龙；心烦失眠，去代赭石，加夜交藤、远志、酸枣仁；头痛甚，加川芎，并加重白芍的用量；腰膝酸软，加川续断、杜仲；大便燥结加，火麻仁。

7. 瘀血内阻证

症状：面痛屡发，痛时如针刺刀割，面色晦暗，皮肤粗糙，无明显寒热诱因，舌质紫暗或有瘀斑，脉弦涩或细涩。

治法：活血化瘀，通络止痛。

方药：通窍活血汤加减。若疼痛剧烈加蜈蚣、全蝎；兼气滞，加川楝子、青皮；兼血虚，加熟地黄、当归；兼热象，加黄芩、山栀子；若气虚明显，可用补阳还五汤化裁。

（二）常用中药制剂

1. 牛黄上清丸　功效：清热解毒。适用于胃火上攻的三叉神经痛。口服，成人每次 6g，每日 2 次。脾胃虚寒者禁用。

2. 龙胆泻肝丸　功效：清泻肝胆之火。适用于肝胆火炽的三叉神经痛。口服，成人每次6g，每日 2 次。

3. 血府逐瘀丸　功效：活血化瘀。适用于瘀血内阻的三叉神经痛。口服，成人每次 9g，每日 2 次。

（三） 其他治疗

1. 针刺 以手阳明大肠经、足阳明胃经穴为主。额部（第一支）痛取攒竹、阳白、头维、率谷、合谷、解溪；上颌部（第二支）痛取四白、颧髎、上关、迎香、合谷；下颌部（第三支）痛取承浆、颊车、下关、翳风、内庭、夹承浆。有风寒或风热表证者，加风池；气滞血瘀者，加太冲、三阴交。多采用中、强刺激手法。耳针取额、上颌、下颌、交感、神门、脑、肝、胆、胃，强刺激并留针 30 分钟。

2. 外治法 ①地龙、全蝎、白附子、生南星、半夏、路路通等分为末，黄酒调匀，贴敷太阳、颊车。②川乌、草乌各 12g，川椒、生麻黄、生半夏、生南星各 15g，片姜黄 30g，共研细末，浸泡少量酒精中，两日后涂患处，疼痛发作时随时涂抹，缓解后每日 3 次。

【预后】

原发性三叉神经痛初发者，经中西医结合治疗，多能控制症状，有可能达到完全缓解。病程较长、久治不愈复发者，药物治疗无效者，手术治疗可获得一定疗效。

【预防与调护】

保持心情舒畅，避免情绪紧张，生活起居有常，勿食辛辣刺激之品，减少诱因。发作期注意避免风寒、风热的侵袭。平日坚持服药，以防复发。

特发性面神经麻痹

特发性面神经麻痹（idiopathic facial palsy）简称面神经炎或贝尔麻痹（Bell palsy），常由茎乳突孔内面神经非特异性炎症所致。以一侧面部表情肌突然瘫痪为临床特征。

本病与中医学的"面瘫"相似，可归属于"吊线风""歪嘴风""口僻"等范畴。

【病因病理】

一、西医病因病理

1. 病因及发病机制 面神经炎的病因至今尚未完全明确。一般认为，由于骨性面神经管只能容纳面神经，所以各种原因如受寒着凉、病毒感染、自主神经功能不稳定等导致局部神经营养血管收缩缺血，而毛细血管扩张，使得面神经水肿受压而引发本病。

2. 病理 病理变化早期主要是面神经水肿，髓鞘或轴突有不同程度的变性，以茎乳突孔和面神经管内尤为明显；严重者可有轴索变性。

二、中医病因病机

本病病因多以风邪为主，可有风寒、风热之不同，也可见风邪与痰瘀夹杂。

1. 正气不足，风邪入中 由于机体正气不足，络脉空虚，卫外不固，风邪夹寒、夹热乘虚而入，客于颜面，走窜阳明经脉，气血痹阻，肌肉弛缓不收而致口僻。正如《诸病源候论·偏风口㖞候》中所说："偏风口㖞是体虚受风，风入于夹口之筋也。足阳明之筋，上夹于口，其筋偏虚，而风因虚乘之，使其经筋急而不调，故令口僻也。"

2. 痰湿内生，阻于经络 若平素喜饮醇浆，偏嗜辛辣厚味，日久损伤脾胃，痰湿内生，或因外感病邪，内袭络脉，气血受阻，津液外渗，停而为痰，加之外风引触，风痰互结，流窜经络，上扰面部，阳明经脉壅滞不利，即发口僻。

3. 气虚血滞，经脉失濡 气为血之帅，血为气之母。口僻日久不愈，正气日渐亏耗，气虚不能上奉于面，阴血亦难灌注阳明；或气虚血行无力，血液瘀滞于经脉，均可导致面部肌肉失于气血濡养而枯槁萎缩，终致口僻难复。

总之，本病的发生，主要是正气不足，络脉空虚，外邪乘虚入中经络，导致气血痹阻，面部经脉失养，肌肉弛缓不收，以风、痰、瘀、虚为其基本病机。初期病邪在络易治，久之则内居筋肉难愈。

【临床表现】

1. 任何年龄均可发病。20~40岁最常见，男性多于女性。常为单侧。

2. 急性起病，于数小时或1~3天内达高峰。表现为口角歪斜、闭目不紧或闭目不能、流涎、鼓腮、吹口哨时漏气、漱口时漏水，部分患者在起病后有同侧耳后、耳内、乳突区或面部的疼痛。查体时可见患侧表情肌瘫痪、皱眉时额纹变浅或消失、眼裂扩大、鼻唇沟变浅、口角下垂、露齿时口角歪向健侧，闭目时患侧眼球向外上方转动，露出白色巩膜，称 Bell 征。面颊肌瘫痪，进食时食物易滞留于患侧齿颊之间，并常有口水从该侧淌下，泪点随下睑外翻，使泪液不能正常吸收而外溢。还可以出现患侧舌前2/3味觉丧失与听觉过敏，耳廓与外耳道感觉减退，外耳道或鼓膜出现疱疹，称为 Hunt 综合征，系带状疱疹病毒感染所致。特发性面神经麻痹多为单侧性，偶见双侧，后者多为吉兰-巴雷综合征。

3. 临床可根据经验和肌电图来判断预后 ①不完全性面瘫者，在起病后1~2周开始恢复，1~2个月内可恢复并逐渐痊愈；大约75%的病人在几周内可基本恢复正常。年轻的患者预后较好。②面瘫4天后镫骨肌反射仍存在者预后良好。③发病时伴有乳突疼痛，老年患者，有糖尿病、高血压、动脉硬化、心绞痛或有心肌梗死病史者，预后均不良。④面神经传导检查对早期（起病后5~7天）完全面瘫者的预后判断是一种有效的方法。如受累侧诱发的肌电动作电位 M 波波幅为正常侧的30%或以上者，则在2个月内可望完全恢复；如为10%~30%者，则需2~8个月恢复，且可有一定程度的并发症；如仅为10%或以下者，则需6个月到1年才能恢复，且常伴有并发症（面肌痉挛及连带运动）；如病后10天内出现失神经电位，恢复时间则将延长。

【实验室及其他检查】

常规的血液及脑脊液检查一般无异常改变，但急性感染性（风湿、骨膜炎等）面神经麻痹者可有白细胞及中性粒细胞升高，血沉增快。内耳道照片异常。电变性测定和肌电图面神经改变，有助于预后的估计。

【诊断与鉴别诊断】

一、诊断

根据急性起病的周围性面瘫即可诊断。

二、鉴别诊断

本病需与能引起面神经麻痹的其他疾病相鉴别。

1. 吉兰-巴雷综合征 可发生周围性面神经麻痹，常为双侧性，且有对称性肢体运动和感觉障碍，脑脊液有蛋白-细胞分离现象。

2. 大脑半球肿瘤、脑血管意外等 其发生的中枢性面瘫仅限于病变对侧面下部表情肌的运动障碍，且多伴有对侧肢体的瘫痪、舌肌瘫痪。如是脑干病变引起的交叉瘫痪，可见病变同侧所有的面肌均瘫痪，面瘫对侧的肢体瘫痪。

3. 脑桥小脑角颅底病变 如听神经瘤、脑桥小脑角脑膜瘤或蛛网膜炎、颅底脑膜炎、鼻咽癌等引起的面神经麻痹，常同时伴有其他颅神经损害或小脑损害。脑桥小脑角病变除面瘫外，常有复视、耳鸣、眩晕、眼球震颤、共济失调等表现。

【治疗】

一、治疗思路

面神经炎的治疗原则是积极改善局部血液循环，减轻面神经水肿，缓解神经受压，促进面神经功能恢复。西医大多采用对症处理，缺乏特殊的治疗药物，早期运用激素有较好的效果。中医辨证施治加针灸，或再配合其他外治疗法，一般可获得较显著的疗效。因此，对本病的治疗，中医有一定优势，尤其是对面神经炎恢复期的患者。

二、西医治疗

1. 药物治疗

（1）急性期应尽早使用皮质类固醇激素，地塞米松 10~15mg/d，7~10 天；或泼尼松，初始剂量为 1mg/（kg·d），晨起一次顿服，1 周后逐渐减量停用。如系带状疱疹病毒感染引起的面神经炎，则用阿昔洛韦 0.2g，每日 5 次，口服，连用 7~10 天。

（2）B 族维生素、加兰他敏、能量合剂等也可选用。

2. 物理疗法及针刺治疗 急性期可在茎乳突孔附近部位予以热敷、红外线照射或超短波透热疗法。恢复期可予以碘离子导入治疗。针灸宜在发病 1 周后进行。

3. 康复治疗 患者自己按摩瘫痪侧面肌，每日数次，每次 5~10 分钟。当神经功能开始恢复时，患者可面对镜子练习各单个面肌的随意运动，促进瘫痪面肌的早日恢复。

4. 其他 如影响眼闭合时，为了保护暴露的角膜及防止结膜炎，可根据情况使用眼罩、眼药膏、眼药水。

5. 手术治疗 对病程超过 2 年以上仍未恢复者，可考虑面神经管减压术，或面神经-副神经、面神经-膈神经、面神经-舌下神经吻合术，但疗效尚不肯定，只宜在严重病例试用。

三、中医治疗

（一）辨证论治

面神经炎早期治疗以祛风邪、通经络为主，后期治疗从益气、补血、活血、通络着手，往往可获较好疗效。

1. 风寒袭络证

症状：突然口眼㖞斜，眼睑闭合不全，或有口角流涎，眼泪外溢，伴恶风寒，头痛鼻塞，面肌发紧，肢体酸痛，舌苔薄白，脉浮紧。

治法：祛风散寒，温经通络。

方药：小续命汤加减。若表虚自汗者，去麻黄，加黄芪、白术。兼头痛，加白芷、羌活；面肌抽动；加天麻、蜈蚣、全蝎；若口角流涎加白僵蚕。

2. 风热阻络证

症状：骤然起病，口眼㖞斜，眼睑闭合不全，头痛面热，或发热恶风，心烦口渴，耳后疼痛，舌质红，苔薄黄，脉浮数。

治法：祛风清热，通络止痉。

方药：大秦艽汤加减。风热表证明显者，去细辛、羌活加桑叶、蝉蜕；兼头痛目赤者，加夏枯草，栀子。口苦者，加柴胡、生石膏；兼头晕目赤，加钩藤、菊花。

3. 风痰阻络证

症状：突然口眼㖞斜，面肌麻木或抽搐，颜面作胀，或口角流涎，头重如裹，胸膈满闷，呕吐痰涎，舌体胖大，苔白腻，脉弦滑。

治法：祛风化痰，通络止痉。

方药：牵正散合导痰汤加减。若痰浊化热者，加黄芩、竹茹。

4. 气虚血瘀证

症状：口眼㖞斜，日久不愈，面肌时有抽搐，面白气短，神疲乏力，舌质紫暗，苔薄白，脉细涩或弦涩。

治法：益气活血，和营通络。

方药：补阳还五汤加减。若顽固不愈者，加三七、穿山甲、鬼箭羽；面肌抽搐，加全蝎、蜈蚣；兼血虚，加熟地黄、白芍；兼阴液不足，加玄参、麦冬。

（二）常用中药制剂

大活络丸 功效：祛风除湿，理气豁痰，舒筋活络。适用于风痰阻络证。每次1丸，每日2次，口服。

（三）其他治疗

1. 针刺 以阳白、地仓、翳风、颊车、合谷、太冲、风池为主穴。急性期配穴：攒竹、四白、颧髎、人中、承浆、迎香、下关等；后遗症期配穴：肾俞、脾俞、风门、足三里、风市等。根据病性虚实，酌情使用补泻手法。急性期尤需注意面部穴位宜轻刺激。耳针取穴：眼、肝、口、面颊、神门等。

2. 外治法

（1）外敷法

①复方牵正散：祛风活血，舒经活络。用于风邪中络，口眼歪斜，肌肉麻木。外用，贴敷于患侧相关穴位。贴敷前将穴位处用温水洗净或酒精消毒。贴敷期间应防受风寒。

②将马钱子研为细末，每取1.5g撒于麝香止痛膏或其他药膏上，贴于患侧相关穴位，2日1次，5次为一疗程。

（2）推拿 取穴风池、翳风、睛明、阳白、太阳、迎香、地仓、印堂、人中、承浆、合谷、外关、脾俞、胃俞、足三里等，用推、摩、按、揉等手法。

本病若及时采用针对性中西医结合治疗，大多数病例在短期内可以恢复。老年患者，合并动脉硬化，或诱发电位明显异常者，恢复相对缓慢，部分病人可能终生留有后遗症。

【预后】

特发性面神经麻痹患者通常在发病后 1~2 周内开始恢复，大约 80% 的患者在几周及 1~2 月内基本恢复正常。1/3 患者为部分性麻痹，2/3 患者为完全性麻痹。在后者中，约 16% 不能恢复。

【预防与调护】

面神经炎病因尚未完全明了，故预防应以增强体质、增加抵抗力为主。已罹患此病，应树立信心，可用自我按摩或热敷等物理治疗。据统计，患面神经炎痊愈后有 3% 的复发率，复发时限为 10~20 年不等，故在获愈后仍需劳逸结合，注意调养。

急性炎症性脱髓鞘性多发性神经病

急性炎症性脱髓鞘性多发性神经病（acute inflammatory demyelinating polyneuropathies，AIDP）又称吉兰-巴雷综合征（Guillain-Barre syndrome，GBS），是一种自身免疫介导的周围神经病。临床表现以对称性四肢弛缓性瘫痪为特征。

本病与中医学的"肢痿"相似，可归属于"痿痹"等范畴。

【病因病理】

一、西医病因病理

1. 病因与发病机制　GBS 的确切病因目前尚不清楚，多数患者发病前有感染或疫苗接触史。临床及流行病学资料显示 GBS 发病可能与空肠弯曲菌（campylobacter jejuni，CJ）感染有关，以腹泻为前驱症状的 GBS 患者 CJ 感染率高达 85%，常引起急性运动轴索型神经病。CJ 是一种革兰阴性微需氧弯曲菌，有多种血清型，GBS 常见的血清型为 2、4 和 19 型，我国以 penner19 型最常见。患者常在腹泻停止后发病。此外，GBS 还可能与巨细胞病毒（CMV）、EB 病毒、肺炎支原体、乙型肝炎病毒（HBV）和人类免疫缺陷病毒（HIV）等感染有关。较多报告指出系统性红斑狼疮和桥本甲状腺炎等自身免疫病常合并 GBS，白血病、淋巴瘤和器官移植后使用免疫抑制剂也可引起 GBS。分子模拟（molecular mimicry）是目前认为可能导致 GBS 发病的最主要的机制之一，此学说认为，病原体某些组分与周围神经某些成分的结构相同，机体免疫系统发生识别错误，自身免疫性细胞和自身抗体对正常的周围神经组分进行免疫攻击，致使周围神经脱髓鞘。不同类型 GBS 可识别不同部位的神经组织靶位，临床表现也不尽相同。

2. 病理　病变主要在周围神经根、肢带神经丛和近端神经干，出现周围神经节段性脱髓鞘及炎性反应，严重者可累及轴索。急性脱髓鞘后 2 周内，神经膜细胞增生，随之髓鞘再生，炎症消退。

二、中医病因病机

本病多因感受温热或暑热之邪，或湿热浸淫，或寒湿相困，从而耗伤气血，灼伤津液，以致筋脉失养，肌肉失濡而发为痿痹。

1. 热盛伤津　感受六淫之邪，如感受温热之邪，或他邪久留化热，热盛伤津，筋脉失养，手足不用而痿。

2. 湿热内盛　久处湿地，或冒雨涉水，感受湿邪，湿郁化火；或饮食不节，肥甘厚味，损伤脾胃，蕴湿生热；湿热浸淫筋脉，肌肉失养，弛缓不收而致痿。

3. 脾胃虚弱　素体脾胃虚弱，气血生化乏源，肌肉筋脉失养而致痿。

4. 肝肾亏虚　先天禀赋不足，或久病失养，或房劳过度，精血亏虚，筋骨失养而致痿。

综上所述，本病多因湿、热、虚、瘀，导致筋脉失养，肌肉失濡而发本病，病位在筋脉，与肝、脾、胃、肾关系密切。

【临床表现及分型】

一、临床表现

急性或亚急性起病。多数患者病起前 1~4 周有胃肠道或呼吸道感染症状，或有疫苗接种史。

首发症状常为四肢远端对称性无力（弛缓性瘫痪），可自远端向近端发展或相反，或远近端同时受累，严重者可引起呼吸肌麻痹。若对称性肢体无力，10~14 天内从下肢发展到躯干、上肢并累及脑神经，称为 Landry 上升性麻痹。多有肢体感觉异常如烧灼感、麻木、刺痛和不适感，可先于瘫痪或与之同时出现。自主神经症状常见皮肤潮红、出汗增多、手足肿胀及营养障碍、窦性心动过速等症状。罕见括约肌功能障碍和血压降低。本病常见并发症是肺部感染、肺不张。

所有类型 GBS 多为单相病程，多于发病 4 周时肌力开始恢复，恢复中可有短暂波动，但无复发-缓解。半数病人在 1 周内症状达到高峰，通常在症状稳定 1~4 周后开始恢复。

二、临床分型

Griffin 等（1996 年）根据 GBS 的临床、病理及电生理表现分成以下类型：经典吉兰-巴雷综合征，即 AIDP；急性运动轴索型神经病（AMAN）；急性运动感觉轴索型神经病（AMSAN）；Fisher 综合征；不能分类的 GBS，包括全自主神经功能不全和复发型 GBS 等变异型。

【实验室及其他检查】

1. 脑脊液（CSF）检查　典型的改变是蛋白质含量增高，而细胞数正常，称为蛋白-细胞分离现象，是本病的特征之一；起病 1 周内，半数患者蛋白含量正常，至病后第 5 周蛋白增高最明显，少数病例 CSF 细胞数可达（20~30）×10^6/L。

2. 神经传导速度（NCV）和 EMG 检查　脱髓鞘电生理特征是 NCV 减慢，运动潜伏期延长，波幅正常或轻度异常；轴索损害以远端波幅减低甚至不能引出为特征，但严重的脱髓鞘病变也可表现波幅异常。

3. 神经活检　腓肠神经活检发现脱髓鞘及炎性细胞浸润可提示 GBS，但腓肠神经是感觉神经，GBS 以运动神经受累为主，因此活检结果仅可作为诊断参考。

【诊断与鉴别诊断】

一、诊断

1. 病史 发病前 1~4 周有感染史。

2. 症状及体征 急性或亚急性起病，四肢对称性弛缓性瘫痪，可有感觉异常、末梢型感觉障碍、脑神经受累。

3. 实验室及其他检查 常有 CSF 蛋白-细胞分离。肌电图有早期 F 波或 H 反射延迟、晚期 NCV 减慢、运动潜伏期延长及波幅正常等电生理改变。

二、鉴别诊断

1. 低血钾型周期性瘫痪 见表 9-1。

表 9-1　GBS 与低血钾型周期性瘫痪的鉴别

	GBS	低血钾型周期性瘫痪
病因	病毒感染后自身免疫反应	低血钾、甲亢
病前感染史	多数病例有	无
病程经过	起病较快，恢复慢	起病快（数小时~1 天），恢复也快（2~3 天）
肢体瘫痪	四肢瘫，弛缓性	四肢瘫，弛缓性，近端重于远端
呼吸肌麻痹	可有	无
脑神经受损	可有	无
感觉障碍	可有（末梢型）及疼痛	无感觉障碍及神经根刺激征
尿便障碍	偶有	无
脑脊液	蛋白-细胞分离	正常
电生理检查	早期 F 波或 H 反射延迟，晚期运动 NCV 减慢	EMG 示电位幅度降低，电刺激可无反应
血钾及治疗	正常	低，补钾有效
既往发作史	无	常有

2. 脊髓灰质炎 多在发热数天之后、体温尚未完全恢复正常时出现瘫痪，常累及一侧下肢，无感觉障碍及脑神经受累；病后 3 周 CSF 可有蛋白-细胞分离现象，应注意鉴别。

3. 急性全身型重症肌无力 可呈四肢弛缓性瘫痪，但起病较慢，无感觉症状，症状有波动，表现为晨轻暮重，疲劳试验、新斯的明试验阳性，脑脊液正常。

【治疗】

一、治疗思路

GBS 是一种自身免疫性疾病，目前尚无理想疗法，主要包括对症治疗和病因治疗两方面。本病宜采用中西医结合治疗，急性期西医以抢救治疗为主，配合其他综合手段；恢复期以辨证用药为主，配合针灸、按摩，可减少西药的用量，促进神经功能恢复。

二、西医治疗

1. 辅助呼吸 呼吸肌麻痹是 GBS 的主要危险并发症，需要保持呼吸道通畅，预防肺不张及呼吸道感染。当出现缺氧症状，肺活量降低至20~25mL/kg体重以下，血气分析动脉血氧分压低于70mmHg时，应及早使用呼吸机。适当应用抗生素预防呼吸道感染。对气管阻塞发生肺不张的患者，可用纤维气管镜取出干结黏稠的痰块。呼吸机的湿化和吸痰通常是保证辅助呼吸成功的关键。

2. 对症治疗　①延髓麻痹者宜及早插鼻饲管；②高血压可用小剂量β受体阻断剂，低血压可补充胶体液或调整患者体位治疗；③重症患者入院后即进行持续心电监护，直至开始恢复。严重心脏传导阻滞和窦性停搏少见，如发生需立即植入临时性心内起搏器。

3. 预防并发症　①肺炎和脓毒血症可用广谱抗生素治疗；②保持床单平整和勤翻身，以预防褥疮；③康复疗法、被动和主动运动、步态训练宜早开始；④配合针灸、按摩及理疗；⑤不能吞咽的应尽早鼻饲；⑥尿潴留可做下腹部加压按摩，无效时则需留置导尿管；便秘者可用番泻叶代茶饮或肥皂水灌肠；一旦出现肠梗阻迹象应禁食，并给予肠动力药如莫沙必利；⑦疼痛很常见，常用非阿片类镇痛药，或试用卡马西平和阿米替林。

4. 病因治疗　目的是抑制免疫反应，消除致病性因子对神经的损害，并促进神经再生。

（1）血浆置换（plasma exchange，PE）　可去除血浆中致病因子如抗体成分，轻度、中度和重度患者每周应分别做2次、4次和6次PE；每次交换血浆量按40mL/kg体重计算，可用5%白蛋白恢复血容量。主要禁忌证是严重感染、心律失常、心功能不全及凝血系统疾病。发病2周后治疗无效。

（2）静脉注射免疫球蛋白（intravenons immunoglobulin，IVIG）　成人剂量0.4g/（kg·d），连用5天，应在出现呼吸肌麻痹前施行。

（3）皮质类固醇（corticosteroids）　近年来临床研究未发现皮质类固醇疗效优于一般治疗，且有副作用，现不主张应用。

（4）其他治疗　急性期应给予足量B族维生素、维生素C、辅酶Q10和高热量易消化食物。

三、中医治疗

（一）辨证论治

1. 热盛伤津证

症状：病初发热，咽痛呛咳，口干舌燥，肢体瘫痪，小便短赤，大便干结，舌红少苔，脉细数。

治法：清热润燥，养阴生津。

方药：清燥救肺汤加减。

2. 湿热蕴结证

症状：肢体沉重，痿软无力，麻木微肿，渴不欲饮，胸脘满闷，小便短赤，舌红，苔黄腻，脉滑数。

治法：清热利湿。

方药：四妙丸加减。

3. 脾胃虚弱证

症状：肢体痿软无力，纳呆食少，大便稀薄，面色无华或面浮肿，神疲乏力，舌苔薄白，脉细弱。

治法：健脾益气。

方药：参苓白术散加减。手足肿胀者，加木瓜、络石藤。

4. 肝肾亏虚证

症状：肢体软瘫，腰膝酸软，四肢麻木，感觉异常，头晕目眩，口舌干燥，舌红少苔，脉细数。

治法：滋补肝肾。

方药：六味地黄丸加减。虚火亢盛者，可用知柏地黄丸；阴阳两虚者，可用虎潜丸。

（二）其他疗法

1. 针刺 可选用肩贞、肩髎、手三里、阳陵泉、三阴交、昆仑、解溪等。

2. 推拿 揉捏手三里、合谷、伏兔部肌筋，点压曲池、环跳、足三里等，以深透为主。

3. 食疗 大麦（去皮）60g，薏苡仁60g，土茯苓90g，同煎为粥，去土茯苓服用，用于湿热浸淫者。

【预后】

85%GBS患者可完全恢复或仅遗留轻微的下肢无力，3%~4%的患者因为呼吸肌麻痹、肺部感染、心力衰竭而死亡。

【预防与调护】

加强锻炼，增强体质，预防感冒。加强对GBS认识，做到及早治疗。患病后应加强营养，预防继发性感染发生，保持心情舒畅。恢复期宜加强康复训练与治疗。

第三节 运动神经元病

运动神经元病（motor neuron disease，MND）是一组病因未明，选择性侵犯脊髓前角细胞、脑干运动神经元、皮质锥体细胞、锥体束的慢性进行性神经变性疾病。临床表现为上和（或）下运动神经元受损引起的肌无力、肌萎缩、延髓麻痹和锥体束征的不同结合，感觉和括约肌功能一般不受影响。

本病归属于中医学的"虚劳""痿证"等范畴。

【病因病机】

一、西医病因病理

（一）病因及发病机制

运动神经元病病因迄今未明，可能与下列因素有关：

1. 遗传因素 5%~10%肌萎缩性侧索硬化（amyotrophic lateral sclerosis，ALS）患者有遗传性，称为家族性肌萎缩性侧索硬化（familial amyotrophic lateral sclerosis，FALS）。但大多数MND是散发性的，未见与遗传有关。

2. 慢性病毒感染及恶性肿瘤 有人推测MND与脊髓灰质炎病毒或脊髓灰质炎样病毒的慢性感染有关。但ALS患者脑脊液、血清及神经组织均未发现病毒或相关抗原及抗体。有些

MND患者并发恶性肿瘤，部分患者肿瘤治疗好转时MND症状亦有缓解，但机制未明。

3. 中毒因素 植物毒素如木薯中毒，微量元素缺乏或堆积，摄入过多的铝、锰、铜、硅等元素可能与发病有关。神经营养因子减少也可能有致病作用。

4. 免疫因素 近年研究表明，ALS的发病可能有免疫机制参与。MND患者血清中曾检出IgG抗体、IgM抗体、抗甲状腺抗体和GM$_1$抗体等多种抗体和免疫复合物。ALS细胞免疫异常，病例尸检可见脊髓及运动皮层大量小胶质细胞或增生的星形细胞。

（二）病理

可见大脑皮质运动区锥体细胞、脑干下部运动神经核（舌下、迷走、面、副和三叉神经核多见，眼外肌运动核很少受累）及脊髓前角细胞变性，数目减少。颈髓前角细胞变性最显著，是最常见并早期受累的部位。尚存的变性细胞深染固缩，胞浆内可见脂褐质沉积，并有星形胶质细胞增生。脊髓前根和脑干运动神经根轴突可发生变性和继发性脱髓鞘，可见轴突侧支芽生。皮质脊髓束和皮质延髓束弥漫性变性，锥体束变性最早发生在脊髓下部，并逐渐向上发展。

二、中医病因病机

本病起病隐袭，常无外感温热之邪灼肺伤津的过程，一旦出现症状，表现为虚损之象。因此，本病主要由先天禀赋不足，后天失养，如饮食不节、劳倦过度、久病失治等因素损伤脾胃和（或）肝肾，致气血生化乏源或精血亏耗所致。

1. 脾胃亏虚 脾为后天之本，气血津液生化之源，主四肢、肌肉。脾胃素虚，不能奉养先天肾精，亦不能生化气血津液而营阴阳、濡筋骨、利关节，故发为痿证。脾胃素虚或因病致虚，或饮食不节，损伤脾胃，使脾胃受纳运化失常，气血生化不足，无以生肌，四肢不得水谷之气，无以为用，故出现四肢肌肉萎缩、无力，甚至语言含糊、咀嚼无力、张口流涎等。

2. 脾肾阳虚 先天禀赋不足，或劳倦伤肾，肾阳亏虚，不能温煦脾阳，脾阳不振，不能运化水谷精微，濡养肌肉筋脉，故出现四肢肌肉萎缩、无力。肾为作强之官，肾气之充沛，又需脾胃之补养，脾肾两虚则骨枯髓虚、形瘦肉痿、腰脊四肢痿软无力。

3. 肝肾阴虚 肝藏血，主筋；肾藏精，主骨。先天不足，肾气素虚，或房事不节，或劳役过度，精损难复，阴精亏损，又因精血相生，肝肾同源，故水亏火旺，更灼津耗液，致精血俱虚。精虚不能灌溉诸末，血虚不能濡养筋骨，则出现肌肉萎缩、无力。阴虚动风，则出现肌束颤动。此外，肝肾之精血亦赖于脾胃之生化，若脾胃亏虚，津液精血生化之源不足，致肾失所藏，土不营木，肝肾阴虚，筋骨失濡，亦可发为痿证。

4. 湿热浸淫 久处湿地，或冒雨露，浸淫经脉，使营卫运行受阻，郁遏生热，久则气血运行不利，或脾胃亏虚，内生湿热，阻碍运化，脾运不输，筋脉肌肉失却濡养而弛纵不收，乃至肌肉萎缩。

【临床表现】

多于中年后起病，男性多于女性。起病隐袭，进展缓慢。病程多为2~7年，患者往往死于合并症。主要临床表现为肌萎缩、肌无力和锥体束征的不同组合。

本病通常分为以下四型：

1. 肌萎缩性侧索硬化（ALS）

（1）发病年龄多在40岁以后，男性多于女性，多为散发。由于脊髓前角细胞、脑干运动神经核及锥体束受累，表现为上、下运动神经元损害同时并存的特征。

（2）首发症状常为手指运动不灵活和力弱，随之手部小肌肉萎缩，渐向前臂、上臂、肩胛带肌群发展，萎缩肌群出现粗大的肌束颤动；双上肢可同时出现或先后相隔数月；与此同时或以后出现下肢痉挛性瘫痪，剪刀样步态，肌张力增高，腱反射亢进和 Babinski 征等；可有主观感觉异常如麻木感、痛感等，但无客观感觉障碍；延髓麻痹通常于晚期出现。

（3）少数病例从下肢或躯干肌起病，渐延及双上肢，最后出现锥体束征，为本病的变异。

（4）病程持续进展，最终因呼吸肌麻痹或并发呼吸道感染死亡。本病生存期短者数月，长者十余年，平均3~5年。

2. 进行性脊肌萎缩症（progressive spinal muscular atrophy，PSMA）　发病年龄多在20~50岁，男性多见。运动神经元变性仅限于脊髓前角细胞。起病隐袭，首发症状常为一侧或双侧上肢远端肌肉萎缩、无力，逐渐累及前臂、上臂及肩胛带肌肉；也有从下肢萎缩开始者，但少见；病程一般较长，进展缓慢，生存期可达10年以上，但受累肌肉萎缩明显，肌张力降低，可见肌束颤动，腱反射减弱，病理反射阴性。感觉和括约肌功能一般不受侵犯。如进展至延髓出现延髓麻痹者存活时间短，常死于肺部感染。

3. 进行性延髓（球）麻痹（progressive bulbar palsy）　发病年龄较大，中年后起病。病变侵及脑桥和延髓运动神经核。主要临床表现为构音不清、饮水呛咳、吞咽困难和咀嚼无力，舌肌萎缩明显，伴肌束震颤，咽反射消失；双侧皮质延髓束受损出现下颌反射亢进，后期伴有强哭强笑，呈真性与假性延髓性麻痹并存表现。此型进展较快，多在1~3年死于呼吸肌麻痹和肺部感染。

4. 原发性侧索硬化（primary lateral sclerosis）　极少见，多在中年或更晚起病，起病隐袭。病变主要侵犯皮质脊髓束。首发症状为双下肢对称性强直性无力，行走时呈痉挛步态。疾病进展缓慢，渐及双上肢。四肢肌张力增高，下肢明显，腱反射亢进，病理征阳性；一般无肌萎缩，感觉系统正常；如病变侵犯皮质延髓束可出现假性延髓性麻痹。本病存活时间较长。

【实验室及其他检查】

1. 生化检查、血清肌酸磷酸激酶（CK）活性、脑电图、颅脑 CT、体感诱发电位（SEP）及脑干听觉诱发电位（BAEP）、脑脊液检查多无异常，MRI 显示部分病例受累脊髓和脑干萎缩。

2. 肌电图示肌肉主动收缩时运动单位时限增加，波幅增宽，可见巨大电位，静止时可见典型不规则纤颤电位，有时可见束颤电位，神经传导速度正常。肌肉活检有助诊断，但无特异性，早期为神经源性肌萎缩，晚期在光镜下与肌源性萎缩不易鉴别。

【诊断与鉴别诊断】

一、诊断

根据中年以后隐袭起病，进行性加重，表现为上下运动神经元受累，远端肌无力、肌萎缩、肌束震颤，伴腱反射亢进（或减退）病理征等，无感觉障碍，典型神经源性肌电图改变，一般诊断不难。

二、鉴别诊断

非典型病例需与下列疾病鉴别：

1. 脊髓肌萎缩症（spinal muscular atrophy，SMA）　是一种神经系统常染色体隐性遗传病，主要的致病基因已被克隆，命名为运动神经元生存（survival motor neuron，SMN）基因。病变只累及下运动神经元，以脊髓前角细胞为主，易误诊为进行性脊肌萎缩症。

2. 颈椎病脊髓型　是由于颈椎骨质增生和椎间盘退行性病变导致脊髓压迫性损伤。颈椎病肌萎缩局限于上肢，常伴有感觉减退，可有括约肌功能障碍，肌束震颤少见，一般无脑干症状。

3. 脊髓空洞症和延髓空洞症　本病首发症状也是双手小肌肉萎缩、肌束震颤、锥体束征和延髓麻痹，与肌萎缩性侧索硬化相似，但临床进展极慢，且有节段性分离性感觉缺失，MRI可见空洞形成。

【治疗】

一、治疗思路

本病目前无特效治疗方法，一般以支持及对症治疗为主，保证足够营养，改善全身状况。应用神经营养因子、维生素，应用针灸、按摩、理疗及被动运动等。呼吸困难时气管切开，吞咽困难时胃管鼻饲。中医的辨证论治对改善患者的全身症状有一定的疗效。

二、西医治疗

1. 利鲁唑（riluzole）　可用于轻症患者，但价格昂贵。成人每次50mg，每日2次。副作用有乏力、恶心、头痛和转氨酶增高等。

2. 对症治疗　如流涎多可给予抗胆碱能药东莨菪碱、苯海索和阿托品等；肌痉挛可用地西泮、氯唑沙腙等；晚期患者易出现呼吸衰竭，应注意防止误吸，及时清除分泌物，并予以抗感染治疗，必要时气管切开及辅助通气。同时应积极予以心理疏导。

三、中医治疗

（一）辨证论治

1. 脾胃亏虚证

症状：肢体痿软无力，肌肉萎缩，或有肌肉瞤动，少气懒言，语音低弱，咀嚼无力，纳呆脘满，张口流涎，腹胀便溏，面白无华，舌质淡红，苔薄白或白腻，脉细。

治法：补脾益胃，健运升清。

方药：参苓白术散加减。

2. 脾肾阳虚证

症状：肢体痿软无力，肌肉萎缩，腰膝酸软，畏寒肢冷，面浮气短，精神疲惫，语声含糊，咳嗽无力，小便清长，阳痿早泄，或月经失调，舌淡胖，苔薄白，脉沉细。

治法：温补脾肾。

方药：右归丸加减。

3. 肝肾阴虚证

症状：肌痿肉削，大肉陷下，筋骨拘挛，腰膝酸软，动作益衰，甚至卧床不起，遗精或月经失调，大便秘结，舌红，舌体痿软、薄瘦而凹凸不平，苔少，脉细数。

治法：滋补肝肾。

NOTE

方药：左归丸加减。

4. 湿热浸淫证

症状：四肢痿软，身体困重，肢麻身热，胸痞脘闷，小便短赤涩痛，舌红，苔黄腻，脉弦数。

治法：清热利湿，行气活血。

方药：二妙散加味。

（二）常用中药制剂

1. 补中益气丸 功效：补中益气，升阳举陷。用于痿证中气下陷证。口服，每次 6~9g，每日 2 次。

2. 参苓白术散 功效：补脾胃，益肺气。用于痿证脾胃虚弱者。口服，每次 6g，每日 2 次。

3. 健步虎潜丸 功效：补益肝肾，强筋壮骨。用于肝肾亏虚者。口服，每次 1 丸，每日 2 次。

【预后】

预后因不同临床类型和发病年龄而不同，但最终多死于呼吸肌麻痹或并发呼吸道感染，生存期短者数月，长者可达十余年，一般 2~5 年内死亡，约 20% 的病人可生存 5 年以上。

【预防与调护】

注意精神饮食调养，避风寒、勿受凉、避免过度劳累。病情危重，吞咽及呼吸困难的卧床患者，应定时翻身拍背，鼓励患者排痰，防止肺部感染及褥疮的发生，尽早开展康复理疗按摩，防止肢体挛缩及关节僵硬。

第四节 脑血管疾病

脑血管疾病（cerebral vascular disease，CVD）是由于各种病因导致的脑血管损害，引起脑部功能障碍的一类疾病的总称。临床上根据发病情况可分为急性脑血管病和慢性脑血管病两种，以急性者多见。急性脑血管病又称卒中或中风（stroke），是指急性起病，迅速出现局限性或弥漫性脑功能障碍的脑血管性临床事件。急性脑血管病按其病变性质可分为缺血性和出血性两大类，前者常见的疾病包括脑梗死（脑血栓形成、脑栓塞、腔隙性梗死等）、短暂性脑缺血发作，后者多见的则有脑出血、蛛网膜下腔出血等。慢性脑血管病起病隐匿，逐渐进展，如脑动脉硬化症和血管性痴呆等。脑血管病以动脉病变为多，但也有静脉发病者，如颅内静脉窦及脑静脉血栓形成。

CVD 是世界范围的常见病和多发病，其病死率与致残率均甚高，它与心脏病、恶性肿瘤构成多数国家的三大致死疾病。全国第三次死因调查显示脑血管病在我国死因顺位中居第一位，其次为恶性肿瘤。国内完成的 17 个城市和 21 个省农村神经疾病流行病学调查结果显示，我国城市脑血管病的年发病率、死亡率和时点患病率分别为 219/10 万、116/10 万和 719/10 万，农村地区分别为 185/10 万、142/10 万和 394/10 万，全国每年新发脑卒中约 200 万人，每年死于脑血管病约 150 万人。脑卒中发病率男女比为 1.3：1~1.7：1。脑卒中的发病率、患病率及死亡率随年龄增长而增加，45 岁以后明显增加，65 岁以上人群增加最显著，75 岁以上者发病率是 45~54 岁组的 5~8 倍。存活者约 3/4 不同程度地丧失劳动能力，重度致残者占 40%。脑卒中的发病与环境因素、饮食习惯和气候等因素有关，在我国脑卒中的发病率总体分布为西北高于东南。

【脑的血液供应】

脑部的血液供应来源于颈内动脉系统和椎-基底动脉系统（图9-1）。颈内动脉由颈总动脉分出后，沿咽侧壁上升至颅底，经颈动脉管达海绵窦，然后进入蛛网膜下腔。入颅后依次分出眼动脉、后交通动脉、脉络膜前动脉、大脑前动脉和大脉中动脉，主要供应眼部及大脑半球前3/5部分即额叶、颞叶、顶叶及基底节等的血液。其中大脑前动脉又分皮层支和深穿支，皮层支主要供应大脑半球内侧面前3/4、额顶叶背侧面上1/4皮质及皮质下白质，深穿支主要供应内囊前肢及部分膝部、尾状核、豆状核前部等。大脑中动脉是颈内动脉的直接延续，供应大脑半球背外侧面的2/3，包括额叶、顶叶、颞叶和岛叶，内囊膝部和后肢前2/3，壳核、苍白球、尾状核（图9-1，图9-2）。椎动脉由两侧锁骨下动脉发出，在第6至第1颈椎横突孔内穿行上升，经枕骨大孔入颅后在脑桥下缘联合成为基底动脉。基底动脉的末端行至中脑处分成左右两条大脑后动脉，供应大脑半球的后2/5部分，即枕叶及颞叶的基底面、枕叶的内侧及丘脑等的血液（图9-3）。椎-基底动脉在颅内由近端至远端先后分出小脑后下动脉、小脑前下动脉、脑桥支、内听动脉、小脑上动脉等，供应小脑及脑干的血液。两侧大脑前动脉之间由前交通动脉，两侧颈内动脉与大脑后动脉之间由后交通动脉连接起来，构成脑底动脉环（Willis环）（图9-4）。这一环状动脉吻合可调节、平衡颈内动脉系统与椎-基底动脉系统两大血供系统之间及大脑两半球之间的血液供应，同时当颅内某处血管狭窄或闭塞时形成侧支循环都极为重要。此外，颈内动脉尚可通过眼动脉的末梢分支与颈外动脉的面、上颌、颞浅和脑膜中动脉末梢支吻合；椎动脉与颈外动脉的末梢支之间和大脑表面的软脑膜动脉之间亦有多处吻合。当某些动脉发生闭塞时，这些吻合支亦可提供一定程度的侧支循环。脑深部的穿动脉（中央支）虽然也有吻合支，但都是直径100μm以下的细支，当深部动脉闭塞时（尤其是急性闭塞），这些吻合支难以发挥足够的侧支供血作用。

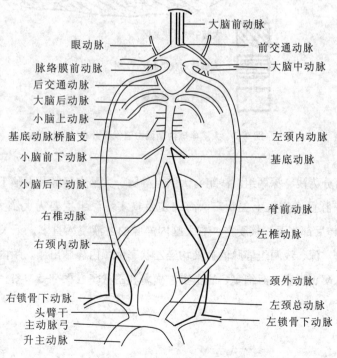

图9-1 脑部各动脉分支及其来源示意图

NOTE

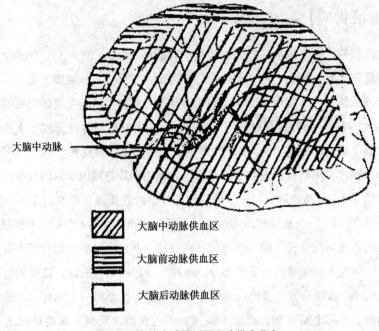

图 9-2　大脑半球外侧面血液供应分布

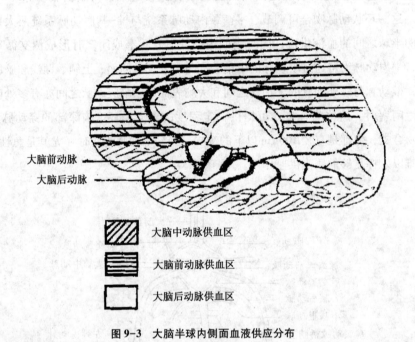

图 9-3　大脑半球内侧面血液供应分布

　　脑部的静脉可分为浅、深两组。浅组有大脑上静脉、大脑中静脉及大脑下静脉。这些静脉汇集大脑半球的静脉血液流入上矢状窦、海绵窦及横窦。深组主要为大脑大静脉（Galen 静脉），它位于胼胝体后部之下，接受左、右大脑内静脉的血液流入直窦，下矢状窦亦接受大脑镰静脉而注入直窦。深、浅两组静脉的血液均经乙状窦由颈内静脉出颅。颅内的主要静脉窦有上矢状窦、下矢状窦、直窦、海绵窦、岩上窦、横窦和乙状窦（图 9-5，图 9-6）。

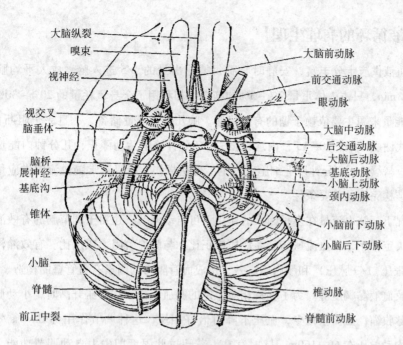

图 9-4　脑底的动脉

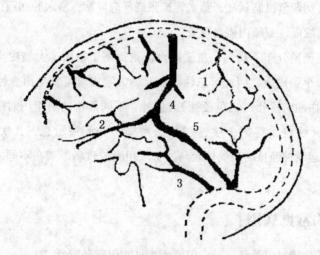

1. 大脑上静脉　2. 大脑中静脉　3. 大脑下静脉　4. Trolard 吻合静脉　5. Labbe 吻合静脉

图 9-5　大脑浅静脉示意图

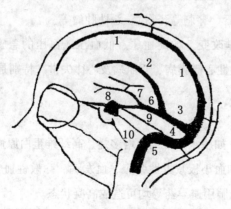

1. 上矢状窦　2. 下矢状窦　3. 直窦　4. 横窦　5. 乙状窦

6. 大脑大静脉　7. 大脑内静脉　8. 海绵窦　9. 岩上窦　10. 岩下窦

图 9-6　脑的主要静脉窦及深静脉示意图

NOTE

【脑血液循环的病理生理】

人脑的血液供应十分丰富，安静时心脏每搏输出量的 1/5 进入脑。成人平均脑血流量为 750~1000mL/min，只占人体重量 2%~3% 的脑组织却利用了全身氧耗量的 20%~30%，葡萄糖的 75%。脑能量来源主要依赖于糖的有氧代谢。脑几乎无能量储备，一旦完全阻断血流，6 秒钟内神经元代谢受影响，10~15 秒内意识丧失，2 分钟脑电活动停止，几分钟内能量代谢和离子平衡紊乱，持续 5~10 分钟以上细胞就发生不可逆损伤，所以正常脑血流的供应量是保证脑功能正常和结构完整的首要条件。

生理状况下，脑血流量在多种因素的作用下可自动调节，这对于调节脑的有效灌注压和脑血管阻力起决定作用，脑血流量与脑灌注压成正比，与脑血管阻力成反比。有效灌注压为平均动脉压（舒张压+1/3 脉压）和颅内压之差，构成血管阻力的因素有血管壁的构造、血管张力、血管外压力及血液黏稠度等。为了保持相对稳定的脑血流量，在血压升高时，小动脉管腔内压增高，小动脉收缩，血流量减少，血压下降时恰好相反，这种调节作用称 Bayliss 效应。这种效应限于平均动脉压在 60~160mmHg 时存在，若超过此限度即失去自动调节功能。若在病理状态下，脑血管的自动调节机制紊乱，脑血管扩张或反应异常，脑水肿和颅内压升高，就会出现缺血区内充血和过度灌注或脑内盗血现象。

由于脑组织的血流量分布不均匀，灰质的血流量远高于白质，大脑皮质的血流供应最丰富，其次为基底核和小脑皮质，因此，急性缺血时，大脑皮质可发生出血性脑梗死（红色梗死），白质易出现缺血性脑梗死（白色梗死）。另外，不同部位的脑组织对缺血、缺氧性损害的敏感性亦不同，大脑皮质（第 3 层、4 层）、海马神经元最敏感，其次为纹状体和小脑 Purkinje 细胞，脑干运动神经核的耐受性较高，所以相同的致病因素在不同的部位可出现程度不同的病理损害。

【脑血管病的常见病因】

引起脑血管病的病因可以是单一的，但常为多种病因联合所致。

1. 血管壁病变　最常见的是动脉硬化，此外还有动脉炎（风湿、结核、梅毒、结缔组织病、钩端螺旋体病等）、先天血管异常（动脉瘤、动静脉畸形和先天性狭窄等）、血管损伤（颅脑外伤、手术、插入导管、穿刺等药物）、恶性肿瘤等。

2. 心脏病及血流动力学改变　如高血压、低血压或血压的急骤波动，以及心功能障碍、传导阻滞、风湿性或非风湿性心瓣膜病、心肌病及心律失常，特别是心房纤颤，可引起脑出血或脑梗死。

3. 血液成分改变

（1）血液黏稠度增高　如脱水、红细胞增多症、高纤维蛋白原血症等。

（2）凝血机制异常　如血小板减少性紫癜、血友病、弥散性血管内凝血等。此外，妊娠、产后、手术后、恶性肿瘤及服用避孕药等均可造成高凝状态。

4. 其他　血管外因素的影响，主要是大血管附近病变，如颈椎病、肿瘤等压迫致脑供血不足。颅外形成的各种栓子，如脂肪栓子、空气栓子等进入脑血循环。部分脑血管病人的病因不明。

【脑血管病的危险因素】

流行病学调查结果表明，许多因素与脑卒中的发生、发展有密切关系，但与脑卒中发病无直接因果关系，故不能确定为病因，而称之危险因素。高血压、心脏病、糖尿病、短暂性脑缺血发作、脑卒中史、吸烟、高脂血症，以及其他危险因素，如体力活动减少、超重、饮食习惯（高摄盐量及肉类、动物油的高摄入等）、感染等，均可增加人群脑卒中的危险性，都与脑卒中的发生呈正相关，控制和有效干预这些危险因素，即可降低脑卒中的发病率和死亡率。此外还存在一些无法干预的危险因素，如高龄、性别、种族、气候和脑卒中家族史等。

【中医对脑血管病的认识】

急性脑血管病主要归属于中医学"中风"的范畴，另有少数表现为头痛、头晕者与中医"真头痛""眩晕"等病证有关。

中风又名"卒中"，以猝然昏仆、不省人事、半身不遂、口眼㖞斜、语言不利为主症，病轻者可无昏仆而仅见口僻不遂。因起病急骤，变化迅速，症见多端，与自然界善行数变之风邪特征相似，故古人以此类比，名为中风。依其病位深浅分为中脏腑和中经络。中风病多见于中老年人，四季皆可发病，但以冬、春两季最为多见。

中风病，始载于《黄帝内经》，该书中据中风病的不同临床表现，将有昏仆者称之为"仆击""大厥""薄厥"，半身不遂者则有"偏枯""偏风""痱风"等病名。病因方面认为中风可因感受外邪、烦劳暴怒而诱发，如《灵枢·刺节真邪》云："虚邪偏客于身半，其入深，内居营卫，营卫稍衰则真气去，邪气独留，发为偏枯。"《素问·生气通天论》云："阳气者，大怒则形气绝而血菀于上，使人薄厥。"《素问·调经论》言："血之与气，并走于上，则为大厥，厥则暴死，气返则生，不返则死。"此外还认识到本病的发生与个人的体质、饮食、精神刺激有关，并明确指出中风的病位在头部。

继《黄帝内经》之后历代对中风病的认识，从病因学角度大致分为两个阶段。唐宋以前多以"内虚邪中"立论，主倡"外风"学说。《金匮要略》认为中风之病因为络脉空虚，风邪乘虚入中，并以中邪浅深、病情轻重而分为中经中络、中脏中腑，治疗上主张祛邪散风、补益正气。唐宋以后，尤其是金元时代，许多医家以"内风"立论，可谓中风病因学上的一大转折。刘河间提出"心火暴甚"；李东垣认为"正气自虚"；朱丹溪主张"湿痰生热"；王履从病因学角度提出"真中风"与"类中风"之名，他在《医经溯洄集·中风辨》中指出："因于风者，真中风也；因于火，因于气，因于湿者，类中风而非中风也。"明代医家张景岳倡导"非风"之说，认为本病的发生系"内伤积损"而非"外感风寒"所致。李中梓又将中风明确地分为闭、脱二证。叶天士进一步指出："精血衰耗，水不涵木……肝阳偏亢，内风时起"，治宜滋液息风、补阴潜阳。王清任《医林改错》指出中风半身不遂、偏身麻木是由"气虚血瘀"而成，创立补阳还五汤治疗偏瘫。晚清及近代医家张伯龙、张山雷、张锡纯则认为本病的发生是由于阴阳失调，气血逆乱，直冲犯脑所致。近年来在中风病的预防、诊断、治疗、康复、护理方面逐步形成了较为统一的标准和规范，临证治法多样化，疗效也有较大提高。

一、病因病机

中风的发生，病因复杂，多相兼致病。主要是在平素气血亏虚，心、肝、肾三脏功能失调的基础上，加上情志不遂，或饱食恣酒，或房事劳累，或外邪侵袭等诱因，以致阴亏于下，肝阳暴张，阳化风动，气血逆乱，夹痰夹火，横窜经脉，上冲于脑，蒙蔽心窍而发生猝然昏仆、半身不遂诸症。

1. 积损正衰　年老体弱，肝肾阴虚，肝阳偏亢；或形体肥胖，气虚于中，或久病、思虑过度，气血亏损，以致元气耗伤，运血无力，而致脑脉瘀滞不通，脑失所养；阴血亏虚则阴不制阳，内风动越，夹痰浊、瘀血上扰清窍，突发本病。

2. 劳倦内伤　"阳气者，烦劳则张"，烦劳过度，耗气伤阴，多使阳气暴张，引动风阳上旋，气血上逆，壅阻清窍；或纵欲过度，引动心火，耗伤肾水，水不制火，则阳亢风动。

3. 饮食不节　饥饱失常，或嗜食肥甘厚味，或饮酒无度，皆可致脾失健运，聚湿生痰，痰湿生热，热极生风，横窜经络，上阻清窍，以致神明无主，猝然昏仆而成中风。

4. 情志所伤　五志过极，心肝火盛，皆可动风而发卒中，以郁怒伤肝为多。平素忧郁恼怒，情志不畅，肝郁气滞，气郁化火，则肝病阳暴，引动心火，气血上逆于脑，神窍闭阻，遂生中风。或长期精神紧张，阴精暗耗，肝肾阴虚，阳亢风动。

5. 正虚邪中　年老体衰，或饮食不节，或劳役过度，或禀赋不足，或久病体虚，皆可致正虚衰弱，气血不足，营卫失调，腠理空虚，尤其在气候突变之时，风邪乘虚而入，使气血痹阻，肌肤筋脉失于濡养；或形盛气衰，痰湿素盛，外风引动痰湿闭阻经络而致口僻不遂。

综上所述，本病的病位在脑，与心、肾、肝、脾密切相关。其病机归纳起来不外虚（阴虚、气虚）、火（肝火、心火）、风（肝风、外风）、痰（风痰、湿痰）、气（气逆）、血（血瘀）六端，其中以肝肾阴虚、气血衰少为致病之本，风、火、痰、气、瘀为发病之标，且两者常互为因果，或兼见同病。本病系本虚标实、上盛下虚之证，其基本病机为阴阳失调，气血逆乱，上犯于脑。

二、辨证要点

1. 辨中经络与中脏腑　中经络仅见半身不遂、口眼㖞斜、语言不利，但无神志障碍；中脏腑则指突然昏不知人，或神志昏糊、迷蒙，伴见肢体不遂、口眼㖞斜等。

2. 中脏腑应辨闭证与脱证　闭证是邪气内闭清窍，症见神志不清，牙关紧闭，口噤不开，肢体强痉，两手握固，大小便闭，属实证；脱证是五脏真阳散脱，阴阳即将离决之候，症见神志昏愦，目合口开，四肢软瘫，手撒肢冷汗多，二便自遗，鼻息低微，属虚证。

3. 闭证当分阴闭与阳闭　闭证根据有无热象，又有阳闭与阴闭之分。阳闭为瘀热痰火闭郁清窍，可见身热面赤，气粗鼻鼾，痰声如拽锯，便秘溲黄，舌苔黄腻，舌绛干，甚则舌体卷缩，脉弦滑而数。阴闭为寒湿痰浊内闭清窍，可见面白唇紫，痰涎壅盛，四肢不温，舌苔腻，脉沉滑等。

4. 辨病势顺逆　在中风病诊疗过程中，注意观察病人"神"的表现，尤其是神志和瞳神的变化，以判断病势的顺逆。先中脏腑，如神志逐渐转清，半身不遂未再加重或有恢复者，是病由中脏腑转向中经络，病势顺，预后多好；反之先中经络，病人渐至神昏，瞳神变化，甚则呕吐、头痛项强者，病变发展至中脏腑，是正气渐衰，邪气日盛之征，病重。

5. 辨证与辨病相结合　脑出血的急性期，绝大多数表现为中脏腑风阳痰火闭证或腑实瘀热证，有的可表现为脱象。中经络的重症，多为脑梗死。蛛网膜下腔出血除按中风病辨治外，尚可参照中医头痛的部分内容。

6. 辨病期　中风病常分为三期。急性期为发病后的 2 周以内，中脏腑可至 1 个月；恢复期指发病 2 周或 1 个月至半年内；后遗症期指发病半年以上。

三、治疗原则

1. 中风病急性期以标实为重者，治当祛邪为先。中经络者以平肝息风、化痰祛瘀、通络为主。中脏腑闭证，以祛邪开窍醒神为主，治有息风清火、豁痰开窍、通腑泄热之不同。脱证急宜扶正固脱，治当救阴回阳。

2. 中风病恢复期及后遗症期，多虚实兼夹，邪实未清而正虚已现，当扶正祛邪，标本兼顾，宜平肝息风、化痰祛瘀与滋养肝肾、益气养血并用。

【预防与调护】

重视中风先兆症状的观察，并积极治疗是预防中风病发生的关键。宜慎起居、节饮食、远房帏、调情志。预防中风平时宜饮食清淡，忌肥甘厚味和辛辣刺激之品，禁烟限酒，心情平和，起居有常，劳逸结合，预防性使用药物，调整血压，以防卒中和复中。

既病之后，加强护理，须密切观察病情变化，注意瞳神、面色、呼吸、汗出等变化；加强口腔护理，及时清除痰涎；恢复期要进行肢体、语言、智能等各种功能训练；长期卧床者，注意保护局部皮肤，防止褥疮等。

短暂性脑缺血发作

短暂性脑缺血发作（transient ischemic attack，TIA）是指历时短暂且经常反复发作的脑局部供血障碍，引起相应供血区局限性和短暂性神经功能障碍的脑血管病。每次发作历时短暂，持续数分钟至 1 小时，在 24 小时内即完全恢复。约占同期缺血性脑血管病的 7%～45%。

本病属于中医学的"中风""眩晕"等范畴。

【病因病理】

一、西医病因病理

TIA 的病因目前尚不十分确定，主要与高血压、动脉粥样硬化、动脉狭窄、心脏病、血液成分改变及血流动力学变化等有关。其发病机制有多种学说。

1. 微栓子　栓子主要来源于动脉粥样硬化的不稳定斑块或附壁血栓的破碎脱落、瓣膜性或非瓣膜性心源性栓子及胆固醇结晶等，微栓子随血流阻塞小动脉后出现缺血症状，当栓子破碎或溶解移向远端时，血流恢复，症状消失。而栓子的反复脱落，且随固定流向的血流进入同一动脉，则临床表现为同一部位短暂性脑缺血的反复发作。这就是现在多数学者支持微栓子学说的理由。

2. 脑动脉痉挛　脑动脉粥样硬化后血管腔狭窄可形成血流漩涡，刺激血管壁发生血管痉挛，而出现 TIA 的症状，当漩涡减速时症状就消失。此外持续高血压、局部损伤、微栓子的刺激，也可引起脑动脉的痉挛而致 TIA 发作。用钙离子拮抗剂治疗 TIA 有效、脑血管造影示大动脉痉挛等，是血管痉挛学说的部分支持证据。

3. 血液成分、血流动力学改变　某些血液系统疾病如真性红细胞增多症、血小板增多症、白血病、异常蛋白血症和贫血等，各种原因所致的高凝状态及低血压和心律失常等，造成脑灌注代偿失调，可引起 TIA。

4. 颈部动脉受压学说　多属椎-基底动脉系统缺血。椎动脉因动脉硬化或先天性迂曲或扭结，当头颈过伸或向一侧转动时，可在颈椎横突孔处受压。若伴有颈椎骨质增生时更易发生。

5. 其他　如脑实质内的血管炎、血管壁发育异常或小灶出血、脑外盗血综合征及系统性红斑狼疮等也可引起 TIA。

以上各种学说，可能是不同个体病例的发病机制，或同一个体可因多种促发因素相互组合而发病。

二、中医病因病机

1. 肝阳偏亢　患者素体阴虚，水不涵木，复因情志所伤，肝阳偏亢，上扰于头目则为眩晕；或夹痰夹瘀，横窜经络，出现偏瘫、语言不利。

2. 痰浊内生　嗜酒肥甘，饥饱劳倦，伤于脾胃，以致水谷不化为精微，反而聚湿生痰，致使清阳不升，浊阴不降，发为本病。

3. 瘀血停滞　患者素体气血亏虚，运行不畅，以致瘀血停滞；或脉络空虚，风邪乘虚入中经络，气血痹阻，肌肉筋脉失于濡养，故发生本病。

本病病位在经络，其主要病机是气虚血瘀，气虚为本，血瘀为标。血瘀是 TIA 发生发展的核心，更有痰浊与瘀血互结而致病者，肝阳亦有夹痰、夹瘀而上扰者，凡此不可一概而论，临床宜细审之。

【临床表现】

TIA 好发于 50~70 岁，男性多于女性。发病突然，迅速出现局限性神经功能或视网膜功能障碍，多于 5 分钟左右达到高峰，持续时间短，恢复快，不留后遗症，症状和体征应在 24 小时内完全消失；可反复发作，其临床表现虽因缺血脑组织的部位和范围不同而多样化，但就个体每次发作的症状相对较恒定，为雷同的刻板样症状，发作间歇期无神经系统定位体征；常有高血压、糖尿病、心脏病和高脂血症等危险因素。根据受累血管不同，临床上可分为颈内动脉系统 TIA 和椎-基底动脉系统 TIA。

一、颈内动脉系统 TIA

颈内动脉系统 TIA 较多见，持续时间较短，多进展为脑梗死。其临床表现主要系大脑中动脉或（和）大脑前动脉皮层支供血障碍所致。常见症状为发作性对侧肢体无力、面舌瘫，当优势半球受累时可见失语，也可有失读、失写等。若伴有病变侧单眼一过性黑矇，则是本病的特征性改变。

二、椎-基底动脉系统 TIA

由于椎-基底动脉所供应的脑干、丘脑、小脑和大脑枕部，具有复杂的结构，故缺血所致的症状复杂多样，常见症状：眩晕、平衡障碍、眼球运动异常和复视。本病的特征性表现可见：①跌倒发作：患者转头或仰头时，下肢突然失去张力而跌倒，无意识丧失，常可很快自行站起，系下部脑干网状结构缺血，肌张力降低所致；②短暂性全面性遗忘症（transient global amnesia，TGA）：发作时出现短时间记忆丧失，患者对此有自知力，持续数分钟至数小时，发作时对时间、地点定向障碍，但谈话、书写和计算能力保持，是大脑后动脉颞支缺血累及边缘系统的颞叶海马、海马旁回和穹隆所致；③双眼视力障碍发作：可有复视、偏盲或双目失明。系双侧大脑后动脉距状支缺血引起枕叶视皮质受累

另外，临床可能出现的症状还有吞咽障碍，构音不清，共济失调，意识障碍伴或不伴瞳孔缩小；一侧或双侧面、口周麻木单独出现或伴有对侧肢体瘫痪。感觉障碍，呈典型或不典型脑干缺血综合征。

【实验室及其他检查】

TIA 是临床综合征，为明确其病因，常进行以下检查。

1. 头颅 CT 或 MRI 平扫检查正常，SPECT 可有局部血流量下降，PET 可见局限性氧与糖代谢障碍。

2. DSA/MRA 或经颅多普勒（TCD）可见血管狭窄，动脉粥样硬化斑。TCD 微栓子监测适合发作频繁的 TIA 患者。

3. 心脏 B 超、心电图及超声心动图可以发现动脉硬化、心脏瓣膜病、心律失常及心肌病变。

4. 血常规、血脂及血液流变学检查可以确定 TIA 的发生与血液成分及血黏度有无关系。

5. 颈椎 X 线检查以除外颈椎病变对椎动脉的影响。

【诊断与鉴别诊断】

一、诊断

由于 TIA 呈发作性，且每次发作临床症状持续时间较短，绝大多数 TIA 患者就诊时症状已消失，其诊断主要依靠病史。有典型临床表现而又能排除其他疾病时，诊断即可确立，但要进一步明确病因。其诊断要点有：多数在 50 岁以上发病；有高血压、高脂血症、糖尿病、心脏病病史及吸烟等不良嗜好；突然发生的局灶性神经功能缺失，持续数分钟，或可达数小时，但在 24 小时内完全恢复正常；不同患者的局灶性神经功能障碍症状常按一定的血管支配区刻板地反复出现；发作间歇期无神经系统定位体征。

近来 TIA 临床诊断有不同程度的扩大化倾向，已引起国内外的关注。美国国立神经疾病与卒中研究所《脑血管病分类》（第 3 版）中提出：TIA 的临床表现最常见的是运动障碍，对只出现肢体一部分或一侧面部感觉障碍、视觉丧失或失语发作病例，诊断 TIA 必须慎重。有些症状如麻木、头晕很常见，但不一定是 TIA。并明确提出不属 TIA 特征的症状有：①不伴后循环（椎-基底动脉系）障碍其他体征的意识丧失；②强直性及/或阵挛性痉挛；③躯体多处持续、进展性症状；④闪光暗点。

不考虑 TIA 症状有：①进展性感觉障碍；②单纯性眩晕；③单纯性头晕眼花；④单纯性吞咽障碍；⑤单纯的构音障碍；⑥单纯的复视；⑦大小便失禁；⑧伴有意识障碍的视觉丧失；⑨伴有头痛的局灶症状；⑩单纯的精神错乱；⑪单纯的遗忘症；⑫单纯的猝倒发作。

目前有关 TIA 发作持续时间多公认<1 小时，且 TIA 概念的实质由单纯的时间概念向组织学损害演变。

NOTE

二、鉴别诊断

1. 癫痫　特别是单纯部分发作，常表现为持续数秒至数分钟的肢体抽搐，从躯体的一处开始，并向周围扩展，尤其是无张力性癫痫发作与 TIA 猝倒发作相似。较可靠的鉴别方法是进行 24 小时脑电图监测，如有痫样放电则可考虑癫痫。CT 或 MRI 检查可发现脑内局灶性病变。

2. 梅尼埃病（Meniere disease）　发作性眩晕、恶心、呕吐与椎-基底动脉 TIA 相似，但每次发作持续时间往往超过 24 小时，可达 3~4 天，伴有耳鸣、耳阻塞感、听力减退等症状，除眼球震颤外，无其他神经系统定位体征。发病年龄多在 50 岁以下。

3. 心脏疾病　阿-斯（Adams-Stokes）综合征，严重心律失常如室上性心动过速、室性心动过速、心房扑动、多源性室性早搏、病态窦房结综合征等，可因阵发性全脑供血不足，出现头昏、晕倒和意识丧失，但常无神经系统局灶性症状和体征，心电图、超声心动图和 X 线检查常有异常发现。

4. 发作性睡病　多见于年轻人，可突然发生猝倒，有明显的不可抗拒的睡眠发作，而罕见局限性神经功能缺失，易于鉴别。

5. 其他　颅内肿瘤、脓肿、慢性硬膜下血肿、脑内寄生虫等亦可出现类 TIA 发作症状，原发或继发性自主神经功能不全亦可因血压或心律（率）的急剧变化出现短暂性全脑供血不足，出现发作性意识障碍，应注意排除。

【治疗】

一、治疗思路

部分 TIA 发作可自行缓解，其治疗目的在于消除病因，中止发作，预防再发，保护脑组织，防治 TIA 后的再灌注损伤。对于 TIA 无论何种因素所致，都应视为是脑梗死的重要危险因素，尤其是短时间内反复多次发作者。积极应用抗血小板聚集药和血管扩张药的同时，针对病因及危险因素治疗，如调整血压、降血脂、控制糖尿病、抗心律失常等。中医药辨证论治对本病有一定的疗效，如活血化瘀药物能降低血黏度，改善脑供血，部分药物能抗动脉粥样硬化，具有对因治疗的作用，远期疗效较好，可配合使用。

二、西医治疗

1. 病因治疗　针对 TIA 的病因和危险因素（如高血压、心脏病、糖尿病等）进行治疗，消除微栓子来源和血流动力学障碍。如高血压患者应控制血压，使血压稳定在正常范围，糖尿病患者伴高血压者血压宜控制在更低水平（<130/85mmHg），有效地控制糖尿病（糖化血红蛋白<7%）、高脂血症（使 LDL-C 下降≥50%或 LDL-C<1.8mmol/L），此外积极治疗血液系统疾病、心律失常、睡眠呼吸暂停、高同型半胱氨酸血症等也很重要。

2. 药物治疗

（1）抗血小板治疗　非心源性栓塞性 TIA 应口服抗血小板药物治疗。对于急性非心源性 TIA，发病 24 小时内，具有脑卒中高发风险（ABCD2 评分≥4 分），或发病 30 天内伴有症状性颅内动脉严重狭窄的 TIA 患者，应尽早予以阿司匹林（aspirin）50~150mg/d 联合氯吡格雷（clopidogrel）75mg/d 治疗。一般情况单独使用：①阿司匹林：50~325mg/d；②氯吡格雷：

75mg/d；③阿司匹林（25mg）+缓释型双嘧达莫（200mg），2次/天；或西洛他唑（100mg），2次/天。

（2）抗凝治疗　对心源性栓塞性TIA可采用抗凝治疗。药物主要包括肝素、低分子肝素、华法林等。一般短期使用肝素或低分子肝素后改为华法林口服，目标剂量是维持国际标准化比值（INR）在2~3之间，也可服用新型抗凝剂达比加群、利伐沙班、阿哌沙班及依度沙班。对频繁发作的TIA，特别是颈内动脉系统TIA以及抗血小板治疗无效的患者，也可使用抗凝药物。

（3）扩容药物　纠正低灌注，适用于血流动力型TIA。可选用低分子右旋糖酐。此外，早期用血管扩张药物，可使微栓子向远端移动，从而缩小缺血范围，同时血管扩张药物可促进侧支循环的建立。

（4）脑保护　治疗频繁发作的TIA，可给予钙拮抗剂，保护脑组织。

（5）其他　对于高纤维蛋白原血症患者，可选用降纤酶、蚓激酶治疗。

3. 外科治疗　目前，颈动脉内膜剥脱术（carotid endarterectomy，CEA）和颈动脉支架置入术（carotid artery stenting，CAS）已成为症状性颈动脉狭窄除内科治疗外的主要治疗手段。对于过去6个月内发生过TIA患者，合并同侧颈动脉颅外段中重度狭窄（50%~99%），且围手术期并发症和死亡风险<6%时，推荐进行CEA或CAS治疗。当同侧颈动脉颅外段狭窄小于50%时，不建议进行CEA或CAS治疗。对于颅外椎动脉狭窄、锁骨下动脉狭窄或闭塞、颈总动脉或头臂干病变导致的TIA患者，在内科药物治疗无效，且无手术禁忌证时，可行支架植入术或外科手术治疗。

三、中医治疗

（一）辨证论治

1. 肝肾阴虚、风阳上扰证

症状：头晕目眩，甚则欲仆，目胀耳鸣，心中烦热，多梦健忘，肢体麻木，或猝然半身不遂，言语謇涩，但瞬时即过，舌质红，苔薄白或少苔，脉弦或细数。

治法：平肝息风，育阴潜阳。

方剂：镇肝息风汤加减。

2. 气虚血瘀、脉络瘀阻证

症状：头晕目眩，动则加剧，猝然言语謇涩，或一侧肢体软弱无力，渐觉不遂，偶有肢体瞤动，口角流涎，为时短暂，舌质暗淡，或有瘀点，苔白，脉沉细无力或涩。

治法：益气，活血，通络。

方剂：补阳还五汤加减。

3. 痰瘀互结、阻滞脉络证

症状：头晕目眩，头重如蒙，肢体麻木，胸脘痞闷，或猝然半身不遂，移时恢复如常，舌质暗，苔白腻或黄厚腻，脉滑数或涩。

治法：豁痰化瘀，通经活络。

方剂：黄连温胆汤合桃红四物汤加减。

（二）常用中药制剂

1. 川芎嗪注射液　功效：抗血小板聚集，扩张小动脉，改善微循环。用于缺血性中风属瘀血者。静脉滴注，每次80~160mg，加入0.9%氯化钠注射液或5%葡萄糖注射液250~500mL中，每日1次，10~15天为一疗程。

2. 丹红注射液 功效：活血化瘀，通脉舒络。用于防治TIA的发生和复发。静脉滴注，每次20~40mL，加入5%葡萄糖注射液100~500mL，每日1~2次。

【预后】

TIA频繁发作如未积极治疗或治疗不当，约有1/3患者可发展为脑梗死，颈内动脉系统的TIA与椎-基底动脉系统的TIA相比，前者的发作频率虽低于后者，但发生梗死的几率却较高。约1/3继续发作后，可导致严重的脑功能或视网膜损害。另约1/3可自行缓解。

【预防与调护】

短暂性脑缺血发作的主要病因是动脉粥样硬化、高血压、心脏病等，积极预防和治疗这些疾病是防止TIA发病的关键。饮食有节、合理营养、劳逸有度、规律生活、调畅情志、避免精神刺激对预防TIA的发生和发展均有重要意义。

脑梗死

脑梗死（cerebral infarction，CI）是指各种原因所致脑部血液供应障碍，导致脑组织缺血、缺氧性坏死，出现相应神经功能缺损。脑梗死的临床常见类型有脑血栓形成、脑栓塞和腔隙性梗死等。脑梗死约占全部脑卒中的80%，以半身不遂、口眼㖞斜、语言不利为临床特征。

本病与中医学"中风"病相类似，归属于"中风""类中风"范畴。

脑血栓形成

脑血栓形成（cerebral thrombosis，CT）是脑梗死中最常见的类型，通常指脑动脉的主干或其皮层支因动脉粥样硬化或各类动脉炎等血管病变，导致血管的管腔狭窄或闭塞，并进而发生血栓形成，造成脑局部供血区血流中断，脑组织缺血、缺氧、软化、坏死等，出现相应的神经系统症状和体征。

【病因病理】

一、西医病因病理

（一）病因及发病机制

1. 动脉粥样硬化 是脑血栓形成的最常见的病因。脑动脉粥样硬化是全身性动脉粥样硬化的局部表现，主要发生在管径>500μm的动脉，可见于颈内动脉和椎-基底动脉系统的任何部位，但以脑部的大动脉、中动脉的分叉处以及弯曲处多见。大约4/5的脑梗死发生于颈内动脉系统，发生于椎-基底动脉系统者仅占1/5。发生梗死的血管依次为颈内动脉的起始部和虹吸部、大脑中动脉起始部、大脑后动脉、大脑前动脉及椎-基底动脉中下段。由于脑动脉有丰富的侧支循环，管腔狭窄需达80%以上才能影响脑血流量，因此，动脉粥样硬化性脑血栓常是在血管壁病变的基础上加之血液成分（血液黏稠度增高和凝血机制异常）和（或）血流动力学改变如睡眠、失水、休克、高血压、低血压和心脏功能障碍时发生的。血栓形成后，可向近心端逐渐发展，使栓塞的范围逐渐扩大，最终使动脉完全闭塞。所供血的局部脑组织则因血管闭塞的快慢、部位及侧支循环能提供代偿的程度而发生不同程度的梗死。有时动脉粥样硬化斑块的碎片脱落可造成其远端动脉闭塞，这样可造成短暂性脑缺血发作，也可引起脑梗死，此称为血栓-栓塞机制。

2. 动脉炎 各种病因（结缔组织疾病，细菌、病毒及螺旋体等感染）所致的动脉炎和药源性（可卡因、安非他明等）动脉炎，可使管腔狭窄或闭塞。

3. 其他原因 尚有一些病因不明的脑梗死，部分病例有高水平的抗磷脂抗体、蛋白C，以及抗凝血酶Ⅲ缺乏伴发的高凝状态。

（二）病理

脑缺血病变发生后闭塞血管内可见血栓形成或栓子、动脉粥样硬化或血管炎等改变。局部血液供应中断引起的脑梗死多为白色梗死，大面积脑梗死常可继发红色梗死（即出血性梗死）。缺血、缺氧性损害表现为神经细胞坏死或凋亡两种形式。病理分期为：①超早期（1~6小时）：病变区脑组织常无明显改变，可见部分血管内皮细胞、神经细胞和星形胶质细胞肿胀，线粒体肿胀空化，属可逆性；②急性期（6~24小时）：缺血区脑组织苍白，轻度肿胀，神经细胞、星形胶质细胞和血管内皮细胞呈明显缺血性改变；③坏死期（24~48小时）：可见大量神经细胞消失，胶质细胞坏死，中性粒细胞、单核细胞、巨噬细胞浸润，脑组织明显水肿；如病变范围大，脑组织高度肿胀时，可向对侧移位，甚至形成脑疝；④软化期（3天~3周）：病变区液化变软；⑤恢复期（3~4周后）：液化坏死的脑组织被吞噬、清除，胶质细胞增生，毛细血管增多，小病灶形成胶质瘢痕，大病灶形成中风囊，此期可持续数月至2年。大多数表现为上述缺血性梗死病理改变者称白色梗死，如梗死区继发出血称为出血性梗死或红色梗死，风湿性心脏病伴发的脑梗死、接近皮质的脑梗死容易继发出血。

急性脑梗死病灶由中心坏死区及其周围的缺血半暗带组成。中心坏死区由于严重的完全性缺血致脑细胞死亡；而缺血半暗带因仍有侧支循环存在，可获得部分血液供给，尚有大量可存活的神经元，理论上认为如果血流迅速恢复，损伤仍为可逆性，脑代谢障碍可得以恢复，神经细胞仍可存活并恢复功能。但实际上并不尽然，尚存在一个有效时间即再灌注时间窗问题。如脑血流的再通超过了再灌注时间窗的时限，则脑损伤可继续加剧，此现象称之为再灌注损伤。目前认为，再灌注损伤的机制主要是：自由基的过度形成及"瀑布式"自由基连锁反应、神经细胞内钙超载、兴奋性氨基酸的细胞毒作用和酸中毒等一系列代谢影响，导致神经细胞的损伤。缺血半暗带和再灌注损伤的提出，更新了急性脑梗死的临床治疗观念，即超早期治疗的关键是抢救缺血半暗带，采取脑保护措施减轻再灌注损伤。目前普遍把脑缺血的超早期溶栓治疗时间窗定为6小时之内，机械取栓治疗时间窗不超过8小时。

二、中医病因病机

中风，多因素体禀赋不足，年老正衰，肝肾不足，阳亢化风，或劳倦内伤致气血内虚，血脉不畅，或因嗜饮酒浆，过食肥甘，损伤脾胃，内生湿浊，进而化热，阻滞经脉，复加情志不遂、气候剧烈变化等诱因，以致脏腑功能失调，气血逆乱，风夹痰瘀，扰于脑窍，窜犯经络而发。

1. 肝阳偏亢，风火上扰 平素肝旺易怒，或肝肾阴虚，肝阳偏亢，复因情志相激，肝失条达，气机不畅，气郁化火，更助阳亢化风，风火相煽，冲逆犯脑，发生中风。

NOTE

2. 风痰瘀血，痹阻脉络　年老体衰或劳倦内伤，致使脏腑功能失调，内生痰浊瘀血，适逢肝风上窜之势，或外风引动内风，皆使风夹痰瘀，窜犯经络，留滞于虚损之脑脉，则成中风。

3. 痰热腑实，浊毒内生　饮食不节，嗜食膏粱厚味及烟酒之类，脾胃受伤，运化失司，痰热互结，腑气壅结，内生浊毒，夹风阳之邪，上扰清窍，神机失灵而见㖞僻不遂。

4. 气虚血瘀，脉络不畅　平素体弱，或久病伤正，正气亏虚，无力行血，血行不畅，瘀滞脑络，则成中风。

总之，本病以正虚为发病之本，主要有肝肾阴虚，气血不足；邪实为致病之标，以风、火、痰浊、瘀血为主。病位在脑，脏腑涉及肝、脾、肾。

【临床表现】

一、一般特点

由动脉粥样硬化所致者以中、老年人多见，尤其有高血压、糖尿病、心脏病病史者；由动脉炎所致者以中青年多见。常在安静或休息状态下发病，约25%患者发病前有肢体无力及麻木、眩晕等TIA前驱症状。神经系统局灶性症状及体征多在发病后十余小时或1~2天内达到高峰。大多数患者意识清楚或仅有轻度意识障碍。严重病例可有意识障碍，甚至脑疝形成，进而死亡。神经系统定位体征因脑血管闭塞的部位及梗死的范围不同而表现各异。

二、临床类型

1. 根据症状和体征的演变过程分类

（1）完全性卒中（complete stroke）　指发病后神经功能缺失症状较重较完全，常于数小时内（<6小时）达到高峰。病情一般较严重，出现完全性偏瘫，伴不同程度的意识障碍，甚至死亡。通常为大血管主干或多支动脉（如大脑前、中动脉）闭塞所致。

（2）进展性卒中（progressive stroke）　指发病后神经功能缺失症状在48小时内或更长时间逐渐进展或呈阶梯式加重。

（3）缓慢进展性卒中　起病后1~2周症状仍逐渐加重，常与全身或局部因素所致的脑灌流减少，侧支循环代偿不良，血栓向近心端逐渐扩展等有关。此型应与颅内占位性病变如肿瘤或硬膜下血肿相鉴别。

（4）可逆性缺血性神经功能缺失（reversible ischemic neurological deficit，RIND）　指发病后神经缺失症状较轻，持续24小时以上，但可于3周内恢复，不留后遗症。多数发生于大脑半球半卵圆中心。

2. 根据梗死的特点分类

（1）大面积脑梗死　通常是颈内动脉主干、大脑中动脉主干或皮层支的完全性卒中，患者表现为病灶对侧完全性偏瘫、偏身感觉障碍及向病灶对侧的凝视麻痹。椎-基底动脉主干梗死可有头痛、意识障碍、四肢瘫和多数脑神经麻痹等，并呈进行性加重，可出现明显脑水肿和颅内压增高征象，甚至发生脑疝。

（2）分水岭脑梗死（cerebral watershed infarction，CWSI）　是指相邻血管供血区之间分水岭区或边缘带（border zone）的局部缺血。一般认为，分水岭梗死多由于血流动力学障碍所致；典型者发生于颈内动脉严重狭窄或闭塞伴全身血压降低时，亦可由心源性或动脉源性栓塞引起。临床常呈卒中样发病，多无意识障碍，症状较轻，恢复较快。结合 CT 或 MRI 可分为皮质前型、皮质后型及皮质下型。

（3）出血性脑梗死（hemorrhagic infarct）　是由于脑梗死供血区内动脉坏死后血液渗出继发出血，常发生于大面积脑梗死之后。

（4）多发性脑梗死（multiple infarct）　是指两个或两个以上不同的供血系统脑血管闭塞引起的梗死，多为反复发生脑梗死的后果。

三、不同动脉闭塞的症状和体征

1. 颈内动脉闭塞　可出现病灶侧单眼一过性黑矇，偶可为永久性视力障碍（因视网膜动脉缺血）这一特征性病变；对侧偏瘫、偏身感觉障碍和偏盲等（大脑中动脉或大脑中、前动脉缺血）；优势半球受累可有失语，非优势半球受累可出现体象障碍；亦可出现晕厥发作或痴呆。

2. 大脑中动脉闭塞　大脑中动脉是血栓性梗死的主要病变，此类型发病率最高，占脑血栓性梗死的70%～80%。

（1）主干闭塞　三偏症状为特征，病灶对侧中枢性面舌瘫及偏瘫，偏身感觉障碍和同向偏盲或象限盲；上下肢瘫痪程度基本相等；可有不同程度的意识障碍；优势半球受累可出现失语症，非优势半球受累可见体象障碍。

（2）皮层支闭塞　上分支闭塞时可出现病灶对侧偏瘫和感觉缺失，面部及上肢重于下肢，Broca 失语（优势半球）和体象障碍（非优势半球）；下分支闭塞时常出现 Wernicke 失语、命名性失语和行为障碍等，而无偏瘫，非优势半球可有失认症。

（3）深穿支闭塞　对侧中枢性上下肢均等性偏瘫，可伴有面舌瘫；对侧偏身感觉障碍，有时可伴有对侧同向性偏盲；优势半球病变可出现皮质下失语。

3. 大脑前动脉闭塞

（1）主干闭塞　发生于前交通动脉之前，因对侧代偿可无任何症状；发生于前交通动脉之后可有对侧中枢性面舌瘫及偏瘫，以面舌瘫及下肢瘫为重，可伴轻度感觉障碍；尿潴留或尿急（旁中央小叶受损）；精神障碍如淡漠、反应迟钝、欣快、始动障碍和缄默等（额极与胼胝体受累），常有强握与吮吸反射（额叶病变）；优势半球病变可见上肢失用，Broca 失语少见。

（2）皮层支闭塞　表现为对侧下肢远端为主的中枢性瘫，可伴感觉障碍（胼周和胼缘动脉闭塞）；对侧肢体短暂性共济失调、强握反射及精神症状（眶周动脉及额极动脉闭塞）。

（3）深穿支闭塞　对侧中枢性面舌瘫及上肢近端轻瘫。

4. 大脑后动脉闭塞

（1）主干闭塞　对侧偏盲、偏身感觉障碍及轻偏瘫，丘脑综合征，优势半球病变可有失读症。

（2）皮质支闭塞　单侧皮质支闭塞，引起对侧同向性偏盲或象限盲，黄斑区视力不受累（黄斑回避现象）。优势半球受累可出现失读（伴或不伴失写）、命名性失语、失认等。双侧皮质支闭塞，导致完全性皮质盲，有时伴有不定型的视幻觉、记忆受损（累及颞叶）、面容失认症等。

（3）深穿支闭塞　丘脑穿通动脉闭塞产生红核丘脑综合征，表现为病灶侧小脑性共济失调、意向性震颤、舞蹈样不自主运动、对侧感觉障碍,通常不伴偏瘫。丘脑膝状体动脉闭塞,可见丘脑综合征,表现为对侧感觉障碍,以深感觉为主,有自发性疼痛、感觉过度、轻偏瘫、共济失调和不自主运动,可有舞蹈、手足徐动症和震颤等锥体外系症状,可有丘脑痛。

5. 椎-基底动脉闭塞　梗死灶在脑干、小脑、丘脑、枕叶及颞顶枕交界处。基底动脉主干闭塞常引起广泛的脑干梗死,可突发眩晕、呕吐、共济失调,迅速出现昏迷、面部与四肢瘫痪、去脑强直、眼球固定、瞳孔缩小、高热、肺水肿、消化道出血,甚至呼吸及循环衰竭而死亡。椎-基底动脉的分支闭塞,可导致脑干或小脑不同水平的梗死,表现为各种病名的综合征。体征的共同特点是下列之一:①交叉性瘫痪;②双侧运动和(或)感觉功能缺失;③眼的协同运动障碍;④小脑功能的缺失不伴同侧长束征;⑤孤立的偏盲或同侧盲。另可伴失语、失认、构音障碍等。常见的综合征有:

(1)基底动脉尖综合征　由 Caplan 首先报道。基底动脉尖端分出两对动脉即小脑上动脉和大脑后动脉,其分支供应中脑、丘脑、小脑上部、颞叶内侧及枕叶,故可出现以中脑病损为主要表现的一组临床综合征,多因动脉粥样硬化性脑血栓形成、心源性或动脉源性栓塞引起。临床表现:①眼球运动及瞳孔异常:一侧或双侧动眼神经部分或完全麻痹,眼球上视不能(上丘受累)及一个半综合征,瞳孔对光反应迟钝而调节反应存在,类似 Argyll-Robertson 瞳孔(顶盖前区病损);②意识障碍:一过性或持续数天,或反复发作〔中脑及(或)丘脑网状激活系统受累〕;③对侧偏盲或皮质盲;④严重记忆障碍(颞叶内侧受累)。有卒中危险因素的中老年人,突然发生意识障碍又较快恢复,无明显运动、感觉障碍,但有瞳孔改变、动眼神经麻痹、垂直注视障碍,应想到该综合征;如有皮质盲或偏盲、严重记忆障碍则更支持;CT 及 MRI 见中脑、双侧丘脑、枕叶、颞叶病灶即可确诊。

(2)中脑支闭塞出现 Weber 综合征、Benedikt 综合征,脑桥支闭塞出现 Millard-Gubler 综合征(外展、面神经麻痹,对侧肢体瘫痪)、Foville 综合征(同侧凝视麻痹、周围性面瘫,对侧偏瘫)。

(3)小脑后下动脉或椎动脉闭塞综合征,或称延髓背外侧(Wallenberg)综合征,是脑干梗死中最常见的类型。主要表现:①眩晕、呕吐、眼球震颤(前庭神经核);②交叉性感觉障碍(三叉神经脊束核及对侧交叉的脊髓丘脑束受损);③同侧 Horner 征(交感神经下行纤维受损);④吞咽困难和声音嘶哑(舌咽、迷走神经受损);⑤同侧小脑性共济失调(绳状体或小脑受损)。由于小脑后下动脉的解剖变异较多,临床症状复杂化,常有不典型的临床表现。

(4)双侧脑桥基底部梗死出现闭锁综合征(locked-in syndrome),患者意识清楚,四肢瘫痪,不能讲话和吞咽,仅能以目示意。

6. 小脑梗死　由小脑上动脉、小脑后下动脉、小脑前下动脉等闭塞所致,常有眩晕、恶心、呕吐、眼球震颤、共济失调、站立不稳和肌张力降低等,可有脑干受压及颅内压增高症状。

【实验室及其他检查】

1. 颅脑 CT　多数脑梗死病例于发病 24 小时后逐渐显示与闭塞血管供血区一致的低密度梗死灶(图 9-7),如梗死灶体积较大则可有占位效应,出血性梗死呈混杂密度。病后 2~3 周为梗死吸收期,由于病灶水肿消失及吞噬细胞浸润,可与周围正常脑组织等密度,CT 上难以分辨,称为"模糊效应"。如病灶较小,CT 检查可不显示。

2. 颅脑 MRI 脑梗死数小时内，病灶区即有 MR 信号改变，呈 T_1 低信号，T_2 高信号改变（图 9-8）。与 CT 相比，MRI 具有显示病灶早的特点，能早期发现大面积脑梗死，清晰显示小病灶及后颅凹的梗死灶，病灶检出率 95%。功能性 MRI 如弥散加权 MRI 可于缺血早期发现病变，发病后半小时即可显示 T_1 低信号，T_2 高信号梗死灶。

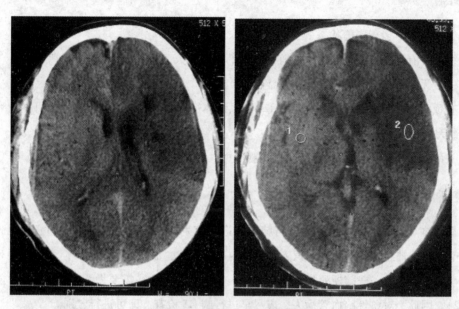

图 9-7 CT 扫描示低密度脑梗死病灶

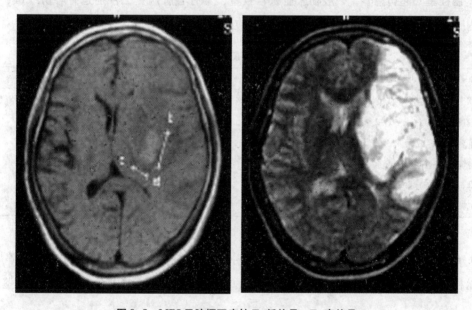

图 9-8 MRI 示脑梗死病灶 T_1 低信号、T_2 高信号

3. 血管造影 DSA、CTA 或 MRA 可显示血管狭窄和闭塞的部位，以及动脉炎、Moyamoya 病、动脉瘤和血管畸形等，其中 DSA 是脑血管病变检查的金标准，可为卒中的血管内治疗提供依据。

4. 脑脊液检查 通常 CSF 压力、常规及生化检查正常，大面积脑梗死压力可增高，出血性脑梗死 CSF 可见红细胞。

5. 其他 颈部血管超声及经颅彩色多普勒超声检查（TCD）可发现颈动脉及颈内动脉的狭窄，动脉粥样硬化斑或血栓形成。虽然 SPECT 能早期显示脑梗死的部位、程度和局部脑血

NOTE

流改变，PET 能显示脑梗死灶的局部脑血流、氧代谢及葡萄糖代谢，并监测缺血半暗带及对远隔部位代谢的影响，但由于费用昂贵，难以在脑梗死诊断中广泛应用。

【诊断与鉴别诊断】

一、诊断

1. 突然起病，多于安静状态下发病。

2. 多见于有高血压、糖尿病及心脏病病史的中老年人。

3. 一般无头痛、呕吐、昏迷等全脑症状。

4. 有颈内动脉系统和（或）椎-基底动脉系统体征和症状，这些症状与体征可在发病后数小时至数天内加重达高峰。

5. 头颅 CT、MRI 发现梗死灶，并排除脑出血、瘤卒中等。

二、鉴别诊断

1. 脑出血 临床上脑梗死主要应与脑出血进行鉴别。比较而言，脑出血起病更急，常有头痛、呕吐、视神经乳头水肿，意识障碍等颅内高压症状，血压增高明显。但大面积梗死与脑出血、小量脑出血与一般脑梗死临床症状相似，鉴别困难，往往需要做脑 CT 等检查才能鉴别（表 9-2）。因此，对急性脑血管病人，应尽早进行脑 CT 检查。即可进行鉴别。

2. 脑栓塞 起病急骤，一般临床症状常较重，常有心脏病史，特别是有心房纤颤、感染性心内膜炎、心肌梗死或有其他易产生栓子的疾病时应考虑脑栓塞。

表 9-2 脑梗死与脑出血的鉴别要点

	脑梗死	脑出血
起病状态	安静状态或睡眠中	活动中
起病速度	数小时或 1~2 天达到高峰	数分钟至数小时症状达到高峰
全脑症状	轻或无	头痛、呕吐、嗜睡等颅内压增高症状多见
意识障碍	通常较轻或无	较重
神经体征	多为非均等性偏瘫（大脑中动脉主干或皮层支）	多为均等性偏瘫（内囊）
颅脑 CT	脑实质内低密度病灶	脑实质内高密度病灶

注：其中最重要的是起病状态和起病速度，CT 检查结果则是二者鉴别诊断的依据。

3. 颅内占位病变 某些硬膜下血肿、颅内肿瘤、脑脓肿等发病也较快，出现偏瘫等症状，类似脑梗死的临床表现，应注意有无高颅内压的症状及体征，颅脑 CT 及 MRI 检查有助鉴别。

【治疗】

一、治疗思路

脑血栓形成具有起病急、病变进展快、神经病损重的特点，急性期及早实施正确的治疗，可显著提高临床疗效。目前多采用中西医结合综合治疗，具体的治疗原则应考虑以下几点：

1. 超早期治疗，尽早发现，及时就诊，迅速处理，力争超早期溶栓治疗。

2. 基于脑梗死后的缺血及再灌注损伤的病理改变进行综合脑保护治疗。

3. 采取个体化的综合治疗方案，即要考虑个体因素。中医的辨证论治在体现个体化治疗方面显示了一定优势，故应采用中西医结合药物治疗与其他疗法并举的多元化治疗措施。有条件者可组建由多学科医师参与的"卒中单元"，将急救、治疗和康复融为一体，使个体治疗更具特点。

4. 整体化观念。治疗脑血栓要考虑脑与心脏及其他器官功能的相互影响，如脑心综合征、多脏器衰竭等，重症病例要积极防治并发症，采取对症支持疗法。

5. 对卒中的危险因素及时给予预防性干预措施，最终达到挽救生命、降低病残率及预防复发的目的。

6. 中医药综合治疗如针刺、按摩等康复方法显示了很大优势，积极应用有助于神经功能恢复。

二、西医治疗

1. 一般治疗　主要为对症治疗，包括维持生命体征和处理并发症。

（1）卧床休息，监测生命体征，加强皮肤、口腔、呼吸道及排便的护理，起病 24~48 小时仍不能进食者，应予鼻饲饮食。对有气道功能严重障碍者，应给予气道支持和辅助通气。

（2）血压　在发病 24 小时内，为改善缺血脑组织的灌注，维持较高的血压是非常重要的。当血压持续升高，收缩压≥200mmHg 或舒张压≥110mmHg，或伴有高血压脑病、蛛网膜下腔出血、主动脉夹层、严重心功能或肾功能不全的患者，应予降压治疗，并密切观察血压变化。一般将血压控制在收缩压<180mmHg 或舒张压<110mmHg 是安全的；病情较轻时甚至可以降低至 160/90mmHg 以下。但卒中早期降压 24 小时内不应超过原有血压水平的 15%。可选用拉贝洛尔、尼卡地平等药物，避免使用引起血压急剧下降的药物。如果出现持续性的低血压，需首先补充血容量和增加心输出量，上述措施无效时可应用升压药。

（3）血糖　脑卒中急性期高血糖较常见，可以是原有糖尿病的表现或应激反应。当超过 10mmol/L 时，应予以胰岛素治疗，将血糖控制在 7.8~10mmol/L。开始使用胰岛素时应 1~2 小时监测血糖一次，注意避免低血糖。血糖低于 3.3 mmol/L，可用 10%~20% 的葡萄糖口服或注射纠正。

（4）脑水肿　多见于大面积梗死，脑水肿常于发病后 3~5 天达高峰。给予 20% 甘露醇 125mL，4~6 小时 1 次，静脉滴注；对心、肾功能不全患者可改用呋塞米 20~40mg，静脉注射，6~8 小时 1 次；可酌情同时应用甘油果糖每次 250~500mL，静脉滴注，1~2 次/日；还可用注射用七叶皂苷钠和白蛋白辅助治疗。

（5）感染　脑卒中患者（尤其存在意识障碍者）急性期容易发生呼吸道、泌尿系等感染。患者采用适当的体位，经常翻身叩背及防止误吸是预防肺炎的重要措施，肺炎的治疗主要包括呼吸支持和抗生素治疗；尿路感染主要继发于尿失禁和留置导尿，尽可能避免插导尿管和留置导尿，间歇导尿和酸化尿液可减少尿路感染，一旦发生及时根据细菌培养和药敏试验应用敏感抗生素。不推荐预防性使用抗生素。

（6）上消化道出血　高龄和重症脑卒中患者急性期容易发生应激性溃疡，应常规静脉应用质子泵抑制剂等制酸剂；对已发生消化道出血患者，应进行冰盐水洗胃、局部应用止血药（如口服或鼻饲云南白药、凝血酶等）；出血量多引起休克者，必要时输注新鲜全血或红细胞成分输血。

（7）深静脉血栓形成（DVT）　鼓励患者尽早活动，抬高下肢，避免下肢（尤其是瘫痪

NOTE

侧)静脉输液。对有发生 DVT 及肺栓塞风险且无禁忌证患者,可给予低分子肝素;有抗凝禁忌者给予阿司匹林治疗。

(8)癫痫 一般不预防性使用抗癫痫治疗,如有癫痫发作或癫痫持续状态时可给予相应处理。脑卒中 2 周后如发生癫痫,应进行长期抗癫痫治疗以防复发。

2. 特殊治疗 包括超早期溶栓治疗、血管内治疗、抗血小板治疗、抗凝治疗、细胞保护治疗和外科治疗等。

(1)静脉溶栓 静脉溶栓是血管再通的首选方法。目前对于静脉溶栓治疗的适应证尚无一致结论,以下几点供临床参考:

适应证:①年龄 18~80 岁;②有缺血性卒中导致的神经功能缺损症状;③发病至静脉溶栓治疗开始时间:rt-PA<4.5 小时,UK<6 小时;④患者或其家属签署知情同意书。⑤卒中症状持续至少 30 分钟,且治疗前无明显改善。

禁忌证:①有活动性内出血或外伤骨折的证据,不能除外颅内出血,包括可疑蛛网膜下腔出血;②发病时间无法确定,发病至静脉溶栓治疗开始的时间超过溶栓时间窗;③既往有颅内出血、颅内肿瘤、动静脉畸形或动脉瘤病史;④最近 3 个月内有重度颅脑外伤史或卒中史;⑤近期内有颅内或椎管内手术;⑥近 7 天内有不宜压迫止血部位的动脉穿刺史;有活动性内出血;⑦48 小时内接受肝素治疗,APTT 超出正常范围;口服抗凝剂者,INR>1.7 或 PT>15 秒;正在使用凝血酶抑制剂或 Xa 因子抑制剂,实验室检查异常者;⑧有明显出血倾向:血小板计数<100×10⁹/L;⑨血糖<2.7mmol/L;⑩严重高血压未能很好控制,其溶栓治疗前收缩压>180mmHg 或舒张压>100mmHg;⑪CT 提示多脑叶梗死(低密度影>1/3 大脑半球)。

相对禁忌证:①轻微卒中或症状快速改善者;②妊娠;③痫性发作后出现的神经功能损害症状;④近 2 周内有外科手术及严重外伤;⑤近 3 周内有胃肠或泌尿系统出血;⑥近 3 月内有心肌梗死病史。

常用溶栓药物包括:①尿激酶(UK):常用 100 万~150 万 IU,溶于 0.9%氯化钠注射液 100~200mL,持续静脉滴注 30 分钟;②重组人组织型纤溶酶原激活物(rt-PA):予 0.9mg/kg(最大剂量为 90mg)静脉滴注,其中 10%的剂量在最初 1min 内静脉推注,其余持续静脉滴注 1h。

溶栓并发症:溶栓治疗的主要危险是合并症状性脑出血,且约 1/3 症状性脑出血是致死性的。其他主要并发症包括:①梗死灶继发性出血或身体其他部位出血;②再灌注损伤和脑水肿;③溶栓后血管再闭塞。

(2)动脉溶栓 对大脑中动脉等大动脉闭塞引起的严重卒中患者,如果发病时间在 6 小时内(椎-基底动脉血栓可适当放宽治疗时间窗),经慎重选择后可进行溶栓治疗。常用药物为 UK 和 rt-PA,与静脉溶栓相比,动脉溶栓可减少用药剂量,需要在 DSA 的监测下进行。动脉溶栓的适应证、禁忌证及并发症与静脉溶栓基本相同。

(3)抗血小板治疗 常用抗血小板聚集剂包括阿司匹林和氯吡格雷。对于不符合溶栓适应证且无禁忌证的患者应在发病后尽早给予口服阿司匹林 150~300mg/d,急性期后改为维持量(50~150mg/L),溶栓治疗者应在溶栓后 24 小时后开始使用。对不能耐受阿司匹林者,可用氯吡格雷 75mg/d 治疗。

(4)抗凝治疗 主要包括肝素、低分子肝素和华法林。一般不推荐急性期应用抗凝药来预防卒中复发、阻止病情恶化或改善预后。但对于合并高凝状态有形成深静脉血栓和肺栓塞的高危患者，可以使用预防性抗凝治疗。

（5）降纤治疗　通过降解血中纤维蛋白原，增强纤溶系统活性，抑制血栓形成。可供选择的药物有降纤酶（defibrase）、巴曲酶（batroxobin）、蚓激酶和安克洛酶（ancrod）等。发病后3小时内给予安克洛酶可改善患者预后。

（6）脑保护治疗　脑保护剂包括胞磷胆碱、钙通道阻滞剂、兴奋性氨基酸受体阻断剂、自由基清除剂、神经营养因子、神经节苷脂、阿片受体阻断剂和镁离子等，可通过降低脑代谢、干预缺血引发细胞毒性机制减轻缺血性脑损伤。大多数脑保护剂在动物实验中显示有效，但目前还没有一种脑保护剂被多中心、随机双盲的临床试验研究证实有明确的疗效。

（7）紧急血管内治疗　机械取栓治疗的时间窗为8小时，后循环系统可延长至24小时，一般用于有溶栓禁忌证或动、静脉溶栓无效时，也可合并其他血管内治疗包括经皮腔内血管成形术和血管内支架置入术等。但目前缺少大样本研究，故应在有条件的医院进行。

（8）外科治疗　幕上大面积脑梗死伴有严重脑水肿、占位效应和脑疝形成征象者，可行去骨瓣减压术；小脑梗死使脑干受压导致病情恶化时，可行抽吸梗死小脑组织和后颅窝减压术以挽救患者生命。

（9）扩容治疗　对低血压或脑灌注不足所致的急性脑梗死，如分水岭梗死，可给予扩容治疗，同时须注意可能加重脑水肿、心功能衰竭等并发症的发生，避免使用扩血管药物。

（10）其他改善脑循环的药物　应根据患者的不同病情，个体化应用丁基苯肽等改善脑循环药物。

（11）康复治疗　在病人生命体征平稳后即尽早进行。应在患者生命体征平稳后尽早进行，并遵循个体化原则，制定短期和长期治疗计划，分阶段、因地制宜地选择治疗方法，以降低致残率，增进神经功能恢复，提高生活质量。

3. 恢复期治疗　不同病情患者卒中急性期长短有所不同，通常规定卒中发病2周后即进入恢复期。对于病情稳定的急性卒中患者，应尽可能早期安全启动卒中的二级预防（具体见短暂性脑缺血治疗）。

三、中医治疗

（一）辨证施治

1. 肝阳暴亢，风火上扰证

症状：平素头晕头痛，耳鸣目眩，突然发生口眼㖞斜，舌强语謇，或手足重滞，甚则半身不遂，或伴麻木等症，舌红苔黄，脉弦。

治法：平肝潜阳，活血通络。

方剂：天麻钩藤饮加减。

2. 风痰瘀血，痹阻脉络证

症状：肌肤不仁，手足麻木，突然口眼㖞斜，口角流涎，舌强语謇，甚则半身不遂，或兼见手足拘挛，关节酸痛，恶寒发热，舌苔薄白，脉浮数。

治法：祛风化痰通络。

方剂：真方白丸子加减。

3. 痰热腑实，风痰上扰证

症状：半身不遂，舌强语謇或不语，口眼㖞斜，偏身麻木，口黏痰多，腹胀便秘，头晕目眩，舌红苔黄腻或黄厚燥，脉弦滑。

治法：通腑泻热，化痰理气。

方剂：星蒌承气汤加减。

4. 气虚血瘀证

症状：肢体不遂，软弱无力，形体肥胖，气短声低，面色萎黄，舌质淡暗或有瘀斑，苔薄厚，脉细弱或沉弱。

治法：益气养血，化瘀通络。

方剂：补阳还五汤加减。

5. 阴虚风动证

症状：突然发生口眼㖞斜，舌强语謇，半身不遂，平素头晕头痛，耳鸣目眩，膝酸腿软，舌红苔黄，脉弦细而数或弦滑。

治法：滋阴潜阳，镇肝息风。

方剂：镇肝息风汤加减。

6. 脉络空虚，风邪入中证

症状：手足麻木，肌肤不仁，或突然口眼㖞斜，语言謇涩，口角流涎，甚则半身不遂，或兼见恶寒发热，肌体拘急，关节酸痛，舌苔薄白，脉浮弦或弦细。

治法：祛风通络，养血和营。

方剂：大秦艽汤加减。

7. 痰热内盛，蒙闭清窍证

症状：突然昏仆，口噤目张，气粗息高，或两手握固，或躁扰不宁，口眼㖞斜，半身不遂，昏不知人，颜面潮红，大便干结，舌红，苔黄腻，脉弦滑数。

治法：清热化痰，醒神开窍。

方剂：首先灌服（或鼻饲）至宝丹或安宫牛黄丸以辛凉开窍，继以羚羊角汤加减。

8. 痰湿壅盛，阻闭心神证

症状：突然昏仆，不省人事，牙关紧闭，口噤不开，痰涎壅盛，静而不烦，四肢欠温，舌淡，苔白滑而腻，脉沉。

治法：辛温开窍，豁痰息风。

方剂：涤痰汤加减。

9. 元气败脱，心神涣散证

症状：突然昏仆，不省人事，目合口开，鼻鼾息微，手撒肢冷，汗多不止，二便自遗，肢体软瘫，舌痿，脉微欲绝。

治法：益气回阳，救阴固脱。

方剂：立即用大剂参附汤合生脉散加减。阳回之后，如患者症见面赤足冷，虚烦不安，脉极弱浮大无根，乃真阴亏损，虚阳浮越之象，可用地黄饮子以峻补真阴，温肾扶阳。

（二）常用中药制剂

1. 脑心通　功效：益气活血，化瘀通络。用于脑梗死气虚血瘀证者。口服，每次2~4粒，每日3次。

2. 华佗再造丸　功效：活血化瘀，化痰通络，行气止痛。用于瘀血或痰湿闭阻经络者。口服，每次8g，每日2次。

【预后】

脑梗死是常见的脑血管病，急性期死亡者为5%~15%，其中1/3由脑部病变直接引起，2/3因严重肺部感染、心肾功能不全等合并症而死亡。伴发严重意识障碍、出血性梗死、脑干损伤者预后较差。存活患者致残率较高，仅30%可部分或完全恢复正常。另外，有25%~35%的脑梗死复发，其死亡率有所提高。

【预防与调护】

首先是对脑梗死的危险因素积极防治，对已有的动脉粥样硬化、高脂血症、高血压、糖尿病等疾病规范诊治，已有动脉粥样硬化者防止血压急骤降低，对短暂性脑缺血发作者应积极治疗，从而减少脑梗死的发生及复发。

对于已中风的患者应给予清淡易消化饮食，保持大便通畅，同时加强心理护理，使患者保持心情愉快，情绪稳定，忌烟戒酒。

脑栓塞

脑栓塞（cerebral embolism）是指各种栓子随血流进入颅内动脉系统，使血管腔急性闭塞引起相应供血区脑组织缺血坏死及脑功能障碍的一组临床综合征。约占全部脑梗死的1/3，其中以心源性脑栓塞为主。

【病因病理】

一、病因及发病机制

脑栓塞依据栓子的来源分为三类。

1. 心源性 占脑栓塞60%~75%，其中心房颤动是最常见的原因，约占心源性栓子的半数以上，心房颤动时，左心室收缩性降低，血流缓慢淤滞，易导致附壁血栓，栓子脱落导致脑栓塞，此栓子引起的脑栓塞常易复发。在青年人中，风湿性心脏病仍是并发脑栓塞的重要原因，20%风湿性心脏病患者并发全身性栓塞，其中50%是脑栓塞；感染性心内膜炎时瓣膜上的炎性赘生物脱落，心肌梗死或心肌病的附壁血栓、二尖瓣脱垂、心脏黏液瘤和心脏外科手术的合并症等亦常引起。先天性心脏病房室间隔缺损者，来自静脉系统的栓子亦可引起脑栓塞。

2. 非心源性 指源于心脏以外的栓子随血流进入脑内造成脑栓塞。常见有：动脉粥样硬化斑块脱落性血栓栓塞；脂肪栓塞（见于长骨骨折或手术后）；空气栓塞（见于静脉穿刺、潜水减压、人工气胸等）；癌栓塞；寄生虫栓和异物栓等。

3. 来源不明 约10%脑栓塞不能确定原因。

成人脑血流量约占心血输出量的20%，脑栓塞发病率可占全身动脉栓塞的50%。推测来自心脏的第一个栓子几乎90%停驻在脑部，故脑栓塞常是全身动脉栓塞性疾病的最初表现，只要栓子的来源不消除，脑栓塞就可能反复发生，约2/3脑栓塞的复发是发生在首次脑栓塞后的1年之内。

脑栓塞最常见于颈内动脉系统，特别是大脑中动脉，椎-基底动脉系统的栓塞少见。这是因为颈动脉直接起始于主动脉弓和无名动脉，大脑中动脉是颈内动脉的延续，这样造成颈内动脉的血流量明显多于起始于锁骨下动脉的椎动脉，因此随血流至脑部的栓子就易进入颈内动脉和大脑中动脉。由于栓子突然堵塞动脉，侧支循环不能迅速建立，引起该动脉供血区产生急性脑缺血，常伴有脑血管痉挛，所以引起脑缺血的范围较广，脑组织损伤严重，症状多较严重。脑栓塞发生后由于栓子常为多发且易破碎，具有移动性或可能带有细菌（炎性栓子或细菌栓子），故栓塞性脑梗死常为多灶性，可伴发脑炎、脑脓肿、局限性动脉炎和细菌性动脉瘤等。脂肪和空气栓子多引起脑内多发性小栓塞，寄生虫性栓子在栓塞部位可发现虫体或虫卵。

二、病理

脑栓塞的病理改变与脑血栓形成基本相同。栓塞性脑梗死也可有缺血性和出血性，且脑栓塞的出血性梗死较脑血栓形成更常见，其发生率为30%～50%。如发生大面积脑梗死则易合并出血，这是由于动脉被栓塞后，闭塞远端的血管因缺血而麻痹扩张，阻力下降，栓子被推向远端，或栓子破碎前崩解向远端前移，原被栓塞部的血管壁已发生缺血坏死，血流恢复后可在血压的作用下发生出血。此种出血多为点状、片状渗血，血肿少见。若大面积脑梗死区发生急性坏死，常出现不同范围及程度的脑水肿，严重时可导致脑疝形成。

【临床表现】

取决于栓子的性质和数量、栓塞的部位、侧支循环的状况、栓子的变化过程、心脏功能与其他并发症等因素。

1. 任何年龄均可发病，但以青壮年多见。多在活动中突然发病，常无前驱表现，症状多在数秒至数分钟内发展到高峰，是发病最急的脑卒中，且多表现为完全性卒中。个别病例因栓塞部位继发血栓向近端伸延、栓塞反复发生或继发出血，于发病后数天内呈进行性加重，或阶梯式加重。也可于安静时发病，约1/3发生于睡眠中。

2. 50%～60%患者起病时有轻度意识障碍，但持续时间短，颈内动脉或大脑中动脉主干的大面积脑栓塞可发生严重脑水肿、颅内压增高、昏迷及抽搐发作，椎-基底动脉系统栓塞也可迅速发生昏迷。

3. 局限性神经缺失症状与栓塞动脉供血区的功能相对应。约4/5脑栓塞累及大脑中动脉主干及其分支，出现失语、偏瘫、单瘫、偏身感觉障碍和局限性癫痫发作等，偏瘫多以面部和上肢为重，下肢较轻；约1/5发生在椎-基底动脉系统，表现为眩晕、复视、共济失调、交叉瘫、四肢瘫、发音及吞咽困难等；较大栓子偶可栓塞在基底动脉主干，造成突然昏迷、四肢瘫或基底动脉尖综合征。

4. 大多数患者有栓子来源的原发疾病，如风湿性心脏病、冠心病和严重心律失常、心内膜炎等；部分病例有心脏手术史、长骨骨折、血管内治疗史等；部分病例有脑外多处栓塞证据，如皮肤、球结膜、肺、肾、脾、肠系膜等栓塞和相应的临床症状和体征。

【实验室及其他检查】

1. 头颅 CT 及 MRI　可显示梗死灶呈多发，见于两侧，或病灶大、并以皮质为底的楔形，绝大多数位于大脑中动脉支配区，且同一大脑中动脉支配区常见多个、同一时期梗死灶，可有缺血性梗死和出血性梗死的改变，出现出血性梗死更支持脑栓塞的诊断。一般于24～28小时后可见低密度梗死区，多数患者继发出血性梗死而临床症状并无明显加重，故应定期复查头颅

CT，特别是发病2~3天时。MRI可发现颈动脉及主动脉狭窄程度，显示栓塞血管的部位。

2. 脑脊液检查　脑脊液压力一般正常。大面积栓塞性脑梗死可增高；出血性梗死者脑脊液可呈血性或镜下可见红细胞；亚急性细菌性心内膜炎等感染性脑栓塞脑脊液白细胞增高，一般可达$200×10^6/L$，早期以中性粒细胞为主，晚期以淋巴细胞为主；脂肪栓塞者脑脊液可见脂肪球。

3. 其他检查　由于脑栓塞作为心肌梗死的第一个症状者并不少见，且约20%心肌梗死为无症状性，故心电图检查应作为常规，可发现心肌梗死、心律失常、冠状动脉供血不足和心肌炎的证据。超声心动图检查可证实心源性栓子的存在。颈动脉超声检查可评价颈动脉管腔狭窄、血流情况、颈动脉斑块大小及其易损性，对颈动脉源性脑栓塞有提示意义。血管造影时能见到栓塞性动脉闭塞有自发性消失趋势。

【诊断与鉴别诊断】

一、诊断

1. 无前驱症状，突然发病，病情进展迅速且多在数秒至数分钟内达高峰。
2. 局灶性脑缺血症状明显，或伴有周围皮肤、黏膜或（和）内脏和肢体栓塞症状。
3. 有明确的原发疾病和栓子来源。
4. 脑CT和MRI能明确脑栓塞的部位、范围、数目及性质（出血性与缺血性）。

二、鉴别诊断

病情发展稍慢时，须与脑血栓形成鉴别（见表9-3）。昏迷者须排除可引起昏迷的其他全身性或颅内疾病。局限性抽搐亦须与其他原因所致的症状性癫痫鉴别。

表9-3　脑血栓形成与脑栓塞的鉴别

	脑血栓形成	脑栓塞
发病年龄	多在50岁以上	青壮年多见
常见病因	动脉粥样硬化	风湿性心脏病、二尖瓣狭窄
起病状况	多在安静时	多在活动时
发病形成	较缓（小时、天）	急骤（秒、分）
意识障碍	多无	多有
偏瘫	多表现为非均等性偏瘫（中动脉主干或皮层支）	可出现栓塞动脉供血压功能对应的局限性神经功能缺失
癫痫	少见，除非合并脑软化	多见，多为初发
脑脊液	多正常	多正常，也可异常
CT检查	脑内低密度影	脑内低密度影，或伴见高密度影
脑血管造影	可显示血管内血栓	血管闭塞

【治疗】

一、治疗思路

脑栓塞是各种栓子导致的脑梗死，其治疗与脑血栓形成相同，同时还要积极处理不同性质

NOTE

的栓子及造成栓子的原发病，达到减轻梗死造成的脑损伤，防止再栓塞、控制原发病的目的。中医强调辨证论治，若病变以脑部病变为主，则多按脑血栓形成治疗；若原发病症状突出则以辨治原发病为主，如心悸严重而偏瘫较轻，则以治疗心悸为主。

二、西医治疗

1. 大面积脑栓塞以及小脑梗死可发生严重的脑水肿，或继发脑疝，应积极进行脱水、降颅压治疗，若颅内高压难以控制，或有脑疝形成，可进行颅骨瓣切除减压。

2. 大脑中动脉主干被栓塞者，若在发病的 3~6 小时时间窗内，可争取溶栓治疗（具体方法见脑血栓形成相关内容），但由于出血性梗死多见，溶栓适应证更应严格掌握，也可立即施行栓子摘除术，据报道 70% 可以取得较好疗效。气栓的处理应采取头低位、左侧卧位。如系减压病应立即行高压氧治疗，可使气栓减少，脑含氧量增加。气栓常引起癫痫发作，应严密观察，及时进行抗癫痫治疗。脂肪栓的处理可用扩容剂、血管扩张剂，也可用 5% 碳酸氢钠注射液 250mL 静脉滴注，每日 2 次。感染性栓塞需选用有效足量的抗生素抗感染治疗。

3. 防止栓塞复发，房颤病人可采用抗心律失常药物或电复律，如果复律失败，应采取预防性抗凝治疗。抗凝疗法目的是预防形成新的血栓再栓塞，或防止栓塞的部位继发性血栓扩散，促使血栓溶解，宜选用华法林，也可选用抗血小板聚集药物阿司匹林、氯吡格雷等。由于个体对抗凝药物敏感性和耐受性有很大差异，治疗中要定期监测凝血功能，并随时调整剂量，注意并发颅内或身体其他部位的出血。在严格掌握适应证并进行严格监测的条件下，适宜的抗凝治疗能显著改善脑栓塞患者的长期预后。

4. 部分心源性脑栓塞患者发病后 2~3 小时内，用较强的血管扩张剂如罂粟碱静滴或吸入亚硝酸异戊酯，可收到较满意疗效。

三、中医治疗

参阅"脑血栓形成"的中医治疗。

【预后】

急性期病死率为 5%~15%，多因脑水肿导致脑疝，伴发出血或感染性并发症，或心功能衰竭而死亡。心肌梗死所致的脑栓塞预后较差且易复发，存活者 50%~60% 可再栓塞。10%~20% 脑栓塞病人可能在病后 10 天内发生第二次栓塞，再发时病死率更高。存活的脑栓塞病人多遗留有严重后遗症。

【预防】

主要是预防各种原发病的发生。对已明确的原发病，应尽早积极治疗，以杜绝栓子的产生。

腔隙性梗死

腔隙性梗死（lacunar infarct）是指主要发生在大脑半球深部白质及脑干的缺血性微梗死，因脑组织缺血、坏死、液化并由吞噬细胞移除而形成腔隙，一般直径不超过 20mm，故称为腔隙性梗死。约占急性缺血性脑卒中的 20%，是脑梗死的一种常见类型，尸检发生率为 6%~

11%，好发于 70~80 岁的老年人，8% 左右发生于 50 岁以下。

从 1965 年始 Fisher 将高血压伴发小卒中称之为腔隙性脑梗死或腔隙卒中，对该病的病因、病理和临床表现做了全面系统的总结，并归纳出 21 种腔隙综合征，认为是病理解剖中最常见的一种高血压性脑血管病变。近年来随着 CT 和 MRI 等神经影像学的发展，该病的临床诊断已无困难。

【病因病理】

一、病因及发病机制

该病的病因及发病机制尚无定论，常见有：

1. 高血压　高血压导致小动脉及微小动脉壁的脂质透明变性，引起管腔闭塞而产生腔隙性病变，尤其舒张压增高是多发性腔隙性梗死的主要易患因素。但也有资料认为，单一病灶的腔隙性病变与高血压无显著相关性。

2. 动脉粥样硬化　动脉粥样硬化使小动脉管腔狭窄，血栓形成或栓子脱落后阻塞了深穿支动脉的起始部，引起其供血区的梗死，尤其是颈动脉系统颈外段、大脑中动脉及基底动脉的粥样硬化。

3. 血流动力学异常与血液成分异常　如各种原因使血压突然下降或血液黏稠度增高，均可使已严重狭窄的动脉远端血流明显减少而发病。

4. 各种类型小栓子随血流直接阻塞小动脉　可发生缺血改变，这些小栓子的可能来源有红细胞、纤维蛋白、胆固醇、空气、心脏病及霉菌性动脉瘤等。

目前，持续性高血压、微动脉粥样硬化和糖尿病微小动脉病变已成公认病因。

二、病理

腔隙性梗死灶呈不规则的圆形、卵圆形、狭长形，直径多为 3~4mm，小者可为 0.2mm，大者可达 15~20mm。病变血管多为直径 100~200μm 深穿支，多见于豆纹动脉、丘脑深穿动脉及基底动脉的旁中线支分布区。病灶主要分布于基底节区、放射冠、丘脑和脑干，大脑、小脑皮质及胼胝体亦偶可见到，尤以基底节区发病率最高。大体标本可见腔隙为含液体的腔洞样小软化灶，内有纤细的结缔组织小梁，并见吞噬细胞，也可见微血管瘤，脑、基底节萎缩，胼胝体变薄等。病变血管可见透明变性、玻璃样脂肪变、玻璃样小动脉坏死、血管壁坏死和小动脉硬化等。

【临床表现】

1. 本病多发生于 40~60 岁及以上的中老年人，男性多于女性，常有多年高血压史。

2. 起病常较突然，多为急性发病，部分为渐进性或亚急性起病；20% 以下表现为 TIA 样起病。发病时多有血压升高。

3. 临床表现多样，其特点是症状较轻、体征单一，多可完全恢复，预后较好，但可反复发作，无头痛、颅内压增高和意识障碍等全脑症状。临床表现主要取决于腔隙性梗死的独特位置，由此可归纳为 21 种临床综合征，临床较为典型的有如下 6 种腔隙综合征：

（1）纯运动性轻偏瘫（pure motor hemiparesis，PMH）　是临床中最典型、最常见的腔隙综合征，约占 60%。出现对侧面部和上下肢无力，无感觉障碍、视野缺损及皮层功能缺失如失语等；脑干病变的 PMH 无眩晕、耳鸣、眼震、复视及小脑性共济失调。多在 2 周内开始恢复。病灶位于内囊后肢、放射冠或脑桥。

PMH 有 7 种少见的变异型：①合并运动性失语：如不经 CT 或 MRI 证实，临床易误诊为动脉粥样硬化性脑梗死；②无面瘫的 PMH：病初可有轻度眩晕、舌麻、舌肌无力等；③合并水平凝视麻痹；④合并动眼神经交叉瘫（Weber 综合征）；⑤合并展神经交叉瘫；⑥伴精神错乱急性发作，注意力、记忆力障碍；⑦闭锁综合征：四肢瘫，不能讲话，貌似昏迷，可借眼球运动示意。

（2）纯感觉性卒中（pure sensory stroke，PSS）　较常见。出现对侧偏身或局部感觉障碍，如麻木、烧灼或沉重感、刺痛、僵硬感等；多为主观感觉体验，很少有感觉缺失体征。可分为 TIA 型、持续感觉障碍型、TIA 后转为持续型。病灶位于丘脑腹后核、内囊后肢等，通常为大脑后动脉的丘脑穿通支闭塞所致。感觉障碍严格沿人体中轴分隔，是丘脑性感觉障碍的特点。感觉异常仅位于面口部和手部者称口手综合征。

（3）共济失调性轻偏瘫（ataxic-hemiparesis，AH）　病变对侧轻偏瘫伴小脑型共济失调，下肢重，足、踝尤为明显，上肢轻，面部最轻；指鼻试验、跟膝胫试验、轮替动作、Romberg 征均为阳性。幕上病变引起者有肢体麻痛；幕下病变引起者有眼球震颤、构音障碍等。病变可位于四个部位：放射冠和半卵圆中心（影响皮质脑桥束和部分锥体束）、内囊后肢及偏上处（颞、枕桥束及锥体束受累）、丘脑伴内囊后肢轻度受损、脑桥基底部上 1/3 与下 2/3 交界处。

（4）构音障碍-手笨拙综合征（dysarthric-clumsy hand syndrome，DCHS）　起病突然，发病后症状即达高峰，有严重构音障碍、吞咽困难，病变对侧中枢性面舌瘫，同侧手轻度无力及精细动作笨拙，指鼻试验不准，轻度平衡障碍，但无感觉障碍。病变在脑桥基底部上 1/3 与下 2/3 交界处，为基底动脉旁中线支闭塞，亦可见于内囊最上部的膝部病变，可视为 AH 的变异型。

（5）感觉运动性卒中（sensorimotor stroke，SMS）　以偏身感觉障碍起病，再出现轻偏瘫，可为 PSS 合并 PMH。病灶在丘脑腹后核及邻近的内囊后肢（丘脑内囊综合征），是丘脑膝状体动脉分支或脉络膜后动脉丘脑支闭塞。

（6）腔隙状态（lacunar state）　多发性腔隙累及双侧锥体束，出现严重精神障碍、痴呆、假性延髓性麻痹、双侧锥体束征、类帕金森综合征和二便失禁等，但并非所有的多发性腔隙性梗死都是腔隙状态。

【实验室及其他检查】

1. 颅脑 CT　可见深穿支供血区单个或多个直径 2~15mm 病灶，呈圆形、卵圆形、长方形或楔形腔隙性阴影，边界清晰，无占位效应，增强时可见轻度斑片状强化；以基底节、皮质下白质和内囊多见，其次为丘脑及脑干，阳性率为 60%~96%。CT 对腔隙性梗死的发现率与病灶的部位、大小及检查的时间有关。CT 可发现直径 2mm 以上、体积 0.1mL 以上的腔隙病灶，但由于伪影的干扰使脑干的腔隙病灶不易检出。CT 检查最好在发病 7 天内进行，以除外小量出血。腔隙性梗死发病 10 天内的检出率通常为 79%，1 个月内 92%，7 个月内 69%。

2. 颅脑 MRI　显示腔隙病灶呈 T_1 等信号或低信号、T_2 高信号，T_2 加权像阳性率几乎可达 100%，与 CT 相比，MRI 可清晰显示脑干病灶；对病灶进行准确定位，并能区分陈旧性腔隙系由于腔隙性梗死抑或颅内小出血所致，是最有效的检查手段。

3. 其他　脑电图、脑脊液及脑血管造影无肯定的阳性发现。PET 和 SPECT 通常在早期即可发现脑组织缺血变化。颈动脉超声可发现颈动脉粥样硬化斑块。

【诊断与鉴别诊断】

一、诊断

①中年以后发病，有长期高血压、糖尿病等病史；②急性起病，临床表现符合腔隙综合征之一；③CT 或 MRI 影像学检查可证实存在与神经功能缺失一致的腔隙性病灶；④EEG、腰椎穿刺或 DSA 等均无肯定的阳性发现；⑤预后良好，多数患者可在短期内恢复。临床上应注意有的无症状性腔隙性梗死虽能被 CT 或 MRI 检出，但不一定能解释当前的病情，有的病灶太小或处于等密度期而不能被检出，只有密切联系临床和影像学检查才能正确诊断。

二、鉴别诊断

腔隙综合征的病因除梗死之外，还包括小量脑出血、感染、囊虫病、Moyamoya 病、脑脓肿、颅外段颈动脉闭塞、脑桥出血、脱髓鞘病和转移瘤等，故在临床诊断中应注意鉴别非梗死性腔隙病变。

【治疗】

一、西医治疗

由于腔隙性梗死大都发生在血管的终末支，梗阻后没有侧支循环代偿，故治疗主要是针对病因，治疗高血压、心脏病和动脉粥样硬化，防止其发展、恶化。对脑部已形成的梗死，治疗原则上和 TIA 及脑血栓形成相同，但注意急性期应避免溶栓、过度脱水、降血压过猛等不适当治疗，恢复期后要控制血压，防止复发。中药尤其是活血化瘀类中药，因其作用综合而和缓，对神经功能康复颇有益处。

1. 有效控制高血压及各种类型脑动脉粥样硬化是预防本病的关键。腔隙性梗死，急性期将血压逐渐降至接近患者年龄的正常水平，不宜使血压大幅度下降，否则会加重病情。

2. 应用阿司匹林、氯吡格雷等抑制血小板聚集，利于预防血栓形成，减少复发。

3. 急性期可适当应用扩血管药物，如盐酸占替诺等增加脑组织的血液供应，促进神经功能恢复。

4. 尼莫地平、氟桂利嗪等钙离子拮抗剂可减少血管痉挛，改善脑血液循环，降低腔隙性梗死复发率。

5. 控制其他可干预危险因素，如吸烟、酗酒、糖尿病、血脂异常等。

6. 须慎用抗凝剂以免发生脑出血。

二、中医治疗

参阅"脑血栓形成"的中医治疗。

【预后】

该病预后良好，死亡率及致残率较低，发病后 1~3 周内开始恢复，部分病人 6 个月几乎完全恢复，但大部分病人易复发。

脑出血

脑出血（intracerebral hemorrhage，ICH）是指原发性非外伤性脑实质内出血，又称原发性或自发性脑出血。原发性脑出血的病理机制复杂，病因多样，绝大部分是高血压伴发的小动脉病变在血压骤然升高时破裂所致，称为高血压性脑出血。常形成大小不等的脑内血肿，有时穿破脑实质形成继发性脑室内出血和（或）蛛网膜下腔出血。据我国 6 个城市调查，其患病率为 112/10 万，年发病率为 60/10 万~80/10 万，大多发生于 50~70 岁之间，男性多于女性，以冬、春季好发。起病急骤，主要临床表现为头痛、呕吐、意识障碍、偏瘫、偏身感觉障碍和偏盲等。

本病与中医学的"中风"相似，归属于"仆击""偏枯""薄厥""大厥""风痱""类中"等范畴。

【病因病理】

一、西医病因病理

1. 病因及发病机制　超过半数的脑出血是因高血压所致，高血压合并小动脉硬化，是脑出血最常见病因。其他病因有脑动脉粥样硬化、动静脉畸形、动脉瘤、血液病（如白血病、再生障碍性贫血、血小板减少性紫癜和血友病等）、抗凝或溶栓治疗、脑动脉炎、脑淀粉样血管病变或肿瘤侵袭血管壁破裂出血等，尚有一些原因不明的特发性出血。

虽然高血压是脑出血最常见的原因，但其发病机制至今仍有争议。实际上脑出血并不是单一因素引起的，可能是多个综合因素所致，单纯高血压不至于引起血管破裂，而应是在血管病变的基础上血压升高所致。持续高血压可使脑内小动脉硬化、玻璃样变，形成微动脉瘤，当血压急骤升高时破裂出血。这种微动脉瘤已被微血管造影所证实，显微镜下也可见 $250\mu m$ 以下的粟粒状动脉瘤。此外，有人认为高血压引起血管痉挛致小血管缺氧坏死及血栓形成，斑点状出血，出血融合成片即成较大量出血及脑水肿。脑内动脉壁薄弱，中层肌细胞及外膜结缔组织均少，且无外弹力层，这些结构特点可能是脑出血明显多于其他内脏出血的原因。随年龄增长及病变加重，脑内小动脉变得弯曲呈螺旋状，使深穿支动脉成为出血的主要部位；豆纹动脉自大脑中动脉近端呈直角分出，受高压血流冲击易发生粟粒状动脉瘤，是脑出血最好发部位，其外侧支被称为出血动脉。

一次高血压性脑出血通常在 30 分钟内停止，致命性脑出血可直接导致死亡。近年来利用头颅 CT 对脑出血进行动态观察，发现脑出血有稳定型和活动型两种。后者的血肿形态往往不规则，密度不均匀，发病后 3 小时内血肿迅速扩大；前者的血肿与之相反，保持相对稳定，血肿体积扩大不明显。多发性脑出血通常继发于血液病、脑淀粉样血管病、脑肿瘤、血管炎或静脉窦闭塞性疾病等。

2. 病理　脑出血约 70% 发生在基底节区的壳核及内囊区，其次是脑叶、脑干及小脑。受累血管依次为大脑中动脉深穿支、豆纹动脉、基底动脉脑桥支、大脑后动脉丘脑支、供应小脑齿状核及深部白质的小脑上动脉分支、颞枕交界区和颞叶白质分支。出血灶一般在 2~8cm，绝大多数为单灶，仅 1.8%~2.7% 为多灶。壳核出血常侵入内囊，如出血量大也可破入侧脑室，使血液充满脑室系统和蛛网膜下腔；丘脑出血常破入第三脑室或侧脑室，向外也可损伤内囊；脑桥或小脑出血则可直接破入蛛网膜下腔或第四脑室。

病理检查可见出血侧半球肿胀、充血，血液可流入蛛网膜下腔或破入脑室系统；出血灶呈大而不规则空腔，中心充满血液或血块，周围是坏死组织，有瘀点状出血性软化带；血肿周围组织受压，水肿明显，血肿较大时引起颅内压增高，可使脑组织和脑室移位、变形，甚至形成脑疝。脑疝是各类脑出血最常见的直接致死原因，主要有小脑幕疝、中心疝、枕大孔疝。急性期过后，血块溶解，含铁血黄素被巨噬细胞清除，被破坏的脑组织渐被吸收，胶质增生。出血灶小者形成瘢痕，大者形成中风囊。

二、中医病因病机

本病的发生，主要因素在于患者素体气血亏虚，心、肝、肾三脏阴阳失调，加以忧思恼怒，或饮酒饱食，或房劳过度，或外邪侵袭等诱因，以致气血运行受阻，肌肤筋脉失于濡养；或阴亏于下，肝阳暴张，阳化风动，血随气逆，夹痰夹火，横窜经隧，蒙蔽清窍，形成上实下虚、阴阳互不维系的危急证候。

1. 正气不足，络脉空虚　气虚腠理不密，卫外不固，风邪乘虚入中经络，气血痹阻，肌肤筋脉失于濡养；或患者痰浊素盛，外风引动痰湿流窜经络而引起口眼㖞斜、半身不遂等症。《金匮要略·中风历节病脉证并治》云："寸口脉浮而紧，紧则为寒，浮而为虚，寒虚相搏，邪在皮肤；浮者血虚，络脉空虚，贼邪不泻，或左或右，邪气反缓，正气即急，正气引邪，㖞僻不遂。"

2. 烦劳过度，年老体衰　肾阴亏虚，肝失所养，肝阳亢盛，加以情志过极，或嗜酒劳累、气候影响等，致使阴亏于下，肝阳鸱张，阳化风动，气血上冲，心神昏冒，发为中风。正如《景岳全书·非风》所说："猝倒多由昏愦，本皆内伤积损颓败而然。"

3. 五志过极，阳亢风动　暴怒伤肝，阳亢风动，引及心火，风火相扇，热壅风引，气血并走于上，心神昏冒而猝倒无知，发为本病。《素问玄机原病式·火类》云："多因喜、怒、思、悲、恐之五志有所过极而卒中者，由五志过极，皆为热甚之故也。"

4. 饮食不节，痰浊蒙窍　嗜酒肥甘，或中气虚弱，脾虚聚湿生痰或木火克土，内生痰浊，以致痰火蒙蔽清窍，突然昏仆，㖞僻不遂。此即《丹溪心法·中风》所谓："湿土生痰，痰生热，热生风也。"

总之，脑出血的病因病机主要是人体正气不足，在外因的作用下，脏腑气血阴阳失调，肝肾阴虚，肝阳上亢，肝风内动，夹痰横窜经络，蒙蔽清窍，或瘀血阻滞脑脉致。若遇本病重症，阴阳互不维系，致神明散乱，元气外脱则成危候。病位于脑，脏腑涉及心、肝、肾；病性本虚标实，上盛下虚。

【临床表现】

发病年龄常在50~70岁，多数有高血压史，冬、春季节发病较多。起病常突然而无预兆，少数患者有前驱症状，包括头昏头痛、肢体麻木或活动不便、口齿不清，可能与血压增高有关。多在活动或情绪激动时发病，症状常在数分钟至数小时内发展至高峰。急性期常见的主要表现有头痛、头晕、呕吐、意识障碍、肢体瘫痪、失语、大小便失禁等。发病时常有显著的血压升高，一般在180/110mmHg（23.9/14.9kPa）以上，体温升高（若发病后即刻高热，系丘脑体温调节中枢受损所致；体温逐渐升高并呈弛张热者，多为合并感染；低热则为吸收热）。

NOTE

尤其是脑桥出血常引起高热，此因脑干内下丘脑脊髓交感神经束受损，影响汗液分泌和散热功能。约10%患者出现痫性发作，常为局灶性。血肿破入蛛网膜下腔或脑室系统可引起脑膜刺激征阳性。因出血部位及出血量不同而临床症状不一，常见的有以下几类。

一、基底节区（内囊区）出血

占全部脑出血的70%，其中壳核出血最为常见，约占全部的60%，丘脑出血占全部的10%。

1. 壳核出血　表现为突发病灶对侧偏瘫、偏身感觉障碍和同向偏盲，双眼球向病灶对侧同向凝视不能，影响优势半球可有失语、失用。壳核出血系豆纹动脉尤其是其外侧支破裂引起，据血肿发展方向不同，将壳核出血分为局限型（血肿仅局限于壳核内）和扩延型，后者症状典型且病情严重。

2. 丘脑出血　表现为对侧偏瘫、偏身感觉障碍和同向偏盲，但上下肢偏瘫多为均等性，深浅感觉障碍，以深感觉障碍明显。可有特征性眼征，表现为上视不能或凝视鼻尖、眼球偏斜或分离性斜视、眼球会聚障碍和无反应性小瞳孔等。意识障碍多见且较重，出血波及下丘脑或破入第三脑室可出现昏迷加深，瞳孔缩小，去皮质强直等；累及丘脑中间腹侧核可出现运动性震颤、帕金森综合征；累及丘脑底核或纹状体可呈偏身舞蹈-投掷样动作，累及优势侧丘脑可有丘脑性失语，可伴有情感改变（欣快、淡漠或无欲状）、视听幻觉及定向、记忆障碍。

3. 尾状核头出血　较少见，与蛛网膜下腔出血相似，仅有脑膜刺激征而无明显瘫痪，可有对侧中枢性面舌瘫。

二、脑叶出血

约占脑出血的10%，发生于皮质下白质内，多因淀粉样脑血管病、脑血管畸形、Moyamoya病、动脉瘤、凝血障碍性疾病等所致，顶叶出血常见，其次为颞叶、枕叶和额叶，也可出现多发性脑叶出血。临床表现以头痛、呕吐等颅内压增高症状及脑膜刺激征为主，也可出现各脑叶的局灶症，其中顶叶出血可有偏身感觉障碍、轻偏瘫、对侧下象限盲，非优势半球受累可有构音障碍。额叶出血可有偏瘫、尿便障碍、Broca失语、摸索和强握反射等；颞叶失语可有Wernicke失语、精神症状、对侧上象限盲、癫痫；枕叶出血有视野缺损。

三、脑干出血

1. 脑桥出血　占脑出血的8%~10%。小量出血患者意识保持清醒，出现对侧肢体弛缓性偏瘫（交叉性瘫痪）或共济失调性偏瘫，伴同侧面神经及（或）展神经麻痹，两眼向病灶侧凝视麻痹或有核间性眼肌麻痹。大量出血（血肿>5mL）累及双侧被盖和基底部，常破入第四脑室，患者迅速出现昏迷、四肢瘫痪，大多呈弛缓性，少数呈去大脑强直，双侧病理征阳性，双侧瞳孔极度缩小呈针尖样，但对光反射存在；中枢性高热（体温39℃以上，四肢不热而躯干热，甚则肢端发凉，无汗），明显呼吸障碍，眼球浮动，呕吐咖啡样胃内容物等。病情迅速恶化，多数在24~48小时内死亡。

2. 中脑出血　少见，常有头痛、呕吐和意识障碍，轻症表现为一侧或双侧动眼神经不全麻痹、眼球不同轴、同侧肢体共济失调，也可表现为Weber或Benedikt综合征，重症表现为深昏迷、四肢迟缓性瘫痪，可迅速死亡。

3. 延髓出血　罕见，临床表现为突然意识障碍，损伤呼吸和循环中枢，继而死亡，轻患者可出现不典型的 Wallenberg 综合征。

四、小脑出血

约占脑出血的 10%。多为小脑上动脉分支破裂所致。多数表现为突发眩晕，频繁呕吐，枕部头痛，患侧肢体共济失调而无明显瘫痪，可有眼球震颤，一侧周围性面瘫，但无肢体瘫痪，少数呈急性进行性，类似小脑占位性病变。重症大量出血者呈迅速进行性颅内压增高，发病时或发病后 12~24 小时内出现昏迷及脑干受压症状，多在 48 小时内因急性枕骨大孔疝而死亡。

五、脑室出血

分原发性与继发性。继发性系指脑实质出血破入脑室者，如壳核出血常侵入内囊和破入侧脑室，使血液充满脑室系统和蛛网膜下腔；丘脑出血常破入第三脑室或侧脑室，向外可损伤内囊；脑桥或小脑出血侧可直接破入到蛛网膜下腔或第四脑室。原发性者少见，占脑出血的 3%~5%，由脑室内脉络丛血管或室管膜下动脉破裂出血，血流直接流入脑室所致。小量出血表现为头痛、呕吐、脑膜刺激征，意识清楚或一过性意识障碍，一般无局灶性神经症状；大量出血者表现为突然昏迷，频繁呕吐，抽搐发作，可见针尖样瞳孔、两眼球分离斜视或眼球浮动、四肢弛缓性瘫痪及双侧病理征，可见阵发性强直性痉挛或去大脑强直状态，自主神经功能紊乱较突出，面部充血多汗，预后极差。

【实验室及其他检查】

1. 颅脑 CT 检查 临床上颅脑 CT 为脑出血疑诊病例的首选检查，因脑出血发病后立即出现高密度影，可与脑梗死鉴别（图 9-9）。CT 可显示血肿的部位、大小，是否有占位效应，是否破入脑室、蛛网膜下腔，及梗阻性脑积水等。在病初 24 小时内出血灶呈高密度块状影，边界清楚；48 小时后在高密度出血灶周围可出现低密度水肿带，边界较模糊，但出血 1~2 周后，随着血肿液化、吸收，病灶区密度开始逐渐减低，最后可与周围脑实质密度相等或成为低密度改变。严重贫血患者出血灶可呈等密度或稍低密度改变。CT 检查对于脑出血的确诊和指导治疗均有肯定意义。

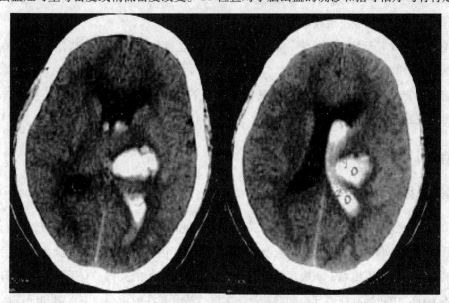

图 9-9 CT 扫描示左侧丘脑出血破入脑室的高密度病灶

2. 颅脑 MRI 检查 对急性脑出血的价值不如 CT，但对检出脑干和小脑出血，和监测脑出血的演进过程优于 CT，病程 4~5 周后 CT 不能辨认脑出血时，MRI 仍可明确分辨，故可区别陈旧性脑出血和脑梗死。MRA 较 CTA 更易发现脑血管畸形、血管瘤及肿瘤等出血原因。

3. 数字减影脑血管造影（DSA） 脑血管造影只在考虑手术清除血肿或需排除其他疾病时方才进行。怀疑脑血管畸形、Moyamoya 病、血管炎等可行 DSA 检查，尤其是血压正常的年轻患者更应考虑以查明病因，预防复发。

4. 脑脊液检查 脑脊液压力一般均增高，多呈洗肉水样均匀血性。有明显颅内压增高者，腰穿因有诱发脑疝的危险，仅在不能进行头颅 CT 检查且临床无明显颅内压增高表现时进行。怀疑小脑出血禁行腰穿。

5. 其他 还应行血、尿、便常规及肝功能、肾功能、血糖、心电图等检查。重症脑出血患者，急性期可出现一时性的周围血白细胞增高，血糖和尿素氮增高，轻度蛋白尿和糖尿。心电图可发现异常，如 ST 段改变、T 波改变、各种心律失常等。凝血活酶时间和部分凝血活酶时间异常提示凝血功能障碍。

【诊断与鉴别诊断】

一、诊断

典型者诊断不困难，有以下特点：

1. 50 岁以上，多有高血压病史，在体力活动或情绪激动时突然起病，发病迅速。

2. 早期有意识障碍及头痛、呕吐等颅内压增高症状，并有脑膜刺激征及偏瘫、失语等局灶症状及体征。

3. 头颅 CT 示高密度影。

二、鉴别诊断

1. 有明显意识障碍者，应与可引起昏迷的全身性疾病如肝性脑病、尿毒症、糖尿病昏迷、低血糖、药物中毒、一氧化碳中毒等相鉴别。此类疾病多无神经系统局灶体征，发病突然，迅速昏迷，病史及相关实验室检查可提供诊断依据。

2. 有神经系统局灶定位体征者，应与其他颅内占位性病变、闭合性脑外伤特别是硬膜下血肿、脑膜炎、脑炎相鉴别。

3. 考虑为脑血管疾病后，应与脑梗死及蛛网膜下腔出血鉴别。单从临床表现分析，有时轻症脑出血与脑梗死的鉴别还是很困难的，此时做颅脑 CT 检查有助于鉴别诊断。

【治疗】

一、治疗思路

脑出血的急性期以西医治疗为主，应采取积极合理的治疗，以挽救患者生命，降低神经功能残障程度和复发率。应用脱水药物控制脑水肿，降低颅内压，预防和治疗脑疝；应用降血压药物控制血压，预防再出血；积极预防控制并发症是抢救病人的关键；有手术适应证病人立即采取手术治疗。中药静脉注射剂，如醒脑静注射液、清开灵注射液等，有促醒和促进血肿吸收作用，已广泛应用于临床，在降低存活病人致残率和致残程度方面，显示了一定作用。恢复期中药和针灸、按摩、理疗、药物穴位注射等，有其独特确切的疗效，中西医结合治疗对脑出血病人的康复显示了一定的优越性。

二、西医治疗

急性期的治疗原则是：安静卧床，防止继续出血；积极控制脑水肿，降低颅压；调整血压，加强护理，防治并发症。

内科治疗

1. 一般治疗 一般应卧床休息 2~4 周，保持安静，避免情绪激动和血压升高。保持呼吸道通畅，适当给氧，保持动脉血氧饱和度维持在 90% 以上。有意识障碍及消化道出血者宜禁食 24~48 小时。尿潴留时应导尿。定时轻轻变换体位，防止褥疮。发病 3 日后，如神志不清，不能进食者，应鼻饲以保证营养，保持肢体功能位。于头部和颈部大血管处放置冰帽、冰袋或冰毯以降低脑部温度和新陈代谢，有利于减轻脑水肿和降低颅内压等。

2. 血压控制 应根据患者年龄、病前血压水平、病后血压情况及颅内压高低，分析血压升高原因，决定是否进行降压治疗。一般来说，当急性脑出血患者收缩压>220 mmHg 时，应积极使用静脉降压药物降低血压；当患者收缩压>180 mmHg 时，可使用静脉降压药物控制血压，根据患者临床表现调整降压速度，160/90 mmHg 可作为参考的降压目标值。在降压治疗期间应严密观察血压水平的变化，每隔 5~15 分钟进行 1 次血压监测。急性期血压骤然下降提示病情危笃，应及时给予多巴胺、阿拉明等。

3. 控制脑水肿，降低颅内压 因脑出血后脑水肿约在 48 小时达到高峰，维持 3~5 天或更长时间后消退，因此降低颅内压和控制脑水肿以防止脑疝形成是急性期处理的一个重要环节。首选 20% 甘露醇静脉滴注，用量及疗程依个体化而定。同时注意监测心、肾功能及电解质情况。必要时，也可使用呋塞米、甘油果糖、白蛋白等。

4. 止血治疗 由于止血药物治疗脑出血临床疗效不明确，且可能增加血栓栓塞的风险，不推荐常规使用。使用抗栓药物发生脑出血时，应立即停药，并可选择输注凝血因子和血小板治疗。对于肝素治疗并发的脑出血可用鱼精蛋白中和，华法林治疗并发的脑出血可用维生素 K_1 拮抗。

5. 水电解质平衡和营养 病后每日液体入量可按尿量加 500mL 计算，如有高热、多汗、呕吐或腹泻者，可适当增加液体入量。维持中心静脉压 5~12mmHg 或肺楔压在 10~14mmHg 水平。注意防止低钠血症，以免加重脑水肿。注意补钠、补钾及糖类。

6. 并发症的防治

（1）感染 发病早期病情较轻的患者如无感染证据，通常可不使用抗生素；合并意识障碍的老年患者易并发肺部感染，或因尿潴留或导尿等易合并尿路感染，可给予预防性抗生素治疗，根据经验或痰培养、尿培养及药物敏感试验结果选用抗生素。

（2）应激性溃疡 可预防应用质子泵抑制剂，如泮托拉唑、奥美拉唑等；并可口服氢氧化铝凝胶。一旦出血应按上消化道出血的常规进行治疗，可应用止血药，如云南白药、凝血酶、去甲肾上腺素等。若内科保守治疗无效可在内镜直视下止血。应防止呕血时引起窒息，同时应补液或输血以维持血容量。

（3）抗利尿激素分泌异常综合征又称稀释性低钠血症，可发生于约 10% 脑出血病人，血钠降低，可加重脑水肿，应限制水摄入量在每日 800~1000mL，补钠每日 9~12g。低钠血症宜缓慢纠正，否则可导致脑桥中央髓鞘溶解症。

（4）痫性发作　有癫痫发作者应给予抗癫痫药物治疗。疑似癫痫发作者，应考虑持续脑电图监测，如有痫样放电，应给予抗癫痫药物治疗。不推荐预防性应用抗癫痫药物。对于病后2~3月再次出现痫性发作患者应长期、规律药物治疗。

（5）中枢性高热　宜先行物理降温，效果不佳者可用多巴胺受体激动剂如溴隐亭每日3.75mg，逐渐加量至每日7.5~15.0mg，分次服用；也可用硝苯呋海因0.8~2.5mg/kg体重，肌肉或静脉给药，6~12小时1次，缓解后每次100mg，每日2次。

（6）下肢深静脉血栓形成　勤翻身、被动活动或抬高瘫痪肢体可预防。对于高危患者，一般在脑出血出血停止、病情稳定和血压控制良好的情况下，给予小剂量的低分子肝素进行预防性抗凝治疗。

三、手术治疗

目的在于清除血肿，解除脑疝，挽救生命和争取神经功能的恢复。对于大多数原发性脑出血患者，外科治疗的有效性尚不能充分确定，不主张无选择地常规使用外科或微创手术。以下临床情况，可个体化考虑选择外科手术或微创手术治疗：①出现神经功能恶化或脑干受压的小脑出血者，无论有无脑室梗阻致脑积水的表现，都应尽快手术清除血肿。②对于脑叶出血超过30mL且距皮质表面1cm范围内的患者，可考虑标准开颅术清除幕上血肿或微创手术清除血肿。③发病72h内、血肿体积20~40mL、GCSI>9分的幕上高血压脑出血患者，在有条件的医院，经严格选择后可应用微创手术联合或不联合溶栓药物液化引流清除血肿。④40mL以上重症脑出血患者由于血肿占位效应导致意识障碍恶化者，可考虑微创手术清除血肿。

四、中医治疗

（一）辨证论治

1. 风火上扰证

症状：半身不遂，舌强语謇，口舌歪斜，头痛眩晕，面红目赤，烦躁易怒，口苦咽干，大便秘结，小便短赤，舌质红绛，舌苔薄黄，脉弦数。

治法：平肝息风，清热泻火。

方剂：天麻钩藤饮加减。

2. 风痰瘀阻证

症状：半身不遂，口舌歪斜，语言謇涩或不语，感觉减退或消失，头晕目眩，痰多而黏，舌质暗淡，舌苔薄白或白腻，脉弦滑。

治法：息风化痰，活血通络。

方剂：化痰通络汤加减。

3. 痰热腑实证

症状：半身不遂，口舌歪斜，舌强不语，头痛目眩，咯痰或痰多，腹胀便秘，舌质暗红，苔黄腻，脉弦滑，或偏瘫侧脉弦滑而大。

治法：通腑泄热，化痰息风。

方剂：黄连温胆汤合大承气汤加减。

4. 气虚血瘀证

症状：半身不遂，肢体软弱，偏身麻木，舌强语謇，手足肿胀，面色㿠白，气短乏力，自汗出，舌质暗淡，舌苔薄白，脉细涩。

治法：益气活血通络。

方剂：补阳还五汤加减。

5. 阴虚风动证

症状：半身不遂，口舌歪斜，语言謇涩或不语，或偏身麻木，眩晕耳鸣，手足心热，咽干口燥，舌质红或体瘦有裂纹，少苔或无苔，脉弦细数。

治法：育阴息风，活血通络。

方剂：育阴通络汤加减。

6. 痰湿蒙神证

症状：半身不遂，口舌歪斜，语言謇涩或不语，感觉减退或消失，神识昏蒙，痰鸣辘辘，面白唇暗，静卧不烦，二便自遗，周身湿冷，舌质紫暗，苔白腻，脉沉滑缓。

治法：燥湿化痰，醒神开窍。

方剂：涤痰汤加减。

7. 痰热内闭证

症状：起病急骤，神识昏蒙，鼻鼾痰鸣，半身不遂，或项强身热，躁扰不宁，气粗口臭，甚则手足厥冷，频繁抽搐，舌质红绛，舌苔褐黄而腻，脉弦滑数。

治法：清热化痰，醒脑开窍。

方剂：首先灌服（或鼻饲）局方至宝丹或安宫牛黄丸或牛黄清心丸，继用黄连温胆汤加减。

8. 元气败脱证

症状：神昏，面色苍白，气息短促，肢体瘫软，手撒，汗出肢冷，二便自遗，舌体卷缩，舌质紫暗，苔白腻，脉沉细或脉微欲绝。

治法：益气固脱，回阳救逆。

方剂：参附汤合生脉散加减。

（二）常用中药制剂

1. 安宫牛黄丸 功效：清热开窍，豁痰解毒。用于痰热内闭证。口服，每次1丸，每日1~2次，温水送服或鼻饲。

2. 生脉注射液或参麦注射液 功效：益气生津。用于气阴两脱证。静脉滴注，20~40mL加入5%葡萄糖注射液100~200mL，每日1次。

3. 参附注射液 功效：回阳救逆。用于阳气暴脱证。静脉滴注，20~40mL加入5%葡萄糖注射液或0.9%氯化钠注射液250~500mL，每日1次。

【预后】

预后取决于出血部位、出血量以及是否有合并症。脑干、丘脑和大量脑室出血预后较差。脑出血的病死率总体较高，约为40%，半数以上死亡发生在病后2天内，早期多死于脑疝，晚期多因呼吸衰竭、肺炎和再出血等继发病而死亡。存活患者，约10%在1个月后恢复生活自理，20%在6个月后恢复生活自理。部分患者可恢复工作。

【预防与调护】

预防应从积极控制高血压入手。近年来各国对高血压的防治已取得明显效果，脑出血的发病率和死亡率均有下降。应建立合理的生活作息制度，劳逸结合，避免长期过度紧张，戒烟，减少饮酒，避免重体力劳动及激烈的情绪波动等。患病之后急性期应加强护理，减少并发症发生，恢复期加强康复训练，减少后遗症，保持开朗心情，树立康复信心。

蛛网膜下腔出血

蛛网膜下腔出血（subarachnoid hemorrhage，SAH）是指各种原因引起脑底部、脑及脊髓表面血管破裂的急性出血性脑血管疾病，血液直接流入蛛网膜下腔，又称原发性 SAH。此外，临床还可见到因脑实质内、脑室出血，硬膜外、硬膜下血管破裂等血液穿破脑组织流入蛛网膜下腔者，称继发性 SAH；也有外伤性 SAH。一般所谓的蛛网膜下腔出血仅指原发性蛛网膜下腔出血，约占急性脑血管病的 10% 左右，占出血性脑卒中的 20%，本节所述者仅限于此。

蛛网膜下腔出血属于中医学"真头痛"范畴。

【病因病机】

一、西医病因病理

（一）病因及发病机制

1. 病因　最常见的病因是先天性动脉瘤，约占 50% 以上，其次是脑血管畸形和高血压动脉硬化性动脉瘤。还可见于烟雾病、各种感染引起的动脉炎、肿瘤破坏血管、血液病、抗凝治疗的并发症。

2. 发病机制

（1）**先天性动脉瘤**　好发于脑底动脉环的前部，由于 Willis 环动脉壁发育异常或受损，随年龄增长，受动脉壁粥样硬化、高血压和血流涡流冲击等因素影响，动脉壁弹性减弱，管壁薄弱处向外膨出形成动脉瘤。典型动脉瘤仅由内膜和外膜组成，比较薄弱，易破裂出血。

（2）**脑动静脉畸形**　先天发育异常形成的畸形血管团，血管壁极为薄弱，当激动或其他原因即可破裂出血。

（3）**其他**　如动脉炎、颅内炎症、转移癌均可直接损伤血管壁而造成出血。

发生 SAH 后，血液流入蛛网膜下腔可使颅内容量增加，引起颅内压增高或脑疝；血液凝固造成 CSF 回流受阻，引起急性阻塞性脑积水；血细胞破裂释放各种炎性物质，可引起化学性脑膜炎、血管痉挛和蛛网膜粘连；还可引起交通性脑积水，下丘脑功能紊乱等。

（二）病理

动脉瘤好发于 Wills 环及其主要分支血管，尤其是动脉分叉处，多为单发，10%~20% 为多发。

蛛网膜下腔的血液主要沉积在脑底部和脊髓的各脑池中，呈紫红色，蛛网膜可呈无菌性炎症反应，蛛网膜及软脑膜增厚、色素沉着；脑白质广泛水肿，皮质有多发性斑块状缺血病灶。镜下可见轻度的脑膜炎症反应，软脑膜和蛛网膜上可见含铁血黄素吞噬细胞。

二、中医病因病机

SAH 发病急骤，多因情绪激动、用力排便、咳嗽等诱发。青壮年平素多性情急躁，五志过极皆可化火，心肝火旺，灼伤肝阴，肝阳偏亢；中老年人肝肾渐亏，水不涵木，肝阳偏亢，复因暴怒，肝阳暴涨，风扇火炽，或因用力而使气机升降失常，气血逆乱，上冲于脑，脑脉破裂发为本病。病初多以实邪阻滞为主，风、痰、瘀诸邪交结互现，其轻者，邪阻脉络，不通则痛，表现为剧烈头痛，其重者则邪闭脑窍，神志不清。本病顺症者，经调治将息，邪去正衰，后期出现肝肾阴虚，气血不足的表现；逆症者，邪气独留，正气衰败，元气败脱，多成不治。总之，本病主要为肝经病变，以实证居多，风、火、痰、瘀为其标，肝肾阴虚、气血亏虚为其本，情志内伤为其最常见的诱发因素，风（肝风）、火（心火、肝火）、痰、瘀乃其重要的病理因素，常相兼互化，相互影响，互为因果。病变部位在脑，病变脏腑涉及心、肝、肾。

【临床表现】

1. 各个年龄组均可发病。脑血管畸形破裂多发生在青少年，先天性颅内动脉瘤破裂则多发于 30~60 岁，老年人以动脉硬化而致出血者为多。绝大多数病例为突然起病，可有用力、情绪激动等诱因。少数可有较轻的头痛、颅神经麻痹等前驱症状，系由于微量血液外渗或瘤体扩张压迫邻近结构所致。

2. 起病时最常见的症状是患者突然剧烈头痛、恶心、呕吐。可有局限性或全身性抽搐、短暂意识不清，甚至昏迷。少数患者可有精神症状、头昏、眩晕、颈背或下肢疼痛等。体征方面最主要的是脑膜刺激征。颅神经中以一侧动眼神经麻痹最常见，提示该侧有后交通动脉瘤。其他颅神经偶可受累。少数患者早期有某一肢体轻瘫或感觉障碍等局灶性神经体征，可能是由于部分血液进入脑实质或脑水肿而引起，数日后出现的偏瘫等则往往是继发的脑血管痉挛所致。眼底检查可见视网膜片状出血、视神经乳头水肿。

3. 临床表现与年龄、病变部位、破裂血管大小等有关。例如：后交通动脉及颈内动脉瘤常引起同侧动眼神经麻痹；前交通动脉及大脑前动脉瘤可引起精神症状，单侧或双侧下肢瘫痪和意识障碍等；椎-基底动脉瘤则可引起后组颅神经及脑干受累症状等；大脑中动脉瘤可出现偏瘫、失语和抽搐等症状；大脑后动脉瘤出现同向偏盲、Weber 综合征和动眼神经麻痹表现。

4. 60 岁以上的老年患者临床表现常不典型，头痛、呕吐、脑膜刺激征均可不明显，而其意识障碍则较重。个别极重型的出血患者可很快进入深昏迷，出现去大脑强直，因脑疝形成而迅速死亡。

5. 常见并发症有：①再出血，是 SAH 致命的并发症；②脑血管痉挛（cerebrovascular spasm，CVS），是死亡和致残的重要原因，早发性者出现于出血后，历时数十分钟至几小时缓解，迟发性者见于出血后 4~15 天，以 7~10 天为高峰期；③脑积水（hydrocephalus），急性脑积水发生于发病后 1 周内，迟发性者见于发病后 2~3 周；④其他尚有抽搐、低钠血症等并发病。

【实验室及其他检查】

1. 颅脑 CT　是确诊蛛网膜下腔出血的首选诊断方法。CT 检查可见蛛网膜下腔高密度出血征象，多位于大脑外侧裂、环池等。CT 增强扫描可显示动脉瘤体及动静脉畸形。但出血量不多、病变在后颅窝或贫血患者，CT 易漏诊。

2. 脑脊液检查　腰椎穿刺脑脊液检查是诊断 SAH 的重要依据，常见均匀一致的血性脑脊液，压力增高。最初脑脊液中红、白细胞数的比例与外周血中一致（700∶1），2~3 天后白细胞可增加，为无菌性炎性反应所致。出血数小时后红细胞开始溶血，离心后其上清液呈黄色或褐色。如无继续出血，1~2 周后红细胞消失，脑脊液蛋白量常增高，糖和氯化物正常。约 3 周后黄变症亦消除，可找到较多的含铁血黄素吞噬细胞。腰椎穿刺有诱发重症病例形成脑疝的危险，只有在无条件做 CT 检查而病情允许的情况下，或 CT 检查无阳性发现而临床又高度怀疑SAH 时才考虑进行。

3. DSA　临床确诊的 SAH 患者应尽早做全脑 DSA 检查，以确定动脉瘤位置、大小、与载瘤动脉的关系、侧支循环情况及有无血管痉挛等，同时有利于发现烟雾病、血管畸形等 SAH病因，为 SAH 病因诊断提供证据。造影时机一般选在 SAH 后 3 天内或3~4 周后，以避开脑血管痉挛和再出血高峰期。

4. 颅脑 MRI、磁共振血管造影（MRA）和 CTA　在 SAH 急性期通常不采用 MRI，因可加重出血。对蛛网膜下腔出血 MRI 不如 CT 显示清晰，但部分病人可直接显示出脑动脉瘤的瘤体和畸形血管。MRA 检查阳性率高于 MRI 检查。CTA 检查比 DSA 更为快捷，同时被证实对较大动脉瘤敏感性接近 DSA，能较好地显示动脉瘤瘤壁是否钙化，瘤腔内是否有血栓，动脉瘤与出血的关系以及动脉瘤位置与骨性标志的关系等。如果不能实施 DSA，应考虑 CTA 和 MRA检查。

【诊断与鉴别诊断】

一、诊断

突然剧烈头痛、呕吐、脑膜刺激征阳性，伴或不伴意识障碍，检查无局灶性神经系统体征，则高度提示本病。CT 检查显示蛛网膜下腔及脑池、脑室出血，脑脊液检查呈均匀血性，压力增高，眼底发现玻璃体膜下出血等，支持临床确诊，DSA 检查可确定病因诊断。

二、鉴别诊断

1. 颅内感染　各种类型的脑膜炎虽有头痛、恶心呕吐，脑膜刺激征阳性，但常先有发热，腰椎穿刺 CSF 检查不是血性脑脊液，而是呈炎性改变。

2. 脑出血　高血压脑出血病人腰椎穿刺脑脊液检查也可呈血性，但病人长期以来有高血压病史，发病后有内囊等脑实质出血的定位体征，头颅 CT 扫描为脑实质出血（见表9-4）。

表 9-4　蛛网膜下腔出血与脑出血的鉴别

	蛛网膜下腔出血	脑出血
发病年龄	粟粒样动脉瘤好发于 40~60 岁，血管畸形青少年多见，常在 10~40 岁发病	多见于 50~65 岁，中老年多见，常在 55~65 岁发病
常见病因	多为动脉瘤、血管畸形	高血压及脑动脉粥样硬化
起病状态	活动、情绪激动	活动、情绪激动
起病速度	急骤，数分钟症状达到高峰	数十分钟至数小时达到高峰
血压	多正常，或可增高	多明显增高
头痛	极常见，剧烈	常见

续表

	蛛网膜下腔出血	脑出血
昏迷	见于重症患者，为一过性昏迷	见于重症患者，为持续性
神经体征	颈强，Kernig 征等脑膜刺激征，常无局灶性体征	偏瘫、偏身感觉障碍及失语等神经功能缺失
头颅 CT	脑池、脑室及蛛网膜下腔内高密度影	脑实质内高密度病灶
脑脊液	血性（均匀一致）	血性（洗肉水样）

3. 偏头痛 本病也是突然起病的剧烈头痛、恶心呕吐，但偏头痛病人过去常有类似发作史，无脑膜刺激征，脑脊液检查正常可资鉴别。

【治疗】

一、治疗思路

首先明确患者病因，有手术指征者应立即手术，不具备手术者以西医为主进行内科治疗，中医药辨证论治对防止出血、预防血管痉挛有一定作用。手术治疗患者虽然病因已去除，但术后可能存在脑组织的损伤，中药治疗有利于患者的康复。

二、西医治疗

本病治疗原则是防治再出血、降低颅内压、防治继发性脑血管痉挛，减少并发症，寻找出血原因，治疗原发病和预防复发。

（一）内科治疗

1. 一般处理 出血后须绝对卧床休息 4~6 周，在此期间一切可能引起血压和颅内压增高的因素均应尽量避免，包括用力排便、喷嚏、情绪激动等。要避免大便秘结及尿潴留，便秘者可用开塞露、液状石蜡或缓泻剂，昏迷者应留置导尿管。应用足量的止痛和镇静剂，以保持病人安静休息。

2. 降颅压治疗 应积极进行脱水降颅压治疗，可用 20% 甘露醇、呋塞米、白蛋白等。

3. 防止再出血 为了防止动脉瘤周围的血块溶解引起再度出血，用较大剂量的抗纤维蛋白溶解剂以抑制纤溶酶原的形成，此类药物还有减轻脑血管痉挛的作用。常用药物有：6-氨基己酸、氨甲苯酸、止血环酸和酚磺乙胺等。

4. 调控血压 血压过高亦可导致再出血，因积极控制血压，同时注意维持脑灌注压。如果平均动脉压>125mmHg 或收缩压>180mmHg，可在血压监测下静脉持续输注短效安全的降压药，包括乌拉地尔、拉贝洛尔、艾司洛尔等。注意避免使用硝普钠，因其可升高颅内压，长期输注还可能导致中毒。一般应将收缩压控制在 160mmHg 以下。

5. 防治迟发性血管痉挛 口服尼莫地平能有效减少 SAH 引起的不良结局。推荐早期口服或静脉泵入尼莫地平改善患者预后。

6. 脑积水处理 SAH 急性期合并症状性脑积水应进行脑脊液分流术治疗。对 SAH 后合并慢性症状性脑积水患者，推荐进行永久的脑脊液分流术。

7. 癫痫的防治 在 SAH 出血早期可预防性应用抗惊厥药，但不推荐长期使用，若患者存在癫痫发作史、脑实质血肿、脑梗死或大脑中动脉动脉瘤，可考虑使用。

8. 低钠血症及低血容量的处理 应避免给予大剂量低张液体和过度使用利尿剂。可用等

NOTE

张液来纠正低血容量，使用醋酸氟氢可的松和高张盐水来纠正低钠血症。

（二）手术治疗

手术治疗是去除病因、及时止血、预防再出血及血管痉挛、防止复发的有效方法。手术治疗选择和预后判断主要依据 SAH 的临床病情分级，一般可采用 Hunt 和 Hess 分级（见表 9-5）

表 9-5　动脉瘤性 SAH 患者 Hunt 和 Hess 临床分级

级别	标准
0 级	未破裂动脉瘤
Ⅰ级	无症状或轻微头痛
Ⅱ级	中-重度头痛、脑膜刺激征、脑神经麻痹
Ⅲ级	嗜睡、意识混沌、轻度局灶性神经体征
Ⅳ级	昏迷、中或重度偏瘫、有早期去大脑强直或自主神经功能紊乱
Ⅴ级	昏迷、去大脑强直、濒死状态

Hunt 和 Hess 分级 ≤ Ⅲ级时，推荐发病早期（3 天内）尽早进行治疗。Ⅳ级、Ⅴ级患者手术治疗预后较差，是否需要进行血管内治疗或手术治疗仍存在争议，但经内科治疗病情好转后可行延迟性（10~14 天）血管内治疗或手术治疗。目前推荐的手术方法是动脉瘤夹闭或血管内介入栓塞术。

三、中医治疗

（一）辨证论治

1. 肝阳暴亢，瘀血阻窍证

症状：突发头痛，疼痛剧烈，状如刀劈，伴有恶心呕吐，烦躁不安，易激动，口干口苦，渴喜冷饮，舌暗红或有瘀斑，苔黄，舌下脉络迂曲，脉弦。

治法：平肝潜阳，活血止痛。

方剂：镇肝息风汤加减。

2. 肝风上扰，痰蒙清窍证

症状：剧烈头痛，颈项强直，伴有恶心呕吐，头晕昏沉或眩晕，谵妄神昏，喉中痰鸣，舌质淡，苔黄或白腻，脉弦滑。

治法：平肝息风，化痰开窍。

方剂：羚角钩藤汤合温胆汤加减。

3. 瘀血阻络，痰火扰心证

症状：头痛日久不愈，痛有定处，突然头痛加剧，伴恶心呕吐，颈项强直，四肢抽搐，或半身不遂，口干但欲漱水不欲咽，唇甲紫暗，或持续发热，尿赤便秘，舌质暗，有瘀斑，苔黄燥，脉弦。

治法：活血化瘀，清化痰热。

方剂：通窍活血汤合涤痰汤加减。

4. 元气败脱，神明散乱证

症状：突然昏仆，不省人事，频频呕吐，肢体瘫软，手撒肢冷，冷汗淋漓，气息微弱，二便自遗，面青舌痿，舌质紫暗，苔白滑，脉微弱。

治法：益气固脱，回阳救逆。

方剂：独参汤或参附汤加减。

（二）常用中药制剂

1. 安宫牛黄丸 功效：清热解毒，镇惊开窍。用于痰蒙清窍证。口服，每次 1 丸（3g），每日1~2次，口服或鼻饲。

2. 参附注射液 功效：益气回阳。用于气阳欲脱证。静脉滴注，20~40mL 加入 5% 葡萄糖注射液或 0.9% 氯化钠注射液 250~500mL 中，每日 1 次。

3. 生脉注射液或参麦注射液 功效：益气生津固脱。用于气阴欲脱证。静脉滴注，20~40mL 加入 5% 葡萄糖注射液 100~200mL 中，每日 1 次。

【预后】

SAH 的预后与病因、年龄、动脉瘤的部位、瘤体大小、出血量、出血的部位、血压情况、有无并发症、治疗及时与否、意识状态及是否得到适当的治疗等有关。颅内动脉瘤出血急性期病死率约为 40%，存活者约 1/3 复发，以发病后 2 周内复发率最高，其次为第 3~4 周，6 个月后则复发率降低。脑血管畸形引起的预后较动脉瘤为好，病死率为 10%~25%，其复发率也较低（<25%）。存活者大多留有轻度的神经功能障碍。

【预防与调护】

疑有颅内动脉瘤和血管畸形者，应尽快进行影像学检查和手术治疗，预防 SAH 的发生。已发生 SAH 的中青年患者，应做 DSA 检查，以明确是否有动脉瘤或血管畸形，及时手术治疗。已发生 SAH 病人，应避免过度劳累和情绪波动，有效控制血压以防复发。饮食宜清淡，保持大便通畅，加强功能锻炼。

第五节 帕金森病

帕金森病（Parkinson's disease，PD）又名震颤麻痹（paralysis agitans），由英国医生 James Parkinson（1817 年）首先描述，是一种中老年人常见的运动障碍疾病，以黑质多巴胺能神经元变性丢失和路易小体形成为主要病理特征，临床表现以静止性震颤、运动迟缓、肌强直和姿势步态障碍等运动症状和感觉障碍、睡眠障碍、神经精神障碍和自主神经功能障碍等非运动症状为主要特征的疾病。65 岁以上人群患病率为 1700/10 万。

本病与中医学"颤病"相类似，归属于"震掉""振栗""颤振""肝风"等范畴。

【病因病机】

一、西医病因病理

（一）病因及发病机理

迄今，本病的病因和发病机制尚未完全阐明，故也将本病称为原发性帕金森综合征（idiopathic Parkinsonism），目前认为，PD 的发病可能与下列因素有关：

1. 年龄因素　PD 主要发生于中老年人，40 岁以前发病十分少见。有资料显示，PD 的患病率和发病率随年龄的增长而呈几何指数增加，并在 80 岁后达到峰值，因此，老化是引起 PD 发病最大的危险因素。但资料也显示，人类 30 岁以后，黑质多巴胺能神经元就开始出现退行性变，而老年人中的患病者毕竟是少数，这说明生理性的多巴胺能神经元退变不足以引起本病，PD 的发病不过是与年龄老化相关的病理性过程。

2. 环境因素　20 世纪 80 年代初，美国加州一些吸毒者误用一种吡啶类衍生物 1-甲基-4-苯基 1，2，3，6-四氢吡啶（MPTP）后，出现原发性 PD 的表现；给猴注射 MPTP 后复制出酷似 PD 的行为学表现和某些病理改变，引起人们对环境因素的注意。流行病学研究显示，接触杀虫剂、从事农业职业等的人群罹患 PD 的风险要高于无接触史的人群。

3. 遗传因素　有 PD 或震颤家族史的人群患病风险增加，提示遗传因素在 PD 的发病中具有重要地位。

目前普遍认为，PD 并非单一因素致病，而是多种因素共同参与。年龄老化、环境因素、遗传易感性都可以使患病几率增加，但对上述因素之间相互作用的研究才刚起步，人们的了解还不深刻。数据表明，蛋白质的内环境破坏可能是 PD 发病的重要推手，包括蛋白质异常聚合（aggregation）、细胞内蛋白质的运输以及降解异常等。通过研究 6-羟基多巴胺（6-OHDA）和 MPTP 诱导的 PD 模型发现，线粒体功能障碍在黑质多巴胺能神经元的变性死亡过程中具有重要地位。最近的研究显示，PD 脑内的病理演变可能与 α-突触核蛋白的朊蛋白样（prion-like transmission）传播相关。

（二）病理

主要是含色素的神经元变性、缺失，尤以黑质致密部多巴胺能神经元为著。类似改变也可见于蓝斑、中缝核、迷走神经背核等部位，但程度较轻。PD 的另一个病理特征是，α-突触核蛋白错误折叠后变得不可溶，沉积在残留神经元胞浆中和突起中形成嗜酸性包涵体，即路易小体（Lewy body）和路易突起（Lewy neurite）。

二、中医病因病机

1. 年老体弱　帕金森病多发于老年人，"年四十而阴气自半"，兼加劳顿、色欲之消耗，而致阴精虚少，形体衰败，致使筋脉失濡，肌肉拘挛，发为震颤、僵直。

2. 五志过极　五志过极皆能化火，火热内盛，耗伤阴精，阳亢风动而为本病；思虑太过，损伤脾胃，运化失司，气血生化乏源而致肢体失养，或化生痰浊，阻于筋脉。

3. 饮食不节　嗜食肥甘厚味，损伤脾胃，痰浊内生，痰阻经脉；或喜食辛辣之品，化热伤阴，阴虚阳亢，虚风内动而发本病。

4. 先天禀赋不足　禀赋不足，肾精亏虚，髓海失充，筋脉失荣而发为本病。

可见本病是由多种病因长期作用的结果，病位在脑，与肝、肾关系密切，肝肾阴虚为本，痰浊、瘀血、风火为标，形成本虚标实之证。

【临床表现】

PD 通常发病于 40~70 岁，60 岁以后发病率高，30 岁前发病少见，起病隐袭，缓慢发展，逐渐加剧。初发症状以静止性震颤最多，其次为肌强直、运动迟缓，步态障碍多于后期出现。

1. 运动迟缓（bradykinesia）　主要表现为动作起始缓慢，做重复动作时的速度和幅度进行性降低。出现上述特征是诊断帕金森综合征的必备条件。临床上可以通过叩指（finger tapping）、手腕轮替等试验进行检查，患者在完成上述任务时，动作的速度和幅度进行性降低。书写时，会出现字越写越小，呈现"写字过小征"（micrographia）。自发动作减少，面部表情肌活动和瞬目动作减少、常常双眼凝视，呈现"面具脸"（masked face）；手势也显著减少。

2. 震颤（tremor）　静止性震颤是 PD 的典型表现，通常双侧不对称，频率为 4~6Hz。安静或休息时出现或明显，随意运动时减轻或停止，紧张时加剧，入睡后消失。拇指与屈曲的食指间呈"搓丸样"（pill-rolling）动作，多由一侧上肢远端（手指）开始，逐渐扩展到同侧下肢及对侧肢体，下颌、口唇、舌及头部通常最后受累。

3. 肌强直（rigidity）　肌强直表现为屈肌和伸肌同时受累，被动运动时关节始终保持增高的阻力，类似弯曲软铅管的感觉，故称"铅管样强直"；部分患者因伴有震颤，检查时可感到在均匀的阻力中出现断续停顿，如同转动齿轮感，称为"齿轮样强直"（cogwheel phenomenon），是由于肌僵直与静止性震颤叠加所致。四肢、躯干、颈部肌僵直可使患者出现特殊的屈曲体姿，表现为头部前倾，躯干俯屈，上肢肘关节屈曲，腕关节伸直，前臂内收，下肢之髋及膝关节均略为弯曲。

4. 姿势步态障碍　姿势不稳和步态障碍是晚期 PD 的普遍症状，如果在早期出现需要考虑其他疾病。PD 的步态障碍表现为：步基较窄，步幅较短呈小步态，且越走越小，上肢的前后摆动减少或完全消失。有时迈步后即以极小的步伐向前冲去，越走越快，不能及时停步或转弯，称慌张步态（festination）。随病情进展，会出现转身以及自坐、卧位起立困难，迈步时犹豫不决，甚至行走中全身僵住，不能动弹，称为"冻结（freezing）"现象。

5. 非运动症状（non-motorsymptoms）　也是常见和重要的临床征象，而且有的可先于运动症状而发生。

（1）**感觉障碍**　最常见的感觉障碍主要包括嗅觉减退、疼痛或异麻等。80%~90% 帕金森病患者存在嗅觉障碍，可发生在运动症状出现之前，有助于区别帕金森综合征。约 70% 患者出现颈部、脊柱旁、腰及下肢肌肉乃至全身疼痛。

（2）**睡眠障碍**　睡眠障碍主要包括入睡困难、睡眠维持困难（又称睡眠破碎）、快速眼动期睡眠行为异常（rapid eye movement sleep behavior disorder，RBD）、白天过度嗜睡（excessive daytime sleepiness，EDS）、不安腿综合征（restless leg syndrome，RLS）等。

（3）**精神障碍**　最常见的精神障碍包括抑郁和（或）焦虑、情感淡漠、幻觉、妄想、认知障碍或痴呆等。

（4）**自主神经功能障碍**　最常见的自主神经功能障碍主要有便秘、排尿异常、体位性低血压、性功能障碍等。

6. 其他症状　①反复轻敲患者眉弓上缘可诱发眨眼不止（Myerson 征），正常人反应不持续；可有眼睑阵挛（闭合眼睑轻度颤动）或眼睑痉挛（眼睑不自主闭合）。②口、咽、腭肌运动障碍，使讲话缓慢，语音低沉单调，流涎，严重时吞咽困难。由少动引起的构音不全、重复语言、口吃等，称为"慌张言语（festination of speech）"。

【实验室及其他检查】

1. 血、脑脊液检查　常规化验均无异常。

2. 颅脑 CT、MRI 检查　无特征性所见。

3. 基因检测 DNA 印迹技术（southern blot）、PCR、DNA 序列分析等在少数家族性 PD 患者可能会发现基因突变。

4. 功能显像检测 采用正电子发射断层扫描（positron emission tomography，PET）或单光子发射计算机断层（single photon emission computed tomography，SPECT）了解脑血流和脑代谢，可发现 PD 患者脑内多巴胺转运载体（DAT）功能显著降低，且疾病早期即可发现。对 PD 的早期诊断、鉴别诊断及病情进展监测均有一定的价值。

【诊断与鉴别诊断】

一、诊断

①中老年发病，缓慢进展。②必须具备动作迟缓，至少具备静止性震颤和肌强直的一项，症状左右侧肢体不对称。③左旋多巴治疗有效。④患者无小脑体征、核上性眼肌麻痹、锥体系损害，无早期出现的严重记忆、语言和实践力损害，无自主神经功能障碍，如体位性低血压等。⑤排除药物引起的帕金森综合征。符合以上条件即可作出临床诊断。

二、鉴别诊断

1. 继发性帕金森综合征 有明确病因可寻，如感染、药物、中毒、动脉硬化和外伤等。①脑炎后帕金森综合征：20 世纪上半叶曾流行的甲型脑炎，病后常遗留帕金森综合征，目前已罕见；②药物或中毒性帕金森综合征：有多巴胺能阻断剂或毒物接触史有助于鉴别；③血管性帕金森综合征：患者有高血压、动脉硬化和脑卒中史，以及腱反射亢进病理征，影像学检查可提供依据。

2. 帕金森叠加综合征 是一组具有 PD 样的表现，又具有 PD 不存在的其他系统受累临床表现的少见神经系统变性疾病，较多见的有多系统萎缩（multiple system atrophy，MSA）和进行性核上性麻痹（progressive supranuclear palsy，PSP）。与 PD 相比，帕金森叠加综合征常对称性发病，没有静止性震颤，对多巴胺能药物没反应，出现核上性眼肌麻痹、锥体系症状、小脑症状，早期出现姿势不稳和自主神经系统障碍等。

3. 特发性震颤 震颤以姿势性或运动性为特征，发病年龄早，饮酒或用普萘洛尔后震颤可显著减轻，无肌强直和运动迟缓，1/3 患者有家族史。

4. 肝豆状核变性 发病年龄小，有肝损害和角膜 K-F 环，血清铜、铜蓝蛋白、铜氧化酶活性降低，尿铜增加。

【治疗】

一、治疗思路

经过近 200 年来的研究，西医治疗本病的方法已经有多方面，至少在 PD 的早、中期能够有效地控制症状，改善患者的生活质量。中医药能够有效地缓解症状，特别是与西药联合应用时，能够提高西药对症状的控制，发挥增效减毒作用。因此，中医药在 PD 治疗中有着重要地位。

二、西医治疗

（一）药物治疗

PD 药物治疗应遵循的原则是：治疗方案个体化，从小剂量开始，缓慢递增，尽量以较小剂量取得较满意疗效。

1. 抗胆碱能药物　对震颤和强直有一定效果，但对运动迟缓疗效较差，适用于震颤突出且年龄较轻的患者。常用药物有：①苯海索（artane）：1~2mg，每日3次。②开马君（kemadrin）：起始量每次2.5mg，每日3次口服，逐渐增至每日量20~30mg，分3次服。主要副作用为口干、视物模糊、便秘和排尿困难，严重者有幻觉、妄想。前列腺肥大及青光眼患者禁用；老年人慎用。

2. 金刚烷胺（amantadine）　对少动、强直、震颤均有轻度改善作用，对异动症有一定的治疗作用。早期患者可单独或与苯海索合用。起始剂量50mg，每日2~3次，1周后可增至100mg，每日2~3次；一般每日不宜超过300mg，老年人剂量每日不宜超过200mg。药效一般可维持数月至1年。副作用有不宁、神志模糊、下肢网状青斑、踝部水肿等，均较少见。肾功能不全、癫痫、严重胃溃疡、肝病患者慎用，哺乳期妇女禁用。

3. 左旋多巴及复方左旋多巴　是治疗PD的最基本、最有效药物，对震颤、强直、运动迟缓等均有较好疗效。临床上使用的复方左旋多巴有标准片、控释片、水溶片等不同剂型。常用标准片有美多巴（madopar）和心宁美（sinemet），分别由左旋多巴加苄丝肼或卡比多巴组成。控释剂有两种，即息宁控释片（sinemet CR）和美多巴液体动力平衡系统（madopar-HBS）。水溶片有弥散型美多巴（madopar dispersible）。

标准片：常规复方左旋多巴治疗多选此剂型，开始时62.5mg（即1/4片），每日2~3次，视症状控制情况增至125mg，每日3~4次；最大量不应超过250mg，每日3~4次；一般主张餐前1小时或餐后2小时服药。控释片：优点是有效药物血浓度比较稳定，且作用时间较长，有利于控制症状波动，减少每日的服药次数。适用于伴有症状波动者，或不伴症状波动的早期轻症患者。水溶片：特点是易在水中溶解，便于口服，吸收迅速，起效快（10分钟左右），且作用维持时间与标准片基本相同。适用于有吞咽障碍、清晨运动不能、"开"期延迟、下午"关"期延长、剂末肌张力障碍的患者。常见副作用有恶心、呕吐、低血压、心律失常（偶见）、症状波动、运动障碍（异动症）和精神症状等。闭角型青光眼、精神病患者禁用，活动性消化道溃疡者慎用。

4. 多巴胺受体激动剂　PD后期患者用复方左旋多巴治疗产生症状波动或运动障碍，加用多巴胺受体激动剂可减轻或消除症状，减少复方左旋多巴用量。单用疗效不如复方左旋多巴，一般主张与之合用，副作用与复方左旋多巴相似，不同之处是症状波动和运动障碍发生率低，而体位性低血压和精神症状发生率较高。常用的多巴胺受体激动剂有：①溴隐亭（bromocriptine）：开始0.625mg，晨服，每隔3~5日增加0.625mg，分次服，6~8周内达到治疗效果；通常治疗剂量7.5~15mg/d，最多不超过20mg/d。②吡贝地尔缓释片：初始剂量50mg，每周增加50mg，有效剂量150mg/d，分3次服，最多不超过250mg/d。③普拉克索：开始0.125mg，每日3次，每周增加0.125mg，有效剂量0.5~1.0mg，每日3次，最多不超过5mg/d。

5. 单胺氧化酶B抑制剂　司来吉兰（selegiline）和雷沙吉兰（rasagiline），为选择性单胺氧化酶B（MAO-B）抑制剂，司来吉兰一般用量为2.5~5mg，每日2次，宜在早、中午服用，不宜傍晚后应用，以免引起失眠。副作用有口干、胃纳减退、体位性低血压等。雷沙吉兰的用量为1mg，每日1次，早晨服用。有胃溃疡者慎用，禁与杜冷丁以及5-羟色胺再摄取抑制剂（SSRI）合用。

NOTE

6. 儿茶酚-氧位-甲基转移酶（COMT）抑制剂 在疾病早期首选复方左旋多巴联合 COMT 抑制剂治疗，可以改善患者症状，并且能预防或延迟并发症的发生。疾病中晚期，当复方左旋多巴疗效减退时，添加托卡朋（tolcapone）或恩托卡朋（entacapone）可以进一步改善症状。托卡朋具有周围和中枢 COMT 抑制作用，每次 100~200mg，口服，每日 3 次。恩托卡朋是周围 COMT 抑制剂，每次 100~200mg，口服，与左旋多巴类药物同时服用，次数相同，最大用药频次不超过 5 次为宜。副作用可有转氨酶升高、腹痛、腹泻、头痛、多汗、口干、尿色变浅等，托卡朋可能导致肝功能损害，需严密监测，尤其在用药后的前 3 个月。

（二）外科治疗

立体定向手术治疗 PD 始于 20 世纪 40 年代。近年来利用微电极记录和分析细胞放电的特征，可以精确定位引致震颤和肌强直的神经元，达到细胞功能定位的水平，使手术治疗的疗效和安全性大为提高。目前常用的手术方法有苍白球、丘脑底核毁损术和深部脑刺激术（DBS）。其原理都是纠正基底节过高的抑制性输出。适应证是药物治疗失效、不能耐受或出现运动障碍（异动症）的患者。对年龄较轻，症状以震颤、强直为主且偏于一侧者效果较好，但术后仍需应用药物治疗。

（三）细胞移植及基因治疗

是有较好前景的治疗方法，但存在一些问题，技术还不成熟，不能应用于临床。

（四）康复治疗

作为辅助手段对改善症状也可起到一定作用。研究显示，打太极拳可以改善患者的平衡状况。

三、中医治疗

（一）辨证论治

1. 肝风内动证

症状：头摇肢颤，不能自主，活动迟缓，项背僵直，眩晕头胀，面红，口苦口干，易怒，腰膝酸软，舌红，苔薄黄，脉弦细。

治法：育阴潜阳，舒筋止颤。

方剂：六味地黄丸合天麻钩藤饮加减。

2. 肝肾阴虚证

症状：活动迟缓，四肢拘急僵直或出现震颤，行动笨拙，头晕目眩，耳鸣，腰膝酸软，五心烦热，大便秘结，舌红苔少，脉弦细。

治法：滋补肝肾。

方剂：杞菊地黄丸加减。

3. 气血两虚证

症状：头摇肢颤，四肢无力，少气懒言，少动显著，眩晕，心悸，纳呆，乏力，畏寒肢冷，汗出，溲便失常，舌体胖大，苔薄白滑，脉沉濡无力或沉细。

治法：益气养血，平肝柔筋。

方剂：定振汤加减。

4. 痰瘀阻络型

症状：肢摇头颤，活动迟缓，筋脉拘紧，反应迟钝，动作笨拙，言语謇涩，心悸胸闷，嗳气腹满，皮脂外溢，口中黏腻流涎，口渴不欲饮，舌质淡或暗，苔白或腻，脉沉细或弦。

治法：化痰祛瘀，息风通络。

方剂：温胆汤合补阳还五汤加减。

（二） 常用中药制剂

1. 六味地黄丸 功效：滋阴补肾。用于头晕耳鸣，腰膝酸软，骨蒸潮热，盗汗。用法：浓缩丸每次 8 粒，每日 3 次，口服。

2. 杞菊地黄丸 功效：用于肝肾阴亏的眩晕、耳鸣、目涩畏光、视物昏花。用法：浓缩丸每次 8 粒，每日 3 次，口服。

3. 补中益气丸 功效：补中益气。用于气血不足所致的体倦乏力、少气懒言，少动显著等。用法：浓缩丸每次 8 粒，每日 3 次，口服。

【预后】

PD 是一种慢性进展性疾病，目前尚无根治方法，由于严重肌僵直、全身僵硬终致卧床不起。本病死亡的直接原因是肺炎、骨折等各种并发症。

【预防与调护】

1. 本病病因尚不明确，尚无有效的预防措施阻止疾病的发生和进展。流行病学证据示绿茶可降低患本病的风险。

2. 患病后应加强安全护理，防止跌仆，预防肺部感染。

3. 加强肢体、语言等功能康复训练，提高生活质量。

第六节 癫 痫

癫痫（epilepsy）是多种原因导致的脑部神经元高度同步化异常放电所致临床综合征，临床表现具有发作性、短暂性、重复性和刻板性的特点。由于脑内异常放电的部位和范围不同，导致患者发作形式不一，临床可表现为反复发作的运动、感觉、意识、精神、行为及自主神经功能障碍等。临床上每次发作或每种发作的过程称为痫性发作（seizure），一个患者可有一种或数种形式的痫性发作。在癫痫发作中，一组具有相似症状和体征特性所组成的特定癫痫现象统称为癫痫综合征。正常人因过度疲劳、饥饿、长期饮酒戒断、情绪激动、过敏反应等也可有单次发作，但不能诊断为癫痫。流行病学资料显示，癫痫的人群年发病率为 50/10 万 ~ 70/10 万，年患病率为 5‰，是神经系统疾病中仅次于脑血管疾病的第二大疾病。

癫痫与中医学的"痫证"相类似，可归属于"癫痫""羊痫风"等范畴。

【病因病理】

一、西医病因病理

（一）病因及发病机制

1. 病因 癫痫的病因非常复杂，迄今尚未完全明确。

（1）遗传 家系调查结果显示，特发性癫痫近亲中患病率为 2%~6%，明显高于一般人群的 0.5%~1%。特发性癫痫具有不同的遗传方式，如儿童期失神癫痫为常染色体显性遗传，婴儿痉挛症为常染色体隐性遗传。

（2）脑部疾病 包括：①颅内感染，如多种脑炎、脑膜炎、脑囊虫病、脑型钩端螺旋体病。②脑的发育畸形、脑积水与各种遗传性疾病伴随的脑发育障碍。③脑血管病，如颅内出血、脑血栓、脑栓塞等。④颅内肿瘤。⑤中毒性脑病。⑥脑外伤，包括产伤、挫伤、出血等。

2. 发病机制 癫痫的发病机制非常复杂，至今尚未能完全了解其全部机制，但发病的一些重要环节已被探知。

（1）痫性放电的起始 神经元异常放电是癫痫发病的电生理基础。神经元异常放电可能由于各种病因导致离子通道蛋白和神经递质或调质异常，出现离子通道结构和功能改变，引起离子异常跨膜运动所致。在癫痫发病抗制中，关于神经元异常放电起源需区分两个概念：①癫痫病理灶（lesion）：是癫痫发作的病理基础，指脑组织形态或结构异常直接或间接导致痫性放电或癫痫发作，CT 或 MRI 通常可显示病理灶，有的需要在显微镜下才能发现；②致痫灶（seizure focus）：是脑电图出现一个或数个最明显的痫性放电部位，痫性放电可因病理灶挤压、局部缺血等导致局部皮质神经元减少和胶质增生所致。研究表明直接导致癫痫发作并非癫痫病理灶而是致痫灶。单个病理灶（如肿瘤、血管畸形等）的致痫灶多位于病理灶边缘，广泛癫痫病理灶（如颞叶内侧硬化及外伤性瘢痕等）的致痫灶常包含在病理灶内，有时可在远离癫痫病理灶的同侧或对侧脑区。

（2）痫性放电的传播 异常高频放电反复通过突触联系和强直后易化作用诱发周边及远处的神经元同步放电，从而引起异常电位的连续传播。异常放电局限于大脑皮质的某一区域时，表现为部分发作；若异常放电在局部反馈回路中长期传导，表现为部分性发作持续状态；若异常放电通过电场效应和传导通路，向同侧其他区域甚至一侧半球扩散，表现为 Jackson 发作；若异常放电不仅波及同侧半球同时扩散到对侧大脑半球，表现为继发性全面性发作；若异常放电的起始部分在丘脑和上脑干，并仅扩及脑干网状结构上行激活系统时，表现为失神发作；若异常放电广泛投射至两侧大脑皮质并当网状脊髓束受到抑制时则表现为全身强直-阵挛性发作。

（3）痫性放电的终止 目前机制尚未完全明了，可能机制为脑内各层结构的主动抑制作用，即癫痫发作时，癫痫灶内产生巨大突触后电位，后者激活负反馈机制，使细胞膜长时间处于过度去极化状态，抑制异常放电扩散，同时减少癫痫灶的传入性冲动，促使发作放电的终止。

（二）病理

癫痫的病因错综复杂，病理改变亦呈多样化，通常将癫痫病理改变分为两类，即引起癫痫发作的病理改变（即病因）和癫痫发作引起的病理改变（即癫痫发作的后果），这对于明确癫痫的致病机制以及寻求外科手术治疗具有十分重要的意义。

由于医学伦理学限制，目前关于癫痫的病理研究大部分来自难治性癫痫患者手术切除的病变组织，在这类患者中，海马硬化（hippocampal sclerosis，HS）具有一定的代表性。它既可以是癫痫反复发作的结果，又可能是导致癫痫反复发作的病因，与癫痫治疗成败密切相关。海马硬化肉眼观察表现为海马萎缩、坚硬。组织学表现为双侧海马硬化病变，多呈现不对称性，往往发现一侧有明显的海马硬化表现，而另一侧海马仅有轻度的神经元脱失，此外，也可波及海马旁回、杏仁核、钩回等。镜下典型表现是神经元脱失和胶质细胞增生，且神经元的脱失在癫痫易损区更为明显，比如 CA_1 区、CA_3 区和门区。

苔藓纤维出芽（mossy fiber sprouting）是海马硬化患者另一重要的病理表现。颗粒细胞的轴突称为苔藓纤维，正常情况下只投射至门区及 CA_3 区，反复癫痫发作触发苔藓纤维芽生，进入齿状回的内分子层（主要是颗粒细胞的树突）和 CA_1 区，形成局部异常神经环路，导致癫痫发作。

海马硬化患者还可发现齿状回结构的异常。最常见的是颗粒细胞弥散增宽（disperse of dentate granular cells），表现为齿状回颗粒细胞宽度明显宽于正常对照者，颗粒层和分子层界限模糊，这可能是癫痫发作导致颗粒细胞的正常迁移被打断，或者是癫痫诱发神经发生的结果。此外，很多学者报道在癫痫患者海马门区发现异型神经元，伴有细胞骨架结构的异常。

而对于非海马硬化的患者，反复的癫痫发作是否一定发生神经元脱失等海马的神经病理改变，尚无定论，国外有学者研究癫痫患者的尸检标本发现，长期反复发作的癫痫患者并不一定有神经元显著的脱失。随着分子生物学等基础学科的迅速发展，癫痫发作所引起的细胞超微构架损伤及其分子病理机制将逐步明朗化。

二、中医病因病机

中医认为痫证的发生多因先天因素，或惊恐劳伤过度，或患他病之后、头颅外伤等，使脏腑功能失调，偶遇诱因触动，则气机逆乱，扰乱神明所致，尤其与痰邪关系密切。

1. 先天因素　痫证始发于幼年者，与先天因素密切相关，所谓"病从胎气而得之"。前人多责之于"在母腹中时，其母有所大惊"所致。若母体突受惊恐，一则导致气机逆乱，二则导致精伤而肾亏，所谓"恐则精却"。母体精气之耗伤，必使胎儿发育异常，出生后易发生痫证。

2. 后天所伤　多因情志失调，如《素问·举痛论》说："恐则气下"，"惊则气乱"。由于突受大惊猝恐，造成气机逆乱，痰浊随气上逆，蒙蔽清窍；或五志过极化火，或肝郁日久化火生风，风火夹痰上犯清窍，元神失控，发为本病。小儿脏腑娇嫩，元气未充，神气怯弱，或素蕴风痰，更易因惊恐而发生痫证。

其他脑部疾病，或高热、中毒、头颅损伤等，导致脑脉瘀阻或脑窍损伤，脑神失养，亦可发生痫证。

综上所述，本病病位在脑，主要为先天或后天因素造成脏腑功能失调，脏气不平，风火痰瘀蒙蔽清窍而发病，其基本病机为气机逆乱，元神失控。病理因素涉及风、火、痰、瘀，其中尤以痰邪作祟最为重要。若病情迁延，必致脏腑愈虚，肝风愈加难息，痰浊瘀血愈结愈深，脑神更不得养，终成痼疾。

【临床表现】

一、部分性发作

部分性发作是指源于大脑半球局部神经元的异常放电，包括单纯部分性、复杂部分性、部分性继发全面性发作三类，前者为局限性放电，无意识障碍，后两者放电从局部扩展到双侧脑部，出现意识障碍。

（一） 单纯部分性发作

发作时程较短，持续数秒至数分钟，发作起始与结束均较突然，无意识障碍。可分为以下四种类型：

1. 部分性运动性发作　一侧口角、眼睑、手指或足趾、足部肌肉的发作性抽搐，由对侧运动皮质相应区神经元异常放电所引起。抽搐可局限于起始的部位，也可从初始部位很快地扩延至同侧肢体的邻接部位或肢体远端，称为杰克逊（Jackson）癫痫。一次严重的发作后可出现抽动肢体的暂时性瘫痪或无力，称 Todd 瘫痪。局限运动性发作连续数小时或数天，称为部分性癫痫持续状态（epilepsia partialis continua）。

2. 感觉性发作　发作放电发生在与感觉有关的皮质区可引起对侧身体局限部位的感觉异常，多为针刺感、麻木感、触电感等，有的表现为发作性眩晕或简单视幻觉、听幻觉或嗅幻觉。

3. 自主神经性发作　如烦渴、欲排尿感、出汗、面部及全身皮肤发红、呕吐、腹痛等，很少单独出现。

4. 精神性发作　表现为各种类型遗忘症、情感异常、错觉。精神症状可单独发作，但常为复杂部分性发作或全面性强直-阵挛发作的先兆。

（二） 复杂部分性发作

占成人癫痫发作的 50% 以上，以往称精神运动性发作或颞叶发作，以意识障碍与精神症状为突出表现。患者在发作时突然与外界失去接触，进行一些无意识的动作，称发作期自动症。如咂嘴、咀嚼、吞咽、舔舌、流涎、抚摸衣扣或身体某个部位，或机械地继续其发作前正在进行的活动，如行走、骑车或进餐等，有的突然外出、无理吵闹、唱歌、脱衣裸体、爬墙跳楼等。每次发作持续达数分钟或更长时间后，神志逐渐清醒。清醒后对发作经过无记忆。部分患者发作开始时可能先出现简单部分性发作的嗅幻觉或精神症状，使患者意识到自己又将发作。EEG 示一侧或两侧颞区慢波，杂有棘波或尖波。

（三） 部分性发作继发全面性发作

部分性发作都可转为全身性发作，病人意识丧失，全身强直-阵挛，症状与原发性全身性发作相同。病人常有发作后记忆丧失而忘却先出现的部分性发作症状。若观察到发作时单侧肢体抽搐、双眼向一侧偏斜、失语或发作后的局灶体征（Todd 瘫痪）等，提示病人的发作为部分性发作开始。

二、全面性发作

（一） 强直-阵挛发作

全面性强直-阵挛发作（generalized tonic - clonic seizure，GTCS）以往称大发作（grand mal），为最常见的发作类型之一，以意识丧失和全身对称性抽搐为特征。①强直期：病人突然意识丧失，跌倒在地，全身肌肉强直性收缩；喉部痉挛，发出叫声；强直期持续 10~20 秒后，在肢端出现细微的震颤。②阵挛期：震颤幅度增大并延及全身成为间歇性痉挛，即进入阵挛期；本期持续 30 秒~1 分钟；最后一次强烈阵挛后，抽搐突然终止，所有肌肉松弛。在以上两期中，均可发生舌咬伤，并可见心率加快，血压增高，汗液、唾液和支气管分泌物增多，瞳孔散大，对光反射消失等自主神经征象；呼吸暂时中断，深、浅反射消失，病理反射征阳性。

③发作后期：呼吸首先恢复，心率、血压、瞳孔等恢复正常，肌张力降低，意识恢复。自发作开始到意识恢复历时 5~15 分钟；清醒后常感到头昏、头痛、全身乏力，对抽搐全无记忆；不少患者发作后进入昏睡。强直期 EEG 为逐渐增高弥漫性 10 次/秒棘波；阵挛期为逐渐变慢的弥漫性慢波，附有间歇发作的成群棘波；痉挛后期呈低平记录。

（二）强直性发作

突然发生的肢体或躯干强直收缩，其后不出现阵挛期，时间较 GTCS 短。EEG 示低电位 10Hz 多棘波，振幅逐渐增高。

（三）肌阵挛发作

见于任何年龄，呈突然短暂的快速的某一肌肉或肌肉群收缩，表现为身体一部分或全身肌肉突然、短暂的单次或重复跳动。

（四）失神发作

1. 典型失神发作　通常称小发作（petit mal），见于 5~14 岁的儿童。表现为意识短暂丧失，失去对周围的知觉，但无惊厥，也不会跌倒。患者突然中止原来的活动或中断谈话，面色变白，双目凝视，手中所持物件可能失握跌落，有时眼睑、口角或上肢出现不易觉察的颤动，无先兆和局部症状；一般持续 3~15 秒，事后对发作全无记忆。发作终止立即清醒。发作 EEG 呈双侧对称 3Hz 棘-慢综合波。

2. 不典型失神发作　意识障碍发生及休止缓慢，常伴肌张力降低，偶有肌痉挛；EEG 示较慢而不规则的棘-慢波或尖-慢波。

（五）失张力性发作

表现为部分或全身肌肉张力的突然丧失而跌倒地上，但不发生肌肉的强直性收缩，持续数秒至 1 分钟，并很快恢复正常，可有短暂意识丧失。EEG 示多棘-慢波或低电压快活动。

三、癫痫持续状态

癫痫持续状态（status epilepticus）或称癫痫状态，传统定义认为"癫痫连续发作之间意识尚未完全恢复又频繁再发，总时间超过 30 分钟，或癫痫发作持续 30 分钟以上未自行停止"。目前观点认为，如果患者出现强直阵挛性发作持续 5 分钟以上即有可能发生神经元损伤，对于 GTCS 的患者若发生持续时间超过 5 分钟就该考虑癫痫持续状态的诊断，并须用抗癫痫药物紧急处理。癫痫持续状态是神经内科的常见急症。

病人始终处于昏迷状态，随反复发作而间歇期越来越短，体温升高，昏迷加深。如不及时采取紧急措施终止发作，病人将因衰竭而死亡。突然停用抗癫痫药物和全身感染是引起持续状态的重要原因，继发性癫痫的持续状态较原发性者为多。

【实验室及其他检查】

1. 脑电图（EEG）检查　脑电图上出现棘波、尖波、棘-慢复合波等痫性发作波形对癫痫的诊断具有重要参考价值。然而其更重要的意义是区分发作的类型：部分性发作为局限部位的痫性波形；GTCS 强直期呈低电压快活动，10Hz 以上，逐渐转为较慢、较高的尖波；阵挛期为与节律性肌收缩相应的爆发尖波和与停止肌收缩相应的慢波；失神发作可见各导联同步发生短暂 3Hz 的棘-慢波放电，背景电活动正常。

由于病人做脑电图检查时一般已无发作，上述典型波形已不显示，仅部分呈现短促、零落的痫性电活动，此时可采用诱发方法，如过度换气、闪光刺激、剥脱睡眠、使用药物等，则痫性电活动发生率可提高 80% 左右。此外，24 小时动态脑电图和视频脑电图使发现痫性放电的可能性大为提高，后者可同步监测记录患者发作情况及相应脑电图改变，可明确发作性症状及脑电图变化间的关系。

2. 影像学检查　包括 CT 和 MRI，可确定脑结构异常或病变，对癫痫及癫痫综合征诊断和分类有帮助，有时可做出病因诊断，如颅内肿瘤、灰质异位等。MRI 较敏感，特别是冠状位 Flair 相能较好地显示海马病变。其他如 SPECT、PET 通过测定脑组织内放射性核素的聚集或摄取量来显示病灶，有较好的敏感性。

【诊断与鉴别诊断】

一、诊断

1. 癫痫的临床诊断主要根据癫痫患者的发作病史，特别是可靠目击者所提供的详细的发作过程和表现，辅以脑电图痫性放电即可诊断。

2. 脑电图是诊断癫痫最常用的一种辅助检查方法，40%～50% 癫痫病人在发作间歇期的首次 EEG 检查可见棘波、尖波或棘－慢、尖－慢波等痫性放电波形。癫痫发作患者出现局限性痫样放电提示局限性癫痫，普遍性痫样放电提示全身性癫痫。但是少数病人可多次检查 EEG 始终正常。

3. 神经影像学检查可确定脑结构性异常或损害，脑磁图、SPECT、PET 等可帮助确定癫痫灶的定位。

二、鉴别诊断

1. 晕厥（syncope）　为脑血流灌注短暂全面下降，缺血缺氧所致意识瞬时丧失和跌倒。多有明显的诱因，如久站、剧痛、情绪激动和严寒等。胸腔内压力急剧增高，如咳嗽、哭泣、大笑、用力、憋气、排便和排尿等也可诱发。常有恶心、头晕、无力、震颤、腹部沉重感或眼前发黑等先兆。与癫痫发作比较，跌倒时较缓慢，表现面色苍白、出汗，有时脉搏不规则，偶可伴有抽动、尿失禁。少数患者出现四肢强直－阵挛性抽搐，但与痫性发作不同，多发作于意识丧失 10 秒钟以后，且持续时间短，强度较弱。单纯性晕厥发作于直立或坐位，卧位时也出现发作提示痫性发作。晕厥引起的意识丧失极少超过 15 秒，以意识迅速恢复并完全清醒为特点，不伴发作后意识模糊，除非脑缺血时间过长。

2. 基底动脉型偏头痛　因意识障碍应与失神发作鉴别，但其发生缓慢，程度较轻，意识丧失前常有梦样感觉；偏头痛为双侧，多伴有眩晕、共济失调、双眼视物模糊或眼球运动障碍，脑电图可有枕区棘波。

3. 假性癫痫发作（pseudoepileptic seizures）　又称癔症性发作，是一种非癫痫性的发作性疾病，是由心理障碍而非脑电紊乱引起的脑部功能异常。可有运动、感觉和意识模糊等类似癫痫发作症状，难以区分。发作时脑电图无相应的痫性放电和抗癫痫治疗无效是鉴别的关键。但应注意，10% 假性癫痫发作患者可同时存在真正的癫痫，10%～20% 癫痫患者中伴有假性发作。

表 9-6　癫痫发作与假性癫痫发作的鉴别

	癫痫发作	假性癫痫发作
发作场合	任何情况下	有精神诱因及有人在场
发作特点	突然或刻板式发作	发作形式多样，有强烈的自我表现，如闭眼、哭叫、手足抽动和过度换气等
眼位	上睑抬起，眼球上窜或转向一侧	眼睑紧闭，眼球乱动
面色	发绀	苍白或发红
瞳孔	散大，对光反射消失	正常，对光反射存在
对抗被动运动	不能	可以
摔伤、舌咬伤、尿失禁	可有	无
持续时间及终止方式	1~2 分钟，自动终止	可长达数小时，需安慰及暗示治疗
Babinski 征	常（+）	（-）

【治疗】

一、治疗思路

癫痫的治疗目前仍以药物治疗为主要手段，80%的患者通过药物治疗可以控制癫痫。其治疗应达到以下目标：控制发作或最大限度地减少发作次数；长期治疗无明显不良反应；使患者保持或恢复原有的生理、心理和社会功能状态。半年内发作 2 次以上者，一旦诊断成立，即用药以控制发作，主张单药治疗，长期坚持服用，至少 2 年不发作后可逐步减量至停药。部分药物控制不理想者，可对癫痫进行精确定位及合理选择手术治疗。痫病临床表现复杂，中医治疗方面宜分标本虚实，轻重缓急。发作期以邪实为主，治疗应重在豁痰息风、开窍定痫；间歇期则多见本虚或虚实夹杂，当以调和脏腑阴阳、平顺气机为主。病情严重发作持续不缓解宜采用中西医结合治疗，中药有一定控制发作的作用，主要在间歇期应用。

二、西医治疗

（一）药物治疗

在没有诱因情况下半年内出现 2 次癫痫发作的病人，必须给予正规抗痫药物治疗。单次发作的病人是否应开始长期药物治疗，要根据病人具体情况如发作类型、年龄、诱因、既往病史、家族史、有否阳性体征、EEG、有否脑结构性改变、突然意识丧失可能招致的危险等资料进行全面考虑后作出决定。

1. 药物的选择　主要取决于发作类型。GTCS 首选药物为苯妥英钠、卡马西平，其次为丙戊酸钠、拉莫三嗪、奥卡西平；失神发作首选乙琥胺或丙戊酸钠，其次为氯硝西泮（氯硝安定）；单纯部分性发作者选卡马西平，其次为苯妥英钠、奥卡西平、苯巴比妥；儿童肌阵挛发作首选丙戊酸钠，其次为乙琥胺或氯硝西泮。

2. 常用药物的用法　①苯妥英钠：起始剂量 200mg/d，维持剂量 300~500mg/d。②苯巴比妥：起始剂量为 30mg/d，维持剂量 60~90mg/d。③卡马西平：起始剂量 200mg/d，维持剂量 600~1200mg/d。④乙琥胺：起始剂量 500mg/d，维持剂量 750~1500mg/d。⑤丙戊酸钠：起始剂量 200mg/d，维持剂量 600~1800mg/d，儿童 10~40mg/（kg·d）。⑥拉莫三嗪：起始剂量 25mg/d，维持剂量 100~300mg/d。⑦奥卡西平：起始剂量 300mg/d，维持剂量 600~1200mg/d。

⑧氯硝西泮：1mg/d，逐渐加量；儿童 0.5mg/d。

3. 用药原则 ①根据发作类型选择有效、安全、易购和价廉的药物。②口服药量均自常量低限开始，逐渐调整至能控制发作而又不出现严重毒、副作用为宜。③单药治疗是癫痫的重要原则，单个药物治疗数周，血清药浓度已达到该药"治疗范围"浓度而无效或发生病人不能耐受的副作用，应考虑更换药物或与他药合并治疗。但需注意更换新药时不可骤停原药。④癫痫是一种需长期治疗的疾病，患者应树立信心。特发性癫痫在控制发作 1~2 年后，非特发性癫痫在控制发作 3~5 年后才减量或停药，部分患者终身服药。停药应根据癫痫类型、发作控制情况综合考虑，通常在 1~2 年逐渐减量，直至停用。

（二） 神经外科治疗

手术治疗的适应证包括：①难治性癫痫：患病时间较长，并经正规抗痫药治疗 2 年以上无效或痫性发作严重而频繁。②癫痫灶不在脑的主要功能区，且手术易于到达，术后不会造成严重残废者。③脑器质性病变所致的癫痫，可经手术切除病变者。常用方法有：前颞叶切除术，选择性杏仁核、海马切除术，癫痫病灶切除术，大脑半球切除术等。脑立体定向毁损术等方法对难治性癫痫有一定的疗效。

（三） 癫痫持续状态的处理

癫痫持续状态为威胁生命的紧急情况，多数是由于癫痫病人突然停用或减少原来长期服用的抗痫药物，少数病人是因颅内感染、颅脑外伤或代谢性脑病等引起。除病因治疗外，应在最短时间内终止发作，并保持连续 24 小时无发作。

1. 地西泮 为首选药物。常用 10mg 缓慢静脉注射，每分钟不超过 2mg，但作用持续时间短，需 5~10 分钟重复应用。或用地西泮静脉点滴维持，将 50~100mg 地西泮加入 5% 葡萄糖氯化钠注射液 500mL 中静脉滴注，以每小时 50~100mL 速度为宜。因安定对呼吸有抑制作用，甚至引起呼吸停顿，故使用时应密切观察呼吸和血压，做好抢救准备。

2. 苯妥英钠 为长作用抗痫药，在应用地西泮控制发作后，通常需要防止其复发。成人剂量 15~18mg/kg。该药不影响对病人意识恢复的观察，不抑制呼吸，但可阻断心脏房室传导，注射速度过快可使血压急剧下降，应监测血压和 ECG。

3. 苯巴比妥钠 肌注对大部分病人有效。一般用量为 8~9mg/kg，肌注。该药一般不静注，因其对呼吸中枢抑制作用较强。该药作用慢，持续时间长，与地西泮并用效果较好。

4. 异戊巴比妥钠 0.5g 溶于注射用水 10~20mL 中缓慢静注。该药比苯巴比妥钠对呼吸中枢抑制作用轻，对有明显肝肾功能不全者两药均应慎用。

发作难以控制者，必要时在 EEG 监护下行全身麻醉，达到惊厥和痫性电活动都消失的程度。

反复 GTCS 会引起脑水肿而使发作不易控制，可快速静滴甘露醇等。高热时给予物理降温，并注意及时纠正血液酸碱失衡和电解质的异常。昏迷病人注意保持呼吸道通畅，必要时行气管插管或切开。

癫痫持续状态完全控制后，应定时定量维持用药。一般肌注苯巴比妥钠 0.1~0.2g，根据用药情况可 6~8 小时 1 次，连续 3~4 天。病人清醒后改口服抗痫药。

5. 对症处理 保持呼吸道畅通，必要时气管切开，密切观察生命体征，预防脑水肿和继发感染，降温，维持水、电解质平衡等。

三、中医治疗

（一）辨证论治

本病是一种反复发作性病证，其病情的轻重与病程的长短、正气的盛衰、病邪的深浅有关，故辨证时必须辨清邪之深浅、正气之盛衰。初发者，正气未衰，病邪不盛，故发作持续时间短，休止期长。反复发作者，正气渐衰，痰瘀愈结愈深，其病愈发愈频，更耗正气，互为因果，其病愈加深重。所以在治疗方面首先应辨明标本虚实。发作期以邪实为主，治疗应重在豁痰息风、开窍定痫；间歇期则多见本虚或虚实夹杂，当以调和脏腑阴阳、平顺气机为主，常用健脾化痰、补益肝肾、育阴息风、活血通络等法，以标本同治，杜其生痰动风之源。

发作期

1. 阳痫

症状：突然仆倒，不省人事，面色潮红，牙关紧闭，两目上视，四肢抽搐，口吐涎沫；或喉中痰鸣或发怪叫，移时苏醒如常人，发病前常有眩晕、头昏、胸闷、乏力，舌质红，苔白腻或黄腻，脉弦数或弦滑。

治法：急以开窍醒神，继以泻热涤痰息风。

方药：黄连解毒汤和定痫丸加减。发作时急以针刺人中、十宣、合谷等醒神开窍，继以灌服汤药。若风邪偏盛，加羚羊角粉（冲服）、白芍粉（冲服）；痰邪偏盛，加瓜蒌。

2. 阴痫

症状：突然昏仆，不省人事，面色暗晦萎黄，手足清冷，双眼半开半闭，僵卧拘急，或颤动，抽搐时发，口吐涎沫，一般口不啼叫，或声音小，平素常有神疲乏力，恶心泛呕，胸闷纳差，舌质淡，苔白而厚腻，脉沉细或沉迟。

治法：温阳除痰，顺气定痫。

方药：五生饮合二陈汤加减。昏仆者，急以针刺人中、十宣等醒神开窍，继以灌服汤药。若恶心欲吐者，加生姜、竹茹；胸闷痰多，加瓜蒌、枳实。

休止期

1. 肝火痰热证

症状：平素性情急躁，心烦失眠，口苦咽干，时吐痰涎，大便秘结，发作则昏仆抽搐，口吐涎沫，舌红，苔黄，脉弦滑数。

治法：清肝泻火，化痰息风。

方药：龙胆泻肝汤合涤痰汤加减。若热盛动风，加天麻、钩藤、地龙、羚羊角粉（冲服）；痰热壅盛，加竹沥。

2. 脾虚痰湿证

症状：痫病日久，神疲乏力，眩晕时作，面色不华，胸闷痰多，或恶心欲呕，纳少便溏，舌淡胖，苔白腻，脉濡弱。

治法：健脾和胃，化痰息风。

方药：醒脾汤加减。若痰湿重者，加竹茹、旋覆花；脾不健运，加麦芽、山楂、神曲、枳壳、大腹皮。

3. 肝肾阴虚证

症状：痫病日久，头晕目眩，两目干涩，心烦失眠，腰膝酸软，舌质红少苔，脉细数。

治法：补益肝肾，育阴息风。

方药：左归丸加减。方中可加白芍、鳖甲、牡蛎、生龙齿等。肾虚明显，加杜仲、川断、桑寄生；肾精不足，加生牡蛎、柏子仁、磁石；兼痰热，加天竺黄、竹茹；心肾不交，心火亢盛，加莲子心、山栀子。

4. 瘀阻清窍证

症状：发则猝然昏仆，抽搐，或单见口角、眼角、肢体抽搐，颜面口唇青紫，舌质紫暗或有瘀斑，脉涩或沉弦。

治法：活血化瘀，通络息风。

方药：通窍活血汤加减。方中可加天麻、全蝎、地龙、丹参等。痰瘀互结，加制半夏、竹茹；兼气虚，加黄芪、太子参。

（二）常用中药制剂

1. 礞石滚痰丸　功效：降火逐痰。适用于痰浊壅滞，上扰心神证。口服，每次服1~3g，每日2次。

2. 牛黄清心丸　功效：清心化痰，镇惊祛风。适用于心火亢盛，痰热内蕴证。口服，每次服6g，每日2次。

【预后】

原发性癫痫得到控制机会大，无明显脑功能损伤的大发作及外伤性癫痫预后较好；有器质性脑损伤或神经系统体征的大发作预后差；发病重、病程长、发作频繁者预后差。

【预防与调护】

癫痫患者应尽量避免过度劳累、情绪刺激；避免驾驶、高空、水上、火炉旁作业，以免发作时发生意外。对GTCS病人应扶持病人卧倒，防止跌伤。衣领、腰带要解开，以保持呼吸道通畅，并将头部转向一侧，让分泌物流出，避免吸入气道而窒息。将手帕或毛巾塞入上下白齿之间，以免咬伤舌部。不要强按病人抽动的肢体，以防造成骨折。对手自动症病人应注意防止其自伤或伤人毁物。

第七节　痴　呆

痴呆（dementia）是由于脑功能障碍而产生的获得性和持续性智能障碍综合征，以缓慢出现的智能减退包括记忆、语言、认知能力下降和人格异常为临床表现，导致病人日常生活和工作能力的减退。本病以老年为多，且随年龄增加发病率与患病率也增加。引起痴呆的原因很多，临床上以Alzheimer病和血管性痴呆最为常见，前者主要由脑细胞变性引起，后者为脑血管病变导致。据报道，我国60岁以上人群痴呆患病率为0.75%~4.69%，伴随人口老龄化，痴呆的绝对及相对发病率明显增加，女性发病率高于男性，城区显著低于郊区、山区和农村。

根据本病的临床表现可归属于中医的"呆病""文痴""痴呆"范畴。Alzheimer病与血管性痴呆虽然西医病因病理上存在差异，但中医学对其认识相差无几，故在血管性痴呆后一起讨论中医认识。

Alzheimer 病

Alzheimer 病（AD）发生于老年和老年前期，是获得性进行性认知功能障碍和行为损害为特征的中枢神经系统退行性病变，是老年人最常见的一种渐进性的神经变性疾病。临床表现为记忆障碍、失语、失用、失认、视空间能力损害、抽象思维和计算力损害、人格和行为的改变等。AD 发病率随年龄增高而增加，发达国家 65 岁以上患病率约为 4%～8%，我国约为 3%～7%，至 85 岁以后，每 3～4 位老年人中就有一名 AD 患者。

【病因病理】

西医病因病理

（一）病因与发病机制

1. 病因 AD 的病因尚未明确，一般认为可能包括遗传和环境等因素。

（1）遗传因素 分子遗传学和分子生物学研究表明至少有 4 个基因与老年性痴呆有关。如第 21 号染色体的淀粉样前体蛋白基因突变，第 14、1 号染色体上的早老素 1、2 基因突变与家族性 AD 有关；载脂蛋白 E4 等位基因显著增加 AD 发病的风险。目前认为，迟发性家族性 AD 和散发性 AD 发生的危险性均与载脂蛋白 E4 等位基因的量及年龄相关因素有依赖关系，在正常人群中，最多见的表型是 ε3/ε3，而 ε4/ε4 表型的人发生 AD 的机会要比 ε3/ε3 高十几倍。

（2）环境因素 AD 亦受环境因素的影响，如铝中毒可引起 AD，已在动物实验中证明。AD 的主要危险因素有：①年龄：每增大 10 岁，患病率增加 5%；②性别：老年性痴呆患者女性多于男性；③文化程度：文化越低发生老年性痴呆的危险性越高；④孤独：离异独居老人较与亲属同居老人患病率高；⑤性格：性格内向型较性格外向型老人发病率高。此外，脑外伤、吸烟等均有助于发病。

2. 发病机制 有关 AD 的发病机制，现有多种学说，其中影响较广泛的有 β-淀粉样蛋白（β-amyloid，Aβ）瀑布理论，认为 Aβ 的生成与清除失衡是导致神经元变性和痴呆发生的起始事件。另一重要的学说为 Tau 蛋白学说，认为过度磷酸化的 Tau 蛋白影响了神经元骨架微管蛋白的稳定性，从而导致神经元纤维缠结形成，进而破坏神经元及突触的正常功能。近年来，也有学者提出了神经血管假说。除此之外，尚有氧化应激、炎性机制、线粒体功能障碍的多种假说。

（二）病理

AD 的大体病理表现为脑的体积缩小和重量减轻，脑沟加深、变宽，脑回萎缩，颞叶特别是海马区萎缩。组织病理学上的典型改变为神经炎性斑（嗜银神经轴索突起包绕 β 淀粉样变性而形成）、神经原纤维缠结（由过度磷酸化的微管 Tau 蛋白于神经元内高度螺旋化形成）、神经元缺失和胶质增生。

【临床表现】

AD 通常隐匿起病，持续进行性发展，主要表现为认知功能减退和非认知性神经精神症状。按照最新分期，AD 包括两个阶段：痴呆前阶段和痴呆阶段。

1. 痴呆前阶段　此阶段分为轻度认知功能障碍发生前期（pre-mild cognitive impairment, pre-MCI）和轻度认知功能障碍期（mild cognitive impairment, MCI）。AD 的 pre-MCI 期没有任何认知障碍的表现或者仅有极轻微的记忆力减退，这个概念目前主要用于临床研究。AD 的 MCI 期，主要表现为记忆力轻度受损，学习和保存新知识的能力下降，其他认知域，如注意力、执行能力、语言能力和视空间能力也可出现轻度受损，但不影响基本日常生活能力，达不到痴呆的程度。

2. 痴呆阶段　即传统意义上的 AD，分为轻、中、重三度。

（1）轻度　主要表现是记忆力障碍。首先出现的是近事记忆减退。随着病情的发展，可以出现远期记忆减退，部分患者出现视空间障碍，外出后找不到回家的路。还会表现出人格方面的障碍，如不爱清洁、暴躁、易怒、自私多疑等。

（2）中度　除记忆障碍继续加重外，工作、学习新知识和社会接触能力减退，特别是原已掌握的知识和技巧出现明显的衰退。出现逻辑思维、综合分析能力减退、语言重复、计算力下降，明显的视空间障碍，还可出现失语、失用、失认等，此时患者常有较明显的行为和精神异常。

（3）重度　此期的患者除上述各项症状逐渐加重外，还有情感淡漠、哭笑无常、语言能力丧失，以致不能完成日常简单的生活事项。终日无语而卧床，与外界逐渐丧失接触能力。

【实验室及其他检查】

1. 脑脊液检查　可发现 Aβ42 水平降低，总 tau 蛋白和磷酸化 tau 蛋白增高。

2. 脑电图　早期主要是波幅降低和 α 节律减慢，晚期表现为弥漫性慢波。

3. 影像学检查　CT 和 MRI 检查可见侧脑室扩大和脑沟增宽，以额颞叶明显。

4. 神经心理学检查　神经心理学量表对痴呆的诊断与鉴别起重要作用，常用的有简易精神状态检查量表（MMSE）、韦氏成人智力量表（WAIS-RC）、临床痴呆评定量表（CDR）、Hachinski 缺血指数量表（HIS）等。

5. 基因检查　有明确家族史的患者可进行 APP、PS1、PS2 基因检测，突变的表现有助于诊断。

【诊断与鉴别诊断】

一、诊断

目前尚缺乏特异性强的诊断指标，根据患者的病史、临床资料，结合量表及有关辅助检查，可初步诊断，确诊有赖于病理诊断。依据美国 NINCDS-ADRDA 标准，很可能是 AD 的标准为：①临床检查确认痴呆，神经心理测试支持；②有 2 个或 2 个以上认知功能障碍；③进行性加重的记忆和其他智能障碍；④无意识障碍，可伴有精神和行为改变；⑤发病多在 60 岁以上；⑥排除其他导致进行性记忆和认知功能障碍的脑部疾病。

二、鉴别诊断

1. 血管性痴呆　见下节。

2. 抑郁症　表现为抑郁心境，精神、运动迟缓，对各种事情缺乏兴趣，睡眠障碍，易疲劳或无力，记忆障碍及认知功能减退。突出特点是抑郁心境，自罪、自愧和自我否定。无失语、失认和失用，抗抑郁治疗有效。

3. 皮克病　早期以人格改变为主，自制力差和社会行为衰退，遗忘出现较晚为特点，空间定向及认知障碍也出现较晚，CT 示额叶和（或）颞叶萎缩。

【治疗】

目前尚无特效治疗，主要是对症治疗。

1. 生活护理　包括使用某些特定的器械等。有效的护理能延长患者的生命及改善患者的生活质量，并能防止摔伤、外出不归等意外的发生。

2. 非药物治疗　包括职业训练、音乐治疗和群体治疗等。

3. 药物治疗

（1）改善认知功能　①胆碱能制剂：目前用于改善认知功能的药物主要是胆碱能制剂，包括乙酰胆碱前体、乙酰胆碱酯酶抑制剂（AChEI）和选择性胆碱能受体激动剂。AChEI 因疗效肯定而被广泛应用，比较有代表性的药物有多奈哌齐、利斯的明、石杉碱甲等。②NMDA 受体拮抗剂：美金刚能够拮抗 N-甲基-D-门冬氨酸（NMDA）受体，具有调节谷氨酸活性的作用，现已用于中晚期 AD 患者的治疗。③临床上有时还使用脑代谢赋活剂如吡拉西坦、茴拉西坦和奥拉西坦；微循环改善药物如麦角生物碱类制剂；钙离子拮抗剂如尼莫地平等。

（2）控制精神症状　很多患者在疾病的某一阶段出现精神症状，如幻觉、妄想、抑郁、焦虑、激越、睡眠紊乱等，可给予抗抑郁药物和抗精神病药物，前者常用选择性 5-HT 再摄取抑制剂，如氟西汀、帕罗西汀、西酞普兰、舍曲林等，后者常用不典型抗精神病药，如利培酮、奥氮平、喹硫平等。这些药物的使用原则是：①低剂量起始；②缓慢增量；③增量间隔时间稍长；④尽量使用最小有效剂量；⑤治疗个体化；⑥注意药物间的相互作用。

4. 支持治疗　重度患者自身生活能力严重减退，常导致营养不良、肺部感染、泌尿系感染、压疮等并发症，应加强支持治疗和对症治疗。

【预后】

AD 的病程为 5~10 年，少数患者可存活 10 年或更长的时间，多死于肺部及泌尿系感染、压疮等并发症。

【预防与调护】

1. 预防　加强锻炼，注意思维能力和记忆力的锻炼。减少铝等重金属摄入，戒烟等。

2. 护理　对 AD 患者的护理要做到高质有效，其关键在于为患者营造一个积极、安全和富有感情色彩的环境。因此，目前提倡居家为主，结合社区、社会设施的护理模式。

血管性痴呆

血管性痴呆（vascular dementia，VaD）是指缺血性、出血性脑血管疾病引起的脑损害所致的痴呆。发病年龄 50~70 岁，男女发病率接近。VaD 在西方国家占痴呆的 15%~20%，我国和日本所占比例比较高，患病率国内报告为 0.43%~2.65%，日本为 4.5%~4.7%，为第二种常见的痴呆。按病因可分为多发性梗死性痴呆、特殊部位单发性梗死性痴呆、动脉硬化性皮层下白质脑病等，其中多发性梗死性痴呆是其主要类型。

【病因病机】

一、西医病因病理

1. 病因与发病机制　一般认为卒中是 VaD 发生的直接原因。研究表明，卒中后认知损害以及痴呆的发生危险显著增高。目前认为 VaD 发生与卒中的部位、数目和大小相关，尤以部位明显；脑血流下降也是引起 VaD 的重要因素。VaD 的发病机制非常复杂，是多种脑血管疾病共同导致的结果。当供应于大脑特定部位如额叶、颞叶、边缘系统的血管发生梗死，一方面可引起该区域的供血不足，另一方面还可因细小梗死致神经元缺血，导致该部位受损而产生痴呆。

多发性梗死性痴呆是 VaD 的最常见类型，是在多次脑缺血基础上变化而来，因此，其主要病因为动脉粥样硬化、动脉狭窄和脑梗死。另外，年龄大、文化层次低、高血压、糖尿病等是其危险因素，目前认为 VaD 也与基因有关。

2. 病理　VaD 是在脑血管病变基础上发生的，故可见脑组织多发性腔隙性病变或大面积梗死及动脉粥样硬化，病变可为弥漫性、多发腔隙性，以皮质或皮质下损害为主。显微镜下可见脑组织内有缺血和坏死的双重改变，神经细胞缺失和染色质的溶解，白质可见脱髓鞘改变及胶质增生，神经细胞变性及胶质细胞增生以血管周围最明显。

二、中医病因病机

本病多因年老体虚，久病耗损，七情内伤等原因导致气血不足，肾精亏耗，脑髓失养或气滞、痰浊血瘀痹阻于脑络而成。

1. 年迈体虚　年迈肾亏，髓海空虚，神机失用，灵机记忆减退，而成愚呆；或肾阴不足，虚火上炎，心肾不交，灼伤心阴，神明失主所致；或阴不制阳，上扰清窍，化风动血而致瘀阻脑络。

2. 久病耗损　久病伤肾，肾亏髓空而为病；或伤及脾胃，气血化生乏源，心气虚衰，精血不足，神明失养。

3. 七情内伤　忧愁思虑，肝失疏泄，气滞而血瘀，蒙蔽清窍；或木郁土壅，化湿生痰，痰浊蒙窍；或因暴怒，肝阳上亢，血随气逆，溢于脉外，瘀阻脑络。

脑为元神之府，灵机出于此，故痴呆病位在脑，与心、肝、脾、肾功能失调有关。肾主髓，髓通于脑，肾亏则脑空，与肾关系尤为密切。其基本病机为髓减脑消，神机失用，以肾精亏虚为本，痰浊瘀血内阻为标，虚实夹杂。

【临床表现】

1. 起病　多数起病突然，亲属一般能说出病人患病具体时间，病情加重常常与反复患脑血管病有关。

2. 智能障碍　以认知功能障碍为主，如记忆力、计算力减退，多为部分性减退；非认知功能受损较轻，可有表情淡漠、焦虑、穿错衣裤等。常呈阶段性进展。

3. 具有神经功能缺损症状和体征　如偏瘫，偏盲，偏身感觉障碍，肌张力增高，锥体束征。患者多有缺血性脑血管病史。

【实验室及其他检查】

1. EGG、脑脊液　无特异性改变。

2. 神经心理学检查　Hachinski 缺血指数量表有助于诊断。

3. 影像学检查　CT 可见脑白质内低密度灶；MRI 可显示脑内多发大小不等或单发的长 T_1、长 T_2 信号，病灶周围脑组织可见萎缩。

【诊断与鉴别诊断】

一、诊断

根据中华医学会神经病学分会意见，诊断分很可能和可能为 VaD 两种，确诊有赖于病理组织学检查。

临床很可能是 VaD：①痴呆符合 DSM-IV-R 的诊断标准，主要表现为认知功能明显下降以及 2 个以上认知功能障碍，其严重程度已干扰日常生活，并经神经心理学测试证实。②临床检查有局灶性神经系统症状和体征，符合 CT、MRI 相应病灶，可有卒中史。③痴呆与脑血管病密切相关，痴呆发生于卒中后 3 个月，并持续 6 个月以上；或认知功能障碍突然加重，或波动，或呈阶梯样逐渐发展。

支持 VaD 诊断：①认知功能损害不均匀性；②人格相对完善；③病程波动，多次脑卒中史；④可呈现步态障碍、假性延髓性麻痹等体征；⑤存在脑血管病的危险因素。

二、鉴别诊断

1. Alzheimer 病　AD 和 VaD 两者均存在认识功能障碍，以下几方面有助鉴别：①AD 呈持续性进行性智能减退，VaD 则呈阶梯性加重；②AD 以神经心理障碍为主，神经功能缺失轻，VaD 有明显的神经功能缺血症状和体征；③影像学检查 AD 有脑萎缩，无局灶性病变，VaD 有局灶性病变；④Hachinski 评分 AD<4 分，VaD>7 分。

2. Binswanger 病　又称皮质下动脉粥样硬化性脑病，表现为进展性痴呆，步态不稳和小便失禁，无失用和失认。CT 显示较对称的脑室周围白质广泛融合的大片状低密度影，且边界欠清；脑室周围白质明显萎缩及双侧脑室不同程度扩大。MRI 侧脑室前角、后角及体部周围均显示对称性月晕状大片 T_1 低信号、T_2 高信号，较 CT 显示更清楚，白质异常面积更大；脑室周围白质明显萎缩及双侧脑室不同程度扩大。

【治疗】

一、治疗思路

痴呆目前是世界上公认的难治性疾病，目前尚无理想疗法，AD 疗效不如 VaD。脑血管性痴呆的治疗原则主要为改善脑血流，预防脑卒中，促进大脑代谢，阻止病情恶化，改善及缓解症状。西医治疗主要是对症治疗，对控制患者的精神状态如欣快、抑郁等有较好疗效；中医治疗补虚益损、解郁散结是其治疗大法。对脾肾不足、髓海空虚之证，宜培补先天、后天，以冀脑髓得充，化源得滋；凡气郁血瘀痰滞者，气郁应开，血瘀应散，痰滞应清，以冀气充血活，窍开神醒。中医在辨证论治基础上加强活血化瘀、化痰益智治疗能延缓痴呆进程，提高生活质量，显示出良好的优势。

二、西医治疗

治疗主要包括控制脑血管危险因素及治疗脑血管病、改善认知功能和对症治疗。

1. 控制脑血管危险因素和治疗脑血管病　是 VaD 治疗最根本的方法。包括抗血小板聚集，降脂，防治高血压、糖尿病等。

2. 认知症状的治疗　胆碱酯酶抑制剂多奈哌齐和非竞争性 NMDA 受体拮抗剂美金刚对 VaD 患者的认知功能可能有改善作用，但这些药物对 VCIND 患者的疗效尚不清楚。维生素 E、维生素 C、钙拮抗剂、吡拉西坦、尼麦角林等可能有一定的辅助治疗作用。

3. 对症治疗　出现的抑郁症状，可选用选择性 5-羟色胺再摄取抑制剂（SSRIs）；出现幻觉、妄想、激越和冲动攻击行为等，可短期使用非典型抗精神病药物如奥氮平、利培酮等。

三、中医治疗

（一）辨证论治

1. 髓海不足证

症状：智力下降，神情呆滞，记忆力和计算力下降，懈怠思卧，齿枯发焦，腰酸腿软，头晕耳鸣，舌体瘦，质淡红，脉沉细弱。

治法：补精填髓养神。

方药：七福饮加减。可酌加紫河车、鹿角胶等填髓益智。

2. 脾肾两虚证

症状：表情呆滞，行动迟缓，记忆力减退，失认失算，口齿不清，腰膝酸软，食少纳呆，少气懒言，流涎，或腹痛喜按，鸡鸣泄泻；舌淡体胖，苔白，脉沉弱。

治法：温补脾肾。

方药：还少丹加减。脾肾阳虚明显者，可用金匮肾气丸、右归丸。

3. 痰浊蒙窍证

症状：表情呆痴，智力减退，或哭笑无常，或默默不语，不思饮食，头晕重，脘腹胀满，口多痰涎，气短乏力，舌质淡，苔腻，脉滑或濡。

治法：健脾益气，豁痰开窍。

方药：洗心汤加减。脾虚明显者，加党参、茯苓；痰浊内盛者，加胆南星、全瓜蒌，重用法半夏、陈皮；郁而化热者，可加黄芩、竹茹。

4. 瘀血内阻证

症状：表情迟钝，言语不利，或思维异常，行为古怪，善忘，易惊恐，肌肤甲错，口干不欲饮，舌质暗或有瘀斑，脉细涩。

治法：活血化瘀，开窍醒神。

方药：通窍活血汤加减。伴有阴血不足者，加制首乌、当归、枸杞子；兼气虚者，加黄芪、白术。

5. 心肝火旺

症状：急躁易怒，善忘，判断错误，言行颠倒，伴眩晕头痛，面红目赤，心烦不寐，多疑善虑，心悸不安，咽干口燥，口臭生疮，尿赤便干，舌质红，苔黄，脉弦数。

治法：清热泻火，安神定志。

方药：黄连解毒汤加减。若心火偏旺者用牛黄清心丸。便秘，加大黄、火麻仁；眩晕头痛，加天麻、钩藤。

（二）常用中药制剂

1. 复方苁蓉益智胶囊　功效：益智养肝，活血化浊，健脑增智。用于轻、中度血管性痴呆肝肾亏虚兼痰瘀阻络证。用法：口服，每次4粒，每日3次。

2. 银杏叶片　功效：活血化瘀，通脉舒络，益气健脑。用法：口服，每次2片，每日3次。

【预后】

预后与引起血管损害的基础疾病和颅内血管病灶的部位有关。平均生存时间为8年，主要死亡原因为肺部感染和心脑血管疾病。

【预防与调护】

1. 预防　VaD具有相对可预防性，对其危险因素的防治十分重要，即使VaD已经发生，纠正危险因素也能延缓病情进展。

（1）减轻或去除危险因素，如控制血压，调整血脂，戒烟。

（2）保持心情舒畅，心态健康向上。

（3）卒中发生后应尽早加强功能锻炼，促进语言等能力恢复。

2. 调护

（1）合理安排患者的生活起居，禁烟酒，低盐、低脂饮食。注意饮食卫生，预防便秘。

（2）加强安全护理。VaD常有运动功能障碍，易于滑倒、跌倒，易造成病人骨折、软组织损伤，诱发病人死亡，应随时陪护。

（3）加强功能训练，尽早对患者进行语言、认知功能的训练。

第八节　重症肌无力

重症肌无力（myasthenia gravis，MG）是一种神经-肌肉接头传递功能障碍的获得性自身免疫性疾病。主要由于神经-肌肉接头突触后膜上乙酰胆碱受体（acetylcholine receptors，AChR）受损引起。临床主要表现为部分或全身骨骼肌无力和极易疲劳，活动后症状加重，经休息和胆碱酯酶抑制剂（cholinesterase inhibitors，ChEI）治疗后症状减轻。发病率为8/10万~20/10万，患病率为50/10万，我国南方发病率较高。

本病可归属于中医学"痿证""睑废""视歧"等范畴。

【病因病理】

一、西医病因病理

（一）病因及发病机制

重症肌无力是一种自身免疫性疾病，其病因尚不明确，可能与胸腺增生、胸腺瘤有关。

临床及动物实验证实重症肌无力是由自身乙酰胆碱受体（AChR）致敏的自身免疫性疾病，病变主要在神经-肌肉接头突触后膜。主要是血清中 AChR 的抗体增加所致，80%~90%的重症肌无力患者血清中可以测到 AChR 抗体。近年来研究表明细胞免疫也参与发病，如辅助性 T 淋巴细胞增加、白介素-2 水平升高等。

几乎所有重症肌无力患者均伴有胸腺组织异常，约 80%患者有胸腺肥大、淋巴滤泡增生。B 细胞在增生的胸腺中产生 AChR 抗体；另一方面，周围淋巴器官和骨髓也可产生 AChR 的 IgG 抗体，进而诱导抗原抗体反应。

另外，重症肌无力的发生与遗传因素有一定关系。

（二）病理

1. 胸腺   80%的重症肌无力患者胸腺重量增加，淋巴滤泡增生，生发中心增多，10%~20%合并胸腺瘤。

2. 神经-肌肉接头   突触间隙加宽，突触后膜褶皱变浅并且数量减少，免疫电镜可见突触后膜崩解，其上 AChR 明显减少，并且可见 $IgG-C_3-AChR$ 结合的免疫复合物沉积等。

3. 肌纤维   肌纤维本身变化不明显，有时可见肌纤维凝固、坏死、肿胀。少数患者肌纤维和小血管周围可见淋巴细胞浸润，称为"淋巴溢"。慢性病变可见肌萎缩。

二、中医病因病机

中医认为导致本病的原因十分复杂，如情志内伤、先天不足、外感湿热、饮食劳倦等均能损伤脏腑精气，导致肌肉筋脉失养，而发为本病。

1. 湿热浸淫   久处湿地，或涉水淋雨，感受外来湿邪，郁久化热，浸淫经脉，气血运行不畅，以致筋脉失于濡养而弛缓不用。

2. 禀赋不足   先天不足，肾阳亏虚，不能温煦脾阳，脾阳不振则水谷精微不能输布；或素体阴虚，肾精不足，肝血亏虚，筋脉失去濡养而痿软不用。

3. 他病累及   久病及肾，可致肾阴肾阳不足，肌肉筋脉失养；或劳倦太过，如久视伤血，久立伤筋，损及气血；或久病入络，气滞血瘀，而致肌肉筋脉痿软不用。

4. 饮食毒物所伤   素体脾胃虚弱，或饮食失节，劳倦思虑过度，或久病致虚，中气受损，脾胃受纳、运化、输布水谷精微的功能失常，气血津液生化之源不足，无以濡养五脏，以致筋骨肌肉失养；脾胃虚弱，不能运化水湿，聚湿生痰，痰湿内停，客于经脉，而致肌肉筋脉痿软不用。

本病病位在筋脉肌肉，但和五脏虚损有关。肝藏血主筋；脾主肌肉四肢，且为后天之本；肾为先天之本，藏精生髓；心主血脉；津生于胃，散布于肺。病机重点在肝肾二脏，多因脏腑虚损，气血阴阳不足，或因虚致实，痰浊、瘀血内生，痹阻经脉，肌肉筋脉失养而发为本病。故病性以虚为主，常夹湿热、瘀血等实邪。五脏病变，皆能发病，且可相互传变。如温热毒邪，伤阴耗气，肺热叶焦，津液失其宣布，五脏失于濡润而发病。脾胃虚弱，化源不足，气血亏虚，五脏失于荣养；或脾气受困，水湿不运，郁而化热，湿热上熏肺叶或下注于肾致肺肾受灼；或脾胃受损，运化失司，导致痰浊内生，阻滞经脉，发为本病。肝肾阴虚，虚火内炽，火灼肺金，又可加重肺热津伤。肾水亏虚，津液匮乏，津血同源，津亏血瘀，或跌仆瘀阻，均可导致脉络失畅，筋脉失养，致使病程缠绵难愈。

久病虚极，脾肾精气虚败，病情危笃。足少阴脉贯行舌根，足太阴脉上行夹咽，连舌本，散于舌下。脾肾精气虚损则舌体失去支持，脾气虚损，无力升清，肾气虚衰，宗气不足，可见舌体瘫软，吞咽、呼吸困难等凶险之候。

【临床表现】

本病可见于任何年龄，小至数月，大至70~80岁。发病年龄有两个高峰：20~40岁发病者女性多于男性，约为3∶2；40~60岁发病者以男性多见，多合并胸腺瘤。少数患者有家族史。常见诱因有感染、手术、精神创伤、全身性疾病、过度疲劳、妊娠、分娩等，有时甚至可以诱发重症肌无力危象。

一、临床体征

1. 受累骨骼肌病态疲劳 肌肉连续收缩后发生严重无力甚至瘫痪，休息后症状减轻。肌无力于下午或傍晚因劳累后加重，晨起或休息后减轻，此种波动现象称之为"晨轻暮重"。

2. 受累肌的分布和表现 全身骨骼肌均可受累，多以脑神经支配的肌肉最先受累。肌无力常从一组肌群开始，范围逐步扩大。首发症状常为一侧或双侧眼外肌麻痹，如上睑下垂、斜视和复视，重者眼球运动明显受限，甚至眼球固定，但瞳孔括约肌不受累。面部肌肉和口咽肌受累时出现表情淡漠、苦笑面容；连续咀嚼无力、饮水呛咳、吞咽困难；说话带鼻音、发音障碍。累及胸锁乳突肌和斜方肌时则表现为颈软、抬头困难、转颈、耸肩无力。四肢肌肉受累以近端无力为重，表现为抬臂、梳头、上楼梯困难，腱反射通常不受影响，感觉正常。

3. 重症肌无力危象 指呼吸肌受累时出现咳嗽无力甚至呼吸困难，需用呼吸机辅助通气，是致死的主要原因。口咽肌无力和呼吸肌乏力者易发生危象，诱发因素包括呼吸道感染、手术（包括胸腺切除术）、精神紧张、全身疾病等。心肌偶可受累，可引起突然死亡。大约10%的重症肌无力出现危象。

4. 胆碱酯酶抑制剂治疗有效 这是重症肌无力一个重要的临床特征。

5. 病程特点 起病隐匿，整个病程有波动，缓解与复发交替。晚期患者休息后不能完全恢复。多数病例迁延数年至数十年，靠药物维持。少数病例可自然缓解。

二、临床分型

1. 成年型（Osserman型）

Ⅰ型（眼肌型5%~20%） 单纯眼外肌受累，出现上睑下垂和复视，预后较好，但对抗胆碱酯酶药物敏感性较差。

ⅡA型（轻度全身型30%） 眼外肌受累开始，四肢肌肉受累轻，进展缓慢，无明显咽喉肌受累，对药物敏感。

ⅡB型（中度全身型25%） 症状较ⅡA型重，常伴有吞咽困难、四肢无力，但呼吸肌受累不明显，药物敏感性欠佳。

Ⅲ型（急性重症型 15%）　呈急性起病伴有延髓性麻痹，症状危重，进展迅速，呼吸肌早期受累，药效差，易出现肌无力危象，死亡率高。

Ⅳ型（迟发重症型 10%）　以Ⅰ或Ⅱ型症状发病，持续 2 年以后症状加重转为此型，症状同Ⅲ型，预后不良。

Ⅴ型（肌萎缩型）　此型合并肌萎缩，较少见。

2. 儿童型　约占我国重症肌无力患者的 10%，大多数病例仅限于眼外肌麻痹，双眼睑下垂可交替出现呈拉锯状。约 1/4 病例可自然缓解，仅少数病例累及全身骨骼肌。

（1）**新生儿型**　约有 10% 的 MG 孕妇可将 AChR 抗体 IgG 经胎盘传给胎儿，患儿出生后即哭声低、吸吮无力、肌张力低、动作减少。经治疗多在 1 周至 3 个月缓解。

（2）**先天性肌无力综合征**　出生后短期内出现持续的眼外肌麻痹，常有阳性家族史，但其母亲未患 MG。

3. 少年型　多在 10 岁后发病，多为单纯眼外肌麻痹，部分伴吞咽困难及四肢无力。

【实验室及其他检查】

1. 血、尿、脑脊液检查正常　常规肌电图检查基本正常。神经传导速度正常。

2. 重复神经电刺激　为常用的具有确诊价值的检查方法。应在停用新斯的明 17 小时后进行，否则可出现假阴性。方法为以低频（3～5Hz）和高频（10Hz 以上）重复刺激尺神经、正中神经和副神经等运动神经。MG 典型改变为动作电位波幅第 5 波比第 1 波在低频刺激时递减 10% 以上或高频刺激时递减 30% 以上。90% 的重症肌无力患者低频刺激时为阳性，且与病情轻重相关。

3. 单纤维肌电图　通过特殊的单纤维针电极测量并判断同一运动单位内的肌纤维产生动作电位的时间是否延长来反映神经-肌肉接头处的功能，此病表现为间隔时间延长。

4. AChR 抗体滴度的检测　对重症肌无力的诊断具有特征性意义。85% 以上全身型重症肌无力患者的血清中 AChR 抗体浓度明显升高，但眼肌型患者的 AChR 抗体升高可不明显，且抗体滴度的高低与临床症状的严重程度并不完全一致。

5. 胸腺 CT、MRI 检查　可发现胸腺增生和肥大。

6. 其他检查　5% 的重症肌无力患者有甲状腺功能亢进，表现为 T_3、T_4 升高。部分患者抗核抗体和甲状腺抗体阳性。

【诊断与鉴别诊断】

一、诊断

根据典型病史，受累骨骼肌无力，晨轻暮重，休息后减轻，活动后加重等症状，一般不难诊断。对有疑问病例下述检查有助明确诊断：

1. 疲劳试验　指令受累骨骼肌持续收缩而导致疲劳现象。如令患者眼球上视或斜视，观察眼睑疲劳而下垂；患者连续讲话后声音降低、口齿不清；持续两臂平举耐力下降等试验可协助诊断。

2. 抗胆碱酯酶药物试验　①新斯的明（neostigmine）试验：新斯的明 0.5～1mg 肌注 20 分

钟后，比较肌注前后肌力的改变，有明显进步者可确诊。对抗新斯的明的毒蕈碱样反应，可同时肌肉注射阿托品 0.5mg。②依酚氯铵（tensilon）试验：依酚氯铵 10mg，用注射用水稀释至 1mL，若静脉注射 2mg 时症状无变化，可将剩余 8mg 全部注入，症状迅速缓解为阳性，约 10 分钟左右恢复原状。

3. 肌电图或 AChR 抗体检查 肌电图检查必须停止服用抗胆碱酯酶药物 17 小时以上，否则容易出现假阴性，低频（2~3Hz 以下）重复神经电刺激时出现动作电位波幅递减超过 15% 以上则对本病有诊断价值。血清中乙酰胆碱受体抗体滴度升高，则对本病的诊断有特征性意义。

二、鉴别诊断

1. 眼肌营养不良症 易与单纯眼肌型重症肌无力相混淆，前者起病隐匿，病情无波动，逐渐出现眼外肌瘫痪和眼球活动固定。抗胆碱酯酶药物治疗无效可资鉴别。

2. 延髓麻痹 是延髓型重症肌无力所需鉴别的疾病，前者病情无波动，表现为持久性的肌无力症状，伴有颅神经受损的阳性体征，如舌肌萎缩、肌束颤动、强哭、强笑等，抗胆碱酯酶药物治疗无效。

3. Lambert-Eaton 肌无力综合征 发病以男性居多，多见于小细胞肺癌或其他恶性肿瘤，多侵犯四肢近端肌肉，而颅神经所支配的肌群却很少受累，血清乙酰胆碱受体抗体水平不增高，对抗胆碱酯酶药物的反应不如重症肌无力明显。用盐酸胍治疗可使症状缓解。

4. 低血钾性周期性麻痹 周期性发作的弛缓性瘫痪，每次起病突然，经数小时乃至数日后恢复，发作时血钾降低，心动过缓，心电图改变，补钾后症状很快缓解。

5. 多发性肌炎 四肢近端肌无力，多伴有肌肉压痛，无晨轻暮重波动现象，病情逐渐进展，血清肌酶明显升高。新斯的明实验阴性，抗胆碱酯酶药治疗无效。

6. 肉毒杆菌中毒 肉毒杆菌作用在突触前膜，阻碍神经-肌肉接头的传递功能，临床表现为对称性脑神经损害和骨骼肌瘫痪，患者有肉毒杆菌中毒的流行病学史，新斯的明试验或依酚氯铵试验阴性，与本病不同。

7. 甲状腺功能亢进肌无力 肌无力呈持续性，无明显波动，新斯的明试验或依酚氯铵试验阴性，抗胆碱酯酶药物治疗无效。

8. 癔症性肌无力 多见于青年女性，与情绪变化有关，病情变化无规律，易接受暗示，借助疲劳试验或抗胆碱酯酶药物可鉴别。

9. 慢性进行性眼外肌麻痹 是一种线粒体肌病，与本病很难鉴别，可做肌肉活检。

【治疗】

一、治疗思路

重症肌无力是一种自身免疫性疾病，病程长，易反复，属于难治性疾病。

治疗上，西医以尽快使肌无力症状得以缓解，防止病情进展为原则。中医方面，虚证以扶正补虚为主。脾气虚弱者，宜健脾益气；脾肾阳虚者，宜温补脾肾；气血不足者，宜补益气血；肝肾阴虚者，宜滋补肝肾；实证宜祛邪和络，湿热阻络者，宜清热化湿通络；虚实夹杂者，又当兼顾之。其中西医结合综合治疗有较大优势，对Ⅰ、Ⅱ型中医药治疗有一定疗效，且副作用少，可以中医药为主，病情较重或肌无力危象则以西药为主，辅以中药可提高危象抢救成功率，减轻激素治疗副作用，还能帮助撤减和调整机体免疫功能。

二、西医治疗

1. 一般治疗 避免各种诱因如疲劳、感染，忌用对神经-肌肉传导阻滞的药物。

2. 抗胆碱酯酶药物 此类药物能抑制胆碱酯酶活力，使 ACh 免于水解，可改善神经-肌肉接头间的传递，使肌力暂时好转，为有效的对症疗法，但不宜长期单独使用。常用溴吡斯的明，作用温和平稳，不良反应小，服药后 2 小时达高峰，作用时间 6~8 小时，蓄积作用小。一般起始剂量为 60mg，每 6~8 小时 1 次，可根据临床表现调整剂量。药物副作用有流涎、出汗、腹痛、腹泻等毒蕈碱样反应，可以同时服用阿托品予以对抗。

3. 病因治疗

（1）肾上腺皮质激素 可抑制自身免疫反应，减少 AChR 抗体的生成及促使运动终板再生和修复，改善神经-肌肉接头的传递功能。适用于各种类型的 MG。

1）冲击疗法：适用于住院危重病例、已用气管插管或呼吸机者。甲泼尼龙 1000mg 静脉滴注，1 次/日，连用 3~5 日，随后地塞米松 10~20mg 静脉滴注，1 次/日，连用 7~10 日。临床症状稳定改善后，停用地塞米松，改为泼尼松 60~100mg 隔日顿服。当症状基本消失后，逐渐减量至 5~15mg 长期维持，至少 1 年以上。若病情波动，则需随时调整剂量。也可一开始就口服泼尼松每天 60~80mg，两周后症状逐渐缓解，常于数月后疗效达高峰，然后逐渐减量。大剂量类固醇激素治疗初期可使病情加重，甚至出现危象，应予注意。

2）小剂量递增法：从小剂量开始，隔日每晨顿服泼尼松 20mg，每周递增 10mg，直至隔日每晨顿服 60~80mg，待症状稳定改善 4~5 日后，逐渐减量至隔日 5~15mg 维持数年。此法可避免用药初期病情加重。

长期应用激素者应注意激素的不良反应，如胃溃疡出血、血糖升高、库欣综合征、股骨头坏死、骨质疏松等。

（2）免疫抑制剂 适用于对肾上腺糖皮质激素疗效不佳或不能耐受，或因有高血压、糖尿病、消化性溃疡而不能用肾上腺糖皮质激素者。应注意药物不良反应，如周围血白细胞、血小板减少，脱发，胃肠道反应，出血性膀胱炎，肝、肾功能受损等。环磷酰胺：成人口服每次 50mg，2~3 日/次，或 200mg，每周 2~3 次静脉注射。儿童口服 3~5mg/（kg·d）；硫唑嘌呤：口服每次 25~100mg，2 次/日，用于类固醇激素治疗不佳者；环孢素 A：口服 6mg/（kg·d），疗程 12 个月。不良反应有肾小球局部缺血坏死、恶心、心悸等。应严密观察血象及肝、肾功能，如出现骨髓抑制或肝、肾功能异常则立即停药。

（3）大剂量静脉注射免疫球蛋白 0.4g/（kg·d），静脉滴注，连续 5 日，用于各种类型危象，副作用较轻。

（4）血浆置换 在肌无力危象发生时，可进行血浆置换，以清除患者血浆中的乙酰胆碱受体抗体，迅速缓解症状。每次交换量为 2000mL 左右，每周 1~3 次，连用 3~8 次。起效快，但疗效持续时间短，仅维持 1 周~2 个月，随抗体水平增高而症状复发且不良反应大，仅适用于危象和难治性重症肌无力。

（5）胸腺切除 适用于合并胸腺瘤的重症肌无力患者，摘除胸腺后症状在近期可能加重，远期疗效较好，但症状严重者不宜手术。若术后病情明显恶化，则考虑辅以血浆置换、肾上腺皮质激素甚至呼吸机支持治疗。

（6）禁用和慎用药物　氨基糖苷类抗生素、新霉素、多黏霉素等可加重神经-肌肉接头传递障碍；奎宁、奎尼丁等药物可以降低肌膜兴奋性；吗啡、安定、苯巴比妥、苯妥英钠、普萘洛尔等药物应禁用或慎用。

4. 危象处理　危象指 MG 患者在某种因素作用下突然发生严重呼吸困难，甚至危及生命。须紧急抢救。危象分三种类型：

（1）肌无力危象　为最常见的危象，疾病本身发展所致，多由于抗胆碱酯酶药量不足。如注射依酚氯铵或新斯的明后症状减轻则可诊断。

（2）胆碱能危象　非常少见，由于抗胆碱酯酶药物过量引起，患者肌无力加重，并且出现明显胆碱酯酶抑制剂的不良反应如肌束颤动及毒蕈碱样反应。可静脉注射依酚氯铵 2mg，如症状加重则应立即停用抗胆碱酯酶药物，待药物排除后可重新调整剂量。

（3）反拗危象　由于对抗胆碱酯酶药物不敏感而出现严重的呼吸困难，依酚氯铵试验无反应，此时应停止抗胆碱酯酶药，对气管插管或切开的患者可采用大剂量类固醇激素治疗，待运动终板功能恢复后再重新调整抗胆碱酯酶药物剂量。

三、中医治疗

（一）辨证论治

1. 脾气虚弱证

症状：疲倦无力，眼睑下垂，面色萎黄，语声低微，食少纳呆，腹胀喜按，大便溏稀，舌质淡，舌体胖嫩，舌苔薄白，脉细弱。

治法：健脾益气。

方药：补中益气汤加减。若脾虚生湿，加薏苡仁、砂仁；若食少纳呆，运化失健者，加麦芽、谷芽；若卫表不固多汗者，加防风、糯稻根。

2. 脾肾阳虚证

症状：四肢倦怠乏力，抬头困难，或自幼双眼下垂，无力抬举，视物时仰首举额张口，或以手提睑，形寒肢冷，面色㿠白，颜面虚浮，腰膝酸软，少腹冷痛，下利清谷，小便清长，舌淡胖，边有齿痕，脉沉迟少力。

治法：温补脾肾。

方药：右归饮加减。若脾肾阴虚，见头晕眼花，耳鸣者，加龟板、鳖甲、何首乌；若形寒肢冷，阳虚明显者，加鹿角霜、淫羊藿、巴戟天。

3. 气血不足证

症状：凝视斜视，睁眼不能，肌肉瘦削，面色少华，爪甲不荣，头晕，神疲乏力，气短懒言，舌质淡，舌体瘦小，舌苔薄白或少苔，脉细弱。

治法：补益气血。

方药：归脾汤加减。

4. 肝肾阴虚证

症状：倦怠乏力，眼睑下垂，复视，口干，纳呆，腰膝酸软，眩晕耳鸣，失眠健忘，大便干结，舌质偏红，舌苔花剥或少苔，脉细弱或细数。

治法：滋养肝肾。

方药：一贯煎加减。兼阳亢者，加石决明、钩藤；有虚热或汗多者，加丹皮、知母。

NOTE

5. 气虚血瘀证

症状：肢体痿废不用，麻木不仁，局部刺痛，有瘀斑，神疲乏力，舌质紫暗，脉虚而涩。

治法：补气活血。

方药：补阳还五汤加减。气虚明显者，加党参、白术；兼阴亏者，加麦冬、枸杞子。

6. 湿热浸淫证

症状：四肢痿软，酸胀，或眼睑下垂，身体困重，胸脘痞闷，舌质红苔黄腻，脉滑数。

治法：清热化湿通络。

方药：加味二妙散加减。热重者，加滑石、黄芩；湿重者，加厚朴、茯苓。

（二）常用中药制剂

1. 补中益气丸　功效：补中益气，升阳举陷。适用于脾胃气虚证。用法：口服，每次 6g，每日 2 次。

2. 参苓白术散　功效：益气健脾，渗湿止泻。适用于脾胃气虚证。用法：口服，每次 6g，每日 2 次。

3. 杞菊地黄丸　功效：滋肾养肝。适用于肝肾阴虚证。用法：口服，每次 6g，每日 2 次。

4. 人参养荣丸　功效：温补气血。适用于气血两虚证。用法：口服，每次 1 丸，每日 2 次。

（三）其他治疗

治法：祛邪通络，濡养筋肉。以手、足阳明经穴和夹脊穴为主。

主穴：上肢：肩髃　曲池　手三里　合谷　外关　颈、胸夹脊

　　　　下肢：髀关　伏兔　阳陵泉　足三里　三阴交　腰夹脊

配穴：湿热浸淫，配阴陵泉、大椎；脾胃虚弱，配脾俞、胃俞、中脘；肝肾阴虚，配肝俞、肾俞、太冲、太溪。上肢肌肉萎缩，在手阳明经上多针排刺；下肢肌肉萎缩，在足阳明经上多针排刺。

操作：夹脊穴向脊柱方向斜刺。肢体穴位可加用灸法，亦可用电针。大椎、尺泽可用三棱针点刺出血。

【预后】

少数病例于发病后 2~3 年内可自然缓解，多数病例需靠药物维持。一般而言，眼肌型预后较好，有些病人可长期保存劳动力和生活能力，有时长期局限于某些肌群，部分眼肌型可在 2 年内发展为全身型重症肌无力。危象是重症肌无力患者最危急的状态，病死率曾为 15.4%~50%，随治疗进展病死率已明显下降。

【预防与调护】

本病为自身免疫性疾病，主要是对肌无力危象的预防。养成良好的起居、饮食、生活习惯，避免感受外邪，加强锻炼，增强体质；禁用或慎用诱发或加重该病的药物，严格按医嘱服药；保持心情舒畅，避免精神刺激；注意休息，防止疲劳；避免引起危象的各种诱因，如防止感冒、避免怀孕等。应给予营养丰富易消化的饮食以增进体质；吞咽困难，咀嚼无力者，给予流质或半流质食物。加强口腔护理，重症肌无力患者由于咀嚼、吞咽困难，伸舌不能，咽反射消失，口腔内常留有食物残渣，加之口腔分泌物过多，易引起口腔感染，必须保持口腔清洁。

下篇 病证诊疗篇

第一节 咳 嗽

咳嗽是指外感或内伤等因素导致肺失宣降，肺气上逆，发出咳声或伴咯痰的一种症状。历代将有声无痰称为咳，有痰无声称为嗽，有痰有声谓之咳嗽。临床上多为痰声并见，难以截然分开，统称咳嗽。

《内经》最早记载咳嗽的病名，并对其病因、症状、证候分类、病理转归、治疗作了较系统的论述。如《素问·宣明五气》说："五气所病……肺为咳。"指出咳嗽的病位在肺。《素问·咳论》中的"五脏六腑皆令人咳，非独肺也。"指出外邪犯肺可以致咳，其他脏腑受邪，功能失调影响于肺亦可致咳，咳嗽不止于肺，亦不离于肺。对后世咳嗽的辨证论治有深远影响。关于咳嗽的治法方药历代均有论述，如汉代张仲景治肺火咳逆的麦门冬汤，至今仍为临床应用。明·张介宾《景岳全书·咳嗽》："咳嗽之要，止惟二证。何为二证？一曰外感，一曰内伤而尽之矣。……但于二者之中当辨阴阳，当分虚实耳。"对咳嗽的辨证分型具有提纲挈领的作用。清·喻昌《医门法律》论述了燥的病机及其伤肺为病而致咳嗽的证治，创立温润、凉润治咳之法；针对新久咳嗽提出"凡邪盛咳频，断不可用劫涩药。咳久势衰，其势不锐，方可涩之"等六条治咳之禁，至今对临床有重要的参考价值。

本病在临床上需与肺胀、哮病相鉴别：肺胀多有咳、喘、哮等长期不愈的病史，咳嗽是肺胀的主要症状之一，在咳嗽的同时，伴有胸部膨满，喘逆上气，烦躁心慌，甚至面目紫暗，肢体浮肿等症，病情缠绵，经久难愈。哮病发病过程中也会兼见咳嗽，但以哮喘为其主要症状，主要表现为喉中哮鸣有声，呼吸气促困难，甚则喘息不能平卧，发作与缓解均迅速。

西医学中的急慢性支气管炎、支气管扩张、咳嗽变异性哮喘、肺炎、肺结核等以咳嗽为主要表现者，均可参考本节内容辨证论治。

【病因病机】

咳嗽可分为外感、内伤两大类。外感咳嗽为六淫外邪侵袭肺系；内伤咳嗽为脏腑功能失调，内邪干肺。凡外感、内伤等因素均可导致肺气宣降失常，肺气上逆，发为咳嗽。

1. 外感 一般认为，六淫外邪，在肺的卫外功能减弱或失调的情况下，均可乘虚或从口鼻而入，或从皮毛侵袭，伤及肺系，使肺气不清，肺失宣降，气机上逆引起咳嗽。《河间六书·咳嗽论》"寒、暑、燥、湿、风、火六气，皆令人咳嗽"即是此意。但由于四时主气的不同，因而人体所感受的致病外邪亦有区别，其中以风、寒、热、燥关系密切，故临床以风寒、风热、燥邪咳嗽较为多见，张景岳曾倡"六气皆令人咳，风寒为主"之说，认为风邪夹寒者居多。

2. 内伤 脏腑功能失调，内邪干肺，可分为肺脏自病和其他脏腑病变涉及于肺两种。

（1）肺脏自病　常由肺系多种疾病迁延不愈，阴伤气耗，肺的主气功能失常，肃降无权而致肺气上逆为咳。肺阴亏耗，失于清润，气逆于上，引起咳嗽而痰少；肺气不足，清肃无权，引起咳嗽气短。

（2）他脏及肺

1）痰湿蕴肺：由饮食生冷，嗜酒过度，过食肥甘厚腻或辛辣刺激之品，损伤脾胃，脾失健运，不能输布水谷精微，酿湿生痰，上渍于肺，痰壅肺气，肺气不清，宣降失司而发为本病，此即"脾为生痰之源，肺为贮痰之器"之谓。如痰湿蕴肺，久蕴化热，痰热壅肺，则可表现为痰热咳嗽。

2）肝火犯肺：肝与肺以经脉相连，肝气升发，肺气肃降，相互制约，相互协调，则人体气机升降正常。若因情志抑郁，肝失条达，气机不畅，日久化火，火气循经上逆犯肺，肺气不清，肺失肃降，则致咳嗽，称为"木火刑金"。

咳嗽病位在肺，多为外感和内伤两大因素引起。外感以六淫为主，其他如粉尘、烟雾、异味刺激亦可引发咳嗽；内伤多涉及肝脾，日久及肾。无论病起于肺或由他脏之病累及于肺，均可致肺失宣降，肺气上逆而发咳嗽。正如《医学三字经·咳嗽》所说："是咳嗽不止于肺，而亦不离于肺也。"同时外感、内伤亦可相互影响，交互致病。

【辨病思路】

咳嗽常见于呼吸系统疾病，如急性气管-支气管炎、慢性支气管炎、支气管扩张、肺炎、咳嗽变异性哮喘、肺结核、肺癌和肺纤维化等。

1. 急性气管-支气管炎　多见于气候寒冷之时，因外感引发。表现为咳嗽、咯痰或无痰，胸部X线检查可正常或见肺纹理增粗。

2. 慢性支气管炎　多因咳嗽反复发作而成，一般每年发作3个月，至少连续两年，肺功能检查可呈阻塞性通气功能障碍，胸部X线检查可无异常表现，或肺纹理增粗紊乱。

3. 支气管扩张　表现为慢性咳嗽，咯吐脓痰和反复咯血，起病多在儿童和青年。胸部X线表现为轨道征或卷发样阴影。

4. 肺炎　多因病原微生物感染引起，表现为咳嗽、发热、寒战等症。血常规检查，可见白细胞增多或降低，胸部X线多见片状实变影。

5. 肺结核　多因结核分枝杆菌引起，表现以咳嗽，干咳为主，痰中带血或咯血，伴低热，多在午后或傍晚，晨起消退，盗汗，乏力，倦怠。痰中找到结核菌是确诊肺结核病的主要依据，但检出率低。故X线检查是肺结核病发现和诊断的主要手段之一。根据临床类型不同可呈多种表现。

6. 肺癌　为肺部恶性肿瘤，表现为原因不明的咳嗽，为刺激性干咳，病程较长，咯痰，痰中带血或鲜血，胸痛，身体消瘦。胸部X线检查可见肺部实质性肿块或肺叶不张。组织学检查可确诊。

7. 特发性肺间质纤维化　为原因不明的肺间质性疾病，临床表现为刺激性干咳，并呈进行性呼吸困难。胸部X线显示双中下肺野的网状阴影，肺功能呈限制性通气功能障碍。

8. 咳嗽变异性哮喘　以咳嗽为主要表现，灰尘、油烟、冷空气等容易诱发咳嗽，常有个人过敏史，对抗生素治疗无效，支气管激发试验可鉴别诊断。

【辨证论治】

咳嗽的治疗应首辨外感与内伤。外感咳嗽多为新病，起病急，病程短，常伴恶寒、发热、头痛等肺卫表证，一般属于邪实。内伤咳嗽多为久病，常反复发作，病程长，多为虚实夹杂，本虚标实。治疗上外感咳嗽应祛邪利肺，根据风寒、风热、风燥之不同，进行辨治；内伤咳嗽，以标实为主者，治以祛邪止咳，本虚为主者，治以扶正补虚，同时还应从整体出发，注意肝、脾、肾的调节。临证勿见咳止咳，以免影响痰液排出并掩盖病情。

一、外感咳嗽

1. 风寒袭肺证

症状：咳声重浊，气急，咽痒，咯痰稀薄色白，常伴鼻塞，流清涕，头痛，肢体酸楚，恶寒发热，无汗等表证，舌苔薄白，脉浮或浮紧。

治法：疏风散寒，宣肺止咳。

方药：三拗汤合止嗽散加减。咳嗽较甚者，加枇杷叶、款冬花祛痰止咳；咽痒甚者，加牛蒡子、蝉蜕祛风止痒；鼻塞声重者，加辛夷、苍耳子宣通鼻窍。

2. 风热犯肺证

症状：咳嗽，咯痰不爽，痰黄或黏稠，喉燥咽痛，常伴恶风身热，头痛肢楚，鼻流黄涕，口渴等表证，舌苔薄黄，脉浮数或滑数。

治法：疏风清热，宣肺止咳。

方药：桑菊饮加减。咳嗽甚者，加前胡、瓜蒌、浙贝母清宣肺气，化痰止咳；咽喉疼痛，声音嘶哑者，加射干、牛蒡子、玄参清热利咽；肺热内盛，身热较著者，加黄芩、知母清泄肺热。

3. 风燥伤肺证

症状：喉痒干咳，无痰或痰少而黏连成丝，咯痰不爽，或痰中带有血丝，咽喉干痛，唇鼻干燥，口干，常伴鼻塞，头痛，微寒，身热等表证，舌质干红少津，苔薄白或薄黄，脉浮数或小数。

治法：疏风清肺，润燥止咳。

方药：桑杏汤加减。津伤较甚者，加麦冬、玉竹、芦根滋养肺阴；痰中带血者，加生地黄、白茅根清热凉血止血；若燥证与风寒并见，兼有恶寒发热，头痛无汗，舌苔薄白而干，则以杏苏散加减。

二、内伤咳嗽

1. 痰湿蕴肺证

症状：咳嗽反复发作，尤以晨起咳甚，咳声重浊，痰多、黏腻或稠厚成块，色白或带灰色，胸闷气憋，常伴体倦纳呆，脘痞腹胀，大便时溏，舌苔白腻，脉濡滑。

治法：燥湿化痰，理气止咳。

方药：二陈汤合三子养亲汤加减。胸闷脘痞者，加苍术、厚朴健脾燥湿化痰；若寒痰较重，痰黏白如泡沫，怯寒背冷者，加干姜、细辛以温肺化痰；脾虚证候明显者，加党参、白术以健脾益气。

2. 痰热郁肺证

症状：咳嗽气息急促，或喉中有痰声，痰多黏稠或为黄痰，咳吐不爽，或痰有热腥味，或咳吐血痰，胸胁胀满，或咳引胸痛，面赤，或有身热，口干欲饮，舌质红，舌苔薄黄腻，脉滑数。

治法：清热肃肺，化痰止咳。

方药：清金化痰汤加减。痰黏稠，咳吐不爽者，加远志、海浮石、天花粉清润散结；若胸满咳逆，痰涌便秘者，加葶苈子、芒硝泻肺通腑化痰；若热甚伤津，口干舌红少苔者，加北沙参、麦冬、芦根以养阴生津。中成药可选用蛇胆川贝液。

3. 肝火犯肺证

症状：上气咳逆阵作，咳时面赤，常感痰滞咽喉，咯之难出，量少质黏，或痰如絮状，咳引胸胁胀痛，咽干口苦，症状随情绪波动而增减，性急易怒，舌红或舌边尖红，舌苔薄黄少津，脉弦数。

治法：清肝泻肺，化痰止咳。

方药：黛蛤散合泻白散加减。火旺者，加栀子、丹皮清肝泻火；胸闷气逆者，加葶苈子、瓜蒌、枳壳利气降逆；咳引胁痛者，加郁金、丝瓜络、香附理气和络。

4. 肺阴亏耗证

症状：干咳，咳声短促，痰少黏白，或痰中带血丝，或声音嘶哑，口干咽燥，常伴有午后潮热，手足心热，夜寐盗汗，日渐消瘦，神疲，舌红少苔，脉细数。

治法：滋阴润肺，化痰止咳。

方药：沙参麦冬汤加减。若身热久咳，可用桑白皮易桑叶，加地骨皮、丹皮以泻肺清热；咳甚者，加川贝母、杏仁、百部润肺止咳；若肺气不敛，咳而气促，加五味子、诃子以敛肺止咳；若气虚咳声低微者，加太子参、黄芪等以补益肺气。

第二节　心　悸

心悸是指病人自觉心中悸动不安，甚至不能自主的一种病证。多由气血阴阳亏虚，或痰饮瘀血阻滞，致心失所养，或心神被扰。心悸常为阵发性，可与胸闷、气短、失眠、眩晕、耳鸣等症状同时并见。

《内经》虽无心悸之名，但对其表现与病因进行了阐述。如《素问·痹论》说："心痹者，脉不通，烦则心下鼓。"《素问·举痛论》说："惊则心无所倚，神无所归，虑无所定，故气乱矣。"《素问·平人气象论》说："脉绝不至曰死，乍疏乍数曰死。"这是最早对严重脉律失常（常见心悸）的预后进行阐述。汉代张仲景称之为惊悸、心下悸，认为惊扰、水饮、虚劳可以致心悸，提出了基本治则和常用方药，如炙甘草汤。唐宋以后医家丰富了对心悸的认识，如《千金要方·心藏脉论》认为"虚则惊掣心悸，定心汤主之"，提出了因虚致悸。《丹溪心法·惊悸怔忡》提出心悸当"责之虚与痰"。明代《医学正传·惊悸怔忡健忘证》详细阐述了惊悸与怔忡的异同，指出："怔忡者，心中惕惕然动摇而不得安静，无时而作者是也；惊悸者，蓦然而跳跃惊动，而有欲厥之状，有时而作者是也。"清代《医林改错》则强调瘀血内阻导致心悸，并用血府逐瘀汤治疗。

【病因病机】

凡七情过度、心血亏虚、阴虚火旺、心脉瘀阻、水饮凌心皆可导致心失所养，心神被扰而发为心悸。

1. 七情过度　平素心虚胆怯，情绪过于波动，如大怒、大惊、大恐等，均可内扰心神，发为心悸。

2. 心血亏虚　久病失养，素体血虚，或统摄乏力，失血过多，或思虑过度，耗伤心血，均可导致心血亏虚，心失所养，发为心悸。

3. 阴虚火旺　禀赋不足，久病体虚，肾精亏耗，均可导致肾阴不足，水不济火，虚火妄动，上扰心神，发为心悸。

4. 心脉瘀阻　阴亏津少，血行不畅，或心气不足，鼓动乏力，或风寒湿邪，搏于血脉等，均可导致瘀血内停，营血运行不畅，发为心悸。

5. 水饮凌心　脾肾阳虚，水饮内停，上犯于心，心为所扰，发为心悸。

6. 感受外邪　温病、疫毒灼伤营阴，致心失所养，或邪毒内扰心神，发为心悸。

7. 药物中毒　药物过量或毒性较剧，损及于心，可致心悸。如附子、乌头，或西药锑剂、洋地黄、奎尼丁、肾上腺素、阿托品等，用药过量或不当时，均能引发心悸。

总之，心悸既可由外因引起，也常由内因所致；既可由生理因素引起，也可由病理因素所致；病程可长可短，病情可轻可重。其基本病机为心失所养，或心神被扰，病位在心，与肝、脾、肾相关。

【辨病思路】

心悸的发生机制，目前尚不十分清楚，一般认为与心率变化、心输出量变化和心律失常有关。心悸作为一种临床症状，不应将其与心脏病完全等同起来。临床工作中，对心悸可参考本节内容进行辨治。

1. 心脏搏动增强　心肌收缩力增强所致的心悸可分为两类：

（1）生理性

1）剧烈运动或精神过度紧张时。

2）饮用刺激性饮料，如烈酒、浓茶或咖啡后。

3）应用某些药物，如肾上腺素、麻黄碱、阿托品、甲状腺素片等。

（2）病理性

1）心室肥大　高血压心脏病、心脏瓣膜病变（如主动脉瓣关闭不全、二尖瓣关闭不全等）所致的心室肥大等均可出现心悸。

2）其他　如甲状腺功能亢进、贫血、发热、低血糖、嗜铬细胞瘤等均可导致心率加快、心搏出量增加而出现心悸。

2. 心律失常

（1）心动过速　窦性心动过速、阵发性室上性心动过速、室性心动过速等发作时均可出现心悸。

（2）心动过缓　显著的窦性心动过缓、房室传导阻滞、病态窦房结综合征等均可出现心悸。

（3）其他 房性、交界性和室性早搏、房颤、心房扑动等均可出现心悸。

3. 心脏神经官能症 多见于女性，临床表现除心悸外，尚有心率加快，常伴有疲乏、失眠、头晕、头痛、耳鸣、记忆力减退等神经衰弱症状，且往往在紧张、焦虑、情绪激动时易于发生。

4. β受体亢进综合征 表现为心悸、心动过速、胸闷、头晕，心电图表现为窦性心动过速、轻度 ST 段下移、T 波低平或倒置。心得安试验阳性。

5. 更年期综合征 在绝经期后出现一系列内分泌与自主神经功能紊乱的症状，心悸也是其中一个症状。

【辨证论治】

心悸的辨证，应了解其发作的诱因、出现的频率、持续的时间、缓解的方式、伴随的症状等。分清内外虚实，掌握轻重缓急。若为虚证，需区分其所属脏腑、气血、阴阳。若为实证，还需区分其源于瘀血、痰热、水饮。

惊悸与怔忡的鉴别对临床工作有一定的指导意义。惊悸往往由外因所致，时发时止，病情相对较轻，患者全身状况参差不一，病程较短；怔忡多由内因所致，易于诱发，病情相对较重，患者全身状况一般较差，病程较长。实际工作中也不乏虚实夹杂，病情复杂的病例，需审慎辨别。

心悸的治疗应本着"虚则补之，实则泻之"的治疗原则，针对虚实不同证型，选择不同的治法和方药。对虚实夹杂，错综复杂者，常宜标本兼治，可根据病情选择先攻后补，先补后攻，或攻补兼施。

1. 心虚胆怯证

症状：心悸，多有诱因，坐卧不宁，失眠多梦，恶闻声响，善惊易恐，舌淡苔薄，脉数或虚弦。

治法：安神定志，镇惊宁心。

方药：安神定志丸加减。如兼有心阴不足，可加柏子仁、酸枣仁；气虚明显时，加黄芪以增强益气之功。

2. 心血亏虚证

症状：心悸，面色无华，头晕乏力，倦怠懒言，舌质淡红，脉细弱。

治法：补血养心，益气安神。

方药：归脾汤加减。气虚甚者，重用人参、黄芪、炙甘草；血虚甚者，加熟地黄、白芍、阿胶；心动悸，脉结代者，可用炙甘草汤益气养血，滋阴复脉。

3. 阴虚火旺证

症状：心悸，心烦失眠，头晕目眩，耳鸣腰酸，舌质红，少苔或无苔，脉细数。

治法：滋阴清火，养心安神。

方药：天王补心丹合朱砂安神丸加减。前方适用于阴虚血少之心悸，后方用于阴血不足虚火亢盛者；若五心烦热，腰膝酸软者，可用知柏地黄丸加减。

4. 心脉瘀阻证

症状：心悸，胸闷烦躁，胸痛，时作时止，可见唇甲青紫，舌质紫暗，脉涩或结代。

治法：活血化瘀，理气通络。

NOTE

方药：桃仁红花煎加减。常加桂枝、甘草以通心阳；龙骨、磁石以宁心安神。气滞血瘀者，加柴胡、枳壳、木香；因虚致瘀者，加黄芪、党参。

5. 水饮凌心证

症状：心悸，胸脘胀满，恶心欲吐，可见小便短少，下肢浮肿，肢端寒冷，甚者咳喘，不能平卧，舌质淡暗，舌苔白滑，脉弦滑。

治法：温化水饮，通阳化气。

方药：苓桂术甘汤加减。若心悸兼有喘咳，畏寒，浮肿明显者，可用真武汤加减，以温肾助阳，化湿利水。

6. 邪毒犯心证

症状：心悸，胸闷，气短，左胸隐痛，发热，恶寒，咳嗽，舌质红，苔薄黄，脉细数或结代。

治法：清热解毒，益气养阴。

方药：银翘散加减。热毒盛者，加大青叶、板蓝根；若夹血瘀，加丹皮、丹参、红花；夹湿热，加茵陈、苦参、佩兰；若邪毒已去，气阴两虚为主者，用生脉散加味。

第三节　胸痹心痛

胸痹心痛是以胸部闷痛，甚则胸痛彻背，喘息不得卧为主症的一种病证。轻者胸闷如窒，呼吸欠畅，心前区、胸膺、背部、肩胛间区隐痛或绞痛，历时数分钟至十余分钟，反复发作，经休息或服用药物后可迅速缓解；重者则有胸痛，胸痛彻背，背痛彻胸，休息或服用药物后仍持续不能缓解，大汗淋漓，又名真心痛。

据历代文献记载，古代胸痹心痛范围可涉及心、肺、食道、胃、纵隔等多种疾病，本篇胸痹心痛则专指由心脉病变引起之病证。

胸痹最早见于《内经》。《灵枢·五邪》篇指出："邪在心，则病心痛。"《素问·脏气法时论》："心病者，胸中痛，胁支满，胁下痛，膺背肩胛间痛，两臂内痛。"《素问·缪刺论》有"卒心痛""厥心痛"之称。《灵枢·厥病》："真心痛，手足青至节，心痛甚，旦发夕死，夕发旦死。"《金匮要略》为胸痹心痛设专篇论述，强调了胸阳不振、阴寒之邪痹阻心脉的主要病机，并制定了瓜蒌薤白半夏汤等多首方剂进行辨证论治。宋代、金元时期，关于胸痹心痛的论述更多，治疗方法也颇为丰富。如宋代《太平圣惠方》将胸痹心痛并列，在"治卒心痛诸方""治久心痛诸方""治胸痹诸方"等篇中，收集治疗本病的方剂甚丰，芳香、温通、辛散之品，每与益气、养血、滋阴、温阳之药相互为用。金元时期刘完素在《素问病机气宜保命集》区分"热厥心痛"和"寒厥心痛"而论治。元代危亦林《世医得效方》提出用苏合香丸"治卒暴心痛"，丰富了胸痹心痛的治疗内容。明代王肯堂《证治准绳》用失笑散及大剂桃仁、红花、降香等治疗瘀血心痛。清代陈念祖《时方歌括》以丹参饮治心腹诸痛，王清任《医林改错》以血府逐瘀汤治疗胸痹心痛，从而发展了活血化瘀的治疗方法，沿用至今。

胸痹心痛当与胃脘痛、悬饮相鉴别。胸痹心痛多因心脉痹阻、气血不畅所致，痛在膈上，呈发作性或持续性；胃脘痛多因胃部郁滞，气机不畅所致，痛在膈下之胃脘，呈饥饿性疼痛或饱餐后疼痛，多伴有泛酸、嗳气、呃逆、嘈杂等胃部症状。悬饮为胸胁胀痛，持续不解，多伴有咳唾、转侧、呼吸时疼痛加重，肋间饱满，并有咳嗽、咯痰等肺系证候。真心痛乃胸痹心痛的进一步发展，症见心痛剧烈，甚则持续不解，伴有汗出、肢冷、面白、唇紫、手足青至节，甚至出现心衰、脉律紊乱、厥脱等危急重症。

【病因病机】

本病证的发生多与寒邪内侵、饮食失调、情志失节、劳倦内伤、年迈体虚等因素有关。其病机有虚实两方面，实为寒凝、血瘀、气滞、痰浊，痹阻胸阳，阻滞心脉；虚为气虚、阴伤、阳衰，肝、脾、肾亏虚，心脉失养。

1. 寒邪内侵　寒主收引，既可抑遏阳气，所谓暴寒折阳，又可使血行瘀滞，发为胸痹。或素体阳虚，胸阳不振，则阴寒之邪乘虚而入，寒凝气滞，寒邪伤阳导致胸阳不展，血行不畅，痹阻胸阳，发为胸痹。

2. 饮食失调　饮食不节，过食膏粱厚味，或嗜好烟酒，以致损伤脾胃，运化失健，聚湿生痰，上犯心胸，阻遏心阳，使胸阳不展，气机不畅，心脉痹阻发为胸痹。或嗜食辛辣醇酒厚味，以致湿热内蕴，湿郁成痰，热郁化火，痰火犯于心胸，心阳被遏，痰浊痹阻，留恋日久，痰阻血瘀，痰瘀互结，发为胸痹。

3. 情志失调　忧思伤脾，脾失健运，津液不布，聚湿生痰。郁怒伤肝，肝失疏泄，肝郁气滞，甚则气郁化火，灼津为痰。气滞、痰阻均可使血行不畅，而致气滞血瘀，或痰瘀交阻，胸阳不运，心脉痹阻，不通则痛，而发胸痹。

4. 劳倦内伤　劳倦久病，脾胃虚弱，运化失职，致气血亏虚，心脉失养，拘急而痛。积劳伤阳，心肾阳虚，鼓动无力，胸阳不展，阴寒内侵，血脉不畅，发为胸痹。

5. 年迈体虚　年老者，肾气自半，精血渐亏。肾阳虚衰，则不能鼓动五脏之阳，致心气不足，或心阳不振，血脉失于温运，痹阻不畅，发为胸痹；肾阴亏虚，则不能濡养五脏，水不涵木，不能上济于心，心肝火旺，心阴耗伤，心脉失于濡养，发为胸痹；心阴不足，心火炽盛，下灼肾水，进一步耗伤肾阴；心肾阳虚，痰饮乘于阳位，阻滞心脉。以上诸虚，可因虚致实，导致寒凝、气滞、血瘀、痰浊，而使胸阳失运，心脉阻滞，发为胸痹。

胸痹心痛的主要病机为心脉痹阻，病位在心，涉及肝、脾、肾等脏。临床主要表现为本虚标实，虚实夹杂，在本病证的形成和发展过程中，大多因实致虚，亦有因虚致实者。本虚有气虚、气阴两虚及阳气虚衰；标实有血瘀、寒凝、痰浊、气滞，且可相兼为病，如气滞血瘀、寒凝气滞、痰瘀交阻等。

【辨病思路】

冠心病心绞痛、急性心肌梗死等表现为胸痹心痛临床特征者，可参照本节辨证论治，临床上需与急性肺栓塞、夹层主动脉瘤、气胸、胸膜炎、心包炎等鉴别。

1. 心绞痛　多数在40岁以上，男性多于女性。典型特点是阵发性的前胸压榨性疼痛，主要位于胸骨后部，少数在心前区或剑突下，可放射至左上肢，常在劳累、情绪激动、饱食、受寒等诱因下发生，持续数分钟，常迫使患者立即停止活动，休息或用速效硝酸酯制剂可很快缓解。部分患者表现为胸闷或不适感，而非疼痛；有的患者可在休息或睡眠中发生胸痛（卧位型心绞痛）。发作时多数患者心电图可见缺血性 ST 段压低或 T 波变化，变异型心绞痛发作时 ST 段抬高，心绞痛缓解后，异常的 ST 段和 T 波变化可恢复正常。心电图正常的患者可做运动负荷试验以诱发心绞痛，或者行核素心肌显影，或行选择性冠状动脉造影，可明确冠状动脉病变。

2. 急性心肌梗死　本病疼痛部位与心绞痛相仿，但性质更剧烈，持续时间长，可达数小时，休息和含用硝酸甘油多不能使之缓解，常伴有休克、心律失常及心力衰竭。心电图特征性改变及血清心肌坏死标志物的增高可明确诊断。

为了及早诊断，临床需以心肌标记物为核心检查项目进行动态监测，冠脉造影是诊断的金标准。

3. 夹层主动脉瘤　常有高血压或动脉粥样硬化病史。特征表现是突然出现的胸骨后或心前区撕裂样剧痛或烧灼感，疼痛可放射到背、腰、骨盆、下肢或头颈、上肢，疼痛持续不缓解，或突然缓解。双上肢血压可有不对称。心电图无心肌梗死特征。X线检查可见主动脉阴影增宽。超声检查、主动脉增强 CT 检查有助于诊断。

4. 急性肺栓塞　多见于有心脏病史、近期手术或外伤后久卧少动等存在右心或体循环静脉血栓危险的患者。表现为突发性胸痛、咯血、呼吸困难和紫绀，单侧下肢水肿。疼痛多为刺痛、绞痛，部位在胸骨后，向肩部放射，随呼吸加重，伴有发热、咳嗽、咯血。病变部位有浊音，并可闻及胸膜摩擦音。X线摄片、心电图检查进行初步筛查，胸部增强 CT 扫描和选择性肺动脉造影有助于诊断。

5. 气胸　呈突发胸痛，多于剧烈活动后出现，伴咳嗽、呼吸困难、心悸、汗出等症状，体检患侧胸部叩诊呈鼓音、听诊呼吸音消失。结合胸片检查可确诊。

6. 肺部炎症　凡肺部的炎症侵犯到壁层胸膜时均可引起胸痛，如肺炎、肺脓肿、肺结核、肺真菌感染、肺阿米巴病等。以感染症状为主，胸痛仅为其中的伴随症状。

7. 浆膜炎症　心包炎、胸膜炎可以引起胸痛。前者多为心前区刺痛，可闻及心包摩擦音，急性心包炎心电图可见多数导联 ST 段呈弓背向下型的抬高。胸膜炎胸痛多位于腋前线及腋中线附近，随呼吸和咳嗽加剧，患侧呼吸运动受限，可闻及胸膜摩擦音。X线摄片和超声检查有助于诊断。

8. 肋间神经痛　本病疼痛常沿一根或数根肋间神经支配区分布，但并不一定局限在胸前，呈刺痛或灼痛，多为持续性而非发作性，咳嗽、深呼吸和身体转动可使疼痛加剧，沿神经分布区有压痛，手臂上举活动时局部有牵拉疼痛。

9. 肋软骨炎　多见于青壮年，女性略多。好发于 2~4 肋软骨，同侧上肢活动、侧身、咳嗽时疼痛加剧，局部增粗、隆起、肿胀，有明显压痛。

10. 心脏神经官能症　多见于 20~40 岁青壮年，女性较多。患者常诉胸痛，但为短暂（几秒钟）的刺痛或持久（几小时）的隐痛，善太息。胸痛部位多在心尖部，或经常变动部位不定；多于静息时发作、活动后反而减轻。含服硝酸甘油无效。患者常情绪易激动、焦虑，伴有失眠、心悸、自汗、疲乏、头痛、眩晕及其他神经衰弱的症状。

11. 不典型疼痛　还可见于食管病变、膈疝、消化性溃疡、肠道疾病、颈椎病等疾病。

临床上，必须认真对胸痛患者进行鉴别诊断，坚持辨病为先，尤其对于危及生命的急性胸痛，如急性心肌梗死、急性肺栓塞、主动脉夹层瘤、张力性气胸等，必须重点一一排查。

【辨证论治】

辨证要点应注意辨胸痹之虚实。虚当辨气虚、阴虚、阳虚。气虚常伴见疲乏，气短，舌淡胖有齿痕；阴虚伴见心烦，口干，盗汗，舌红苔少，脉细数；阳虚在气虚基础上伴见畏寒肢冷，舌淡苔白，脉沉迟。实当辨气滞、血瘀、痰阻、寒凝和痰热内郁。气滞表现为胀痛，与情绪相关，苔薄白，脉弦；血瘀表现为刺痛，固定不移，夜间发作，舌暗或见瘀点、瘀斑，脉涩或结代；痰阻表现为闷痛，肢体沉重，苔腻，脉濡或滑；寒凝表现为胸痛较剧，遇寒加重，舌淡苔白，脉沉或紧；痰热内阻表现为胸痛烦闷，口干口苦，大便秘结，舌红苔黄腻，脉滑数。

疼痛持续时间短暂，瞬息即逝者多轻；持续时间长，反复发作者多重；若持续数小时至数日者常为重症或危候。疼痛遇劳发作，休息或服药后能缓解者为顺症，服药后难以缓解者常为危候。

胸痹心痛治疗重在分清标本虚实，权衡轻重，以"通""补"为大法。胸痹心痛当时多以实为主，大抵先从祛邪入手，然后再予扶正；若虚实并见者，应扶正祛邪兼顾。实则泻之，以行气活血、辛温通阳、涤痰泻热为主；虚则补之，以补气、补阳或益气养阴为主。

1. 心血瘀阻证

症状：心胸疼痛，如刺如绞，痛有定处，入夜为甚，甚则心痛彻背，背痛彻心，或痛引肩背，暴怒或劳累后加重，舌质紫暗，有瘀斑，苔薄，脉弦涩，或结、代。

治法：活血化瘀，通脉止痛。

方药：血府逐瘀汤加减。瘀血痹阻重证，胸痛剧烈，可加乳香、没药、降香、丹参等以加强活血理气之功；若血瘀气滞并重，胸闷痛甚，可加沉香、檀香、荜茇以辛香理气止痛；若寒凝血瘀或阳虚血瘀，伴畏寒肢冷，脉沉细或沉迟者，可加桂枝或肉桂、细辛、高良姜、薤白，或人参、附子等益气温阳；若气虚血瘀，伴气短乏力，自汗，脉细弱或结代者，当益气活血，用人参养荣汤合桃红四物汤，重用人参、黄芪等益气祛瘀之品。

2. 气滞心胸证

症状：心胸满闷，隐痛阵作，痛有定处，遇情志不遂时诱发或加剧，或兼有脘胀嗳气，时欲太息，或得嗳气、矢气则舒，苔薄或薄腻，脉细弦。

治法：疏肝理气，活血通络。

方药：柴胡疏肝散加减。胸闷心痛明显，为气滞血瘀之象，可合用失笑散或丹参饮以增强活血行瘀、散结止痛之作用；气郁日久化热，心烦易怒，口干便秘，舌红苔黄，脉弦数者，用丹栀逍遥散加减以疏肝清热；便秘重者，加当归龙荟丸。

3. 痰浊闭阻证

症状：胸闷重而心痛微，痰多气短，肢体沉重，形体肥胖，遇阴雨天诱发或加重，倦怠乏力，纳呆便溏，咯吐痰涎，舌体胖大，边有齿痕，苔浊腻或白滑。

治法：通阳泄浊，豁痰宣痹。

方药：栝楼薤白半夏汤合涤痰汤加减。两方均能温通豁痰，前方偏于通阳行气，用于痰阻气滞，胸阳痹阻者；后方偏于健脾益气，豁痰开窍，用于脾虚失运，痰阻心窍者。痰浊郁而化热者，用黄连温胆汤加郁金；痰热兼有郁火者，加海浮石、海蛤壳、栀子、天竺黄、竹沥；大便干结，加桃仁、大黄；痰浊与瘀血并见者，合桃红四物汤。

4. 寒凝心脉证

症状：猝然心痛如绞，心痛彻背，喘不得卧，多因气候骤冷或骤感风寒而发病或加重，心悸，胸闷气短，手足不温，冷汗出，面色苍白，苔薄白，脉沉紧或沉细。

治法：辛温散寒，宣通心阳。

方药：枳实薤白桂枝汤合当归四逆汤加减。两方均能辛温散寒，助阳通脉，前方重在通阳理气，用于胸痹阴寒证，见心中痞满，胸闷气短者；后方温经散寒为主，用于血虚寒厥证，见胸痛如绞，手足不温，冷汗自出，脉沉细者。阴寒极盛之胸痹重证，表现胸痛剧烈，痛无休止，伴身寒肢冷，气短喘息，脉沉紧或沉微者，当用温通散寒之法，予乌头赤石脂丸加荜茇、高良姜、细辛等；若疼痛剧烈而四肢不温，冷汗自出，即刻舌下含化苏合香丸或麝香保心丸，芳香化浊，理气温通开窍。

5. 气阴两虚证

症状：心胸隐痛，时作时止，心悸气短，动则益甚，伴倦怠乏力，声低气微，面色㿠白，易于汗出，舌淡红，舌体胖且边有齿痕，脉细缓或结代。

治法：益气养阴，活血通脉。

方药：生脉散合人参养荣汤。两者均能补益心气，生脉散长于益心气，敛心阴，适用于心气不足，心阴亏耗者；人参养荣汤补气养血，安神宁心，适用于胸闷气短，头昏神疲等证。兼气滞血瘀者，可加川芎、郁金以行气活血；兼痰浊者，加茯苓、白术、白豆蔻以健脾化痰；兼纳呆、失眠等心脾两虚者，加茯苓、茯神、法半夏、远志、柏子仁、炒枣仁收敛心气，养心安神。

6. 心肾阴虚证

症状：心痛憋闷时作，虚烦不眠，腰膝酸软，头晕耳鸣，口干便秘，舌红少津，苔薄或剥，脉细数或结代。

治法：滋阴清火，养心和络。

方药：天王补心丹合炙甘草汤加减。两方均为滋阴养心之剂，前方养心安神为主，治疗心肾两虚，阴虚血少者；后方以养阴复脉见长，主要用于气阴两伤，心动悸，脉结代之症。阴不敛阳，虚火扰神，虚烦不眠，舌尖红少津者，可用酸枣仁汤以清热除烦安神，不效者，用黄连阿胶汤；若见风阳上扰，加珍珠母、磁石、石决明、琥珀粉等重镇潜阳；心肾阴虚兼头晕目眩，腰膝酸软，遗精盗汗，心悸不宁，口干咽燥者，用左归饮以滋阴补肾，填精益髓。

7. 心肾阳虚证

症状：心悸而痛，胸闷气短，动则更甚，自汗，面色㿠白，神倦怯寒，四肢欠温，四肢肿胀，舌质淡胖，边有齿痕，苔白或腻，脉沉细而迟。

治法：温补阳气，振奋心阳。

方药：参附汤合右归饮加减。两方均能补益阳气，参附汤大补元气，温补心阳；右归饮温肾助阳，补益精气。伴有寒凝血瘀标实症状者适当兼顾。若肾阳虚衰，不能制水，水饮上凌心肺见水肿、喘促、心悸者，用真武汤加猪苓、车前子温肾阳而化水饮；阳虚欲脱厥逆者，用四逆加人参汤温阳益气，回阳救逆，或用参附注射液静滴。

第四节　呕　吐

呕吐是指因胃失和降，气逆于上，胃中食物从口而出的一种病证。古人将呕吐分论，认为有声有物谓之"呕"，有物无声谓之"吐"，有声无物谓之"哕"或干呕。由于临床呕与吐兼见，难以截然分开，故合称呕吐。

呕吐首见于《内经》，如《素问·至真要大论》说："诸呕吐酸……皆属于热"，"诸逆冲上，皆属于火。"指出呕吐与火邪关系密切，同时也注意其他脏腑病变可以引起呕吐，如《灵枢·四时气》云："邪在胆，逆在胃，胆液泄则口苦，胃气逆则呕苦。"说明本病与肝胆有关。张仲景对呕吐进行辨证论治，其创制的半夏泻心汤、小半夏汤等，至今仍有很大的临床应用价值。后世医家，各有发挥。明·张景岳将呕吐分为虚实两大类，《景岳全书·呕吐》说："呕吐一证，最当详辨虚实。实者有邪，去其邪则愈；虚者无邪，则全由胃气之虚也。"对后世影响颇大。

本病证在临床上需与反胃、噎膈相鉴别。反胃又称胃反，是以食后脘腹胀满、朝食暮吐、暮食朝吐、宿食不化为特征；反胃多缓慢起病，缠绵难愈，可见形体消瘦、面色少华、神倦乏力等症，多因胃虚无火。噎膈主要见饮食咽下困难，轻者食物间或可入，严重者饮水难下，虽或勉强吞下，亦必阻塞于胸膈之间，随即又吐；病人日益消瘦，面色苍白，大便秘结如羊屎状；病变部位主要在食道。

【病因病机】

凡外感、内伤、饮食失节或他病损及于胃，导致胃失和降，气逆于上，皆可发为呕吐。

1. 外邪犯胃　感受风寒暑湿、温热之邪或秽浊之气，侵犯胃腑，气机不利，胃失和降，水谷之物随气逆而上，发为呕吐。六淫之邪均可致呕，但以寒邪致病为多，如《素问·举痛论》说："寒气客于肠胃，厥逆上出，故痛而呕也。"

2. 饮食所伤　胃为水谷之海，主腐熟食物，以降为顺，以通为用。饮食不节，寒热失调，饥饱无常，或过食生冷油腻之品，或食用不洁之物，伤胃滞脾，胃失和降，导致胃气不降，反而上逆为呕吐，正如《重订严氏济生方·呕吐翻胃噎膈门》所曰："饮食失节，温凉不调，或喜餐腥脍乳酪，或贪食生冷肥腻……动扰于胃，胃既病矣，则脾气停滞，清浊不分，中焦为之痞塞，遂成呕吐之患焉。"或因脾胃运化失常，水谷不能化生为精微，痰饮内生，饮逆于上亦可发生呕吐。

3. 情志失调　情志怫逆，木郁不达，肝气横逆犯胃，以致肝胃不和，气逆而为呕吐。或忧思伤脾，脾失健运，食滞内停，胃失和降亦为呕吐。

4. 脾胃虚弱　素体中阳虚弱，起居、饮食不慎，或劳倦过度，导致中阳不振，不能腐熟水谷，造成运化与升降失常，而引起呕吐，故《古今医统大全·呕吐哕》说："久病而吐者，胃虚不纳谷也。"或因病后胃阴不足，失其濡润，引起呕吐。

总之，多种原因均可引起呕吐，其基本病机为胃失和降，胃气上逆。本病证主要病位在胃，与肝脾关系密切。病性不外乎虚实两端，初病多实，实为外邪、食滞、痰饮、气郁，病久多虚，虚为脾气胃阴不足。若呕吐日久，损伤脾胃，脾胃虚弱，可由实转虚。亦有脾胃素虚，复因饮食所伤，而出现虚实夹杂者。

【辨病思路】

呕吐常见于消化系统疾病，如急性胃炎、急性胃扩张、幽门痉挛或梗阻、胰腺炎、肠梗阻等，可参照本节进行辨治。还可见于某些传染病、颅脑疾患、尿毒症、梅尼埃病和晕动病等，在临床上应注意鉴别。

1. 细菌性食物中毒　多发于夏秋季节；进食同一批食物人群皆发病；伴有发热、腹痛、腹泻；呕吐物可分离出致病菌。

2. 急性胃炎 常急性起病；伴上腹胀满疼痛，上腹部压痛；一般短期可治愈。胃镜可见黏膜充血、水肿或糜烂。

3. 急性胃扩张 常发生于大量进食之后；呕吐为未消化的食物，吐后反觉舒服；胃镜可见胃内大量食物潴留，胃黏膜无异常改变。

4. 幽门梗阻 多于进食后 6~12 小时内发生；呕吐量大，酸臭，可含隔夜食物，进食后上腹饱胀，呕吐后反感舒畅；多有胃及十二指肠球部溃疡、胃癌等病史；胃镜有助于诊断。

5. 急性胰腺炎 急性持续性上腹痛，伴见发热、恶心、呕吐；常发生在大量饮酒或饱餐之后；血、尿淀粉酶升高；胰腺 CT 可资诊断。

6. 肠梗阻 呕吐剧烈，早期为食物、胃液或胆汁，之后呕吐物呈棕色，晚期呈粪质样；体检可见肠型，压痛，肠鸣音亢进；X 线腹部平片可见液气平面。

7. 中枢神经系统病变 脑血管疾病多突然起病，呕吐剧烈，伴有意识改变或神经功能缺陷症，或脑膜刺激征，脑脊液、MRI、CT 有助于鉴别；颅内感染则伴有高热、头痛剧烈、脑膜刺激征，血常规和脑脊液呈炎性改变，可培养出致病菌；颅内肿瘤多伴头痛，进行性加剧，视力障碍，逐渐出现神经功能缺损症状，眼底检查常见视神经乳头淤血，CT 可发现颅内占位灶。

8. 尿毒症 常在肾脏原发疾病基础上缓慢出现，伴有贫血、抽搐、水肿等症状；BUN、Cr 异常；B 超可见肾实质病变。

9. 梅尼埃病 多见于中年男性；伴发作性、旋转性眩晕，耳鸣，耳聋，眼球震颤等。

10. 晕动病 多发于乘飞机、乘船、乘车时；伴有头晕、苍白、汗出等症状，恶心较明显，呕吐常于头晕后发生，多呈喷射状。

11. 酮症酸中毒 呕吐，厌食，昏迷，脱水体征，血糖明显增高，尿酮、血酮升高，有糖尿病病史，多有感染、创伤、药物使用不当等诱因。

【辨证论治】

呕吐为临床常见病证，可由多种因素所致。临证须辨其虚实寒热。因外邪、饮食、七情因素所致多为实证，发病急，病程较短，呕吐量多，呕声洪亮，脉实有力；因脾胃亏虚所致者多为虚证，发病缓慢，病程较长，呕吐量少，呕而无力，脉弱无力。胃腑以降为顺，以通为用，本证因外感、内伤诸多因素导致胃失和降，胃气上逆而发病，故中医治疗原则为和胃降逆止呕。具体说来，应结合虚实的不同而分别施治。偏于邪实者，治宜祛邪为主，分别予以解表、祛湿、化痰、理气、消食之法，邪去则呕吐自止。偏于正虚者，治宜扶正为主，根据亏损之异施以益气、养阴、温阳之法，辅以降逆止呕之药。虚实夹杂者，则宜攻补兼顾。

1. 寒邪犯胃证

症状：突然呕吐，起病较急，发热恶寒，头痛，无汗，脘腹闷胀，不思饮食，苔薄白，脉浮紧。

治法：解表散寒，和胃降逆。

方药：藿香正气散加减。如夹杂宿食，见脘腹胀满，去白术、大枣，加鸡内金、麦芽；若风寒偏重，可加荆芥、防风。

2. 饮食停滞证

症状：呕吐酸腐，吐后反觉舒服，脘腹胀满，嗳气厌食，腹痛，苔厚腻，脉滑。

治法：消食化滞，和胃降逆。

方药：保和丸加减。积滞较多，腹满便秘者，可加大黄、枳实；若积滞久郁化热，腹胀便秘，可用大承气汤通腑泄热，导气下行。

3. 痰饮内停证

症状：呕吐痰涎清水，胸脘痞闷，不思饮食，头眩，心悸，苔白腻，脉滑。

治法：温化痰饮，和胃降逆。

方药：二陈汤合苓桂术甘汤加减。若痰郁化热，阻遏中焦，而见口苦胸闷，恶心呕吐，苔黄腻，可用温胆汤以清热和胃，除痰止呕。

4. 肝气犯胃证

症状：呕吐吞酸，每遇情志刺激则呕吐更甚，嗳气频作，胸胁满痛，舌边红，苔薄，脉弦。

治法：疏肝理气，和胃降逆。

方药：半夏厚朴汤加减。若气郁化热，见烦闷不舒，呕吐酸水，可用四逆散合左金丸；若气滞夹有血瘀，见胁肋刺痛，可用膈下逐瘀汤。

5. 脾胃虚寒证

症状：饮食稍多即呕吐，时作时止，食欲不佳，口干而不欲多饮，面白少华，乏力，喜暖畏寒，大便溏，舌淡，苔薄，脉细弱。

治法：温中健脾，和胃降逆。

方药：理中汤加减。如兼水饮上逆，见呕吐痰涎清水者，可加桂枝、吴茱萸、生姜温中降逆；若病久及肾，致肾阳不足，见脘冷肢凉，腰膝酸软者，可加附子、肉桂以温补肾阳。

6. 胃阴不足证

症状：呕吐反复发作而吐量不多，口干咽燥，饥不思食，嘈杂，舌红津少，苔少，脉细数。

治法：养阴润燥，降逆止呕。

方药：麦门冬汤加减。如胃气逆甚，呕吐频作者，加姜竹茹、橘皮等；兼见阴伤津亏肠燥，大便干结者，加火麻仁、白蜜；阴伤过甚，减半夏用量，酌加石斛、天花粉等。

第五节　腹　痛

腹痛是指胃脘以下，耻骨毛际以上的部位发生疼痛为主症的病证。

腹痛的病名源于《内经》，《素问·气交变大论》说："岁土太过，雨湿流行，肾水受邪，民病腹痛。"并提出腹痛由寒热邪气客于胃肠引起，《素问·举痛论》曰："寒气客于肠胃之间，膜原之下，血不得散，小络急引故痛。""热气留于小肠，肠中痛，瘅热焦渴，则坚干不得出，故痛而闭不通矣。"《金匮要略·腹满寒疝宿食病脉证并治》对腹痛的辨证以虚实为纲："病者腹满，按之不痛为虚，痛者为实，可下之。舌黄未下者，下之黄自去。"《仁斋直指方》将腹痛分寒热、死血、食积、痰饮、虫积等几类，并对不同腹痛提出鉴别。金元时期李东垣在《医学发明》中强调"痛则不通"的病理机制，并在治疗原则上提出"痛随利减，当通其经络，则疼痛去矣"，对后世影响很大。《古今医鉴》针对各种病因提出不同的治疗法则："是寒则温之，是热则清之，是痰则化之，是血则散之，是虫则杀之，临证不可惑也。"王清任认为，瘀血在中焦，可用血府逐瘀汤，瘀血在下焦，应以膈下逐瘀汤治疗。

胃处腹中，与肠相连，腹痛常伴有胃痛的症状，胃痛亦时有腹痛的表现，常需鉴别。胃痛部位在心下胃脘之处，常伴有恶心、嗳气等胃病见症，腹痛部位在胃脘以下，上述症状在腹痛中较少见。此外许多内科疾病亦常兼有腹痛，如痢疾之腹痛，伴有里急后重、下痢赤白脓血；积聚之腹痛，以腹中包块为特征。而外科之腹痛多具有疼痛剧烈、痛有定处、压痛明显、腹肌紧张等特点。妇科腹痛多在小腹，与经、带、胎、产有关，如痛经、先兆流产、宫外孕、输卵管破裂等，应及时进行妇科检查，以明确诊断。

【病因病机】

腹痛为外感时邪、饮食不节（不洁）、情志失调及素体阳虚等，导致气机郁滞、脉络瘀阻及经脉失养而致。

1. 外感时邪 寒热暑湿之邪侵入腹中，使脾胃运化功能失调，邪滞于中，气机阻滞，不通则痛。寒邪内阻，气机窒滞，可以引起腹痛；若寒邪不解，郁而化热，或湿热壅滞于中，以致传导失职，腑气不通，亦可引起腹痛。

2. 饮食不节（不洁） 暴饮暴食，伤及脾胃，食滞内停；或恣食肥甘厚腻辛辣之品，湿热积滞，蓄结肠胃；或误食馊腐不洁之物；或过食生冷，遏阻脾阳等，均可影响脾胃之健运，使气机失于调畅，腑气通降不利，而发生腹痛。

3. 情志失调 情志抑郁，恼怒伤肝，木失条达，气血郁滞；或肝气横逆乘犯脾胃，以致脾胃不和，气机不畅，可导致腹痛。

4. 阳气素虚 脾阳不振，健运无权，或寒湿停滞，渐致脾阳衰惫，气血不足，不能温养脏腑，遂致腹痛。《诸病源候论·腹痛诸候》说："久腹痛者，脏腑虚而有寒，客于腹内，连滞不歇，发作有时。"说明阳气素虚，其腹痛久延不愈，病程缠绵。

此外，腹部手术之后、跌打损伤亦可导致气滞血瘀，脉络阻塞而引起腹痛。

总之，本病的基本病机为脏腑气机阻滞，气血运行不畅，经脉痹阻，"不通则痛"，或脏腑经脉失养，不荣而痛。病变部位涉及到肝、胆、脾、肾、大小肠、膀胱，尤与六腑关系密切。病理性质有寒热虚实之分，寒邪内阻、湿热壅滞、饮食积滞、气滞血瘀所致者属实，中脏虚寒所致者属虚。若急性暴痛，治不及时，或治不得当，气血逆乱，可致厥脱之证；若湿热蕴结肠胃，蛔虫内扰，或术后气滞血瘀，可造成腑气不通；气滞血瘀日久，可变生积聚。

【辨病思路】

一、常见疾病

1. 急性腹痛

（1）腹腔器官急性炎症 如急性胃炎、急性胆囊炎、急性肠炎、急性胰腺炎、急性出血坏死性肠炎、急性阑尾炎、急性肠系膜淋巴结炎等。

（2）空腔脏器阻塞或扩张 如肠梗阻、肠套叠、泌尿系结石梗阻、急性胃扩张。

（3）脏器扭转或破裂 如肠扭转、肠绞窄、肠系膜或大网膜扭转、卵巢扭转、肝破裂、脾破裂、异位妊娠破裂等。

（4）腹膜炎症　多由胃肠穿孔引起，少部分为自发性腹膜炎。

（5）腹腔内血管阻塞　如缺血性肠病、夹层腹主动脉瘤或急性门静脉血栓形成。

（6）腹壁疾病　如腹壁挫伤、脓肿及腹壁皮肤带状疱疹。

（7）胸腔疾病所致的腹部牵涉性痛　如肺炎、肺梗死、心绞痛、心肌梗死、急性心包炎、胸膜炎、食管裂孔疝。

（8）全身性疾病所致的腹痛　如腹型过敏性紫癜、糖尿病酮症酸中毒、尿毒症、铅中毒、血卟啉病等。

2. 慢性腹痛

（1）腹腔脏器的慢性炎症　如慢性胰腺炎、结核性腹膜炎、溃疡性结肠炎、Crohn 病等。

（2）空腔脏器的张力变化　如胃肠痉挛或胃肠或胆道运动障碍等。

（3）腹腔脏器的扭转或梗阻　如慢性肠扭转、慢性假性肠梗阻。

（4）脏器包膜的牵张　实质性器官因病变肿胀，导致包膜张力增加而发生的腹痛，如肝淤血、肝炎、肝脓肿、肝癌等。

（5）中毒与代谢障碍　如铅中毒、尿毒症等。

（6）肿瘤压迫及浸润　以恶性肿瘤居多，可能与肿瘤不断长大，压迫与浸润感觉神经有关。

（7）胃肠神经功能紊乱　如胃肠神经症。

（8）胃、十二指肠溃疡。

二、根据临床表现及伴随症状进行辨病

1. 腹痛部位　一般腹痛部位多为病变所在部位。如急性胰腺炎，疼痛多在中上腹部；急性阑尾炎疼痛在右下腹 McBurney 点；小肠疾病疼痛多在脐部或脐周；结肠疾病疼痛多在下腹或左下腹部；膀胱炎、盆腔炎及异位妊娠破裂疼痛亦在下腹部；弥漫性或部位不定的疼痛见于急性弥漫性腹膜炎（原发性或继发性）、机械性肠梗阻、急性出血坏死性肠炎、血卟啉病、铅中毒、腹型过敏性紫癜等。

2. 腹痛性质和程度　中上腹持续性剧痛或阵发性加剧应考虑急性胰腺炎。泌尿系结石常为阵发性绞痛，相当剧烈，致使病人辗转不安。持续性、广泛性剧烈腹痛伴腹壁肌紧张或板样强直，提示为急性弥漫性腹膜炎。隐痛或钝痛多为内脏性疼痛，胀痛可能为实质脏器的包膜牵张所致。

3. 诱发因素　急性胰腺炎发作前常有酗酒、暴饮暴食史；部分机械性肠梗阻与腹部手术有关；腹部受暴力作用引起的剧痛并有休克者，可能是肝、脾破裂所致。

4. 发作时间与体位的关系　子宫内膜异位者腹痛与月经来潮相关；卵泡破裂者发作在月经间期。胰腺癌患者仰卧位时疼痛明显，而前倾位或俯卧位时减轻。

5. 伴随症状　腹痛伴有发热、寒战者提示有炎症存在，见于肝脓肿、腹腔脓肿，也可见于腹腔外疾病。腹痛伴黄疸者可能与肝、胆、胰疾病有关。急性溶血性贫血也可出现腹痛与黄疸。腹痛伴休克，同时有贫血者可能是腹腔脏器破裂（如肝、脾或异位妊娠破裂），无贫血者则见于绞窄性肠梗阻、肠扭转、急性出血坏死性胰腺炎；腹腔外疾病如心肌梗死、肺炎也可有腹痛与休克，应特别警惕。伴呕吐者提示胃肠病变，呕吐量大提示胃肠道梗阻；伴腹泻者提示消化吸收障碍或肠道炎症、溃疡或肿瘤。此外，腹痛伴血尿者可能为泌尿系疾病（如泌尿系结

石）所致。

【辨证论治】

腹痛多以"通"字立法，但亦应根据辨证的虚实寒热、在气在血，确立相应治法。正如《医学真传》说："夫通则不痛，理也，但通之之法，各有不同。调气以和血，调血以和气，通也；下逆者使之上行，中结者使之条达，亦通也。虚者助之使通，寒者温之使通，无非通之之法也。若必以下泻为通，则妄矣。"如属实证者，重在祛邪疏导；如对虚痛，应温中补虚，益气养血，不可滥施攻下。对于久痛入络，绵绵不愈之腹痛，可采取辛润活血通络之法。

1. 寒邪内阻证

症状：腹痛急暴，得温痛减，遇冷更甚，口淡不渴，小便清利，大便自可或溏薄，舌苔白腻，脉沉紧。

治法：温中散寒。

方药：良附丸合正气天香散加减。如脐中痛不可忍，喜按喜温，手足逆冷，脉微欲绝者，为肾阳不足，寒邪内侵，宜通脉四逆汤以温通肾阳。如少腹拘急冷痛，苔白，脉沉紧，为下焦受寒，厥阴之气失于疏泄，宜暖肝煎以温肝散寒。如腹中冷痛，手足逆冷，而又身体疼痛，为内外皆寒，宜乌头桂枝汤以散内外之寒。如腹中雷鸣切痛，胸胁逆满，呕吐，为寒邪上逆，宜附子粳米汤以温中降逆。

2. 湿热壅滞证

症状：腹痛拒按，胸闷不舒，大便秘结或溏滞不爽，烦渴引饮，自汗，小便短赤，舌苔黄腻，脉濡数。

治法：泄热通腑。

方药：大承气汤加减。如燥结不甚而湿热重者，可去芒硝，加黄芩、山栀子等；如腹痛引及两胁者，可加柴胡、郁金。

3. 中脏虚寒证

症状：腹痛绵绵，时作时止，喜热恶冷，痛时喜按，饥饿劳累后更甚，得食或休息后稍减，大便溏薄，兼有神疲、气短、怯寒等症，舌淡苔白，脉沉细。

治法：温中补虚，和里缓急。

方药：小建中汤加减。若虚寒腹痛较重，呕吐、肢冷、脉微者，用大建中汤温中散寒。若腹痛自利，肢冷脉沉迟者，则属脾肾阳虚，用附子理中汤以温补脾肾。

4. 饮食积滞证

症状：脘腹胀满，拒按，恶食，嗳腐吞酸，或腹痛而欲泻，泻后痛减，或大便秘结，舌苔腻，脉滑实。

治法：消食导滞。

方药：轻证用保和丸，重证用枳实导滞丸加减。

5. 气滞血瘀证

症状：脘腹胀闷或痛，攻窜不定，痛引少腹，得嗳气或矢气则胀痛酌减，遇恼怒则剧，苔薄，脉弦；或痛势较剧，痛处不移，舌质青紫，脉弦或涩。

治法：疏肝理气，活血化瘀。

方药：疏肝理气用柴胡疏肝散，活血化瘀用少腹逐瘀汤。如属腹部手术后作痛者，可加泽兰、红花以散瘀破血；如属跌仆创伤后作痛者，可加乳香、没药、王不留行，或另服三七粉、云南白药等以行血破瘀。

第六节　泄　泻

泄泻是指排便次数增多，粪质稀薄，甚至泻出如水样为特征的病证。古有将大便溏薄，时作时止，病势缓者称为"泄"；大便清稀，如水直下，病势急者称为"泻"。现在临床一般统称为泄泻。

对本病最早的记载见于《内经》，如《素问·至真要大论》曰："诸呕吐酸，暴注下迫，皆属于热。"《素问·阴阳应象大论》云："湿盛则濡泄。""春伤于风，夏生飧泄。"《素问·举痛论》曰："寒气客于小肠，小肠不得成聚，故后泄腹痛矣。"指出热、湿、风、寒皆可致泻。在《金匮要略·呕吐哕下利病脉证并治》中将泄泻与痢疾统称为下利。宋代以后才称为泄泻。《景岳全书·泄泻》曰："凡泄泻之病，多由水谷不分，故以利水为上策。"提出利水为泄泻的治疗原则，但分利之法亦不可滥用，否则愈利愈虚。《医宗必读·泄泻》在总结前人治泻经验的基础上，提出了著名的治泻九法，即淡渗、升提、清凉、疏利、甘缓、酸收、燥脾、温肾、固涩，系统而全面地论述了泄泻的治疗原则，至今对临床仍有重要的指导意义。

本病在临床上应与痢疾、霍乱相鉴别。痢疾以腹痛，里急后重，下痢赤白脓血为特征。暴痢起病突然，病程短，可伴有恶寒、发热；久痢起病缓慢，反复发作，迁延不愈。痢疾病位在肠。霍乱以猝然起病，上吐下泻，吐泻交作为特征，霍乱的发病特点是来势急骤，变化迅速，病情凶险，起病时常先突然腹痛，继则吐泻交作，所吐之物均为未消化的食物，气味酸腐热臭，所下之物多为黄色粪水，或如米泔水，伴有恶寒、发热，部分病人吐泻后，津液耗伤，出现消瘦、转筋；若吐泻剧烈者，则见面色苍白，目眶凹陷，汗出肢冷等津竭阳衰之危候。

【病因病机】

凡外感寒湿暑热，或饮食所伤，情志失调，或久病脾胃虚弱，导致脾胃运化功能失常，清浊不分，皆可发生泄泻。

1. 感受外邪　外感寒湿暑热之邪均可引起泄泻，其中以外感湿邪最为多见。脾喜燥而恶湿，湿邪最易困阻脾土，以致升降失职，清浊不分，而致泄泻。寒邪和暑邪，既可侵袭皮毛，从表入里，亦可夹湿邪，直接损伤脾胃，使脾胃功能障碍，导致泄泻，故《杂病源流犀烛·泄泻源流》曰："湿盛则飧泄，乃独由于湿耳。不知风寒热虚，虽皆能为病，苟脾强无湿，四者均不得而干之，何自成泄？是泄虽有风寒热虚之不同，要未有不源于湿者也。"

2. 饮食不节　暴饮暴食，宿食内停；或误食腐馊不洁之物，损伤脾胃；或恣食肥甘，湿热内生；或过食生冷，寒邪伤中，均能损伤脾胃，使脾胃运化失职，升降失调，肠道传导失司，发生泄泻。正如《景岳全书·泄泻》曰："若饮食失节，起居不时，以致脾胃受伤，则水反为湿，谷反为滞，精华之气不能输化，乃致合污下降而泻痢作矣。"

3. 情志失调　抑郁恼怒，肝气郁结，横逆克脾，或忧思伤脾，土虚木乘，均可使脾失健运，升降失司，而为泄泻。故《景岳全书·泄泻》曰："凡遇怒气便作泄泻者，必先以怒时夹食，致伤脾胃，故但有所犯，即随触而发，此肝脾二脏之病也。盖以肝木克土，脾气受伤而然。"

4. 久病体虚 脾胃素虚，或长期饮食失调，劳倦内伤，或久病失治，脾胃受损，不能受纳水谷、运化精微，清浊不分，混杂而下，而成泄泻。故《症因脉治·内伤泄泻》曰："脾虚泻之因，脾气素虚，或大病后，过服寒冷，或饮食不节，劳伤脾胃，皆成脾虚泄泻之证。"

5. 肾阳虚衰 年老体衰，阳气不足，或脾胃受损，损及肾阳，或房劳过度，命门火衰，脾失温煦，运化失常，清浊不分，而成泄泻。且肾为胃之关，主司二便，若肾气不足，关门不利，则大便泄泻。如《景岳全书·泄泻》曰："肾为胃关，开窍于二阴，所以二便之开闭，皆肾脏之所主，今肾中阳气不足，则命门火衰，而阴寒独盛，故于子丑五更之后，当阳气未复，阴气盛极之时，即令人洞泄不止也。"

总之，泄泻的病因有外感、内伤之分，而脾虚湿盛是泄泻发生的关键因素。在外邪之中湿邪最为重要，湿为阴邪，易困脾土，运化失常，湿困脾土，导致脾胃升降失职，清浊不分，混杂而下，成为泄泻。内伤之中，脾虚最为关键，脾主运化升清，脾气虚弱，清气不升，化生内湿，清气在下，则成泄泻。其他脏腑只有影响脾之运化，才可导致泄泻。另外，脾虚失运，可造成湿盛，而湿盛又可影响脾的运化，故脾虚与湿盛又相互影响，互为因果。泄泻的基本病机为脾胃受损，湿困脾土，导致脾胃升降失职，肠道传导失司，清浊不分，则生泄泻。本病病位在肠，但关键病变脏腑在脾胃，与肝、肾密切相关。

【辨病思路】

泄泻常由消化器官发生功能或器质性病变导致，如急性肠炎、炎症性肠病、肠易激综合征、吸收不良综合征、肠道肿瘤、肠结核等，还可见于某些全身感染性疾病、变态反应、肝硬化等。凡上述疾病出现以泄泻为主症时，均可参照本节进行辨证论治。

1. 急性细菌性痢疾 急性腹泻，黏液脓血便，里急后重；全身症状重，高热，毒血症状明显；粪便中有红细胞、白细胞、巨噬细胞，细菌培养阳性。

2. 细菌性食物中毒 多发于夏秋季；有不洁饮食史，同食者发病；伴有剧烈呕吐，腹痛；排泄物可分离出致病菌。

3. 肠结核 多发于青壮年；腹泻为主要症状，粪质为糊样，每日排便2~4次，可间有便秘；伴有午后低热、盗汗等中毒症状，可有肠外结核；胃肠钡剂造影、结肠镜活检有助于诊断。

4. 阿米巴痢疾 起病缓慢，中毒症状轻；腹泻次数少，有果酱样大便；粪便有大量成团的红细胞、少量白细胞，并可查到阿米巴滋养体。

5. 溃疡性结肠炎 腹泻轻者每日2~3次，重者排便频繁，每1~2小时1次，粪质为糊状，混有黏液脓血；常伴腹痛，里急后重，反复发作，病程长；结肠镜检有助于诊断。

6. 直肠癌 多发于中老年人；慢性腹泻，伴脓血便，里急后重，腹部可触及包块；直肠指检触及坚硬凹凸不平的包块，直肠镜活检有助于诊断。

7. 肠易激综合征 女性多见；病程长达数年至数十年，间歇性发作，腹泻多在清晨起床或早餐后，粪便有大量黏液而无病理成分。

8. Crohn病 腹泻初为间歇性，继为持续性，粪便为糊状，累及结肠下端或直肠、肛门者，可有黏液血便和里急后重；常伴右下腹、脐周痉挛性阵痛或持续性钝痛，间歇性低热或中等度发热，消瘦，低蛋白血症；X线钡剂造影、结肠镜检有助于诊断。

NOTE

9. 急性出血坏死性肠炎 儿童、青少年多见，有不洁饮食或暴饮暴食史；血水样粪便，暗红色糊样便，有腥臭味；病人毒血症状明显。

【辨证论治】

脾虚湿盛是泄泻发病的关键，故以运脾化湿为泄泻的治疗法则。临证治疗宜辨暴泻、久泻，寒热虚实及兼夹症。暴泻者起病较急，病程较短，泄泻次数多；久泻多起病缓慢，病程较长，泄泻呈间歇性发作。实证则多急性起病，泻前腹痛，泻后痛减；虚证多缓慢起病，反复发作，腹痛不甚，喜按。暴泻以湿盛为主，重在化湿，佐以分利。再根据寒湿和湿热的不同，分别采取温化寒湿与清化湿热之法。夹表邪者，佐以分利；夹有暑邪者，佐以清暑；夹有伤食者，佐以消导。久泻以脾虚为主，当以健脾。因肝气乘脾者，宜抑肝扶脾；因肾阳虚衰者，宜温肾健脾；中气下陷者，宜升提；久泻不止者，宜固涩。暴泻不可骤用补涩，以免关门留寇；久泻不可分利太过，以免劫其阴液。若病情处于虚实寒热兼夹或互相转化时，当随证而施治。

一、暴泻

1. 寒湿困脾证

症状：泄泻清稀，甚则如水样，脘闷食少，腹痛肠鸣，或兼恶寒发热，肢体酸痛，头痛，舌苔白或白腻，脉濡缓。

治法：散寒化湿。

方药：藿香正气散加减。若表寒重者，可加荆芥、防风；若湿邪偏盛，腹胀肠鸣，小便不利者，可用胃苓汤健脾行气祛湿；寒重于湿，腹胀冷痛者，可用理中汤加味。

2. 肠道湿热证

症状：泄泻腹痛，泻下急迫，或泻而不爽，粪色黄褐臭秽，肛门灼热，烦热口渴，小便短黄，舌红苔黄腻，脉濡数或滑数。

治法：清热利湿。

方药：葛根芩连汤加减。若湿邪偏重，证见胸脘满闷，口不渴者，去黄芩，加厚朴、藿香、苍术；夹风热表证者，症见发热、头痛、脉浮等，可加金银花、连翘、薄荷；若在夏暑期间，暑湿困脾，症见发热头重，胸闷脘痞，烦热自汗，小便短赤，脉濡数，可用新加香薷饮合六一散以解暑清热，利湿止泻。

3. 食滞肠胃证

症状：腹痛肠鸣，泻下粪便臭如败卵，夹有不消化之物，泻后痛减，脘腹胀满，嗳腐酸臭，不思饮食，舌苔垢腻或厚腻，脉滑。

治法：消食导滞。

方药：保和丸加减。若食滞较重化热，腑气不通者，症见脘腹胀满，泻而不爽，可因势利导，采用"通因通用"之法，用枳实导滞丸以消食导滞，清利湿热。

二、久泻

1. 脾气亏虚证

症状：大便时溏时泻，夹有不消化食物，迁延反复，日久不愈，饮食减少，食后脘闷不舒，稍进油腻食物，则大便次数明显增多，面色萎黄，神疲倦怠，舌淡，苔薄白，脉细弱。

治法：健脾益气，化湿止泻。

方药：参苓白术散加减。若久泻不止，夹中气下陷证，症见气短，肛坠，时时欲便，甚至脱肛者，可用补中益气汤以健脾止泻，升阳举陷；若气损及阳，脾阳虚衰，阴寒内盛，症见腹中冷痛，喜温喜按，手足不温，可用附子理中汤以温中散寒。

2. 肾阳亏虚证

症状：黎明之前脐腹作痛，肠鸣即泻，泻下完谷，泻后即安，腹部冷痛，喜温喜按，形寒肢冷，腰膝酸软，舌淡苔白，脉沉细。

治法：温补脾肾，固涩止泻。

方药：四神丸加减。若年老体衰，兼有中气下陷，症见久泻不止，脱肛者，加升麻、柴胡、黄芪、党参益气健脾，升提阳气；若久泻滑脱不禁者，可加赤石脂、诃子肉、禹余粮，也可合用真人养脏汤以涩肠止泻。

3. 肝气郁滞证

症状：每逢抑郁恼怒，或精神紧张之时，发生腹痛泄泻，泻后痛减，矢气频作，素有胸胁胀闷，嗳气食少，舌淡红，脉弦。

治法：抑肝扶脾。

方药：痛泻要方加减。若肝郁气滞明显，胸胁脘腹胀满，嗳气者，可加柴胡、枳壳、木香、香附疏肝理气止痛；脾虚明显，见倦怠乏力，食少者，可加党参、茯苓、扁豆、山药益气健脾止泻。

第七节　便　秘

便秘是指大肠传导失常粪便在肠内滞留过久，大便秘结不通，排便周期延长或周期不长但排出困难，或时欲大便，而艰涩不畅的病证。

《内经》认为大小便的病变与肾的关系密切。如《素问·金匮真言论》曰："北方色黑，入通于肾，开窍于二阴。"汉代医家张仲景称本病为"脾约""阴结""阳结"，并创制了麻子仁丸治疗本病，如《金匮要略·五脏风寒积聚病脉证并治》云："趺阳脉浮而涩，浮则胃气强，涩则小便数，浮涩相搏，大便则坚，其脾为约，麻子仁丸主之。"除麻子仁丸外，还有蜜煎导、猪胆汁导等外用药纳入肛门以通便。宋代始有大便秘的病名，朱肱《类证活人书·卷四》曰："手足冷而大便秘，小便赤，或大便黑色，脉沉而滑。"明代《景岳全书·秘结》曰："盖阳结者邪有余，宜攻宜泻者也；阴结者正不足，宜补宜滋者也……有火者便是阳结，无火者便是阴结。"

本病患者日久不排便时，左下腹部可扪及条索状包块，甚则多处可扪及包块，均为粪块所致，此时应注意与肠结鉴别。鉴别点在于肠结多为急病，因大肠通降受阻所致，表现为腹部疼痛拒按，大便完全不通，且无矢气和肠鸣音，严重者可吐出粪便；便秘多为慢性久病，因大肠传导失常所致，表现为腹部胀满，大便干结难行，可有矢气和肠鸣音，或有恶心欲吐，纳食减少。

【病因病机】

便秘的形成主要由于饮食不节、情志失调、外邪侵袭、体质虚弱等导致肠道传导失常所致。

1. 饮食不节 过食辛辣厚味，恣饮烈酒，导致肠胃积热，耗伤津液，肠道失濡，大便干结；或热病之后，肠胃燥热，肠道失润，亦可致大便干燥，排出困难。如《景岳全书·秘结》曰："阳结证，必因邪火有余，以致津液干燥。"

2. 情志内伤 忧愁思虑过度，或久卧少动，导致气机郁滞，不能宣达，则通降失常，传导失司，糟粕不得下行，大便排出不畅，形成便秘。正如《金匮翼·便秘》曰："气秘者，气内滞而物不行也。"

3. 感受外邪 外感寒邪，侵及肠胃，或恣食生冷，凝滞胃肠，均可致阴寒内盛，凝滞肠胃，传导失常，糟粕不行，成为便秘。正如《金匮翼·便秘》所言："冷秘者，寒冷之气，横于肠胃，凝阴固结，阳气不行，津液不通。"

4. 年老体虚 素体虚弱，阴亏血少，或病后、产后以及年老体弱，气血虚弱，气虚则大肠传导无力，血虚则肠道失润，而成本病。甚则阴阳俱虚，阴亏则肠道干涩，大便燥结，便下困难；阳虚肠失温煦，阴寒凝滞，便下无力，均可致大便艰涩，而成本病。

便秘的病位在大肠，与肺、脾、胃、肝、肾功能失调有关。其病机为邪滞大肠，腑气闭塞不通或肠失温煦濡养，导致大肠传导失常。病理性质有寒热虚实之分，热结、气郁、寒凝所致者属实，气血阴阳亏虚所致者属虚。

【辨病思路】

便秘以大便秘结，排出困难为主要表现，主要见于习惯性便秘、肠易激综合征、泻药性肠病、大肠癌、巨结肠、肠梗阻等引起的便秘。

1. 习惯性便秘 多有偏食、不吃蔬菜或饮食过于精细的习惯，或自幼未养成按时排便的习惯。体格检查、X线钡剂造影或肠镜检查未发现器质性病变即可诊断为习惯性便秘。

2. 肠易激综合征 慢性腹痛伴便秘，或腹泻便秘交替出现；在乙状结肠区常有间歇性绞痛，排气或排便后缓解；体格检查可在左下腹扪及充满粪便和痉挛的乙状结肠，有轻压痛。X线钡剂造影或肠镜检查无阳性发现，或仅有乙状结肠痉挛；除外其他原因引起的便秘即可确诊。

3. 泻药性肠病 由于便秘，或直肠、肛门病变，导致排便困难患者，长期应用泻药，造成排便对泻药的依赖称为泻药性肠病。除外内分泌、直肠、肛门等器质性便秘后，可考虑为泻药性肠病。

4. 大肠癌 大肠癌包括结肠癌和直肠癌。大肠癌的早期有大便习惯的改变，如便秘或腹泻，或两者交替出现。大肠癌多见于40岁以上的患者，尚有便血、腹部持续性隐痛、便秘、里急后重等，腹部检查或指肛检查可触及肿块。大便潜血持续阳性，钡剂造影及肠镜检查可确诊。

5. 巨结肠 巨结肠（megacolon）患者常有结肠显著扩张伴有严重便秘或顽固性便秘。可发生于任何年龄，分为先天性和后天获得性。

先天性巨结肠：是一种肠道的先天性发育异常，由于神经节缺如所致，见于幼婴儿，男性多于女性，有家族史。X线腹平片可见扩张的结肠，钡剂灌肠在直肠、乙状结肠区域有段狭窄带，其上段结肠显著扩张积粪。确诊依赖于结肠活检组织化学染色显示无神经节细胞。

慢性特发性巨结肠：常在年长儿童起病，或发生于60岁以上的老年人，病因不明。患者常由于习惯性便秘，出现性格改变及大便失禁。指肛检查在直肠壶腹部可触及粪便；X线腹部平片，老年患者整个结肠扩张，右半结肠有气体和粪便相混，儿童患者钡剂灌肠整个结肠扩张，充满粪便，无狭窄段。

中毒性巨结肠：是暴发性溃疡性结肠炎的一个严重的并发症。发病急，有高热及严重的中毒症状；有鼓肠及腹部压痛；白细胞计数增高，可有低蛋白血症和电解质紊乱；X线腹平片显示结肠增宽、胀气。

【辨证论治】

便秘的辨证当分清寒热虚实，热秘、气秘和冷秘属实，气虚、血虚、阴虚和阳虚属虚。燥热内结于肠胃者，属热秘；气机郁滞者，属气秘；气血阴阳亏虚者，为虚秘；阴寒积滞者，为冷秘或寒秘。四者之中，又以虚实为纲，热秘、气秘、冷秘属实，阴阳气血不足的便秘属虚。而寒、热、虚、实之间，常又相互兼夹或相互转化。如热秘久延，津液渐耗，损及肾阴，病情由实转虚。气郁化火，则气滞与热结并存。气血不足者，易受饮食所伤或情志刺激，则虚实相兼。阳虚阴寒凝结者，如温燥太过，津液被耗，或病久阳损及阴，则可见阴阳俱虚之证。

实秘以祛邪为主，给予泻热、温散、通导之法，使邪去便通；虚秘以扶正为先，给予益气温阳、滋阴养血之法，使正盛便通。治疗应以通下为主，但决不是单纯使用通下药。实秘以祛邪为主，据热、气、冷秘之不同，分别予以泄热、理气、温散之法，辅以导滞之品，使邪去便通；虚秘以扶正为先，依阴阳气血亏虚的不同，予以滋阴、养血、益气、温阳之法，酌用甘温润肠之药，使正盛便通。

一、实秘

1. 热秘

症状：大便干结，腹胀腹痛，面红身热，口干口臭或口舌生疮，小便短赤，舌红，苔黄燥，脉滑数。

治法：泄热导滞，润肠通便。

方药：麻子仁丸加减。若津伤较甚，口渴喜饮，舌红少苔者，加生地黄、麦冬、玄参以养阴生津，滋水行舟；兼见郁怒伤肝，目赤易怒，脉弦数者，可加服更衣丸。

2. 气秘

症状：大便秘结，或大便不甚干结，欲便不得出，或便而不畅，腹中胀痛，胸胁痞满，嗳气频作，纳食减少，舌苔薄腻，脉弦。

治法：顺气散结，通便导滞。

方药：六磨汤加减。若七情郁结，忧郁寡欢者，加柴胡、白芍、香附以疏肝解郁；气郁化火，口苦咽干，舌红苔黄，脉弦数者，加山栀子、丹皮、龙胆草以清肝泻火。

3. 冷秘

症状：大便艰涩，腹中拘急，胀满拒按，胁下偏痛，手足不温，呃逆呕吐，舌苔白，脉弦紧。

治法：温里散寒，导滞通便。

方药：大黄附子汤加减。若腹胀痛者，加枳实、厚朴以行气消胀；若手足不温，腹中冷痛者，加干姜、小茴香以温里散寒。

NOTE

二、虚秘

1. 气虚证

症状：大便并不干硬，虽有便意，但临厕努挣乏力，挣则汗出短气，面白神疲，倦怠懒言，舌淡苔白，脉弱。

治法：益气健脾，润肠通便。

方药：黄芪汤加减。若气虚甚，汗出短气者，加党参、五味子以益气敛汗；气虚下陷，肛门坠胀者，可用补中益气汤以补气升提。

2. 血虚证

症状：大便秘结，面色无华，头晕目眩，心悸气短，唇甲色淡，舌淡苔白，脉细或细弱。

治法：养血润肠，通便导滞。

方药：润肠丸加减。若兼气虚，症见气短，神疲乏力者，加黄芪、党参以益气；若血虚已复，大便仍干燥者，可用五仁丸以润肠通便。

3. 阴虚证

症状：大便干结，状如羊屎，头晕耳鸣，形体消瘦，心烦少寐，两颧红赤，或潮热盗汗，腰膝酸软，舌红少苔或无苔，脉细数。

治法：滋阴润肠，通便导滞。

方药：增液汤加减。若便秘干结如羊屎状，加火麻仁、柏子仁、瓜蒌仁以增润肠通便之效；若胃阴不足，口干口渴者，可用益胃汤；若肾阴不足，腰膝酸软者，可用六味地黄丸；若阴亏燥结，热盛伤津者，可用增液承气汤以增水行舟。

4. 阳虚证

症状：大便干或不干，排出困难，小便清长，面色㿠白，四肢不温，腹中冷痛，喜温喜按，腰膝酸冷，舌淡苔白，脉沉迟。

治法：补肾温阳，润肠通便。

方药：济川煎加减。若老年人虚冷便秘，可用半硫丸；寒凝气滞，腹中冷痛者，可加木香、干姜温中行气止痛。

第八节　黄　疸

黄疸是指以身黄、目黄、小便发黄为特征的病证。黄疸在古代亦称为黄瘅，由于"疸"与"瘅"通，故其义相同。

《内经》对黄疸病即有认识，如《素问·平人气象论》指出："溺黄赤，安卧者，黄疸"，"目黄者曰黄疸"。又《灵枢·论疾诊尺》说："身痛，面色微黄，齿垢黄，爪甲上黄，黄疸也。"《金匮要略·黄疸病脉证并治》中有黄疸、谷疸、酒疸、女劳疸和黑疸之分，后世称之为"五疸"。元代罗天益《卫生宝鉴》分为阳黄和阴黄。黄疸而黄色鲜明的称为阳黄，黄色晦暗的称为阴黄。这种分类法简明扼要，临床上易于掌握。清代沈金鳌提出"瘟黄"，《杂病源流犀烛·黄疸》有"天行疫疠，以致发黄者，俗称之瘟黄，杀人最急"的记载。

黄疸临床上应与萎黄相鉴别。萎黄多因气血不足致使全身皮肤萎黄，见于失血或重病之后。其特征为全身皮肤萎黄不华而双目不黄，常伴有气血不足之征，临床不难区别。

【病因病机】

黄疸的发生，因外感湿热、疫毒，内伤酒食，或脾虚湿困，血瘀气滞等所致。

1. 外感时邪疫毒　时邪疫毒，蕴结中焦，脾胃运化失常，湿热交蒸于肝胆，致使肝失疏泄，胆液不循常道，浸淫肌肤，下注膀胱，使面、目、小便俱黄。正如《河间六书》所说："以湿热相搏而发体黄也。"若疫毒重者，其病势暴急凶险，具有传染性，表现为热毒炽盛，伤及营血，损及肝肾，陷入心包，蒙蔽神明的严重病证，称为急黄。

2. 饮食不节　饥饱失常或嗜酒过度，损伤脾胃，湿浊内生，郁而化热，熏蒸肝胆，胆汁外溢，乃发黄疸。

3. 脾胃虚弱　素体脾胃虚弱，运化失司，气血亏损，久之肝失所养，疏泄失职，胆汁外溢而发黄疸；或病后脾阳虚损，湿从寒化，寒湿阻滞中焦，肝胆气机不利而发黄。

总之，黄疸的病位在肝、胆、脾、胃，基本病机是脾胃运化失健，肝胆疏泄不利，胆汁不循常道，或溢于肌肤，或上蒸清窍，或下注膀胱。病理因素主要为湿邪，病理性质有阴阳之分。阳黄多因湿热蕴蒸，或疫毒伤血，发黄迅速而色鲜明；阴黄多因寒湿阻遏，脾阳不振，发黄持久而色晦暗。

【辨病思路】

黄疸常见于黄疸型肝炎、溶血性黄疸、梗阻性黄疸、钩端螺旋体病、肝癌、胆石症等。凡上述疾病出现以黄疸为主症时，可参考本节内容进行辨治。

1. 黄疸型肝炎　是由多种肝炎病毒引起的常见传染病，具有传染性强、传播途径复杂、流行面广、发病率较高等特点。临床以乏力、食欲减退、恶心、厌油、茶色尿、肝功能损害为主要表现，病原学检查一般为阳性。

2. 溶血性黄疸　有药物或感染的诱因，常有红细胞本身缺陷，表现为贫血、血红蛋白尿，网织红细胞增多，血清间接胆红素升高，粪、尿中尿胆原增多。

3. 梗阻性黄疸　肝肿大较常见，胆囊肿大常见，肝功能改变较轻，有原发病的症状、体征，如胆绞痛、Murphy 征阳性、腹内肿块，化验检查如血清碱性磷酸酶和胆固醇显著上升，X线及超声检查发现胆石症、肝内外胆管扩张等。

4. 钩端螺旋体病　有疫水接触史，急起发热，有结膜充血、腓肠肌压痛、淋巴结肿大等症状。白细胞总数增多。血清学及病原体检查可资鉴别。

5. 肝癌　常有肝区疼痛，肝脏呈进行性增大，质硬，甲胎蛋白增高。B 超及 CT 有诊断价值。

【辨证论治】

黄疸的辨证，应以阴阳为纲，分清阳黄与阴黄。由于黄疸是湿邪为患，故化湿邪、利小便是其重要治则。如《金匮要略·黄疸病脉证并治》指出："诸病黄家，但利其小便。"阳黄应配以清热解毒，必要时还应通利腑气；阴黄应配以健脾温化；急黄则当以清热解毒、凉营开窍为主。

一、阳黄

1. 湿热兼表证

症状：黄疸初起，轻度目黄或不明显，恶寒发热，皮肤瘙痒，肢体困重，乏力，咽喉红肿疼痛，脘痞恶心，舌苔薄腻，脉濡数。

治法：清热化湿解表。

方药：甘露消毒丹合麻黄连翘赤小豆汤。一般表证轻者，麻黄、薄荷用量宜轻，取其微汗之意；白睛黄甚者，茵陈用量宜大，可用至 15~30g；热重者，酌加金银花、山栀子。

2. 湿重于热证

症状：身目俱黄，其色不甚鲜明，无发热，或身热不扬，头重身困，胸脘痞满，食欲减退，恶心呕吐，厌食油腻，腹胀，便溏，小便短黄，舌苔厚腻微黄，脉弦滑或濡数。

治法：利湿化浊。

方药：茵陈四苓散加减。胸脘痞满，加木香、枳实、厚朴；恶心呕吐，加生姜、制半夏、砂仁；发热、口渴，加黄芩、葛根、连翘。

3. 热重于湿证

症状：身目俱黄，黄色鲜明，发热口渴，或见心中懊憹，腹部胀满，口干，口苦，恶心呕吐，胁胀痛而拒按，小便短少黄赤，大便秘结，舌质红，苔黄腻，脉弦数或滑数。

治法：清热利湿。

方药：茵陈蒿汤加味。壮热口渴，加大青叶、黄连、黄柏；腹胀、便秘，加枳实、厚朴。

4. 胆腑郁热证

症状：身目黄染，右胁疼痛，牵引肩背，发热或寒热往来，口苦口渴，呕吐恶心，大便秘结，小便黄赤短少，舌质红，苔黄腻，脉弦数。

治法：清泄胆热。

方药：大柴胡汤加减。胁痛甚，加郁金、枳壳、木香；黄疸明显，加茵陈、金钱草、田基黄；大便秘结，加大黄、芒硝。

5. 热毒炽盛证

症状：发病急骤，黄疸迅速加深，其色金黄鲜明，高热烦渴，呕吐频作，胁痛腹满，神昏谵语，或见衄血、便血，或肌肤出现瘀斑，尿少便结，舌质红绛，苔黄而燥，脉弦数或细数。

治法：清热解毒。

方药：犀角散加减。神昏，配服紫雪丹或安宫牛黄丸；衄血、便血，加侧柏叶、白茅根、紫草。

二、阴黄

1. 寒湿困脾证

症状：身目俱黄，黄色晦暗，或如烟熏，头重身困，恶心纳少，脘痞腹胀，大便不实，神疲畏寒，舌质淡，苔白腻，脉濡缓。

治法：温中散寒，健脾渗湿。

方药：茵陈术附汤加减。胁痛，加泽兰、郁金、赤芍；恶心、纳少、脘痞腹胀，加枳实、制半夏、橘皮。

2. 脾虚血亏证

症状：面色萎黄，身体虚弱，肌肤不荣，面容憔悴，神疲乏力，气短懒言，纳食日少，大便溏薄，舌淡瘦小或灰暗，脉虚。

治法：健脾益气。

方药：黄芪建中汤加减。畏寒肢冷，加巴戟天、淫羊藿。

第九节　水　肿

水肿是指人体津液输布失常，引起水液潴留，泛溢肌肤，出现以眼睑、头面、四肢、腹背甚至全身浮肿为主要临床表现的一类病证，严重者还可伴有胸水、腹水。

本病在《内经》中称为"水"，《灵枢·水胀》篇对其症状作了详细的描述，如："水始起也，目窠上微肿，如新卧起之状，其颈脉动，时咳，阴股间寒，足胫肿，腹乃大，其水已成矣。以手按其腹，随手而起，如裹水之状，此其候也。"并根据临床表现不同分为"风水""石水""涌水"。在治疗方面，《素问·汤液醪醴论》提出"平治于权衡，去菀陈莝……开鬼门，洁净府"的治疗原则。《金匮要略》称为"水气"，并设专篇论述，以表里上下为纲，分为风水、皮水、正水、石水、黄汗五类；又根据五脏证候分为心水、肝水、肺水、脾水、肾水。唐代孙思邈在《备急千金要方·水肿》中首次提出了水肿必须忌盐，为水肿的调护提供了宝贵经验。宋代严用和在《济生方·水肿门》将水肿分为阴水、阳水两大类。这一分类法为后世水肿病的辨证奠定了基础。在治疗方面，杨士瀛《仁斋直指方·虚肿方论》创用活血利水法治疗瘀血水肿。明代《医学入门·水肿》提出疮毒致水肿的病因学说，对水肿的认识日趋成熟。

水肿在临床上需与鼓胀相鉴别。鼓胀是以腹部胀大，皮色苍黄，脉络暴露为主要临床表现的一类病证，四肢多不肿，反见瘦削，后期可伴见轻度肢体浮肿。而水肿则以头面或下肢先肿，继及全身，一般皮色不变，肿甚者可见腹大胀满，但腹壁无青筋暴露。鼓胀是由于肝、脾、肾功能失调，导致气滞、血瘀、水聚腹中。水肿乃肺、脾、肾三脏功能失调，气化不利，而导致水液泛溢肌肤。

【病因病机】

水液的正常运行，依赖肺气的通调，脾气的转输，肾气的开阖，及三焦的气化。若外邪侵袭、饮食不节、禀赋不足、久病劳倦，导致肺、脾、肾三脏功能失调，气化不利，水液停聚，泛溢肌肤，而成水肿。

1. 风邪外袭　肺为水之上源，能通调水道，下输膀胱，又外合皮毛，主一身之表。若风邪外袭，内舍于肺，肺失宣降，不能通调水道，下输膀胱，以致风遏水阻，风水相搏，流溢肌肤，发为水肿。

2. 疮毒内犯　肺主皮毛，脾主肌肉。肌肤患有痈疡疮毒，未能清解消透，疮毒内攻，损伤肺脾。肺失通调，脾失健运，津液输布失常，导致水液潴留，溢于肌肤，发为水肿。

3. 外感水湿　脾主运化，喜燥恶湿。若久居湿地，或冒雨涉水，衣着冷湿，水湿内侵，困遏脾阳，健运失司，水无所制，泛溢肌肤，发为水肿。如湿郁化热，湿热交蒸，三焦壅滞，水道不通，亦能导致水肿。

4. 饮食不节　过食肥甘，嗜食辛辣，或饮酒无度，久则湿热中阻；或过食生冷致寒湿内生；或暴饮暴食均可损伤脾胃。或摄入不足，营养不良，脾气失养，无论因实因虚皆可导致脾失转输，水湿壅滞，泛溢肌肤，而发为水肿。

5. 劳倦久病　劳倦过度，或纵欲无节，生育过多，或久病不愈，或产后失养，皆可伤及脾肾，导致脾肾气虚，无力运化津液，水液潴留，发为水肿。

6. 禀赋不足，久病不愈　先天禀赋薄弱，肾中精气不足，肾者主水，肾气亏虚，不能化气行水，开阖不利，水液内停，泛溢肌肤，则为水肿。

水肿发病的机理主要在于肺失通调，脾失转输，肾失开阖，三焦气化不利。其病位在肺、脾、肾，而关键在肾。在发病过程中三脏又是相互联系，相互影响的。正如《景岳全书·肿胀》指出："凡水肿等证，乃肺、脾、肾三脏相干之病。盖水为至阴，故其本在肾；水化于气，故其标在肺；水唯畏土，故其制在脾。今肺虚则气不布津而化水，脾虚则土不制水而反克，肾虚则水无所主而妄行。"肺肾之间是母子相传关系，若肺经受邪，肺气不宣，肺失通调，水湿内聚，影响于肾，阻碍气机，水肿愈甚；相反，肾水上泛，逆于肺，使肺气不降，失去通调水道之功，促使肾气更虚，水邪更盛。脾肾之间，相制相助，若脾虚不能制水，水湿壅盛，必损其阳，故脾阳虚损进一步发展必然导致肾阳亦衰；反之，如果肾阳衰微，不能温养脾土，则可使水肿更加严重。因此，肺、脾、肾三脏与水肿之发病，是以肾为本，以肺为标，而以脾为制水之脏，实为水肿发病的关键所在。

【辨病思路】

过多的体液在组织间隙或体腔中积聚称为水肿。按病因分类常见的有肾性、心源性、肝源性、营养不良性、内分泌性和特发性水肿等，临床均可参照本节内容辨证论治。

1. 肾性水肿　肾性水肿的特点是疾病早期只于早晨起床时发现眼睑或颜面浮肿，后来才扩布至全身。由于肾脏疾病的不同，所引起的水肿表现也有很大差异。肾性水肿在临床常见于肾病综合征、急性肾小球肾炎和慢性肾小球肾炎的患者。

（1）肾病综合征　常表现为全身高度水肿，而眼睑、面部更显著。尿液中含大量蛋白质，并可见多量脂性和蜡样管型。血浆白蛋白减少，胆固醇增加。

（2）急性肾炎　其水肿的程度多为轻度或中度，有时仅限于颜面或眼睑。水肿可以骤起，迅即发展到全身。急性期（2~4周）过后，水肿可以消退。

（3）慢性肾炎　一般不如急性肾炎性水肿明显且多见，有时水肿仅限于眼睑。患者除水肿外常见有轻度血尿、中度蛋白尿及管型尿。肾功能可能受损，血压升高，特别是舒张压升高。

2. 心源性水肿　指心脏机能障碍而引起的水肿。常见于风湿病、高血压、梅毒等各种病因及瓣膜、心肌等各种病变引起的充血性心力衰竭、缩窄性心包炎等。轻度的心源性水肿可以仅表现踝部有些浮肿，重度的病例不仅两下肢有水肿，上肢、胸部、背部、面部均可发生，甚至出现胸腔、腹腔及心包腔积液。心脏病患者由于心功能障碍，多呈现端坐呼吸，被迫采取坐位或半坐位。因此心源性水肿多出现在双下肢的足部、踝部以及骶骨部和阴囊等处，明显受体位的影响。水肿的程度与心功能的发展和变化密切相关，心力衰竭好转，水肿将明显减轻。

3. 肝源性水肿　往往以腹水为主要表现，而双下肢足、踝等部位表现却不明显，多有慢性肝炎的病史，肝脾肿大、质硬，腹壁有侧支循环，食道静脉曲张，有些患者皮肤可见蜘蛛痣和肝掌。实验室检查可见肝功能明显受损，血浆白蛋白降低。

4. 营养不良性水肿 是由于营养物质缺乏所引起。水肿发生较慢，其分布一般是从组织疏松处开始，然后扩展到全身皮下。当水肿发展到一定程度之后，低垂部位如双下肢水肿表现明显。营养不良性水肿患者血浆白蛋白降低，尿液正常，血压不高，常合并有贫血及乏力，营养改善后水肿应消退。

5. 内分泌性水肿 系指内分泌激素过多或过少干扰了水盐代谢或体液平衡而引起的水肿。

（1）垂体前叶功能减退症 此症多由产后大出血引起。国内报告此症病人 45% 表现有水肿，并有皮肤增厚、干而有鳞屑，毛发脱落。

（2）肾上腺皮质功能亢进 糖皮质激素以皮质醇为代表，皮质醇分泌过多的综合征即库欣综合征。皮质醇可促进肾远曲小管及肠壁等对钠的重吸收，因而分泌过多可致水肿。继发性醛固酮分泌增多往往是许多全身性水肿（如心源性水肿、肾性水肿等）发病的重要因素之一。

（3）甲状腺功能异常 甲状腺功能低下及甲状腺功能亢进二者均可出现水肿，且均为黏液性水肿。患者常表现颜面和手足浮肿，皮肤粗厚，呈苍白色。甲状腺功能亢进患者可出现眼睑和眼窝周围组织肿胀，眼裂增宽，且眼球突出，结膜可有水肿，颈前区局部皮肤增厚，称颈前区黏液性水肿。

6. 特发性水肿 为一种原因尚不明的全身性水肿，只见于女性，且以中年妇女占多数。水肿受体位的影响且呈昼夜周期性波动。病人在晨起时仅表现轻微的眼睑、面部及双手浮肿，随着起立及白天时间的推移，水肿将移行到身体下半部，足、踝部有明显凹陷性水肿，一般到傍晚时水肿最为明显。一昼夜体重的增减可超过 1.4kg，因此每天多次称量体重是诊断的重要依据之一。立卧位水试验有助于此病的诊断，立位时的尿量低于卧位时尿量的 50% 以上即可认为异常，有诊断意义。

【辨证论治】

水肿的辨证以阴阳为纲，首辨阳水、阴水，区分其病理属性。阳水多因风邪、疮毒、水湿所致。发病较急，每成于数日之间，肿多由面目开始，自上而下，继及全身，肿处皮肤绷紧光亮，按之凹陷即起，兼有发热恶寒等表证，或烦热口渴、小便赤涩、大便秘结、皮肤疮疡等毒热证，属表证、实证，一般病程较短。阴水病因多为饮食劳倦、先天或后天因素所致脾肾亏损。发病缓慢，或反复发作，或由阳水转化而来。肿多由足踝开始，自下而上，继及全身，肿处皮肤松弛，按之凹陷不易恢复，甚则按之如泥，兼见神疲乏力，纳呆便溏，腰酸冷痛，畏寒肢冷等脾肾两虚之证，属里证、虚证或虚实夹杂证，病程较长。

阳水与阴水虽有区别，但在一定程度上又可相互转化。如阳水日久不愈，正气日渐耗伤，或因失治、误治，损伤脾胃，水邪日盛，可转为阴水；若阴水复感外邪，水肿剧增，呈现阳水的证候，而成本虚标实之证。

水肿的治疗，《素问·汤液醪醴论》提出"开鬼门""洁净府""去菀陈莝"三条基本原则，对后世影响深远，一直沿用至今，具体应用视阴阳虚实不同而异。阳水以祛邪为主，应予发汗、利水或攻逐，同时配合清热解毒、理气化湿等法；阴水当以扶正为主，健脾、温肾，同时配以利水、养阴、活血、祛瘀等法。对于虚实夹杂者，则当兼顾，或先攻后补，或攻补兼施。

一、阳水

1. 风水泛滥证

症状：眼睑浮肿，继则四肢全身皆肿，来势迅速，多有恶风发热，肢节酸楚，小便不利等症。偏于风热者，伴咽喉红肿疼痛，舌质红，脉浮滑数。偏于风寒者，兼恶寒，咳喘，舌苔薄白，脉浮滑或浮紧。如水肿较甚，亦可见沉脉。

治法：散风解表，宣肺行水。

方药：越婢加术汤加减。若见汗出恶风，卫阳已虚，则用防己黄芪汤加减以益气行水。

2. 湿毒浸淫证

症状：眼睑头面浮肿，延及全身，皮肤光亮，尿少色赤，身发疮痍，甚者溃烂，恶风发热，舌质红，苔薄黄，脉浮数或滑数。

治法：宣肺解毒，利湿消肿。

方药：麻黄连翘赤小豆汤合五味消毒饮加减。若脓毒甚者当重用蒲公英、紫花地丁。

3. 水湿浸渍证

症状：全身水肿，按之没指，小便短少，身体困重，胸闷，纳呆，泛恶，腹胀，苔白腻，脉沉缓，起病缓慢，病程较长。

治法：健脾化湿，通阳利水。

方药：五皮饮合胃苓汤加减。若肿甚而喘，可加麻黄、杏仁、苏子、葶苈子宣肺泻水而平喘。

4. 湿热壅盛证

症状：遍体浮肿，皮肤绷紧光亮，胸脘痞闷，烦热口渴，小便短赤，或大便干结，舌红，苔黄腻，脉沉数或濡数。

治法：分利湿热。

方药：疏凿饮子加减。若腹满不减，大便不通者，可合己椒苈黄丸。若肿势严重，兼见气粗喘满，倚息不得卧，脉弦有力者，为水在胸中，上迫于肺，肺气不降，宜泻肺行水，可用葶苈大枣泻肺汤合五苓散以泻胸中之水；若湿热久羁，亦可化燥伤阴，症见口干咽燥，大便干结，可用猪苓汤以滋阴利水。

攻下逐水法，为历来治疗阳水肿甚的一种方法，即《内经》"去菀陈莝"之意。但只宜于病初肿势较甚，正气尚旺，而确有当下之脉症者，症见全身高度浮肿，气喘，心悸，腹水，小便不利，脉沉而有力。此时应抓紧时机，急则治其标，用攻逐以"直夺其水势"，使水邪速从大小便而去，可用十枣汤，但应中病即止，水肿衰其大半即应停药，以免过用伤正。俟水退后，再议调补，以善其后。

二、阴水

1. 脾阳虚衰证

症状：水肿日久，腰以下为甚，按之凹陷不易恢复，脘腹胀闷，纳呆便溏，面色萎黄，神疲乏力，四肢倦怠，小便短少，舌质淡，苔白腻或白滑，脉沉缓或沉弱。

治法：健脾温阳，化湿利水。

方药：实脾饮加减。

2. 肾阳衰微证

症状：水肿反复消长不已，面浮身肿，腰以下肿甚，按之凹陷不起，腰部冷痛酸重，尿量减少，四肢厥冷，怯寒神疲，面色灰滞或㿠白，甚者心悸胸闷，喘促难卧，腹大胀满，舌质淡胖，苔白，脉沉细或沉迟无力。

治法：温肾助阳，化气行水。

方药：济生肾气丸合真武汤加减。

3. 瘀水互结证

症状：水肿延久不退，肿势轻重不一，四肢或全身浮肿，以下肢为主，皮肤瘀斑，腰部刺痛，或伴血尿，舌质紫暗或有瘀斑，苔白，脉沉细涩。

治法：活血祛瘀，化气行水。

方药：桃红四物汤合五苓散加减。如见腰膝酸软，神疲乏力，乃为脾肾亏虚之象，可合用济生肾气丸以温补脾肾，利水消肿。

第十节 淋 证

淋证是因肾虚，膀胱湿热，气化不利所致的以小便频急短涩，淋沥刺痛，小腹拘急或痛引腰腹为主症的一类病证。

淋之名称，始见于《内经》，《素问·六元正纪大论》称之为"淋"或"淋闷"。《金匮要略·消渴小便不利淋病脉证并治》对本病临床表现作了描述："淋之为病，小便如粟状，小腹弦急，痛引脐中。"《诸病源候论·诸淋病候》认为："诸淋者，由肾虚而膀胱热故也。"成为淋证的主要病机理论，为后世多数医家所采纳。

历代医家一般将淋证分为石淋、气淋、血淋、膏淋、劳淋五种，或分为石淋、气淋、热淋、膏淋、劳淋五种，故有五淋之称，血淋、热淋为常见证，临床以六淋为多见。

本病在临床上需与癃闭、尿血相鉴别。癃闭以排尿困难、小便量少甚至点滴全无为特征，其小便量少，排尿困难与淋证相似，但无尿痛，每日排尿量少于正常。淋证尿频且疼痛，每日排尿总量不减少。尿血和血淋都有小便出血，尿色红赤，甚至溺出纯血等，但血淋伴有小便疼痛且疼痛难忍，并有尿频、尿急等，尿血一般无疼痛或疼痛轻微，故一般以痛者为血淋，不痛者为尿血。

【病因病机】

湿热蕴结、饮食不节、情志失调或脾肾亏虚等因素影响肾与膀胱气化功能，皆能发为淋证。

1. 湿热外感 下阴不洁，秽浊之邪由下侵入机体，上犯膀胱，发为淋证。

2. 饮食不节 嗜食辛热肥甘之品，或饮酒太过，脾胃运化失常，湿热内生，下注膀胱，淋证乃生；或湿热煎熬尿液，炼液成石，砂石阻于下焦，导致石淋。

3. 情志失调 情志不遂，肝气郁结，疏泄失常，膀胱气滞；或气郁化火，郁结膀胱，小便艰涩而痛，余淋不尽，小腹作胀，而发为气淋。

4. 肾气亏虚 先天禀赋不足，肾气虚弱；或久病体虚，久淋不愈，或劳伤过度，或房事不节，多产多育，损伤肾气；或年迈、妊娠、产后，肾气亏乏，皆可使外邪易于侵袭膀胱，罹患淋证。

总之，淋证的主要病机是湿热蕴结下焦，膀胱气化不利。若小便灼热刺痛者为热淋；若湿热蕴积，尿液煎熬成石，则为石淋；若湿热下注，气化不利，无以分清泌浊，脂液随小便而出，小便如脂如膏，则为膏淋；若膀胱湿热，灼热血络，迫血妄行，小便涩痛有血，则为血淋；如遇劳则发，则为劳淋。淋证的病位在肾与膀胱，且与肝脾相关。病初以湿热蕴结，膀胱气化不利，邪实为主；日久邪气未尽，而正气已伤，则由实转虚，或虚实夹杂。

【辨病思路】

淋证是以尿频、尿急、尿痛和小便淋沥不尽等膀胱刺激症状为突出临床表现的病证，主要见于西医学泌尿系统疾病，凡临床上有尿路刺激症状的疾病，如急慢性肾盂肾炎、膀胱炎、泌尿系结石、泌尿系肿瘤、肾结核、前列腺疾病等，都可参照本节内容进行辨证论治。

1. **急性肾盂肾炎**   有明显的全身感染症状，起病急骤，寒战发热，体温可高达39℃~41℃，乏力，恶心，呕吐，头痛；泌尿道症状可见尿频、尿急、尿痛、排尿困难、腰痛；体格检查肾区常有压痛和叩击痛；尿常规检查可见脓尿、血尿、蛋白尿，尿中可见大量白细胞、上皮细胞和管型；在用药前尿细菌培养多为阳性。

2. **慢性肾盂肾炎**   病程较长，一般超过6个月，常反复发作，临床可见尿频、尿急、尿痛、腰痛，但症状较轻，尿常规或有异常，尿细菌培养因长期使用抗生素多为阴性，长期反复发作者肾脏超声及肾功能检查可有异常。

3. **急性膀胱炎**   尿频、尿急、尿痛较为明显，可见血尿，一般无发热、腰痛、肾区叩击痛，肾功能检查多无异常，尿常规检查无颗粒管型，但常有血尿。

4. **尿路滴虫感染**   尿频、尿急、尿痛，但多数在晨尿时排出脓性分泌物，尿道痒感，少数患者因滴虫性肾盂肾炎有高热、寒战、腰痛、脓尿、血尿，尿中有大量白细胞，尿道口常有脓性分泌物和红肿疼痛。女性患者往往有滴虫性阴道炎。多次尿常规检查，特别是尿道口分泌物涂片镜检，常能找到滴虫，尿滴虫培养可获阳性。

5. **肾结核**   早期表现可类似膀胱炎或肾盂肾炎，有膀胱刺激征、血尿或脓尿，进一步发展可有发热、盗汗、贫血等全身症状，并可因肾功能不全而出现尿毒症，可有腰部疼痛与压痛，常伴有肾外结核。尿常规检查新鲜尿液多呈酸性反应，清晨尿沉渣涂片用抗酸染色法查找抗酸杆菌多数可获阳性。X线检查可于肾区见到钙化灶，超声及肾盂造影早期无改变，晚期可见肾盏狭窄或肾盂肾盏扩张，肾盂、输尿管积水等。

6. **肾脏肿瘤**   临床表现为血尿，多发于40岁以上。间歇性无痛性肉眼血尿是肾癌的主要症状，可伴有腰痛、发热等，尿常规检查见大量红细胞，B超、CT、核磁共振、肾动脉和选择性肾动脉造影有助于确诊。

7. **膀胱癌**   血尿最为常见，可有尿痛，多发于老年人，膀胱镜检查可以确诊。

8. **前列腺炎综合征**   可分为急性细菌性前列腺炎，慢性细菌性前列腺炎，慢性非细菌性前列腺炎和前列腺痛。急性细菌性前列腺炎发病突然，有寒战高烧，尿频、尿急、尿痛或急性尿潴留，精液常规有大量白细胞；慢性细菌性前列腺炎，有尿频、尿急、尿痛，尿道口有白色分泌物流出，会阴部疼痛，前列腺液中有细菌；慢性非细菌性前列腺炎和前列腺痛，与慢性细菌性前列腺炎症状类似，但无感染证据。

9. 前列腺增生 尿频、淋沥不尽为主要表现，老年人为主，直肠指诊及前列腺 B 超可以明确诊断。

10. 前列腺癌 多见于老年人，表现为尿频、淋沥不尽、血尿，前列腺液检查及前列腺 B 超有助于确诊。

11. 支原体尿路感染 支原体引起的尿路感染，临床表现与一般的细菌性尿路感染相似，可有发热、腰痛、膀胱刺激征及尿沉渣白细胞增多等急性肾盂肾炎表现，也可表现为下尿路感染症状。尿中支原体分离培养和血清学诊断有助于确诊。

12. 衣原体尿路感染 尿道刺痒及排尿微痛，可有尿频、尿急，部分患者有尿道口红肿，晨起时可有少量黏性分泌物溢出，尿沉渣镜检白细胞较多，尿道分泌物涂片检查阳性率较高。

13. 非微生物感染性尿道综合征 尿频、尿急，但无明显尿痛，情绪紧张、恐惧、寒冷时容易发生，尿常规检查及培养无异常。

14. 真菌性尿路感染 常见于全身真菌感染时，真菌经血液侵及尿路，多由于抗生素或免疫抑制剂的广泛应用而引起，女性多见，多发于细菌性膀胱炎愈后，主要症状有尿频、尿急、尿液浑浊或血尿，尿常规检查白细胞增多，但细菌培养阴性，真菌培养多为阳性。

15. 淋病 尿道口红肿、瘙痒、排尿时刺痛或烧灼痛，尿道口有脓性分泌物，多由不洁性交感染而引起，根据不洁性交史、典型临床表现及细菌学检查发现淋球菌即可确诊。

16. 尿路结石 尿急、尿痛、尿血，或排尿突然中断，可有肾绞痛、小腹疼痛等，部分病人伴有恶心、呕吐，B 超可以确诊。

【辨证论治】

淋证有热、石、气、血、膏、劳六淋之分，证有虚实之别，且多为虚实夹杂，又易相互转化，故临床辨证治疗时须辨明证候之虚实，标本之缓急，实则清利，虚则补益。同时结合病程的久暂、体质的强弱等因素。

1. 热淋

症状：小便频数短涩，灼热刺痛，少腹拘急胀痛，溺色黄赤，或有腰痛拒按，或有寒热，口苦呕恶，或有大便秘结，舌红，苔白腻或黄腻，脉滑数。

治法：清热利湿通淋。

方药：八正散加减。伴寒热，口苦呕恶者，加黄芩、柴胡以和解少阳；若湿热伤阴者，去大黄，加生地黄、知母以养阴清热；若热毒弥漫三焦，用黄连解毒汤合五味消毒饮以清热泻火解毒。

2. 血淋

症状：实证为尿色红赤，或夹有紫暗血块，小便热涩刺痛，甚者小腹胀急疼痛，或见心烦，舌尖红，苔黄，脉滑数；虚证为尿色淡红，尿痛滞涩不著，腰膝酸软，五心烦热，舌红少苔，脉细数。

治法：实证当清热利湿，凉血止血。虚证宜滋补肾阴，清热止血。

方药：实证用小蓟饮子加减。瘀血明显者加三七、牛膝、桃仁以化瘀止血。虚证宜用知柏地黄丸加减，酌情加入龟板、阿胶、旱莲草、茜草等以养血止血；若久病脾虚，气不摄血而见神疲无力，面色无华者，选用归脾汤加仙鹤草、女贞子、旱莲草等益气摄血。

3. 石淋

症状：尿中夹有砂石，排尿涩痛，或排尿时突然中断，尿道窘迫疼痛，少腹拘急，或腰痛如绞难忍，牵及少腹，连及外阴，尿中带血，舌红，苔薄白或薄黄，脉弦或数。

若病久砂石不去，伴见少气乏力，面色无华，精神萎靡，少腹空痛，舌淡胖有齿痕，脉细而弱；或腰腹隐痛，手足心热，舌红少苔，脉细数。

治法：清热利湿，排石通淋。

方药：石韦散加减。可加金钱草、海金沙、鸡内金等以加强排石消坚的作用。病久砂石不去，少气乏力，面色无华者，为中气亏虚，虚实夹杂，治宜益气通淋，方用补中益气汤加金钱草、海金沙、冬葵子、车前子、石韦；阴虚者加用生地黄、旱莲草、鳖甲以滋养肾阴。

4. 气淋

症状：小便涩滞，淋沥不畅，少腹胀满疼痛，苔薄白，脉弦。或尿频溲清，余沥不尽，小腹坠胀，空痛喜按，面色无华，少气懒言，舌质淡，脉细弱无力。

治法：实证宜理气疏导，通淋利尿；虚证宜健脾补肾，益气升提。

方药：实证用沉香散加减。若两胁胀满，情志不畅者，加柴胡、香附以疏肝理气；少腹胀满者，加川楝子、小茴香、郁金以行气消胀。虚证宜用补中益气汤，肾虚者加怀牛膝、杜仲、枸杞子、菟丝子以脾肾双补。

5. 膏淋

症状：小便浑浊不清，色乳白或如米泔水，置之沉淀如絮状，上有浮油如脂，或夹凝块，或夹血液，尿时不畅，灼热疼痛，口干，舌红，苔黄腻，脉濡数。若病久不已，或反复发作，疼痛不甚，淋出如脂，形体消瘦，腰膝酸软，头晕无力，舌淡，苔腻，脉细弱无力。

治法：实证宜清热利湿，分清泄浊；虚证宜补益脾肾，固涩止淋。

方药：实证用程氏萆薢分清饮加减。虚证偏于脾虚者，用补中益气汤；偏于肾虚者，用六味地黄丸合金锁固精丸加减；偏于肾阳虚者，用金匮肾气丸加减。

6. 劳淋

症状：小便不甚赤涩，尿痛不著，但淋沥不已，余沥难尽，时作时止，遇劳即发，腰膝酸软，神疲乏力，病程较长，缠绵难愈，舌质淡，脉细弱。

治法：补脾益肾。

方药：无比山药丸加减。肾阳亏虚，见腰膝酸软，畏寒肢冷者，用金匮肾气丸以温肾壮阳；若中气下陷，见少腹坠胀，尿频涩滞，余沥难尽，面色无华，少气懒言，舌淡，脉细无力，可用补中益气汤加减；若心脾两虚，症见小便涩滞，尿意不尽，小腹微胀，心悸气短，困倦乏力，失眠多梦，舌淡红，脉细或弱者，用归脾汤加减。

第十一节　癃　闭

癃闭是以小便量少，排尿困难，甚则小便闭塞不通为主症的病证。其中小便不利，点滴而短少，病势较缓者为癃；小便闭塞，点滴不通，病势较急者为闭。癃和闭虽然有所区别，但两者都有排尿困难，只是在程度上有所不同，且有始发点滴而短少，继而闭塞不通者，故多合称为癃闭。

癃闭一证，早在《内经》中即有记载，称其为癃闭或闭癃并指出膀胱、三焦气化不利最易导致本病。如《素问·宣明五气》说："膀胱不利为癃，不约为遗溺。"《灵枢·本输》说："三焦者……实则闭癃。"《丹溪心法》提出气虚、血虚、痰湿、风闭、实热皆可导致本病。《景岳全书》设立癃闭专篇，对气虚不能化水、阴虚不能化阳而致癃闭有独到见解，并进一步归纳其发病原因，指出火热、败精槁血、气虚、肝强气逆，移碍膀胱，均可导致癃闭。《证治汇补》认为热结下焦、肺中伏热、脾经湿热、痰涎阻结、久病多汗、肝经忿怒、脾气虚弱皆可为病，并阐述了治癃闭三法，即滋肾涤热、清金润燥、燥脾健胃。另外，对癃闭的治疗除重视内服药物外，古代医家还创立了许多外治法，如艾灸、导尿、探吐、熏洗等。

根据癃闭的临床表现，西医学中各种原因（如神经性尿闭、膀胱括约肌痉挛、尿道结石、损伤、狭窄、前列腺增生症、脊髓病变及急慢性肾衰竭等）引起的尿潴留及无尿症均属于本病范围。

本病在临床上需与淋证相鉴别。淋证以小便频数短涩，滴沥刺痛，欲出未尽为特征。其排尿困难和小便量少与癃闭相似，但癃闭无排尿疼痛，每日尿量少于正常，甚至无尿排出；而淋证尿频且疼痛，每日尿量不减少。

【病因病机】

凡感受湿热或温热毒邪、饮食不节、情志内伤、尿路阻塞、体虚久病等因素影响膀胱气化功能，使之失调，均可引起癃闭的发生。

1. 下焦湿热　下阴不洁，湿热秽浊之邪上犯膀胱，膀胱气化不利则为癃闭。

2. 外邪犯肺外感热邪　热壅于肺，肺气闭塞，水道通调失司，不能下输膀胱；亦有因燥热犯肺，肺燥津伤，水源枯竭，均可导致癃闭。

3. 饮食不节　久嗜醇酒、肥甘、辛辣之品，导致脾胃运化功能失常，湿热内生，阻滞于中焦，下注膀胱，气化不利，乃成癃闭；或饮食不节，饥饱失调，脾胃气虚，中气下陷，气化无力则生癃闭。

4. 情志内伤　惊恐、忧思、郁怒、紧张引起肝气郁结，疏泄失司，从而影响三焦水液的运行及气化功能，水道通调受阻，形成癃闭。

5. 尿路阻塞　瘀血败精阻塞于内，或痰瘀积块，或砂石内生，阻塞尿道，小便难以排出，即成癃闭。

6. 体虚久病　年老体弱或久病体虚，或通利过度，耗伤肾气，均可导致肾阳不足，命门火衰，膀胱气化无权，溺不得生；或因久病、热病，耗损津液，肾阴不足，水府枯竭而无尿。

7. 药毒所伤　因误用误食或过用过食药物、毒物、损伤脾胃，形成癃闭。

癃闭的基本病理变化为肾与膀胱气化功能失调，尿液生成或排泄障碍。其病位主要在膀胱与肾。尿液的生成和排泄，有赖于三焦气化的正常，而三焦气化主要依靠肺的通调、脾的转输、肾的气化来维持，又需要肝的疏泄来协调，故肺、脾、肾、肝功能失调，亦可致癃闭。

【辨病思路】

癃闭常见于各种原因引起的尿潴留及无尿症，如急慢性肾衰竭、神经性尿闭、膀胱括约肌痉挛、休克、心衰、尿路结石、尿路肿瘤、尿路损伤、尿路狭窄、前列腺增生、脊髓炎等而出现的尿潴留和无尿症。按病因分类一般分为肾前性、肾性和肾后性三大类。凡以上疾病出现无尿或少尿时，都可以参考本节内容进行辨证论治。

1. 肾前性少尿 由于各种原因引起肾脏灌注不足，肾小球滤过率急剧下降，而肾实质无器质性病变，称肾前性少尿、无尿。

（1）有效循环血容量不足 开始为功能性少尿、无尿，一旦补足血容量立即恢复尿量；若不能及时诊断治疗可引起器质性肾脏损害。急性肾衰竭，表现少尿、无尿，见于严重脱水、大出血、大面积烧伤等。

（2）休克 各种原因的休克，肾脏灌注压下降，肾小球滤过率严重不足，见于过敏性休克、失血性休克、心源性休克、感染中毒性休克等，询问病史有助于诊断。

（3）心搏出量减少 此时肾脏供血量显著下降，见于左心衰竭、严重心律失常、心包填塞及缩窄性心包炎等，病史及心电图、B 型超声波、胸部 X 片检查可以帮助确诊。

（4）肝肾综合征 肝硬化晚期，严重腹水，肾脏严重灌注不足，表现少尿、无尿，一旦肝硬化腹水得到缓解肾脏可随之恢复，尿量增加。肝肾综合征时，肾脏的病理检查正常。

2. 肾性少尿无尿

（1）肾实质性损害 无论是原发性肾小球肾炎还是系统性红斑狼疮、糖尿病肾病、结节性多动脉炎或感染性心内膜炎、皮肌炎等，均可引起肾实质损害，导致肾功能损害或衰竭引起少尿无尿。慢性肾衰竭晚期肾脏萎缩，肾小球滤过率下降，尿量可显著减少甚至无尿；急性肾衰竭少尿无尿期，表现少尿无尿，血肌酐、肌酐清除率、肾脏活检有助于诊断。

（2）肾间质性疾患 青霉素、磺胺类药物、利福平、氨基糖苷类抗生素等可引起肾间质损害。也见于慢性肾盂肾炎晚期肾功能损害。急性肾盂肾炎见于肾乳头坏死。重金属盐类中毒见于汞、铅、砷、金等中毒。

（3）肾血管性疾患 肾皮质血管痉挛或栓塞，肾供血减少引起少尿无尿，分为肾脏大血管病变和微血管病变。分别见于肾动脉（血栓、栓塞）、肾静脉（血栓、受压）病变等因素和急进性肾小球肾炎、重症狼疮性肾炎、血管内皮损伤（妊娠高血压综合征、造影剂肾损害等）、血栓性微血管病变（溶血性尿毒症综合征、血栓性血小板减少性紫癜等）等疾病。

3. 肾后性少尿无尿 常见于尿路梗阻如结石、肿瘤、前列腺病变、糖尿病神经源性膀胱等。

以上各种原因所引起的少尿或无尿，通过认真询问病史，进行相关的实验室检查和影像学检查，一般可以明确病因。若为肾性少尿，除了终末期肾脏病以外，应进一步鉴别肾小球病变、肾小管和（或）肾间质病变以及肾血管病变，若肾实质损害原因不明、且无出血等禁忌证时，应尽早肾活检以帮助确诊。

【辨证论治】

癃闭的辨证治疗要注意究病因、别虚实、分缓急。究病因是指根据主要的症状，结合舌脉，辨明癃闭的成因。如小便灼热短赤，口渴，舌红苔黄，脉数者，属热；口渴不欲饮，小腹胀满，为热积膀胱；口渴欲饮，咽干气促，舌红者，为邪热壅肺；如尿线变细，时而不通，或伴疼痛者，为尿路阻塞；若老年排尿无力，点滴而下或尿闭者，为命门火衰。别虚实是辨明癃闭的病性，癃闭有虚实的不同，因湿热蕴结、肺热气壅、肝郁气滞、瘀浊阻塞所致者，多属实证；因中气下陷、肾阳亏虚导致者，多属虚证。实证发病多急骤，虚证发病多缓慢，且临床上虚实夹杂者多见。分缓急指要分清病情的轻重，小便闭塞不通者为急症，量少点滴而出者为缓症；初起病"癃"，转为"闭"者为病势转重；初起病"闭"，转为"癃"者为病势转轻。

治疗上根据六腑以通为用的原则，采用通利的方法。但通利之法，又要结合脏腑虚实和病邪的不同，分别使用清邪热、疏气机、散瘀结、补中气、温肾阳等方法，不可一味攻下。对于水蓄膀胱之急症，应配合针灸、导尿等方法尽快解除患者痛苦。

1. 膀胱湿热证

症状：小便点滴不通，或量极少而短赤灼热，小腹胀满，口苦口黏，或口渴不欲饮，或大便不畅，舌质红，苔黄腻，脉数。

治法：清热利湿，通利小便。

方药：八正散加减。若心火亢盛，兼心烦，口舌生疮者，合用导赤散以清心火、利湿热；若湿热蕴结三焦，气化不利，见小便量极少或无尿，面色晦滞，胸闷烦躁，恶心呕吐，口中尿臭，甚则神昏谵语，宜用黄连温胆汤加车前子、白茅根、通草以清热化湿，降浊和胃；若湿热久羁下焦，导致肾阴灼伤而出现口干舌燥，手足心热，潮热盗汗，舌红无苔者，可用滋肾通关丸加生地黄、车前子、牛膝以滋肾阴、清湿热而助气化。

2. 肺热壅盛证

症状：小便不畅或点滴不通，咽干，烦渴欲饮，呼吸短促，或有咳嗽，舌红，苔薄黄，脉数。

治法：清肺泄热，通利水道。

方药：清肺饮加减。若心火旺盛而见心烦，舌尖红者，加黄连、竹叶以清心火；舌红少津，肺阴不足者，加沙参、麦冬、石斛养阴润肺。

3. 肝郁气滞证

症状：小便不通或通而不畅，情志抑郁，或烦躁易怒，胁腹胀满，舌红，苔薄黄，脉弦。

治法：疏利气机，通利小便。

方药：沉香散加减。若气郁化火，可加龙胆草、栀子、丹皮清泄肝火。

4. 尿路阻塞证

症状：小便点滴而下，或尿如细线，甚则阻塞不通，小腹胀满疼痛，舌紫暗，或有瘀点，脉涩。

治法：行瘀散结，通利水道。

方药：代抵挡丸加减。久病气血两虚，面色不华者，加黄芪、丹参、当归以补养气血；若尿路有结石，加金钱草、海金沙、石韦、冬葵子、瞿麦通淋排石。

5. 中气下陷证

症状：小腹坠胀，时欲小便而不得出，或量少而不畅，精神疲惫，食欲不振，气短而语声低微，舌质淡，苔薄，脉细弱。

治法：升清降浊，化气行水。

方药：补中益气汤合春泽汤加减。若脾虚及肾，可合济生肾气丸以温补脾肾，化气行水；若气虚及阴，脾阴不足，清气不升，气阴两虚，症见舌红少苔，可用参苓白术散加减。

6. 肾阳衰惫证

症状：小便不通或点滴不爽，排出无力，面色无华，精神疲惫，畏寒肢冷，腰膝酸软无力，舌质淡，苔白，脉沉细或弱。

治法：温肾壮阳，益气化水。

方药：济生肾气丸加减。若形神委顿，腰膝酸软，为精血俱亏，病及督脉，多见于老人，治宜香茸丸补养精血，助阳通窍；若因肾阳疲惫，命门式微，致三焦气化无权，小便量少，甚至无尿，呕吐，烦躁，神昏者，宜用《千金》温脾汤合吴茱萸汤加减，以温补脾肾，和胃降逆。

7. 肾阴亏耗证

症状：小便量少或时欲小便而不得下，手足心热，咽干心烦，腰膝酸软，头昏耳鸣，舌红少苔，脉细数。

治法：滋阴补肾，育阴利水。

方药：六味地黄丸合猪苓汤加减。若下焦有热，可加知母、黄柏以清热坚阴；若阴虚及气，可用滋肾通关丸滋阴化气，以利小便。

第十二节   腰   痛

腰痛是因感受外邪或跌仆闪挫引起的腰部气血运行不畅，或因肾虚引起腰部失于濡养所致的以腰部一侧或两侧疼痛为主要症状的一类病证。

腰痛一证，最早见于《内经》，如《素问·刺腰痛论》论述了各种腰痛的特点和相应的针灸治疗。《素问·脉要精微论》中指出："腰者，肾之府，转摇不能，肾将惫矣。"说明腰痛与肾关系密切。《金匮要略·五脏风寒积聚病脉证并治》："肾著之病，其人身体重，腰中冷，如坐水中……腰以下冷痛，腹重如带五千钱，甘姜苓术汤主之。"论述了寒湿腰痛的发病、症状与治法。《丹溪心法·腰痛》指出："腰痛主湿热、肾虚、瘀血、挫闪、有痰积。"在治疗方面，《证治汇补·腰痛》指出："治惟补肾为先，而后随邪之所见者以施治，标急则治标，本急则治本；初痛宜疏邪滞，理经隧，久痛宜补真元，养血气。"这种分清标本缓急的治疗原则，对临床具有重要指导意义。

【病因病机】

腰痛多由外感，内伤或跌仆闪挫，导致筋脉痹阻，腰府失养所致。

1. 感受寒湿   多由居处潮湿，或冒雨涉水，或劳汗当风，衣着湿冷，腰府失护，寒湿之邪乘虚而入，寒为阴邪，其性凝滞收引，既伤卫阳，又损营阴，以致腰府经脉阻遏，络脉绌急；湿邪黏腻、重着，留着筋骨肌肉，闭阻气血，寒与湿相合，致腰府经脉受阻，气血运行不畅而发腰痛。

2. 感受湿热   岁气湿热当令，或长夏之际，湿热交蒸，或湿蕴生热，湿与热合，滞于腰府，壅遏经脉引起腰痛。

3. 气滞血瘀   跌仆外伤，暴力扭转，或体位不正，腰部用力不当，屏气闪挫，或因久病导致腰部经络气血运行不畅，气血阻滞不通，瘀血留着而发生疼痛。

4. 肾亏体虚   先天禀赋不足，加之劳累太过，或久病体虚，或年老体衰，或房事不节，以致肾精亏损，腰府失养而发生腰痛。

腰为肾之府，为肾之精气所濡养。肾与膀胱相表里，足太阳经夹脊入腰中。此外，任、督、冲、带诸脉，亦布其间，故内伤则不外乎肾虚。而外感风寒湿热诸邪，以湿性黏滞，最易痹着腰部，所以外感总离不开湿邪为患。总之，腰痛的基本病机为经脉痹阻、腰府失养。病位在肾，与足太阳、足少阴，任督带等经脉密切相关。至于劳力扭伤，则和瘀血有关，临床上亦不少见。

【辨病思路】

腰痛常见于脊椎疾病、脊椎旁软组织疾病、神经系统疾病和某些内脏疾病，凡上述疾病出现以腰痛为主症时，可参考本节内容进行辨证治疗。

1. 强直性脊柱炎　多见于青壮年，男性明显多于女性。病变主要累及骶髂关节、腰椎、颈椎。腰椎平片显示，早期小关节间隙模糊，晚期前纵韧带和侧韧带明显钙化，呈竹节样脊柱，或呈方形脊柱。HLA-B$_{27}$检查阳性。

2. 增殖性脊椎炎　多发于40岁以上人群，全身症状不明显，病程静止或缓慢进展，X线表现为脊椎边缘唇状增生或骨刺形成，脊椎小关节边缘锐利，关节面骨质致密，关节间隙变窄。

3. 腰椎间盘突出　好发于20~40岁，常有搬重物、举重、弯腰提水、肩负重物等体力劳动过程扭伤史。主要症状为腰痛和坐骨神经痛，体征表现为腰椎侧弯、平腰或呈后凸状，脊柱运动受限，罹患椎体棘间韧带、棘突或棘突旁压痛、放射痛，坐骨神经行径有压痛点，直腿抬高试验阳性。X线特征是：脊柱侧弯，生理前凸消失，椎间隙前窄后宽或绝对变窄，椎体后缘唇样骨质增生或后翘，脊柱不稳。

4. 腰肌劳损　急性腰肌劳损多有外伤史，表现为突然出现的一侧或双侧腰肌剧烈疼痛，髂后上棘的内侧第4、5腰椎旁有压痛，伴肌肉痉挛，可伴放射性腿痛，但无坐骨神经痛的体征。慢性腰肌劳损可由急性扭伤后治疗不彻底所致，也可因持续弯腰劳动引起肌肉韧带撕裂或劳损所致。临床表现为慢性间歇性或持续性腰肌周围酸痛，劳累时加重，休息后好转，疼痛不剧烈，但可持续数月甚至数年之久。

5. 纤维织炎　常由寒冷、潮湿、过度疲劳、姿势不正或精神创伤而诱发。任何年龄均可发生。好发部位为腰背、颈、肩和胸部，呈对称性。主要表现为局部疼痛、肌肉痉挛和运动障碍。血沉正常，X线检查无异常。

6. 肾脏病　许多肾脏病都可引起腰痛，常见的有肾盂肾炎、肾结石、肾结核、肾下垂、肾炎、肾积水、肾积脓等疾病。

7. 妇科疾病　妇科疾病是女性腰骶部疼痛的常见原因。常见的疾病有严重子宫后倾后屈、慢性附件炎、痛经、宫颈癌和子宫癌等。

【辨证论治】

腰痛的辨证首先要辨别外感与内伤。虚实兼见者，宜辨主次轻重，标本兼顾。若因感受外邪所致者，治以祛邪通络为主；若由肾虚内伤所致者，治以补肾壮腰为主；外伤所致者，治宜活血化瘀，通络止痛。

1. 寒湿腰痛证

症状：腰部冷痛重着，转侧不利，虽静卧而痛不减，寒冷或阴雨天气发作或加重，舌质淡，苔白腻，脉沉而迟缓。

治法：散寒祛湿，温经通络。

NOTE

方药：甘姜苓术汤加减。寒邪偏盛，腰部冷痛，拘急不舒，可加熟附片、细辛以温肾祛寒；湿邪偏盛，腰痛重着，苔厚腻，可加苍术、薏苡仁以燥湿；兼有风邪，疼痛游走不定，加桂枝、独活、羌活以祛风通络；年高体弱或久病不愈，肝肾虚损，气血亏虚，兼见腰膝酸软无力，脉沉弱等症，宜独活寄生汤加减，以补益肝肾，祛风通络。

2. 湿热腰痛证

症状：腰部弛痛，痛处伴有热感，暑湿阴雨天加重，活动后或可减轻，小便短赤，苔黄腻，脉濡数或弦数。

治法：清热利湿，舒筋止痛。

方药：四妙丸加减。

3. 瘀血腰痛证

症状：腰痛如刺，痛有定处，痛处拒按，昼轻夜重，轻者俯仰不利，重者转侧不能，舌质暗紫，或有瘀斑，脉涩。部分病人有外伤、劳损史。

治法：活血化瘀，理气止痛。

方药：身痛逐瘀汤加减。兼有肾虚，出现腰膝酸软者，加杜仲、川断、桑寄生等以补肾强腰；若有明显的体位不正，闪挫扭伤的病史，加乳香、青皮以加强行气活血止痛之力。

4. 肾虚腰痛证

症状：腰痛隐隐，绵绵不已，喜揉喜按，腿膝无力，遇劳更甚，卧则减轻，常反复发作。偏阳虚者，少腹拘急，面色㿠白，恶寒肢冷，少气乏力，舌淡，苔薄白脉沉细；偏阴虚者，心烦失眠，口咽燥干，面色潮红，手足心热，舌红少苔，脉细数。

治法：补肾益精。

方药：偏阳虚者，以右归丸为主方；偏阴虚者，以左归丸为主方。如腰痛日久不愈，无明显的阴阳偏虚者，可服用青娥丸补肾壮腰止痛。

第十三节　血　证

凡因人体的阴阳平衡失调，造成血液不循经脉运行，上溢于口、鼻、眼、耳诸窍，下泄于前后二阴或渗出肌肤，形成的一类出血性疾患，统称为血证。血证包括衄血、咳血、呕血、便血、尿血、紫斑等。凡血液不循经脉运行而溢于口、鼻、眼、耳诸窍者称为衄血，如鼻衄、齿衄等；因损伤肺及气道络脉而引起痰血相兼、唾液与血液同出的病证称为咳血；血从胃或食道而来，从口中吐出的病证称为吐血；血从肛门而出，在大便前或大便后下血的病证称为便血；从尿道尿出血液或尿中夹有血丝、血块而无疼痛者称为尿血；血溢于肌肤之间，皮肤出现青紫瘀斑、瘀点的病证称为紫斑或肌衄。

关于血证古代医家多有论述，《内经》在病因病理方面论述较多，如《素问·至真要大论》说："太阳司天，寒淫所胜……血变于中，发为痈疡，民病厥心痛、呕血、血泄、衄血。"《素问·举痛论》说："怒则气逆，甚则呕血。"这些论述指出血证病因有外感因素、七情因素等。隋代巢元方《诸病源候论》中多处论述了有关血证的病因证候，如其中《血病诸候》论述了九种出血性病证的证候和病因。关于血证的治疗，《金匮要略·惊悸吐衄下血胸满瘀血病脉证治》提出用泻心汤、柏叶汤及黄土汤辨证治疗吐血、衄血及便血等。《先醒斋医学广笔记》提出了著名的治吐血三要法,强调行血、补肝、降气在治疗吐血中的重要作用。唐容川《血证论》提出血证治疗四大法,即止血、消瘀、宁血、补虚,目前仍是临床医家治疗血证经常使用的方法。

【病因病机】

外感六淫、饮食不节、情志内伤、烦劳过度、大病久病之后均可引起血液不循经脉运行,溢于脉外而致血证的发生。宋代《济生方·吐衄》强调血证"所致之由,因大虚损,或饮酒过度,或强食过饱,或饮啖辛热,或忧思恚怒",说明火热在血证发病中的作用。《灵枢·百病始生》曰:"猝然多食饮,则肠满,起居不节,用力过度则络脉伤。阳络伤则血外溢,血外溢则衄血,阴络伤则血内溢,血内溢则后血。"强调其发病与饮食、起居、劳力等因素有关。

1. 外感六淫 外邪侵袭,以风热、燥、火之邪为主,损伤肺络,迫血上溢而致咳血、鼻衄;湿热之邪,侵及肠道,络伤血溢,从下而泄可致便血;热邪留滞,侵及下焦,损伤尿道,络脉受损,导致尿血。

2. 饮食不节 过食辛辣或饮酒过多,一则损伤脾胃,脾虚失摄,统血无权,血溢脉外而致出血;二则湿热蕴积胃肠,化火扰动血络而外溢,形成衄血、吐血、便血。

3. 情志内伤 情志不舒,郁怒伤肝,肝火偏盛,横逆犯胃,胃络受伤,以致吐血;肝气郁滞,气郁化火,木火刑金,而致衄血、咳血。

4. 烦劳过度 烦劳伤神,耗伤心阴,心火亢盛,热移小肠,迫血下行而致尿血;劳欲过度,肾阴亏损,相火妄动,迫血妄行而成尿血;体劳过度,损伤脾气,脾不统血,气虚失摄,血无所归,血溢脉外而致吐血、衄血、尿血等。

5. 病后诱发 大病久病,正气损伤,气虚失摄,血溢脉外而致出血;久病热病,阴津耗伤,阴虚火旺,火迫血行而致出血;久病入络,血脉瘀阻,流行不畅,致血不归经而发生出血。

出血的病因虽然复杂,但大多与火或气有关,《景岳全书·血证》指出:"盖动者多由于火,火盛则逼血妄行;损者多由于气,气伤则血无以存。"血证的共同病机为火热偏盛、迫血妄行和气虚失摄、血溢脉外这两大方面。在火热之中,又有实火及虚火之分。外感风热燥火、湿热内蕴和肝郁化火等均属实火;而阴虚之火则属虚火。在气虚之中,又分为单纯气虚和气损及阳而致阳气虚衰等两种情况。从证候虚实上来说,由火热亢盛所致者属于实证,而由阴虚火旺及气虚不摄所致者属于虚证。从病机变化上来说,又常发生实证向虚证的转化。

【辨病思路】

现代医学中许多急慢性疾病所引起的出血都可归属于中医血证。如呼吸系统疾病中的支气管扩张、肺结核等所引起的咳血;循环系统疾病中的二尖瓣狭窄等所引起的咳血;消化系统疾病中的胃及十二指肠溃疡、肝硬化、溃疡性结肠炎等所引起的呕血、便血;泌尿系统疾病中的急性肾小球肾炎、急性肾盂肾炎、肾结核等所引起的尿血;血液系统疾病中的特发性血小板减少性紫癜、过敏性紫癜及其他出血性疾病所引起的皮肤、黏膜和内脏的出血等,均可按血证进行辨证论治。

1. 支气管扩张 多发生在幼年;常继发于麻疹、百日咳后的支气管炎;慢性反复咳嗽、咳大量脓痰、反复咯血;两肺下部可闻及固定性湿啰音;高分辨 CT(HRCT)显示支气管扩张的异常影像学改变可确诊。

2. 肺结核　常有咳嗽，多干咳或少痰，不同程度的咯血；有低热、乏力、盗汗等结核全身中毒症状；湿啰音多位于肺上部；X 线检查有肺结核特征；结核菌素纯蛋白衍生物（PPD）试验阳性；痰结核菌培养阳性是诊断肺结核的主要依据。

3. 二尖瓣狭窄　常有呼吸困难，可有咳血甚或咳粉红色泡沫样痰；心尖区有隆隆样舒张期杂音；第一心音亢进和开瓣音；可有肺动脉高压和右心室增大的心脏体征；X 线及心电图显示左心房增大；超声心动图检查可确诊。

4. 胃及十二指肠溃疡　发作有季节性，多发生于秋冬和冬春之交；有慢性、周期性、节律性上腹痛史；部分以出血、穿孔等并发症为首发表现；X 线钡剂检查出现龛影是诊断的可靠依据；胃镜检查优于 X 线钡剂检查。

5. 肝硬化　有病毒性肝炎、长期饮酒等有关病史；有肝功能减退和门脉高压的临床表现；肝功能减退多有出血倾向，表现为牙龈出血、鼻衄、皮肤黏膜出血等，肝功能试验常有阳性发现；肝活组织检查见假小叶形成有确诊价值。

6. 溃疡性结肠炎　多呈反复发作慢性病程；表现为腹泻、黏液脓血便、腹痛；X 线钡剂灌肠检查和结肠镜检查有特征性改变。

7. 急性肾小球肾炎　于链球菌感染或其他细菌感染之后 2～3 周发病；有血尿、蛋白尿、水肿、高血压及肾功能异常表现；尿沉渣检查可见多量红细胞，甚至有红细胞管型。

8. 肾结核　有尿频、尿急、尿痛，一般抗菌药治疗无效；尿培养结核菌阳性，尿沉渣可找到结核抗酸杆菌；血清结核杆菌抗体测定阳性；静脉肾盂造影可发现结核病灶 X 线征象；部分患者可有肺、睾丸等肾外结核。

9. 特发性血小板减少性紫癜　广泛出血累及皮肤黏膜及内脏；多次检查血小板计数减少；骨髓巨核细胞增多或正常，有成熟障碍；血小板相关抗体（PAIg）及血小板相关补体（PAC_3）阳性；血小板生存时间缩短。

10. 过敏性紫癜　发病前 1～3 周有低热、咽痛、全身不适或上呼吸道感染史；典型四肢皮肤紫癜，可伴腹痛、关节肿痛和血尿；血小板计数、血小板功能及凝血检查正常。

【辨证论治】

血证的治疗，应先辨其病证，然后探寻发病原因及病位所在；其次辨明其虚实轻重而后治之。临证治疗血证多以治火、治气和治血为基本原则。实火当清热泻火，虚火当滋阴降火；实证当清气降气，虚证当补气益气；实火亢盛，扰动血脉者当凉血止血；气虚失摄，出血不止者当补血摄血；瘀血阻滞，血难归经者当活血止血。同时在血证的不同阶段，可采用止血、消瘀、宁血和补虚四大治法。

一、鼻衄

1. 风热伤肺证

症状：鼻燥而衄，血色鲜红，恶寒发热，口干咽燥，咳嗽痰黄，舌质红，苔薄黄，脉数。

治法：清肺泄热，凉血止血。

方药：桑菊饮加减。咽喉痛者，可加玄参、马勃清热利咽；口渴咽燥甚者，可加麦门冬、沙参、天花粉养阴润燥生津；咳嗽甚者，可加浙贝母、橘红润肺化痰止咳。

2. 肝火上炎证

症状：鼻衄目赤，烦躁易怒，头痛眩晕，口苦耳鸣，舌质红，苔黄，脉弦数。

治法：清肝泻火，凉血止血。

方药：龙胆泻肝汤加减。便秘者，可加大黄通腑泄热；阴液亏耗者，可加麦冬、玄参、生地黄滋阴增液。

3. 胃热炽盛证

症状：鼻衄色红，鼻燥口臭，胃脘不适，口渴引饮，烦躁不安，便秘，舌质红，苔黄，脉数。

治法：清胃泻火，凉血止血。

方药：玉女煎加减。便秘者，可加大黄通腑泄热；口渴者，可加沙参、天花粉、石斛养阴清热，益胃生津。

4. 气血亏虚证

症状：鼻衄或兼肌衄、齿衄，血色淡红，神疲乏力，心悸气短，夜难成寐，面白头晕，舌质淡，苔白，脉细或弱。

治法：益气摄血。

方药：归脾汤加减。出血量多者，可加侧柏叶、蒲黄炭收敛止血；血虚甚者，可加阿胶、桑椹补血生血。

二、齿衄

1. 胃火炽盛证

症状：齿衄血色鲜红，齿龈红肿疼痛，口渴欲饮，头痛，口臭，大便秘结，舌质红，苔黄，脉洪数。

治法：清胃泻火，凉血止血。

方药：清胃散合泻心汤加减。烦渴者，可加知母、天花粉、石斛清热泻火，除烦止渴；便秘者，可加大黄、芒硝泄热通便。

2. 阴虚火旺证

症状：齿衄血色淡红，齿摇龈浮，头晕目眩，舌质红，苔少，脉细数。

治法：滋阴降火，凉血止血。

方药：知柏地黄丸合茜根散加减。阴虚潮热者，可加胡黄连、地骨皮清退虚热，凉血止血。

三、咳血

1. 燥热犯肺证

症状：喉痒咳嗽，痰中带血，口干鼻燥，或有发热，咳痰不爽，舌质红，苔薄黄，脉数。

治法：清热润肺，宁络止血。

方药：桑杏汤加减。外感风热，发热头痛，咳嗽咽痛者，加金银花、连翘、牛蒡子辛凉解表，清热利咽；燥伤津液，口干鼻燥，咳痰不爽者，加麦门冬、天门冬、石斛养阴润燥。

2. 阴虚肺热证

症状：咳嗽少痰，痰中带血，或血色鲜红，反复咳血，口干咽燥，两颧红赤，潮热盗汗，舌质红，苔少，脉细数。

治法：滋阴润肺，凉血止血。

方药：百合固金汤加减。反复咳血量多者，可加阿胶、三七养血止血；潮热颧红者，可加青蒿、地骨皮、白薇清退虚热；盗汗者，可加糯稻根、五味子、浮小麦、牡蛎敛汗固涩。

3. 肝火犯肺证

症状：咳嗽阵作，痰中带血，或纯血鲜红，胸胁牵痛，烦躁易怒，口苦目赤，舌质红，苔薄黄，脉弦数。

治法：清肝泻肺，凉血止血。

方药：泻白散加黛蛤散加减。烦躁易怒，口苦目赤者，可加丹皮、山栀子、黄芩清肝泻火；咳血量多，血色鲜红者，可用犀角地黄汤冲服云南白药，以清热泻火，凉血止血。

四、吐血

1. 胃中积热证

症状：胃脘灼热作痛，吐血鲜红或紫暗，或夹有食物残渣，便秘而黑，口臭，舌质红，苔黄而干，脉数。

治法：清胃泄热，凉血止血。

方药：泻心汤合十灰散加减。恶心呕吐者，可加代赭石、竹茹、旋覆花和胃降逆；胃中灼热感明显者，可加生石膏、山栀子清泻胃火；口干渴者，可加沙参、麦门冬、玉竹、石斛益胃生津。

2. 气虚血溢证

症状：吐血缠绵不止，时轻时重，血色淡暗，体倦神疲，面色苍白，心悸气短，舌质淡，苔白，脉细弱。

治法：益气摄血。

方药：归脾汤加减。气损及阳，脾胃虚寒，症见畏寒肢冷，自汗便溏者，可用黄土汤温经摄血；出血过多，气随血脱，症见四肢厥冷，汗出脉微者，应急服独参汤，以益气固脱。

3. 肝火犯胃证

症状：吐血色红或紫暗，脘胁胀痛，目赤口干，烦躁易怒，寐少梦多，舌质红，苔黄，脉弦数。

治法：泻肝清胃，凉血止血。

方药：龙胆泻肝汤加减。胁痛明显者，可加香附、延胡索理气活血止痛；吐血不止，胃脘刺痛者，加十灰散、三七以凉血止血，活血定痛。

五、便血

1. 肠道湿热证

症状：便血鲜红，大便不畅，腹痛，口苦，纳差，舌质红，苔黄腻，脉滑数。

治法：清热化湿，凉血止血。

方药：地榆散合槐角丸加减。纳差者，可加陈皮、砂仁理气醒脾；腹痛者，可加莱菔子、郁金行气止痛。

2. 脾胃虚寒证

症状：便血紫暗或色黑，脘腹隐痛，喜按喜暖，便溏纳差，畏寒肢冷，面色无华，神疲懒言，舌质淡，苔白，脉细。

治法：温阳健脾，养血止血。

方药：黄土汤加减。便血不止者，可加花蕊石、三七化瘀止血；畏寒肢冷者，可加炮姜、鹿角霜、艾叶温阳止血。

六、尿血

1. 下焦热盛证

症状：小便黄赤灼热，尿血鲜红，心烦口渴，面赤口疮，夜寐不安，舌质红，苔薄黄，脉数。

治法：清热泻火，凉血止血。

方药：小蓟饮子加减。尿血量多者，可加小蓟、白茅根凉血止血；口渴者，可加石斛、知母、黄芩清热生津；心烦少寐者，可加黄连、夜交藤、酸枣仁清热泻火，养心安神。

2. 脾不统血证

症状：久病尿血，面色无华，体倦食少，气短声低，或兼见皮肤紫斑、齿衄，舌质淡，脉细弱。

治法：补中健脾，益气摄血。

方药：归脾汤加减。气虚下陷，小腹坠胀者，可加升麻、柴胡，也可合用补中益气汤以益气升阳。

3. 肾虚火旺证

症状：小便短赤带血，头晕耳鸣，颧红潮热，神疲，腰膝酸软，舌质红，少苔，脉细数。

治法：滋阴降火，凉血止血。

方药：知柏地黄丸加减。心烦失眠者，可加黄连清心安神；头晕目眩者，可加石决明、菊花平肝潜阳。

4. 肾气不固证

症状：久病尿血，血色淡红，头晕耳鸣，腰脊酸痛，神疲乏力，舌质淡，脉弱。

治法：补益肾气，固摄止血。

方药：无比山药丸加减。腰脊酸痛，畏寒神疲者，可加鹿角片、狗脊补肾助阳；尿血量多者，可加花蕊石、蒲黄炭、三七收敛止血。

七、紫斑

1. 血热妄行证

症状：皮肤青紫斑点或斑块，或伴有鼻衄、齿衄、便血、尿血，发热口渴，溲赤便秘，烦躁不安，舌质红，苔薄黄，脉弦数。

治法：清热解毒，凉血止血。

方药：犀角地黄汤加减。发热，出血广泛者，可加生石膏、龙胆草、紫草清热泻火，凉血止血；腹痛，便血者，可加白芍、甘草、地榆、槐花缓急止痛，凉血止血。

2. 气不摄血证

症状：久病不愈，紫斑反复出现，神疲乏力，头晕目眩，面色苍白，食欲不振，舌质淡，苔白，脉细弱。

治法：补气摄血。

方药：归脾汤加减。肾气不足，腰膝酸软者，加山茱萸、菟丝子、山药补益肾气。

3. 阴虚火旺证

症状：皮肤青紫斑点或斑块，时发时止，常伴齿衄、鼻衄、月经过多，两颧红赤，心烦口渴，手足心热，潮热盗汗，舌质红，苔少，脉细数。

治法：滋阴降火，宁络止血。

方药：茜根散加减。潮热者，可加地骨皮、白薇、秦艽清退虚热；盗汗者，可加五味子、煅龙骨、煅牡蛎敛汗固涩。

第十四节　眩　晕

眩晕是目眩与头晕的总称。目眩即眼花或眼前发黑，视物模糊；头晕即感觉自身或外界景物旋转，站立不稳。二者常同时并见，故统称为"眩晕"。其轻者闭目可止，重者如坐车船，旋转不定，不能站立，或伴有恶心、呕吐、汗出、面色苍白等症状，甚则仆倒。

眩晕最早见于《内经》，如《素问·至真要大论》云："诸风掉眩，皆属于肝。"指出眩晕与肝关系密切。《灵枢·卫气》认为"上虚则眩"，《灵枢·海论》认为"髓海不足"，指出眩晕的发生主要与虚有关。汉代张仲景对本证病因、证治的论述为后世论治眩晕奠定了基础。宋代以后，进一步丰富了对眩晕的认识。宋·严用和第一次提出六淫、七情致眩说，补前人之未备。元代朱丹溪倡导痰水致眩学说，强调"无痰不作眩"及"头眩，痰夹气虚并火，治痰为主，夹补气药及降火药"。张景岳则特别强调因虚致眩，《景岳全书·眩运》中说："眩运一证，虚者居八九，而兼火、兼痰者不过十中一二耳。"强调指出："无虚不能作眩。"治疗上以治虚为主。徐春甫在《古今医统大全·眩晕门》以虚实分论，提出虚有气虚、血虚、阳虚之分，实有风、寒、暑、湿之别。明·张三锡《医学六要·头眩》即分湿痰、痰火、风痰、阴虚、气虚、血虚、亡血、风热、风寒、死血等证候立方。叶天士《临证指南医案·眩晕》认为，眩晕乃"肝胆之风阳上冒"，其证有夹痰、夹火、中虚、下虚之别，治法亦有治胃、治肝之分。龚廷贤在《寿世保元》中记载眩晕有半夏白术汤证（痰涎致眩）、补中益气汤证（劳役致眩）、十全大补汤证（气血两虚致眩）等，至今仍值得借鉴。这些理论从不同角度阐发和丰富了眩晕的病因病机，指导着临床实践。

本病需与中风、厥证相鉴别。中风多以猝然昏仆，不省人事，伴有口舌歪斜，半身不遂，或不经昏仆，仅以喎僻不遂为特征；眩晕无半身不遂、口舌歪斜等表现。厥证以突然昏仆，不省人事，或伴有四肢厥冷；而眩晕一般无昏迷、不省人事的表现。

【病因病机】

本证的发生属于虚者居多，阴虚、血少、精亏均可致眩晕。痰浊上蒙清窍，亦可形成眩晕。

1. 肝阳上亢　素体阳盛之人，肝阳上亢，发为眩晕；或忧郁、恼怒太过，肝气郁结，气郁化火伤阴，肝阴耗伤，风阳易动，上扰头目，发为眩晕；或肾阴素亏，不能养肝，水不涵木，肝阳上亢，肝风内动，发为眩晕。

2. 气血亏虚 忧思劳倦或饮食失节，损伤脾胃；或先天禀赋不足；或年老阳气虚衰，脾胃虚弱，不能化生气血；或久病不愈，耗伤气血；或失血之后，气随血耗，气虚则清阳不振，清气不升，血虚则脑失所养，皆能发生眩晕。

3. 肾精不足 肾为先天之本，主藏精生髓，上充于脑。若先天不足，肾阴不充，或年老肾亏，或久病伤肾，或房劳过度，导致肾精亏耗，不能生髓，而脑为髓之海，髓海不足，上下俱虚，则发生眩晕。

4. 痰湿中阻 饮食不节，肥甘厚味太过，或忧思、劳倦损伤脾胃，健运失司，水湿内停，聚湿成痰；或肾虚不能化气行水，水泛为痰，痰湿中阻，清阳不升，清窍失养，故头目眩晕。

眩晕一证病位在清窍，与肝、脾、肾三脏密切相关。眩晕的病性为本虚标实，气血不足，肝肾阴虚为病之本，风、火、痰为病之标。眩晕的发病过程中，各种病因病机可以相互影响，相互转化，形成虚实夹杂；或阴损及阳，阴阳两虚；或肝风痰火上蒙清窍，阻滞经络，形成中风，或突发气机逆乱，清窍暂闭或失养而引起眩晕。

【辨病思路】

西医学认为眩晕是一种自身或外界物体的运动性幻觉，是对自身的平衡和空间位象觉的自我体会错误。在临床上脑动脉硬化症、高血压、椎-基底动脉供血不足、低血压、低血糖、贫血、慢性充血性心力衰竭、梅尼埃病等病均可表现以头晕目眩为主要症状，可参考本证辨证论治。

1. 脑动脉硬化症 多见于 60 岁左右的中老年人，眩晕缠绵难愈，常伴有记忆力减退、腰膝酸软，头颅影像学检查可见脑沟变宽，少数患者可发展为痴呆。

2. 高血压 可见头痛、头晕、颈项板紧、注意力不集中，疲劳、心悸等，诊断主要依据动脉血压测值达到高血压标准。

3. 椎-基底动脉供血不足 眩晕多伴眼球运动失常、复视、眩晕、平衡障碍、偏瘫、感觉障碍等，经颅多普勒检查可见动脉血流改变。

4. 低血压 临床特点是血压低于正常标准，常伴面色苍白、乏力、心悸、汗出，眩晕症状的出现常与体位的改变有关。

5. 低血糖 是以患者血清中葡萄糖的浓度降低为特点，临床表现为头晕目眩、面色苍白、乏力、心悸、汗出外，甚至出现强直性惊厥，锥体束征阳性。

6. 贫血 外周血液在单位体积中的血红蛋白浓度、红细胞计数和（或）红细胞比容低于正常最低值，其中以血红蛋白的浓度最重要。皮肤、黏膜苍白是各种贫血的共同特点，头痛、眩晕、失眠多梦，记忆力减退，注意力不集中是贫血的常见症状。

7. 慢性充血性心力衰竭 由于心脏排血量的降低、循环淤血，导致大脑血液灌注不足引起头晕目眩，常有心脏病史，心衰体征，心脏超声以及心衰标志物脑钠肽（BNP）及 N 末端脑钠肽原（NT-proBNP）检查有助鉴别。

8. 梅尼埃病 是发作性眩晕，伴有恶心、呕吐、耳鸣、耳阻塞感，听力减退症状，神经查体可有眼震。

【辨证论治】

眩晕的辨证应辨虚实、脏腑。辨虚实应注意：新病多实、久病多虚；体壮多实、体弱多

NOTE

虚；恶心呕吐、面红目赤、头胀痛者多实，体倦乏力、腰酸耳鸣者多虚；舌质淡嫩、脉细弱者为气血亏虚，舌质嫩红少苔、脉弦细数者为肾阴亏虚，舌质淡胖、脉沉细尺弱者为肾阳亏虚；舌苔厚腻或浊腻、脉弦滑者为痰湿，舌质紫暗或舌边尖有瘀斑瘀点、脉涩者多见瘀血内阻。辨脏腑应注意：肝阳上亢，肝郁化火者，其眩晕多兼头胀痛，面红目赤，急躁易怒；脾胃虚弱，气血化生乏源者，其眩晕多兼纳呆，乏力，面色㿠白，便溏；痰浊中阻者，眩晕多兼头重，纳呆，恶心，呕吐，胸脘痞闷；肾精亏虚者眩晕多兼腰酸腿软，耳鸣耳聋；瘀血内阻者，眩晕多兼舌质紫暗，或舌边尖瘀斑瘀点，或有头颅外伤或久病史。

治疗原则是补虚泻实，调整阴阳。补虚以滋肾养肝、益气补血、健脾和胃为主，泻实以燥湿祛痰、清镇潜降、清肝泻火为主。本证多属本虚标实之证，所以一般常须标本兼顾，或者在标证缓解后，即须考虑治本。

1. 肝阳上亢证

症状：眩晕耳鸣，头胀痛，急躁易怒，失眠多梦，脉弦，或兼面红，目赤，口苦，便秘尿赤，舌红苔黄，脉弦数；或兼腰膝酸软，健忘，遗精，舌红少苔，脉弦细而数，甚或眩晕欲仆，泛泛欲呕，头痛如掣，肢麻震颤，语言不利，步履不正。

治法：平肝潜阳，清热息风。

方药：天麻钩藤饮加减。若肝火偏盛，可改用龙胆泻肝汤加石决明、钩藤；若肝阳化风，可用羚羊角汤加减。

2. 气血亏虚证

症状：眩晕，动则加剧，劳累即发，神疲懒言，气短声低，面白少华，心悸失眠，纳减，或兼食后腹胀，大便溏薄，或兼畏寒肢冷，唇甲淡白，或兼诸失血症，舌质淡胖嫩，边有齿印，苔少或厚，脉细或虚大。

治法：补益气血，健运脾胃。

方药：八珍汤加减。若偏于脾虚气陷者，用补中益气汤；若为脾阳虚衰，可用理中汤加首乌、当归、川芎、肉桂等；若兼心悸、失眠、健忘等心脾两虚者，则以归脾汤为首选。

3. 肾精不足证

症状：眩晕，精神萎靡，腰膝酸软，或遗精，滑泄，耳鸣，发落，齿摇，少寐多梦，健忘，舌瘦嫩或嫩红，少苔或无苔，脉弦细或弱或细数。

治法：补益肾精，充养脑髓。

方药：河车大造丸加减。若兼见头痛颧红，咽干，形瘦，五心烦热，舌嫩红，苔少或光剥，脉细数等偏阴虚者，可用左归饮加减；若兼见面色苍白或黧黑，形瘦肢冷，舌淡嫩，苔白或根部有浊苔，脉弱尺甚等偏阳虚者，可用右归丸加减。

4. 痰浊内蕴证

症状：眩晕，倦怠或头重如蒙，胸闷恶心，呕吐痰涎，少食多寐，舌胖，苔白腻，脉弦滑。

治法：燥湿祛痰，健脾和胃。

方药：半夏白术天麻汤加减。若痰阻气机，气郁化火，症见头目胀痛，心烦口苦，渴不欲饮，苔黄腻，脉弦滑者，宜用温胆汤加减。

5. 瘀血阻窍证

症状：眩晕，头痛，兼见健忘，失眠，心悸，精神不振，耳聋耳鸣，面唇紫暗，舌暗有瘀斑，脉涩或细涩。

治法：祛瘀生新，活血通窍。

方药：通窍活血汤加减。若兼见神疲乏力，少气自汗等症，加入黄芪、党参；若兼心烦面赤，舌红苔黄者，加栀子、连翘、薄荷、桑叶、菊花；若兼畏寒肢冷，感寒加重，可加附子、桂枝；头颈部不能转动者，加威灵仙、鬼箭羽、王不留行。

第十五节　头　痛

头痛是临床上常见的一种自觉症状，凡由外感六淫或内伤杂病引起的以头痛为主症的病证，均可称为头痛。头痛可以单独出现，亦可出现于多种急、慢性疾病中。头痛剧烈，经久不愈，反复发作者，又称为"头风"。

《内经》称本病为"脑风""首风"，认为系外在风寒之气侵犯头脑而致头痛。《内经》还指出五脏之病皆能致头痛。《素问·五脏生成》云："是以头痛颠疾，下虚上实，过在足少阴、巨阳，甚则入肾。"《伤寒论》中论及太阳、阳明、少阳、厥阴病均有头痛之见症。《诸病源候论》认识到"风痰相结，上冲于头"，可致头痛。《东垣十书》将头痛分为外感头痛和内伤头痛，根据发病及临床表现分为伤寒头痛、湿温头痛、偏头痛、真头痛、气虚头痛、血虚头痛、气血俱虚头痛、厥逆头痛等，并补充了太阴头痛及少阴头痛，并根据头痛异同而分经遣药，开始了头痛的分经用药，对后世影响很大，一直指导着临床。朱丹溪在《丹溪心法·头痛》中补充了痰厥头痛和气滞头痛，他指出："头痛多主于痰，痛甚者火多，有可吐者，有可下者。"另有头风一名，实际上属头痛。明·王肯堂《证治准绳》指出："医书多分头痛、头风为二门，然一病也，但有新久去留之分耳。浅而近者名头痛，其痛猝然而至，易于解散速安也；深而远者为头风，其痛作止不常，愈后遇触复发也。"张景岳在《景岳全书·头痛》中明确指出了头痛的辨证要根据部位而确定病性。王清任在《医林改错》中提出用化瘀法治疗头痛。头痛之因多端，但总不外乎外感和内伤两大类，当分虚、实、寒、热及兼变而治之。

【病因病机】

头痛的病因多端，但总不外乎外感和内伤两大类。头为"诸阳之会""清阳之府"，五脏精华之血、六腑清阳之气皆上注于头。因其位置高属阳，在内、外因中以风邪和火邪最易引起头痛，所谓颠顶之上唯风可到，火性炎上。

1. 外感引起　因起居不慎、坐卧当风等感受六淫之邪，上犯颠顶，清阳之气受阻，气血凝滞，阻碍脉络而致头痛。外感六淫所致头痛以风邪为主，多夹寒、热、湿邪。

2. 内伤所致　内伤所致头痛主要与肝、脾、肾三脏病变及瘀血有关。"脑为髓之海"，脑主要依赖肝肾精血及脾胃运化之水谷精微以濡养，故肝、脾、肾病影响于脑而致头痛。

（1）肝阳上亢　郁怒伤肝，肝气郁结，气郁化火，火性炎上，上扰清窍则为头痛；或肝阴不足，或肾阴素亏，水不涵木，肝阳亢盛，风火相扇，火随气窜，上扰清窍则为头痛。

（2）肾精亏虚　禀赋不足或房劳过度，耗伤肾精，肾精亏虚，脑髓化生不足，脑髓空虚则发为头痛；或肾阴久损，阴损及阳，或久病体虚，致肾阳虚弱，清阳不展而为头痛。

（3）脾胃虚弱　劳倦或病后、产后体虚，脾胃虚弱，气血化源不足，致使营血亏损，不能上荣于脑髓脉络而致头痛；或饮食不节，嗜酒肥甘，脾失健运，痰湿内生，阻遏清阳，上蒙清窍而为头痛。

（4）瘀血头痛 外伤或久病入络，均可致气滞血瘀。久病气虚，气虚血瘀；头部外伤气血瘀滞，瘀血阻于脑络，则发为头痛。

总之，本病病位在头，涉及肝、脾、肾等脏腑，风、火、痰、瘀、虚为致病的主要因素，脉络阻闭，神机受累，清窍不利为其病机。外感头痛以实证为主，内伤头痛以虚实相兼为多，虚实之间可以相互转化。

【辨病思路】

头痛是指额、顶、颞及枕部的疼痛，为最常见的临床症状之一。西医学的偏头痛、丛集性头痛、紧张性头痛以及高血压、副鼻窦炎等出现以头痛为主症者，均可参考本病辨证论治。

1. 偏头痛 是一种发作性、多为偏侧、中重度、搏动样头痛，多呈单侧分布，常伴恶心和呕吐。少数典型者发作前有视觉、感觉和运动等先兆，可有家族病史。

2. 三叉神经痛 以面部三叉神经一支或几支分布区反复发作的短暂性剧痛为特点，可长期固定在某一分支尤以二、三支为多见，亦可两支同时受累，多为单侧性，疼痛呈电击、刀割、烧灼、撕裂、针刺样疼痛，面部某个区域可能特别敏感，易触发疼痛，如上下唇、鼻翼外侧、舌侧缘等，发作期间面部的机械刺激可诱发疼痛。

3. 丛集性头痛 是较少见的一侧眼眶周围发作性剧烈疼痛，头痛持续 15 分钟至 3 小时不等，发作频度不一，从一日 8 次至隔日 1 次。本病具有反复密集发作的特点，但始终为单侧头痛，病常伴有同侧结膜充血、流泪、流涕、前额和面部出汗和 Horner 征等。

4. 紧张性头痛 疼痛部位通常为双侧性，枕项部、颞部或额部多见，也常为整个头顶部。疼痛感觉多为压迫感、紧束感、胀痛等，非搏动性，无呕吐。不会同时伴有畏光和畏声，日常体力活动不导致疼痛加重，应激和精神紧张常加重病情，中、青年女性较常见。

5. 高血压 可出现头痛、头晕、颈项板紧、注意力不集中、疲劳、心悸等，诊断主要根据动脉血压测值达高血压标准。

6. 鼻旁窦炎 头痛是由于鼻旁窦的炎症引起，脓性鼻涕与头痛并见是本病的临床特点。

7. 颅内肿瘤 固定部位的持续性、加重进行性的头痛是其临床特征，头颅 CT、MRI 等检查有占位性影像学改变。

【辨证论治】

头痛辨证应首先辨外感与内伤。外感头痛起病较急，病程短，头痛较剧烈，常伴邪犯肺卫之证，有风、寒、湿、热的不同；内伤头痛起病缓慢，病程较长，常反复发作，时轻时重，要进一步辨别气虚、血虚、肝阳、痰浊、瘀血。其次对头痛所属部位进行区分。一般来说，太阳头痛多在头后部，下连于项；阳明头痛，多在前额及眉棱骨等处；少阳头痛，多在头两侧，并连及耳部；厥阴头痛，则在颠顶部位，或连于目系。再者，应辨头痛的性质。因于风寒者，头痛剧烈而连项背；因于风热者，头胀痛如裂；因于风湿者，头痛如裹；因于痰湿者，头痛重坠；因于肝火者，头痛而胀；因于瘀血者，头痛剧烈而部位固定；因于虚者，头隐痛绵绵，或空痛。

头痛的治疗相应地分外感、内伤。外感头痛多属实证，治疗当以散风祛邪为主，但应根据夹寒、湿、热邪的不同而选用不同的治法。夹寒者宜散寒，夹湿者宜化湿，夹热者宜清热。内伤头痛据其虚实，治疗或扶正，或祛邪，又当分气、血、阴、阳及五脏的不足或有余选用不同治法。肝阳偏亢者宜息风潜阳，肝火盛者宜清肝泻火，气虚者宜益气升清，血虚者宜滋补阴血，肾虚者宜益肾填精，痰浊者宜化痰降浊，瘀血者宜活血通络。此外，根据头痛部位的不同选择适当的引经药，可以提高疗效。一般太阳头痛选用羌活、蔓荆子；阳明头痛选用葛根、白芷；少阳头痛选用柴胡、川芎；厥阴头痛选用藁本、吴茱萸；太阴头痛选用苍术；少阴头痛选用细辛。久痛不愈，头痛较剧烈者，宜选用搜风通络之虫类药物。

1. 风寒头痛

症状：头痛起病较急，痛连项背，恶风畏寒，遇风受寒加重，常喜裹头，口不渴，或兼鼻塞流清涕等症，舌苔薄白，脉浮或浮紧。

治法：疏风散寒。

方药：川芎茶调散加减。若见颠顶头痛、干呕、吐涎，甚则四肢厥冷，舌苔白，脉弦，为寒犯厥阴，治当温散厥阴寒邪，方用吴茱萸汤加减。

2. 风热头痛

症状：头痛而胀，甚则头痛如裂，发热恶风，面红目赤，口渴喜饮，大便不畅或便秘，小便黄，舌红苔黄，脉浮数。

治法：祛风清热。

方药：芎芷石膏汤加减。

3. 风湿头痛

症状：头痛如裹，肢体困重，胸闷纳呆，大便溏薄，小便不利，苔白腻，脉濡滑。

治法：祛风胜湿。

方药：羌活胜湿汤加减。若见头痛而胀，身热心烦，口渴胸闷，为暑湿外袭，治宜清暑化湿，用黄连香薷饮加减。

4. 肝阳头痛

症状：头痛而眩，两侧为甚，心烦易怒，睡眠不宁，胁痛，面红目赤，口苦，舌红，苔薄黄，脉弦有力或弦细数。

治法：平肝潜阳。

方药：天麻钩藤饮加减。若头痛系肾阴亏虚，水不涵木所致者，宜用杞菊地黄丸。

5. 肾虚头痛

症状：头痛且空，每兼眩晕，腰痛酸软，神疲乏力，遗精带下，耳鸣少寐，舌红少苔，脉细无力。

治法：补肾填精。

方药：大补元煎加减。若偏肾阳虚而见头痛畏寒，面色苍白，四肢不温，舌淡脉沉细者，可用右归丸；若兼见外感寒邪者，可用麻黄附子细辛汤。

6. 血虚头痛

症状：头痛而晕，心悸不宁，面色少华，神疲乏力，舌质淡，苔薄，脉细。

治法：养血滋阴。

方药：加味四物汤加减。若血虚导致气虚，症见神疲乏力，遇劳加剧，汗出气短，畏风怕冷等，可用人参养荣汤加减。

7. 痰浊头痛

症状：头痛昏蒙，胸脘满闷，纳呆呕恶，舌苔白腻，脉滑数或弦滑。

治法：化痰降逆。

方药：半夏白术天麻汤加减。

8. 瘀血头痛

症状：头痛经久不愈，痛处固定不移，痛如锥刺，或有头部外伤史，舌紫或有瘀斑、瘀点，苔薄白，脉沉细或涩。

治法：化瘀通窍。

方药：通窍活血汤加减。

第十六节　不　寐

不寐亦称失眠，是由心神失养或心神不安所致，以经常不能获得正常睡眠为特征的一类病证。临床主要表现为睡眠时间和深度的不足，其程度轻重有别，轻者入睡困难，或寐而不酣，时寐时醒，或醒后不能再寐，重者则彻夜不寐。

《内经》中称不寐为"不得卧""不得眠""目不瞑"，并认为该证是因邪气客于脏腑，卫气不能入阴，使阴阳不和，则夜不能寐。正如《灵枢·邪客》中所述："夫邪气之客人也，或令人目不瞑，不卧出者……今厥气客于五脏六腑，则卫气独卫其外，行于阳，不得入于阴。"《素问·逆调论》中的"胃不和则卧不安"是指"阳明逆，不得从其道"，故不得卧也。后世医家延伸了它的含义，将脾胃不和、痰湿、食滞内扰以致寐寝不安者均归于此类。《难经·四十六难》中首次提出"不寐"这一病名，并将老年人不寐的病机归纳为血气衰少。汉代张仲景在《伤寒论》和《金匮要略》中有"虚劳虚烦不得眠"的论述，辨证地应用黄连阿胶汤和酸枣仁汤治疗不寐，至今临床仍有实用价值。明·张景岳在前人经验的基础上执简驭繁地将不寐分为虚、实两大类，《景岳全书·不寐》云："不寐证虽病有不一，然唯知邪正二字则尽之矣。……有邪者多实证，无邪者皆虚证记载。"同时又将不寐的发病机理概括为"寐本乎阴，神其主也，神安则寐，神不安则不寐。其所以不安者，一由邪气之扰，一由营气之不足耳"。明·戴思恭《证治要诀·虚损门》又提出"年高人阳衰不寐"之论点，其后清代的《冯氏锦囊秘录·卷十二》云："壮年人肾阴强盛，则睡沉熟而长，老年人阴气衰弱，则睡轻微易知。"指出了肾之阴阳盛衰与不寐有关，此论点仍指导着现今临床对不寐的诊治。基于前人诸家的认识，《医效秘传·不得眠》将不寐的病机归结为："夜以阴为主，阴气盛则目闭而安卧，若阴虚为阳所胜，则终夜烦扰而不眠也。心藏神，大汗后则阳气虚，故不眠。心主血，大下后则阴气弱，故不眠。热病邪热盛，神不清，故不眠。新瘥后，阴气未复，故不眠。若汗出鼻干而不得眠者，又为邪入表也。"

不寐作为一个独立病证主要表现为睡眠时间、深度及消除疲劳作用不足，是以单纯失眠为特点，呈持续性的、严重的睡眠障碍，常伴有头痛、头昏、心悸、健忘、神疲乏力、心神不宁、多梦等症，经各系统及实验室检查，未发现有妨碍睡眠的其他器质性病变。临证时应与一时性失眠、生理性少寐、它病痛苦引起的失眠相区别。若一时因情志影响或生活环境改变导致暂时性失眠不属病态，老年人少寐早醒亦为生理状态。由于其他疾病也可影响正常睡眠，因此不寐同样可伴见于其他病证中，此时以辨治原发病为主。

【病因病机】

每因饮食不节、情志失常、劳倦、思虑过度及病后、年迈体虚等因素，导致心神不安，或心神失养，神不守舍，不能由动转静而致不寐病证。

1. 饮食不节　暴饮暴食，宿食停滞，脾胃受损，酿生痰热，壅遏于中，痰热上扰，胃气失和，而不得安寐。此即"胃不和则卧不安"之理。《张氏医通·不得卧》进一步阐明其原因："脉滑数有力不得卧者，中有宿滞痰火，此为胃不和则卧不安也。"此外，浓茶、咖啡等饮品，也是造成不寐的因素。

2. 情志失常　喜怒哀乐等情志过极均可导致脏腑功能的失调，而发生不寐病证。或由情志不遂，肝气郁结，肝郁化火，郁火扰动心神，神志不宁而不寐；或由五志过极化火，扰动心神而不寐；或由喜笑无度，心神激越，神魂不安而不寐；或由突受惊恐，导致心虚胆怯，神魂不安，夜不能寐。正如《沈氏尊生书·不寐》云："心胆俱虚，触事易惊，梦多不详，虚烦不眠。"

3. 劳逸失调　劳倦太过则伤脾，过逸少动亦致脾气虚弱，运化不健，气血生化乏源，不能上奉于心，以致心神失养而失眠。

4. 病后体虚　久病血虚，年迈血少，引起心血不足，神失所养；亦可因年迈体虚，阴阳亏虚而致不寐；若素体阴虚，兼因房劳过度，肾阴耗伤，阴衰于下，不能上奉于心，或五志过极，心火内炽于上，不能下交于肾，皆可致心肾失交，水火不济，心火独亢，火盛神动，心神不宁。《景岳全书·不寐》言："真阴精血不足，阴阳不交，而神有不安其室耳。"

不寐的病因虽多，但其病理变化，总属阳盛阴衰，阴阳失交，一为阴虚不能纳阳，一为阳盛不得入于阴。其病位主要在心，与肝、脾、肾密切相关。因心主神明，神安则寐，神不安则不寐。而阴阳气血之来源，由水谷之精微所化，上奉于心，则心神得养；受藏于肝，则肝体柔和；统摄于脾，则生化不息；调节有度，化而为精，内藏于肾，肾精上承于心，心气下交于肾，则神志安宁。若肝郁化火，或痰热内扰，神不安宅者以实证为主。心脾两虚，气血不足，或由心胆气虚，或由心肾不交，水火不济，心神失养，神不安宁，多属虚证，但久病可表现为虚实兼夹，或为瘀血所致。

不寐的预后，一般较好，但因病情不一，预后亦各异。病程短，病情单纯者，治疗收效较快；病程较长，病情复杂者，治疗难以速效，且病因不除或治疗不当，易产生情志病变，使病情更加复杂，治疗难度增加。

【辨病思路】

不寐主要以睡眠障碍为主，西医学的失眠症、更年期综合征、神经衰弱等以失眠为主要临床表现的疾病时，均可参照本节辨治。

1. 失眠症　以睡眠障碍为唯一的症状，其他症状均继发于失眠，包括难以入睡、睡眠不深、易醒、多梦、早醒、醒后不易再睡、醒后不适感、头痛、疲乏困倦、社会功能受损。每周至少发作3次，持续1个月以上，排除其他躯体疾病所致的失眠，睡眠脑电图有一定价值。

2. 神经衰弱　大多缓慢起病，可找到导致长期精神紧张、疲劳的因素，常伴有精力不足、反应迟钝、注意力不集中、易激动、自制力差、头痛、头胀等症状。

3. 更年期综合征 多见于中老年女性，伴有月经改变、潮热、出汗，内分泌紊乱引起的精神神经症状，如情绪不稳、烦躁失眠、多梦易醒、睡中不宁或多疑、惊恐、梦魇等，有性激素水平的改变。

【辨证论治】

辨证求本与安神治标并举，以补虚泻实，调整脏腑阴阳为其治疗原则。实证泻其有余，如疏肝泻火、清化痰热、消导和中；虚证补其不足，如益气养血、健脾益肾。在此基础上尚需辨证选用安神定志之品，如养血安神、镇惊安神、清心安神、育阴安神、益气安神等。

1. 肝火扰心证

症状：不寐多梦，甚则彻夜不眠，急躁易怒，伴头晕头胀，目赤耳鸣，口干而苦，不思饮食，便秘溲赤，舌红苔黄，脉弦而数。

治法：疏肝泻火，镇心安神。

方药：龙胆泻肝汤加减。常加朱茯神、生龙骨、生牡蛎、灵芝、磁石镇心安神。

2. 痰热扰心证

症状：心烦不寐，胸闷脘痞，泛恶嗳气，伴口苦，头重，目眩，舌质红，苔黄腻，脉滑数。

治法：清化痰热，和中安神。

方药：黄连温胆汤加减。常加龙齿、珍珠母、磁石镇惊安神。若饮食停滞，胃中不和，嗳腐吞酸，脘腹胀痛，再加神曲、焦山楂、莱菔子以消导和中。

3. 心脾两虚证

症状：不易入睡，多梦易醒，心悸健忘，神疲食少，伴头晕目眩，四肢倦怠，腹胀便溏，面色少华，舌淡苔薄，脉细无力。

治法：补益心脾，养血安神。

方药：归脾汤加减。

4. 心肾不交证

症状：心烦不寐，入睡困难，心悸多梦，伴头晕耳鸣，腰膝酸软，潮热盗汗，五心烦热，咽干少津，男子遗精，女子月经不调，舌红少苔，脉细数。

治法：滋阴降火，交通心肾。

方药：六味地黄汤合黄连阿胶汤。心阴不足为主者，可用天王补心丹以滋阴养血，补心安神；心烦不寐，彻夜不眠者，加磁石、龙骨、龙齿重镇安神。

5. 心胆气虚证

症状：虚烦不寐，触事易惊，终日惕惕，胆怯心悸，伴气短自汗，倦怠乏力，舌淡，脉弦细。

治法：益气镇惊，安神定志。

方药：安神定志丸合酸枣仁汤加减。前方重于镇惊安神，后方偏于养血清热除烦。

6. 心火炽盛证

症状：心烦不寐，躁扰不宁，口干舌燥，小便短赤，口舌生疮，舌尖红，苔薄黄，脉数。

治法：清心泻火，宁心安神。

方药：朱砂安神丸加减。

对于长期顽固性不寐，临床多方治疗效果不佳，伴心烦，舌质偏暗，有瘀点者，此为"久病生瘀"，可从瘀论治，方用血府逐瘀汤之类。

第十七节 郁 证

郁证为内科病证中最为常见的一种，由于情志不舒，气机郁滞所致，以心情抑郁，情绪不宁，胸部满闷，胁肋胀痛，或易怒喜哭，或咽中如有异物梗塞等症为主要临床表现的一类病证。

历代医家对郁的认识并不一致。《内经》中虽无郁证的病名，但已有关于五气之郁的论述，如《素问·六元正纪大论》提到："木郁达之，火郁发之，土郁夺之，金郁泄之，水郁折之。"《内经》中还有许多关于情志致病的论述，《灵枢·本神》说："愁忧者，气闭塞而不行。"《灵枢·本病论》说："人忧愁思虑即伤心"，"人或恚怒，气逆上而不下，即伤肝也。"张仲景在《金匮要略·妇人杂病脉证并治》中记载了属于郁证范畴的脏躁及梅核气两种病证，并指出该病证好发于女性。金元时代，诸医家开始将郁作为一个独立病证加以阐述。《丹溪心法·六郁》将郁列为一个专篇，提出了气、血、火、食、湿、痰六郁之说，创制了六郁汤、越鞠丸等方剂。明代《医学正传》首先采用郁证这一病证名称，且自此以后，逐渐把情志之郁作为郁证的主要内容。

总结历代的文献可见，郁的具体所指有广义、狭义之分。广义的郁，是指外邪、情志等因素所致之郁，金元以前论述的郁大致归属此类；狭义之郁，即专指情志不舒导致的郁，明代以后的医籍中记载的郁证一般特指情志之郁而言。本节讨论的是以气机郁滞为基本病机的情志之郁。

临床上郁证中的梅核气，应注意和虚火喉痹相鉴别。梅核气多见于青中年女性，因情志抑郁而起病，自觉咽中有异物梗塞，吐之不出，咽之不下，但无咽痛及吞咽困难，咽中梗塞感与情绪波动有关，在心情愉快、工作繁忙时，症状可减轻或消失，而当心情抑郁或注意力集中于喉部时，则梗塞感会加重；虚火喉痹则以青中年男性发病较多，多因感冒、长期吸烟饮酒及嗜食辛辣食物而引发，咽部除有异物感外，尚觉咽干、灼热、咽痒，咽部症状与情绪无关，但过度辛劳或感受外邪则易于加剧。梅核气还应与噎膈相鉴别。梅核气有咽部异物感，但进食无阻塞，不影响吞咽；噎膈则多见于中老年男性，以吞咽困难为主，吞咽困难的程度日渐加重，且梗塞感觉主要在胸骨后部位而不在咽部，做食管检查常有异常发现。

郁证中的脏躁一证，需与癫证相鉴别。脏躁多发于青中年妇女，在精神因素的刺激下呈间歇性发作，发病时善怒易哭，休止时可如常人；而癫证发病无性别差异，主要表现为表情淡漠痴呆，出言无序，或喃喃自语，静而多喜，患者缺乏自知自控能力，病程迁延，心神失常的症状极少自行缓解。

【病因病机】

郁证的病因总属情志所伤，使肝气郁结，心气不舒，从而逐渐引起五脏气机不和所致，但主要是肝、脾、心三脏受累以及气血失调而成。情志失调，尤以郁怒、悲忧、思虑太过最易致病。

1. 郁怒不畅，肝气郁结　因七情所伤，情志不遂，或郁怒伤肝，使肝失条达，气机郁滞不畅成气郁，这是郁证主要的病机。因气为血帅，气行则血行，气滞则血瘀，气郁日久，影响及血，使血液循行不畅而形成血郁；若气郁日久化火，则发生肝火上炎的病变，而形成火郁。

2. 忧愁思虑，脾失健运　因长期情志抑郁，思虑不解，劳倦伤脾，或肝郁抑脾，均能使脾失健运，水谷不得运化，蕴湿生痰，导致气滞痰郁食滞；若湿浊停留，或食滞不消，或痰湿化热，则可发展为湿郁、食郁、热郁等证。

3. 情志过极，心失所养　情志不畅，谋虑不遂，耗伤心气，营血渐亏，心失所养，神失所主，即所谓忧郁伤神；若久郁伤脾，饮食减少，生化乏源，则可致气血不足，心脾两虚；郁火暗耗营血，阴虚火旺，或心肝阴虚，久则心肾同病。

情志失调是郁证的基本病因，但情志所伤是否造成郁病，除与情志刺激的强度及持续时间的长短有关外，还与机体本身的状况有着极为密切的关系。素体肝旺或体质虚弱之人，更易发病，此即《杂病源流犀烛·诸郁源流》所说："诸郁，脏气病也，其源本于思虑过深，更兼脏气弱，故六郁之病生焉。"说明机体的"脏气弱"是郁证发病的内在因素。

郁证的发生有内外两个方面，外因为情志所伤，内因为脏气易郁。其病机主要为气机郁滞，脏腑功能失调。郁病初起以气滞为主，气郁日久，则可引起血瘀、化火、痰结、食滞、湿停等病机变化，病机属实；日久则易由实转虚，随其影响的脏腑及耗损气血阴阳的不同而形成心、脾、肝、肾亏虚的不同病变。临床上虚实夹杂以及初起即因耗伤脏腑的气血阴阳而表现为虚证者，亦较多见。

针对具体情况解除情志致病的原因，郁证预后通常良好。但由于郁证各证候之间关系较密切，实证可兼见虚证，虚实中又相互转化，如经久不愈，由实转虚可形成五脏亏虚之证。受到精神刺激，常使病情反复或波动；疾病迁延难愈，久可致虚劳；妇女气郁血滞，冲任失养，久则发为闭经、癥积；精神刺激不能解除，病情可进行性加重，进而可演化成癫狂。

【辨病思路】

根据郁证的临床表现及病因特点，本证主要见于西医学的抑郁障碍、神经症（包括焦虑障碍、躯体形式障碍、分离型障碍）的某些类型、反应性精神障碍等。更年期综合征伴有的神经心理症状，可参考本节论治。

1. 抑郁症　女性多于男性，表现以心情压抑，郁闷沮丧，失望，缺乏信心，心理测试、抑郁量表检查有助于识别。

2. 焦虑证　常发生于中青年群体中，表现为无事实根据和明确客观对象以及具体观念内容的提心吊胆和恐惧不安，伴有自主神经症状和肌肉紧张，以及运动性不安。心理测试、焦虑量表检查有助于识别。

3. 癔症　又称歇斯底里。35 岁以上初发者少见，多见于女性。常在精神因素刺激下急性起病，可多次发作。主要表现为精神障碍和躯体障碍。表现多样，心理测试和人格调查有助于鉴别。

4. 更年期综合征　抑郁、焦虑等现象发生于 45～52 岁的围绝经期女性，伴有潮热、出汗、头痛、耳鸣、眼花等自主神经紊乱的症状，有性激素水平的改变。

5. 反应性精神障碍　发病前半月内有强烈精神刺激因素，症状内容与精神刺激因素明显相关，以妄想、严重情绪障碍为主要症状，消除病因或改变环境后症状迅速缓解。

【辨证论治】

病初，以病理因素致病为主，即气郁、血瘀、化火、食积、湿滞、痰结均属实证，而久病伤及心、肝、脾等脏腑气血或阴精所导致的证候均属于虚证。因此，郁证的辨证以虚实为纲。实证病程较短，表现精神抑郁，胸胁胀痛，咽中梗塞，时欲太息，脉弦或滑；虚证则病已久延，症见精神不振，心神不宁，心慌，虚烦不寐，悲忧善哭。但应注意实中夹虚、虚中夹实、虚实夹杂的复杂证候。

理气开郁是治疗郁证的基本原则。正如《证治汇补·郁证》所言："郁证虽多，皆因气不周流，法当顺气为先。"对于实证，首当理气开郁。并应根据是否兼有血瘀、火郁、痰结、湿滞、食积等而分别采用活血、降火、祛痰、化湿、消食等法。虚证则应根据伤及的脏腑及气血阴精亏虚的不同情况而补之，或养心安神，或补益心脾，或滋养肝肾。对于虚实夹杂者，则又当视虚实的偏重而虚实兼顾。郁证本为精神因素刺激而发病，因此，精神治疗也十分重要。

1. 肝气郁结证

症状：精神抑郁，情绪不宁，胸部满闷，胁肋胀痛，痛无定处，脘闷嗳气，不思饮食，大便不调，舌质淡红，苔薄腻，脉弦。

治法：疏肝解郁，理气畅中。

方药：柴胡疏肝散加减。酌情选加旋覆花、郁金、青皮、佛手、绿萼梅等，以助解郁。兼有血瘀而见胸胁刺痛，舌质有瘀点瘀斑，可加当归、丹参、郁金、红花、延胡索活血化瘀止痛。

2. 气郁化火证

症状：性情急躁易怒，胸胁胀满，口苦而干，或头痛，目赤，耳鸣，或嘈杂吞酸，大便秘结，舌质红，苔黄，脉弦数。

治法：疏肝解郁，清肝泻火。

方药：丹栀逍遥散加减。常加龙胆草、大黄。肝火犯胃而见胁肋疼痛，口苦，嘈杂吞酸，嗳气，呕吐者，可加黄连、吴茱萸（即左金丸）、瓦楞子、生牡蛎清肝泻火，降逆止呕；肝火上炎而见头痛，目赤，耳鸣者，加菊花、钩藤、刺蒺藜清热平肝；热盛伤阴，而见舌红少苔，脉细数者，可去原方中当归、白术、生姜之温燥，酌加生地黄、麦冬、山药滋阴健脾，或改用滋水清肝饮养阴清火。

3. 血行郁滞证

症状：精神抑郁，性情急躁，头痛，失眠，健忘，或胸胁疼痛，或身体某部位有发冷或发热感，舌质紫暗，或有瘀点、瘀斑，脉弦或涩。

治法：活血化瘀，理气解郁。

方药：血府逐瘀汤加减。若血行郁滞而略显寒象者，可用通瘀煎；若血瘀证象明显，胸胁刺痛，且胃纳较差，脉象弦涩者，可用血郁汤。

4. 痰气郁结证

症状：精神抑郁，胸部闷塞，胁肋胀满，咽中如有物梗塞，吞之不下，咯之不出，苔白腻，脉弦滑。

治法：行气开郁，化痰散结。

方药：半夏厚朴汤加减。气郁甚，可酌配逍遥丸。痰郁为主者，可加海蛤壳、紫菀、贝母、陈皮；郁而化热见烦躁，舌红苔黄者，加竹茹、瓜蒌、黄芩、黄连；病久入络而有瘀血征象，胸胁刺痛，舌质紫暗或有瘀点瘀斑，脉涩者，加郁金、丹参、降香、姜黄活血化瘀。

若是痰、气、湿、热、血互郁，以越鞠丸加减。湿郁重，加白术、茯苓；热郁明显，加青黛、黄连；痰郁甚，加半夏、海浮石；食郁甚，加枳实、山楂；血郁甚，加桃仁、肉桂；气郁甚，加木香、砂仁。

5. 心阴亏虚证

症状：心悸，健忘，失眠，多梦，五心烦热，盗汗，口咽干燥，舌红少津，脉细数。

治法：滋阴养血，补心安神。

方药：天王补心丹加减。若心阴亏虚，心火偏旺，可用二阴煎；必要时可兼服朱砂安神丸，以加强镇心安神、养阴清热的作用，但因方中朱砂有一定的毒性，故不宜多服或久服。

6. 心脾两虚证

症状：多思善疑，头晕神疲，心悸胆怯，失眠健忘，纳差，面色不华，舌质淡，苔薄白，脉细。

治法：健脾养心，补益气血。

方药：归脾汤加减。心胸郁闷，情志不舒者，加郁金、佛手理气开郁；以气血两虚为主要表现，可选用八珍汤或人参养荣汤。

7. 肝肾阴虚证

症状：眩晕，耳鸣，目干畏光，视物昏花，或头痛且胀，面红目赤，急躁易怒，或肢体麻木，筋惕肉瞤，舌干红，脉弦细或数。

治法：滋养阴精，补益肝肾。

方药：杞菊地黄丸加减。虚火较甚，表现低热，手足心热者，可加银柴胡、白薇、麦门冬以清虚热；月经不调者，加香附、泽兰、益母草理气开郁，活血调经；肝阴不足，肝阳偏亢，肝风上扰，加刺蒺藜、草决明、钩藤平肝潜阳，柔润息风；若肝阴不足又有肝郁化火之象，可用滋水清肝饮。

8. 心神惑乱证

症状：精神恍惚，心神不宁，多疑易惊，悲忧善哭，喜怒无常，或时时欠伸，或手舞足蹈，骂詈喊叫，舌质淡，苔薄白，脉弦。

治法：甘润缓急，养心安神。

方药：甘麦大枣汤加减。常加酸枣仁、柏子仁、茯神、龙齿、牡蛎、当归、白芍等。血虚生风而见手足蠕动或抽搐者，加当归、生地黄、珍珠母、钩藤养血息风；躁扰失眠者，加酸枣仁、柏子仁、茯神、制首乌等养心安神；喘促气逆者，可合五磨饮子开郁散结，理气降逆；见心悸失眠，坐卧不宁，可用人参琥珀丸。

第十八节　厥　证

厥证是指由于气机逆乱，气血运行失常所引起的以突然昏倒，不省人事，或伴有四肢厥冷为主要临床表现的中医内科急症之一。病情轻者，一般在短时间内苏醒，病情重者则昏厥时间较长，严重者甚至一厥不复导致死亡。发作时多无抽搐表现，醒后无肢体不遂、语言謇涩等症状。厥的含义较多，首见于《内经》，除《素问》有"厥论"专篇外，还有多处论述。《内经》中厥的含义大致有两个方面：一是指猝然昏倒，不知人事，如《素问·厥论》说："厥或令人腹满，或令人暴不知人。"一是指手足逆冷，如《灵枢·五乱》指出人体气机"乱于臂胫，则为四厥"。后世医家在此基础上各有发挥和深化：一是外感致厥。《伤寒杂病论》论厥，发挥了《内经》中关于厥为手足逆冷的观点，重点阐述感受外邪而发厥。如《伤寒论》说，"厥者，手足逆冷者是也。"此说也为温病学说所延续，属于外感导致的发厥。一是内伤致厥。有些医家强调了内伤杂病导致的发厥，突然发生神志改变是辨识厥证的关键症状。《景岳全书·厥证》中指出："气厥之证有二，以气虚气实皆能厥也。"《诸病源候论》描述尸厥，"其状如死，犹微有息而不恒，脉尚动而形无知也"。还有古代医家认为，外感和内伤均可致厥，这在古代也有文献依据。如宋代的《卫生宝鉴·厥逆》初步提出内伤杂病与外感病的厥之不同点。至明代《医学入门·外感寒暑》首先明确区分外感发厥与内伤杂病厥证。

元代张子和在《儒门事亲》中论述了厥证的种类，除了寒厥、热厥、尸厥、风厥、气厥外，还补充了痰厥、酒厥之证。明朝张景岳则系统总结前人经验，提出按虚实治疗厥证的观念。清代的《医宗金鉴》明确地提出有无口眼歪斜和偏废是中风与厥证的鉴别要点，切中临床实际，也表明了对厥证认识的深化。

厥证既包括内伤杂病中具有突然发生的一时性昏倒不知人事，伴或不伴有四肢逆冷表现的病证，也应包括外感病出现神志改变，并伴有四肢逆冷的病证。至于后世列为"厥"范畴的中风表现，则不属于本节的讨论范围。

临床上本病证需与痫证、中风相鉴别。痫证可以出现发作性神志异常，表现为发作性精神恍惚，甚则突然昏仆，不知人事，口吐涎沫，两目上视，口中怪叫，四肢抽搐，反复发作，每次发作表现相似。中风也可以出现突然昏仆，不省人事，但醒后常遗留有口眼歪斜、语言謇涩，半身不遂等后遗症。

【病因病机】

厥证的发生多有明显的病因可寻，常因外邪侵袭、情志异常、劳倦饥饿太过，导致气机逆乱，升降失常，阴阳之气不相顺接而致。

1. 外邪侵袭 外感六淫或秽浊之邪，内犯脏腑，郁闭气机，使气机逆乱，阴阳之气不相顺接，发为昏厥。六淫之邪，以暑邪为多。暑为阳邪，内侵人体，传入心包，扰动心神；且暑多夹湿，湿阻气机，合而为厥。

2. 七情内伤 忧思恼怒，大喜大惊，致使气机逆乱，当升不升，当降不降，气机郁闭而为昏厥，此为厥证的主要原因。如大怒则肝阳暴亢，气血随之上逆，扰动神明而为昏厥。

3. 素体虚弱 脾胃虚弱，水谷精微不能输布而停聚为痰，偶遇刺激，痰随气逆，蒙蔽心窍；或素体阴亏，水不涵木，肝阳偏亢，又因暴怒伤肝，肝气上逆，气血逆乱于上；或素体亏虚，又遇劳倦太过，过度饥饿，或房劳过度，致元气涣散，均可为昏厥。

可见，厥证的病因虽多，主要是气机突然逆乱，阴阳失调，气血运行失常所致，涉及五脏六腑，与肝关系密切。病性不外虚、实两端，实为气机郁闭，虚为气血亏虚。

【辨病思路】

根据古人对厥证的描述，其临床表现相当于系统性疾病导致广泛的大脑功能障碍诱发的突然意识丧失。至少在发病的初期，这种损害是完全可逆的，包括西医学所指的"晕厥"、内分泌代谢异常所致的短暂意识丧失、休克等；在古人的观念里，中暑、分离转换性障碍（癔症）的某些类型也属于厥证范畴。引起晕厥的原因有很多，如血管舒缩功能障碍、心脏疾病、脑部疾病以及血液成分异常均可引起，其中以血管舒缩功能障碍最多见；内分泌代谢异常导致意识丧失情况也很多，如高血糖、低血糖导致的昏迷，甲亢危象、电解质紊乱导致的意识障碍；此外，还有感染、低血容量导致的休克等；以上都可以参照厥证进行辨证治疗。本节讨论的范围主要涉及以下病种：

1. 血管神经性晕厥　常见于体弱的青年女性；可由多种原因诱发，发作前常有无力、头昏、汗出等症状，立即坐下或平卧可缓解或消失。倾斜实验有助于鉴别。

2. 排尿性晕厥　多见于 20~30 岁男性，偶见于老年人；于直立位排尿过程中或排尿结束后发生，夜间睡眠起床时发生者更多。一般无先兆症状，可多次发作。

3. 心源性晕厥　有心律失常、瓣膜狭窄、原发性心肌病等心脏病史；伴有心悸、胸痛、气促等症状；心电图、心脏 B 超检查有助于诊断。

4. 高血压脑病　多有高血压病史；暂时性晕厥，伴有剧烈头痛，头晕，恶心，呕吐，视觉障碍，血压急骤升高，视神经乳头水肿。

5. 低血糖状态　多与饥饿、胰腺疾病、肝病等有关；发生于空腹或劳动之后；发作时血糖低于 2.8mmol/L。

6. 低血容量性休克　因大失血、失液等所致血浆或其他液体丧失，出现面色苍白、四肢湿冷、心动过速、血压下降等有助于诊断。

7. 中暑　伴有高热（直肠温度 41℃）、无汗，多发生在高温环境或者湿度过高通风不良的情况下，可有头痛、眩晕、疲劳等前驱症状。

8. 癔症性木僵　精神创伤之后或为创伤体验所触发，出现较深的意识障碍，在相当长时间维持固定的姿势，没有言语和随意动作，对光线，声音和疼痛刺激没有反应，此时患者的肌张力，姿势和呼吸可无明显异常，以手拨开其上眼睑，可见眼球向下转动，或紧闭其双眼。

【辨证论治】

厥证首当辨虚实，虚者为气血亏虚，多表现为面色苍白，呼吸低微，自汗肢冷，脉细；实证为气滞、血瘀、痰阻、暑闭，多见呼吸急促，口噤不开，两手紧握，喉中痰鸣，或面红身热，脉实有力。次当分病因，如血厥虚证多见于大失血，实证多与精神刺激有关；痰厥多见于素有咳喘宿痰，或恣食肥甘，多湿多痰之人；暑厥则多发于暑热夏季或高温环境。

厥证以气机突然逆乱，阴阳失调，升降失常为主要病机，治以调和阴阳、宣畅气机为主。发作时急宜回厥醒神，实证宜芳香开窍，虚证宜补虚固脱；缓解后调治气血以增强体质。

1. 气厥

（1）实证

症状：多因精神刺激而诱发，突然昏倒，不省人事，或四肢厥冷，呼吸急促，口噤不开，舌淡红，苔薄白，脉沉弦。

治法：顺气解郁，开窍醒神。

方药：先用通关散吹鼻醒神，继用五磨饮子加减。若素体肝阳偏亢，症见面红目赤，头晕头痛者，加钩藤、石决明；痰涎壅盛者，加胆南星、竹沥、天竺黄。

（2）虚证

症状：平素身体虚弱，发作前有明显的精神紧张、劳倦、饥饿太过，眩晕昏仆，面色苍白，汗出肢冷，气息低微，舌淡，苔薄，脉沉弱。

治法：益气回阳固脱。

方药：独参汤或四味回阳饮加减。汗出明显者，加用黄芪、白术、煅龙骨。

2. 血厥

（1）实证

症状：多因急躁恼怒诱发，突然昏倒，不省人事，牙关紧闭，面红目赤，舌暗红，脉弦有力。

治法：开窍活血，顺气降逆。

方药：通瘀煎加减。

（2）虚证

症状：多见于吐衄、便血或崩漏之后，突然昏厥，面色苍白，呼吸低微，口唇无华，四肢震颤，自汗肢冷，舌质淡，脉芤或细数无力。

治法：补益气血。

方药：先服独参汤以固脱，继服人参养荣汤或当归补血汤加减。

3. 痰厥

症状：素有咳喘宿痰，或恣食肥甘，多湿多痰，复因恼怒、暴咳，突然昏仆，喉中痰鸣，或呕吐涎沫，呼吸气粗，舌苔白腻，脉沉滑。

治法：行气豁痰。

方药：导痰汤加减。痰涎壅盛者，加苏子、白芥子降气豁痰；痰浊化热，兼有苔黄腻者，加黄芩、瓜蒌仁、竹沥等。

4. 暑厥

症状：多发于暑热夏季或高温环境，突然昏倒，甚则谵妄，面红身热，头晕头痛，汗出，舌红干，脉洪数。

治法：清暑益气，开窍醒神。

治法：先用紫雪丹醒神开窍，继用白虎加人参汤加减。汗出明显者，加五味子、乌梅；阴伤甚者，加麦冬、石斛、西洋参等。

第十九节　汗　证

汗证是指人体阴阳失调，腠理不固，而致汗液外泄失常的病证。不因外界因素的影响，而白昼时时汗出，动辄益甚者称为自汗；寐中汗出，醒来自止者称为盗汗。

早在《内经》即对汗的生理及病理有了一定的认识，如指出汗液为血所化生，为心所主。生理性的出汗与气温高低及衣着厚薄有密切关系。如《灵枢·五癃津液别》说："天暑衣厚则腠理开，故汗出……天寒则腠理闭，气湿不行，水下留于膀胱，则为溺与气。"在汗出异常方面谈到了多汗、寝汗、绝汗等。《金匮要略·水气病脉证并治》首先记载了盗汗的名称，并认为由虚劳所致者较多。《三因极一病证方论·自汗证治》对自汗、盗汗作了鉴别，"无问昏醒，浸浸自汗出者，名曰自汗；或睡着汗出，即名盗汗，或云寝汗。若其饮食劳役，负重涉远，登顿疾走，因动汗出，非自汗也。"朱丹溪对自汗、盗汗的病理属性做了概括，认为自汗属气虚、血虚、湿、阳虚、痰，盗汗属血虚、阴虚。《景岳全书·汗证》对汗证做了系统的整理，认为一般情况下自汗属阳虚，盗汗属阴虚，但"自汗、盗汗亦各有阴阳之证，不得谓自汗必属阳虚，盗汗必属阴虚也。"《临证指南医案·汗》谓："阳虚自汗，治宜补气以卫外；阴虚盗汗，治当补阴以营内。"《医林改错·血府逐瘀汤所治之症目》说："竟有用补气、固表、滋阴、降火，服之不效，而反加重者，不知血瘀亦令人自汗、盗汗，用血府逐瘀汤。"对血瘀导致自汗、盗汗的治疗做了补充。

自汗、盗汗，应与脱汗、战汗、黄汗相鉴别。脱汗发生于病情危笃之时，病人可见全身大汗淋漓，或汗出如珠，常伴有四肢厥冷，脉微欲绝，呼吸低弱，精神疲惫，又称为绝汗。战汗主要出现于急性热病过程中，表现为突然恶寒战栗，继之全身汗出，发热烦渴，为机体正气与病邪斗争，驱邪外出的一种防御反应。黄汗则以汗出色黄如柏汁，染衣着色为特点，常伴口苦口黏，渴不欲饮，小便不利，苔黄腻，脉弦滑等，为湿热内蕴之证。

【病因病机】

以汗出增多为主要症状的病理变化，主要由下列原因引起。

1. 肺气不足　素体薄弱，病后体虚，或久患咳喘，耗伤肺气。肺主气属卫，肺气不足之人，肌表疏松，腠理不固而汗自出。明·王肯堂《证治准绳·自汗》说："或肺气微弱，不能宣行荣卫而津脱者。"

2. 营卫不和　由于体内阴阳的偏盛偏衰，或风邪侵袭表虚之体，导致营卫不和，卫外失司而致汗出。

3. 心血不足　思虑太过，损伤心脾，或血证之后，血虚失养，均可导致心血不足。因汗为心之液，血不养心，汗液外泄太过，引起自汗或盗汗。

4. 阴虚火旺　烦劳过度，亡血失精，或邪热耗阴，以致阴精亏虚，虚火内生，阴津被扰，不能自藏而外泄，导致自汗或盗汗。《证治准绳·盗汗》说："虚劳之病，或得于大病后阴气未复，遗热尚留，或得之劳役、七情、色欲之火，衰耗阴精，或得之饮食药味，积成内热，皆有以伤损阴血，衰惫形气。阴气既虚，不能配阳，于是阳气内蒸，外为盗汗。"

5. 邪热郁蒸　由于情志不舒，肝气郁结，肝火偏旺，或嗜食辛辣厚味，或素体湿热偏盛，以致肝火或湿热内盛，邪热郁蒸，津液外泄而致汗出增多。

总之，自汗、盗汗是由于人体阴阳偏盛偏衰，腠理不固，汗液外泄失常所致。自汗多属气虚不固、营卫不和，盗汗多属阴虚内热。由邪热郁蒸所致者，则属实证；病久则可见气阴两虚、阴阳两虚及虚实错杂之证。

【辨病思路】

汗证可见于西医学多种疾病，如甲状腺功能亢进症、神经症、结核病、佝偻病、震颤麻痹、低血糖、虚脱、休克及某些传染病等的发热期和恢复期等，当汗多成为主要症状时，均可参考本节进行辨证论治。

1. 甲状腺功能亢进症　女性多见，有甲状腺毒症表现，如怕热多汗，皮肤潮湿，多食易饥，体重减轻，多言好动，紧张焦虑，易怒失眠，震颤，心悸气短，心动过速，脉压差增大，心房颤动，甲状腺肿大及突眼等；实验室检查血清 T_3、T_4、FT_3、FT_4 升高，TSH 降低。

2. 神经症　主诉症状较多，而且多变，症状之间缺乏内在的联系，发病常与精神因素有关，患者关心自己的疾病，常主动要求治疗。有多方面的症状，如易疲劳，注意力不集中，头晕，耳鸣，易激动，心烦，失眠多梦，情绪不稳定，胸闷，心前区不适，自主神经功能失调（多汗、肢端多冷、双手震颤、尿频、便秘或腹泻）等，但体格检查、实验室和影像学等检查缺乏客观阳性证据。须排除其他器质性疾病。

3. 肺结核　临床慢性起病，持续午后发热，盗汗，消瘦，乏力，咳嗽，咯血，在锁骨上下区域或肩胛区听到湿啰音；X 线是早期发现的主要方法，结核杆菌检查是确诊的依据。

4. 低血糖　进食过少、体力活动过度、糖尿病患者有注射胰岛素或口服降糖药等病史，表现为多汗、饥饿感、心悸等，尿糖阴性，血糖显著降低。

5. 震颤麻痹　主要发生于中老年人，尤其 60 岁以后，起病隐匿，缓慢发展，逐渐加重；主要表现有静止性震颤，肌张力增高，运动迟缓，姿势步态异常，讲话缓慢，语音低沉单调，自主神经功能失调（脂颜、多汗、便秘、直立性低血压）等；脑脊液和尿中高香草酸含量降低等有助于诊断。

【辨证论治】

对于汗证，应着重辨别阴阳虚实。一般来说，汗证以虚者为多。自汗多属气虚不固，盗汗多属阴虚内热。但因肝火、湿热等邪热郁蒸所致者，则属实证。病程久或病变重者，则会出现阴阳虚实错杂的情况。自汗久则可以伤阴，盗汗久则可以伤阳，出现气阴两虚，或阴阳两虚之证。邪热郁蒸，病久伤阴，则见虚实兼杂之证。治疗原则，虚证当根据证候的不同而治以益气、养阴、补血、调和营卫；实证当清肝泄热、化湿和营；虚实夹杂者，则根据虚实的主次而适当兼顾。此外，由于汗证均以腠理不固，津液外泄为共同病变，故可酌加麻黄根、浮小麦、糯稻根、五味子、牡蛎等固涩敛汗之品，以增强止汗的作用。

1. 肺卫不固证

症状：汗出恶风，动则益甚，易于感冒，体倦乏力，面色少华，苔薄白，脉细弱。

治法：益气固表。

方药：玉屏风散加味。汗出多者，酌加麻黄根、浮小麦、糯稻根、煅龙骨、牡蛎以固表敛汗；气虚甚者，加党参、黄精、炙甘草益气固摄；兼有阴虚者，加麦冬、五味子养阴敛汗；兼血虚者，加熟地黄、当归、白芍以养血敛汗。

2. 营卫不和证

症状：汗出恶风，周身酸楚，时寒时热，或表现半身、某局部汗出，苔薄白，脉浮缓。

治法：调和营卫。

方药：桂枝汤加味。汗出多者，酌加煅龙骨、牡蛎固涩敛汗；兼气虚者，加黄芪益气固表；兼阳虚者，加附子温阳敛汗；如半身或局部出汗者，可配合甘麦大枣汤。

3. 心血不足证

症状：自汗或盗汗，心悸少眠，神疲气短，面色不华，舌淡苔薄，脉细。

治法：补血养心。

方药：归脾汤加减。汗出多者，加五味子、浮小麦、牡蛎收涩敛汗；血虚甚者，加熟地黄、制首乌、枸杞子补益精血；兼心胸不适，舌质紫暗或有瘀点、瘀斑者，酌加丹参、川芎、红花、降香等理气活血，疏通经络。

4. 阴虚火旺证

症状：虚烦少眠，寐则汗出，或有自汗，手足心热，午后潮热，两颧色红，形体消瘦，女子月经不调，男子梦遗，舌红少苔，脉细数。

治法：滋阴降火。

方药：当归六黄汤加减。汗出多者，加浮小麦、糯稻根、牡蛎固涩敛汗；骨蒸潮热者，加知母、地骨皮、青蒿、龟板、鳖甲以滋阴除蒸；以阴虚为主，而火热不甚者，可改用麦味地黄丸补益肺肾，滋阴清热。

5. 邪热郁蒸证

症状：蒸蒸汗出，汗液质黏，或衣服黄染，面赤烘热，口苦口渴，烦躁不安，小便色黄，舌苔薄黄，脉弦数。

治法：清肝泄热，化湿和营。

方药：龙胆泻肝汤加减。里热较甚，小便短赤者，加茵陈清解郁热；热势减退，可改用茵陈五苓散清热利湿；湿热内蕴而热势不甚者，亦可改用四妙丸清热除湿；如大便秘结，潮热汗出，脉沉实者，可用调胃承气汤通腑泄热。

第二十节　内伤发热

内伤发热是指以内伤为病因，以脏腑功能失调，气、血、阴、阳亏虚或气、血、痰、湿等郁结为基本病机，以发热为主要临床表现的病证。一般起病较缓，病程较长，热势轻重不一，但以低热为多，有时亦可见高热或自觉发热而体温并不升高。

《素问·调经论》已有关于内伤发热的记载，尤其对阴虚发热的论述较详。汉·张仲景《金匮要略·血痹虚劳病脉证并治》以小建中汤治疗阴阳两虚所致手足烦热的虚热症状，开后世甘温除热治法的先河。宋·钱乙《小儿药证直诀》在《内经》五脏热病学说的基础上，提出了五脏热证用方，其中将肾气丸化裁为六味地黄丸，为阴虚内热治疗提供了重要的方剂。元·李东垣对内伤发热与外感发热的鉴别做了详细论述，尤其对气虚发热的辨证及治疗作出了重要的贡献，提出脾胃气虚发热，创制升阳补气的补中益气汤，使甘温除热的治法具体化。朱丹溪对阴虚发热有较多论述，指出阳有余而阴不足，强调泻火保阴，反对滥用辛燥。明·张景岳的《景岳全书·寒热》对内伤发热的病因做了比较详细的论述，对病机的认识上提出阳虚发热，认为"此元阳败竭，火不归原也"。明·秦景明《症因脉治·内伤发热》最先明确提出了"内伤发热"这一病证名称。清·李中梓《证治汇补·发热》将外感发热以外的发热分为郁火、阳郁、骨蒸、内伤（气虚）、阳虚、阴虚、血虚、痰证、伤食、瘀血、疮毒十一种，丰富了内伤发热的辨证论治。清·王清任《医林改错》及清·唐容川《血证论》对血瘀发热特点进行详细地描述，对这一类型内伤发热的辨证论治作出了重要贡献。

内伤发热应与外感发热相鉴别。内伤发热起病缓慢，病程较长，或有反复发作的病史。多为低热，或自觉发热，而体温并不升高，表现为高热的较少。不恶寒，或虽有怯冷，但得衣被则减。常兼见手足心热、头晕、神疲、自汗、盗汗、脉弱等症。而外感发热因感受外邪而起，起病较急，病程较短，发热时体温大多较高，发热的类型随病种的不同而有所差异，一般外邪不除则发热不退。发热初期大多伴有恶寒，其恶寒得衣被而不减，常兼有头身疼痛、鼻塞、流涕、咳嗽、脉浮等症。外感发热由感受外邪，正邪相争所致，属实证者居多。

【病因病机】

引起内伤发热的病因主要是久病体虚、饮食劳倦、情志失调及外伤出血。其病机主要为气、血、阴、阳亏虚，以及气、血、痰、湿等郁结壅遏而致发热。

1. 久病体虚　由于久病或素体虚弱，失于调理，以致机体的气、血、阴、阳亏虚，阴阳失衡而引起发热。若中气不足，阴火内生，可引起气虚发热；久病心肝血虚，或脾虚不能生血，或长期慢性失血，以致血虚阴伤，无以敛阳，导致血虚发热；素体阴虚，或热病日久，耗伤阴液，或治病过程中误用、过用温燥药物，导致阴精亏虚，阴衰则阳盛，水不制火，而导致阴虚发热；寒证日久，或久病气虚，气损及阳，脾肾阳气亏虚，虚阳外浮，导致阳虚发热。

2. 饮食劳倦　由于饮食失调，劳倦过度，脾胃受损，水谷精气不充，以致中气不足，阴火内生，或脾虚不能化生阴血，而引起发热；若脾胃受损，运化失职，以致痰湿内生，郁而化热，进而引起湿郁发热。

3. 情志失调　情志抑郁，肝气不能条达，气郁化火，或恼怒过度，肝火内盛，导致气郁发热。情志失调亦是导致瘀血发热的原因之一。每在气机郁滞的基础上，日久不愈，则使血行瘀滞而导致血瘀发热。

4. 外伤出血　外伤以及出血等原因导致发热主要有两个方面：一是外伤以及出血使血循不畅，瘀血阻滞经络，气血壅遏不通，因而引起瘀血发热。二是外伤以及血证时出血过多，或长期慢性失血，以致阴血不足，无以敛阳而引起血虚发热。

总之，引起内伤发热的病机，大体可归纳为虚、实两类。由气郁化火、瘀血阻滞及痰湿停聚所致者属实，其基本病机为气、血、痰、湿等郁结，壅遏化热而引起发热。由中气不足、血虚失养、阴精亏虚及阳气虚衰所致者属虚，其基本病机是气、血、阴、阳亏虚，或因阴血不足，阴不配阳，水不济火，阳气亢盛而发热，或因阳气虚衰，阴火内生，阳气外浮而发热。总属脏腑功能失调、阴阳失衡所导致。本病病机比较复杂，可由一种也可由多种病因同时引起发热，如气郁血瘀、气阴两虚、气血两虚等；久病往往由实转虚，由轻转重，其中以瘀血病久，损及气、血、阴、阳，分别兼见气虚、血虚、阴虚或阳虚，而成为虚实兼夹之证的情况较为多见；其他如气郁发热日久伤阴，则转化为气郁阴虚之发热；气虚发热日久，病损及阳，阳气虚衰，则发展为阳虚发热。

【辨病思路】

引起发热的原因很多，凡是不因感受外邪所导致的发热，均属内伤发热的范畴。西医学所称的功能性低热、肿瘤、血液病、结缔组织疾病、内分泌疾病等非感染性发热，部分慢性感染性疾病所引起的发热，以及某些原因不明的发热，具有内伤发热的临床表现时，均可参照本节内容辨证论治。

1. 无菌性坏死物质的吸收　①机械性、物理性或化学性损害：如大面积组织损伤、内出血、大血肿、大面积烧伤等；②因血管栓塞或血栓形成而引起的心肌、肺、脾等内脏梗死或肢体坏死；③组织坏死与细胞破坏：如癌肿、白血病、淋巴瘤、溶血反应等。

2. 抗原-抗体反应　如风湿热、血清病、药物热、结缔组织病等。

3. 内分泌代谢障碍　如甲状腺功能亢进、重度脱水等。

4. 皮肤散热减少　如广泛性皮肤损害、鱼鳞病以及慢性心力衰竭而引起的发热，一般为低热。

5. 体温调节中枢功能失常　①化学性：如重度安眠药中毒；②机械性：如脑出血、脑震荡、颅骨骨折等。上述各种原因可直接损害体温调节中枢，致使其功能失常而引起发热，高热无汗是这类发热的特点。

6. 自主神经功能紊乱　由于自主神经功能紊乱，影响正常的体温调节过程，使产热大于散热，体温升高，多为低热，常伴有自主神经功能紊乱的其他表现，属功能性发热范畴。常见的功能性低热有：①原发性低热：由于自主神经功能紊乱所致的体温调节障碍或体质异常，低热可持续数月或数年之久，热型较规则，常波动 0.5℃ 左右。②感染后低热：病毒、细菌、原虫等感染后发热，低热不退，而原发感染已愈。此系体温调节中枢对体温的调节功能仍未恢复正常所致，但必须与机体抵抗力降低导致的病灶未愈或其他感染所致的发热相区别。③夏季热：低热仅发生在夏季，秋后自行减退，多见于幼儿。④生理性低热：如精神紧张、剧烈运动后均可出现低热。月经前及妊娠初期也可有低热现象。

【辨证论治】

内伤发热的辨证最重要的是要依据病史、症状、舌脉等辨清证候虚实。由气郁、血瘀、痰湿所致的内伤发热属实，由气虚、血虚、阴虚、阳虚所致的内伤发热属虚。若邪实伤正或因虚致实，表现为虚实夹杂的证候，应分析其主次。内伤发热的治疗，应根据证候、病机的不同而分别采用有针对性的治法。属实者，治宜解郁、活血、除湿为主，适当配伍清热。属虚者，则应益气、养血、滋阴、温阳，除阴虚发热可适当配伍清退虚热的药物外，其余均应以补为主。对虚实夹杂者，则宜兼顾之。

1. 阴虚发热证

症状：午后潮热，或夜间发热，不欲近衣，手足心热，烦躁，少寐多梦，盗汗，口干咽燥，舌质红，或有裂纹，苔少甚至无苔，脉细数。

治法：滋阴清热。

方药：清骨散加减。若肾阴不足，虚火上炎，而有腰膝酸软、遗精等症者，方用知柏地黄丸加减以滋肾阴、降虚火。

2. 血虚发热证

症状：发热，热势多为低热，头晕眼花，体倦乏力，心悸不宁，面白少华，唇甲色淡，舌质淡，脉细弱。

治法：益气养血。

方药：归脾汤加减。

3. 气虚发热证

症状：发热，热势或低或高，常在劳累后发作或加剧，倦怠乏力，气短懒言，自汗，易于感冒，食少便溏，舌质淡，苔薄白，脉细弱。

治法：益气健脾，甘温除热。

方药：补中益气汤加减。

4. 阳虚发热证

症状：发热而欲近衣，形寒怯冷，四肢不温，少气懒言，头晕嗜卧，腰膝酸软，纳少便溏，面色㿠白，舌质淡胖，或有齿痕，苔白润，脉沉细无力。

治法：温补阳气，引火归原。

方药：金匮肾气丸加减。

5. 气郁发热证

症状：发热多为低热或潮热，热势常随情绪波动而起伏，精神抑郁，胁肋胀满，烦躁易怒，口干而苦，纳食减少，舌红苔黄，脉弦数。

治法：疏肝理气，解郁泄热。

方药：丹栀逍遥散加减。郁热伤阴，或素体阴虚而病肝郁者，治宜滋养肝肾，疏肝清热，可改用滋水清肝饮加减。

6. 血瘀发热证

症状：午后或夜晚发热，或自觉身体某些部位发热，口燥咽干，但不多饮，肢体或躯干有固定痛处或肿块，面色萎黄或晦暗，舌质青紫或有瘀点、瘀斑，脉弦或涩。

治法：活血化瘀。

方药：血府逐瘀汤加减。

7. 湿郁发热证

症状：低热，午后热甚，心内烦热，胸闷脘痞，不思饮食，渴不欲饮，呕恶，大便稀薄或黏滞不爽，舌苔白腻或黄腻，脉濡数。

治法：燥湿化痰，清热和中。

方药：黄连温胆汤合中和汤加减。

第二十一节 虚 劳

虚劳又称虚损，是以脏腑亏损，气血阴阳虚衰，久虚不复成劳为主要病机，以五脏虚损为主要临床表现的多种慢性虚弱证候的总称。临床多个系统的多种慢性消耗性和功能衰退性疾病，以慢性虚弱为特点，当发展至严重阶段以脏腑气血阴阳亏损为主要表现的病证，均属本病证的范围，是中医内科系统涉及最广的病证。

《素问·通评虚实论》中"精气夺则虚"可视为虚证的定义以及病机总纲；《素问·三部九候论》提出"虚则补之"，则为虚证的治疗总则。《难经·十四难》创"五损"之说，"损其肺者益其气；损其心者调其营卫；损其脾者调其饮食，适其寒温；损其肝者缓其中；损其肾者益其精。"汉·张仲景《金匮要略·血痹虚劳病脉证并治》首先提出了"虚劳"的病名，详述证因脉治，分阳虚、阴虚、阴阳两虚三类，治疗重在温补脾肾，并提出扶正祛邪、祛瘀生新等治法，首倡"补虚不忘治实"的治疗要点。隋·巢元方《诸病源候论·虚劳病诸候》用五劳、六极、七伤概括虚劳的病因及各类症状。五劳指心劳、肝劳、肺劳、脾劳、肾劳；六极指气极、血极、筋极、骨极、肌极、精极；七伤是指大饱伤脾，大怒气逆伤肝，强力举重、久坐湿地伤肾，形寒寒饮伤肺，忧愁思虑伤心，风雨寒暑伤形，恐惧不节伤志。金元以后，对虚劳的认识和临床治疗都有较大的发展。如李东垣重脾胃，长于甘温补中；朱丹溪重视肝肾，善用

NOTE

滋阴降火；张景岳对阴阳互根的理论做了深刻阐发，提出"阴中求阳，阳中求阴"的治则，创制了左归丸、右归丸，对肾虚治疗有所创新；李中梓强调脾、肾在虚劳中的重要作用等。明·汪绮石《理虚元鉴》为虚劳专书，对虚劳的病因、病机、治疗、预防及护理均有深刻论述。清·吴澄《不居集》对虚劳的资料做了比较系统的汇集整理，是研究虚劳的一部有价值的参考书。

在唐代以前，虚劳与肺痨不分，一般都统括在虚劳之内。宋代以后，对虚劳与肺痨的区别有了明确的认识。两者鉴别的要点是：肺痨系正气不足而被痨虫侵袭所致，类似西医所称之肺结核，其主要病位在肺，具有传染性，以阴虚火旺为其病理特点，以咳嗽、咳痰、咯血、潮热、盗汗、消瘦为主要临床症状；而虚劳则由多种原因所导致，久虚不复，病程较长，无传染性，以脏腑气血阴阳亏虚为基本病机，分别出现五脏气血阴阳亏虚的多种症状。

【病因病机】

虚劳的病因主要有先天、后天两大因素，体质、生活与疾病因素引起脏腑气血阴阳亏虚，日久不复，均可成为虚劳。其基本病机变化不外乎气、血、阴、阳亏虚。

1. 禀赋薄弱，因虚致病 先天不足，体质薄弱，如父母体虚、胎气不足，或后天喂养失当，水谷精气不充，致使形气不充、脏腑不荣、生机不旺易罹患疾病，且病后久虚不复，使脏腑气血阴阳亏虚日甚，亦可成为虚劳。

2. 饮食不节，损伤脾胃 暴饮暴食，饥饱不调，嗜食偏食，营养不良，饮酒过度等原因，均会导致脾胃损伤，不能化生水谷精微，气血来源不充，脏腑经络失于濡养，日久形成虚劳。

3. 烦劳过度，损伤五脏 忧郁思虑、积思不解、所欲未遂等，劳伤心神，易使心失所养，脾失健运，心脾损伤，气血亏虚成劳；恣情纵欲，房劳过度，耗损真元，致肾精亏虚，肾气不足，亦可形成虚劳。

4. 大病久病，失于调理 大病邪气过盛，脏气损伤，耗伤气血阴阳，正气暂时难以恢复，加之病后失于调养，易发展成劳；久病迁延失治，日久不愈，损耗人体的气血阴阳，或产后失于调理，正虚难复，均可演变为虚劳；误治失治，以致精气损伤，从而导致虚劳。

5. 误治失治，损耗精气 由于诊断有误，或选用治法、药物不当，以致精气损伤，导致虚劳。

虚劳虽有因虚致病，因病成劳，或因病致虚，久虚不复成劳的不同，但其病理性质，主要为气、血、阴、阳的亏虚，病损主要在五脏，尤以脾肾两脏更为重要。由于虚损的病因不一，往往首先导致某一脏气、血、阴、阳的亏损，但由于五脏相关，气血同源，阴阳互根，所以在病变过程中常互相影响。一脏受病，累及他脏；气虚不能生血，血虚无以生气；气虚者，日久阳也渐衰；血虚者，日久阴也不足；阳损日久，累及于阴；阴虚日久，累及于阳，以致病势日渐发展，而病情趋于复杂。病变涉及五脏，尤以脾肾为主。因脾肾为先后天之本，五脏相互资生和制约的整体关系在病理情况下可以互为影响转化。而五脏在生理病理方面各有自己的特殊性，因此，五脏阴阳气血的损伤也各有不同的重点。一般来说，气虚以肺、脾为主，但病重者每可影响心、肾；血虚以心、肝为主，并与脾之化源不足有关；阴虚以肾、肝、肺为主，涉及心、胃；阳虚以脾、肾为主，重者每易影响到心。

虚劳一般病程较长，多为久病痼疾，症状逐渐加重，短期不易康复。其转归及预后，与体质的强弱、脾肾的盛衰、能否消除致病原因以及是否得到及时、正确的治疗、护理等因素有密切关系。脾肾未衰，元气未败，形气未脱，饮食尚可，无大热，或虽有热而治之能解，无喘息不续，能受补益等，为虚劳的顺证表现，其预后较好。反之，形神衰惫，肉脱骨痿，不思饮食，泄泻不止，喘急气促，发热难解，声嘶息微，或内有实邪而不任攻，或诸虚并集而不受补，舌质淡胖无华或光红如镜，脉象急促细弦或浮大无根，为虚劳的逆证表现，其预后不良。

【辨病思路】

西医学中多个系统的多种慢性消耗性和功能衰退性疾病，如出现类似虚劳的临床表现时，均可参照本节辨证论治。

1. 体质性低血压 常见于体质较瘦弱的人，女性较多，见低血压及神经官能症状而无器质性病变或营养不良的表现。

2. 心律失常 包括窦性、房性、室性期前收缩及心动过速、心动过缓。多有心悸不适、低血压、少尿、晕厥、气促、心绞痛等。心电图可以确诊。

3. 心血管神经症 多发于青壮年。见有心悸、乏力、失眠、多梦、低热、多汗、尿频、头痛、头晕等。体检无器质性心脏病证据。

4. 功能性消化不良 伴上腹胀痛、嗳气、食欲不振、恶心呕吐。实验室检查排除器质性疾病。

5. 贫血 伴头痛、头晕、面色苍白、乏力、易疲倦、心悸、活动后气短、眼花、耳鸣等。其中，缺铁性贫血血清铁及血红蛋白降低；巨幼红细胞性贫血还可见黄疸，维生素 B_{12} 水平下降；再生障碍性贫血还可见出血和感染，血象及骨髓象异常。

6. 白血病 伴脸色苍白、乏力、消瘦、紫癜、鼻或牙龈出血、月经过多。血象及骨髓象异常。

7. 腺垂体功能减退症 常伴有各靶腺（性腺、甲状腺、肾上腺）功能减退症状，各靶腺功能状态异常。

8. 其他 各种恶性肿瘤晚期、各种营养障碍性疾病、系统性红斑狼疮、慢性放射性疾病后期，导致气血阴阳亏虚者，也可参照虚劳辨证论治。

【辨证论治】

虚劳的证候虽繁，但总不离乎五脏，而五脏之伤，又不外乎阴、阳、气、血，因此宜以气、血、阴、阳为纲，五脏虚证为目。由于气血同源，阴阳互根，五脏相关，所以各种原因所致的虚损往往互相影响，由一虚渐致两虚，由一脏而累及他脏，使病情趋于复杂和严重，辨证时应加注意。为了便于辨证和治疗，将虚劳归纳为气、血、阴、阳亏虚四类，但临床常有错杂互见的情况。一般来说，病程短者多伤及气血，见气虚、血虚及气血两虚证；病程长者，多伤及阴阳，见阴虚、阳虚及阴阳两虚证。气血与阴阳的亏虚既有联系又有区别。津液精血都属于阴的范畴，血虚与阴虚又不同，血虚主要表现血脉不充、失于濡养的症状，如面色不华，唇舌色淡，脉细弱等；阴虚则多表现阴虚生内热的症状，如五心烦热，颧红，口干咽燥，舌红少津，脉细数等。阳虚可以包括气虚在内，且阳虚往往是由气虚进一步发展而成。气虚表现气短乏力，自汗，食少，便溏，舌淡，脉弱等症；阳虚则症状进一步加重，且出现阳虚里寒的症状，如倦怠嗜卧，形寒肢冷，肠鸣泄泻，舌质淡胖，脉虚弱或沉迟。根据"虚则补之"的理论，虚劳的治疗当以补益为基本原则。进补时须根据病理属性不同，分别采取益气、养血、滋阴、温阳的治疗方药，并且密切结合五脏病位的不同而选方药。

一、气虚

1. 肺气虚证

症状：咳嗽无力，痰液清稀，短气自汗，声音低怯，时寒时热，平素易于感冒，面白，舌淡，脉细软弱。

治法：补益肺气。

方药：补肺汤加减。

2. 心气虚证

症状：心悸，气短，劳则尤甚，神疲体倦，自汗，舌质淡，脉弱。

治法：益气养心。

方药：七福饮加减。

3. 脾气虚证

症状：饮食减少，食后胃脘不舒，倦怠乏力，大便溏薄，面色萎黄，舌淡苔薄，脉弱。

治法：健脾益气。

方药：加味四君子汤加减。若中气不足，气虚下陷，脘腹坠胀，气短，脱肛者，可改用补中益气汤补气升陷。

4. 肾气虚证

症状：神疲乏力，腰膝酸软，小便频数而清，或白带清稀，舌质淡，脉弱。

治法：益气补肾。

方药：大补元煎加减。

二、血虚

1. 心血虚证

症状：心悸怔忡，健忘，失眠，多梦，面色不华，舌淡，脉细或结代。

治法：养血宁心。

方药：养心汤加减。

除养心汤外，归脾汤为补脾与养心并进、益气与养血兼容之剂，具有补益心脾、益气摄血的功能，是治疗心脾血虚的常用方剂。

2. 肝血虚证

症状：头晕，目眩，胁痛，肢体麻木，筋脉拘急，或惊惕肉𥆧，妇女月经不调甚则闭经，面色不华，舌质淡，脉弦细或细涩。

治法：补血养肝。

方药：四物汤加减。若干血瘀结，新血不生，羸瘦，腹满，腹部触有癥块，硬痛拒按，肌肤甲错，状如鱼鳞，妇女经闭，两目黯黑，舌有青紫瘀点、瘀斑，脉细涩者，可同服大黄䗪虫丸祛瘀生新。

三、阴虚

1. 肺阴虚证

症状：干咳，咽燥，甚或失音，咳血，潮热，盗汗，面色潮红，舌红少津，脉细数。

治法：养阴润肺。

方药：沙参麦冬汤加减。

2. 心阴虚证

症状：心悸，失眠，烦躁，潮热，盗汗，或口舌生疮，面色潮红，舌红少津，脉细数。

治法：滋阴养心。

方药：天王补心丹加减。

3. 脾胃阴虚证

症状：口干唇燥，不思饮食，大便燥结，甚则干呕，呃逆，面色潮红，舌干，苔少或无苔，脉细数。

治法：养阴和胃。

方药：益胃汤加减。脾胃阴虚呕逆者，可用麦门冬汤加减。

4. 肝阴虚证

症状：头痛，眩晕，耳鸣，目干畏光，视物不明，急躁易怒，或肢体麻木，筋惕肉瞤，面潮红，舌红少津，脉弦细数。

治法：滋养肝阴。

方药：补肝汤加减。头痛、眩晕、耳鸣较甚，或筋惕肉瞤，用镇肝息风汤加减以平肝息风潜阳。

5. 肾阴虚证

症状：腰酸，遗精，两足软弱，眩晕，耳鸣，甚则耳聋，口干，咽痛，颧红，舌红少津，脉沉细。

治法：滋补肾阴。

方药：左归丸加减。阴虚火旺明显者，可用大补阴丸加减以滋阴泻火。

四、阳虚

1. 心阳虚证

症状：心悸，自汗，神倦嗜卧，心胸憋闷疼痛，形寒肢冷，面色苍白，舌质淡，脉细弱或沉迟。

治法：益气温阳。

方药：保元汤加减。

2. 脾阳虚证

症状：面色萎黄，食少，形寒，神倦乏力，少气懒言，大便溏薄，肠鸣腹痛，每因受寒或饮食不慎而加剧，舌淡苔薄，脉弱。

治法：温中健脾。

方药：附子理中汤加减。

3. 肾阳虚证

症状：腰背酸痛，遗精，阳痿，多尿或不禁，面色苍白，畏寒肢冷，下利清谷或五更泄泻，舌质淡胖，有齿痕，脉沉迟。

治法：温补肾阳。

方药：右归丸加减。命门火衰以致五更泄泻者，合四神丸温脾暖肾，固肠止泻；阳虚水泛以致浮肿、尿少者，以五苓散利水消肿。

第二十二节　痹　证

痹证是由于风、寒、湿、热等外邪侵袭人体，痹阻经络，气血运行不畅，引起肢体关节、筋骨、肌肉发生疼痛、重着、酸楚、麻木，或关节屈伸不利、僵硬、肿大、变形等症状的一类疾病。

痹的病名最早见于《内经》。《素问》设有"痹论"专篇，指出痹的病因以风、寒、湿邪为主。《素问·痹论》说："所谓痹者，各以其时，重感于风寒湿之气也。""风寒湿三气杂至，合而为痹。其风气胜者为行痹；寒气胜者为痛痹，湿气胜者为着痹也。"不仅对痹的病因病机、证候分类、转归及预后等作了详细的论述，还依据感邪的季节、患病部位及临床症状的不同，将痹分为皮痹、肌痹、脉痹、筋痹、骨痹五体痹。若痹久不愈，内传五脏六腑，则可引起心痹、肺痹、脾痹、肝痹、肾痹五脏痹。

历代医家根据痹证的不同症状特点，赋予不同病名，在治法方药上亦渐趋丰富。东汉张仲景《金匮要略》的有湿痹、血痹、历节之名，并认为历节病的特点是遍历关节疼痛，所创桂枝芍药知母汤、乌头汤等方至今仍为临床常用。隋代巢元方强调体虚感邪是引起痹证的主要因素，其所著《诸病源候论·风湿痹候》曰："由血气虚，则受风湿而成此病"。唐代《千金方》《外台秘要》等书收载了较多的治疗痹证的方剂，并有针灸、酒药、膏摩等方法，丰富了治痹的方法；孙思邈《备急千金要方》中记载的独活寄生汤至今仍用于治疗肝肾亏虚、气血不足的痹证。元代朱丹溪另立"痛风"一名，认为病因有血虚、血热、风、湿、痰、瘀等不同，在治疗上拟上中下通用痛风方，分上下肢选择用药，对后世影响很大。明代秦景明的《症因脉治》不仅对风寒湿痹，而且对热痹的病因、症状、治疗均予以论述，完善了痹证的诊治体系。王肯堂《证治准绳》对膝关节肿大者称为"鹤膝风"，手指肿大者称为"鼓槌风"。李中梓《医宗必读·痹》阐明"治风先治血，血行风自灭"的治则。叶天士对痹久不愈，邪入于络，用活血化瘀法治疗，并重用虫类药剔络搜风，对临床有指导意义。

痹证应着重与痿证鉴别，因两者的病位都在肢体、关节。痹证以筋骨、肌肉、关节酸痛、重着、麻木、屈伸不利为主要临床特点；痿证则以肢体痿弱不用、肌肉瘦削为特点。痿证肢体关节一般不痛，痹证则有疼痛，这是两者的主要鉴别点。

【病因病机】

痹证的发生是由于素体虚弱，正气不足，风、寒、湿、热等外邪侵袭肢体经络，引起气血运行不畅，痹阻经络，或痰浊瘀血，阻于经隧，深入关节筋脉，使肌肉、关节、经络痹阻不通而发病。

1. 外邪侵袭　感受风、寒、湿、热之邪，其中以风邪为主，常夹杂它邪伤人，如风寒、风湿、风热、风寒湿等多邪杂感。由于居处潮湿，涉水冒雨，气候剧变，冷热交错等原因，以致风寒湿邪乘虚侵袭人体，注于经络，留于关节，使气血痹阻不通而为痹证。或感受风热之邪，与湿相伴，而致风湿热合邪为患。宋·许叔微《普济本事方》指出："风热成历节，攻于手足，作赤肿……甚则攻肩背两膝，遇暑热或大便秘即作。"

若素体阳盛或阴虚有热，感受外邪之后易从热化，或因风寒湿痹日久不愈，邪留经络关节，郁而化热，出现关节红肿、疼痛、发热等症，形成热痹。

2. 正气不足　劳累过度，耗伤正气，卫外不固，或劳后汗出当风，或汗后冷水淋浴，外邪乘虚入侵。或素体虚弱，或病后、产后气血不足，腠理空虚，外邪乘虚而入。正如《济生方·痹》云："皆因体虚，腠理空虚，受风寒湿气而成痹也。"

痹证日久，容易出现下述三种病理变化：一是风寒湿痹或热痹日久不愈，气血运行不畅日甚，津停为痰、血滞为瘀，瘀血痰浊阻痹经络，可出现关节周围结节、关节肿大、屈伸不利、皮肤瘀斑等症；二是病久气血耗伤，出现不同程度的气血亏虚的证候；三是痹证日久不愈，复感于邪，病邪由经络而病及脏腑，出现脏腑痹的证候，其中以心痹、肺痹较为常见。

总之，痹证初起邪在经络，累及筋骨、肌肉、关节，日久耗伤气血，损及肝肾，虚实相兼；痹证日久，也可由经络累及脏腑，出现相应脏腑病变。

【辨病思路】

痹证见于多种风湿免疫性疾病，如风湿热、类风湿关节炎、强直性脊柱炎、骨关节炎、银屑病性关节炎、痛风性关节炎、系统性红斑狼疮、干燥综合征、系统性硬化症等。凡上述疾病出现类似痹证的主要表现时，可参考本节内容进行辨治。

1. 风湿热　发病前 1~3 周多有溶血性链球菌感染史；四肢大关节游走性红肿热痛，功能受限，常伴有低热、乏力、汗出等。抗链球菌溶血素 "O" 效价大于 500U/mL，C 反应蛋白、血沉增高。

2. 类风湿关节炎　多发于中年妇女，关节肿痛有对称性、多关节、小关节受累的特点，尤以手关节受累多见，伴晨僵，类风湿因子阳性，免疫球蛋白升高，血沉增快，C 反应蛋白升高，X 线可见骨侵蚀。

3. 强直性脊柱炎　多发于青少年，有腰、骶、髋关节疼痛，夜间尤甚，僵硬感，"4" 字试验阳性，骶髂关节 CT、MRI 或 X 线有特征性改变，HLA-B27 阳性。

4. 骨关节炎　多发于中老年人，以负重的可动关节受累为主，如髋、膝、颈椎、腰椎等皆可累及，X 线示有退行性改变。

5. 痛风性关节炎　中老年男性多发，但近年来青壮年发病率逐渐上升。常累及足第一跖趾关节、足背、踝、膝等关节，多呈急性、单关节发作，发作与饮食及寒冷刺激等因素有关，血尿酸升高。

6. 系统性红斑狼疮　育龄期女性多发，其特点是有多系统损害以及以抗核抗体为代表的自身抗体阳性；关节炎是其常见临床表现，但很少有脱位和畸形，常与皮损、发热和其他内脏损害同时发生，抗核抗体、抗 dsDNA 抗体、抗 Sm 抗体多为阳性，补体 C3、C4 降低，血沉升高。

7. 干燥综合征　关节痛是常见症状，但关节炎少见，伴见口眼干燥等症，可有猖獗性龋齿或腮腺肿大等表现；多有抗 SSA、抗 SSB 抗体阳性，类风湿因子阳性；眼科检查存在干眼症，角膜染色试验阳性，唇腺病理有灶性淋巴细胞浸润。

8. 风湿性多肌痛　多见于 50 岁以上的老年女性，表现为颈、肩胛带及骨盆带肌疼痛和僵硬；血沉和 C 反应蛋白增高。

9. 风湿症候群　多见于女性产后，多有关节酸楚、疼痛而无肿胀；实验室检查多正常。

【辨证论治】

首先要辨别寒热的类别，以关节有无红肿热痛为辨证要点，风湿热痹多见关节红肿灼热疼痛，喜冷恶热；而风寒湿痹以关节肿痛为主，无红肿灼热，喜热恶冷。其次要辨病邪的偏盛。肢体关节疼痛，游走不定，为风邪盛，称为行痹；关节痛势剧烈，痛有定处，遇寒加重，为寒邪盛，称为痛痹；关节酸痛、重着、漫肿，为湿邪盛，称为着痹；关节肿胀，肌肤㶷红，灼热疼痛，为热邪盛，称热痹；若关节疼痛日久，肿胀局限，或见皮下结节，则为痰；关节肿胀，僵硬，疼痛不移，肌肤紫暗或有瘀斑，多为瘀。再次要辨证候的虚实。一般而言，新病多实，久病多虚。实者，发病较急，痛势较剧，脉实有力；虚者，发病较缓，痛势绵绵，脉虚无力。病程缠绵，日久不愈，常为痰瘀互结，肝肾亏虚之虚实夹杂证。由于邪气痹阻经络，气血运行不畅，瘀血贯穿痹证的整个病程；因此临证时应注意邪、虚、瘀三者的关系，详加辨析，按主次处理，诸法复合应用。

痹证的治疗应以祛邪通络为基本原则，并根据邪气的偏盛，分别予以祛风、散寒、胜湿、清热、祛痰、化瘀。痹证的治疗，还宜重视养血活血，即所谓"治风先治血，血行风自灭"；治寒宜结合温阳补火，即所谓"阳气并则阴凝散"；治湿宜结合健脾益气，即所谓"脾旺能胜湿，气足无顽麻"之意；热盛者，以清解郁热为主，佐以活血通络之品；久痹正虚者，应重视扶正，补肝肾、益气血是常用之法。

1. 风寒湿痹

症状：关节肌肉肿胀疼痛，游走不定；或痛有定处，遇寒则痛剧，局部畏寒怕冷；或关节肿胀重着，肌肤麻木不仁，晨僵，关节屈伸不利。舌淡，舌苔薄白或白腻，脉弦紧或濡缓。

治法：祛风散寒，除湿通络

方药：薏苡仁汤加减。若风邪偏盛，疼痛游走者，加防风、寻骨风、秦艽、海风藤、全蝎、乌梢蛇等祛风通络，或用防风汤加减；寒邪偏盛，疼痛固定，拘急冷痛者，加麻黄、细辛、制附子、制川乌、制草乌等散寒通络，或用乌头汤加减；湿邪偏盛，关节肿胀重着者，加苍术、防己、木瓜、土茯苓、海桐皮等；若见关节肿大灼热，苔薄黄，邪有化热之象者，宜寒热并用，宜桂枝芍药知母汤加减。腰背酸痛为主者，多与肾气不足有关，加杜仲、桑寄生、淫羊藿、巴戟天、续断等温补肾气；肌肤不仁者，加海桐皮、豨莶草、僵蚕等以祛风除湿通络。疼痛以上肢关节为主者，加羌活、桑枝、青风藤、姜黄、葛根等；以下肢关节为主者，加独活、雷公藤、牛膝、木瓜等。

2. 风湿热痹

症状：关节疼痛，灼热红肿，得冷稍舒，痛不可触，多兼有发热、恶风、心烦口渴、便干尿赤等症。舌红，苔黄或黄腻，脉滑数或浮数

治法：清热通络，祛风除湿。

方药：白虎加桂枝汤或宣痹汤加减。若血热甚而见皮肤有红斑者，加丹皮、赤芍、生地、紫草以清热凉血，活血化瘀；若热盛伤阴，症见口渴心烦者，加玄参、麦冬、生地黄以清热滋阴生津。

热痹化火伤津，症见关节红肿，疼痛剧烈，入夜尤甚，壮热烦渴，舌红少津，脉弦数者，治宜清热解毒，凉血止痛，可用犀角散加生地黄、玄参、麦冬以养阴凉血，汉防己、姜黄、秦艽、海桐皮等以清热除湿，通络止痛。以湿热症状为主，如关节肿胀积液，以下肢膝、踝关节

为重者，属湿热痹，可选三妙散加雷公藤、青风藤以清热祛湿，消肿止痛。

3. 痰瘀痹阻

症状：痹证日久，肢体关节疼痛，痛处固定，关节肿大、僵硬、变形，筋脉拘紧，屈伸不利，或关节肌肤紫暗、肿胀，按之较硬，肢体顽麻或重着，有硬结、瘀斑。舌质紫暗或有瘀斑，舌苔白腻，脉细涩。

治法：化痰行瘀，蠲痹通络。

方药：双合汤加减。痰浊滞留，皮下有结节者，加胆南星、天竺黄；有痰瘀化热之象者，加黄柏、丹皮；瘀血痹阻，关节疼痛，甚至肿大、强直、畸形，活动不利，舌质紫暗，脉涩，可选桃红饮。痰瘀交结，疼痛不已者，加穿山甲、地龙、土鳖虫、胆南星、白花蛇、全蝎、蜈蚣等搜剔络脉邪气。

4. 肝肾两虚

症状：痹证日久不愈，关节肿痛时轻时重，屈伸不利，肌肉瘦削，腰膝酸软，或畏寒肢冷，阳痿遗精，或骨蒸劳热，心烦口干，头晕耳鸣，盗汗，舌质红或淡红，舌苔薄白或少津，脉沉细弱或细数。

治法：培补肝肾，舒筋止痛。

方药：独活寄生汤加减。肾气虚，腰膝酸软乏力较著者，加鹿角霜、续断、狗脊；阳虚畏寒肢冷，关节疼痛拘急，加附子、干姜、淫羊藿、巴戟天或合用阳和汤加减；肝肾阴亏，腰膝疼痛，低热心烦，或午后潮热，加龟板、熟地黄、女贞子或合用河车大造丸加减。

第二十三节 痿 证

痿证是指肢体筋脉弛缓，软弱无力，日久不能随意运动而致肌肉萎缩的一种病证。《素问玄机原病式·五运主病》曰："痿，谓手足痿弱，无力以运行也。"临床上以下肢痿弱较为多见，故称"痿躄"。"痿"是指肢体痿弱不用，"躄"是指下肢软弱无力，不能步履之意。

《内经》对痿证的记载颇详，阐明了痿证的病因病机、病证分类及治疗原则。《素问·痿论》指出了本病的主要病机为"肺热叶焦"，肺燥不能输精于五脏，因而五体失养，肢体痿软。还将痿证分为皮、脉、筋、肉、骨五痿，以示病情的浅深轻重以及与五脏的关系。在发病原因上，《素问·痿论》指出了"热伤五脏"、"思想无穷"、"焦虑太过"、"有渐于湿"及远行劳倦、房劳过度等。《素问·生气通天论》又指出："因于湿，首如裹，湿热不攘，大筋软短，小筋弛长，软短为拘，弛长为痿。"认为湿热也是痿证成因之一。在治疗上，《素问·痿论》提出"治痿者独取阳明"的基本原则，其理论依据是"阳明者，五脏六腑之海，主润宗筋，宗筋主束骨而利机关也"。冲、任、督、带脉皆络于阳明，故"阳明虚则宗筋纵，带脉不引，故足痿不用也"。

隋唐至北宋时期将痿列入风门，对本病较少专题讨论。张子和《儒门事亲·指风痹痿厥近世差互说》把风、痹、厥与痿作了鉴别。强调"痿病无寒"，认为痿证的病机是"由肾水不能胜心火，心火上烁肺金。肺金受火制，六叶皆焦，皮毛虚弱，急而薄著，则生痿躄"。其临床表现为"四末之疾，动而或劲者为风，不仁或痛者为痹，弱而不用者为痿，逆而寒热者为厥，此其状未尝同也"。

朱丹溪承张子和之说，力纠"风痿混同"之弊，在治疗方面主张"泻南方则肺金清而东方不实……补北方则心火降而西方不虚"，提出了"泻南方，补北方"的治疗原则，在具体辨证方面又有湿热、湿痰、气虚、瘀血之别，对后世影响颇深。

《景岳全书·痿证》又指出痿证非尽为火证，认为："元气败伤则精虚不能灌溉，血虚不能营养者，亦不少矣，若概从火论，则恐真阳亏败，及土衰水涸者有不能堪，故当酌寒热之浅深，审虚实之缓急，以施治疗，庶得治痿之全。"

《临证指南医案·痿》邹滋九总括前论明确指出本病为"肝肾肺胃四经之病"，说明四脏气血津精不足是造成痿证的直接因素。

可见痿证是以脏气内伤引起肢体失养，痿软无力，不能随意任用的一种疾病。

痿证须与痹证作鉴别，因痹证后期，由于肢体关节疼痛，不能运动，肢体长期废用，亦有类似痿证之瘦削枯痿者。但痿证肢体关节一般不痛，痹证则均有疼痛，其病因病机有异，治法也各不相同，二者不能混淆。

【病因病机】

导致肢体痿软的原因十分繁杂，内伤情志、外感湿热、劳倦色欲、药毒所伤、先天不足致五脏精气受损，精津不足，气血亏耗，则肌肉筋脉失养，产生痿证。

1. 脏腑内热，外感邪毒　素体阴虚阳盛，或脏腑内有蕴热，外感热毒之邪，上犯于肺，耗灼肺津，肺热叶焦，不能布送津液，五脏失濡，五体失养，发为痿证。

2. 湿热浸淫，气血不运　外感湿热之邪；或久处湿地，或冒雨涉水，感受湿邪，浸淫经脉，郁久化热；或过食肥甘辛辣，或嗜酒无度，损伤脾胃，湿热内生，湿热浸淫经脉，气血运行不利，久则筋脉肌肉失却濡养而弛纵不收而成痿证。

3. 脾胃亏虚，精微不输　素体脾胃虚弱，或久病成虚，中气受损，脾胃运化失常，气血津液生化乏源，无以濡养五脏、四肢、筋脉、肌肉，发为痿证。

4. 肝肾亏损，髓枯筋痿　先天禀赋不足，素体肾虚，或久病损肾，或房劳过度，精损难复，或因劳役太过伤肾，或因情志失调，五志之火耗灼阴精，均可致肝肾亏损，精血虚耗，筋脉肌肉失养，发为痿证。

5. 痰瘀阻络，筋脉失养　外伤跌仆，瘀血阻络；或久病入络，湿聚成痰，痰瘀互结；或脾虚不运，痰湿内生，壅塞经络，血行不畅，痰瘀互结，均致经络气血阻滞，肢体筋脉失于濡养而成痿证。

痿证的病因病机虽有不同，但常可相互转化。如外感邪毒，湿热浸淫，常可耗灼肝肾阴精，导致肝肾亏损，髓枯筋痿；肾水下亏，水不制火，又可上灼肺金，使津液输布失常；脾虚与湿热更是互为因果；此外脾胃亏虚，气血生化不足，气虚血行无力而成瘀；脾虚生湿，痰湿与瘀血互结，可成痰瘀阻络之证；肝肾阴虚，脉道滞涩而成瘀，虚热炼液而成痰，亦可致痰瘀互结而阻络，致使病程缠绵难愈。

本病的病因可分为外感和内伤两大类，外感以邪毒、湿热为主，多属实证；内伤则以脾胃虚弱、肝肾亏损等虚证为主，但可夹湿、夹热、夹痰、夹瘀，表现为本虚标实之候。病机关键为内脏虚损，精血津液亏耗，肌肉筋脉失养。病位在筋脉肌肉，与肝、肾、肺、胃关系最密切，病久可累及五脏。

【辨病思路】

西医学的多发性肌炎、感染性多发神经根神经炎、运动神经元病、重症肌无力、肌营养不良等符合本病证候特征者，可参考本节内容进行辨治。

1. 多发性肌炎 以四肢近端肌肉肌痛、肌无力、肌萎缩为主要表现，多累及四肢近端及颈部肌群，还常累及多种脏器及伴发肿瘤。血清肌酶升高，肌电图、肌活检皆有特征性改变。

2. 感染性多发神经根神经炎 发病前常有上呼吸道或消化道感染前驱症状如发热、腹泻等，1~2周后四肢呈不同程度对称性下运动神经元性瘫痪，并常由双下肢开始，呈上升性累及双上肢。脑脊液在发病后1~2周出现蛋白-细胞分离现象。

3. 重症肌无力 人体任何部位的随意肌都可以受到乙酰胆碱抗体的侵犯而出现肌无力和易疲劳现象，以晨轻暮重、休息轻活动重为突出表现。电生理检查具有诊断价值。

4. 运动神经元病 多隐袭起病，为缓慢进展的上、下运动神经元性瘫痪、肌肉萎缩和肌束震颤，有腱反射亢进和病理反射，多无根性疼痛和感觉障碍，在下运动神经元病损区，呈现神经源性肌萎缩的肌电图表现。

5. 肌营养不良 本病为缓慢进展的肌肉萎缩、肌无力及不同程度的运动障碍，为原发于肌肉组织的遗传性疾病。血清肌酶明显升高，肌电图提示肌源性损害。

【辨证论治】

痿证辨证，重在辨脏腑病位，审标本虚实。痿证初起症见发热，咳嗽，咽痛，或在热病之后出现肢体软弱不用者，病位多在肺；凡见四肢痿软，食少便溏，面浮，下肢微肿，纳呆腹胀，病位多在脾胃；凡以下肢痿软无力明显，甚则不能站立，腰脊酸软，头晕耳鸣，遗精阳痿，月经不调，咽干目眩，病位多在肝肾。

痿证以虚为本，或本虚标实。因感受温热邪毒或湿热浸淫者，多急性发病，病程发展较快，属实证。热邪最易耗津伤正，故疾病早期就常见虚实错杂。内伤积损，久病不愈，主要为肝肾阴虚或脾胃虚弱，多属虚证，但又常兼夹郁热、湿热、痰浊、瘀血，而虚中有实。

治疗方面，《素问·痿论》"治痿者独取阳明"，是指补脾胃、清胃火、祛湿邪。朱丹溪用"泻南方、补北方"，是指清内热、滋肾阴，从而达到金水相生，滋养五脏。总的治法正如《医学心悟·痿》所云："不外补中祛湿、养阴清热而已。"

1. 肺热津伤证

症状：病起发热，或热病后突然出现肢体软弱无力，咳呛少痰，咽干不利，皮肤枯燥，心烦口渴，小便黄少，大便干燥，舌质红，苔黄，脉细数。

治法：清热润肺，濡养筋脉。

方药：清燥救肺汤加减。若气分热盛，高热，口渴，汗多，可重用石膏，并加知母、银花、连翘清热祛邪；若身热退净，食欲减退，口燥咽干较甚者，证属肺胃阴伤，宜用益胃汤加薏苡仁、山药、谷芽之品益胃生津。

2. 湿热浸淫证

症状：四肢痿软，身体困重，或麻木、微肿，尤以下肢多见，或足胫热气上腾，或有发热，胸痞脘闷，小便短赤涩痛，舌质红，苔黄腻，脉濡数或滑数。

治法：清热利湿，通利筋脉。

方药：加味二妙散加减。若湿偏盛，胸脘痞闷，肢重且肿者，可酌加厚朴、茯苓、泽泻理气化湿；长夏雨季，酌加藿香、佩兰化湿；如形体消瘦，自觉足胫热气上腾，心烦，舌红或苔中剥，脉细数，为热盛伤阴，上方去苍术，酌加生地黄、龟板、麦冬以养阴清热；如肢体麻木，关节运动不利，舌质紫，脉细涩，为夹瘀之证，酌加赤芍、丹参、桃仁、红花活血通络。

3. 脾胃亏虚证

症状：肢体痿软无力，逐渐加重，食少，便溏，神疲乏力，少气懒言，面浮不华，舌质淡，苔薄白，脉细。

治法：健脾益气，补中升阳。

方药：补中益气汤加减。若肥人痰多，可用六君子汤健脾化痰；夹湿热者，加土茯苓、苦参、黄柏、薏苡仁渗湿清热；夹食积者，加山楂、神曲、砂仁以健脾助运，导其食滞；气血虚甚者，重用黄芪、党参、当归，加山药、黄精、枸杞子补气养血；兼有血瘀者，加丹参、红花、川牛膝、地龙活血通络。

4. 肝肾亏损证

症状：起病缓慢，渐见下肢痿软无力，腰脊酸软，不能久立，甚则步履全废，腿胫大肉渐脱，或伴目眩发落，咽干耳鸣，遗精或遗尿，或见妇女月经不调，舌质红，少苔，脉细数或细涩。

治法：补益肝肾，滋阴清热。

方药：虎潜丸加减。热甚者，去锁阳、干姜，加玄参、女贞子、鳖甲养阴清热，或用六味地黄丸加牛骨髓、猪骨髓、鹿角胶、枸杞子；夹湿热者，加土茯苓、泽泻、薏苡仁清热渗湿；血瘀者，加丹参、红花、川牛膝、地龙、全蝎活血通络；若兼见面色不华，心悸气短，舌淡红，脉细弱，脾虚血亏明显者，加黄芪、党参、首乌、鸡血藤益气养血通络；若久病阴损及阳，证见畏寒，阳痿，小便清长，舌淡，脉沉细无力者，佐用右归丸加减。

5. 痰瘀阻络证

症状：久病体虚，或外伤之后四肢痿弱，甚至瘫痪，肌肤麻木不仁，肌肉瘦削，或挛缩，或活动时隐痛，舌痿不能伸缩，或舌胖质淡暗，或有瘀斑，苔厚腻，脉细涩。

治法：豁痰祛瘀，益气养营。

方药：圣愈汤合补阳还五汤加减。若见肌肤甲错，形体消瘦，手足痿弱，为瘀血久留，新血不生，可用圣愈汤送服大黄䗪虫丸，补虚活血，以丸图缓。

附 录

中西医结合内科学常用方剂

一 画

一贯煎(《柳洲医话》) 沙参 麦冬 当归 生地黄 枸杞子 川楝子

二 画

二冬汤(《医学心悟》) 天冬 麦冬 天花粉 黄芩 知母 甘草 人参 荷叶

二至丸(《医方集解》) 女贞子 旱莲草

二陈汤(《太平惠民和剂局方》) 半夏 陈皮 茯苓 炙甘草

二妙散(《丹溪心法》) 黄柏 苍术

二阴煎(《景岳全书》) 生地黄 麦冬 枣仁 生甘草 玄参 黄连 茯苓 木通 灯心 竹叶

十全大补汤(《太平惠民和剂局方》) 熟地黄 白芍 当归 川芎 人参 白术 茯苓 炙甘草 黄芪 肉桂

十灰散(《十药神书》) 大蓟 小蓟 侧柏叶 荷叶 茜草根 山栀 茅根 大黄 丹皮 棕榈皮

十枣汤(《伤寒论》) 芫花 甘遂 大戟 大枣

七味都气丸(《医宗己任编》) 地黄 山茱萸 山药 茯苓 丹皮 泽泻 五味子

七味白术散(《小儿药证直诀》) 人参 白茯苓 白术 甘草 藿香叶 木香 葛根

七消丸(验方) 地黄 北沙参 白术 白芍 乌梅 木瓜 香附

七福饮(《景岳全书》) 人参 熟地 当归 白术 炙甘草 枣仁 远志

人参五味子汤(《幼幼集成》) 人参 白术 云苓 五味子 麦冬 炙甘草

人参四逆汤(《伤寒论》) 人参 附子 干姜 炙甘草

人参固本丸(《景岳全书》) 熟地黄 山药 茯苓 丹皮 泽泻 麦冬 天冬 生地黄 人参 山茱萸

人参养荣汤(《太平惠民和剂局方》) 人参 熟地黄 当归 白芍 白术 茯苓 炙甘草 黄芪 陈皮 五味子 桂心 炒远志

人参琥珀丸(《杂病证治类方》) 人参 琥珀 茯苓 石菖蒲 远志 乳香 酸枣仁 朱砂 没药

八正散(《太平惠民和剂局方》) 木通 车前子 萹蓄 瞿麦 滑石 甘草梢 大黄 栀子 灯心

八珍汤(《正体类要》) 人参 白术 茯苓 甘草 当归 芍药 川芎 熟地黄 生姜 大枣

三 画

三子养亲汤(《韩氏医通》) 苏子 白芥子 莱菔子

三仁汤(《温病条辨》)　杏仁　飞滑石　白通草　白蔻仁　竹叶　厚朴　生薏苡仁　半夏

三甲复脉汤(《温病条辨》)　炙甘草　干地黄　生白芍　麦冬　阿胶　生牡蛎　生鳖甲　生龟板

三圣散(《儒门事亲》)　防风　瓜蒂　藜芦

三拗汤(《太平惠民和剂局方》)　麻黄　杏仁　甘草

三妙丸(《医学正传》)　苍术　黄柏　川牛膝

三棱汤(《宣明论方》)　三棱　白术　莪术　当归　槟榔　木香

三痹汤(《妇人良方》)　黄芪　续断　人参　白茯苓　甘草　当归　川芎　白芍　生地黄　杜仲　川牛膝　桂心　细辛　秦艽　独活　防风　干姜

大补元煎(《景岳全书》)　人参　炒山药　熟地黄　杜仲　枸杞子　当归　山萸肉　炙甘草

大黄䗪虫丸(《金匮要略》)　大黄　黄芩　甘草　桃仁　杏仁　芍药　干地黄　干漆　虻虫　水蛭　蛴螬　䗪虫

大黄甘草汤(《金匮要略》)　大黄　甘草

大黄附子汤(《金匮要略》)　大黄　附子　细辛

大承气汤(《伤寒论》)　大黄　厚朴　枳实　芒硝

大补阴丸(《丹溪心法》)　熟地黄　知母　黄柏　龟板　猪脊髓

大柴胡汤(《伤寒论》)　柴胡　黄芩　半夏　枳实　白芍　大黄　生姜　大枣

大建中汤(《金匮要略》)　蜀椒　干姜　人参　饴糖

大秦艽汤(《素问病机气宜保命集》)　秦艽　甘草　川芎　当归　白芍　细辛　羌活　防风　黄芩　石膏　白芷　白术　生地黄　熟地黄　茯苓　独活

川芎茶调散(《太平惠民和剂局方》)　川芎　荆芥　防风　细辛　白芷　薄荷　羌活甘草

己椒苈黄丸(《金匮要略》)　防己　椒目　葶苈子　大黄

小青龙汤(《伤寒论》)　麻黄　芍药　细辛　干姜　甘草　桂枝　五味子　半夏

小半夏加茯苓汤(《金匮要略》)　半夏　生姜　茯苓

小承气汤(《伤寒论》)　大黄　枳实　厚朴

小建中汤(《伤寒论》)　桂枝　芍药　炙甘草　生姜　大枣　饴糖

小柴胡汤(《伤寒论》)　柴胡　黄芩　半夏　人参　甘草　生姜　大枣

小续命汤(《千金要方》)　麻黄　防己　人参　芍药　川芎　桂枝　制附片　防风　杏仁　黄芩　甘草

小蓟饮子(《济生方》)　生地黄　小蓟　滑石　通草　炒蒲黄　藕节　当归　山栀　甘草

四　画

天王补心丹(《校注妇人良方》)　人参　玄参　丹参　茯苓　五味子　远志　桔梗　当归　天冬　麦冬　柏子仁　酸枣仁　生地黄　朱砂

天麻钩藤饮(《杂病证治新义》)　天麻　钩藤　生石决明　川牛膝　桑寄生　杜仲　山栀　黄芩　益母草　朱茯神　夜交藤

无比山药丸(《太平惠民和剂局方》)　山药　肉苁蓉　熟地黄　山茱萸　茯神　菟丝子　五味子　赤石脂　巴戟天　杜仲　牛膝　泽泻

开郁二陈汤(《万氏女科》)　半夏　陈皮　茯苓　甘草　苍术　青皮　香附　木香　槟榔　川芎　莪术

木香槟榔丸(《医方集解》)　木香　香附　青皮　陈皮　枳壳　黑丑　槟榔　黄连　黄柏　三棱　莪术　大黄　芒硝

木香流气饮(《太平惠民和剂局方》)　木香　白蔻仁　丁香　檀香　藿香　甘草　砂仁

五磨饮子(《医方集解》)　乌药　沉香　槟榔　枳实　木香

五苓散(《伤寒论》)　桂枝　白术　茯苓　猪苓　泽泻

五仁丸(《世医得效方》)　桃仁　杏仁　柏子仁　松子仁　郁李仁　橘皮

五汁安中饮(验方)　韭汁　牛乳　生姜汁　梨汁　藕汁

五皮饮(《中藏经》)　桑白皮　陈皮　生姜皮　大腹皮　茯苓皮

五味消毒饮(《医宗金鉴》)　金银花　野菊花　蒲公英　紫背天葵　紫花地丁

五阴煎(《景岳全书》)　熟地黄　山药　扁豆　炙甘草　茯苓　芍药　五味子　人参　白术

五生饮(《医学六要》)　生南星　生半夏　生白附子　川乌　黑豆

止嗽散(《医学心悟》)　紫菀　百部　荆芥　桔梗　甘草　陈皮　白前

中和汤(《丹溪心法》)　苍术　半夏　黄芩　香附

中满分消丸(《兰室秘藏》)　厚朴　枳实　黄连　黄芩　知母　半夏　陈皮　茯苓　猪苓　泽泻　砂仁　干姜　姜黄　人参　白术　炙甘草

少腹逐瘀汤(《医林改错》)　小茴香　干姜　延胡索　没药　当归　川芎　肉桂　赤芍药　蒲黄　五灵脂

六一散(《伤寒标本心法类萃》)　滑石　甘草

六君子汤(《校注妇人良方》)　人参　炙甘草　茯苓　白术　陈皮　制半夏　生姜　大枣

六味地黄丸(《小儿药证直诀》)　熟地黄　山萸肉　山药　泽泻　牡丹皮　茯苓

六磨汤(《证治准绳》)　沉香　木香　槟榔　乌药　枳实　大黄

牛黄清心丸(《痘疹世医心法》)　牛黄　朱砂　黄连　黄芩　山栀　郁金

化虫丸(《太平惠民和剂局方》)　鹤虱　槟榔　苦楝根皮　炒胡粉　枯矾　吴茱萸　使君子

化肝煎(《景岳全书》)　青皮　陈皮　芍药　丹皮　栀子　泽泻　土贝母

化痰通络汤(验方)　法半夏　橘红　枳壳　川芎　红花　远志　石菖蒲　茯神　党参　丹参　炙甘草

月华丸(《医学心悟》)　天冬　生地黄　麦冬　熟地黄　山药　百部　沙参　川贝母　阿胶　茯苓　獭肝　三七　桑叶　菊花

丹参饮(《时方歌括》)　丹参　檀香　砂仁

丹栀逍遥散(《医统太平惠民和剂局方》)　当归　白芍药　白术　柴胡　茯苓　甘草　生姜　薄荷　丹皮　山栀

乌头汤(《《金匮要略》》)　麻黄　芍药　黄芪　甘草　川乌

乌头桂枝汤(《金匮要略》)　乌头　桂枝　芍药　生姜　甘草　大枣　赤石脂　干姜

乌头赤石脂丸(《金匮要略》)　蜀椒　炮乌头　炮附子　干姜　赤石脂

双合汤(《杂病源流犀烛》)　当归　川芎　白芍　生地黄　陈皮　半夏　茯苓　桃仁　红花　白芥子　甘草　鲜竹沥　生姜汁

五　画

玉屏风散(《丹溪心法》)　黄芪　白术　防风

玉女煎(《景岳全书》)　石膏　熟地黄　麦冬　知母　牛膝

正气天香散(《保命歌括》)　乌药　香附　陈皮　紫苏　干姜

石韦散(《证治汇补》)　石韦　冬葵子　瞿麦　滑石　车前子

龙胆泻肝汤(《兰室秘藏》)　龙胆草　泽泻　木通　车前子　当归　柴胡　生地黄　黄芩　栀子

左归丸(《景岳全书》)　熟地黄　山药　山茱萸　菟丝子　枸杞子　川牛膝　鹿角胶　龟板胶

左归饮(《景岳全书》)　熟地黄　山茱萸　枸杞子　山药　茯苓　甘草

左金丸(《丹溪心法》)　黄连　吴茱萸

右归丸(《景岳全书》)　熟地黄　山茱萸　山药　枸杞子　杜仲　菟丝子　附子　肉桂　当归　鹿角胶

右归饮(《景岳全书》)　熟地黄　山药　山茱萸　枸杞　甘草　杜仲　肉桂　制附子

平喘固本汤(验方)　党参　五味子　冬虫夏草　胡桃肉　沉香　灵磁石　脐带　苏子　款冬花　法半夏　橘红

平胃散(《太平惠民和剂局方》)　苍术　厚朴　橘皮　甘草　生姜　大枣

甘姜苓术汤(《金匮要略》)　甘草　白术　干姜　茯苓

甘露消毒丹(《温热经纬》)　滑石　茵陈　黄芩　石菖蒲　川贝母　木通　藿香　射干　连翘　薄荷　白蔻仁

甘麦大枣汤(《金匮要略》)　甘草　淮小麦　大枣

四神丸(《证治准绳》)　补骨脂　肉豆蔻　吴茱萸　五味子　生姜　大枣

四味回阳饮(《景岳全书》)　人参　制附子　炙甘草　炮姜

四君子汤(《太平惠民和剂局方》)　党参　白术　茯苓　甘草

四苓散(《明医指掌》)　猪苓　泽泻　白术　茯苓

四物汤(《太平惠民和剂局方》)　当归　白芍药　川芎　熟地黄

四妙丸(《成方便读》)　黄柏　薏苡仁　苍术　怀牛膝

四逆散(《伤寒论》)　炙甘草　枳实　柴胡　白芍药

四逆汤(《伤寒论》)　甘草　干姜　附子

四逆加人参汤(《伤寒论》)　附子　干姜　人参　甘草

仙方活命饮(《妇人良方》)　白芷　贝母　防风　赤芍药　当归尾　甘草　皂角刺　穿山甲　天花粉　乳香　没药　金银花　陈皮

瓜蒌薤白半夏汤(《金匮要略》)　瓜蒌　薤白　半夏　白酒

生脉散(《备急千金要方》)　人参　麦冬　五味子

失笑散(《太平惠民和剂局方》)　蒲黄　五灵脂

代抵当汤(《证治准绳》)　大黄　归尾　生地黄　穿山甲　芒硝　桃仁　肉桂

白头翁汤(《伤寒论》)　白头翁　秦皮　黄连　黄柏

白虎汤(《伤寒论》)　知母　石膏　甘草　粳米

白虎加人参汤(《伤寒论》)　知母　石膏　甘草　粳米　人参

白虎加桂枝汤(《金匮要略》)　知母　石膏　甘草　粳米　桂枝

半夏白术天麻汤(《医学心悟》)　半夏　白术　天麻　陈皮　茯苓　甘草　生姜　大枣

半夏泻心汤(《伤寒论》)　半夏　黄芩　干姜　人参　黄连　大枣　甘草

半夏厚朴汤(《金匮要略》)　半夏　厚朴　紫苏　茯苓　生姜

半硫丸(《太平惠民和剂局方》)　半夏　硫黄

归脾汤(《济生方》)　白术　茯神　黄芪　龙眼肉　酸枣仁　人参　木香　甘草　当归　远志　生姜　大枣

加味桔梗汤(《医学心悟》)　桔梗　甘草　贝母　橘红　银花　薏仁　葶苈子　白及

加味四物汤(《金匮翼》)　生地黄　当归　白芍　蔓荆子　川芎　黄芩　菊花　炙甘草

加味二妙散(《丹溪心法》)　黄柏　当归　牛膝　防己　萆薢　龟板　苍术

加味四君子汤(《三因极一病证方论》)　人参　白术　茯苓　炙甘草　黄芪　白扁豆

圣愈汤(《医宗金鉴》)　人参　黄芪　当归　白芍药　熟地黄　川芎

六 画

地黄饮子(《宣明论方》)　生地黄　巴戟天　山茱萸　石斛　肉苁蓉　附子　五味子　肉桂　白茯苓　麦门冬　石菖蒲　远志　生姜　大枣　薄荷

地榆散(验方)　地榆　茜根　黄芩　黄连　山栀　茯苓

百合固金汤(《医方集解》)　熟地黄　生地黄　当归身　白芍　甘草　桔梗　玄参　贝母　麦冬　百合

芎辛导痰汤(《奇效良方》)　川芎　细辛　南星　陈皮　茯苓　半夏　枳实　甘草　生姜

芎芷石膏汤(《医宗金鉴》)　川芎　白芷　石膏　菊花　藁本　羌活

芍药甘草汤(《伤寒论》)　芍药　甘草

芍药汤(《素问病机气宜保命集》)　黄芩　芍药　炙甘草　黄连　大黄　槟榔　当归　木香　肉桂

当归六黄汤(《兰室秘藏》)　当归　生地黄　熟地黄　黄芩　黄柏　黄连　黄芪

当归四逆汤(《伤寒论》)　当归　桂枝　芍药　细辛　炙甘草　大枣

当归龙荟丸(《宣明论方》)　当归　龙胆草　栀子　黄连　黄芩　黄柏　大黄　青黛　芦荟　木香　麝香

当归补血汤(《内外伤辨惑论》)　黄芪　当归

当归拈痛汤(《医学启源》卷下)　羌活　防风　升麻　葛根　白术　苍术　当归身　人参　甘草　苦参　黄芩　知母　茵陈　猪苓　泽泻

回阳救急汤(《伤寒六书》)　附子　干姜　肉桂　人参　白术　茯苓　陈皮　炙甘草　五味子

至宝丹(《太平惠民和剂局方》)　朱砂　麝香　安息香　金银箔　犀角　牛黄　琥珀　雄黄　玳瑁　龙脑

安宫牛黄丸(《温病条辨》)　牛黄　郁金　犀角　黄连　朱砂　冰片　珍珠　山栀　雄黄　黄芩　麝香　金箔衣

安神定志丸(《医学心悟》)　人参　茯苓　茯神　菖蒲　姜远志　龙齿

竹叶石膏汤(《伤寒论》)　竹叶　石膏　麦冬　人参　半夏　甘草

朱砂安神丸(《医学发明》)　朱砂　黄连　炙甘草　生地黄　当归

血府逐瘀汤(《医林改错》)　当归　生地黄　桃仁　红花　枳壳　赤芍药　柴胡　甘草　桔梗　川芎　牛膝

血郁汤(《杂病源流犀烛》)　丹皮　红曲　通草　香附　降香　苏木　山楂　麦芽　桃仁　红花　韭汁　穿山甲

舟车丸(《景岳全书》)　甘遂　芫花　大戟　大黄　黑丑　木香　青皮　陈皮　轻粉　槟榔

导赤散(《小儿药证直诀》)　生地黄　木通　竹叶　甘草

导痰汤(《校注妇人良方》)　半夏　陈皮　枳实　茯苓　甘草　制南星　生姜

阳和汤(《外科证治全生集》)　熟地黄　麻黄　鹿角胶　白芥子　肉桂　生甘草　炮姜炭

防己黄芪汤(《金匮要略》)　防己　黄芪　白术　甘草　生姜　大枣

防风汤(《宣明论方》)　防风　甘草　当归　茯苓　桂枝　秦艽　葛根　麻黄　生姜　大枣

防风通圣散(《宣明论方》)　防风　川芎　当归　芍药　薄荷　大黄　芒硝　连翘　麻黄　石膏　桔梗　黄芩　白术　栀子　荆芥穗　滑石　甘草　生姜

全鹿丸(《景岳全书》)　鹿(去皮及头蹄)　人参　白术　茯苓　炙甘草　当归　川芎　生地黄　熟地黄　黄芪　天冬　麦冬　枸杞子　杜仲　牛膝　山药　芡实　菟丝子　五味子　锁阳　肉苁蓉　补骨脂　巴戟天　胡芦巴　续断　覆盆子　楮实子　秋石　陈皮　川椒　小茴香　沉香　青盐

羊肝丸(《备急丸》)　黄连　羊肝

七　画

麦门冬汤(《金匮要略》)　麦冬　人参　半夏　甘草　粳米　大枣

麦味地黄丸(《医级》)　熟地黄　山茱萸　山药　泽泻　茯苓　丹皮　麦冬　五味子

苏子降气汤(《太平惠民和剂局方》)　苏子　橘皮　半夏　当归　前胡　厚朴　肉桂　甘草　生姜

苏合香丸(《太平惠民和剂局方》)　白术　青木香　犀角　香附　朱砂　诃子　檀香　安息香　沉香　麝香　丁香　荜茇　苏合香油　熏陆香　冰片

杞菊地黄丸(《医级》)　枸杞子　菊花　熟地黄　山茱萸　山药　泽泻　丹皮　茯苓

苇茎汤(《备急千金要方》)　苇茎　生薏仁　冬瓜子　桃仁

杏苏散(《温病条辨》)　紫苏叶　杏仁　桔梗　茯苓　半夏　甘草　前胡　紫菀　款冬花　百部　枳壳　生姜　橘皮　大枣

杏仁滑石汤(《温病条辨》)　杏仁　滑石　黄芩　橘红　黄连　郁金　通草　厚朴　半夏

更衣丸(《先醒斋医学广笔记》)　芦荟　朱砂

连朴饮(《霍乱论》卷下)　制厚朴　川连　石菖蒲　制半夏　香豉(炒)　焦山栀　芦根

吴茱萸汤(《伤寒论》)　吴茱萸　人参　大枣　生姜

还少丹(《医方集解》)　熟地黄　枸杞　山萸肉　肉苁蓉　远志　巴戟天　小茴香　杜仲　怀牛膝　茯苓　山药　大枣　五味子　石菖蒲　楮实子

羌活胜湿汤(《内外伤辨惑论》)　羌活　独活　藁本　防风　甘草　川芎　蔓荆子

沉香散(《金匮翼》)　沉香　石韦　滑石　当归　橘皮　白芍　冬葵子　甘草　王不留行

沙参麦冬汤(《温病条辨》)　北沙参　玉竹　麦冬　天花粉　白扁豆　桑叶　甘草

沙参清肺汤(验方)　北沙参　生黄芪　太子参　合欢皮　白及　生甘草　桔梗　苡仁　冬瓜子

良附丸(《良方集腋》)　高良姜　香附

启膈散(《医学心悟》)　沙参　茯苓　丹参　川贝　郁金　砂仁壳　荷叶　杵头糠

补肺汤(《永类钤方》)　人参　黄芪　五味子　熟地黄　桑白皮　紫菀

补肝汤(《医宗金鉴》)　当归　熟地黄　白芍　川芎　酸枣仁　木瓜　甘草

补中益气汤(《脾胃论》)　人参　黄芪　白术　甘草　当归　陈皮　升麻　柴胡

补天大造丸(《医学心悟》)　人参　白术　当归　黄芪　枣仁　远志　芍药　山药　茯苓　枸杞　熟地黄　紫河车　龟板　鹿角

补阳还五汤(《医林改错》)　当归尾　川芎　黄芪　桃仁　地龙　赤芍　红花

补气运脾汤(《统旨方》)　人参　白术　茯苓　甘草　黄芪　陈皮　砂仁　半夏　生姜　大枣

身痛逐瘀汤(《医林改错》)　秦艽　川芎　桃仁　红花　甘草　羌活　没药　当归　五灵脂　香附　牛膝　地龙

附子理中汤(《太平惠民和剂局方》)　炮附子　人参　白术　炮姜　炙甘草

附子粳米汤(《金匮要略》)　炮附子　粳米　半夏　甘草　大枣

附子桂枝汤(《伤寒论》)　桂枝　甘草　生姜　大枣　附子

来复丹(《太平惠民和剂局方》)　玄精石　硝石　硫黄　橘皮　青皮　五灵脂

八　画

青娥丸(《太平惠民和剂局方》)　补骨脂　杜仲　胡桃肉　大蒜头

青蒿鳖甲汤(《温病条辨》)　青蒿　知母　鳖甲　生地黄　丹皮

苓桂术甘汤(《金匮要略》)　茯苓　桂枝　白术　甘草

肾气丸(《金匮要略》)　桂枝　附子　熟地黄　山萸肉　山药　茯苓　丹皮　泽泻

虎潜丸(《丹溪心法》)　龟板　黄柏　知母　熟地黄　白芍药　锁阳　陈皮　虎骨　干姜

河车大造丸(《扶寿精方》)　紫河车　熟地黄　天冬　麦冬　杜仲　牛膝　黄柏　龟板

泻心汤(《金匮要略》)　大黄　黄连　黄芩

泻白散(《小儿药证直诀》)　桑白皮　地骨皮　甘草　粳米

定喘汤(《摄生众妙方》)　白果　麻黄　桑白皮　款冬花　半夏　杏仁　苏子　黄芩　甘草

定痫丸(《医学心悟》)　天麻　川贝　姜半夏　陈皮　茯神　胆南星　丹参　麦冬　石菖蒲　远志　全蝎　僵蚕　琥珀　辰砂

实脾饮(《济生方》)　厚朴　白术　木瓜　木香　草果仁　大腹子　附子　白茯苓　干姜　甘草

知柏地黄丸(《医宗金鉴》)　知母　黄柏　熟地黄　山茱萸　山药　茯苓　丹皮　泽泻

金锁固精丸(《医方集解》)　沙苑蒺藜　芡实　莲须　龙骨　牡蛎　莲肉

炙甘草汤(《伤寒论》)　炙甘草　人参　桂枝　生姜　阿胶　生地黄　麦冬　火麻仁　大枣

驻车丸(《备急千金要方》)　黄连　阿胶　当归　干姜

参蛤散(《济生方》)　人参　蛤蚧

参附汤(《妇人良方》)　人参　熟附子　生姜　大枣

参苓白术散(《太平惠民和剂局方》)　人参　茯苓　白术　桔梗　山药　甘草　扁豆　莲肉　砂仁　薏苡仁　陈皮

参附龙牡汤(验方)　人参　炮附子　龙骨　牡蛎

参附养荣汤(《温疫论》)　当归　白芍　生地黄　人参　炮附子　炒干姜

参芪地黄汤(《沈氏尊生书》)　党参　黄芪　熟地黄　山药　茯苓　泽泻　丹皮　山茱萸

抽薪饮(《临床方剂手册》)　黄芩　栀子　黄柏　木通　石斛　枳壳　泽泻　甘草

育阴通络方(验方)　生地黄　山萸肉　钩藤　天麻　丹参　白芍

九　画

春泽汤(《医方集解》)　白术　桂枝　猪苓　泽泻　茯苓　人参

枳实薤白桂枝汤(《金匮要略》)　枳实　厚朴　薤白　桂枝　瓜蒌实

枳实导滞丸(《内外伤辨惑论》)　大黄　枳实　黄芩　黄连　神曲　白术　茯苓　泽泻

指迷茯苓丸(《全生指迷方》)　茯苓　枳壳　半夏　风化硝　生姜

荆防败毒散(《外科理例》)　荆芥　防风　人参　羌活　独活　柴胡　前胡　川芎　枳壳　茯苓　桔梗　甘草

茵陈四苓散(验方)　茵陈蒿　茯苓　白术　泽泻　猪苓

茵陈五苓散(《金匮要略》)　茵陈蒿　桂枝　茯苓　白术　泽泻　猪苓

茵陈术附汤(《医学心悟》)　茵陈蒿　白术　附子　干姜　炙甘草　肉桂

茵陈蒿汤(《伤寒论》)　茵陈蒿　栀子　大黄

茜根散(《景岳全书》)　茜草根　黄芩　阿胶　侧柏叶　生地黄　甘草

牵正散(《杨氏家藏方》)　白附子　僵蚕　全蝎

胃苓汤(《丹溪心法》)　甘草　茯苓　苍术　陈皮　白术　肉桂　泽泻　猪苓　厚朴

香砂六君子汤(《古今名医方论》)　木香　砂仁　陈皮　半夏　党参　白术　茯苓　甘草

香茸丸(《证治准绳》)　麝香　鹿茸　麋茸　肉苁蓉　熟地黄　沉香　五味子　茯苓　龙骨

保真汤(《十药神书》)　人参　黄芪　白术　茯苓　大枣　麦冬　天冬　生地黄　熟地黄　五味子

当归　芍药　莲须　地骨皮　柴胡　陈皮　生姜　黄柏　知母　甘草

保元汤(《博爱心鉴》)　人参　黄芪　肉桂　生姜　甘草

保和丸(《丹溪心法》)　六曲　山楂　茯苓　半夏　陈皮　连翘　莱菔子

独活寄生汤(《备急千金要方》)　独活　桑寄生　杜仲　牛膝　细辛　秦艽　茯苓　桂心　防风　川芎　人参　甘草　当归　芍药　干地黄

独参汤(《伤寒大全》)　人参

济川煎(《景岳全书》)　当归　牛膝　肉苁蓉　泽泻　升麻　枳壳

济生肾气丸(《济生方》)　附子　牛膝　山茱萸　山药　牡丹皮　车前子　熟地黄　肉桂　白茯苓　泽泻

活络效灵丹(《医学衷中参西录》)　当归　丹参　生乳香　生没药

洗心汤(《辨证录》)　人参　甘草　半夏　陈皮　附子　茯神　生酸枣仁　神曲　菖蒲

养心汤(《证治准绳》)　黄芪　茯苓　茯神　当归　川芎　炙甘草　半夏曲　柏子仁　酸枣仁　远志　五味子　人参　肉桂

宣痹汤(《温病条辨》)　防己　杏仁　连翘　滑石　薏苡仁　半夏　蚕砂　赤小豆皮　栀子

星蒌承气汤(《临床中医内科学》)　胆南星　全瓜蒌　生大黄　芒硝

禹功散(《儒门事亲》)　黑牵牛　炒茴香

十　画

秦艽鳖甲散(《卫生宝鉴》)　柴胡　鳖甲　地骨皮　秦艽　当归　知母　青蒿　乌梅

真武汤(《伤寒论》)　炮附子　白术　茯苓　芍药　生姜

真人养脏汤(《太平惠民和剂局方》)　诃子　罂粟壳　肉豆蔻　白术　人参　木香　肉桂　炙甘草　当归　白芍

真方白丸子(《瑞竹堂方》)　半夏　白附子　天南星　天麻　川乌　全蝎　木香　枳壳

桂枝茯苓丸(《金匮要略》)　桂枝　茯苓　芍药　丹皮　桃仁

桂枝甘草龙骨牡蛎汤(《伤寒论》)　桂枝　炙甘草　煅龙骨　煅牡蛎

桂枝甘草汤(《伤寒论》)　桂枝　甘草

桂枝芍药知母汤(《金匮要略》)　桂枝　芍药　炙甘草　麻黄　白术　知母　防风　炮附子　生姜

桂枝加厚朴杏子汤(《伤寒论》)　桂枝　芍药　生姜　大枣　炙甘草　厚朴　杏仁

桂枝汤(《伤寒论》)　桂枝　芍药　炙甘草　生姜　大枣

桃仁红花煎(《素庵医案》)　红花　当归　桃仁　香附　延胡索　赤芍　川芎　丹参　青皮　生地黄

桃仁承气汤(《伤寒论》)　桃仁　大黄　桂枝　甘草　芒硝

桃红四物汤(《医宗金鉴》)　桃仁　红花　当归　赤芍　熟地黄　川芎

桃红饮(《类证治裁》)　桃仁　红花　川芎　当归尾　威灵仙

柴芍六君子(《医宗金鉴》)　柴胡　白芍　人参　白术　茯苓　陈皮　姜半夏　炙甘草

柴枳半夏汤(《医学入门》)　柴胡　半夏　黄芩　瓜蒌仁　枳壳　桔梗　杏仁　青皮　甘草

柴胡陷胸汤(《重订通俗伤寒论》)　柴胡　姜半夏　川连　桔梗　黄芩　瓜蒌仁　枳实　生姜汁

柴胡疏肝散(《景岳全书》)　陈皮　柴胡　枳壳　芍药　炙甘草　香附　川芎

海藻玉壶汤(《医宗金鉴》)　海藻　昆布　海带　半夏　陈皮　青皮　连翘　象贝母　当归　川芎　独活　甘草

润肠丸(《沈氏尊生书》)　当归　生地黄　麻仁　桃仁　枳壳

涤痰汤(《济生方》)　制半夏　制南星　陈皮　枳实　茯苓　人参　石菖蒲　竹茹　甘草　生姜

消渴方(《丹溪心法》) 黄连末 天花粉末 生地黄汁 藕汁 人乳汁 姜汁 蜂蜜

消风散(《太平惠民和剂局方》) 荆芥穗 甘草 川芎 羌活 僵蚕 防风 茯苓 蝉蜕 藿香叶 人参 厚朴 橘皮

凉膈散(《太平惠民和剂局方》) 连翘 大黄 甘草 芒硝 栀子 黄芩 薄荷 竹叶 蜂蜜

益胃汤(《温病条辨》) 沙参 麦冬 冰糖 生地黄 玉竹

调胃承气汤(《伤寒论》) 大黄 甘草 芒硝

调营饮(《证治准绳》) 当归 莪术 川芎 延胡索 赤芍药 瞿麦 大黄 槟榔 陈皮 大腹皮 葶苈 赤茯苓 桑白皮 细辛 官桂 炙甘草 姜 枣 白芷

射干麻黄汤(《金匮要略》) 射干 麻黄 细辛 紫菀 款冬花 半夏 五味子 生姜 大枣

逍遥散(《太平惠民和剂局方》) 柴胡 白术 白芍 当归 茯苓 生甘草 薄荷 煨姜

通关散(《丹溪心法附余》) 皂角 细辛

通窍活血汤(《医林改错》) 赤芍药 川芎 桃仁 红花 麝香 老葱 鲜姜 大枣 酒

通脉四逆汤(《伤寒论》) 生附子 干姜 炙甘草 葱白

通幽汤(《兰室秘藏》) 生地黄 熟地黄 当归 桃仁 红花 甘草 升麻

通瘀煎(《景岳全书》) 归尾 山楂 香附 红花 乌药 青皮 泽泻

桑菊饮(《温病条辨》) 桑叶 菊花 薄荷 杏仁 桔梗 甘草 连翘 芦根

桑白皮汤(《景岳全书》) 桑白皮 半夏 苏子 杏仁 贝母 黄芩 黄连 山栀

桑杏汤(《温病条辨》) 桑叶 豆豉 杏仁 象贝母 南沙参 梨皮 山栀

益肾填髓汤(验方) 鹿角 生牡蛎 生黄芪 当归身 熟地黄 龟板 淫羊藿 枸杞子 补骨脂 杜仲

十一画

理中汤(《伤寒论》) 人参 干姜 甘草 白术

菖蒲郁金汤(《温病条辨》) 石菖蒲 郁金 炒栀子 鲜竹叶 牡丹皮 连翘 灯心 木通 淡竹沥 紫金片

黄连温胆汤(《备急千金要方》) 半夏 陈皮 茯苓 甘草 枳实 竹茹 黄连 大枣

黄连阿胶汤(《伤寒论》) 黄连 黄芩 阿胶 白芍 鸡子黄

黄连解毒汤(《外台秘要》) 黄连 黄芩 黄柏 栀子

黄芩泻白散(《症因脉治》) 黄芩 桑白皮 地骨皮 甘草

黄芪建中汤(《金匮要略》) 黄芪 桂枝 芍药 炙甘草 饴糖 大枣 生姜

黄芪汤(《金匮翼》) 黄芪 陈皮 火麻仁 白蜜

黄连香薷饮(《医方集解》) 香薷 厚朴 扁豆 黄连

黄芪六一散(《太平惠民和剂局方》) 黄芪 甘草

黄土汤(《金匮要略》) 灶心黄土 甘草 干地黄 白术 炮附子 阿胶 黄芩

银翘散(《温病条辨》) 金银花 连翘 桔梗 薄荷 牛蒡子 竹叶 荆芥穗 豆豉 甘草 鲜芦根

麻黄汤(《伤寒论》) 麻黄 桂枝 杏仁 炙甘草

麻子仁丸(《伤寒论》) 麻子仁 芍药 枳实 大黄 厚朴 杏仁

麻黄连翘赤小豆汤(《伤寒论》) 麻黄 杏仁 生梓白皮 连翘 赤小豆 甘草 生姜 大枣

麻杏石甘汤(《伤寒论》) 麻黄 杏仁 石膏 甘草

麻黄附子细辛汤(《伤寒论》) 麻黄 附子 细辛

旋覆代赭汤(《伤寒论》)　旋覆花　代赭石　人参　生姜　炙甘草　半夏　大枣

羚角钩藤汤(《通俗伤寒论》)　羚羊角　桑叶　川贝母　鲜生地黄　钩藤　菊花　白芍药　生甘草　鲜竹茹　茯神

羚羊角汤(《医醇賸义》)　羚羊角　龟板　生地黄　丹皮　白芍　柴胡　薄荷　蝉衣　菊花　夏枯草　生石决明　大枣

清金化痰汤(《统旨方》)　黄芩　山栀　桔梗　甘草　贝母　知母　麦冬　桑白皮　瓜蒌仁　橘红　茯苓

清胃散(《脾胃论》)　生地黄　当归　牡丹皮　川黄连　升麻

清肺饮(《证治汇补》)　茯苓　黄芩　桑白皮　麦冬　车前子　山栀　木通

清燥救肺汤(《医门法律》)　桑叶　石膏　杏仁　甘草　麦冬　人参　阿胶　炒胡麻仁　炙枇杷叶

清中汤(《医学统旨》)　黄连　栀子　半夏　茯苓　陈皮　草豆蔻　甘草

清营汤(《温病条辨》)　犀角　生地黄　元参　竹叶心　麦冬　丹参　黄连　银花　连翘

清瘟败毒饮(《疫疹一得》)　生石膏　生地黄　水牛角　黄连　栀子　桔梗　黄芩　知母　赤芍　连翘　玄参　丹皮　竹叶　甘草

清暑益气汤(《温热经纬》)　西洋参　石斛　麦冬　黄连　竹叶　荷梗　知母　甘草　粳米　西瓜翠衣

清骨散(《证治准绳》)　银柴胡　胡黄连　秦艽　鳖甲　地骨皮　青蒿　知母　甘草

清胰汤(验方)　柴胡　黄芩　胡黄连　木香　白芍　延胡索　大黄　芒硝

清胰2号(《中西医结合治疗急腹症》)　生大黄　厚朴　木香　延胡索　赤芍　栀子　牡丹皮　芒硝

清宫汤(《温病条辨》)　玄参心　莲子心　竹叶卷心　连翘心　犀角尖　连心麦冬

清中汤(《医学心悟》)　香附　陈皮　黑山栀　川楝子　延胡索　炙甘草　川黄连

猪苓汤(《伤寒论》)　猪苓　茯苓　泽泻　阿胶　滑石

程氏萆薢分清饮(《医学心悟》)　萆薢　茯苓　车前子　莲子心　石菖蒲　黄柏　丹参　白术

绿豆甘草汤(验方)　生甘草　绿豆　丹参　石斛　生大黄

鹿茸丸(《沈氏尊生书》)　鹿茸　麦门冬　熟地黄　黄芪　鸡内金　肉苁蓉　山茱萸　补骨脂　牛膝　五味子　茯苓　玄参　地骨皮　人参

十二画

葛根芩连汤(《伤寒论》)　葛根　黄芩　黄连　炙甘草

葛花解醒汤(《中华名医方剂大全》)　青皮　木香　橘皮　人参　猪苓　茯苓　神曲　泽泻　干姜　白术　白豆蔻　葛花　砂仁

葶苈大枣泻肺汤(《金匮要略》)　葶苈子　大枣

葱豉桔梗汤(《通俗伤寒论》)　葱白　淡豆豉　薄荷　桔梗　连翘　栀子　淡竹叶　甘草

越婢加半夏汤(《金匮要略》)　麻黄　石膏　生姜　大枣　甘草　半夏

越婢加术汤(《金匮要略》)　麻黄　石膏　甘草　大枣　生姜　白术

越鞠丸(《丹溪心法》)　香附　川芎　苍术　栀子　神曲

紫雪丹(《外台秘要》)　黄金　寒水石　磁石　滑石　石膏　犀角　羚羊角　青木香　沉香　玄参　升麻　甘草　丁香　朴硝　硝石　麝香　朱砂

黑锡丹(《太平惠民和剂局方》)　沉香　制附子　胡芦巴　小茴香　补骨脂　肉豆蔻　金铃子　木香　肉桂　黑锡　生硫黄　阳起石

痛泻要方(《景岳全书》)　白术　白芍　防风　炒陈皮

温胆汤(《备急千金要方》)　枳实　竹茹　半夏　陈皮　茯苓　甘草　生姜　大枣

温脾汤(《备急千金要方》)　附子　干姜　人参　甘草　大黄

滋水清肝饮(《医宗己任编》)　熟地黄　山茱萸　茯苓　归身　山药　丹皮　泽泻　柴胡　白芍　山栀　酸枣仁

滋肾通关丸(《兰室秘藏》)　知母　黄柏　肉桂

犀黄丸(《外科证治全生集》)　牛黄　麝香　没药　乳香　黄米饭

犀角地黄汤(《备急千金要方》)　犀角　生地黄　赤芍　丹皮

犀角散(《备急千金要方》)　犀角　黄连　升麻　山栀　茵陈

疏凿饮子(《济生方》)　商陆　茯苓　椒目　木通　泽泻　赤小豆　大腹皮　槟榔　羌活　秦艽　生姜皮

椒目瓜蒌汤(《医醇滕义》)　椒目　瓜蒌　桑皮　葶苈子　橘红　半夏　茯苓　苏子　蒺藜　生姜

十三画

暖肝煎(《景岳全书》)　肉桂　小茴香　茯苓　乌药　枸杞子　当归　沉香　生姜

新加香薷饮(《温病条辨》)　香薷　鲜扁豆花　厚朴　金银花　连翘

十四画

摧肝丸(《赤水玄珠》)　胆星　钩藤　黄连　滑石　铁华粉　青黛　僵蚕　天麻　辰砂　甘草

槐角丸(《丹溪心法》)　槐角　地榆　黄芩　当归　炒枳壳　防风

槐角地榆汤(《证治准绳》)　槐角　地榆　白芍　栀子　荆芥　枳壳　黄芩　生地黄

膈下逐瘀汤(《医林改错》)　五灵脂　当归　川芎　桃仁　丹皮　京赤芍　延胡索　甘草　香附　红花　枳壳

酸枣仁汤(《金匮要略》)　知母　茯苓　川芎　甘草　酸枣仁

缩泉丸(《魏氏家藏方》)　乌药　益智仁　山药

十五画

增液汤(《温病条辨》)　玄参　麦冬　生地黄

增液承气汤(《温病条辨》)　玄参　麦冬　生地黄　大黄　芒硝

镇肝息风汤(《医学衷中参西录》)　怀牛膝　生赭石　生龙骨　生牡蛎　生龟板　生杭芍　玄参　天门冬　川楝子　生麦芽　茵陈　甘草

十六画

薏苡仁汤(《类证治裁》)　薏苡仁　苍术　羌活　独活　麻黄　防风　制川乌　当归　川芎　甘草　生姜

醒脾汤(《医宗金鉴》)　白术　人参　茯苓　天麻　半夏　橘红　全蝎　僵蚕　甘草　仓米　胆南星

十七画以上

黛蛤散(《中药成方配本》)　青黛　海蛤壳

藿香正气散(《太平惠民和剂局方》)　藿香　紫苏　白芷　桔梗　白术　厚朴　半夏曲　大腹皮　茯苓　陈皮　甘草　大枣

藿朴夏苓汤(《湿温时疫治疗法》)　杜藿香　真川朴　姜半夏　光杏仁　白蔻仁　生薏仁　带皮茯苓

猪苓　建泽泻　丝通草

鳖甲煎丸(《金匮要略》)　鳖甲　乌扇(即射干)　黄芩　柴胡　鼠妇　干姜　大黄　芍药　桂枝　葶苈子　石韦　厚朴　丹皮　瞿麦　紫葳　半夏　人参　䗪虫　阿胶　蜂房　赤硝　蜣螂　桃仁

蠲痹汤(《杨氏家藏方》)　酒当归　羌活　炙黄芪　白芍　防风　生姜　甘草